肝胆胰腺癌非手术诊治实践与进展

刘振华　陈奕贵◎主　编

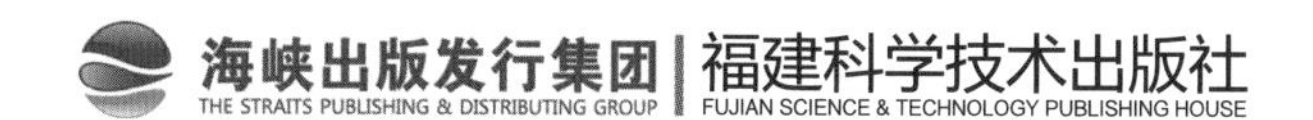

NON SURGICAL PRACTICE & PROGRESS IN LIVER BILIARY TRACT AND PANCREATIC ADENOCARCINOMA

图书在版编目（CIP）数据

肝胆胰腺癌非手术诊治：实践与进展 / 刘振华，陈奕贵主编．—福州：福建科学技术出版社，2023.12
ISBN 978-7-5335-7036-1

Ⅰ．①肝… Ⅱ．①刘… ②陈… Ⅲ．①肝癌－诊疗②胆肿瘤－诊疗③胰腺癌－诊疗 Ⅳ．① R735.7 ② R735.8

中国国家版本馆 CIP 数据核字（2023）第 101158 号

书　　名	**肝胆胰腺癌非手术诊治：实践与进展**
主　　编	刘振华　陈奕贵
出版发行	福建科学技术出版社
社　　址	福州市东水路 76 号（邮编 350001）
网　　址	www.fjstp.com
经　　销	福建新华发行（集团）有限责任公司
印　　刷	福建新华联合印务集团有限公司
开　　本	889 毫米 ×1194 毫米　1/16
印　　张	36.75
字　　数	855 千字
插　　页	4
版　　次	2023 年 12 月第 1 版
印　　次	2023 年 12 月第 1 次印刷
书　　号	ISBN 978-7-5335-7036-1
定　　价	380.00 元

书中如有印装质量问题，可直接向本社调换

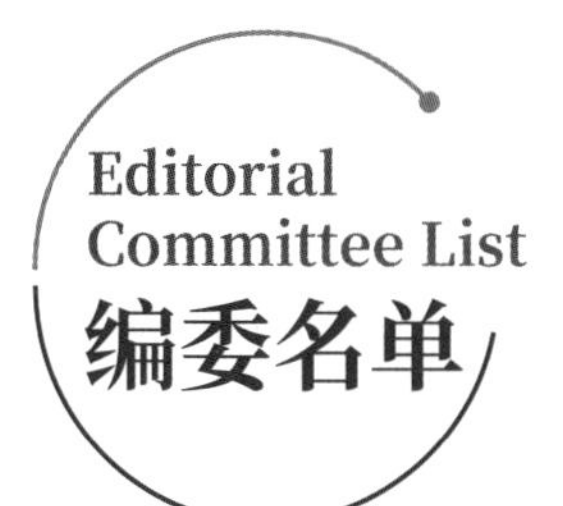
Editorial
Committee List
编委名单

作者简介

Author Introduction

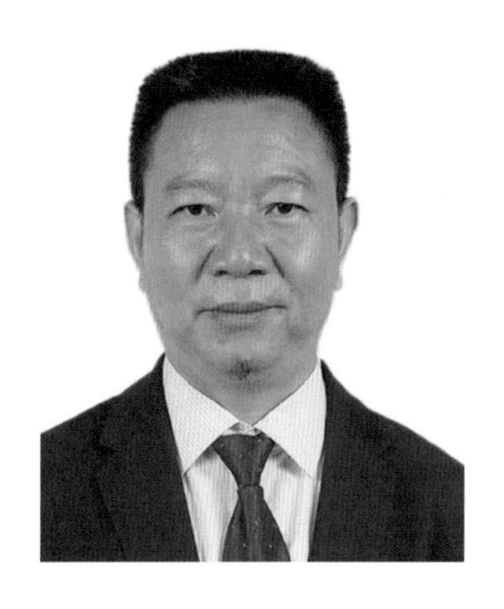

■ 刘振华

福建省立医院肿瘤内科科主任，医学博士，主任医师，博士生导师。

美国国家癌症研究院（NCI）高级访问学者。任中国抗癌协会感染性肿瘤专业委员会常务委员、CSCO 罕见肿瘤专家委员会委员、中国医药教育协会肺部肿瘤专业委员会常务委员、中国医药教育协会疑难肿瘤专业委员会委员、中国老年学和老年医学学会精准医疗分会委员、中国南方肿瘤临床研究协会肺癌专业委员会委员、中国研究型医院学会生物治疗专业委员会胃癌学组委员、福建省抗癌协会肿瘤免疫治疗专业委员会副主任委员、福建省抗癌协会营养与支持治疗专业委员会副主任委员、福建省海峡医药卫生交流协会临床肿瘤学诊疗分会副会长等。

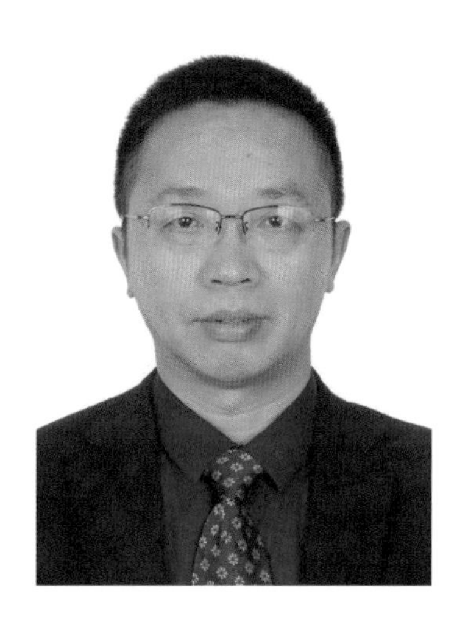

■ 陈奕贵

福建省肿瘤医院腹部肿瘤内科科主任，医学硕士，主任医师。

任中国抗癌协会肿瘤防治科普专业委员会委员、中国抗癌协会癌症康复与姑息治疗专业委员会委员、福建省抗癌协会肿瘤科普专业委员会主任委员、福建省抗癌协会癌症康复与姑息治疗专业委员会副主任委员、福建省抗癌协会胃癌专业委员会委员、福建省海峡肿瘤防治科技交流协会精准医学专业委员会常委、福建省医学会疼痛学分会委员等。

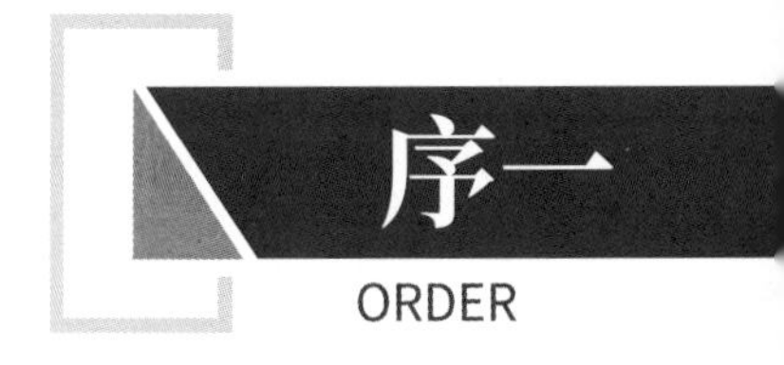

肝胆胰腺癌具有恶性度高、预后差等特点。手术是其唯一治愈的方式，但大部分患者初诊时便已失去手术机会，非手术治疗对肝胆胰腺癌患者延长生存期、提高生活质量至关重要。以往因为治疗手段缺乏，还会考虑姑息性手术治疗的方式，但随着非手术治疗手段及技术的进步，现在对于这类高度恶性肿瘤，外科医师已经很少采取该方式了。

福建省肿瘤医院、福建省立医院及福建医科大学孟超肝胆医院的中青年专家们总结了近几年肝胆胰腺癌的非手术诊治进展，编写了《肝胆胰腺癌非手术诊治：实践与进展》一书。本书系统全面介绍肝胆胰腺癌的非手术诊疗。以国内外指南为基础，结合福建省肿瘤医院、福建省立医院以及福建医科大学孟超肝胆医院等多家三甲医院的 MDT 团队的临床实践经验及我国国情编撰而成。

本书针对肝胆胰腺癌疾病特点以及非手术诊治策略分为 18 个章节，总字数约 55 万字。全书内容涵盖：影像组学的诊断及病理诊断的进展，特别是分子分型及基因组学的诊断；全身治疗（系统化疗及靶向、免疫治疗）进展及除手术以外的其他新兴局部治疗手段和 / 或技术（放疗、介入治疗等），对其进行了非常全面的阐述，包括理论、 临床研究数据及实际病例的展示；针对肝胆胰腺癌，特别是肝癌的病因及基础病的治疗，比如乙肝病毒感染、肝硬化、肝脏损伤，以及肝胆胰腺癌常见的合并症、并发症的治疗，比如黄疸、腹水、营养不良、难治性癌痛及消化道出血，也做了详尽的阐述；对于中晚期肝胆胰腺癌，单个治疗手段或技术疗效都非常有限，往往需要结合多种治疗手段及技术才能将疗效提高，所以多学科团队合作（MDT）也显得非常重要，该书多名作者为 MDT 团队成员，他们针对肝胆胰腺癌进行了多学科讨论并结合实际病例做了重要阐述；临床实践的进步离不开临床研究，该书特别加入了肝胆胰恶性肿瘤临床试验设计及在研临床研究的内容，为临床研究设计提供参考；随着精准诊断治疗技术的进步，各种疗效预测和 / 或预后因素也被发现或不断地发掘，以指导临床精准治疗及预后判断；该书还有一个章节系统地介绍了肝胆胰腺癌的预后及疗效预测进展；最后，为了方便临床工作者便于查阅诊疗相关评分表等，在附录中提供了多个实用的评分表、分型表、分级表、分期表。

本书汇总并重点介绍了国内外肝胆胰腺癌非手术诊治学术前沿资料，兼顾诊疗策略的实用性、权威性、广泛性。本书立足多学科 MDT 讨论临床实践，既有理论支撑又有临床实践内容佐证，如典型病例分析，既体现规范化诊疗原则，又体现个体化治疗原则，内容全面翔实，重点突出，力求深入浅出，方便阅读，堪称肝胆胰腺癌非手术诊疗的百科全书。本书可以作为广大从事肝胆胰腺癌诊疗的同道们的工具书，特别是对于同道们提高肝胆胰腺癌非手术诊疗水平有很好的学习、借鉴作用，值得一读。希望同道们能通过本书和利用其他相关文献的诊疗推荐，为每一例患者制订个体化诊疗策略，从而使肝胆胰腺癌非手术诊治策略更规范、更合理、更科学，并最终延长该类疾病患者的生存期及提高其生活质量。

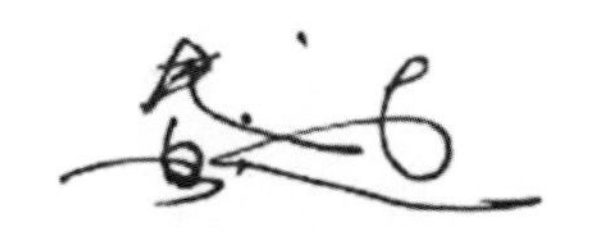

序二

ORDER

福建省是肝癌高发地区之一。2018 年，福建省肿瘤登记地区肝癌发病率为 28.34/100000，占全部恶性肿瘤发病的 9.99%，位居癌症发病谱第 4 位。虽然与 2009 年、2011 年、2013 年数据相比，福建省肝癌发病率和构成比下降，但福建省肿瘤登记地区肝癌发病率仍高于全国平均水平。2018 年福建省肿瘤登记地区肝癌死亡率为 25.73/100000，占全部恶性肿瘤死亡的 15.58%，位居癌症死亡谱第 2 位。福建省胰腺癌发病率和死亡率低于全国平均水平，但发病率有明显升高趋势。胆管癌发病率较低，但近几年亦有升高趋势。肝胆胰腺癌因为总体发病率高、死亡率高，给福建省人民的健康保健带来重大负担。

目前，肝胆胰腺癌的主要治疗手段仍然是手术治疗，只有通过根治性手术，才能提高此类疾病的 5 年生存率。但因此类肿瘤发病隐蔽且早期无明显症状，患者等有症状来治疗时往往都是中晚期，特别是胆管癌、胰腺癌，即使发现时是早期，单靠手术治疗 5 年生存率仍然有限。

随着非手术治疗方法和技术的进步，通过多学科非手术治疗方法和技术的应用，许多没有手术机会的肝胆胰腺癌患者获得了根治性手术机会，或通过围手术期综合治疗，肝胆胰腺癌整体 5 年生存率得到明显提高。

福建省肿瘤医院是福建省唯一一所三级甲等肿瘤专科医院，不仅在服务、科研、人才、教学等方面实力雄厚，更在肿瘤防控与综合诊疗上具备显著优势，在福建省及周边地区发挥引导作用，为加强肝胆胰腺癌诊治能力，还组建了肝胆胰学科群，明显提高了肝胆胰腺癌的综合诊治与科研能力。我院肝胆胰学科群的中青年专家联合福建医科大学孟超肝胆医院、福建省立医院肝胆胰中青年专家，编写了《肝胆胰腺癌非手术诊治：实践与进展》一书。该书既有肝胆胰腺癌非手术诊治的基础知识，亦有近几年相关诊治研究，还有关于肿瘤及治疗相关合并症、并发症的诊治，同时总结了专家们的实践经验，有理论亦有临床病例介绍。常规的病理诊断、EUS 应用、化疗、靶向治疗、免疫治疗、介入治疗、放疗及多学科诊疗（MDT）都有详细介绍，另外还介绍一些新技术、新方法，比如 NGS、影像组学、质子和重离子治疗、钇 ^{90} 选择性内放疗技术（SIRT）、硼中子俘获治疗、纳米刀消融、人工肝支持系统、体内药敏试验等。该书可以作为临床工作者诊治肿瘤的参考书，对于普及或提高临床医生肝胆胰腺癌综合诊治能力有很好的学习、借鉴作用，值得一读。

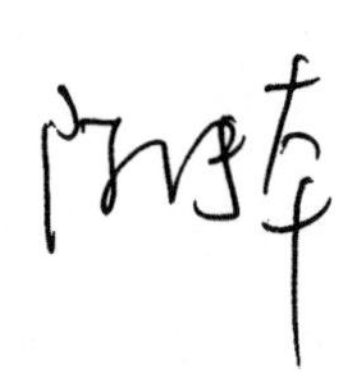

目录
CONTENTS

上篇 PART 1

下篇 PART 2

上篇

PART 1

第一章

肝、胰腺癌的流行状况

第一节 肝癌流行状况

肝癌包括肝细胞癌（hepatocellular carcinoma，HCC）和肝内胆管癌（intrahepatic cholangiocarcinoma，ICC）以及其他罕见类型。目前肝癌是全世界常见的恶性肿瘤。世界卫生组织国际癌症研究中心（International Agency for Research on Cancer，IARC）最新统计，2020 年全球新发肝癌病例 90.6 万例，占全部恶性肿瘤发病数 4.7%，是全球第六大最常见癌症；83 万例患者因肝癌而死亡，占全部恶性肿瘤死亡数 8.3%，是第三大癌症死亡原因。

一、全球肝癌发病率和死亡率概况

（一）全球地理分布

肝癌发病率和死亡率在全球范围的地理分布差异明显。72.5% 的新发病例在亚洲，欧洲占 9.7%，非洲占 7.8%，北美占 5.1%，拉丁美洲和加勒比海占 4.4%，大洋洲占 0.5%。死亡病例中，73.3% 在亚洲，欧洲占 9.4%，非洲占 8.1%，拉丁美洲和加勒比海占 4.5%，北美占 4.2%，大洋洲占 0.5%。

采用 Segi's 世界标准人口年龄构成标化，全球肝癌发病率为 9.5/100000，发病率较高，主要集中在东亚、北非、东南亚，南美、中东欧和中南亚发病率较低。全球肝癌标化死亡率为 8.7/100000，东亚、北非和东南亚肝癌死亡率较高，中东欧、北欧和中南亚较低（表 1-1-1）。

全球 80% 肝癌发生在发展中国家，特别是在经济转型期国家肝癌发病率较高，如蒙古（全球最高）、泰国、柬埔寨、越南、埃及等。肝癌已成为蒙古、泰国、柬埔寨、埃及、危地马拉等国家癌症的主要死亡原因[1]。

表 1-1-1　全球肝癌发病率和死亡率情况（GLOBOCAN，2020）

发病			死亡		
地区	例数	年龄标化率（1/100000）	地区	例数	年龄标化率（1/100000）
东亚	491687	17.8	东亚	449534	16.1
北非	31913	15.2	北非	30352	14.5
东南亚	99265	13.7	东南亚	95668	13.2
西非	17630	8.4	西非	16887	8.1
北美	46599	6.8	北美	34818	4.7
南欧	24796	6.7	南欧	21243	5.1
中美	11819	6.3	中美	11231	5.9
中非	6072	6.1	中非	5716	5.9
西欧	26128	5.4	西欧	26128	5.4

续表

发病			死亡		
地区	例数	年龄标化率 (1/100000)	地区	例数	年龄标化率 (1/100000)
东非	12326	5.0	东非	11542	4.8
北欧	11924	4.9	北欧	10513	3.9
西亚	11342	4.7	西亚	10927	4.5
南非	2601	4.6	南非	2447	4.3
南美	24293	4.3	南美	23153	4.1
中东欧	24782	4.3	中东欧	23002	3.9
中南亚	54698	3.0	中南亚	52769	2.8
全球	905677	9.5	全球	830180	8.7

注：地区分别按发病率和死亡率依次排列。

全球肝癌发病率较高的国家有：蒙古（85.6/100000）、埃及（34.1/100000）、老挝（24.4/100000）、柬埔寨（24.3/100000）、越南（23.0/100000）、泰国（22.6/100000）、几内亚（21.8/100000）。巴拉圭（2.6/100000）、印度（2.5/100000）、巴基斯坦（2.4/100000）、叙利亚（2.1/100000）、孟加拉国（2.0/100000）、伊拉克（1.8/100000）、阿尔及利亚（1.4/100000）、博茨瓦纳（1.1/100000）等国家发病率低。发病率最高国家是发病率最低国家的77.8倍。

肝癌的发生与慢性感染乙型肝炎病毒（HBV）或丙型肝炎病毒（HCV）、黄曲霉毒素污染食物、大量饮酒、超重、2型糖尿病和吸烟等主要危险因素有关。肝癌主要危险因素分布因地区而异。在大多数肝癌高发地区（如中国、韩国和撒哈拉以南非洲国家），主要因素为慢性HBV感染和黄曲霉毒素暴露；在其他国家（如日本、意大利和埃及），HCV感染是主要原因。在蒙古，HBV和HCV以及HBV携带者同时感染HCV或丁型肝炎病毒这些因素，加上饮酒造成了肝癌高流行。

（二）性别分布

肝癌发病和死亡亦存在着性别差异。在大多数地区，男性肝癌发病率和死亡率分别是女性的2~3倍。标化后，2020年全球男性肝癌发病率为14.1/100000，女性肝癌发病率为5.2/100000；男性肝癌死亡率为12.9/100000，女性肝癌死亡率为4.8/100000。

性别间的发病率差异最大的是欧洲国家，其中一些国家男性发病率是女性的5倍，如法国男女发病率之比为5.0、马耳他4.8。非洲和美洲的几个国家性别差异则不大，如乌干达男女发病率之比为1.1、厄瓜多尔1.0[2]。

（三）年龄分布

在世界大部分国家和地区，肝癌平均发病年龄在50~70岁。中国平均发病年龄为52岁，北美、欧洲和日本的平均发病年龄分别为62岁、65岁和69岁。而在撒哈拉以南一些非洲国家，平均发病年龄为45岁[3]。与此同时，全球肝癌平均发病年龄有逐步增加趋势。1990年全球肝癌平均发病年龄为58.2岁，2017年增加到62.5岁。

（四）种族分布

在多民族国家中，不同种族之间的发病率差异明显。在种族多样化最典型的美国，以2017年为例，美国印第安人/阿拉斯加原住民的肝癌发病率最高（11.9/100000），其次是西班牙裔（9.8/100000）、亚裔（9.1/100000）、非西班牙裔黑人（8.1/100000）和非西班牙裔白人（4.6/100000）[4]。

（五）组织学类型分布

全球肝癌病例的组织学类型中，80.0%为HCC，14.9%为ICC，其他罕见类型占5.1%。每个亚型分布构成依地区和性别不同。在男性HCC构成比中，北非最高（94.9%），其次是东亚（87.2%）和撒哈拉以南的非洲（85.9%）；而构成比相对较小主要在北欧（66.7%），加勒比海和中美洲（68.8%），南亚（72.3%）。女性HCC构成比较高的分别为北非（89.2%）、东亚（78.8%）和撒哈拉以南的非洲（74.3%），构成较低的分别是北欧（35.9%）、加勒比海和中美洲（50.5%），大洋洲（50.7%）[5]。

（六）流行变化趋势

根据1990年至2017年肝癌发病率趋势并预测到2030年发病率变化，将185个国家或地区分为五种情况。其五种情况分别为：①46个持续增长的国家（如印度、英国和澳大利亚等）。②初步出现下降（或保持稳定）但预计会增加的21个国家（例如中国、巴西和马里等）。③7个经历了初步增长但预计保持稳定的国家（例如美国、罗马尼亚和洪都拉斯等）。④最初出现增长但预计将减少的29个国家（例如埃及、印度尼西亚和蒙古等）。⑤82个持续下降的国家（例如日本、韩国和菲律宾等）[6]（见图1-1-1）。

二、中国肝癌发病率和死亡率概况

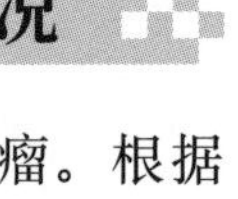

肝癌也是中国居民常见的恶性肿瘤。根据IARC统计的2020年中国肝癌标化发病率和死亡率分别为18.2/100000、17.2/100000，超过了东亚和全球平均水平。并且中国人口基数大，中国肝癌新发41.0万例，占全球发病人数的45.3%；肝癌死亡39.1万例，占全球死亡人数的47.1%。

2016年中国肿瘤登记地区肝癌发病率为28.33/100000，标化发病率为17.74/100000，位居癌症发病谱的第5位。标化后男性发病率为26.79/100000，女性为8.74/100000，男性为女性的3.10倍。标化后城市地区发病率为16.30/100000，农村地区19.29/10万，农村地区为城市地区的1.19倍。年龄别发病率呈现明显的性别差异。男性和女性发病率分别从30~34岁和40~44岁组开始上升，至80~84岁组均达到高峰。男性年龄别峰值发病率是女性的1.74倍。

2016年中国肿瘤登记地区肝癌死亡率为24.69/100000，标化死亡率为15.20/100000，位居癌症死亡谱的第2位。标化后男性死亡率为23.10/100000，女性为7.37/100000，男性为女性的3.16倍。城市地区标化死亡率为13.90/100000，农村地区16.59/100000，农村地区为城市地区的1.20倍。年龄别死亡率亦呈现明显性别差异。男性和女性死亡率分别从30~34岁组和45~49岁组开始上升，至85岁及以上组均达到高峰，男性峰值死亡率是女性的1.71倍。

按东、中、西区域划分，肝癌发病率西部地区最高，为29.56/100000（男性42.69/100000，女性15.61/100000）；中部地区次之，为27.41/100000（男性为38.84/100000，女性为15.26/100000）；东部地区最低，为24.46/100000（男性36.22/100000，女性12.35/100000）。肝癌死亡率西部地区最高，为25.45/100000（男性为37.53/100000，女性为

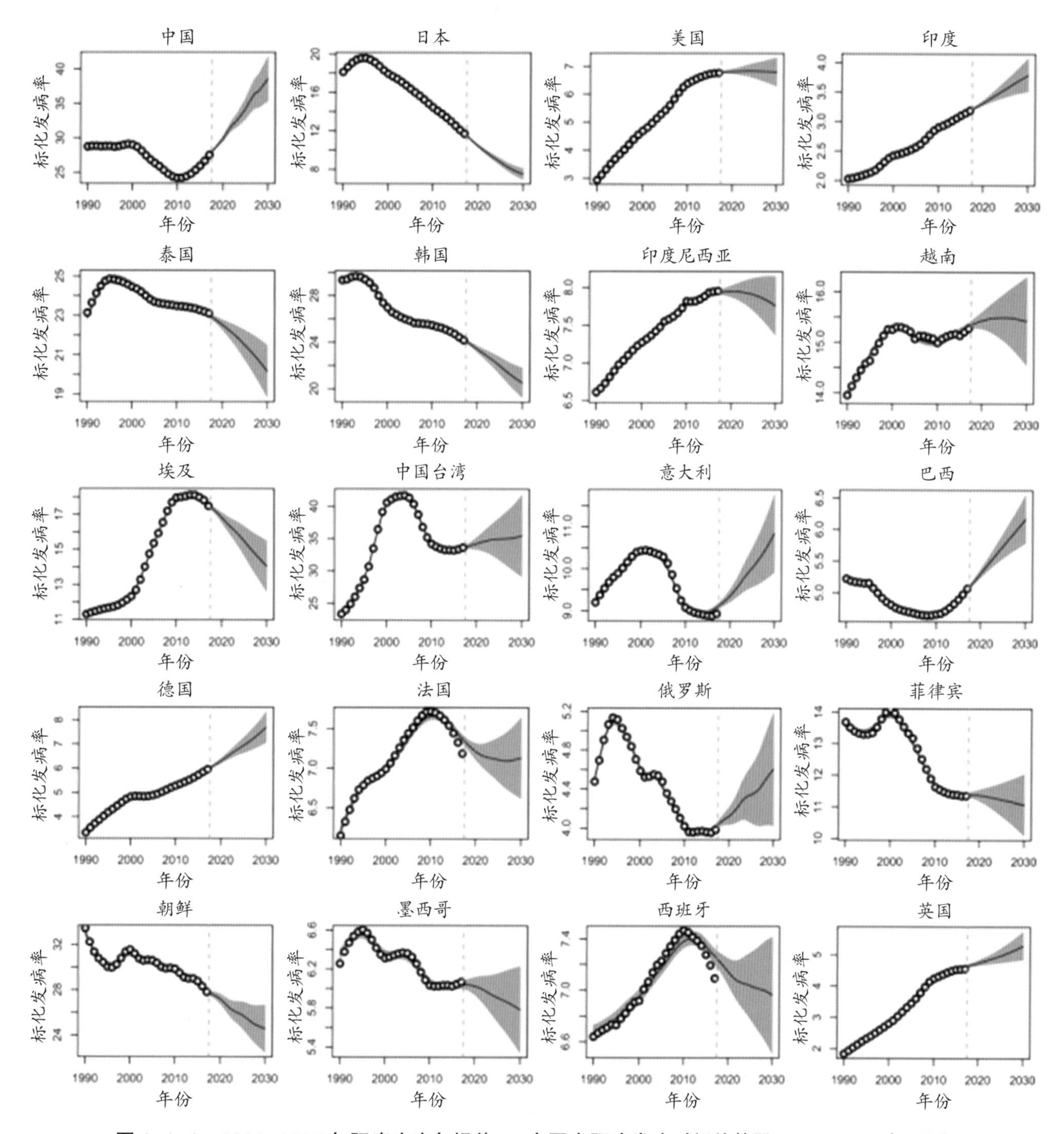

图 1-1-1　1990~2017 年肝癌疾病负担前 20 个国家肝癌发病时间趋势及 2017~2030 年预测

12.63/100000）；中部地区次之，为 24.18/100000（男性为 33.90/100000、女性为 13.85/100000）；东部地区最低，为 21.98/100000（男性为 32.17/100000，女性为 11.48/100000）。中国肝癌发病和死亡存在性别和地区差异，可能与乙肝表面抗原阳性携带率的分布在性别和地区间存在差异有关；也与地区之间医疗卫生资源分配不均衡、恶性肿瘤诊断治疗水平不同有关[7]。

对比 1990~2017 年中国肝癌发病数据，中国居民肝癌发病率和死亡率总体呈下降趋势[8]。中国居民肝癌标化发病率由 1990 年的 27.16/100000 下降至 2017 年的 26.04/100000，其中男性发病率平均每年增长 0.2%，女性平均每年降低 1.1%。标化死亡率由 1990 年的 26.72/100000 下降至 2017

年的 21.30/100000，其中男性发病率平均每年降低 0.5%，女性平均每年降低 1.3%。

三、福建省肝癌发病率与死亡率概况

2018 年福建省肿瘤登记地区肝癌发病率为 28.34/100000，标化后发病率为 19.52/100000，占全部恶性肿瘤发病数的 9.99%，位居癌症发病谱第 4 位。其中男性发病率为 43.13/100000，女性发病率为 13.14/100000，男性为女性的 3.28 倍。城市地区发病率为 26.66/100000，农村地区发病率为 29.88/100000，农村地区为城市地区的 1.12 倍[9]。

2018 年福建省肿瘤登记地区肝癌死亡率为 25.73/100000，标化后死亡率为 17.52/100000，占全部恶性肿瘤死亡的 15.58%，位居癌症死亡谱第 2 位。其中男性死亡率为 39.59/100000，女性死亡率为 11.49/100000，男性为女性的 3.45 倍。城市地区死亡率为 23.86/100000，农村地区死亡率为 27.46/100000，农村地区为城市地区的 1.15 倍。

肝癌年龄别发病率在 40 岁组以前处于较低水平，40 岁组以后迅速上升，在 75~79 岁组达到高峰。肝癌年龄别死亡率在 50 岁组以前处于较低水平，50 岁组以后迅速上升，在 75~79 岁组达到高峰。城市地区、农村地区年龄别发病率分别在 80 岁及以上组和 75~79 岁组达到高峰，年龄别死亡率分别在 75~79 岁组和 80 岁及以上组达到高峰。

在 11 个肿瘤登记地区中（见图 1-1-2），采用 2000 年中国人口年龄构成标化，男性肝癌发病率最高的是翔安区（49.14/100000），其次是福清市和同安区；女性发病率最高的是翔安区（11.83/100000），其次是福清市和同安区。男性和女性死亡率最高的均为翔安区，分别为 38.91/100000 和 10.93/100000。

与 2009 年、2011 年、2013 年数据相比，福建省肝癌发病率和构成比下降[10, 11]。但福建省肿瘤登记地区肝癌发病率仍高于全国水平[13]。与东部其他省份肿瘤登记数据相比，仅低于江苏省，高于河北、天津、辽宁、上海、浙江等大部分东部省份；也高于中部和西部平均水平[14-17]。

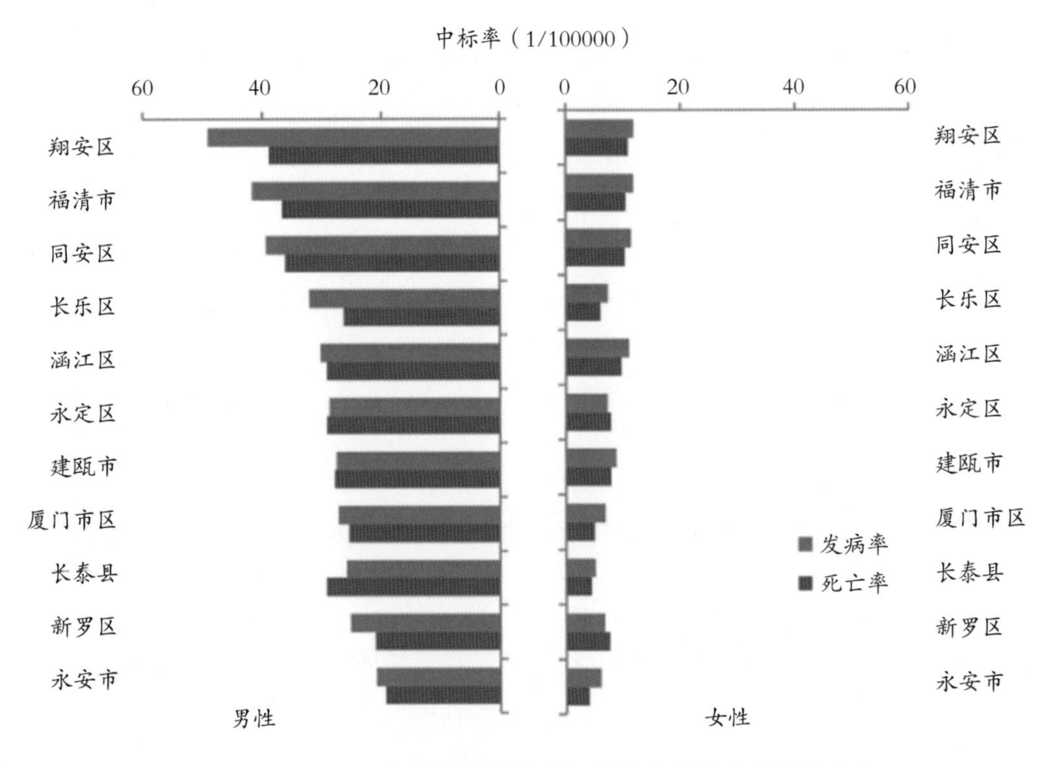

图 1-1-2　2018 年福建省肿瘤登记地区肝癌发病率与死亡率

参考文献

[1] SUNG H, FERLAY J, SIEGEL R L, et al. Global Cancer Statistics 2020: GLOBOCAN Estimates of Incidence and Mortality Worldwide for 36 Cancers in 185 Countries [J] . CA Cancer J Clin, 2021, 71: 209-249.

[2] PETRICK J L, FLORIO A A, ZNAOR A, et al. International trends in hepatocellular carcinoma incidence, 1978-2012 [J] . Int J Cancer, 2020, 147: 317-330.

[3] KONYN P, AHMED A, KIM D. Current Epidemiology in Hepatocellular Carcinoma [J] . Expert Rev Gastroenterol Hepatol, 2021, 15: 1295-1307.

[4] ISLAMI F, MILLER K D, SIEGEL R L, et al. Disparities in liver cancer occurrence in the United States by race/ethnicity and state [J] . CA Cancer J Clin, 2017, 67: 273-289.

[5] RUMGAY H, FERLAY J D, MARTEL C, et al. Global, regional and national burden of primary liver cancer by subtype [J] . Eur J Cancer, 2021, 161: 108-118.

[6] LIU Z Q, XU K L, JIANG Y F, et al. Global trend of aetiology-based primary liver cancer incidence from 1990 to 2030: a modelling study [J] . Int J Epidemiol, 2021, 50: 128-142.

[7] 安澜 , 曾红梅 , 郑荣寿 , 等 . 2015 年中国肝癌流行情况分析 [J] . 中华肿瘤杂志 , 2019, 10: 721-727.

[8] WANG F, MUBARIK S, ZHANG Y, et al. Long-Term Trends of Liver Cancer Incidence and Mortality in China 1990—2017: A Joinpoint and Age-Period-Cohort Analysis [J] . Int J Environ Res Public Health, 2019, 16 (16) : 2878.

[9] 陈传本 . 2021 年福建省肿瘤登记年报 [M] . 福州 : 福建科学技术出版社 , 2022.

[10] 周衍 , 肖景榕 , 江惠娟 , 等 . 2009 年福建省肿瘤登记地区恶性肿瘤发病和死亡分析 [J] . 现代预防医学 , 2014, 3: 393-395.

[11] 马晶昱 , 肖景榕 , 周衍 , 等 . 2013 年福建省肿瘤登记地区恶性肿瘤发病与死亡分析 [J] . 中国肿瘤 , 2018, 3: 167-173.

[12] 肖景榕 , 周衍 , 江惠娟 , 等 . 2011 年福建省肿瘤登记地区恶性肿瘤发病及死亡状况分析 [J] . 中华预防医学杂志 , 2015, 8: 738-740.

[13] 赫捷 . 2018 中国肿瘤登记年报 [M] . 北京 : 人民卫生出版社 , 2019.

[14] 韩仁强 , 武鸣 , 缪伟刚 , 等 . 2016 年江苏省恶性肿瘤流行情况分析 [J] . 实用肿瘤学杂志 , 2020, 4: 291-297.

[15] 师金 , 梁迪 , 李道娟 , 等 . 河北省 2014 年恶性肿瘤发病与死亡情况分析 [J] . 肿瘤 , 2018, 4: 329-338.

[16] 孙坤 , 王冲 , 沈成凤 , 等 . 2015 年天津市恶性肿瘤流行情况分析 [J] . 实用肿瘤学杂志 , 2020, 2: 114-119.

[17] 穆慧娟 , 礼彦侠 , 于丽娅 , 等 . 2016 年辽宁省肿瘤登记地区恶性肿瘤流行情况分析 [J] . 实用肿瘤学杂志 , 2020, 4: 309-314.

（作者：林永添）

第二节　胰腺癌流行状况

胰腺癌是恶性程度最高的消化道肿瘤之一，具有发展迅速、预后不良和死亡率高的特点。IARC 最新估计，2020 年全球新发胰腺癌病例 49.6 万例，占全部恶性肿瘤发病数的 2.6%。虽然不是高发癌种，但由于预后不佳成为第七大癌症死亡原因。2020 年，约有 46.6 万死亡病例，约占全部恶性肿瘤死亡 4.7%。

一、全球胰腺癌发病率和死亡率概况

（一）全球地理分布

胰腺癌发病率和死亡率在全球范围的地理分布差异明显。47.1% 新发病例在亚洲，欧洲为 28.3%，北美占 12.6%，拉丁美洲和加勒比海占 7.5%，非洲占 3.4%，大洋洲占 0.1%。死亡病例中，48.1% 在亚洲，欧洲为 28.4%，北美占 11.4%，拉丁美洲和加勒比海占 7.7%，非洲占 3.6%，大洋洲占 0.9%。

采用 Segi's 世界标准人口年龄构成标化，全球胰腺癌发病率为 4.9/100000，发病率较高主要集中在西欧、北美、中东欧，东亚、中亚和中南亚发病率较低。全球胰腺癌死亡率为 4.5/100000，西欧、中东欧、南欧胰腺癌死亡率较高，东非、中非和中南亚较低（表 1-2-1）。有研究表明，全球胰腺癌发病和死亡水平分布不均衡，与各地区人类发展指数（HDI）有关[1]。在 HDI 较高地区如欧洲和北美一些国家和澳大利亚，胰腺癌发病率高出 HDI 较低地区 4~5 倍。

表 1-2-1　全球胰腺癌发病率和死亡率情况（GLOBOCAN，2020）

发病			死亡		
地区	例数	年龄标化率（1/100000）	地区	例数	年龄标化率（1/100000）
西欧	45461	8.6	西欧	43336	7.8
北美	62643	8.0	北美	53277	6.5
中东欧	44371	7.5	中东欧	42788	7.1
北欧	19448	7.4	北欧	17493	6.4
南欧	30836	7.2	南欧	28517	6.6
东亚	181450	5.9	东亚	173112	5.6
西亚	13812	5.7	西亚	13511	5.6
南美	28030	4.8	南美	27118	4.7
南非	2078	3.9	南非	2031	3.8
中美	6576	3.5	中美	6244	3.3

续表

发病			死亡		
地区	例数	年龄标化率(1/100000)	地区	例数	年龄标化率(1/100000)
北非	6264	3.0	北非	5994	2.9
东南亚	16485	2.3	东南亚	16167	2.2
西非	3652	2.0	西非	3578	2
东非	3843	1.8	东非	3737	1.8
中非	1233	1.5	中非	1209	1.5
中南亚	21954	1.2	中南亚	21144	1.1
全球	495773	4.9	全球	466003	4.5

注：地区分别按发病率和死亡率依次排列。

全球各国胰腺癌发病率差异明显。发病率较高的国家有：日本（35.0/100000）、匈牙利（25.9/100000）、德国（25.7/100000）、芬兰（25.4/100000）、意大利（23.4/100000）、捷克（23.0/100000）、奥地利（22.3/100000）、爱沙尼亚（21.8/100000）。苏丹（0.6/100000）、中非（0.6/100000）、纳米比亚（0.6/100000）、赞比亚（0.6/100000）、乌干达（0.6/100000）、巴基斯坦（0.5/100000）、莫桑比克（0.4/100000）、安哥拉（0.4/100000）、博茨瓦纳（0.4/100000）等国家发病率低。发病率最高国家是发病最低国家的64.8倍。

（二）性别分布

与其他癌症相比，男女性别的胰腺癌发病率和死亡率差别不大。标化后，2020年全球男性胰腺癌发病率为5.7/100000，女性发病率为4.1/100000；男性死亡率为5.3/100000，女性死亡率为3.8/100000。男女发病率之比最大的为中东欧（1.8）、北非（1.8）、中非（1.8）等地区。

（三）年龄分布

男性和女性胰腺癌发病率和死亡率随着年龄的增长而增加。在44岁之前处于较低水平，45~49岁组快速上升，在85岁及以上组达到高峰。85岁组之前，男性发病率和死亡率高于女性；85岁组之后，女性高于男性[2]。

男性发病和死亡人数在65~69岁组达到高峰，而女性发病和死亡人数高峰则为75~79岁组。在同一年龄组中，75岁以下组女性发病和死亡人数低于男性，而75岁及以上组女性发病和死亡人数高于男性。

（四）种族分布

许多研究表明，不同种族之间的胰腺癌发病率存在显著差异。非裔美国人的胰腺癌发病率高于白种人，而亚洲美国人和太平洋岛民的发病率最低。一般来说，黑人患胰腺癌的风险比其他任何种族都要高得多。不同种族间胰腺癌发病率的差异可归因于可改变的风险因素，如饮食、酒精、吸烟和维生素D不足[3-6]。

（五）组织学类型分布

腺癌是最常见的形式，约占85%；其次是其他较少见的外分泌癌，如鳞状细胞癌、腺鳞状癌、印戒细胞癌、未分化癌和巨细胞未分化癌。胰腺神经内分泌肿瘤（PanNET）是由该器官的内分泌组织引起的，通常占所有胰腺恶性肿瘤的5%[7]。

（六）流行变化趋势

1992年全球胰腺癌发病率为3.78/100000，死亡率为3.77/100000。2017年，胰腺癌发病率为5.86/100000，死亡率为5.77/100000。25年期间，胰腺癌发病率和死亡率呈现缓慢上升趋势。

最近几十年，大多数国家胰腺癌发病率和死亡率保持稳定或者略有上升[8]。尽管大多数国家发病率和死亡率相当稳定，但未来新病例数量将会继续增长，这主要是由于人口老龄化程度在上升。同时加上其他癌症预后不断改善，胰腺癌或将成为许多国家癌症死亡的主要原因之一[9]。曾有研究预计欧盟胰腺癌死亡人数将超过乳腺癌，成为第三大癌症死亡原因，仅次于肺癌和结直肠癌[10]。

二、中国胰腺癌发病率和死亡率概况

根据IARC估计的2020年中国胰腺癌新发12.5万例，占全球发病人数的25.2%；肝癌死亡12.2万例，占全球死亡人数的26.1%。标化后男性和女性发病率分别为6.3/100000、4.2/100000，略高于全球发病率。

2016年中国肿瘤登记地区胰腺癌发病率为7.23/100000，标化发病率为4.25/100000，位居癌症发病谱第13位。标化后男性发病率为5.00/100000，女性发病率3.51/100000，男性为女性的1.42倍。标化后城市地区发病率为4.68/100000，农村地区发病率3.77/100000，城市地区为农村地区的1.23倍。胰腺癌死亡率为6.32/100000，标化死亡率为3.65/100000，位居癌症死亡谱第7位。标化后男性死亡率为4.30/100000，女性死亡率2.99/100000，男性为女性的1.43倍。标化后城市地区死亡率为4.07/100000，农村地区死亡率3.15/100000，城市地区为农村地区的1.29倍。

胰腺癌年龄别发病率和死亡率在44岁之前均处于较低水平，45~49岁组快速上升，分别在80~84岁和85岁及以上年龄组达到高峰，男性高于女性。

东部地区胰腺癌发病率和死亡率均高于中部和西部地区。七大行政区划中，东北地区最高，华南地区最低。

有明确亚部位信息的胰腺癌病例中，胰头占57.75%，胰岛占19.49%，胰体占8.76%，胰尾占8.21%，交搭跨越占3.09%，胰管占1.19%，其他部位占1.51%。

近二十年来，中国胰腺癌发病率和死亡率亦呈缓慢上升趋势。1998~2007年城市地区男性发病率每年以1.86%的比例上升，女性每年上升2.10%；农村地区男性和女性发病率每年分别上升7.54%和7.83%。2005~2008年全国肿瘤登记地区胰腺癌总体发病率呈现波动上升趋势，2008~2010年呈现下降趋势，而后出现波动，具体数值由6.59/100000（2005年）上升至8.55/100000（2008年）再回落至6.99/100000（2015年）。男性发病率高于女性，其变化趋势均与总体保持一致。2005~2015年全国胰腺癌死亡率与发病率变化趋势大致相同。死亡率以2008年为分界点，由6.09/100000（2005年）上升至7.56/100000（2008年）再回落至6.22/100000（2015年）。

三、福建省胰腺癌发病率与死亡率概况

2018年福建省肿瘤登记地区胰腺癌发病率为4.44/100000，标化后发病率为2.98/100000，占全部恶性肿瘤发病数的1.56%，位居癌症发病谱第16位。其中男性发病率为4.94/100000，女性发病率为3.92/100000。城市地区发病率为4.73/100000，农村地区发病率为4.17/100000。胰腺癌死亡率为4.25/100000，标化后死亡率为2.81/100000，占全

部恶性肿瘤死亡的 2.58%，位居癌症死亡谱第 9 位。其中男性死亡率为 4.91/100000，女性死亡率为 3.57/100000。城市地区死亡率为 4.03/100000，农村地区死亡率为 4.46/100000。福建省胰腺癌发病率和死亡率低于全国平均水平。

从年龄别发病和死亡构成来看，65 岁及以上组所占比例最大，分别为 59.31% 和 65.79%。在 11 个肿瘤登记地区中（见图 1-2-1），采用 2000 年中国人口年龄构成标化，男性胰腺癌发病率最高的是厦门市区（4.84/100000），其次是建瓯市和福清市；女性发病率最高的是同安区（5.23/100000），其次是厦门市区和建瓯市。男性、女性死亡率最高的分别是建瓯市和厦门市区，分别为 5.21/100000 和 2.98/100000。

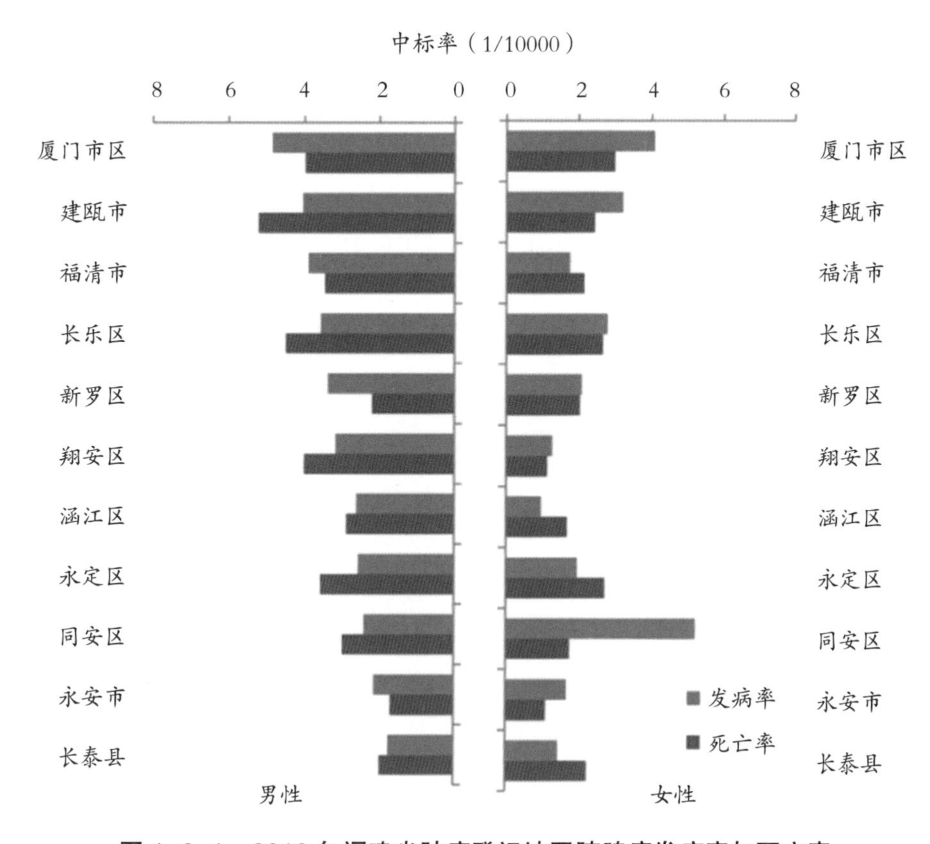

图 1-2-1　2018 年福建省肿瘤登记地区胰腺癌发病率与死亡率

参考文献

[1] VEISANI Y, JENABI E, KHAZAEI S, et al. Global incidence and mortality rates in pancreatic cancer and the association with the Human Development Index: decomposition approach [J] . Public Health, 2018, 156: 87-91.

[2] GBD 2017 Pancreatic Cancer Collaborators. The global, regional, and national burden of pancreatic cancer and its attributable risk factors in 195 countries and territories, 1990-2017: a systematic analysis for the Global Burden of Disease Study 2017 [J] . Lancet Gastroenterol Hepatol, 2019, 4: 934-947.

[3] BROTHERTON L, WELTON M L, ROBB S W. Racial disparities of pancreatic cancer in Georgia: a county-wide comparison of incidence and mortality across the state, 2000—2011 [J] . Cancer Med, 2016, 5 (1): 100-110.

[4] SHAVERS V L, HARLAN L C, JACKSON M, et al. Racial/ethnic patterns of care for pancreatic cancer [J] . J Palliat Med, 2009, 12 (7): 623-630.

[5] MA J, SIEGEL R, JEMAL A. Pancreatic cancer death rates by race among US men and women, 1970—2009 [J] . J Natl Cancer Inst, 2013, 105 (22): 1694-1700.

[6] YADAV D, LOWENFELS A B. The epidemiology of pancreatitis and pancreatic cancer [J] . Gastroenterology, 2013, 144 (6): 1252-1261.

[7] LIPPI G, MATTIUZZI C. The global burden of pancreatic cancer [J] . Arch Med Sci, 2020, 16: 820-824.

[8] ARNOLD M, ABNET C C, NEALE R E, et al. Global burden of 5 major types of gastrointestinal cancer [J] . Gastroenterology, 2020, 159: 335-349.

[9] Collaborators GBDPC. The global, regional, and national burden of pancreatic cancer and its attributable risk factors in 195 countries and territories, 1990—2017: a systematic analysis for the Global Burden of Disease Study 2017 [J] . Lancet Gastroenterol Hepatol, 2019, 4 (12): 934-947.

[10] FERLAY J, PARTENSKY C, Bray F. More deaths from pancreatic cancer than breast cancer in the EU by 2017 [J] . Acta Oncol, 2016, 55: 1158-1160.

（作者：林永添）

第二章

肝胆胰腺癌病理诊断及分型

第一节　肝细胞癌

一、定义

肝细胞癌（hepatocellular carcinoma，HCC）是由肝细胞分化的上皮细胞组成的肝脏原发性恶性肿瘤。

二、大体

根据 HCC 肿块大小及数量，HCC 可分为块状型、结节型及弥漫型。肉眼上通常呈实性灰白色肿块，质地较软，常伴有出血、坏死，当有胆汁淤积时可呈墨绿色，有脂肪变性时则颜色偏黄，而严重液化或坏死时可呈囊性变。小肝癌（单结节直径≤ 3cm），是 HCC 生物学特性从早期较低侵袭性向晚期高度侵袭性转变的重要时期，也是肝癌早诊早治取得较好疗效的重要时机[1]。

三、组织学亚型

HCC 组织学亚型可分为：脂肪肝型肝细胞癌、透明细胞肝细胞癌、巨梁型肝细胞癌（图 2-1-1）、硬化型肝细胞癌、嫌色细胞型肝细胞癌、纤维板层型肝细胞癌、富含中性粒细胞型肝细胞癌、富含淋巴细胞型肝细胞癌[2]。

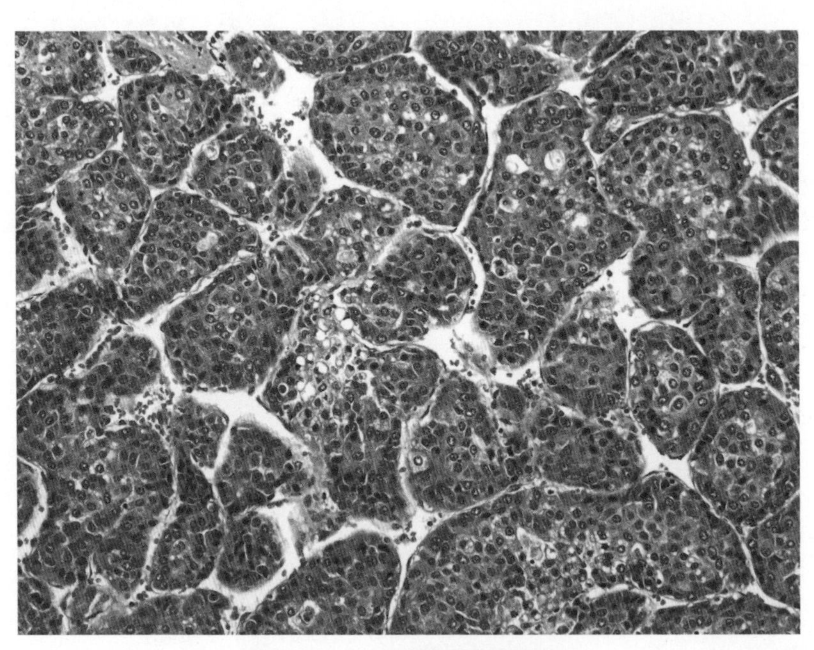

图 2-1-1　巨梁型肝细胞癌

四、形态学特征

典型的 HCC 形态学特征包括：①肿瘤细胞出现肝细胞分化，胞浆较丰富，多角形，核位于中央，空泡状核，可见核仁，以小梁状、假腺样、巨梁状、实性生长方式较为常见，具体见表 2-1-1。②细胞异型性增加，增殖活性增高。③正常肝脏结构出现改变，如正常网织蛋白骨架的减少或丢失或是门静脉的丧失。④出现毛细血管化的肝窦，被覆扁平内皮细胞。

表 2-1-1　HCC 亚型 [2]

亚型	相对发生率	临床相关	预后（相比较非特殊类型 HCC）	主要组织学特征	主要分子特征
脂肪肝型	5%~20%	脂肪性肝炎可能是由于代谢综合征或酗酒引起的	相似	肿瘤显示组织学脂肪性肝炎	IL-6/JAK/STAT 激活；CTNNB1，TERT 和 TP53 突变的频率较低
透明细胞型 [3]	3%~7%	无	较好	>80% 的肿瘤表现为透明细胞形态，由于肝糖原的聚集；可伴有脂肪变性存在	无
巨梁型 [4]	5%	AFP 升高，预后不良	较差	50% 以上的肿瘤表现为巨梁生长模式；常见血管侵犯	TP53 突变和 FGF19 扩增
硬化型	4%	通常在影像学上类似胆管癌	无共识	>50% 的肿瘤表现为致密的肿瘤内纤维化	TSC1/2 突变；TGF-β 信号激活
嫌色细胞型 [5]	3%	无	相似	几乎透明的细胞质（嫌色），核较温和，但可出现局灶明显的核异型性区域	端粒延长替代
纤维板层型	1%	年轻，中位年龄（25 岁），无肝病背景	与非肝硬化肝中的 HCC 相似	核仁明显的嗜酸性肿瘤大细胞，致密的肿瘤内纤维化	通过 DNAJB1-PRKACA 融合基因激活 PKA
富含中性粒细胞型 [6]	<1%	白细胞计数、C 反应蛋白和 IL-6 升高	较差	肿瘤内有大量和弥漫性中性粒细胞浸润；可以有肉瘤样区域	肿瘤产生 G-CSF
富含淋巴细胞型 [6]	<1%	无	较好	在 HE 染色中，大多数区域的淋巴细胞数量超过肿瘤细胞	无

根据 HCC 的分化程度，HCC 又分为高分化、中分化以及低分化。高分化，肿瘤细胞类似于成熟的肝细胞，具有轻度核异型。中分化，HE 染色明显恶性，胞浆嗜酸到中度嗜碱性，核中度异型，偶尔可见多核肿瘤细胞。低分化，形态上符合低分化癌，胞浆通常嗜碱，明显的核多态，可能包

括间变性巨细胞。

五、免疫组化

对于鉴别肝细胞与非肝细胞性肿瘤的常用免疫组化标志物有 ARG、Hep Par-1、GPC-3。而 CD34、CD10 以及 HSP70 可以辅助判断良恶性肝细胞性肿瘤。此外，HBsAg 对于辅助判断良恶性肝细胞肿瘤也有一定的参考作用。

六、分子病理学

HCC 从癌前病变增生性结节（dysplastic nodules, DN）到高分化肝癌、早期肝癌（eHCC）、进展期肝癌（pHCC），这种发展伴随着不同的基因改变，具体见表 2-1-2。已经证明癌前病变内存在克隆性致癌突变。分子改变的类型与潜在病因具有某种相关性，如直接的遗传毒性机制（如黄曲霉素毒素暴露），或选择互补分子驱动机制[7-8]。

大量大规模基因分析已阐明了突变情况，并确定了肿瘤发生过程中改变的关键细胞信号和代谢途径，具体见表 2-1-3。肝细胞癌的分子变化多样，每个肿瘤中蛋白质突变改变的数量从 5 到 121 个不等[9]。HCC 的多种病因也影响着他们的遗传特征。

表 2-1-2　DN 到 eHCC 再到 pHCC 的遗传变化逐渐增加[2]

项目	低级别 DN	高级别 DN	eHCC	pHCC
染色体改变	0.5%	0.5%	3.4%	6.9%
TERT 启动子突变	6%	14%~19%	43%~61%	42%~60%
TP53 突变	—	—	—	12%~48%
CTNNB1 突变	—	—	0~21%	11%~37%
其他基因突变	—	—	—	多样性①
DNA 扩增②	—	—	—	22%~47%
甲基化③	↑	↑	↑↑	↑↑↑
MiR-375、let7、miR-200f、miR-141、miR-429	↓	↑	↑	↑

注：“↑”为相比较肿瘤周围正常肝组织增加；“↓”为相比较肿瘤周围正常组织减少。
①例如，ARID2/1（3%~18%），AXIN1（5%~15%），TSC1/2（3%~8%），NFE2L2（3%~6%），RPS6KA3（2%~9%）等。
②例如，FGF19，CCND1，VEGFA，TERT，MYC，PTK2（FAK）。
③例如，APC，SOCS1，p16，COX-2，RASSF1A。

表 2-1-3　HCC 突变[2]

驱动基因	突变频率（%）			涉及的途径 / 角色
	乙型肝炎病毒	丙型肝炎病毒	非病毒	
TP53	10~65	24	16	DNA 修复和检测；频率因风险因素而异，在慢性黄曲霉素毒素 B1 暴露中风险最高

续表

驱动基因	突变频率（%）			涉及的途径 / 角色
	乙型肝炎病毒	丙型肝炎病毒	非病毒	
CTNNB1	15	30	39	WNT/β-catenin
AXIN1	12	13	6	
ARID1A	12	2	16	染色质重塑
ARID1B	0	4	2	
ARID2	4	4	7	
NFE2L2	0	9	6	氧化应激
KEAP1	4	7	6	
KMT2A（MLL）	0	4	2	组蛋白修饰
KMT2（MLL3）	8	0	3	
KMT2（MLL4）	4	4	2	
CDKN2A	0	4	2	DNA 修复和检测
RB1	8	4	2	
TERT 启动子	50	61	65	HCC 最常见的突变；DN 也很常见（低级 DN6%，高级 DN14%~19%）
HBV 整合	65~100	无可用数据	无可用数据	
FGF19 扩增		5~10		通过激活其受体 FGFR4 来调节胆汁酸合成和肝细胞增殖

参考文献

[1] 从文铭，郑建明 . 临床病理诊断与鉴别诊断 - 肝、胆胰疾病 [M] . 北京：人民卫生出版社，2019.

[2] WHO Classification of Tumors Editorial Board. Digestive system tumors [M] . sthed. Lyon (France): International Agency for Research on Cancer, 2019.

[3] LI T, FAN J, QIN L X, et al. Risk factors, prognosis, and management of early and late intrahepatic recurrence after resection of primary clear cell carcinoma of the liver [J] . Ann Surg Oncol, 2011, 18 (7): 1955-1963.

[4] CALDERARO J, COUCHY G, IMBEAUD S, et al. Histological subtypes of hepatocellular carcinoma are related to gene mutations and molecular tumour classification [J] . J Hepatol, 2017, 67 (4): 727-738.

[5] WOOD L D, HEAPHY C M, DANIEL H D, et al. Chromophobe hepatocellular carcinoma with abrupt anaplasia: a proposal for a new subtype of hepatocellular carcinoma with unique morphological and molecular features [J] . Mod Pathol, 2013, 26 (12): 1586-1593.

[6] TORBENSON M S. Morphologic Subtypes of Hepatocellular Carcinoma [J] . Gastroenterol Clin North Am, 2017, 46 (2): 365-391.

[7] SESHACHALAM V P, SEKAR K, HUI K M. Insights into the etiology-associated gene regulatory networks in hepatocellular carcinoma from The Cancer Genome Atlas[J]. J Gastroenterol Hepatol, 2018, 33 (12): 2037-2047.

[8] HSU I C, METCALF R A, SUN T, et al. Mutational hotspot in the p53 gene in human hepatocellular carcinomas [J] . Nature, 1991, 350 (6317): 427-428.

[9] NAULT J C, GALLE P R, MARQUARDT J U. The role of molecular enrichment on future therapies in hepatocellular carcinoma [J] . J Hepatol, 2018, 69 (1): 237-247.

（作者：力超）

第二节　胆管细胞癌

一、定义

胆管细胞癌（cholangiocarcinoma，CCA）是一种异质性的侵袭性恶性肿瘤，发生于胆管的不同位置。根据其解剖位置，CCA 分为肝内胆管癌（intrahepatic cholangiocarcinoma，ICC）、肝外胆管癌（extrahepatic，ECC），它们在病因、危险因素、预后、临床和治疗管理方面有所不同。肝内胆管癌是一种恶性肝内上皮性肿瘤，具有胆管分化的特点。肝外胆管癌是原发于肝外胆管的恶性上皮性肿瘤[1]。

二、组织学分类

胆管细胞癌组织学分类可分为肝内胆管癌和肝外胆管癌，具体情况如下。

（1）肝内胆管癌：大胆管型 ICC、小胆管型 ICC（表 2-2-1）。

（2）肝外胆管癌。

表 2-2-1　肝内胆管癌的亚型[1]

	小胆管型	大胆管型
分布与肉眼类型	位于周围肝实质;MF 型	邻近肝门部；PI 型或 PI+MF 型
风险因素	非胆汁性肝硬化，慢性病毒性肝炎	原发性硬化性胆管炎，肝内结石，肝吸虫感染
前驱病变	未知	胆管上皮内瘤变，胆管内乳头状肿瘤

续表

	小胆管型	大胆管型
组织学特征	导管样结构，肿瘤细胞低柱状或立方状，促纤维间质反应 细胆管样成分：肿瘤细胞排列成细胆管样、条索状、裂隙样管状结构，促纤维间质反应	腺管状或小管状结构，肿瘤细胞呈柱状或立方上皮伴促纤维间质反应
黏液产生	无黏液或少量黏液	黏液分泌
周围神经 / 脉管侵犯	少见	常见
免疫组化	EMA(MUC1).CK7,CK19，CD56，N-Cadherin	EMA(MUC1).CK7,CK19，S100P.TFF1
分子特征	IDH1/2 突变和 FGFR2 基因融合	KRAS、 TP53 突变

三、大体

（一）ICC 分型

ICC 大体上可分为 4 型，具体分型情况如下。

（1）肿块型（mass-forming type，MF）：最常见（＞85%），在肝实质内形成团块状或结节状。

（2）管周浸润型（periductal infiltrating type，PI）：肿瘤不形成明显肿块，沿胆管壁向两侧扩展，致受累胆管壁增厚，管腔狭窄，外周胆管扩张。

（3）管内生长型（intraductal growth type，IG）：息肉样或乳头样肿瘤突入胆管腔内生长，有或无胆管壁侵犯。

（4）混合型：以上各种类型的不同组合。

（二）ECC 分型

ECC 大体上可分为 4 型，具体分型情况如下。

（1）管内型：肿瘤呈乳头或息肉状凸向胆管腔内生长。

（2）结节型：肿瘤呈结节状或团块状，周围有纤维组织包绕。

（3）硬化型：胆管壁环形增厚，管周纤维化。

（4）弥漫浸润型：肿瘤沿胆管壁浸润性生长。

四、形态学特点

在组织学上，ICC 和 ECC 主要是腺癌，其形成导管，为管状或乳头状结构，伴间质纤维化。有一些少见的亚型，如黏液癌、印戒细胞癌、透明细胞样癌、肉瘤样癌、鳞状细胞癌、腺鳞癌、黏液表皮样癌和淋巴上皮瘤样癌[2]。

（一）肝内胆管癌

1. 大胆管型 ICC

ICC 几乎全是腺癌，根据形态分为高分化、中分化、低分化腺癌。在大多数情况下，表现为导管或管状结构，具有大小不一的管腔，也可见带裂隙样腔的条索状结构，两种模式均伴有纤维间质成分。微乳头成分有时会与管状结构混合。癌细胞小或中等大小，呈长方形或柱状，也可以为多形性。与肝细胞癌相比，胆管癌细胞核更小，核仁通常不明显。胞浆多为嗜酸性或呈空泡状。大胆管型 ICC 中常见黏液分泌，而在小胆管型 ICC 中较为罕见。ICC 经常浸润门静脉系统（淋巴管和门静脉）。

大胆管型 ICC，形态上类似于肝外胆，是一种促结缔组织增生的浸润性管状腺癌，侵犯门静脉结缔组织以及邻近胆管和肝实质。通常伴有硬化和闭塞，常见周围神经和淋巴管浸润以及淋巴结转移（图 2-2-1）[3]。

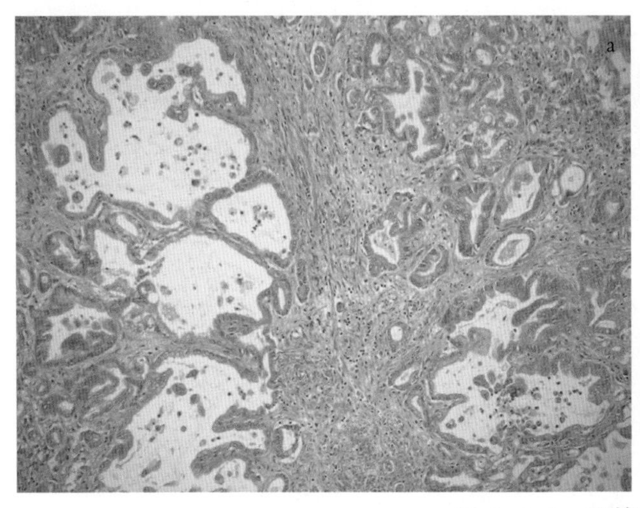
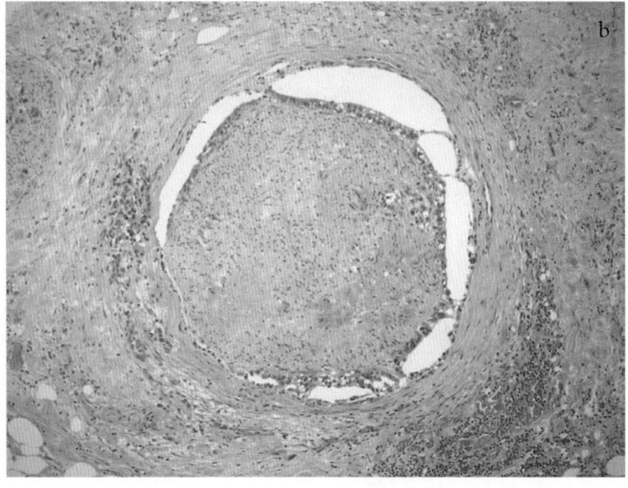

图 2-2-1　胆管型 ICC 形态特点

注：图 a 所示为大胆管型肝内胆管癌由大的不规则扩张的腺体组成，嵌有丰富的纤维间质，肿瘤细胞黏液分泌[3]；图 b 所示为大胆管型肝内胆管癌神经周围侵犯。

2. 小胆管型 ICC

癌细胞呈立方状或低柱状，胞浆稀少，排列成明显的腺样，或条索状、裂隙样结构。这些形态可混合存在。早期小胆管型 ICC 可见残留汇管区。进展期小胆管型 ICC 可表现为边缘区实性生长，而中央区伴显著硬化。具有胆管板畸形特征的 ICC 是小胆管 ICC 的罕见组织学亚型（图 2-2-2）[3]。

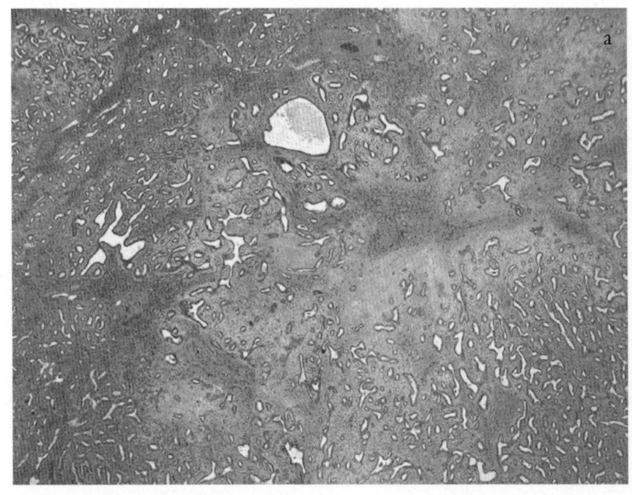
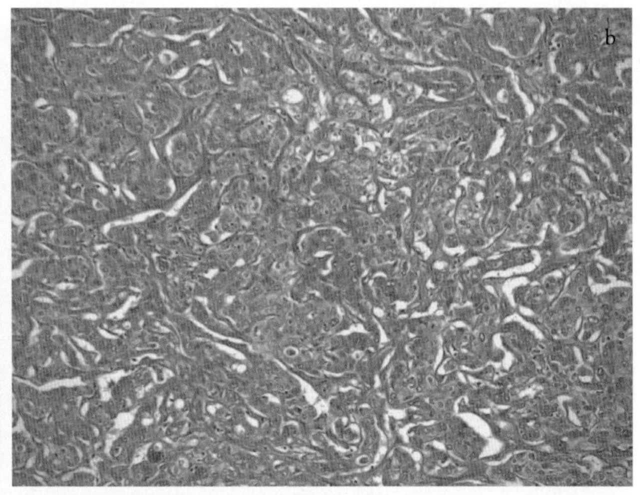

图 2-2-2　小胆管型 ICC 形态特点

注：图 a 所示为小胆管型 ICC 肿瘤细胞呈立方状，胞浆嗜酸性较少，形成小的吻合腺体，不产生黏蛋白[4]；图 b 所示为一种具有导管板畸形模式的肝内胆管癌，其肿瘤结构类似于导管板畸形，位于致密的纤维化间质内[4]。

（二）肝外胆管癌

大多数腺癌为胰胆管型腺癌，其特征为广泛的间隔、形态良好的不规则腺体和小细胞巢，伴有硬化性促纤维增生性的间质，常伴有神经周围浸润和淋巴管侵犯。腺癌的其他组织学类型包括肠型、小凹型、黏液型、印戒细胞型、透明细胞型、肝样型和浸润性微乳头状型。罕见的肝外胆管癌包括鳞状细胞癌、腺鳞癌、肉瘤样癌和未分化癌[5]。

五、免疫组化

肝内胆管癌及肝外胆管癌均表达 CK7、CK19，不表达 CDX2、CK20；大胆管型表达 S100P 及 TFF1；小胆管型一般表达 CD56 及 N-cadherin、C 反应蛋白[4]，具体见图 2-2-3。p53 和 p16 可联合用于区分 ICC 和良性病变，特别是胆管腺瘤（BDAs）。p53 在恶性病变中通常表现出强烈的弥漫性表达，p16 在 BDA 中表达，但在 ICC 中不表达[5]。

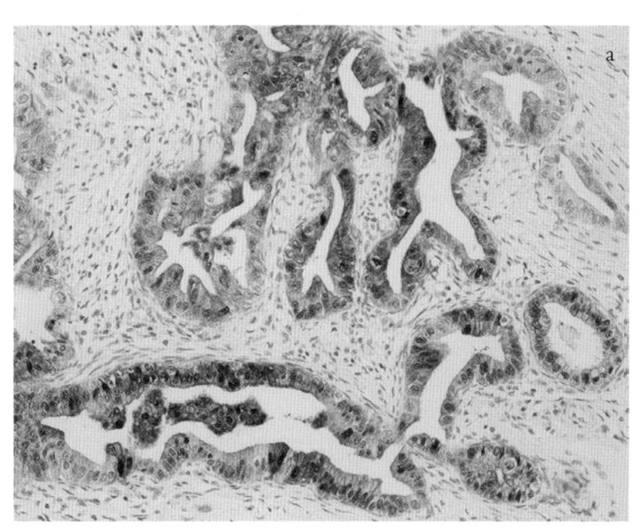

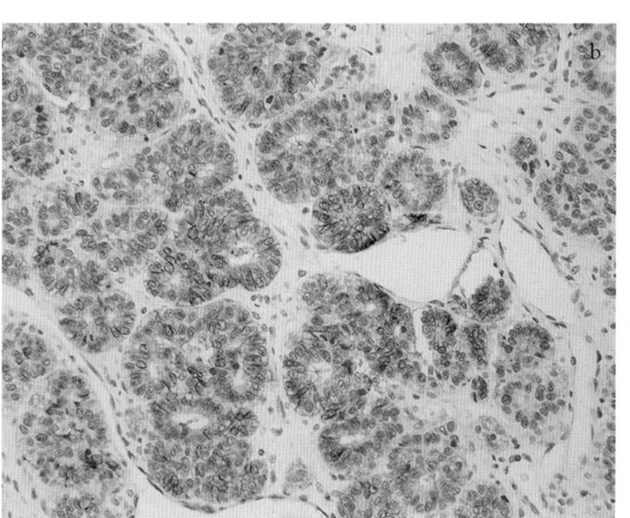

图 2-2-3　肝内胆管癌及肝外胆管癌部分免疫组化特点[4]

注：图 a 所示为 S100P 在大胆管型 ICC 中的弥漫性表达[4]；图 b 所示为小胆管型 ICC 中 CD56 阳性[4]。

六、分子病理学

（一）肝内胆管癌

NGS 测序显示 ICC 常见基因突变包括 KRAS、BRAF、TP53 和 EGFR[4-6]。KRAS 突变是最常见的与 ICC 相关的突变，其发病率从 8% 到 53% 不等。BRAF 突变也很常见，据文献报道在 ICC 中的发生率为 0~22%。与野生型肿瘤患者相比，具有 KRAS 或 BRAF 突变的肿瘤患者的中位生存期差。而与 BRAF 突变的 ICC 肿瘤患者相比，具有 KRAS 突变的患者的 5 年总生存率更差。在 11%~45% 的胆管细胞癌中检测到 FGFR2 基因融合，常见形式主要有 FGFR2-ZMYM4、FGFR2-BICC1，大约 10% 的肝内胆管癌存在 FGFR2 基因的融合和突变，FGFR2 融合蛋白不仅驱动了肝内胆管癌发生发展、产生了新的靶向治疗靶点，而且部分融合蛋白衍生的抗原肽具有较强免疫原性，能够引起特异性 T 细胞群的激活和扩增，也是潜在免疫治疗靶点[8]。

通过对 ICC 样本进行基因表达谱、高密度单核苷酸多态性阵列和突变检测的综合基因组分析，将 ICC 分为两个主要分子亚型：增殖和炎症亚型。增殖亚型：主要表现为致癌信号通路激活（包括 RAS、MAPK 和 MET）、11q13.2 的 DNA 扩增、14q22.1 的缺失和KRAS、BRAF基因突变；肿瘤细胞中－低分化常侵犯神经；患者预后差，复发率高。炎症亚型：表现为炎症相关信号通路激活、细胞因子过度表达及STAT3激活；肿瘤细胞高分化、患者预后好，复发率低[7]。ICC中NTRK基因融合非常罕见，但这种基因的融合与治疗相关[8]。

IDH1/IDH2和BRAF突变与FGFR2融合仅发生于小胆管型ICC。IDH1/IDH2突变在ICC中出现的频率为10%~23%，IDH1R132位点的点突变较为常见。在ICC患者中，HBsAg的血清阳性和TP53突变相关[9]。

文献报道10%~70%的ICC肿瘤标本中具有程序性死亡配体1（PD-L1）的表达，PD-L1表达与更具侵袭性的ICC特征和更差的生存率相关。ICC中罕见有微卫星不稳定性（MSI），虽然不常见，但MSI已被证实为个体化ICC治疗的生物标记物和靶点，关于其发病率和预后影响的确切结论不明。

（二）肝外胆管癌

ECC中最常见的突变基因包括KRAS和TP53[10]，HER2过表达或基因扩增在ECC中较ICC中更为常见[11]。

参考文献

[1] WHO Classification of Tumors Editorial Board. Digestive system tumors [M]. sthed. Lyon (France): International Agency for Research on Cancer, 2019.

[2] GOEPPERT B. Cholangiocarcinoma-diagnosis, classification, and molecular alterations [J]. Pathologe,2020,41 (5): 488-494.

[3] SARCOGNATO S, SACCHI D, FASSAN M, et al. Cholangiocarcinoma [J]. Pathologica, 2021, 113 (3): 158-169.

[4] KRASINSKAS A M. Cholangiocarcinoma [J]. Surg Pathol Clin, 2018, 11 (2): 403-429.

[5] SASAKI M, MATSUBARA T, KAKUDA Y, et al. Immunostaining for polycomb group protein EZH2 and senescent marker p16INK4a may be useful to differentiate cholangiolocellular carcinoma from ductular reaction and bile duct adenoma [J]. Am J Surg Pathol, 2014, 38 (3): 364-369.

[6] NAKAMURA H, ARAI Y, TOTOKI Y, et al. Genomic spectra of biliary tract cancer [J]. Nat Genet, 2015, 47 (9): 1003-1010.

[7] SIA D, HOSHIDA Y, VILLANUEVA A, et al. Integrative molecular analysis of intrahepatic cholangiocarcinoma reveals 2 classes that have different outcomes [J]. Gastroenterology, 2013, 144 (4): 829-840.

[8] ANDERSEN J B, SPEE B, BLECHACZ B R, et al. Genomic and genetic characterization of cholangiocarcinoma identifies therapeutic targets for tyrosine kinase inhibitors [J]. Gastroenterology, 2012 , 142 (4): 1021-1031.

[9] OKUSAKA, T.Cholangiocarcinoma: is it time for a revolution? [J]. Expert Rev Gastroenterol Hepatol, 2021,15 (5): 1747-4132.

[10] ANDERSEN J B, SPEE B, BLECHACZ B R, et al. Genomic and genetic characterization of cholangiocarcinoma identifies therapeutic targets for tyrosine kinase inhibitors [J]. Gastroenterology, 2021, 142 (4): 1021-1031.

[11] LOUIS C, PAPOUTSOGLOU P, COULOUARN C. Molecular classification of cholangiocarcinoma [J] . Curr Opin Gastroenterol, 2020, 36 (2): 57-62.

（作者：力超）

第三节　胰腺癌

一、定义

胰腺导管腺癌（pancreatic ductal adenocarcinoma，PDAC）是一种腺样分化的浸润性胰腺上皮性肿瘤，常伴有管腔或细胞内黏液，是最常见的胰腺恶性肿瘤。

二、大体

PDAC 通常为质硬边界不清的实性肿块，其切面常为灰白色，如浸润周围脂肪组织则为黄白色。肿瘤可有出血、坏死，或囊性变，出现囊性变的直径通常较小，当出现明显的囊性区域，要与导管内乳头状黏液性肿瘤或黏液性囊性肿瘤进行鉴别。

三、组织学亚型

PDAC组织学亚型有：胶样癌、黏附性差的癌、印戒细胞癌、髓样癌、腺鳞癌、肝样腺癌、浸润性微乳头状癌、未分化癌、伴有横纹肌样表型的大细胞癌、伴有破骨巨细胞的未分化癌。

四、形态学特点

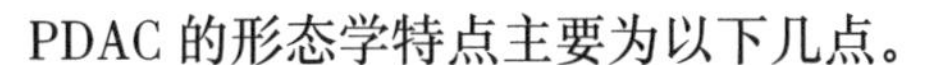

PDAC 的形态学特点主要为以下几点。

（1）肿瘤随分化程度不同形态各异，大部分 PDAC 为中 - 高分化，具有明确的腺样结构，间质促纤维结缔组织反应明显。

（2）肿瘤细胞为立方形、柱状，极性紊乱或消失；呈分支状、乳头状、假复层结构。肿瘤细胞可产生腔内或细胞内黏液，细胞核增大并呈多形性，胞浆嗜酸、泡沫样或透明、核仁明显。

（3）肿瘤常侵犯胰腺外周围神经。当腺癌侵入静脉时，它可以替代血管内皮，甚至模仿胰腺上皮内癌变（PanIN ）。当癌侵入非肿瘤性导管，称为导管癌化。

（4）分化差的导管腺癌具有明显的异质性，由实性或筛状细胞团以及散布在间质中的单个多形性细胞组成，常伴出血、坏死，很少产生或没有黏液，并且核分裂易见（图 2-3-1）。

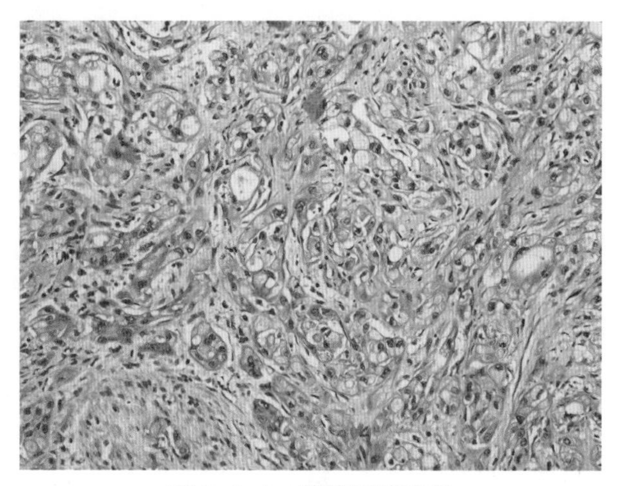

图 2-3-1 胰腺导管腺癌

五、免疫组化

免疫组化标记物 CK8、CK18、CK7 和 CK19 在 PDAC 总是阳性表达，CEA、CA19-9、CA125、EMA 在大部分病例中阳性表达。而波形蛋白和神经内分泌标记物（Syn，CgA）或腺泡标记物（胰蛋白酶，BCL10）通常阴性。SMAD4（DPC4）在 PDAC 患者中的蛋白表达缺失率为 32%~81.6%，对于诊断及鉴别诊断具有一定的意义[1-3]。

六、分子病理学

KRAS 是 PDAC 的主要驱动基因，绝大多数 PDAC 患者存在 KRAS 突变，且出现在早期 PanIN 中，对 PDAC 的发生发展起到关键性作用[4-5]。70% 的 PDAC 具有 TP53 突变，该突变常出现在 CDKN2A 发生突变之后，在胰腺导管上皮内癌变发展为 PDAC 中发挥了重要作用[6]。50% 以上的 PDAC 患者有 CDKN2A 基因突变，继发于 KRAS 基因突变且常发生于肿瘤早期[7]。SMAD 基因突变常发生于 PDAC 晚期，在远处转移的 PDAC 患者中突变率高达 72%，与肿瘤的侵袭及转移密切相关[8]。此外，尽管 BRCA、MMR、NTRK 等基因异常率较低，但针对该基因靶点治疗相关的研究几年来也备受关注[9-11]。

参考文献

[1] JONES S, ZHANG X, PARSONS D W, et al. Core signaling pathways in human pancreatic cancers revealed by global genomic analyses [J] . Science, 2008, 321 (5897): 1801-1806.

[2] BLACKFORD A, SERRANO O K, WOLFGANG C L, et al. SMAD4 gene mutations are associated with poor prognosis in pancreatic cancer [J] . Clin Cancer Res, 2009, 15 (14): 4674-4679.

[3] DE B K, HILL C S, NICOLAS F J. Molecular and functional consequences of Smad4 C-terminal missense mutations in colorectal tumour cells [J] . Biochem J, 2004, 379 (Pt 1): 209-216.

[4] ESER S, SCHNIEKE A, SCHNEIDER G, et al. Oncogenic KRAS signalling in pancreatic cancer [J] . Br J Cancer, 2014, 111 (5): 817-822.

[5] Cancer Genome Atlas Research Network. Electronic address aadhe, Cancer Genome Atlas Research N. Integrated Genomic Characterization of Pancreatic Ductal Adenocarcinoma [J] . Cancer Cell, 2017, 32 (2): 185-203.

[6] HWANG R F, GORDON E M, ANDERSON W F,et al. Gene therapy for primary and metastatic pancreatic cancer with intraperitoneal retroviral vector bearing the wild-type p53 gene[J]. Surgery, 1998, 124 (2): 143-150.

[7] ASPESLAGH S, SHAILUBHAI K, BAHLEDA R, et al. Phase I dose-escalation study of milciclib in

combination with gemcitabine in patients with refractory solid tumors. Cancer Chemother Pharmacol [J] . 2017, 79 (6): 1257-1265.

[8] SHUGANG X, HONGFA Y, JIANPENG L, et al. Prognostic Value of SMAD4 in Pancreatic Cancer: A Meta-Analysis [J] . Transl Oncol, 2016, 9 (1): 1-7.

[9] NISHIKAWA G, BOOTH C, PRASAD V. Olaparib for BRCA mutant pancreas cancer: Should the POLO trial change clinical practice [J] . Cancer, 2020, 126 (18): 4087-4088.

[10] AHMAD-NIELSEN S A, BRUUN N M F, MORTENSEN M B, et al. Frequency of mismatch repair deficiency in pancreatic ductal adenocarcinoma [J] . Pathol Res Pract, 2020, 216 (6): 152985.

[11] AMATU A, SARTORE-BIANCHI A, BENCARDINO K, et al. Tropomyosin receptor kinase (TRK) biology and the role of NTRK gene fusions in cancer [J] . Ann Oncol, 2019, 30 Suppl 8: viii 5-viii15.

（作者：力超）

第三章

影像组学在肝胆胰腺癌诊治中的应用

第一节 影像组学概述

影像组学（radiomics）概念于2012年由荷兰研究者Lambin[1]等人首先提出，它通过高通量地抽取影像中的量化特征并创建高维数据集，最终将这些数据的分析结果用于临床诊断的决策支持及分析。影像组学基于以下基本假设：影像中包含了大量有价值的信息，这些信息无法通过影像科医师阅片获得，但是可以通过计算机数据挖掘技术来获得。医学影像检查由于非侵入、可重复、兼顾整体和局部的优势，已成为常规检查项目。一方面，由于实体肿瘤存在较强的时间和空间异质性，不同的病症可能具有相似的影像学表现。另一方面，影像科医师主要依据个人经验对影像征象进行诊断，同时因为人肉眼的局限性，无法准确地分辨出各种疾病的影像学图像中细微的差异，所以不可避免地会出现漏诊和误诊的情况。影像组学作为一种新的定量分析工具，可从大量影像体素中提取与异常组织相关的形状、灰度、直方图、纹理等特征，并可与临床特征、病理分子、免疫标志物、基因组学、蛋白组学、治疗反应等结合进行系统性的定量分析，最终提高临床诊断、分级及预后评估的准确性。

参考文献

[1] LAMBIN P, RIOS-VELAZQUEZ E, LEIJENAAR R, et al.Radiomics: extracting more information from medical images using advanced feature analysis [J]. Eur J Cancer, 2012, 48 (4): 441-446.

（作者：何慕真）

第二节 影像组学方法步骤

影像组学分析流程一般可分为图像获取和重建、图像分割、特征提取、特征处理和数据建模五个阶段（图3-2-1），然后输出结果。

一、图像获取和重建

影像组学研究可以从回顾性分析中获取图像数据，也可以利用前瞻性研究设计成像方案、选取感兴趣区来预测目标。影像组学图像的获取主要是基于CT、PET、MRI、超声检查等医学影像检查，临床医生通过采集大量图像来获取医学影像数据。虽然标准化的成像方案是影像组学分析的最佳方案，但在临床工作中，常见的是跨中心或跨平台成像的方案。因此，影像组学研究的重

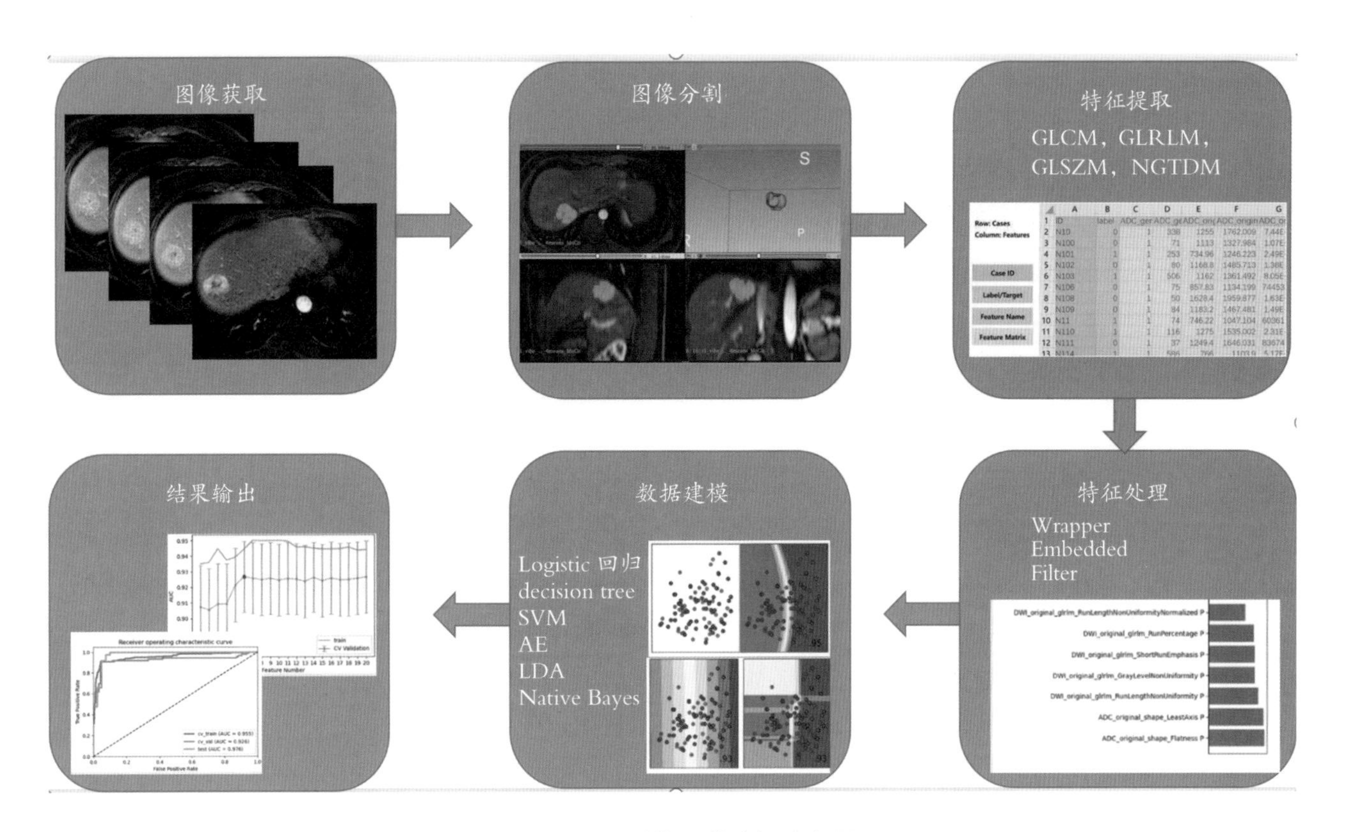

图 3-2-1　影像组学分析流程图

要工作之一是建立数据库，医学影像的大数据分析需要构建标准化数据库，从而为预测模型的建立提供更有效的数据库支持。

二、图像分割

图像分割是提取一个感兴趣区（region of interest，ROI）的过程，其中可能包括肿瘤的一部分或肿瘤整体。目前临床上有手动和（半）自动分割方法，由相关影像学专家进行的手动分割法被认为是“金标准”，但是手动分割比较耗时，又受到不同观察者的倾向性、专业水平的影响。目前有 MIM、ITK-SNAP、3DSlicer 和 ImageJ 等分割软件可以在科研工作中使用。相比于手动分割，（半）自动分割方法有助于提高分割效率，但往往需要针对特定问题进行单独设计。基于卷积神经网络（Convolutional Neural Network，CNN）的深度学习（deep learning，DL）是近年来的新兴技术，特别是在全自动分割方面，可以减少误差、优化时间、提高效率。目前用于图像语义分割的大部分方法都是基于全卷积神经网络（Fully Convolutional Network，FCN），其中用于医学影像分割的网络主要有 U-net、3D-Unet、V-net 等[1,2]。

三、特征提取

影像组学特征可分为可视化特征和非可视化特征。可视化特征包括病变部位的大小、形状、位置和内部是否坏死等，虽然可视化特征分析在临床实践中很容易实现，但它依赖于观察者，容易在不同的观察者间产生差异。非可视化特征是在感兴趣区提取的高维特征数据，包括以下几个方面。

（1）形态特征：肿瘤的大小、形状、直径、二维和三维的横截面积、体积、表面积以及描述 ROI 与球体的相似程度的特征，如表面体积比、致密度、偏心度、球度等。

（2）一阶直方图特征：一阶直方图依赖于单个体素值，通过统计 ROI 内不同灰度的频率、分布获取相关统计特征，包括最大值、最小值、平均值、标准差、方差、能量、熵、锐利度、偏度和峰度等，其中方差和标准差用于衡量灰度级与平均值的偏离程度；能量和熵反映了图像所含信息量的大小；偏度和锐利度是直方图均值不对称性和锐度的度量。

（3）二阶和高阶的统计特征：二阶统计特征量化了 ROI 内体素强度水平的空间排列，包括灰度共生矩阵（graylevel co-occurrence matrix，GLCM）、灰度游程长度矩阵（gray level run length matrix，GLRLM）、灰度极带矩阵（gray level size zone matrix，GLSZM）、领域灰度差矩阵（neighboring gray tone diference matrix，NGTDM）。① GLCM 描述某种空间位置两个元素的联合分布，包括熵（图像中纹理规则度）、能量（图像灰度分布均匀程度和纹理粗细度）、同质性（图像纹理的一致性）、不同度（测量矩阵中每个元素的不同程度）和相关度（图像中局部灰度相关性）。② GLRLM 描述具有相同强度体素的排列。游程是预先设定方向上具有相同灰度级别的连续体素长度，游程长度间的关系产生纹理。细纹理的游程较短，且灰度强度相似，而粗纹理的游程与之相反。③ GLSZM 描述在行和列处的元素存储具有灰度级和大小的区域（具有相同灰度级的连接体素）数量的矩阵，描述包括小 / 大区和低 / 高灰度区分布的特征。④ NGTDM 是所有具有灰色调的像素与其周围邻域像素平均值之差的总和。NSTDM 的影像组学特征包括粗糙度、对比度、冗繁度、复杂度、纹理强度等。

（4）除了直接从图像上提取特征，还可以对图像进行变换之后再进行特征提取，例如图像的高斯型拉普拉斯变换（Laplace of Gaussian，LoG）和小波变换（Wavelet Transform）等。高斯型拉普拉斯是二阶空间导数上各向同性的测量，通过使用不同的滤波宽度突出不同粗糙程度的纹理（精细、中等和粗糙），进而对处理后的图像提取纹理特征。小波变换又被称作图像显微镜，通过低通和高通滤波器，其多分辨率分解能力可以将图片信息一层一层分解剥离开来。

四、特征处理

特征处理可以根据是否对特征矩阵做变换分为特征选择和特征变换。

通常情况下，影像组学的特征数远远高于用于分析的样本数，为了能够进行有效建模，特征选择是必须的，即从海量特征中寻找到与临床问题相关的少量关键特征。特征选择是从原始特征集中选取一个特征子集，对于非特征子集的特征进行舍弃，而特征子集的特征在数值上并不会发生任何变化，该特征子集就是选择的最优特征子集。特征选择算法可以分为三类，分别是包装类（wrapper）、嵌入类（embedded）和过滤类（filter）。包装类方法有递归特征消除算法，将特征组合成许多不同的特征子集，这些特征子集各自训练一个模型，之后用验证集来验证这些模型的性能。选择最优性能的模型，该模型相应的特征子集就是该方法选择的特征集。嵌入类方法的主要目的是在模型已经确定的情况下训练出适用于模型的最优特征子集，常用的方法是在逻辑回归中加入权重的 L1 惩罚项。例如 LASSO（least absolute shrinkage and selection operator）技术，可以将变量的系数进行压缩并使某些回归系数变为 0，进而达到变量选择的目的。过滤类方法通常作为预处理步骤。过滤类方法先按照某种规则对数据集进行特征选择，然后再训练模型，特征选择过程与后续模型训练无关，这相当于先用特征选择过程对初始特征进行“过滤”，再用过滤后的特征来训练模型。常用的方法有方差选择法、相关系数法、卡方检验法、互信息法、基于模型的特征排序、Relief（relevant features）等。

特征变换一般来说会改变原有特征集的特

征空间，特征提取会通过一个映射函数将原来的特征空间映射到一个低维的特征空间或者将原特征集的几个特征组合成一个新特征。常用的特征提取方法有主成分分析法（principal component analysis，PCA）、线性判别法（linear discriminant analysis，LDA）、独立成分分析法（independent component analysis，ICA）、奇异值分解（singular value decomposition，SVD）等。PCA 可以把可能具有相关性的高维特征映射为线性无关的低维特征，映射后的低维数据每个特征都线性无关。LDA 给定带有标签的训练样本集，设法将样本投影到一条直线上，使得同类样本的投影点尽可能近，异类样本的投影点尽可能远。ICA 是降维并提取相互独立的属性使每个分量最大化独立，便于发现隐藏因素，但 ICA 不适用于高斯分布的数据。SVD 可以使用小得多的数据集来表示原始数据集，去除噪声点和冗余信息，以此达到了优化数据、提高结果的目的，其优点是简化数据、去除噪声点、提高算法的结果，适用于数值型数据。

五、数据建模

在模型建立时，数据往往被分为训练集（training data）和测试集（testing data），其中训练集有时也会被拆分为训练集和验证集（validation data）。在影像组学分析中，许多机器学习（machine learning，ML）的方法可被用于建立基于影像组学特征的预测和分类模型。常用 ML 模型有逻辑回归（logistical regression）、决策树（decision tree）、支持向量机（support vector machine，SVM）、自动编码器（auto encoder，AE）、朴素贝叶斯分类（native bayes）。

逻辑回归是最常见的一种用于二分类的算法模型，逻辑回归通过在线性回归的基础上引入了 Sigmoid 函数，使得输出值落在 0~1，并且有概率意义。逻辑回归由于是特征的线性组合，具有较好的解释性。

决策树是一种基本的分类与回归方法，本文主要讨论用于分类的决策树。决策树学习通常包括三个步骤：特征选择、决策树的生成和决策树的修剪。而随机森林（random forest）则是由多个决策树所构成的一种分类器，更准确地说，随机森林是由多个弱分类器组合形成的强分类器。随机森林是一种集成学习的方法，通过子样本数和子特征数，来构建简单决策树分类器，再汇总成统一的结果，加强整体的效果。

支持向量机是在分类和回归分析中经常使用到的一个监督式的学习模型，是一种高效稳定的分类器。其思想是建立一个最优决策超平面，使得该平面两侧距离该平面最近的两类样本之间的距离最大化，从而对分类问题提供良好的泛化能力。同时，支持向量机也可以使用核函数的方法，将特征空间升维，在高维空间中建立超平面进行分类。

自动编码器是利用神经网络（neural network）感知机进行数据分类，使用多层感知器来进行特征提取和分类。以含有一层隐含层的神经网络为例，可以在隐含层进行函数拟合。从理论上模拟任何复杂的函数，是能力十分强大的分类器，但其过多的参数往往导致模型产生过拟合。

朴素贝叶斯分类的原理是通过某对象的先验概率，利用贝叶斯公式计算出其后验概率，即该对象属于某一类的概率，选择具有最大后验概率的类作为该对象所属的类。

参考文献

[1] CICEK Ö, ABDULKADIR A, LIENKAMP S S,et al. "3D U-Net: Learning Dense Volumetric Segmentation from Sparse Annotation. " [C] //Medical Image Computing and Computer Assisted Intervention Society. In Proceedings of the International Conference on Medical Image Computing and Computer-Assisted Intervention. Greece: MICCAI, 2016: 424-432.

[2] MILLETARI F, NAVAB N, AHMADI S-A. V-net: Fully convolutional neural networks for volumetric medical image segmentation [C] //IEEE. 2016 Fourth International Conference on 3D Vision (3DV). IEEE. 2016: 565-571.

（作者：何慕真）

第三节　相关临床研究进展

一、影像组学在肝癌诊疗中的应用

（一）肝癌诊断

原发性肝细胞癌（hepatocellular carcinoma，HCC）在生物学上表现出实质性肿瘤的异质性。HCC的两种主要亚类：①增殖类，通常与乙型肝炎病毒感染相关，肿瘤分化不良，血清甲胎蛋白（alpha fetoprotein，AFP）水平升高，并且预后差。②非增殖类，更常见于丙型肝炎病毒感染或酒精相关的HCC，具有中度/良好的肿瘤分化、较低的AFP值、更好的预后[1]。HCC除了生物行为多样性，在组织病理学和分子基因组水平上也显示出显著的肿瘤异质性。组织活检通常只能取得肿瘤的一小部分，不能对整个病变肿瘤内异质性进行分析，而影像组学是一种无创的工具，可以提取整个病变水平上的多种特征，反映出HCC整个肿瘤内部的异质性和侵袭性。

超声检查是患者筛查和病变监测的首选检查，但超声检查受操作人员操作水平、个人经验影响较大，个体间可重复性较差、差异性较大。此外，常规超声检查对鉴别肝硬化的再生结节和肝癌也具有一定挑战性，而影像组学在鉴别肝脏良恶性肿瘤方面较传统检查手段有很大优势和应用潜力。Schmauch等[2]人运用深度学习方法对367张图像和配对的放射学报告进行训练建模来鉴别肝脏良恶性病变，得到的模型检测出每个类别的受试者工作特征（receiver operating characteristic，ROC）曲线的曲线下面积（area under the curve，AUC）分别为0.93和0.916。Guo等[3]人基于超声造影（动脉期、门静脉期和延迟期）图像，建立了一个多视图ML模型来区分肝的良恶性肿瘤，他们采用多核学习分类算法提取的六个可视化特征，最终诊断的准确性、敏感性和特异性分别为90.41%±5.80%，93.56%±5.90%和86.89%±9.38%。Bharti等[4]人用ML模型，通过手动分割的纹理特征，来识别超声检查中正常肝脏、慢性肝病、肝硬化和HCC这四类肝脏的图像，并结合三种分类器——k-近邻法算法、SVM和旋转森林算法，其识别准确率可达96.6%。Hassan等[5]人用AE来检测US图像上的HCC、血管瘤和肝囊肿，他们采用四步框架：首先区分感兴趣的图像，采用水平集方法和模糊c-均值聚类算法进行图像分割，然后用AE识别潜在特征，最后诊断不同性质肝肿瘤的敏感性和特异性分别为98%和95.7%。

CT增强检查由于其简便及准确度高的优点，是肝脏影像报告及数据系统（the liver imaging reporting and data system，Li-RADS）推荐的最常用肝硬化患者辅助诊断检查方式。近年来，一些影像组学方法被开发出来用于优化HCC的CT成像，以便缩短诊断时间和避免不必要的手术。Mokrane等[6]人采用深度学习技术将肝结节分为HCC或非HCC，他们回顾性地收集178例经穿刺病理证实肝硬化合并肝结节的患者，经过三期CT扫描图像分割结节，提取12组定量影像组学特征，反映每个动态增强期像的病灶变化，最终模型的AUC为0.66，敏感性为0.70，特异性为0.54。一项基于随机森林算法预测模型研究[7]鉴别FNH、肝细胞腺瘤、肝细胞癌及正常肝实质，其识别病变类型的准确率为90%，优于两名影像科医生72.2%和65.6%的准确率。Shi等[8]人基于三维卷积神经网络（convolutional neural networks，CNN）深度学习发现用CT增强三期图像（平扫、动脉期、延迟期）和CT增强四期图像（平扫、动脉期、门静脉期、延迟期）在诊断HCC上效果相当，该研究结果强调了肝动态增强扫描的动脉期及延迟期的重要性，三期增强可以缩短检查诊断时间，减少患者扫描接受的辐射。此外，这项研究还提示与单独使用CT图像相比，CT检查联合CNN模型可以提高诊断准确性、敏感性和特异性。

MRI与CT相比可以更全面地评估肝脏病变，进行早期诊断和指导治疗，以提高肝癌患者的生存率。此外，随着钆对比剂在对比增强MRI检查中的使用，MRI对HCC的诊断具有非常高的诊断准确性。有部分研究显示，DL诊断的效能与影像科医生相当，甚至略优于影像科医生，同时联合影像组学特征与临床数据及危险因素的诊断，相较于仅凭影像图像诊断，更有助于鉴别HCC[9-10]。Wu等[11]人还研究了CNN模型对使用多期肝脏MRI进行LI-RADS分级的有效性，LR-3肿瘤和LR-4/LR-5肿瘤之间的鉴别诊断准确率为90%，敏感性为100%，AUC为0.95。Jansen等[12]人从动态对比增强磁共振成像（dynamic contrast-enhanced magnetic resonance imaging，DCE-MRI）和T2加权序列中提取的相关特征在鉴别肝腺瘤、囊肿、血管瘤、HCC和转移瘤上具有较高的敏感性和特异性。

（二）肝癌分级

HCC的组织病理学分化程度被认为是肿瘤组织学特征的最重要预后因素之一，HCC的病理分化程度是影响患者术后复发、治疗方案选择及生存预后的重要因素。根据肝癌细胞的分化程度、核质比、肿瘤细胞核的异型性程度，按照Edmondson病理分级标准，Ⅰ－Ⅱ级为中高分化，Ⅲ－Ⅳ级为低分化。不同分化HCC的治疗及预后不同，中高分化者多采用根治性肝切除及肝移植，预后较好；低分化者采用局部治疗、放射治疗及全身治疗等，预后较差[13]。HCC的病理分级是术后生存状况和是否复发的重要生物标志物，但是术前HCC病理分级的评估只能通过有创性穿刺活检，ML可能成为一种无创性方法预测HCC分级，同时还可以对手术切缘或治疗疗效随访起到帮助。部分研究从DCE-MRI增强模式及形态中提取影像组学特征并与病理分级联系起来，可以鉴别不同分化的肝癌[14, 15]。Wu等[16]人评价MRI平扫的影像组学特征对术前预测HCC分级的诊断效能，通过 Lasso 逻辑回归从 T1 加权和 T2 加权图像中提取特征并创建模型，预测高级别和低级别病变的准确性较好（AUC=0.712~0.742）。此外，联合临床（年龄、性别、肿瘤大小、甲胎蛋白水平、乙型肝炎、肝硬化、门静脉血栓形成、门静脉高压和假包膜）和影像组学模型（AUC=0.8）优于单独临床（AUC=0.6）或影像组学模型（AUC=0.7）。

（三）治疗反应及预后预测

在临床实践中，巴塞罗那分期系统（barcelona clinic liver cancer，BCLC）是较为广泛认可的与治疗方式相关的 HCC 分期系统。它评估的变量依赖于肝功能分级及体力状态，其有助于 HCC 的治疗及预后评估。早期的 BCLC A 期 HCC 患者，可行手术切除治疗；中晚期的 BCLC B 期及 C 期 HCC 患者，推荐采用经动脉化疗栓塞术（transarterial chemoembolization，TACE）、射频消融术、经动脉放射性栓塞、微波消融及抗血管生成分子靶向药等单一或联合治疗。目前，HCC 诊疗指南也有一些局限性。肝癌的高变异性以及肿瘤的异质性，即使是在同一阶段，HCC 的预后评估和治疗管理也不尽相同。因此，人工智能技术可能会在决策过程中提供额外的、客观的支持。

肝癌微血管侵犯（microvascular invasion，MVI）的定义[17]是指在显微镜下于内皮细胞衬附的脉管腔内见到癌细胞巢团，以门静脉分支为主（含包膜内血管），被认为是低生存率和术后肿瘤是否复发的重要预测因子，并且影响肝切除和移植的成功率。因此，MVI 是评估肝癌复发风险和选择治疗方案的重要参考依据。然而，与大血管侵犯检测不同的是，使用常规影像学评估 MVI 检测有一定局限性。虽然不同的影像学表现，如肿瘤周围强化、多灶性、边缘不规则和包膜破裂，已被作为评估 MVI 的预测因素，但结果仍然不是可靠的。目前只能通过术后的组织病理学诊断 MVI，限制了 MVI 在临床实践中的应用。一项基于 322 例影像组学的算法研究[18]能够预测 MVI 状态，并将 MVI 阳性患者分为高风险和低风险两组。提取 HCC 术前超声的肿瘤和肿瘤周围区域，以及两者结合的影像组学特征。结果表明各组患者的 AUC 值分别为 0.708、0.710 和 0.726，此外，在放射组特征中加入 AFP 值进一步提高了预测性能。HCC 肿瘤周围区域分析的基本原理是基于证据表明：由于血管生成因子的表达增加，MVI 更早发生在肿瘤周围，而不是在肿瘤内部。因此多项研究从增强 CT（contrast-enhanced computed tomography，CECT）图像中提取了肿瘤和肿瘤周围区域的定量特征，并了联合了 AFP、肿瘤大小、肝炎状态等临床数据来预测 MVI。与单独的影像组学模型相比，定量特征、临床和 / 或影像组学标志物的整合可能为预测 MVI 提供附加价值[19, 20]。另一项研究[21]开发了基于使用三种肝胆特异性造影剂的 DCE-MRI 的影像组学模型，从肿瘤内和肿瘤周围区域提取影像组学特征，可以用于术前预测 MVI。

根据 2018 CSCO 指南，肝脏储备功能良好的Ⅰa 期、Ⅰb 期和Ⅱa 期肝癌是手术切除的首选适应证。Ⅱb 期肝癌患者，如果肿瘤局限在同一段或同侧半肝者，或可同时行术中射频消融处理来切除范围外的病灶，即使肿瘤数目大于 3 枚，手术切除也有可能获得比其他治疗方式更好的效果，但需更谨慎地术前评估。切除术是孤立性肿瘤和肝功能保存完好的患者的“金标准”，而肝移植术是符合米兰标准、肝功能储备较差的早期 HCC 患者的最佳选择。然而，只有 80% 的 HCC 病例可以通过手术切除来治疗，而肝移植更是受到选择标准和器官可用性的限制。因此，对于不适合手术或等待肝移植的患者以及 BCLC B 期患者，联合经动脉介入治疗及局部消融是推荐的治疗选择。事实上，5 年的 HCC 复发影响了肝移植术后 25% 的患者，以及肝切除术或射频消融术后超过 70% 的患者[22]。因此，一些基于成像数据的 ML 模型已经被开发出来预测治疗反应、总生存期或复发风险，这些可能更好地为高危患者的随访提供信息或建议替代治疗策略，如移植前的联合治疗或桥接治疗。多项研究[23, 24]表明基于术前CECT病变及其周围提取分析的影像组学模型可以用于预测肝切除术后HCC患者的生存和是否复发，研究发现较低的影像组学评分与较短的术后生存期和复发率显著相关。事实上，低评分的患者往往表现出侵袭性肿瘤的特征，如AFP水平较高、较大的肿瘤、血管侵袭和肿瘤晚期。基于影像组学的列线图对生存期具有良好的预测准确性（C-指数=0.71~0.801）。此外，在加入TNM和BCLC分期后，C-指数进一步增加，提示影像组学模型可能是对传统分期系统的补充。与其他非放射性组学模型和当前分期系统相比，影像组学模型表现出更高的预后性能，这可能会影响手术策略和辅助治疗的使用以及个性化监测。另一些学者[25, 26]从CECT图像提取影像组学特征，并与临床危险因素结合，可以用来预测射频消融术及肝移植术后无复发生存期（relapse-free survival，RFS）。影像组学还有助于选择最佳治疗策略，Liu等[27]人开发了一种基于深度学习的影像组学模型，从接受手术切除或射频消融早期和非常早期的HCC患者的超声造影（contrast enhanced ultrasound，CEUS）时间强度曲线中提取时空特征，通过联合影像组学特征和临床特征建立的两个影像组学模型和两个列线图可以较好地预测两组患者无进展生存期（progression-free survival，PFS）。部分学者[28]还尝试使用一种基于DCE-MRI的影像组学方法来预测HCC患者在切除和/或消融术后的术后复发或生存期，基于术前三个不同的感兴趣区域（肿瘤、病灶周围和非肿瘤实质）的影像组学，使用肝胆特异性造影剂来预测手术切除的HCC患者的总生存期。结果在三组影像组学评分中，非肿瘤实质的评分具有最高的预后表现（C-指数=0.72），提示了肝实质背景作为预后因素的重要性。因此，结合临床BCLC分期及影像组学模型可以提供最佳的生存结局预后性能（C-指数=0.84）。

TACE是肿瘤不可切除且临床分期Ⅱ期的HCC的首选治疗方法，然而局部HCC对TACE治疗反应各不相同。因此，预测患者对TACE的反应可能有助于制定治疗计划，并有助于选择能够从多次TACE治疗中获益最大的患者来诱导肿瘤完全坏死，或提示个体治疗无反应者更改治疗方案。预测患者对TACE的反应可能是基于临床、影像学和生物学数据的，包括肝硬化程度、肝功能状态、血清AFP水平、肿瘤的容积和负荷量、肿瘤包膜是否完整、门静脉有无癌栓、肿瘤血供情况、肿瘤的病理类型等影响肝动脉介入治疗远期疗效。近年来，影像组学、人工智能和ML开始应用于术前预测TACE治疗反应。多项研究表明CEUS、CT、MRI图像通过CNN或ML可以用来预测TACE反应[29-31]，3DCNN在预测TACE预后方面被证明优于肝癌动脉栓塞预后评分。一些研究[32-33]分别关注了影像组学在选择TACE、索拉非尼及二者联合使用的患者获益情况，该联合治疗原理是基于抑制TACE诱导的VEGF上调，但其疗效仍存在争议。他们验证了一个CNN模型，可以通过接受TACE和索拉非尼治疗的晚期HCC患者术前CECT图像预测总生存期，并且基于CNN及CNN联合临床特征的列线图优于单纯临床特征列线图。

二、影像组学在胆管恶性肿瘤诊疗中的应用

胆管恶性肿瘤（biliary tract carcinoma，BTC）较为少见，其主要包括胆囊癌（gallbladder cancers，GBC）和胆管细胞癌（cholangio-carcinomas，CC），约占所有消化系统肿瘤的3%[34, 35]。BTC绝大多数为腺癌，侵袭性强，肿瘤被发现时多为晚期，预后极差，患者的5年存活率低于5%[36]。目

前，BTC 全球发病率呈现上升趋势，以亚洲国家最为常见。根据发病部位，CC 又分为肝内胆管癌（intrahepatic cholangiocarcinoma，ICC）和肝外胆管癌（extrahepatic cholangiocarcinoma，ECC）。近年来，影像组学在胆管恶性肿瘤的研究主要集中在 ICC。

ICC 是继 HCC 之后的第二大常见肝癌，约占原发性肝肿瘤的 10%~15%[37]，并且在过去的几十年里 ICC 的发病率在世界范围内显著增加。手术切除仍然是 ICC 的主流治疗方法，但即使是对于接受手术切除的患者，由于肿瘤的高复发率，患者的 5 年总生存率也很低[38]。由于 ICC 患者的非特异性症状而导致延迟诊断，大多数患者发现时被诊断为不可切除、局部晚期或转移性 ICC，并错过了手术切除的最佳时间。此外，靶向治疗已成为 ICC 患者的可选择治疗方案。肝内胆管癌中有 13%~20% 的患者携带 FGFR2 融合突变，而 Pemigatinib/infigratinib 是靶向 FGFR2 融合突变具有代表性的两个药物。虽然组织病理学确诊是诊断 ICC 的“金标准”，但只有少数 ICC 患者可以通过手术标本进行组织病理学确诊，而对于不可切除的 ICC 患者，经皮肿瘤活检是病理检查的主要途径。然而，穿刺的抽样误差可能会导致假阴性结果。无创成像方式在 ICC 评估中发挥了至关重要的作用，其包括 US、CT、MRI 和正电子发射断层扫描（PET）。此外，影像组学是一种全面评估肿瘤及其微环境的方法，通过评估肿瘤的异质性，预测生物学行为和遗传变异，具有提高诊断和预后准确性，指导 ICC 的个体化治疗。

（一）胆管细胞癌诊断

胆管细胞癌镜下可见富含纤维结缔组织间质，而肿瘤细胞位于外周，中央区有丰富的促纤维间质，静脉造影剂渗透缓慢但保留时间长，因此 ICC 病变通常表现为动脉低强化或边缘强化和延迟期渐进性强化[39]。临床实际工作中，部分 ICC 仍然和 HCC 及混合型肝癌（combined hepatocellular-cholangiocarcinoma，cHCC-ICC）难鉴别。Peng[40] 回顾性分析了 668 例原发性肝癌患者的超声图像，在最大成像切面上手动确定肿瘤的边界，然后从获得的 ROI 中提取肿瘤高通量放射组学特征。其采用 Spearman+ 统计检验 + 随机森林方法进行特征选择，采用 logistic 回归建模，开发出 ICC-vs-cHCC-ICC 放射组学模型（由 19 个特征组成），用于鉴别 ICC 及其他原发性肝癌，训练集 AUC 值达 0.920，验证集 AUC 值为 0.728。还有一部分研究[41-42] 基于 CT、MRI 图像提取影像组学特征，联合临床参数鉴别 ICC 及混合型肝癌，整合了甲胎蛋白、背景肝病（肝硬化或慢性肝炎）和影像组学特征的列线图显示出良好的校准和辨别性能，影像组学列线图优于单独的临床模型。影像组学可以更好地鉴别原发性肝癌的病理类型，同时联合临床特征，可以在术前无创性预测肿瘤病理类型，实现对疾病的精准诊断。

（二）胆管细胞癌治疗反应及预后预测

ICC 的淋巴结是否转移是 ICC 患者手术切除后生存期长短的重要影响因素[43]，在行淋巴结清扫术的 ICC 患者中，淋巴结转移患者占 35%[44]。传统影像学方法对 ICC 患者淋巴结转移诊断准确率为 60%~70%[45-46]。一个基于 103 个根治性切除和淋巴结切除术的 ICC 患者的影像学模型，并结合糖类抗原 19-9（以下简称“CA19-9”）水平，采用多变量逻辑回归分析建立联合影像组学模型，可以用于预测 ICC 淋巴结转移（测试组 AUC 0.8462 和验证组 AUC 0.8921）。影像组学列线图在 CT 报告的淋巴结阴性亚组中产生的 AUC 达 0.9224。同时，决策曲线分析证实了该列线图的临床实用性，与低风险转移相比，高转移风险预示着总生存期和无复发生存期显著降低。

肝部分切除术是 ICC 患者的首选治疗方式，但是经过肝切除术治疗后的患者，5 年生存率仍仅有 20%~35%，复发的发生率高[47]。早期复发（early recurrence，ER）的定义为发生在 24 个月内的复发，早期复发的 ICC 患者术后需辅助经动脉化疗或化疗[48]。因此，术前准确判断 ICC 患者是否具有手术可切除性，术后复发概率以及生存期长短，对于患者个体化治疗方案的选择和临床预后都有着至关重要的作用。Chu 等[49]人比较了影像组学和临床信息在术前准确预测无效手术切除的潜力，纳入来自两个中心的 203 名 ICC 患者，使用随机森林算法和逻辑回归选择临床特征和影像组学特征，分别构建临床模型和影像组学模型。然后建立了一个结合影像组学特征和临床风险因素的组合逻辑模型，与临床信息相比，使用 CT 图像的影像组学在术前准确预测无效切除方面具有更大的潜力。还有部分学者用术前影像组学预测 ICC 术后预后。Li 等[50]人将 170 例 ICC 患者术前 US 影像组学与影像学特征及临床实验室结果相结合，联合 CA19-9、性别、腹水、影像组学特征和影像学特征的术前列线图显示出对 ICC 总生存期（overall survival，OS）的良好预测性能，并且优于第 8 版 TNM 分期系统。还有部分研究[51-53]结合 CT 影像组学、影像学特征、临床特征可以预测 ICC 术后 OS 或 PFS，并可以帮助外科医生做出临床决策。一项多中心研究[54]通过 177 名 ICC 术前 CT 影像组学分析预测术后的早期复发，使用最大相关最小冗余（max-relevance min-redundancy，MRMR）与梯度提升机（gradient boosting machine，GBM）相结合产生的 AUC 下面积最高为 0.802。

King 等[55]人分别应用 CT 或 MRI 组学特征对 EGFR 的表达高低相关性进行了研究，在 CT/MRI 纹理特征基础上，添加了血清 CA19-9、肿瘤大小、转移淋巴结的存在、卫星病变和血管受累的定性影像学特征，更好地实现了临床和影像的联合应用，可以预测 FGFR。MVI 已被证明与 ICC 患者术后复发和转移密切相关，其是 ICC 患者的预后不良因素之一，影响个体化治疗方案的选择。多项研究[56-59]表明基于 US、CT、MR 影像组学可以用来预测 MVI，训练集 AUC 值为（0.873~0.953）。

三、影像组学在胰腺癌中的应用

胰腺癌是癌症死亡的第四大原因，患者的 5 年生存率不到 20%。由于其临床症状出现较晚，诊断时肿瘤通常处于晚期或发生转移[60]。尽管其病因尚不清楚，但仍涉及许多危险因素，如胰腺癌家族史、肥胖、慢性胰腺炎、暴露于工业化合物、吸烟、癌前病变或遗传。胰腺癌的症状取决于肿瘤的分期和病变的位置，胰头肿瘤占病例的 60%~75%，胰体部或胰尾部肿瘤占 20%~25%。通过影像学对血管重建有助于评估肿瘤的可切除性，胰腺癌的治疗应由具有丰富经验的多学科团队进行评估。对于局限性胰腺病变，手术是治愈的唯一手段。在诊断时，只有 15%~20% 的患者是可切除的肿瘤，30%~40% 的患者是不可切除的肿瘤，40% 有远处转移[61]。为了降低术后复发的风险，新辅助治疗方案或放化疗方案被提了出来，但是患者的 5 年总生存率仍然很低。近年来，其他局部治疗方式出现，如立体定向体放射治疗（SBRT）、高精度照射技术，有助于抵消胰腺癌固有的耐辐射性，并可能降低与治疗相关的不良反应[62-63]。与常规放疗相比，SBRT 允许在有限的目标体积内精确应用 1~5 次高剂量辐射，而不限制延迟或中断全身治疗，不但能改善疼痛，还能提高患者的生活质量。

（一）胰腺癌诊断

胰腺癌是死亡率高、治疗选择有限的肿瘤，因此早期诊断和鉴别诊断非常重要。此外，常规影像学方法很难准确评估放射治疗引起的炎症和坏死。

MRI可以用来区分自身免疫性胰腺炎和胰腺癌，然而两者征象有时候会重叠，比如两者都表现局灶性肿块、胰腺萎缩、局部导管扩张和胆总管狭窄。Cheng等[64]人分析了胰腺肿瘤的PET图像，包括形态学和一阶特征来鉴别自身免疫性胰腺炎和胰腺癌，敏感性为90.6%，特异性为84%。Zaheer等[65]人分析CT图像来区分自身免疫性胰腺炎和胰腺癌，结果显示基于纹理分析的影像组学可以帮助区分两种实体性病变，敏感性为89.7%，特异性为100%，总体准确性为95.2%。Chu等[66]人利用CT图像的影像学特征对胰腺癌和正常胰腺组织进行鉴别，该研究包括一个训练队列和一个验证队列，计算其敏感性为100%，特异性为98.5%，这个研究可以更精确地定义肿瘤区域，可以指导局部治疗策略。这些研究都提示了影像组学在胰腺疾病的鉴别诊断中的有效性。

（二）胰腺癌治疗反应及预后预测

影像组学已被研究用于预测胰腺癌患者的生存和局部控制。Yue等[67]人计算和识别26例胰腺癌患者PET放疗前后纹理变化预测OS，使用的纹理参数如最大标准摄取值、同质性、方差、均值和聚类趋势。Cassinotto、Yun等[68, 69]人从术前CT图像中提取了二阶影像组学特征，如直方图和GLCM。Cozzi等[70]人基于GLCM、GLRLM、邻域灰度不同矩阵（NGLDM）和灰度区域长度矩阵（GLZLM）确定了CT的影像组学特征，这些特征在SBRT后与OS和局部控制（LC）相关。Eilaghi等[71]人研究了30例胰腺癌患者中与OS相关的CT纹理，发现了与OS相关的5个特征。这些发现对于确定胰腺癌患者在治疗前的治疗策略非常重要。

化疗和/或放疗后的变化很难通过常规方法来确定，所以影像组学能否进一步提示疗效值得探讨。放射治疗后，检测到直方图形状、能量、熵等参数变化，然而这些变化的机制尚不清楚。对治疗反应良好的患者往往有平均CT数（MCTN）和偏度的大幅减少，以及标准差和峰度的增加。Chen等[72]人分析了20例癌症患者放、化疗后CT定量特征的变化，他们观察到这些特征可用于评估患者对治疗的早期反应，以便对无反应者或不良反应者加强治疗。Ciaravino等[73]人分析了胰腺癌患者的CT纹理，分析作为新辅助治疗后评估，共纳入17例不可切除的胰腺癌患者。治疗前和治疗后峰度明显存在差异，而常规影像学征象并没有明显提示治疗后有所改变，影像组学可以作为新辅助治疗后评估工具。然而，目前研究病例数较少而患者放、化疗异质性较大，需要更多临床及多中心研究进一步探讨。

影像组学在胰腺癌治疗中评估放疗的治疗量是精准治疗的关键，而这在SBRT等技术中更为重要。Bian等[74]人分析了胰腺癌中影像组学与淋巴结受累性的关系，他们对225例胰腺癌患者在行切除术后1个月内进行了CT评估，分析了1029个动脉期CT的影像学特征能否诊断淋巴结受累。另外，Ji等[75]人使用影像组学来预测淋巴结受累情况。影像组学在训练和验证队列中表现出良好的模型校准和鉴别能力，可能成为放射治疗中新的勾画靶区工具。

（作者：何慕真）

第四节　影像组学的挑战和展望

影像组学、AI和ML在肝胆胰成像中的应用呈指数级增长，但在临床实践引入这些工具之前，仍有一些局限性需要解决。由于影像组学需要大量的数据库支持，而目前这一领域的大多数研究都是回顾性设计的，这就导致了患者群体潜在的选择偏移。目前使用的数据集的数据质量没有统一的质控标准，且患者临床模型具有复杂性，特别是一些少见病或小样本量存在过度拟合风险。因此，我们希望通过前瞻性多中心试验对更大规模的患者群体进行研究，以获得更可靠的结果，这种方法还将解决许多关于单中心独立研究缺乏对结果的外部验证的问题。提供高质量的公共数据库可能是一个解决方案，数据库需要包括成像、组织病理学和基因组数据。然而，收集和共享数据库具有挑战性，并且仍然需要质量控制，以确保收集数据的标准化及有效性。此外，需要对人工智能处理软件、成像采集参数和分割方法进一步标准化设定。从实践的角度来看，另一个阻碍医疗系统采用ML的问题是诊断错误的责任分配，以及与单一医患关系相比，过度依赖AI或ML可能会对临床诊疗造成潜在隐患。在许多ML模型中，特别是DL模型在特征与疾病的诊断、病理及疗效预测缺乏可解释性。尽管存在这些挑战，但不可否认人工智能技术在肝胆胰疾病管理的每个阶段都具有巨大的潜力，从初始诊断到治疗选择以及预后和治疗反应预测，未来将进一步把影像组学模型与临床－病理数据和已建立的临床评分或生物标志物整合，向精确和个性化医疗发展，优化成本和医疗资源。总之，影像组学仍不成熟，在临床实施患者管理之前仍然需要进一步改进。目前对影像组学的临床应用应在规范研究标准前体下，将其作为影像科医生及临床医生的重要辅助诊疗工具。

参考文献

[1] LLOVET J M, Montal R, Sia D, et al. Molecular therapies and precision medicine for hepatocellular carcinoma [J] . Nat Rev Clin Oncol, 2018, 15 (10): 599–616.

[2] SCHMAUCH B, HERENT P, JEHANNO P, et al. Diagnosis of focal liver lesions from ultrasound using deep learning [J] . Diagn Interv Imaging, 2019, 100 (4): 227–233.

[3] GUO L H, Wang D, Qian Y Y, et al. A two-stage multi-view learning framework based computer-aided diagnosis of liver tumors with contrast enhanced ultrasound images [J] . Clin Hemorheol Microcirc, 2018, 69 (3): 343–354.

[4] BHARTI P, MITTAL D, ANANTHASIVAN R. Preliminary Study of Chronic Liver Classification on Ultrasound Images Using an Ensemble Model [J] . Ultrason Imaging, 2018, 40 (6): 357–379.

[5] HASSAN T, ELMOGY M, SALLAM E. Diagnosis of Focal Liver Diseases Based on Deep Learning Technique for Ultrasound Images [J] . Arab J Sci Eng, 2017, 42 (8): 3127–3140.

[6] MOKRANE F Z, LU L, VAVASSEUR A, et al. Radiomics machine-learning signature for diagnosis of hepatocellular carcinoma in cirrhotic patients with indeterminate liver nodules [J] . Eur Radiol, 2020, 30 (1): 558–570.

[7] RAMAN S P, SCHROEDER J L, Huang P, et al. Preliminary Data Using Computed Tomography Texture Analysis for the Classification of Hypervascular Liver Lesions[J]. J Comput Assist Tomogr, 2015, 39 (3): 383–395,

[8] SHI W Q, KUANG S C, CAO S E, et al. Deep learning assisted differentiation of hepatocellular carcinoma from focal liver lesions: Choice of four-phase and three-phase CT imaging protocol [J] . Abdom Radiol (NY), 2020, 45 (9): 2688–2697.

[9] HAMM C A, WANG C J, SAVIC L J, et al. Deep learning for liver tumor diagnosis part I: Development of a convolutional neural network classifier for multi-phasic MRI [J] . Eur Radiol, 2019, 29 (7): 3338–3347.

[10] ZHEN S H, CHENG M, TAO Y B, et al. Deep Learning for Accurate Diagnosis of Liver Tumor Based on Magnetic Resonance Imaging and Clinical Data [J] . Front Oncol, 2020, 10: 680.

[11] WU Y, WHITE G M, CORNELIUS T, et al. Deep learning LI-RADS grading system based on contrast enhanced multiphase MRI for differentiation between LR-3 and LR-4/LR-5 liver tumors [J] . Ann Transl Me, 2020, 8 (11): 701.

[12] JANSEN M J A, KUIJF H J, VELDHUIS W B, et al. Automatic classification of focal liver lesions based on MRI and risk factors [J] . PLoS One, 2019, 16; 14 (5): e0217053.

[13] LI P, HUANG W, WANG F, et al. Nomograms based on inflammatory biomarkers for predicting tumor grade and micro-vascular invasion in stage Ⅰ / Ⅱ hepatocellular carcinoma [J] . Biosci Rep, 2018, 38 (6): BSR20180464.

[14] YANG D W, JIA X B, XIAO Y J, et al. Noninvasive Evaluation of the Pathologic Grade of Hepatocellular Carcinoma Using MCF-3DCNN: A Pilot Study [J] . Biomed Res Int, 2019, 2019: 9783106.

[15] ZHOU W, ZHANG L, WANG K, et al. Malignancy characterization of hepatocellular carcinomas based on texture analysis of contrast-enhanced MR image [J] . J Magn Reson Imaging, 2017, 45 (5): 1476–1484.

[16] WU M, TAN H, GAO F, et al. Predicting the grade of hepatocellular carcinoma based on non-contrast-enhanced MRI radiomics signature [J] . Eur Radiol, 2019, 29 (6): 2802–2811.

[17] RODRÍGUEZ-PERÁLVAREZ M, LUONG T V, ANDREANA L, et al. A systematic review of microvascular invasion in hepatocellular carcinoma: diagnostic and prognostic variability [J] . Ann Surg Oncol, 2013, 20 (1): 325–339.

[18] DONG Y, ZHOU L, XIA W, et al. Preoperative Prediction of Microvascular Invasion in Hepatocellular Carcinoma: Initial Application of a Radiomic Algorithm Based on Grayscale Ultrasound Images [J] . Front Oncol, 2020, 10: 353.

[19] BAKR S, ECHEGARAY S, SHAH R, et al. Noninvasive radiomics signature based on quantitative

analysis of computed tomography images as a surrogate for microvascular invasion in hepatocellular carcinoma: A pilot study [J] . J Med Imaging (Bellingham), 2017, 4 (4): 041303.

[20] MA X, WEI J, GU D, et al. Preoperative radiomics nomogram for microvascular invasion prediction in hepatocellular carcinoma using contrast-enhanced CT [J] . Eur Radiol, 2019, 29 (7): 3595-3605.

[21] FENG S T, JIA Y, LIAO B, et al. Preoperative prediction of microvascular invasion in hepatocellular cancer: A radiomics model using Gd-EOB-DTPA-enhanced MRI [J] . Eur Radiol, 2019, 29 (9): 4648-4659.

[22] TABRIZIAN P, JIBARA G, SHRAGER B, et al. Recurrence of hepatocellular cancer after resection: patterns, treatments, and prognosis [J] . Ann Surg, 2015, 261 (5): 947-955.

[23] ZHENG B H, LIU L Z, ZHANG Z Z, et al. Radiomics score: A potential prognostic imaging feature for postoperative survival of solitary HCC patients [J] . BMC Cancer, 2018, 18 (1): 1148.

[24] JI G W, ZHU F P, XU Q, et al. Machine-learning analysis of contrastenhanced CT radiomics predicts recurrence of hepatocellular carcinoma after resection: A multi-institutional study [J] . EBioMedicine, 2019, 50: 156-165.

[25] YUAN C, WANG Z, GU D, et al. Prediction early recurrence of hepatocellular carcinoma eligible for curative ablation using a Radiomics nomogram [J] . Cancer Imaging, 2019, 19 (1): 21.

[26] GUO D, GU D, WANG H, et al. Radiomics analysis enables recurrence prediction for hepatocellular carcinoma after liver transplantation [J] . Eur J Radiol, 2019, 117: 33-40.

[27] LIU F, LIU D, WANG K, et al. Deep Learning Radiomics Based on Contrast-Enhanced Ultrasound Might Optimize Curative Treatments for Very-Early or Early-Stage Hepatocellular Carcinoma Patients [J] . Liver Cancer, 2020, 9 (4): 397-413.

[28] ZHANG Z, CHEN J, JIANG H, et al. Gadoxetic acid-enhanced MRI radiomics signature: Prediction of clinical outcome in hepatocellular carcinoma after surgical resection [J] . Ann Transl Med, 2020, 8 (14): 870.

[29] PENG J, KANG S, NING Z, et al. Residual convolutional neural network for predicting response of transarterial chemoembolization in hepatocellular carcinoma from CT imaging [J] . Eur Radiol, 2020, 30 (1): 413-424.

[30] ABAJIAN A, MURALI N, SAVIC L J, et al. Predicting Treatment Response to Intra-arterial Therapies for Hepatocellular Carcinoma with the Use of Supervised Machine Learning—An Artificial Intelligence Concept [J] . J Vasc Interv Radiol, 2018, 29 (6): 850-857.

[31] LIU D, LIU F, XIE X, et al. Accurate prediction of responses to transarterial chemoembolization for patients with hepatocellular carcinoma by using artificial intelligence in contrast-enhanced ultrasound [J] . Eur Radiol, 2020, 30 (4): 2365-2376.

[32] FU S, CHEN S, LIANG C, et al. Texture analysis of intermediate-advanced hepatocellular carcinoma: Prognosis and patients' selection of transcatheter arterial chemoembolization and sorafenib [J] . Oncotarget, 2017, 8 (23): 37855-37865.

[33] ZHANG L, XIA W, YAN Z P, et al. Deep Learning Predicts Overall Survival of Patients With Unresectable Hepatocellular Carcinoma Treated by Transarterial Chemoembolization Plus Sorafenib [J] . Front

Oncol, 2020, 10: 593292.

[34] HUNDAL R, SHAFFER E A. Gallbladder cancer: epidemiology and outcome [J] . Clin Epidemiol, 2014, 6: 99–109.

[35] BRAY F, FERLAY J, SOERJOMATARAM I, et al. Global cancer statistics 2018: GLOBOCAN estimates of incidence and mortality worldwide for 36 cancers in 185 countries [J] . CA Cancer J Clin, 2018 (6): 394–424.

[36] KHAN S A, THOMAS H C, DAVIDSON B R, et al. Cholangiocarcinoma [J] . Lancet, 2005, 366 (9493): 1303–1314.

[37] LI Q, CHE F, WEI Y, et al. Role of noninvasive imaging in the evaluation of intrahepatic cholangiocarcinoma: from diagnosis and prognosis to treatment response [J] . Expert Rev Gastroenterol Hepatol, 2021, 15 (11): 1267–1279.

[38] ALI S M, CLARK C J, MOUNAJJED T, et al. Model to predict survival after surgical resection of intrahepatic cholangiocarcinoma: the mayo clinic experience [J] . HPB (Oxford), 2015, 17 (3): 244–250.

[39] BRIDGEWATER J, GALLE P R, KHAN S A, et al. Guidelines for the diagnosis and management of intrahepatic cholangiocarcinoma [J] . J Hepatol, 2014, 60 (6): 1268–1289.

[40] PENG Y, LIN P, WU L, et al. Ultrasound-Based Radiomics Analysis for Preoperatively Predicting Different Histopathological Subtypes of Primary Liver Cancer [J] . Front Oncol, 2020, 10: 1646.

[41] ZHOU Y, ZHOU G, ZHANG J, et al. DCE-MRI based radiomics nomogram for preoperatively differentiating combined hepatocellular-cholangiocarcinoma from mass-forming intrahepatic cholangiocarcinoma [J] . Eur Radiol, 2022, 32 (7): 5004–5015.

[42] ZHANG J, HUANG Z, CAO L, et al. Differentiation combined hepatocellular and cholangiocarcinoma from intrahepatic cholangiocarcinoma based on radiomics machine learning [J] . Ann Transl Med, 2020, 8 (4): 119.

[43] UENISHI T, KUBO S, YAMAZAKI O, et al. Indications for surgical treatment of intrahepatic cholangiocarcinoma with lymph node metastases [J] . J Hepatobiliary Pancreat Surg, 2008, 15 (4): 417–422.

[44] DE JONG M C, NATHAN H, SOTIROPOULOS G C, et al. Intrahepatic cholangiocarcinoma: an international multi-institutional analysis of prognostic factors and lymph node assessment [J] . J Clin Oncol, 2011, 29 (23): 3140–3145.

[45] JALIL O, AFAQ A, GANESHAN B, et al. Magnetic resonance based texture parameters as potential imaging biomarkers for predicting long-term survival in locally advanced rectal cancer treated by chemoradiotherapy [J] . Colorectal Dis, 2017, 19 (4): 349–362.

[46] RAZUMILAVA N, GORES G J. Cholangiocarcinoma [J] . Lancet, 2014, 383 (9935): 2168–2179.

[47] SPOLVERATO G, KIM Y, ALEXANDRESCU S, et al. Management and outcomes of patients with recurrent intrahepatic cholangiocarcinoma following previous curative-intent surgical resection [J] . Ann Surg Oncol, 2016, 23 (1): 235–243.

[48] YAMASHITA Y I, SHIRABE K, BEPPU T, et al. Surgical management of recurrent intrahepatic

cholangiocarcinoma: predictors, adjuvant chemotherapy, and surgical therapy for recurrence: a multi-institutional study by the kyushu study group of liver surgery [J] . Ann Gastroenterol Surg, 2017, 1 (2): 136–142.

[49] CHU H, LIU Z, LIANG W, et al. Radiomics using CT images for preoperative prediction of futile resection in intrahepatic cholangiocarcinoma [J] . Eur Radiol, 2021, 31 (4): 2368–2376.

[50] LI M D, LU X Z, LIU J F, et al. Preoperative Survival Prediction in Intrahepatic Cholangiocarcinoma Using a Ultrasound-Based Radiographic-Radiomics Signature [J] . J Ultrasound Med, 2022, 41 (6): 1483–1495.

[51] DENG L, CHEN B, ZHAN C, et al. A Novel Clinical-Radiomics Model Based on Sarcopenia and Radiomics for Predicting the Prognosis of Intrahepatic Cholangiocarcinoma After Radical Hepatectomy [J] . Front Oncol, 2021, 11: 744311.

[52] SILVA M, MADDALO M, LEONI E, et al. Integrated prognostication of intrahepatic cholangiocarcinoma by contrast-enhanced computed tomography: the adjunct yield of radiomics [J] . Abdom Radiol (NY), 2021, 46 (10): 4689–4700.

[53] PARK H J, PARK B, PARK S Y, et al. Preoperative prediction of postsurgical outcomes in mass-forming intrahepatic cholangiocarcinoma based on clinical, radiologic, and radiomics features [J] . Eur Radiol, 31 (11): 8638–8648.

[54] HAO X, LIU B, HU X, et al. A Radiomics-based Approach for Predicting Early Recurrence in Intrahepatic Cholangiocarcinoma after Surgical Resection: A Multicenter Study [J] . Annu Int Conf IEEE Eng Med Biol Soc, 2021, 2021: 3659–3662.

[55] KING M J, HECTORS S, LEE K M, et al. Outcomes assessment in intrahepatic cholangiocarcinoma using qualitative and quantitative imaging features [J] . Cancer Imaging, 2020, 20 (1): 43.

[56] XIANG F, WEI S, LIU X, et al. Radiomics Analysis of Contrast-Enhanced CT for the Preoperative Prediction of Microvascular Invasion in Mass-Forming Intrahepatic Cholangiocarcinoma [J] . Front Oncol, 2021, 11: 774117.

[57] PENG Y T, ZHOU C Y, LIN P, et al. Preoperative Ultrasound Radiomics Signatures for Noninvasive Evaluation of Biological Characteristics of Intrahepatic Cholangiocarcinoma [J] . Acad Radiol, 2020, 27 (6): 785–797.

[58] QIAN X, LU X, MA X, et al. A Multi-Parametric Radiomics Nomogram for Preoperative Prediction of Microvascular Invasion Status in Intrahepatic Cholangiocarcinoma [J] . Front Oncol, 2022, 12: 838701.

[59] ZHOU Y, ZHOU G, ZHANG J, et al. Radiomics signature on dynamic contrast-enhanced MR images: a potential imaging biomarker for prediction of microvascular invasion in mass-forming intrahepatic cholangiocarcinoma [J] . Eur Radiol, 2021, 31 (9): 6846–6855.

[60] DUCREUX M, CUHNA A S, CARAMELLA C, et al. Cancer of the pancreas: ESMO clinical practice guidelines for diagnosis, treatment and follow-up [J] . Ann Oncol, 2015, Suppl 5: v56–68.

[61] DE LA PINTA C. Radiomics in pancreatic cancer for oncologist: Present and future [J] . Hepatobiliary Pancreat Dis Int, 2022, 21 (4): 356–361.

[62] DEWAN M Z, GALLOWAY A E, KAWASHIMA N, et al. Fractionated but not single-dose

radiotherapy induces an immune-mediated abscopal effect when combined with anti-CTLA-4 antibody [J] . Clin Cancer Res, 2009, 15 (17): 5379–5388.

[63] FUKS Z, KOLESNICK R. Engaging the vascular component of the tumor response [J] . Cancer Cell, 2005, 8 (2): 89–91.

[64] CHENG M F, GUO Y L, YEN R F, et al. Clinical utility of FDG PET/CT in patients with autoimmune pancreatitis: a case-control study [J] . Sci Rep, 2018, 8 (1): 3651.

[65] ZAHEER A, SINGH V K, AKSHINTALA V S, et al. Differentiating autoimmune pancreatitis from pancreatic adenocarcinoma using dual-phase computed tomography [J] . J Comput Assist Tomogr, 2014, 38 (1): 146–152.

[66] CHU L C, PARK S, KAWAMOTO S, et al. Utility of CT radiomics features in differentiation of pancreatic ductal adenocarcinoma from normal pancreatic tissue [J] . AJR Am J Roentgenol, 2019, 213: 349–357.

[67] YUE Y, OSIPOV A, FRAASS B, et al. Identifying prognostic intratumor heterogeneity using pre- and post-radiotherapy 18F-FDG PET images for pancreatic cancer patients [J] . J Gastrointest Oncol, 2017, 8 (1): 127–138.

[68] CASSINOTTO C, Chong J, Zogopoulos G, et al. Resectable pancreatic adenocarcinoma: role of CT quantitative imaging biomarkers for predicting pathology and patient outcomes [J] . Eur J Radiol, 2017, 90: 152–158.

[69] YUN G, KIM Y H, LEE Y J, et al. Tumor heterogeneity of pancreas head cancer assessed by CT texture analysis: association with survival outcomes after curative resection [J] . Sci Rep, 2018, 8 (1): 7226.

[70] COZZI L, COMITO T, FOGLIATA A, et al. Computed tomography based radiomic signature as predictive of survivaland local control after stereotactic body radiation therapy in pancreatic carcinoma [J] . PLoS One, 2019, 14 (1): e0210758.

[71] EILAGHI A, BAIG S, ZHANG Y, et al. CT texture features are associated with overall survival in pancreatic ductal adenocarcinoma- a quantitative analysis [J] . BMC Med Imaging, 2017, 17 (1): 38.

[72] CHEN X, OSHIMA K, SCHOTT D, et al. Assessment of treatment response during chemoradiation therapy for pancreatic cancer based on quantitative radiomic analysis of daily CTs: An exploratory study [J] . PLoS One, 2017, 12 (6): e0178961.

[73] CIARAVINO V, CARDOBI N, DE ROBERTIS R, et al. CT texture analysis of ductal adenocarcinoma downstaged after chemotherapy [J] . Anticancer Res, 2018, 38 (8): 4889–4895.

[74] BIAN Y, GUO S, JIANG H, et al. Relationship between radiomics and risk of lymph node metastasis in pancreatic ductal adenocarcinoma [J] . Pancreas, 2019, 48 (9): 1195–1203.

[75] JI G W, ZHANG Y D, ZHANG H, et al. Biliary tract cancer at CT: a radiomics-based model to predict lymph node metastasis and survival outcomes [J] . Radiology, 2019, 290 (1): 90–98.

（作者：何慕真）

第四章

肝胆胰腺癌化学药物治疗

第一节 化学药物治疗概述

一、化疗概述

化疗是化学药物治疗的简称，是通过化学药物杀灭恶性肿瘤细胞来达到治疗目的的。化疗的作用机制是利用不同细胞对于化疗药物敏感性的差异实现相对的治疗选择性，也就是说增殖旺盛的细胞对于化疗的敏感性高于增殖缓慢的细胞，幼稚细胞对化疗的敏感性高于成熟细胞。化疗对于增殖旺盛、幼稚的肿瘤细胞表现为抗肿瘤效应，而增殖缓慢、成熟的正常组织表现为较低的化疗毒性。化疗和靶向治疗、免疫治疗都是治疗恶性肿瘤的主要系统治疗手段，而系统治疗和手术、放疗一起并称恶性肿瘤的三大治疗手段。其中，手术和放疗属于局部治疗，只对治疗区域内的肿瘤病灶有效，对于区域外病灶无效（放疗引起的远隔效应例外），而化疗是一种全身治疗的手段，无论采用什么途径给药（口服、静脉和体腔给药等），化疗药物都会随着血液循环遍布全身的绝大部分器官和组织。因此，对于一些有全身播撒倾向的肿瘤及已经转移的晚期肿瘤，化疗都是主要的治疗手段。

化疗的发展过程

化疗作为恶性肿瘤的主要治疗手段，其被证明有效并且不断发展的历史比较短，肿瘤内科的发展与抗肿瘤药物的发展、治疗策略的演进息息相关。以下按时间轴进行梳理，具体发展过程如下。

1940 年，发现细胞毒性药物有抗肿瘤效应。

1943 年，耶鲁大学 Gilman 将氮芥用于治疗淋巴瘤并取得了短暂的疗效。

1948 年，Farber 用抗叶酸剂——甲氨蝶呤治疗急性淋巴细胞白血病，揭开了现代癌症化疗的序幕。

20 世纪 50—60 年代，陆续发现目前常用的化疗药物，如氟尿嘧啶（5-Fu）、阿霉素（ADM）等；细胞动力学和抗癌药代动力学研究取得了成效；儿童急性淋巴细胞白血病、霍奇金淋巴瘤通过联合化疗已能治愈，并开始了其他实体瘤的化疗。

20 世纪 70 年代，一些肿瘤的联合化疗方案更趋于成熟，顺铂和阿霉素应用于临床，化疗从姑息性向根治性目标迈进。

20 世纪 80—90 年代，陆续出现紫杉类和喜树碱类等高效低毒的化疗药物。

进入 21 世纪，肿瘤内科进入靶向治疗、免疫治疗时代，化疗的新进展表现为新药的出现、药物应用的拓展、药物使用策略的发展等。

1. 高效低毒的新型化疗药物

进入 21 世纪，化疗药物的研发已经不是抗肿瘤药物发展的主流，但是白蛋白紫杉醇、伊立替康脂质体、抗体药物偶联物（Antibody-drug conjugate，ADC）等高效低毒的新型化疗药物出现，给肿瘤内科医生提供了有效的抗肿瘤手段。例如伊立替康脂质体联合 5-FU/ 亚叶酸钙进行的Ⅱ期试验表明，该方案在胆管癌的二线治疗中有显著的抗癌活性，尤其适合于基因组分析结果显示无靶向治疗药物的患者[1]。ADC 由抗体、连接子和细胞毒性药物三部分组成，其中抗体与细胞毒性药物通过连接子结合在一起，集“靶向 + 化疗”优势于一身，准确识别肿瘤细胞表面的“特异”抗原，是 ADC 药物精准发挥药效的前提，ADC 类药物的结构和作用机制见图 4-1-1 和图 4-1-2。

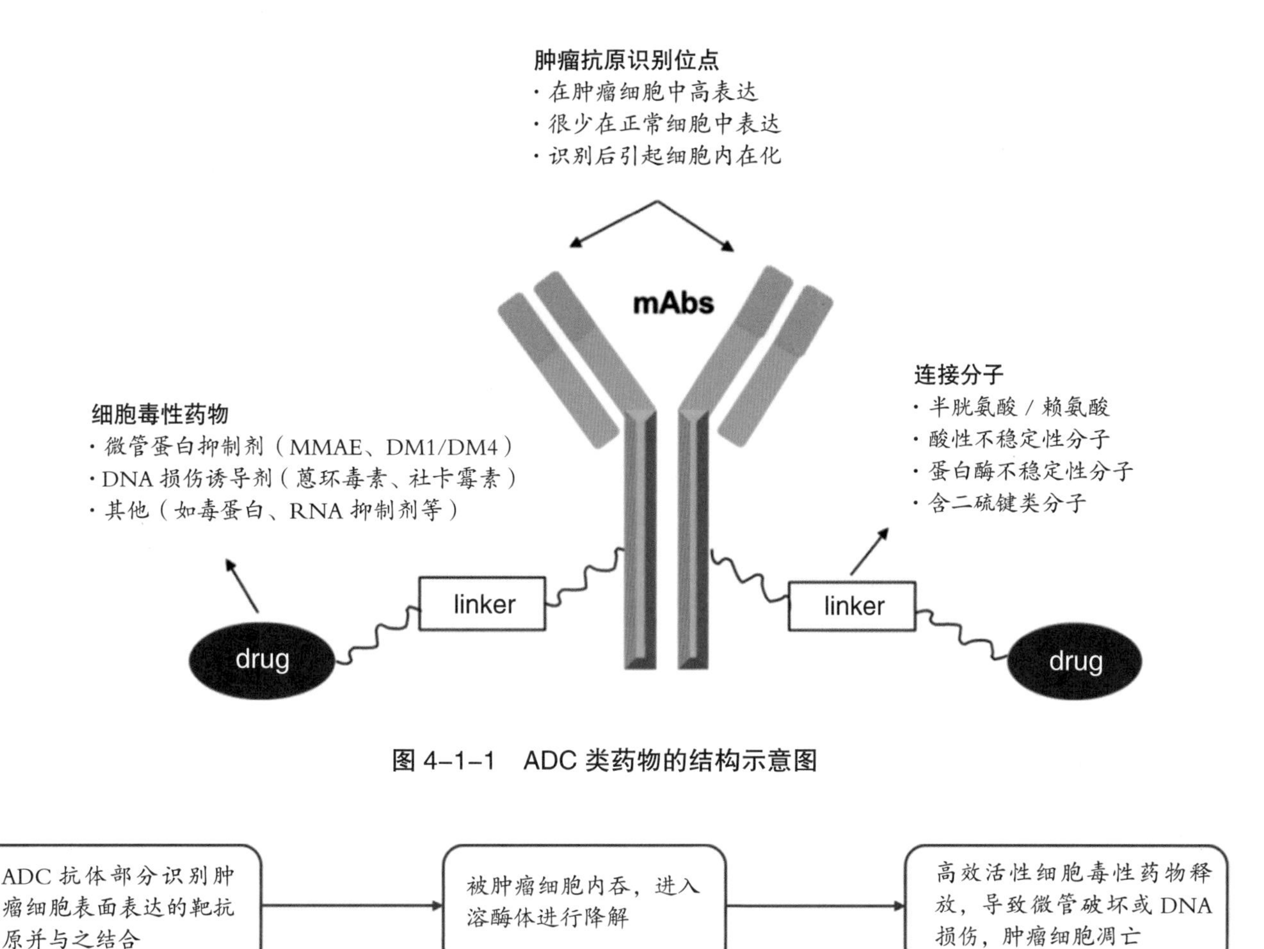

图 4-1-1　ADC 类药物的结构示意图

图 4-1-2　ADC 类药物的作用机制

HER2 作为肿瘤细胞高表达的生物标志物成为很多 ADC 的热门靶点选择[2]。在胆管癌中，HER2 扩增的比例大约是 10%，RC48-ADC 单药治疗 HER2 表达型局部晚期或转移性胆管癌（BTC）患者的前瞻性、开放、单臂、多中心的临床研究正在进行中。

2. 化疗的联合策略

随着化疗药物的增多、化疗药物毒性管理能力的增强，多种化疗药物的有机联合成为一种必然趋势。为了克服肿瘤异质性导致的耐药，也为了减毒增效，化疗药物可以通过联合形成合理的治疗方案。多药的联合治疗不是单个药物的简单叠加，需要考虑联合用药机制、时机、药物的选择与配伍、给药的次序、剂量、疗程及间隔时间等，才能做到全面、合理、有效地选择联合化疗方案。通常联合化疗方案的组成要考虑以下原则：

（1）使用不同作用机制的药物，以便发挥协同作用。

（2）药物不应有相似的毒性，以免毒性相加，患者不能耐受。

（3）单一用药必须有效。

也就是说，化疗药物的选择和毒性管理，均有器官特异性，这是化疗决策的根本原则。

3. 化疗与靶向、免疫等药物联合

在以往的肿瘤治疗中，放疗、化疗、靶向治疗都是针对肿瘤细胞，而抗血管治疗和免疫治疗则是针对肿瘤的微环境的治疗，并且这些药物的毒副反应谱存在明显差异。因此，将这些不同作

用机制的药物进行联合，不但能提升抗肿瘤治疗的效果、克服耐药，还能避免毒性叠加。例如，免疫联合治疗的目的是扩大免疫疗效的窗口，免疫治疗与化疗、抗血管生成药物、放疗等治疗方式的联合都可以扩大免疫疗效窗口，从而增加肿瘤治疗的效果。总之，免疫治疗与化疗、靶向药物、免疫检查点抑制剂等的联合应用为肿瘤患者带来希望和良好的临床疗效。联合治疗的疗效与临床治疗方案的选择、剂量、联合使用的时机等密切相关，这些问题和联合治疗的作用机制尚需研究和探索，但是在探索和尝试中，必须关注治疗的耐受性和毒副反应。

4. 药物疗效和毒性预测的探索

异质性是恶性肿瘤的重要特征，表现在时间和空间上，例如同种恶性肿瘤在不同患者之间或者同一患者体内不同部位的肿瘤细胞间都存在差异。这种差异体现了恶性肿瘤在演进过程中的高度复杂性和多样性，可表现为遗传特征不同、病理类型不同、分化状态不同等。肿瘤异质性给肿瘤的治疗决策带来困难，如何提高抗肿瘤药物疗效成为急需解决的问题。如药物敏感试验一样，通过试验筛选敏感的化疗药物或药物组合，实现患者的个体化用药，逐渐受到大家的重视。此外，由于患者基因的多态性，同样的化疗药物所产生的化疗毒性各异，因此对不同的肿瘤患者理论上也要采用不同的治疗方案，即肿瘤的个性化医疗。

药物疗效和毒性预测的探索，包括疗效预测和毒性预测两方面。在临床上，细胞系模型和动物模型常常用于体外的药筛阶段，模拟肿瘤和药物在人体内的相互作用，帮助患者确定治疗方案。常用的细胞系模型，包括四甲基偶氮唑盐（MTT）法，此法是根据活细胞的线粒体中脱氢酶系将四唑盐还原成不溶性蓝紫色的甲臜，从而测定药物作用下的活细胞数量。该法简捷、经济，与临床相关性较高，被美国国立癌症研究所列为常用抗癌药物筛选程序。聂磊等人用 MTT 法检测不同化疗药物对肝细胞癌的敏感性来指导肝动脉和门静脉区域化疗的个体化化疗方案。选取不能手术切除的 42 例 HCC 患者肝癌样本，采用原代肝癌细胞培养联合 MTT 法检测 5- 氟尿嘧啶、顺铂、丝裂霉素、阿霉素、羟基喜树碱、吉西他滨、奥沙利铂 7 种常用化疗药物的敏感性，并根据药敏试验选择个体化化疗方案，指导其中 24 例患者接受肝动脉和门静脉区域化疗，与传统肝动脉灌注化疗（HAI）的 20 例患者对比观察疗效。结果显示根据药敏试验选择个体化化疗方案的药敏组出现治疗敏感的符合率为 70.8%，并与对照组相比在客观缓解率、疾病控制率及 TTP 等方面有明显优势。结果说明体外 MTT 法药敏试验可作为肝癌个体化化疗药物的筛选手段，用于指导肝癌肝动脉和门静脉区域化疗从而提高化疗疗效[3]。

当前药敏试验研究主要集中在实验室研究上，在一些发达国家药敏试验已进入多中心临床试验阶段，但是真正进入临床前瞻性试验、指导临床用药的报道较少，尤其是尚未见到大规模进入临床试验的报道。

肿瘤的动物模型对于肿瘤的病理学研究和药物治疗方案的确定都有极大的意义。20 世纪 70 年代，出现人源肿瘤细胞系异种移植（cell derived xenograft，CDX），CDX 是将肿瘤组织从患者体内分离出来，在体外传代培养后，接种到免疫缺陷小鼠身上（图 4-1-3）。然而这项技术存在着一定的缺陷：在体外传代培养的肿瘤细胞适应了培养皿的环境，缺乏人体内真实的肿瘤微环境，无法全面反映原代肿瘤细胞的情况，导致 CDX 筛选出的药物在人体内的转化成功率较低。

PDX 模型，全称为人源肿瘤异种移植（Patient derived tumor xenograft，PDX）模型，它能够相对准确地反映原始肿瘤的异质性及遗传信息多样性，一定程度上模拟原始肿瘤微环境，从而可更准确地预测新型药物的临床疗效。Hidalgo M. 等人利

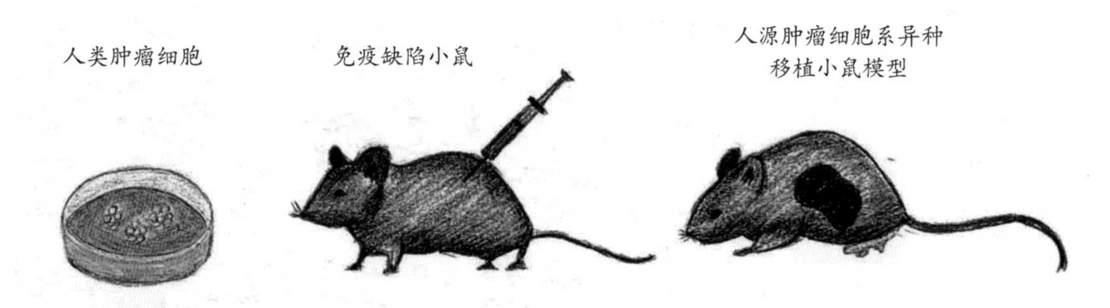

图 4-1-3　人源肿瘤细胞系异种移植小鼠（CDX）模型的构建

用胰腺癌 PDX 肿瘤模型对 11 位进展期胰腺癌患者进行个体化治疗，根据 PDX 肿瘤模型化疗结果制定了 17 种治疗方案，其中 15 种方案可以使肿瘤患者获得长久部分缓解[5]。但 PDX 模型仍存在以手术切除为主要来源、构建时间过长、构建成功率不稳定和不能用于筛选免疫相关类药物等局限性[6]。

肿瘤组织不是癌细胞的堆砌，而是由间质、血管、免疫细胞等构成的肿瘤微环境，肿瘤微环境与癌细胞本身相互作用，这对肿瘤组织的产生和发展起到了至关重要的影响。CDX 模型中，细胞在培养皿上经过长时间的培养后，各种癌细胞周围的微环境已经消失，所以这种模型对治疗效果的预测并不能在临床试验中充分反映出结果。而直接移植的 PDX 模型不但保留了肿瘤的分子以及细胞，还包含了肿瘤微环境和各种表观遗传学特征。可以说 PDX 在体外模拟的过程是“高保真”的，而 PDX 与 CDX 二者的比较可见表 4-1-1。

表 4-1-1　PDX 与 CDX 比较

CDX	PDX	患者自身肿瘤
较低肿瘤异质性	较高肿瘤异质性	高度肿瘤异质性
分子多样性低	分子多样性高	分子多样性全面
仅鼠源间质	鼠源和人源间质	人源间质
与临床结果有较大出入	更接近临床结果	可以观察临床
构建简单，周期短（<1 个月）	构建模型较难且周期长（4~8 个月）	

PDX 技术的另一点重要意义是构建肿瘤样本库，这可与生物信息学、“大数据”互相交叉，在基础研究、肿瘤临床研究和药物研发等领域起到至关重要的作用。国内对于小鼠模型也高度重视，中华人民共和国科学技术部于 2010 年启动了“重大疾病动物模型和实验动物资源的标准化及评价体系的建立”国家科技支撑计划重点项目。作为筛选最有可能有效治疗方法的工具，PDX 模型的开发和相关研究的发展也打开了新的市场。

以组学数据为基础的个性化医疗是一种基于病人“定制”的医疗模式。在这种模式下，医疗的决策、实施等都是针对每一个病人个体特征而制定的，疾病的诊断和治疗是在合理选择病人自己的遗传、分子或细胞学信息的基础上进行的。

分子靶向药物可利用肿瘤细胞与正常细胞之间基因组差异，使药物靶向肿瘤部位，提高对肿瘤的杀伤力，然而这种方法只对小部分患者有益。近来，基于细胞系或者PDX模型的大规模药物基因组试图揭示组学特征与药物之间的联系，旨在得到与肿瘤病人匹配的药物。但是数据的复杂性及高维度的特性使得这种以数据为导向的药物筛选困难重重，因此研究人员希望机器可以从组学数据中学习新的信息特征来预测药物敏感性。

在临床治疗中，为了研究出适合特定癌症病人的靶向疗法需要大量的临床试验，但这种试验成本昂贵、局限性高，因而很难满足医疗需求。随着生物信息学的快速发展，产生了大量的基因数据，因而越来越多的专家、学者开始利用基因数据信息建立模型进行药物敏感性预测。Ding M. Q. 等人利用细胞系的组学特征及其对药物的IC50值进行机器的深度学习，用于预测肿瘤细胞对不同药物的敏感性。该研究将624个细胞系（3577个组学数据特征，140种药物敏感性数据）样本中的520个样本用于模型的训练，将剩余的104个样本进行模型的验证。结果显示，该模型对不同药物敏感性预测的灵敏度和特异度的平均值可高达82%。这将指导医生为患者选择最优的治疗方案，同时最大限度地减少与无效治疗相关的负面影响，从而实现对病人精准治疗的承诺[7]。

5. 区域／特殊给药

肝动脉灌注化疗术（HAIC）并不是一种新的治疗技术，早在二十世纪七八十年代，有人就已经开始通过外科手术或血管内介入技术进行插管来完成经动脉途径的灌注化疗药物，并积累了一定的临床应用经验。2002年日本一项回顾性研究以低剂量顺铂联合5-氟尿嘧啶（5-FU）（FP方案）治疗伴PVTT的肝癌病人，48例病人中有4例病人完全缓解（CR），19例病人部分缓解（PR），客观缓解率（ORR）为48%。在之后的报道中，大多数方案都以单药顺铂方案和FP方案为主，也有研究者尝试FP联合干扰素-α（IFN-α），但IFN-α并不增加疗效。以顺铂为基础的HAIC化疗方案也被日本肝癌指南推荐为伴静脉癌栓肝癌的标准治疗，但各项研究样本量较小、疗效差异较大（ORR为19.2%~48.0%），临床治疗亟待更为有效的化疗方案。

2013年Qin等人牵头的一项亚太多中心随机对照研究（EACH）对比了奥沙利铂、亚叶酸钙联合5-氟尿嘧啶（FOLFOX4）全身化疗与多柔比星治疗晚期肝癌病人的疗效与安全性。研究结果显示，FOLFOX4方案全身化疗能够延长病人无进展生存期（PFS）及提高ORR，两组中位PFS分别为2.93个月、1.77个月，$P<0.01$；ORR分别为8.15%、2.67%，$P=0.02$。虽然研究总人群总生存期（OS）差异无统计学意义（中位OS 6.40个月对比4.97个月，$P=0.07$），但是我国病人的亚组分析中FOLFOX4方案显示出明显的生存获益（中位OS 5.9个月对比4.3个月，$P=0.0281$）。因此，FOLFOX方案全身化疗已被纳入我国《原发性肝癌诊疗规范》，并且国内近年来开展HAIC相关研究，所用方案主要就是统一的FOLFOX方案。陈敏山教授等人将FOLFOX方案进行改良并应用至晚期肝癌病人的HAIC治疗，FOLFOX-HAIC采用持续给药方式，一方面明显增加了化疗药物的总剂量，延长了高浓度化疗药物的作用时间，可取得更好的缩瘤效果；另一方面由于不使用栓塞剂，杜绝了栓塞综合征及异位栓塞等不良事件的发生，也避免了由于肿瘤炎症渗出导致的周围组织粘连，为二期手术切除提供了更为有利的条件。因此，FOLFOX-HAIC作为转化治疗手段相比传统TACE可能有更为明显的优势，可以取得可喜的疗效，ORR高达40.8%~47.8%。该方案与以往HAIC方案的区别除了采用新的化疗药物外，还在于每次行HAIC时都重新行肝动脉造影并置管于当时肿瘤主要负荷的供血动脉，能够更准确地实时调整给药部位，提高主要肿瘤中化疗药物

的浓度，提高疗效的同时兼顾了安全性，形成了具有中国特色的 FOLFOX-HAIC 方案。随着肝癌系统治疗的快速进展，以 FOLFOX-HAIC 为核心的联合治疗显示出更可喜的转化效果。一项前瞻性随机Ⅲ期研究结果表明，FOLFOX-HAIC 联合索拉非尼治疗合并门静脉癌栓的晚期肝癌无论在 OS（13.37 个月对比 7.13 个月，$P < 0.01$）、PFS（7.03 个月对比 2.60 个月，$P < 0.01$）、ORR（40.8% 对比 2.5%，$P < 0.01$）方面均较索拉非尼单药治疗呈现出显著优势。与此同时，联合治疗组中有 16 例病人后续接受了根治性手术切除，其中 3 例肿瘤完全坏死，而索拉非尼组仅 1 例接受了根治性手术切除（转化成功率 12.8% 对比 0.8%，$P < 0.01$）。除与靶向药物联合外，FOLFOX-HAIC 与免疫治疗的联合也被尝试用于肝癌的转化治疗。2020 年美国临床肿瘤学年会（ASCO）报道了一项 FOLFOX-HAIC 联合信迪利单克隆抗体治疗合并肉眼癌栓的局部晚期、潜在可切除肝癌病人的前瞻性Ⅱ期研究（NCT03869034），初步结果显示，在 26 例可评价病人中有 17 例病人接受了手术切除（手术率 65.4%），其中 2 例术后病理学检查结果证实肿瘤及癌栓完全坏死，即病理学完全缓解（pCR）。该研究表明 FOLFOX-HAIC 与免疫治疗的联合方案安全可行，对于局部晚期、潜在可切除肝癌病人可实现较高手术转化率。

综上所述，以奥沙利铂为基础的 FOLFOX-HAIC 表现出了可观的肿瘤客观缓解率及手术转化率。具有中国特色的 FOLFOX-HAIC 以及以其为核心的联合治疗方案可为初始无根治性手术机会的肝癌病人，尤其是一般情况及肝功能较好，且无肝外转移的病人创造转化切除的机会。现阶段我国肝癌病人初诊时仍以中晚期为主，并且目前针对肝癌转化治疗仍然缺乏大型随机对照研究，但是随着技术的普及和优势人群筛选和鉴定的相关研究取得进展，相信 FOLFOX-HAIC 及其联合方案将在肝癌病人的转化治疗中发挥越来越重要的作用，为更多肝癌病人创造根治性切除机会，使更多肝癌病人获得高质量的长期生存。

6. 化疗模式的探索

转移性胰腺癌（mPC）预后差，患者 5 年生存率为 5%，化疗是其标准治疗。一项随机Ⅱ期研究 PANOPTIMOX-PRODIGE 35 比较了 mPC 的 3 种一线化疗方案，FOLFIRINOX、FOLFIRINOX+LV5FU2 维持治疗和 FIRGEM。在这项Ⅱ期研究中，患者随机分配接受 6 个月的 FOLFIRINOX（A 组），4 个月的 FOLFIRINOX 和亚叶酸钙 + 氟尿嘧啶（LV5FU2）维持治疗（B 组），或吉西他滨和氟尿嘧啶联合亚叶酸钙、伊立替康每 2 个月的序贯治疗（C 组）。主要终点为 6 个月的 PFS 率，结果显示 A、B、C 三组的 6 个月 PFS 率分别为 47.1%、42.9% 和 34.1%，中位 OS 分别是 10.1 个月、11.2 个月和 7.3 个月，无生活质量评分恶化的中位生存是维持治疗 B 组（11.4 个月）高于 A 组和 C 组（7.2 和 7.5 个月）。结果说明对于 FOLFIRINOX 诱导化疗后病情得到控制的 mPC 患者，维持治疗可作为一种新的治疗选择[7]。

二、化疗分类

化疗根据不同作用机制、应用场景等，可以做出不同分类。

（一）治疗目的

临床工作中，肝胆胰腺癌的化学治疗可以根据其治疗目的分类。其治疗目的决定化疗的目的，再结合临床指南和学术进展，选择器官特异性治疗方案。

1. 根治性化疗

有些对化疗药物敏感的癌症，如白血病和淋巴瘤、绒毛膜上皮癌和生殖细胞恶性肿瘤等，通过单纯化疗就有可能治愈，这种以将癌症治愈为目的的化疗就称为根治性化疗。

2. 姑息性化疗

在大部分晚期癌症的癌细胞已经广泛转移的情况下，现阶段科技水平已经不可能治愈，化疗的主要目的是控制癌症的发展以延长患者生命，或者通过化疗提高患者的生存质量，这种化疗就称为姑息性化疗。

3. 术后辅助化疗

通过化疗杀灭术后残余的癌细胞，以达到预防癌症复发和转移的目的。

4. 术前化疗（新辅助化疗）

术前化疗的目的是使病灶缩小，方便手术切除，或者使部分失去手术机会的病灶缩小后再获得手术机会，同时还可以杀灭潜在的转移病灶，降低复发转移的可能。

（二）给药方式

化疗按照给药方式可以分为静脉给药、口服给药、区域灌注等不同给药模式，给药方式的不同可以选择药物代谢通路、克服给药屏障，增加疗效。

三、小结

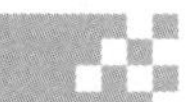

目前，肿瘤的治疗手段多种多样，主要按照肿瘤原发部位结合治疗手段进行分科，比如腹部放疗科。这样分科能突出“专”的优势，但专科设置又与肿瘤需要综合治疗产生矛盾。现在可以通过多学科诊疗（multi-disciplinary treatment，MDT）模式，以患者为中心、以多学科专业人员为依托，为患者提供科学诊疗服务的模式，具体以 MDT 病例讨论会的形式开展。肝胆胰腺肿瘤本质上是系统性疾病在局部的反应，肿瘤发展到晚期又会出现全身转移，导致疾病进一步恶化，所以从某种程度上讲，以手术为代表的局部治疗是治愈肿瘤的主要手段，系统治疗（包括化疗）是治疗肿瘤的基石，系统治疗手段的进展和治疗策略的进步，将使更多的患者获益。

参考文献

[1] YOO C, KIM K P, JEONG J H, et al. Liposomal irinotecan plus fluorouracil and leucovorin versus fluorouracil and leucovorin for metastatic biliary tract cancer after progression on gemcitabine plus cisplatin (NIFTY): a multicentre, open-label, randomised, phase 2b study [J] . The Lancet Oncology, 2021, 22 (11): 1560–1572.

[2] JABBOUR E, PAUL S, KANTARJIAN H. The clinical development of antibody–drug conjugates — lessons from leukaemia [J] . Nat Rev Clin Oncol, 2021, 18 (7): 418–433.

[3] 聂磊，吴东德，张峰，等 . 化疗药物敏感试验在肝细胞癌患者化疗中的应用 [J] . 临床肝胆病杂志，2013, 29 (08): 616–619.

[4] HIDALGO M, BRUCKHEIMER E, RAJESHKUMAR N V, et al. A pilot clinical study of treatment guided by personalized tumorgrafts inpatients with advanced cancer [J] . Mol Cancer Ther, 2011, 10 (8): 1311–1316.

[5] WANG Z, ZHU Z. Application and development of patient-derived tumor xenograft model in translational medicine of tumor [J] . Chinese journal of gastrointestinal surgery, 2017, 20 (5): 596.

[6] DING M Q, CHEN L, COOPER G F, et al. Precision Oncology Beyond Targeted Therapy: Combining

Omics Data with Machine Learning Matches the Majority of Cancer Cells to Effective Therapeutics [J] . Molecular Cancer Research, 2018, 16 (2): 269-278.

[7] LAETITIA D, NICOLAS W, KARINE L M, et al. Randomized Phase II Trial Evaluating Two Sequential Treatments in First Line of Metastatic Pancreatic Cancer: Results of the PANOPTIMOX-PRODIGE 35 Trial [J] . Journal of clinical oncology : official journal of the American Society of Clinical Oncology, 2021, 39(29): 3242-3250.

（作者：何牧群　游敏晶　高炜）

第二节　肝癌化学药物治疗

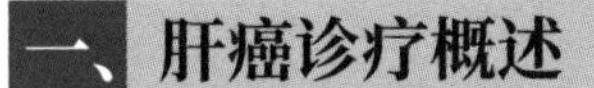

一、肝癌诊疗概述

原发性肝癌（primary liver cancer，PLC）简称肝癌，是常见的消化系统恶性肿瘤（本节讨论的肝癌指的是肝细胞癌）。GLOBOCAN 2020 数据显示：全球肝癌新发人数约 90.6 万，位居各种癌症发病人数第 7 位；83 万人死于肝癌，位居各种癌症发病人数第 3 位；我国肝癌新发人数约 41 万，占全球新发人数的 45.2%；死亡例数占全球死亡人数的 47.1%；肝癌在我国尤其高发，是第 4 位的常见恶性肿瘤和第 2 位的肿瘤死亡人数。我国每年有超过 39.1 万人死于肝癌，死亡人数接近新发病人数，发病率与死亡率之比达到 1 ∶ 0.9，可见肝癌的预后很差。在北美国家和地区肝癌患者的 5 年生存率为 15%~19%，而在我国仅为 12.1%，肝癌严重地威胁我国人民的生命健康[1]。原发性肝癌的病理类型主要是肝细胞癌（hepatocellular carcinoma，HCC），占 85%~90%，另外还有肝内胆管癌（intrahepatic cholangiocarcinoma，ICC）和 HCC-ICC 混合型，三者在发病机制、生物学行为、分子特征、临床表现、病理组织学形态、治疗方法以及预后等方面差异较大。

疾病的诊断既是对病情的精准评估，也是规范化、个体化治疗的出发点，所以肝癌的诊断和分期对于治疗方案的选择、预后评估至关重要。国内外有多种分期方案，如 BCLC、TNM、JSH 和 PASL1 等。通过长期的探索，我国学者根据我国患者的情况制定了符合中国患者的肝癌的分期方案（China liver cancer staging，CNLC），相比国外的肝癌分期标准，我国的肝癌临床分期更加细化，每个期别的治疗推荐，也是结合不同地域的具体情况，治疗措施的选择更加符合中国国情，推荐了符合中国国情的多学科联合治疗模式。具体分期方案描述见图 4-2-1[2]。

系统抗肿瘤治疗包括一线治疗：阿替利珠单抗 + 贝伐单抗、信迪利单抗 + 贝伐单抗类似物、多纳非尼、仑伐替尼、索拉非尼、FOLFOX4 等；二线治疗：瑞戈非尼、阿帕替尼、卡瑞利珠单抗、替雷利珠单抗等。

随着系统性治疗药物的进步和多学科综

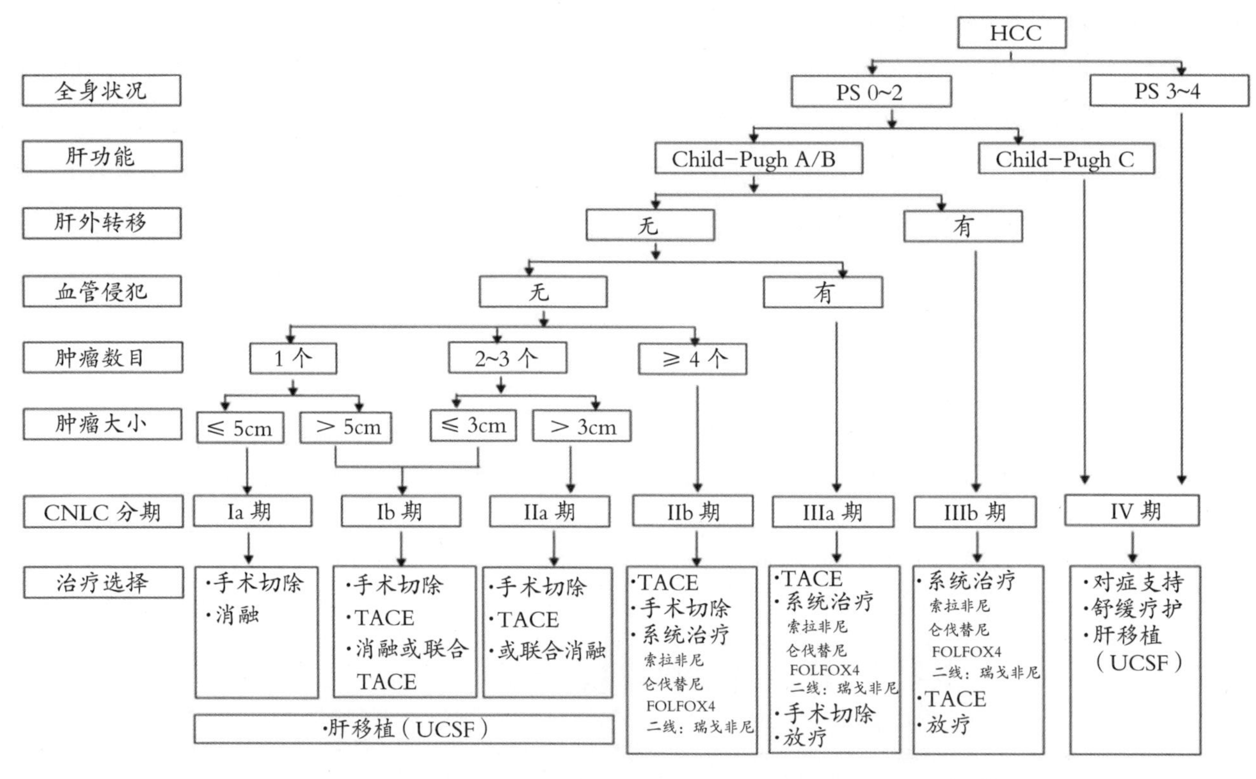

图 4-2-1　中国肝癌临床分期（CNLC 分期）及治疗路线图[3-4]

合治疗的开展，肝癌的治疗取得了令人惊喜的进展，也促进了肝癌治疗模式的改变。总体而言，我国的早期肝癌仍以手术切除和射频消融（radiofrequency ablation，RFA）等根治性（局部）治疗为主，中晚期肝癌则采取局部治疗联合系统治疗的方式来延长生存，部分肿瘤经联合治疗后甚至可达到转化切除的目的，延长肝癌患者生存时间和提高患者生活质量[5-6]。不同类型肝癌的治疗方法，按照治疗效应的范围分为三大类。

1. 局部治疗手段

局部治疗手段包括肝切除术、介入的消融治疗、放射治疗（包括外照射和粒子置入）、高聚焦超声等，都是针对肝癌病灶的有效治疗手段。

2. 全肝的治疗手段

全肝的治疗手段包括肝动脉灌注化疗（HAIC）、经动脉化疗栓塞治疗（TACE）等，经肝动脉化疗栓塞与肝动脉灌注化疗是中晚期肝癌最常用的治疗手段之一，是肝癌综合治疗的重要组成部分。日本学者 Kudo 等人进行的一项 RCT 研究发现，对于无血管侵犯和肝外转移的肝癌，TACE 联合索拉非尼较单独 TACE 治疗可以显著延长患者的无进展生存（PFS）时间（25.2 个月对比 13.5 个月，P=0.006），但该联合治疗对于延长 OS 的作用尚有待确认[6]。He M.K. 等人探讨了 HAIC 在合并门静脉癌栓的晚期肝癌患者中的应用，与既往文献的 HAIC 方案不同，该研究中 HAIC 灌注的化疗药物是以奥沙利铂为主的改良 FOLFOX 方案。结果显示，与索拉非尼单药治疗相比，索拉非尼联合 HAIC 治疗不仅极大延长患者的生存时间（13.37 个月对比 7.13 个月，P < 0.001），并且在联合治疗组中有 16 例患者降期接受了根治性手术切除，其中 3 例患者肿瘤完全坏死。HAIC 与靶向药物的联合方案有望在延长晚期肝癌患者生存时间的基础上进一步提升晚期肝癌降期转化率，让更多晚期肝癌患者获得手术治疗的机会[7]。

肝移植是全世界公认的治疗终末期肝病最有效的手段之一。1996 年，Mazzaferro 等人提出选择合并肝硬化的小肝癌患者进行肝移植，建立了米兰标准，但米兰标准对肝癌大小和数目的限制过于严格，因此很多肝癌患者失去肝移植机会。基于此，国际上出现了一些新的肝癌肝移植受者选择标准，这些标准经临床验证不仅扩大了受者人群，还取得了与米兰标准相似的移植生存率。但上述标准仅关注肿瘤大小、数目，而忽略了肿瘤的生物学特性。2008 年，中国提出的杭州标准首次引入肿瘤生物学特性和病理学特征作为肝癌肝移植受者选择标准，这是对以往标准局限于肿瘤形态学的突破。多项临床研究证实，符合杭州标准的肝癌肝移植受者均获得满意的术后生存率。对于肝癌切除术后复发者，如符合肝癌肝移植准入标准，可行挽救性肝移植。肝癌肝移植后患者 5 年肿瘤复发率为 20.0%~57.8%，而要改善预后，不论肝癌肝移植术前降期治疗还是移植术后的免疫抑制方案的调整和辅助治疗，均属于全身的治疗方法[8]。

3. 全身的治疗方法

化疗、靶向药物、免疫生物治疗、中医药治疗等，这些都是系统性全身的治疗方法。肝癌治疗领域的特点是多学科参与、多种治疗方法共存，针对不同分期的肝癌患者选择合理的治疗方法可以使疗效最大化。当然，我国和西方国家的肝癌患者在病因学、流行病学和诊疗实践上各有不同：针对首诊占比约 70% 的中晚期不可切除肝癌患者，西方国家对中期肝癌患者推荐以 TACE 为主的介入治疗，晚期患者推荐系统治疗；我国的 CSCO 指南和卫健委诊疗规范则对上述不可切除患者均推荐可行TACE治疗，系统治疗的地位相对薄弱[9]。

二、肝癌化疗现状

肝癌是目前最常见的恶性肿瘤之一，其发病率及死亡率均较高，大部分患者确诊时往往为晚期，失去手术的机会且预后差，此时以药物为主的系统治疗成为晚期肝癌的重要治疗手段，主要包括化疗、靶向、免疫、中药及内分泌治疗等，本部分主要论述肝癌化疗的现状和进展。全身化疗是肝癌的传统治疗方式，但由于肝癌对化疗的敏感性低，且肝癌患者的肝脏基础病变影响化疗药物代谢，因此肝癌全身性化疗效果在临床实际中并不理想，更多是配合局部治疗手段 TACE、HAIC 等应用。但是化疗因其独特细胞毒作用，在肝癌的整体治疗中，仍占重要地位。以下按照治疗目的，对化疗的应用进行逐一叙述[10]。

（一）潜在可切除肝癌的转化化疗

手术切除是目前最主要的肝癌根治性手段，对于潜在可切除的肝癌，建议采用多模式、高强度的治疗策略促其转化。转化治疗是将不可切除的肝癌转化为可切除肝癌，是中晚期肝癌患者获得根治性切除和长期生存的途径之一，转化治疗同时必须兼顾治疗的安全性和患者的生活质量。肝癌的转化治疗包括以下两种情况。

1. 针对肿瘤的转化治疗

系统抗肿瘤治疗

系统抗肿瘤治疗的单独或联合应用化疗是中晚期肝癌转化治疗的主要方式之一。肝癌缓解的深度、速度和持续时间以及器官特异性的缓解，是影响后续治疗决策的重要因素。不同的药物组合对肝脏组织和后续手术安全性的影响不同，在临床实践中，针对潜在可切除的肝癌病人究竟选择何种系统治疗方案尚无定论。抗血管生成药物或靶向治疗药物联合免疫治疗已成为不可切除或中晚期肝癌的重要治疗方式，也是潜在可切除肝癌转化治疗的主要方式之一。从目前肝癌一线系统治疗的临床研究数据分析，仑伐替尼较索拉非尼具有更高的客观缓解率（objective response rate，ORR）；而以仑伐替尼联合帕博利珠单克隆抗体、贝伐珠单克隆抗体联合阿替利珠单克隆抗体、贝伐珠单克隆抗体类似物联合信迪利单克隆抗体、阿帕替尼联合卡瑞利珠单克隆抗体为代表的靶向治疗联合免疫治疗（靶免组合）在治疗不可切除肝癌时 ORR > 20%，较单药治疗具有更强大的转化潜力，目前缺乏不同药物组合之间的比较研究。在挑选药物时，一方面需要考虑药物抗肿瘤的效果，另一方面也要考虑其在安全性和可及性上的特点。

局部治疗

TACE、HAIC 等局部治疗手段可为初始不可切除肝癌患者创造潜在手术切除机会，并且能够转化为生存获益，放射治疗联合 HAIC、HAIC 联合 TACE 可以进一步提高转化率。但需注意多次 TACE 可能导致肝损害，从而影响转化后肝切除手术的安全性，未来可通过改进 TACE 治疗方式或联合治疗来提高转化成功率。Li 等人分析了 TACE 联合 HAIC 方案对初始不可手术的 HCC 病人疗效，纳入的病人中肿瘤直径≥ 10cm 的病人占 56.1%，其结果显示 TACE 联合 HAIC 方案的转化率高于单纯 TACE 治疗（48.8% 对比 9.5%，$P < 0.01$）。近年来，中国研究者在 HAIC 治疗中晚期肝癌领域取得了许多进展。一项多中心 RCT 的研究结果显示 HAIC 治疗合并门静脉癌栓的肝癌病人，其 ORR 明显高于索拉非尼（mRECIST 标准，27.6% 对比 3.4%，P=0.001）。Lyu 等人研究结果显示 HAIC 治疗的 ORR 较索拉非尼具有明显优势（mRECIST 标准，47.8% 对比 9.1%，$P < 0.01$），HAIC 治疗组中 26.1% 的病人实现了降期，有机会接受局部治疗。另一项针对合并门静脉侵犯的 HCC 病人的 RCT 研究比较了 HAIC 联合索拉非尼治疗与索拉非尼单药治疗，其结果显示联合治疗组的总有效率显著优于索拉非尼单药治疗，而且联合治疗组有 12.8% 的病人在治疗后降期，并接受根治性手术切除，其中 3 例病人获得了病理学完全缓解[11]。一项回顾性研究结果显示与仑伐替尼单药治疗相比，仑伐替尼联合特瑞普利单克隆抗体和 HAIC 治疗可以获得更高的 ORR 和更高的转化切除率（12.7% 对比 0）。这类研究结果提示，系统治疗联合局部治疗可以获得更高的抗肿瘤活性，更多的病人能够因此获得转化切除机会[12]。

对于肿瘤负荷集中在肝内或合并门静脉癌栓的肝癌病人，多项临床研究均证实 HAIC 治疗有着更高的肿瘤缓解率，部分病人经 HAIC 治疗后肿瘤负荷明显降低或大血管癌栓明显退缩，从而获得转化切除或消融治疗的机会。HAIC 治疗适用于肿瘤负荷位于肝内、肝功能较好（肝功能 Child-Pugh A 或 B 级）的病人，化疗药物建议选择 FOLFOX 方案，一般需要连续完成 4 次或以上的灌注疗程，才能达到转化的机会。靶向和免疫治疗联合 HAIC 可获更高的转化率。

2. 针对余肝体积不足的转化治疗

在系统治疗基础上，更强调经门静脉栓塞（portal vein embolization，PVE）、联合肝脏分隔和门静脉结扎的二步肝除术（associating liver partition and portal vein ligation for staged hepatectomy，ALPPS）等局部处理手段的应用。

（二）新辅助化疗

新辅助化疗是指对于符合手术适应证的恶性肿瘤患者，通过治疗达到缩小肿瘤体积、增加 R0 切除率、减少远处转移和降低复发率的目的，从而提高患者生存期的一种治疗策略。而对于 HCC 的新辅助化疗则被定义为：对可切除、具有高危复发风险的 HCC 患者进行抗病毒治疗、术前放疗、介入治疗、靶向治疗、免疫治疗、门静脉栓塞等干预措施，减轻肝脏炎症反应、缩小肿瘤、及早消灭不可见微小病灶、增加手术切缘，从而提高手术切除的根治性和术后总体生存率的治疗策略。现阶段支持 HCC 新辅助化疗概念的研究相对较少，新辅助治疗在 HCC 治疗中的作用尚不明确，目前的指南也未明确推荐任何一种 HCC 新辅助化疗方式。

总体而言，目前的研究结果认为，对于可切除 HCC 的新辅助 TACE 治疗无法提高患者术后的总生存率和无瘤生存期，甚至会导致肝周粘连使肝切除更加困难，增加肝功能受损和肝功能衰竭的风险。尽管对于新辅助 TACE 治疗的疗效存在着争议，但是肝动脉灌注化疗近年来仍受到国内外的关注。HAIC 经过肝动脉持续给予化疗药物，最大程度地杀伤肿瘤细胞，且全身毒副反应更少，近年来在中晚期 HCC 治疗中的应用越来越广泛。一项多中心随机对照临床试验（NCT03851913）旨在研究新辅助 HAIC 治疗对超出米兰标准的可切除 BCLC 分期 A/B 期 HCC 患者的影响，结果显示新辅助 HAIC 治疗组 1、2、3 年整体生存率（92.9%、78.6% 和 63.5%）明显优于直接手术组（79.5%、62.0% 和 46.3%），提示肝切除术前进行新辅助 HAIC 可能为超出米兰标准的可切除 BCLC A/B 期 HCC 患者带来生存获益。从现阶段的研究结果来看，新辅助 HAIC 治疗方案初步展露优势，值得进一步开展相关研究；而对于可切除的 HCC 目前并不推荐常规进行术前 TACE 治疗，尚需更多大样本的随机对照研究来明确筛选标准[13]。

对于可切除 HCC 患者是否应行新辅助化疗仍然存在较大争议，虽然现有部分相关研究报道新辅助化疗具有优势，但是大部分研究仍未有定论，而且因新辅助治疗而手术推迟导致的疾病进展、新辅助治疗相关方案引发的毒副反应等一系列问题仍未解决，因此在选择 HCC 新辅助治疗前必须严格筛选适用的人群。对于 HCC 而言，术后复发的高危因素与肿瘤大小、肿瘤数目、术前甲胎蛋白水平、乙肝病毒 DNA 水平、有无血管侵犯、肿瘤包膜是否完整等多方面因素相关。肝癌的可切除性以及肿瘤生物学行为的评估，与病情以及治疗条件有关，具有一定主观性和自由裁量的范围，现阶段探索 HCC 新辅助治疗相对有效的方案为：针对合并高危因素的可切除 HCC 患者，经 MDT 讨论且综合评估患者意愿、体能状态及实际情况后，制订个体化的新辅助治疗方案。

（三）辅助化疗

由于肝癌患者进行肝切除术后 5 年复发率高达 50%~70%，降低术后复发率是提高肝癌整体疗效的关键。肝癌术后复发往往与术前已经存在的微小播散灶以及肝癌多中心发生有关，故术后需要密切观察和随访。通常将术后复发的模式分为早期复发和晚期复发。术后 2 年之内的复发属于早期复发，其高危因素有微血管侵犯、非解剖性肝切除、肿瘤较大（直径 > 5cm）、残余微小病灶以及血清 AFP > 32ng/ml 等；术后 2 年之后的复发为晚期复发，其高危因素有慢性病毒性肝炎活动、肝硬化进展以及多发性瘤灶等。现阶段尚无全球公认的肝癌术后辅助治疗方案。对于具有高危复发因素的患者，临床上给予高度重视，往往积极采取干预措施，希望能够阻止或者推迟复发，包括抗病毒药物治疗、肝动脉介入治疗、含奥沙利铂的系统化疗、分子靶向治疗药物以及中医药治疗等。这些措施可能有一定的疗效，但是除了抗病毒药物治疗之外，其他治疗尚缺乏强有力的循证医学证据来充分支持。因此，当前仍然提倡多学科合作和个体化的综合治疗，而基于遗传信息的精准肿瘤学治疗则是未来的发展方向。

对于伴有门静脉癌栓的患者若术后经门静脉置管化疗联合 TACE，也可以延长患者生存，而术后利用免疫治疗、靶向药物治疗、HAIC 单独或联合应用的策略正在积极探索中。一旦发现肿瘤复发，根据复发肿瘤的特征，可以选择再次手术切除、消融治疗、介入治疗、放射治疗或系统抗肿瘤治疗等以延长患者生存。2020 年 ESMO 年会更新了肝动脉栓塞化疗联合仑伐替尼用于术后有高复发风险 HCC 患者辅助治疗（LANCE 研究）的多中心、前瞻性队列研究最新分析结果，该研究共入组 184 例有高复发风险的根治术后患者（大血管或胆管侵犯 / 肿瘤破裂或浸润邻近器官 / Ⅱ级微血管侵犯且合并以下任意一项：肿瘤数目≥3个、肿瘤最大直径≥8cm、肿瘤边缘不清晰或无完整包膜）。结果显示，仑伐替尼联合TACE组（92例）患者的中位无病生存（disease free survival，DFS）时间显著长于单纯TACE组（92例）患者（17.0个月对比9.0个月，*HR*=0.6，*P*=0.0228），提示仑伐替尼联合TACE的辅助治疗有效且安全，可能延长术后有高复发风险HCC患者的无病生存期[14]。

肝动脉灌注化疗治疗肝细胞癌中国专家共识（2021版）推荐：对于合并复发高危因素（如肿瘤最大直径>5cm、子灶、合并微血管侵犯等）的肝癌病人，需要进行术后辅助治疗已逐渐成为外科学界共识。TACE是目前高危复发肝癌病人较广泛应用的辅助治疗方案，最新的研究结果显示：在合并微血管侵犯的肝癌病人中，R0切除术后行2个疗程辅助性FOLFOX-HAIC治疗，也可以明显降低复发率，延长生存时间，且无明显的不良反应，病人耐受性和依从性良好。因此，对于手术后发现有微血管侵犯的肝癌病人，术后辅助性HAIC治疗可能有助于降低术后复发风险及延长生存时间。术后辅助性HAIC治疗建议在手术后1~2个月内进行[15]。

（四）不可切除的进展后晚期患者化疗

我国70%的原发性肝细胞癌在发现时已属于晚期，多伴有肝内血管侵犯或肝外转移，因此已无法进行手术根治性治疗。结合CNLC肝癌分期及治疗路线图，主要策略是系统抗肿瘤治疗结合局部治疗。系统治疗又称为全身性治疗，主要指抗肿瘤治疗，包括分子靶向药物治疗、免疫治疗、化学治疗和中医中药治疗等；另外，还包括了针对肝癌基础疾病的治疗，如抗病毒治疗、保肝利胆和支持对症治疗等。由于肝癌起病隐匿，首次诊断时只有不到30%的肝癌患者适合接受根治性治疗，系统抗肿瘤治疗在中晚期肝癌的治疗过程中发挥重要的作用。系统抗肿瘤治疗可以控制疾病的进展，延长患者的生存时间。系统抗肿瘤治疗的适应证主要为：①CNLC Ⅲa、Ⅲb期肝癌患者。②不适合手术切除或TACE治疗的CNLC Ⅱb期肝癌患者。③TACE治疗抵抗或TACE治疗失败的肝癌患者。

1. 一线系统治疗手段

一线系统治疗手段为靶向治疗药物，例如仑伐替尼等，TKI以及以A+T为代表的免疫联合抗血管生成治疗方案。化疗也是不可或缺的，CSCO推荐奥沙利铂为主的化疗方案，可以联合免疫治疗/其他局部治疗/索拉非尼。FOLFOX4方案在我国被批准用于一线治疗，被应用于不适合手术切除或局部治疗的局部晚期和转移性肝癌。另外，三氧化二砷对中晚期肝癌具有一定的姑息治疗作用，在临床应用时应注意监测和防治肝肾毒性。

2. 卡瑞利珠单抗联合FOLFOX4全身化疗

卡瑞利珠单抗联合FOLFOX4方案或GEMOX方案一线治疗晚期肝癌患者的Ⅱ期临床研究结果显示，在肝癌队列34例可评估的患者中，ORR为26.5%，DCR为79.4%，mPFS为5.5个月，mDOR未达到。最常见的不良反应为中性粒细胞、白细胞和血小板减少，多为1/2级，耐受性良好且安全可控[16]。目前，评估卡瑞利珠单抗联合FOLFOX4与对比标准疗法（索拉非尼或FOLFOX4）在晚期肝癌一线治疗中作用的Ⅲ期临床研究正在开展中。

2022年ASCO-GI报道了一项仑伐替尼联合TACE一线治疗晚期肝癌的Ⅲ期多中心随机对照研究（LAUNCH）：该研究比较仑伐替尼联合TACE与仑伐替尼单药一线治疗晚期HCC的疗效。由于降期，仑伐替尼联合TACE组26例（15.3%）患者接受了根治性手术切除，2例（1.2%）患者出现病理完全缓解。仑伐替尼单药组3例（1.8%）患者接受了根治性手术，未出现病理完全缓解（*P*

< 0.001）。另一项回顾性对照研究，比较 TACE+ 仑伐替尼联合治疗对比单独 TACE 的有效性与安全性。研究纳入的 120 例 uHCC 患者中，60 例接受单 TACE 治疗，60 例接受 TACE+ 仑伐替尼治疗。结果显示，TACE+ 仑伐替尼组对比单 TACE 组，在以下几个方面均显现优势：1 年和 2 年 OS 显著更高（1 年 OS 率：88.4% 对比 79.2%；2 年 OS 率：79.8% 对比 49.2%，P=0.047）。TACE+ 仑伐替尼组的 ORR 显著高于 TACE 组（68.3% 对比 31.7%，P < 0.001），且疾病控制率（DCR）的数值也更高（93.3% 对比 86.7%，P=0.224）。总而言之，仑伐替尼联合 TACE 在疗效方面可以显著提高生存率、总体客观缓解率；在安全性方面不良事件的发生率低，尤其在对于肝功能的维持上具有极大优势；在预后方面，能为后续治疗提供更多的选择。

三、小结和展望

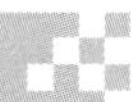

化疗是肝癌系统治疗的主要手段，静脉给药方式因其有效率低而渐边缘化，但化疗药物仍有丰富的应用前景，更多是以 HAIC、TACE 等方式局部给药，增加了肿瘤的局部控制，结合免疫治疗、靶向治疗，增效而不增毒性，中晚期 HCC 患者可获得更多手术转化和更好的长期疗效。

参考文献

[1] SUNG H, FERLAY J, SIEGEL R L, et al. Global Cancer Statistics 2020: GLOBOCAN Estimates of Incidence and Mortality Worldwide for 36 Cancers in 185 Countries [J] . CA Cancer J Clin, 2021, 71 (3): 209-249.

[2] 朱广志 , 严律南 , 彭涛 . 中国《原发性肝癌诊疗指南 (2022 年版) 》与《BCLC 预后预测和治疗推荐策略 (2022 年版) 》的解读 [J] . 中国普外基础与临床杂志 , 2022, 29 (04): 434-439.

[3] 中华人民共和国国家卫生健康委员会办公厅 . 原发性肝癌诊疗指南 (2022 年版) [J] . 肿瘤防治研究 , 2022, 49 (03): 251-276.

[4] 中华人民共和国国家卫生健康委员会医政医管局．原发性肝癌诊疗规范 (2019 年版) [J]．肿瘤综合治疗电子杂志 , 2020, 6 (2) : 55-85.

[5] 傅毅振 , 徐立 . 肝细胞癌综合治疗进展 [J] . 临床肝胆病杂志 , 2020, 36 (10): 2179-2183.

[6] WEI X B, JIANG Y B, ZHANG X P, et al. Neoadjuvant three-dimensional conformal radiotherapy for resectable hepatocellular carcinoma with portal vein tumor thrombus: A randomized, open-label, multicenter controlled study [J] . J Clin Oncol, 2019, 37 (24): 2141-2151.

[7] HE M K, LI Q J, ZOU R H, et al. Sorafenib plus hepatic arterial infusion of oxaliplatin, fluorouracil, and leucovorin vs sorafenib alone for hepatocellular carcinoma with portal vein invasion: A randomized clinical trial [J] . JAMA Oncol, 2019, 5 (7): 953-960.

[8] 中国医师协会器官移植医师分会 , 中华医学会器官移植学分会肝移植学组 . 中国肝癌肝移植临床实践指南 (2021 版) [J] . 中华消化外科杂志 , 2022, 21 (4): 433-443.

[9]] XIE D Y, REN Z G, ZHOU J, et al. 2019 Chinese clinical guidelines for the management of hepatocellular carcinoma: updates and insights [J] . Hepatobiliary Surg Nutr, 2020, 9 (4): 452-463.

[10] 中国抗癌协会肝癌专业委员会转化治疗协作组 . 肝癌转化治疗中国专家共识 (2021 版) [J] . 中国实用外科杂志 , 2021, 41 (6): 618–632.

[11] LI B, QIU J, ZHENG Y, et al. Conversion to resectability using transarterial chemoembolization combined with hepatic arterial infusion chemotherapy for initially unresectable hepatocellular carcinoma [J] . Ann Surg Open, 2021, 2 (2): e057.

[12] 代尚军 , 李林强 , 刘连新 . 肝细胞癌新辅助治疗策略的研究进展 [J] . 中华肝胆外科杂志 , 2021, 27 (12): 947–950.

[13] 丁陈陈 , 宋兴东 , 张磊 . 肝脏外科医生眼中的 2021 ASCO [J] . 岭南现代临床外科 , 2021, 21 (3): 265–271.

[14] CHEN J, LU L, WEN T, et al. 2021 ESMO 945P - Adjuvant lenvatinib in combination with TACE for hepatocellular carcinoma patients with high risk of postoperative relapse (LANCE) : Updated results from a multicenter prospective cohort study [J] . Ann Oncol, 2021, 32 (5S) : S818–S828.

[15] 中国抗癌协会肝癌专业委员会 . 肝动脉灌注化疗治疗肝细胞癌中国专家共识 (2021 版) [J] . 中华消化外科杂志 , 2021, 20 (7): 754–759.

[16] LI H, QIN S, LIU Y, et al. Camrelizumab Combined with FOLFOX4 Regimen as First-Line Therapy for Advanced Hepatocellular Carcinomas: A Sub-Cohort of a Multicenter Phase Ib/II Study [J] . Drug Des Devel Ther, 2021, 5 (15): 1873–1882.

（作者：何牧群　游敏晶　高炜）

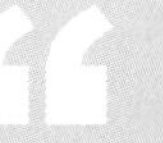

第三节　胆管癌化学药物治疗

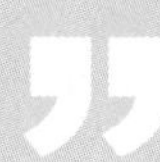

一、胆管癌诊疗概述

胆管癌即胆管细胞癌，又称为胆道癌，是一种起源于胆管上皮细胞且具有较高恶性程度的肿瘤，其发生位置从毛细胆管至胆总管。组织病理上，95% 以上的胆管癌为腺癌，其他罕见的病理类型有鳞状上皮癌、腺鳞癌等。根据解剖位置，胆管癌可分为肝内胆管癌（ICC，10%~20%）和肝外胆管癌（ECC），后者可进一步分为肝门部胆管癌（pCCA，50%）和远端胆管癌（dCCA，30%~40%）。虽然，CCA 总体发生率低，约占消化道肿瘤的 3%，发病率在 12 种消化道肿瘤中排第 6 位。但近年来胆系肿瘤的发病率呈上升趋势，日益引起关注。由于 CCA 发病隐匿、早期临床症状不典型，多数患者就诊时为肿瘤晚期且预后差。若不接受治疗，患者的整体中位生存期仅 3~6 个月。手术是唯一能够治愈胆管癌的手段，但是研究表明只有约 35% 的患者能够早期发现并接受根治性手术，而超过 65% 的 CCA 患者发现时已无法进行根治性手术切除，且 5 年生存率为 5%~15%。此外，虽然少部分经过新辅助放化疗后的肝门部胆管癌患者，有机会从手术等局部治疗获益，但是术后 1 年复发率也高达 67%。

CCA 是一类解剖学差异大、高度分子多样性和基因异质性多种的高度恶性肿瘤，现有的诊断方法在胆管癌的早期诊断方面仍有欠缺，新型分子标志物在胆管癌的早期诊断、预后及治疗方面具有广阔的应用前景。由于不同解剖部位胆管肿瘤之间存在分子病理和基因突变的不同，靶向治疗、免疫治疗的效果也有较大差异，更深入地了解胆管癌各种亚型的驱动基因突变，对于胆管癌的精准治疗有着重要的意义。虽然 CCA 对传统化疗并不敏感，但是系统化疗目前仍然是各阶段主要治疗手段[1-2]。

二、胆管癌化疗现状

（一）术前治疗（新辅助治疗及转化治疗）

手术是唯一能够治愈胆管癌的手段，而能否手术取决于肿瘤的可切除性和生物学行为的综合评估。但是，胆管癌包括肝内胆管癌、肝门部胆管癌和远端胆管癌，其解剖学差异大、生物学行为各异，且手术的适应证缺乏公认标准，通常需要 MDT 团队在循证医学指导下，进行个体化的精准评估。在 2021 年 CSCO 胆管恶性肿瘤诊治指南中，对于术前系统治疗没有严格区分新辅助治疗及转化治疗的差异，统一定义为术前新辅助治疗，也未明确适应证。

新辅助治疗能缩小原发灶及转移的淋巴结，提高 R0 切除率。对于无法切除的局部晚期肿瘤，新辅助治疗可使局部进展的胆管癌降期为可切除，改善病人的预后。目前对新辅助治疗的潜在效用仍存在争议，对 CCA 的单一转化治疗方案反应较差。在新辅助治疗中，针对肿瘤进展风险大的现状，目前多考虑采用多种治疗方案联合用于转化治疗。随诊 NGS 检测的开展，对胆管癌生物学行为研究的深化，化疗、靶向药物和免疫检查点抑制剂等药物的有机联合，将给术前治疗带来希望。

目前缺乏随机对照的Ⅲ期临床试验证明胆管恶性肿瘤的新辅助治疗的获益，可以推荐适当的患者参加临床试验。

2022 年 ASCO-GI 上，Sung Hoon Choi 等人报告了局部晚期胆管癌患者在白蛋白结合型紫杉醇（nab-P）联合吉西他滨（Gem）、顺铂（Cis）化疗后行根治性手术的临床可行性的研究（摘要号：387），85 名患者被纳入本研究。46（54.1%）人有可测量的病灶，可测量疾病患者的客观缓解率（ORR）和疾病控制率分别为 51.1% 和 85.1%。52 名（61.2%）患者被确定为可切除，4 名被判定为可切除的患者因患者拒绝或化疗后体能状态不佳而未接受手术。最后，85 名患者中有 48 名（56.5%）在诱导化疗后接受了后续的治愈性手术。最终病理中有 6 例完全缓解病例（12.5%），均报告为肝外胆管癌患者。48 例患者中有 46 例（95.8%）实现了 R0 切除。尽管最初是局部晚期胆管癌，但在 44 名（95.7%）患者中报告了低于 T2 的病理 T 分期。13 名（27.1%）患者被证实有淋巴结转移。化疗后手术患者的总生存率优于单独化疗的患者（P=0.009）。总而言之，Gem/Cis/nab-P 作为诱导化疗在局部晚期胆管癌患者根治性手术前显示出良好的疗效和临床可行性。这项研究表明，使用 Gem/Cis/nab-P 的三联化疗通过对胆管癌患者的高反应率具有明显的降期效果。

（二）辅助化疗

胆管癌可切除率低，即使经过根治性手术，患者术后 1 年复发率仍可达 67%，说明辅助治疗的必要性。既往胆管癌患者术后辅助化疗研究多混杂纳入胰腺癌、壶腹部癌及 BTC 患者，因此各指南推荐的 BTC 辅助治疗方案与胰腺癌相似。

2017 年 ASCO 年会报道的Ⅲ期 BILCAP 研究是全球首个纳入足够样本量，能够证明辅助治疗可以改善胆管癌患者 OS 的Ⅲ期临床研究。该研究入组了 447 例 BTC 病人，分为化疗组（卡培他滨，*n*=223）与观察组（*n*=224），主要研究终点为中位 OS，结果显示化疗组在总生存期上有明显获益，中位 OS 为 51 个月对比 36 个月（$P < 0.01$），在无复发生存时间上化疗组亦存在治疗优势（24.4 个月对比 17.5 个月）。OS 的亚组分析显示，在男性和肿瘤分化差的患者中使用卡培他滨可能潜在获益，但是整体的异质性差异均无统计学意义。在不良反应方面，两组的生活质量无显著差异，卡培他滨组最常见的不良事件为掌跖红斑，专家组认为卡培他滨的剂量可以根据各个医院和当地的临床实践最终确定。其结果于 2019 年纳入《美国国立综合癌症网络（national comprehensive cancer network，NCCN）指南》参考，卡培他滨可能可以作为 BTC 术后辅助化疗的标准用药[3]。

基于 BILCAP 研究，卡培他滨被公认为胆管癌患者根治性切除术后的标准辅助治疗。然而，在该研究的意向性治疗分析中，卡培他滨辅助治疗和单独手术治疗在总生存期无显著的统计学差异。而 S-1 是一种口服氟尿嘧啶衍生物，在晚期 CCA 患者中显示出良好的疗效且仅具有轻微的毒性。2022 ASCO-GI 会议上公布的一项胆管癌根治性切除术后 S-1 辅助治疗对比观察的Ⅲ期试验显示，有根治性切除后的胆管癌患者中，治疗组（*n*=207）采用 S-1 辅助治疗 4 个周期，对照组（*n*=212）为术后观察，主要终点：3 年 OS 率为 77.1% 对比 67.6%，3 年无复发生存率（recurrence-free survival）62.4% 对比 50.9%。其结论对于已切除的胆管癌患者，辅助 S-1 治疗比单独手术显著延长生存期，且 S-1 的毒性可以耐受，故辅助 S-1 治疗被认为是已切除胆管癌的标准治疗。

在Ⅲ期随机对照 PRODIGE-12 研究结果中，吉西他滨联合奥沙利铂辅助化疗并不能提高胆管癌患者术后的 RFS 和 OS，故不推荐该方案用于胆管癌术后的辅助治疗。另一项日本Ⅲ期研究表明肝外胆管癌术后采用吉西他滨单药辅助化疗并不能带来生存获益，故不推荐该方案用于肝外胆管癌术后的辅助治疗[4]。

肝外胆管癌或胆囊癌以及手术切缘显微镜下阳性（R1 切除）的患者可以考虑推荐接受放化疗。一项肝外胆管癌和胆囊癌Ⅱ期前瞻性、单臂的放化疗研究（SWOG S0809），纳入标准为诊断 EHCC 或 GBCA 根治术后、pT2-4 或 N+ 或手术切缘阳性、M0 及体能状况（0-1）的患者，接受 4 周期吉西他滨方案化疗（1000mg/m^2 静滴第 1 天和第 8 天）和卡培他滨［1500mg/（m^2·d），口服，第 1 天至第 14 天］，21 天为一周期。随后同时进行卡培他滨（1330mg/m^2/d，po，Qd）和放疗（区域淋巴管的剂量为 45Gy；瘤床区剂量为 54~59.4Gy）。80 位可评估的患者中，若 R0 和 R1 切除术后 2 年生存率分别≥ 65% 和 45%，则结果较理想，实际纳入 79 例合格患者（R0 组 *n*=54，R1 组 *n*=25）。对全部患者，2 年生存率为 65%，R0 和 R1 患者的生存率分别为 67% 和 60%。中位生存期为 35 个月（R0 患者 34 个月，R1 患者 35 个月）。该结合疗法患者的耐受性良好，疗效理想。然而，目前关于放化疗期间最佳的放疗剂量，尚未确定。

（三）不可切除的进展后晚期患者全身系统化疗

1. 一线治疗

多年来，化疗一直是晚期或转移性胆管肿瘤一线治疗的主要手段。在晚期胆管癌的一线化疗中，主要以吉西他滨、铂类、氟尿嘧啶类和白蛋白紫杉醇这四种化疗药为主。在晚期胆管癌的全身治疗中，晚期一线化疗推荐 3 个标准治疗方案，分别是吉西他滨联合顺铂（以下简称“GC方案”）、吉西他滨联合替吉奥以及卡培他滨联合奥沙利铂，证据分别来自3个随机对照Ⅲ期临床试验。ABC-02研究显示，GC方案将晚期BTC患者的OS从8.1个月提高到11.7个月，GC方案已经成为胆系肿瘤研究的一个里程碑，也奠定了GC方案作为晚期或转移性胆管癌一线化疗方案的地位。Ⅲ期JCOG1113/FUGA-BT研究表明，吉西他滨联合替吉奥用于晚期BTC的一线治疗，其OS可达15.1个月，疗效不劣于吉西他滨联合顺铂方案（OS为13.4个月），可作为晚期BTC的一线治疗选择[4]。Kim等人报道了卡培他滨联合奥沙利铂一线治疗胆管癌症的研究结果，总生存期为10.6个月，与对照组吉西他滨联合奥沙利铂的10.4个月相近，也可作为一线治疗推荐[5]。

对于可耐受强烈化疗的患者，一般考虑联合治疗，对于体能状况良好的患者，可以考虑三药联合的强烈化疗[6]。

2019年ASCO报道了一项治疗胆管癌的Ⅲ期临床研究（KHBO1401），结果显示双周GCS（吉西他滨、顺铂联合S-1）方案不仅能延长患者的生存期［HR=0.791（90% CI为0.628~0.996），P=0.046］，而且具有较GC方案更高的病情缓解率（42%对比15%，$P<0.001$）和转化率（2.5%对比0），这一结果也使得应用该方案探索新辅助治疗具有可能性。患者入组后100天的反应可将肿瘤缩小模式分为4类，分别为A类（肿瘤缩小体积大于30%）、B类（缩小体积0~30%）、C类（肿瘤体积增长0~20%）和D类（肿瘤体积增长大于20%）。研究结果显示GCS方案组中A类和B类患者较多，分别为61例（67%）和33例（36%），$P<0.0001$。各组间肿瘤最大反应时间存在差异，A组中GCS组的肿瘤缩小反应时间明显短于GC组，B组中GCS组与GC组肿瘤缩小反应时间差距不明显，C类和D类未见肿瘤收缩。结论：与GC方案相比，GCS方案具有更快、更明显的肿瘤缩小效果和更好的生存率，但6个周期后有20%患者面临肿瘤复发的问题[7]。

一项研究吉西他滨+顺铂+白蛋白紫杉醇一线治疗晚期胆管癌的Ⅱ期临床试验，招募了62名晚期BTC患者，中位随访时间为12.2个月（95%CI为9.4~19.4）。结果显示吉西他滨+顺铂+白蛋白紫杉醇的中位PFS为11.8个月，ORR为45%，疾病控制率（DCR）为84%，中位OS为19.2个月。但不良反应方面也不容忽视，58%的患者发生3级或3级以上不良事件，其中最常见的是中性粒细胞减少，发生率为33%（19人），有9人（16%）因不良事件退出治疗。因此，CSCO指南将吉西他滨+顺铂+白蛋白紫杉醇作为晚期BTC的一线治疗的Ⅱ级专家推荐[8]。

PRODIGE 38 AMEBICA试验是一项开放标签、随机的Ⅱ/Ⅲ期研究，该研究是比较改良FOLFIRINOX方案和吉西他滨+顺铂的开放标签、多中心、Ⅱ/Ⅲ期试验。在随机分组的190例患者中，大多数患者的原发灶在肝内（62%~64%），其次是肝外（19%~21%）和胆囊（17%~18%）。少数患者接受过手术（17%~25%），大多数患者有肝脏病变或者肝脏合并肝外病变（71%~85%）[9]。

本试验未达到主要Ⅱ期终点（在意向治疗人群中，mFOLFIRINOX组的6个月PFS≥73%），其PFS为44.6%，吉西他滨+顺铂组的6个月PFS相似（47.3%）。mFOLFIRINOX组和吉西他滨+顺铂组的中位PFS和总生存期（OS）均相似（PFS为6.2个月和7.4个月，OS为11.7个月和13.8个月），且吉西他滨+顺铂的趋势较好。符合方案人群的结果相似，mFOLFIRINOX组和吉西他滨联合顺铂组的缓解率也相似（25.0%和19.4%）。在不良事件方面上，mFOLFIRINOX组的3/4级疲劳、腹泻、神经病变和厌食发生率较高，而吉西他滨联合顺铂组的中性粒细胞减少发生率较高。此项重要试验未能证明三药治疗方案mFOLFIRINOX与标准治疗方案吉西他滨和顺铂相比具有优效性，且前者毒性较大。目前正在进行中的Ⅲ期试验（NCT03768414）正在探讨在吉西他滨联合顺铂的基础上加用紫杉醇纳米脂质体的效果。

总而言之，吉西他滨联合顺铂方案作为胆管癌一线标准化疗已有十余年之久，但其中位生存期 mOS 未超过一年（11.7 个月），晚期转移性胆管癌患者生存期仍有很大提升的空间。正因如此，新兴药物能否改变胆管癌一线治疗格局一直是临床研发的热点。

2022 年 ASCO-GI 上，Do-Youn Oh 等人报告了 Varlitinib 联合吉西他滨和顺铂治疗初治晚期胆管癌的研究（摘要号：439），这是一项针对未接受过系统治疗的晚期 BTC 患者的多中心 I B/ Ⅱ期研究。Varlitinib 是一种可逆的小分子泛 HER 抑制剂在 I B 阶段使用改进的“3+3+3”升级设计，Varlitinib 联合吉西他滨和顺铂。在 23 名患者中，8 人部分缓解，12 人疾病稳定 ≥ 12 周，ORR 为 35%，疾病控制率为 87%。结论：Varlitinib 联合吉西他滨和顺铂具有良好的耐受性，并且与初治晚期 BTC 患者的初步抗肿瘤活性相关。

Chen X 等人报道了卡瑞利珠单抗联合吉西他滨和奥沙利铂（GEMOX）作为晚期 BTC 一线治疗的单臂、开放标签的Ⅱ期研究，其 37 例Ⅳ期 BTC 患者接受卡瑞利珠单抗（3mg/kg）+ 吉西他滨（800mg/m^2）和奥沙利铂（85mg/m^2）治疗，主要终点为 6 个月 PFS 率和安全性。6 个月的 PFS 率为 50%。中位 PFS 为 6.1 个月，其中胆囊癌患者为 6.9 个月，胆管癌患者为 5.4 个月。中位 OS 为 11.8 个月，其中胆囊癌的 mOS 为 13.0 个月，而胆管癌的 mOS 为 11.2 个月。ORR 为 54%，所有患者均为部分反应（PR），DCR 为 89%。在 36 名可评估患者中，有 30 人（83%）的肿瘤大小与基线相比减小，与基线相比的中位变化为 -35%。在安全性方面，最常见的 3/4 级不良反应发生率为 70%[10]。从结果上可以看出，卡瑞利珠单抗+GEMOX 在晚期 BTC 患者中显示了良好疗效，但仍需要进行更大规模的前瞻性研究来证实。

国内有小样本量研究 GEMOX+ 仑伐替尼 + 特瑞普利单抗治疗方案，虽然该研究样本量较少（仅有 30 例患者），但客观有效率（ORR）高达 80%，疾病控制率为 93.3% 且为国内第一项免疫 + 靶向 + 化疗的治疗方案。因此，此治疗方案被列为晚期胆管肿瘤一线治疗方案，Ⅲ级专家推荐。

2022 年 ASCO-GI 公布了 TOPAZ-1 研究的关键结果，TOPAZ-1（NCT03875235）是首个评估一线免疫疗法（度伐利尤单抗）+ GemCis 治疗晚期 BTC 患者的全球Ⅲ期研究。该研究达到主要终点，在晚期胆管癌一线治疗中，与单纯化疗方案相比，度伐利尤单抗联合化疗在 OS 方面具有统计学意义和临床意义的改善作用（mOS 为 12.8 个月对比 11.5 个月，18 个月 OS 为 35.1 个月对比 25.6 个月，24 个月 OS 为 24.9 个月对比 10.4 个月，HR=0.80）；次要终点 PFS 和 ORR 也得到改善，同时实验组安全性可耐受。这是首个在晚期 BTC 人群中相较于标准疗法显示出临床获益的免疫组合疗法，度伐利尤单抗联合 GemCis 化疗将成为胆管癌新的一线标准治疗。

免疫检查点抑制剂联合疗法有望开启胆管肿瘤一线治疗的全新时代，然而仍有诸多问题值得探索：胆管癌不同解剖部位之间（胆囊癌、肝内胆管癌和肝外胆管癌）是否能对免疫治疗反应且反应是否有区别，目前这方面研究仍在进行中，也许将来亚组分析的数据会有答案。

在免疫治疗 BTC 研究中寻找到有效的生物标记物作为疗效预测因子是十分重要的，TMB 在肝外胆管癌（18%）和胆囊癌（22%）中显著更高于肝内胆管癌（13%），使前者可能对免疫检查点封锁更敏感。另外，PD-L1 表达能否成为一个有效的疗效预测因子也值得去探索。

化疗、放疗或靶向治疗等联合的任一组合疗法能否增加免疫治疗在 BTC 的敏感性，将“冷”肿瘤变为“热”肿瘤，增强 T 细胞对肿瘤细胞杀伤并改变肿瘤微环境，这点也值得我们去探索。

2. 二线治疗及后线治疗

ABC-06 研究入组了一线吉西他滨联和顺铂化疗进展后的晚期胆管癌患者，随机分配至接受积极症状控制（ASC）+mFOLFOX（奥沙利铂 +5-FU）组或单纯 ASC 组。研究结果表明，ASC+mFOLFOX 组的中位 OS 为 6.2 个月，单纯 ACS 组的中位 OS 为 5.3 个月，ASC+mFOLFOX 组带来了有临床意义的 OS 改善，故推荐 ASC+mFOLFOX 方案作为晚期胆管癌的二线治疗方案[11]。

三、小结和展望

总体而言，化学治疗是 CCA 治疗的基石。在精准治疗的思路下，进行高通量测序后的 CCA 患者有了更多、更好的药物可以选择，包括靶向、免疫、抗血管生成等一系列药物组合，新的药物和新的研究或许会给 CCA 患者带来更多令人振奋的好消息，化疗未来应用方向主要是个体化、精准化、联合化。期望通过进一步的临床实践来丰富对疾病的认知，借助 MDT 平台，通过转化治疗提高治疗效果，从而使广大 CCA 患者能够生存获益。

参考文献

[1] 袁家佳，薛冉，王小娟，等．胆道系统肿瘤药物治疗的临床问题和进展［J］．药学进展，2021, 45 (1): 13.

[2] 科技部传染病防治重大专项课题“病毒性肝炎相关肝癌外科综合治疗的个体化和新策略研究”专家组．肝内胆管癌外科治疗中国专家共识 (2020 版)［J］．中华消化外科杂志，2021, 20 (1): 15.

[3] 梁斐，王靖雯，邱萌．探究卡培他滨在可切除胆道癌术后辅助化疗中的作用——BILCAP 研究解读［J］．中国癌症杂志，2017, 29 (7): 545-552.

[4] VALLE J W, WASAN H S, PALMER D H, et al. Cisplatin plus gemcitabine versus gemcitabine for biliary tract cancer [J] . N Eng J Med, 2010, 362: 1273-1281.

[5] MORIZANE C, OKUSAKA T, MIZUSAWA J, et al. Combination gemcitabine plus S-1 versus gemcitabine plus cisplatin for advanced/recurrent biliary tract cancer: the FUGA-BT (JCOG1113) randomized phase III clinical trial [J] . Ann Oncol, 2019, 30: 1950-1958.

[6] KIM S T, KANG J H, LEE J, et al. Capecitabine plus oxaliplatin versus gemcitabine plus oxaliplatin as first-line therapy for advanced biliary tract cancers: a multicenter, open-label, randomized, phase III, noninferiority trial [J] . Ann Oncol, 2019, 30: 788-795.

[7] SAKAI D, KANAI M, KOBAYASHI S, et al. Randomized phase III study of gemcitabine, cisplatin plus S-1 (GCS) versus gemcitabine, cisplatin (GC) for advanced biliary tract cancer (KHBO1401-MITSUBA)[J]. Ann Oncol,2018,29: viii205.

[8] SHROFF R T, JAVLE M M, XIAO L, et al. Gemcitabine, Cisplatin, and nab-Paclitaxel for the Treatment of Advanced Biliary Tract Cancers: A Phase 2 Clinical Trial [J] . JAMA Oncol, 2019, 5(6): 824-830.

[9] PHELLP J M, DESRAME J, EDELINE J, et al. Modified FOLFIRINOX Versus CISGEM Chemotherapy for Patients With Advanced Biliary Tract Cancer (PRODIGE 38 AMEBICA): A Randomized Phase II Study [J] . Journal of Clinical Oncology, 2022, 40 (3): 262-271.

[10] CHEN X, WU X, WU H, et al. Camrelizumab plus gemcitabine and oxaliplatin (GEMOX) in patients with advanced biliary tract cancer: a single-arm, open-label, phase II trial [J] . J Immunother Cancer, 2020, 8 (2): e001240.

[11] LAMARCA A, PALMER D H, WASAN H S, et al. Second-line FOLFOX chemotherapy versus active symptom control for advanced biliary tract cancer (ABC-06): a phase 3, open-label, randomised, controlled trial [J] . Lancet Oncol, 2021, 22(5): 690-701.

（作者：何牧群　游敏晶　高炜）

第四节　胰腺癌化学药物治疗

一、胰腺癌诊疗概述

胰腺癌是胰腺导管上皮来源的恶性肿瘤，受胰腺解剖学和胰腺癌生物学特点的影响，胰腺癌的诊治呈现“三高三低”的特点：“三高”即发病率逐年增高、术后复发率高和死亡率高；“三低”即早期诊断率低、手术切除率低和药物有效率低，临床诊治极具挑战性。具体而言，胰腺血管、淋巴管丰富，而胰腺本身包膜不完整，胰腺癌早期易侵犯周围组织器官和发生远处转移，加上早期无明显和特异性症状及体征，故患者确诊时多属晚期，只有不到20%的患者符合手术条件。针对不可手术切除者，治疗上以化疗为主，然而化疗的疗效并不理想，中位OS基本不超过1年。根据美国SEER数据库报道，20世纪50年代，胰腺癌患者的5年生存率约1%，现在的5年生存率也仅7.5%，胰腺癌是所有癌症类型中预后最差，生存率改善程度最低的肿瘤。

二、胰腺癌化疗现状

目前，手术是根治胰腺癌的主要手段，胰腺癌的可切除性评估标准是基于CT、MRI等影像学检查结果：根据肿瘤与其周围重要血管的关系及远处转移情况，评估肿瘤的可切除性，并将其分为可切除、交界可切除和不可切除三种类型，如表4-4-1[1]。根据胰腺癌的可切除性，先明确治疗目的，才能采取相应的化疗决策。

表 4-4-1　胰腺癌可切除性

可切除状态	动脉	静脉
可切除胰腺癌	肿瘤未触及腹腔干、肠系膜上动脉或肝总动脉	肿瘤未触及肠系膜上静脉或门静脉，或有触及但未超过180°，且静脉轮廓规则

续表

可切除状态	动脉	静脉
交界可切除胰腺癌	胰头和胰颈部肿瘤：肿瘤触及肝总动脉，但未累及腹腔干或左右肝动脉起始部，可以被完全切除并重建；肿瘤触及肠系膜上动脉，但没有超过 180°；若合并动脉解剖变异如副肝右动脉、替代肝右动脉、替代肝总动脉等，应注意明确是否受累及受累范围，可能影响手术决策	胰头和胰颈部肿瘤：肿瘤触及肠系膜上静脉或门静脉超过 180°或触及范围虽未 180°，但静脉轮廓不规则或存在静脉血栓，切除后可行静脉重建；肿瘤触及下腔静脉
	胰体 / 尾部肿瘤：肿瘤触及腹腔干未超过 180°；肿瘤触及腹腔干超过 180°，但未触及腹主动脉，且胃十二指肠动脉未受累（有学者认为这种情况属于局部进展期范畴）	胰体 / 尾部肿瘤：肿瘤触及脾静脉门静脉汇入处，或门静脉左侧有触及但未超过 180°，静脉轮廓不规则；受累血管可完整切除，其远近端可行安全重建；肿瘤触及下腔静脉
不可切除胰腺癌局部进展期	胰头和胰颈部肿瘤：肿瘤触及肠系膜上动脉超过 180°；肿瘤触及腹腔干超过 180°	胰头和胰颈部肿瘤：肿瘤侵犯或栓塞（瘤栓或血栓）导致肠系膜上静脉或门静脉不可切除重建；肿瘤大范围触及肠系膜上静脉远侧空肠引流支
	胰体 / 尾部肿瘤：肿瘤触及肠系膜上动脉或腹腔干超过 180°；腹腔干及腹主动脉受累	胰体 / 尾部肿瘤：肿瘤侵犯或栓塞（瘤栓或血栓）导致肠系膜上静脉或门静脉无法切除重建
合并远处转移	远处转移（包括切除范围以外淋巴结转移）	远处转移（包括切除范围以外淋巴结转移）

（一）新辅助治疗

1. 在可切除胰腺癌中的应用

可切除胰腺癌患者是否应行新辅助治疗仍存在较大争议。虽有研究结果显示新辅助治疗有望提高可切除胰腺癌患者 R0 切除率及降低淋巴结阳性率，新辅助化疗在降低肿瘤分期同时也是对肿瘤生物学行为的筛选，但普遍样本量有限、证据等级不高、各研究之间存在异质性。有数据显示，约 20% 的可切除胰腺癌患者因新辅助治疗失败而出现疾病进展，或者体能状态下降，错失手术机会；术前穿刺明确病理学诊断及置管减黄为有创性操作，具有出血、胆管炎、胰瘘及肿瘤播散等潜在风险，因而对可切除胰腺癌患者常规开展新辅助治疗应持审慎态度。

目前，国内外指南多提倡针对病理诊断明确且合并高危因素的可切除胰腺癌患者开展新辅助治疗。已知高危因素包括 CA19-9 显著增高、瘤体较大、区域淋巴结肿大疑似转移、体重显著降低和伴有明显疼痛等。针对合并上述高危因素的可切除胰腺癌患者，经 MDT 讨论并综合评估患者意愿、体能状态及实际情况后可开展新辅助治疗。目前针对可切除胰腺癌的上述高危因素，尚缺乏一致的量化标准，建议开展相关临床研究。

（1）SWOG1505 研究了单纯新辅助化疗，在围手术期采用 FOLFIRINOX 方案对比吉西他滨 /nab-紫杉醇的方案，未加用放疗。两组患者肿瘤应答率没有差别，所有入组的可切除的患者从开始接受治疗起的 2 年 OS 分别是 mFOLFILINOX 组 41.6%（中位 22.4 个月），Gem/nab-P 组 48.8%（中位 23.6 个月），两组 DFS 分别是 10.9 个月和 14.2 个月。围术期化疗具有足够的安全性和较高的可切除率，但与既往的标准疗法相比，上述 2 种治疗方案均未证实可以提高 OS[2]。

（2）PREOPANC 随机试验评价了术前新辅助化疗 +CRT（吉西他滨 + 放疗 36Gy，15 次），随后进行手术且术后给予吉西他滨辅助。在最初的意向性治疗分析中未显示 OS 获益，但最近更新的摘要显示新辅助治疗组的 OS 改善。新辅助治疗组的 R0 切除率较高（71% 对比 40%，*P*=0.001），淋巴结阳性率较低（78% 对比 33%，*P*=0.001），无病生存期延长（8.1 个月对比 7.7 个月，*P*=0.03）。在 120 例成功接受手术的患者中，新辅助患者的中位 OS 有显著改善 （35.2 个月对比 19.8 个月，*P*=0.029）[3]。

（3）ESPAC-5F 是一项四臂、多中心的Ⅱ期试验，评估了 BRPC 患者新辅助治疗的不同方法。90 名患者被随机分配至接受即刻手术或新辅助治疗，包括 2 个周期的吉西他滨 / 卡培他滨或 4 个周期的 FOLFIRINOX 或卡培他滨联合放疗 50.4Gy（28 次）。结果显示，即刻手术的 1 年 OS 率为 40%，新辅助治疗的 1 年 OS 率为 77%（*P*=0.001）[4]。

总之，可切除胰腺癌的新辅助治疗尚无标准化方案，对于体能状态好（美国东部肿瘤合作组评分 0~1 分）的患者推荐行改良的 FOLFIRINOX 或白蛋白紫杉醇联合吉西他滨等多药联合方案，术前治疗 2~4 周期后评估治疗效果。治疗期间密切监测肿瘤指标变化趋势及影像学评估结果，注意控制严重不良反应并予营养支持治疗，对于新辅助治疗效果不佳的患者可及时进行手术干预。若患者因疾病进展无法手术切除，应遵循不可切除胰腺癌的治疗原则。放疗在可切除胰腺癌的新辅助治疗中的意义尚缺乏高质量研究佐证，可依据具体情况开展并评估疗效。

2. 在交界可切除胰腺癌中的应用

交界可切除胰腺癌定义：①肿瘤无远处转移。②肠系膜上静脉 - 门静脉系统肿瘤侵犯有节段性狭窄、扭曲或闭塞，但切除后可安全重建。③胃十二指肠动脉侵犯达肝动脉水平，但未累及腹腔干。④肿瘤侵犯肠系膜上动脉未超过周径的 180° 。对于交界可切除的胰腺癌诊疗，缺乏大型临床研究数据，因此建议开展多中心临床研究。

直接对交界可切除胰腺癌患者进行手术治疗导致 R1 或 R2 切除的可能性较大，改善预后的作用有限，建议开展新辅助治疗。有研究结果显示，新辅助治疗有助于提高交界可切除胰腺癌患者的 R0 切除率，改善无瘤生存及总生存状态。此外，新辅助治疗有助于评估肿瘤的生物学行为，若在新辅助治疗期间病情进展，则预示肿瘤的生物学行为较差，难以从手术中获益。因此，针对体能状态较好的交界可切除胰腺癌患者，推荐先给予新辅助治疗。目前对新辅助治疗的周期也无明确标准，一般推荐 2~4 个周期的新辅助治疗，根据治疗前后肿瘤大小、肿瘤标志物、临床表现及体能状态的变化等，由 MDT 进行疗效评估。新辅助治疗后病情无进展的患者，即使影像学检查未发现肿瘤降期，也应进行手术探查。首选腹腔镜探查，在排除远处转移后应争取根治性切除。

2022 年 ASCO-GI 上，梁庭波等报道了改良 FOLFIRINOX 与改良 FOLFIRINOX 联合 PD-1 抗体新辅助化疗治疗交界可切除和局部晚期胰腺癌的随机Ⅱ期试验（CISPD-4 研究），这是一项随机、对照、开放标签的Ⅱ期研究，纳入交界可切除胰腺癌（BRPC）或局部晚期胰腺癌（LAPC）患者，随机分组进行改良 FOLFIRINOX（mFFX 组）或 mFFX+PD-1 抗体（PD-1 组）新辅助治疗，然后由 MDT 讨论是否可切除，经讨论确认可切除的则进行手术切除。该试验共纳入 146 例患者，其中 62 例 BRPC，84 例 LAPC，115 例患者接受了至少 4 个周期的治疗。mFFX 组有 13.3% 的患者获得影像学部分缓解（PR），PD-1 组这一比例为 26.9%。在 BRPC 患者中，mFFX 组和 PD-1 组的影像学 PR 分别为 13.0% 和 36.3%，两组患者的切除率相似（47.4% 和 51.7%），R0 切除率分别为 70.3% 和 86.6%。在 LAPC 患者中，PD-1 组的切除率比 mFFX 组的切除率高（37.1% 对比 48.0%）。生存数据目前还不成熟，研究仍在进行中。结果说明改良 FOLFIRINOX 联合 PD-1 抗体用于 BRPC 和 LAPC 患者新辅助治疗可行且耐受性良好。

2021 年 ASCO-GI 公布的 Alliance A021501 研究，共纳入 126 例胰腺癌患者，旨在探索 mFOLFIRINOX 对比 mFOLFIRINOX+ 立体定向放疗（SBRT）或图像引导下大分割放疗（HIGHT）新辅助治疗在交界可切除胰腺癌（BRPC）中的疗效。受试者随机分为 A 组和 B 组，A 组给予 mFOLFIRINOX 新辅助治疗，B 组给予 mFOLFIRINOX+SBRT/HIGHT 新辅助治疗。结果显示，A 组和 B 组患者 18 个月总生存期（OS）分别为 67.9% 和 47.3%。在接受胰腺切除术的患者中，A 组和 B 组的 18 个月 OS 分别为 93.1% 和 78.9%。A 组和 B 组的中位 OS 分别为 31.0 个月和 17.1 个月。

3. 胰腺癌新辅助治疗效果评价

目前，临床仍缺乏理想的评估胰腺癌患者新辅助治疗效果的手段。基于影像学检查结果的传统评价标准即实体肿瘤反应评估标准（response evaluationcriteria in solid tumors，RECIST），根据治疗前后 CT 或 MRI 所示靶病灶大小的变化评估疗效，具有直观、标准化及可操作性高等优势，但难以体现肿瘤异质性、活性、血供、免疫细胞浸润等生物学属性。由于胰腺癌富含间质，新辅助治疗后肿瘤周围组织会产生炎症反应及纤维化，即使新辅助治疗有效，肿瘤大小及重要血管的受累范围也常无显著变化，RECIST 标准往往难以对胰腺癌新辅助治疗的效果及肿瘤可切除性进行准确评估。有研究显示，PET-CT 检查对新辅助治疗效果评估的准确性优于 CT 检查，新辅助治疗前后其摄取值的改变与患者预后相关。近年来定量及功能影像学的应用，如基于双能量 CT 碘含量测定、CT 或 MRI 灌注扫描、弥散加权成像(diffusion weighted imaging，DWI）及 PET-MRI 检查等，可作为传统形态学评估的重要补充。综上所述，胰腺癌新辅助治疗效果的准确性评估仍为目前亟待解决的难点。

血清 CA19-9 是新辅助治疗后患者预后评价的独立预测因素，新辅助治疗后血清 CA19-9 水平下降超过 50% 的患者预后更好，恢复至正常水平的患者术后生存获益显著。对于交界可切除胰腺癌患者行新辅助治疗，若血清 CA19-9 稳定或降低且影像学检查结果提示肿瘤无进展，应积极行手术探查。但血清 CA19-9 评价新辅助治疗有效的具体阈值尚存在不同意见，未来需进一步探讨其具体界值。值得关注的是，梗阻性黄疸等也会导致血清 CA19-9 水平升高，以及 10% 左右的病人可表现为血清 CA19-9 阴性，这些病人如何评价新辅助治疗疗效有待进一步的研究[5]。

总之，影像学检查是评估胰腺癌患者新辅助治疗效果的主要方式，同时应结合 PET-CT、肿瘤标志物及患者全身情况等综合评价。

（二）转化治疗

局部进展期胰腺癌指肿瘤局部浸润广泛，合并周围重要血管受累而无远处转移的胰腺癌，与合并远处转移的胰腺癌一并被列为晚期范畴，属于不可切除。近年来研究发现，20%~60% 的局部进展期胰腺癌通过转化治疗有望获得手术机会，预后明显好于未手术患者。尽管目前还缺少 RCT 研究，但仍推荐全身状况良好的局部进展期患者尝试转化治疗。转化治疗前应获取细胞学或病理学诊断，对超声内镜检查术（endoscopic ultrasonography，EUS）、超声检查或 CT 引导下反复穿刺活检仍无法明确病理诊断的患者，可行腹腔镜探查活检以明确病理诊断。目前尚无最佳转化治疗方案，其中 FOLFIRINOX 及其改良方案、白蛋白紫杉醇联合吉西他滨等应用较多。对于 BRCA1/2 或 PALB2 突变的患者建议行含铂类的化疗联合或不联合序贯放化疗，对于体能状态较差的患者可行吉西他滨或氟尿嘧啶类单药为基础的放化疗方案。推荐对转化治疗后肿瘤无进展、有联合血管切除及重建可能、体能状态良好的患者进行腹腔镜手术探查，争取手术切除。转化治疗后手术时机的选择仍无定论，多选择在新辅助治疗后 4~8 周进行手术。

总而言之，部分局部进展期胰腺癌患者通过转化治疗可获得手术机会以改善预后，体能状态良好的患者建议使用联合治疗方案，体能状态较差者建议使用以吉西他滨或氟尿嘧啶类单药为基础的放化疗方案，治疗前应明确细胞学或病理学诊断。

（三）辅助化疗

与单纯手术相比，术后辅助化疗具有明确的疗效，可以防止或延缓肿瘤复发，提高术后长期生存率，胰腺癌术后均应行辅助化疗。辅助化疗宜尽早开始，对于术后体能状态恢复较好的患者，辅助化疗起始时间尽可能控制在术后 8 周内；体能状态较差的患者，起始时间也不宜超过术后 12 周，一般建议化疗 6~8 个周期，总疗程 24 周。

根据患者体能状态，首选联合化疗方案。目前全球有 4 个阳性Ⅲ期研究结果，分别是 CONKO-001（吉西他滨优于观察）、JASPAC-01（S-1 优于吉西他滨）、ESPAC-4（吉西他滨 + 卡培他滨优于吉西他滨）和 PRODIGE 24（mFOLFIRINOX 优于吉西他滨），术后辅助化疗延长了可切除胰腺癌患者的术后无病生存期和总体生存期。既往推荐以氟尿嘧啶类药物或吉西他滨为主的联合化疗方案，但对于体能状态较差的患者亦可予以单药化疗方案。2018 年发表在《新英格兰杂志》的 PRODIGE 24/CCTG PA.6 临床研究中 mFOLFIRINOX（mFFX）对比吉西他滨单药分别用于辅助治疗经切除的胰腺导管腺癌（PDAC）患者。mFOLFIRINOX 组的 DFS 长于吉西他滨组（21.6 个月对比 12.8 个月，$P < 0.0001$），3 年无病生存率更高（39.7% 对比 21.4%），mFOLFIRINOX 组的中位 OS 更长（54.4 个月对比 35.0 个月，$P=0.003$）。2021 年的欧洲肿瘤内科学会（ESMO）年会，报告该研究 5 年 DFS 在 mFFX 组和吉西他滨组分别为 26.1% 对比 19.0%，mFFX 组的中位 OS 为 53.5 个月，吉西他滨组的中位 OS 为 35.5 个月（95% CI 为 30.1~40.3 个月）。当随访时间超过 5 年时，与吉西他滨相比，mFFX 辅助治疗能够显著延长 PDAC 患者的 DFS、OS。

APACT 研究结果显示，白蛋白紫杉醇联合吉西他滨方案可延长患者在胰腺癌根治术后总体生存期，亚组分析结果显示，T3 期合并淋巴结转移的患者获益更明显，可作为其辅助化疗的备选方案。术后可根据患者体能状态选择辅助化疗方案，体能状态好者首选联合方案。目前尚无分子靶向治疗、免疫治疗、细胞治疗等应用于胰腺癌术后辅助治疗并为患者带来生存获益的高级别证据，提倡开展相关临床研究。

（四）不可切除的进展后晚期患者全身系统化疗

转移性胰腺癌治疗目的和原则：①对于转移性胰腺癌，以化学治疗为基础的综合治疗有利于减轻症状、延长生存期和提高生活质量。②对于寡转移胰腺癌，以化疗为基础，放疗对病灶选择性治疗的综合治疗更有利于减症、提高局部控制率和延长生存期。

局部进展期或转移性胰腺癌的综合治疗方案多有不确定性，提倡开展并参与相关临床研究。积极化疗有助于缓解症状、改善生活质量并延长生存期。根据患者体能状态，首选联合治疗方案，如 FOLFIRINOX、吉西他滨联合白蛋白结合紫杉醇或吉西他滨联合替吉奥等，体能状态差者可选择吉西他滨或替吉奥单药方案，吉西他滨联合分子靶向治疗亦为可行之选。

胰腺癌恶性程度极高，尽管 FOLFIRINOX 和白蛋白紫杉醇 + 吉西他滨方案提高了不可切除胰腺癌患者的生存率，但治疗需求仍未得到满足。纳武利尤单抗单药或者联合其他治疗方案在多个瘤种治疗中显示出卓越疗效。FOLFIRINOX 与纳武利尤单抗的联合方案，因不同的作用机制有望发挥协同抗肿瘤作用。2022 年 ASCO-GI 报告，纳武利尤单抗联合改良 FOLFIRINOX 治疗转移性胰腺癌的Ⅱ期研究，31 名未经治疗的转移性、不可切除 / 复发性胰腺癌患者接受了纳武利尤单抗（480mg，每 4 周一次）加改良 FOLFIRINOX（奥沙利铂 85mg/m^2、亚叶酸钙 200mg/m^2、伊立替康 150mg/m^2 和氟尿嘧啶 2400mg/m^2，每 2 周一次）。主要研究终点是客观缓解率（ORR）。中位随访时间为 13.40 个月，ORR 为 32.3%（CR：0，PR：32.3%），中位缓解持续时间为 7.36（范围 3.5~20.1）个月，中位 OS 和 PFS 分别为 13.40 个月（90% CI 为 10.87~15.24）和 7.39 个月（90% CI 为 3.88~7.59），1 年生存率为 54.8%（90% CI 为 39.1~68.1）。最常见的 3/4 级药物相关不良事件是中性粒细胞计数减少（38.7%）、食欲下降（16.1%）、低钾血症（12.9%）、发热性中性粒细胞减少（9.7%）、恶心（9.7%）和白细胞计数减少（9.7%）。

近年来，多项临床研究提示一线化疗后使用维持治疗可使患者获益。2019 年美国临床肿瘤学会（ASCO）年会上胰腺癌领域最重磅的研究是 POLO 研究。该研究基于生物标志物指导，使用含铂化疗和 PARP 抑制剂奥拉帕利维持治疗显著延长了胚系 BRCA1/2（gBRCA）突变转移性胰腺癌患者的无进展生存期（PFS）。存在致病性胚系 BRCA1/2 基因突变的患者，一线化疗首选含铂方案，如 FOLFIRINOX 或吉西他滨联合顺铂方案。若铂类药物治疗后无进展≥ 16 周，建议以奥拉帕利维持治疗。对于体系 BRCA1/2 基因突变或其他同源重组修复通路异常的患者，可参考胚系突变同等处理。一项国内开展的Ⅱ期临床研究，在晚期胰腺癌中，白蛋白结合型紫杉醇联合替吉奥（NS 方案）一线治疗后以替吉奥（S）维持治疗，PFS 为 6.2 个月，OS 为 13.6 个月。另一项国外开展的 D 期临床研究，白蛋白结合型紫杉醇联合吉西他滨（GN 方案）后以吉西他滨（G）维持治疗，PFS 为 6.4 个月，OS 为 13.4 个月。

2022 年 ASCO-GI 报告的一项吉西他滨 +S1 两周方案治疗老年性胰腺癌的前瞻性、Ⅱ期、多中心临床试验（NCT03559348）中，吉西他滨、S-1 和亚叶酸（GSL）的改良组合被用作新诊断的局部晚期或转移性胰腺癌老年患者的一线治疗。49 名患者入组，主要终点是无进展生存期（PFS），诊断时患者的中位年龄为 76 岁（范围为 70~87 岁），32 名（65.3%）患者在 GSL 治疗前有转移灶。在基线检查时，脆弱老年人调查 -13 分（Vulnerabe Elders Survey-13，VES-13）（中位数 5，范围 0~13）和老年人 8 分（Geriatric 8）（中位数 10.5，范围 3~15）证明了患者的脆弱性。在 44 名可评估的患者中，13 人表现出部分缓解（29.5%），24 人病情稳定（54.5%）。总人群、局部晚期疾病患者和转移性病变患者的中位 PFS 分别为 6.6、6.6 和 6.3 个月，OS 分别为 12.5、12.7 和 11.6 个月。GSL 方案在这组虚弱的患者中产生了令人印象深刻的疗效和可耐受的毒性，并且患者在治疗期间可以维持生活质量，可见 GSL 方案可能是患有局部晚期或转移性胰腺癌的老年患者的一个治疗选择。本研究旨在使用更大样本量的真实世界数据库来评估这一趋势，试验纳入 70 岁以上 ECOG 体力状态评分 0~2 的患者接受 GSL 治疗。GSL 方案为每 2 周给药一次，第 1 天静脉注射吉西他滨 800mg/m^2，固定剂量率为 10mg/（m^2 · min），口服 S-1（80~120mg/d）+ 亚叶酸 30mg，每天 2 次，第 1~7 天，直到疾病进展、停药或不可耐受的毒性。吉西他滨和 Nab- 紫杉醇（GA）是转移性胰腺癌（mPC）的一线治疗方案，传统给药方案（TDS）通常为第 1、8 和 15 天给药，28 天为一周期，在临床使用中，这一方案常被调整为每周期两次的改良方案（MDS）。既往有研究表明，使用 MDS 和 TDS 治疗，患者的 OS 相当。

胰腺癌是一种恶性程度很高，诊断和治疗都很困难的消化道恶性肿瘤，目前已有多个新一代的药物试图通过恢复受损的细胞凋亡信号传导途径治疗胰腺癌。TRYbeCA-1 是一项随机、开放标签的Ⅲ期试验，Eryaspase 是红细胞内的一种 L- 天冬酰胺酶，能够延长自由酶的活性并降低其毒性，在胰腺癌患者中与化疗联合有良好的耐受性和潜在的有效性。Eryaspase 与化疗联合用于既往仅接受过一种全身抗癌治疗的晚期胰腺癌患者，按 1 ∶ 1 随机接受吉西他滨 / 白蛋白结合型紫杉醇或伊立替康 / 氟尿嘧啶 （5FU） 治疗（取决于接受的一线治疗），联合或不联合 Eryaspase，主要终点是 OS。接受 Eryaspase 联合化疗患者 mOS 为 7.5 个月，而单独化疗组为 6.7 个月，P=0.375。该研究未达到 OS 的主要终点，Eryaspase 组和对照组的疾病控制率分别为 57.6% 和 49.0%（P=0.047）[6]。Eryaspase 组最常见的不良事件是虚弱、腹泻和贫血（3/4 级发生率分别为 16.9%、7.66% 和 17.3%），Eryaspase 似乎没有增强化疗的毒性。结论：这项大型前瞻性研究没有达到改善患者 OS 的主要终点，但在 Eryaspase 联合伊立替康 /5FU 亚组中表现出良好的耐受性和令人鼓舞的生存获益，值得进一步研究。

2022 年 ASCO-GI 报道 CISPD3 研究：信迪利单抗联合改良 Folfrinox（mFFX）方案对比单独 Folfrinox 方案治疗中国转移性和复发性胰腺癌患者的随机Ⅲ期研究，主要终点是 OS。信迪利单抗联合 mFFX 组和 mFFX 组的 mOS 相似（10.9 个月对比 10.8 个月）；信迪利单抗联合 mFFX 组 mPFS 为 5.9 个月，mFFX 组为 5.73 个月；信迪利单抗联合 mFFX 组 ORR 为 50%，而 mFFX 组为 23.9%（P=0.010）。信迪利单抗联合 mFFX 组和 mFFX 组最常见的≥ 3 级不良事件是中性粒细胞减少症（58.5% 对比 44.4%）、血小板减少症（17.0% 对比 11.1%）、贫血（13.2% 对比 13.0%）、呕吐（13.2% 对比 11.1%）、转氨酶升高（11.3% 对比 5.6%）。在联合治疗组中观察到 22.6% 的免疫相关不良事件（irAE）和 5.7% 的≥ 3 级 irAE，最常见的 irAE 是肺部不良事件 （13.2%），有 3 例 （5.7%） 患者 ≥ 3 级，其中 1 例（1.8%） 死亡被认为与治疗相关。此外，没有发现新的安全信号。信迪利单抗联合 mFFX 显著改善了晚期胰腺癌患者的 ORR，但未观察到 OS 和 PFS 明显改善，安全性可控。这些数据表明化疗联合 PD-1 抑制剂可能会给晚期胰腺癌患者带来进一步的获益。

三、小结和展望

胰腺癌恶性程度高，总体疗效欠佳，以手术、放疗和化疗为主的传统治疗方法，疗效已到了瓶颈。随着基因测序和多组学研究的开展，越来越多的信号通路和可作用靶点被发现，相应的靶向和免疫治疗药物也越来越多，胰腺癌的治疗模式正在逐渐朝靶向治疗方向发展[7]。

参考文献

[1] 中华医学会外科学分会胰腺外科学组 . 中国胰腺癌诊治指南 (2021) [J]. 中华外科杂志，2021, 59 (7): 561-577.

[2] AHMAD S A, DUONG M, SOHAL D P S, et al. Surgical Outcome Results From SWOG S1505: A Randomized Clinical Trial of mFOLFIRINOX Versus Gemcitabine/Nab-paclitaxel for Perioperative Treatment of Resectable Pancreatic Ductal Adenocarcinoma [J] . Ann Surg, 2020, 272 (3): 481-486.

[3] KATZ M H, SHI Q, AHMAD S A, et al. Preoperative modified FOLFIRINOX treatment followed by Capecitabine-based chemoradiation for borderline resectable pancreatic cancer: Alliance for clinical trials in oncology trial A021101 [J] . JAMA Surg, 2016, 151 (8): e161137.

[4] HALL W A, DAWSON L A, HONG T S, et al. Value of Neoadjuvant Radiation Therapy in the Management of Pancreatic Adenocarcinoma [J] . J Clin Oncol, 2021, 39 (34): 3773-3777.

[5] 李鹏禹 , 张瀚鱼 , 戴梦华 . 胰腺癌新辅助治疗疗效评估研究进展 [J] . 中国实用外科杂志 , 2022, 42 (3): 349-354.

[6] HAMMEL P, BERARDI R, CREEMERS G Y, et al. Trybeca-1: A randomized, phase 3 study of eryaspase in combination with chemotherapy versus chemotherapy alone as second-line treatment in patients with advanced pancreatic adenocarcinoma (NCT03665441) [J] . Journal of Clinical Orcology, 2020, 38 (15-suppl): TPS4666.

[7] 楼文晖 . 胰腺癌精准治疗的现状、挑战和未来 [J] . 中国实用外科杂志 , 2021, 41 (9): 1014-1016.

（作者：何牧群　游敏晶　高炜）

第五章

肝胆胰腺癌靶向治疗

第一节　肝细胞癌靶向治疗

我国晚期肝细胞癌（hepatocellular carcinoma，HCC）靶向治疗的研究始于2006年。2008年7月，原国家食品药品监督管理局批准了索拉非尼在国内的上市。此后整整10年的时间内，索拉非尼在中国晚期肝癌的系统治疗中扮演了重要的角色，共有超过16万例的患者接受了索拉非尼的治疗。不论在国内、外，肝癌靶向治疗都面临同样的窘境，即一线可选择的药物单一，且索拉非尼失败后缺乏有效的治疗手段。2017年以后，瑞戈非尼和仑伐替尼相继在国内获批，不仅丰富了我国晚期肝癌一线治疗的选择，而且提供了可延续的后线治疗手段。此外，近几年国产靶向药物在晚期肝癌中也有不错的表现，包括阿帕替尼、多纳非尼和安罗替尼等（表5-1-1）。

自2017年以来，免疫治疗成为晚期肝癌治疗的又一重大突破。尽管在免疫治疗时代，持续的抗血管靶向治疗仍然是晚期肝癌治疗的重要策略。本章采用的循证医学证据等级和推荐等级主要参考《原发性肝癌诊治指南（2022版）》及2020年中国临床肿瘤学会（Chinese Society of Clinical Oncology，CSCO）原发性肝癌诊疗指南所采用的相应标准。

表5-1-1　已获批的肝癌靶向治疗药物

药物名称	主要靶点	分子性质	治疗	国外获批时间	国内获批时间
索拉非尼	BRAF、c-KIT、FLT-3、VEGFR-2,3、PDGFR-β	小分子TKI	一线	2007年11月	2008年7月
仑伐替尼	VEGF-1-3、FGF-1-4、PDGFR-α、RET、KIT	小分子TK1	一线	2018年8月	2018年9月
瑞戈非尼	VEGFR-1-3、TIE-2、FGFR-1-2、KIT、RAF、RET、PDGFR-2-β	小分子TKI	二线	2017年4月	2017年2月
卡博替尼	VEGFR-1-3、C-MET、AXL、KIT、RET、FLT3、TIE-2	小分子TKI	二线	2019年1月	—
雷莫芦单抗	VEGFR-2	单克隆抗体	二线	2019年3月	—

一、晚期肝细胞癌靶向药物治疗

（一）靶向药物单药治疗

1. 一线治疗

对于不适合局部处理的局部晚期和晚期HCC，可选择索拉非尼（1级推荐，1类证据）、仑伐替尼（1级推荐，1类证据）、多纳非尼（1级推荐，1类证据），慎重选择阿帕替尼、安罗替尼（临床试验）。

（1）索拉非尼：SHARP研究[1]和ORIENTAL研究[2]同证实了索拉非尼在晚期HCC一线治疗

中的疗效，且不良反应可耐受。SHARP 研究共入组 602 例患者，研究的主要终点是中位生存期（overall survival，OS）。索拉非尼和安慰剂组的中位 OS 分别为 10.7 个月和 7.9 个月（P=0.69），中位疾病进展时间（time to progression，TTP）分别为 5.5 个月和 2.8 个月。亚太地区中位 OS 分别为 6.5 个月和 4.2 个月，中位 TTP 分别为 2.8 个月和 1.4 个月。因此，2007 年以来，索拉非尼已经获得包括中国在内多个国家的相关部门批准，用于一线治疗无法手术或远处转移的 HCC 患者。

（2）仑伐替尼：REFLECT 研究[3]是一项开放、随机、对照、国际多中心的Ⅲ期临床研究，入组的 954 例患者随机接受仑伐替尼或索拉非尼治疗。两组的中位 OS 分别是 13.6 个月和 12.3 个月，仑伐替尼非劣效于索拉非尼，达到了研究的主要终点，两组患者无进展生存期（progression free survival，PFS）分别是 7.4 个月和 3.7 个月。在对大陆（内地）、台湾、香港的亚组分析中，仑伐替尼和索拉非尼组 OS 分别是 15.0 个月和 10.2 个月，PFS 分别是 9.2 个月和 3.6 个月，提示两组患者生存结果可能存在差异，且较全球数据更佳。同时，对于 HBV 相关的 HCC，仑伐替尼治疗的患者具有生存获益优势。因此，2018 年欧洲药品评价局（EMEA）、美国食品药品监督管理局（FDA）和我国药品监督管理局（NMPA）已相继批准仑伐替尼一线治疗不可切除 HCC 的适应证。

（3）多纳非尼：2020 年 ASCO 年会上报道了 ZGDH3 研究[4]结果，668 例患者随机接受多纳非尼或索拉非尼治疗。主要研究终点是意向性治疗人群的 OS，两组中位 OS 分别是 12.1 个月和 10.3 个月。次要终点是 PFS，两组的 PFS 分别是 3.7 个月和 3.6 个月，有效率分别是 4.6% 和 2.7%，3 级以上治疗相关不良事件（treatment related adverse events，TRAE）发生率分别是 57.4% 和 67.5%。多纳非尼较索拉非尼不但能够延长患者生存期，而且不良反应发生率更低。因此，我国 NMPA 已批准多纳非尼一线治疗不可切除 HCC 的适应证。

（4）阿帕替尼：秦叔逵等人开展的一项Ⅱ期临床试验共入组 121 例患者[5]，患者分别接受阿帕替尼 750mg，一日一次治疗，以及 850mg，一日一次治疗。中位 TTP 分别为 3.32 个月和 4.21 个月，中位 OS 分别为 9.82 个月和 9.71 个月，上述各项指标的组间差异均无统计学意义（$P > 0.05$）。该研究推荐口服阿帕替尼 750mg，一日一次作为Ⅲ期临床研究的给药方法和剂量。

（5）安罗替尼：2019 年欧洲肿瘤学会年会报道了安罗替尼治疗晚期 HCC 的单中心Ⅱ期临床研究[6]。该研究入组 48 例患者，分为两个队列，队列 1 的 26 例患者采取一线治疗，队列 2 的 22 例患者采取二线以上治疗。两个队列的 12 周无进展生存率分别为 80.8% 和 58.8%，中位 TTP 分别为 5.5 个月和 4.0 个月。队列 1 的中位 OS 为 10.8 个月，队列 2 的中位 OS 未达到，初步显示出安罗替尼治疗 HCC 的有效性。

2. 二线治疗

对于不适合局部处理的局部晚期和晚期 HCC 的二线治疗，可以选择瑞戈非尼（1 级推荐，1A 类证据）、阿帕替尼（1 级推荐，1A 类证据）、卡博替尼（2 级推荐，1A 类证据，国内未上市）、雷莫芦单抗[2 级推荐，1A 类证据，限定 AFP（alpha fetalprotein）≥ 400ng/ml，国内未上市]、安罗替尼（3 级推荐，3 类证据，2021NCCN 指南推荐）。

（1）瑞戈非尼：RESORCE 研究是一项晚期 HCC 的随机、双盲、全球多中心Ⅲ期临床研究[7]，纳入了 573 例无法切除的索拉非尼治疗失败的晚期 HCC 患者，按 2 ∶ 1 随机接受瑞戈非尼或最佳支持治疗。试验组和对照组的中位 OS 分别为 10.6 个月和 7.8 个月（HR=0.63）；中位 PFS 分别为 3.1 个月和 1.5 个月，且在各个亚组都观察到获益；有效率分别为 10.6% 和 4.1%。在安全性和耐受性的指标中，试验组与最佳支持治疗这个对照组相比，最常见的3级或3级以上不良事件有高血压、手足皮肤反应、乏力和腹泻，这些与瑞戈非尼已知的数据基本相符。

（2）阿帕替尼：2020年ASCO年会上报告了阿帕替尼二线治疗晚期HCC的AHELP研究[8]。这项研究在中国31个中心进行，2014年4月至2017年5月共入组393例患者，按2∶1随机接受阿帕替尼750mg或安慰剂治疗。两组的中位OS分别为8.7个月和6.8个月（P=0.0476），中位PFS分别为4.5个月和1.9个月，有效率分别为10.7%和1.5%。阿帕替尼组最常见的3/4级TRAE是高血压（27.6%）、手足皮肤反应（17.9%）、血小板降低（13.2%）和中性粒细胞减少（10.5%）。综上所述，阿帕替尼可以改善晚期HCC患者二线治疗的OS和PFS，但不良反应发生率偏高。

（3）卡博替尼：卡博替尼是一种口服的多靶点、多激酶抑制剂，其作用靶点包括MET、VEGFR-3、NTRK、RET、AXL和KIT。CELESTIAL研究[9]是一项随机、全球多中心的Ⅲ期临床研究。该研究入组707例经过治疗的晚期HCC患者，按2∶1随机接受卡博替尼或安慰剂治疗，两组患者的中位OS分别是10.2个月和8个月，中位PFS分别是5.2个月和1.9个月。2019年，卡博替尼获得美国FDA批准用于二线治疗晚期HCC。

（4）雷莫芦单抗：雷莫芦单抗是一种高度选择抗VEGF2的完全人源化的IgG1单克隆抗体[10]。REACH-2研究入组292例索拉非尼治疗失败（AFP＞400ng/ml）的晚期HCC患者，按2∶1随机接受雷莫芦单抗或安慰剂治疗，雷莫芦单抗和安慰剂组的中位OS分别为8.5个月和7.3个月，中位PFS分别为2.8个月和1.6个月。REACH-2研究的另一个意义在于，发现雷莫芦单抗的获益人群为AFP＞400ng/ml患者，AFP可作为获益人群筛选的生物学标志物。

（二）靶向药物与其他药物的联合

1. 靶向药物和免疫检查点抑制剂联合应用

一线治疗

对于既往未接受全身系统性治疗的不可切除和/或转移性HCC患者，靶向药物和免疫检查点抑制剂联合应用在一线治疗中得到获益。目前，国内外指南推荐一线治疗可选择贝伐珠单抗联合阿替利珠单抗（1级推荐，1类证据）或贝伐珠单抗类似物联合信迪利单抗（1级推荐，1类证据），也可以谨慎选择抗血管生成靶向药物（贝伐珠单抗类似物、小分子酪氨酸激酶抑制剂）联合免疫检查点抑制剂的其他组合方案（2级推荐，3类证据）。

随机Ⅲ期IMbrave150研究[11]：采用阿替利珠单抗（PD-L1单抗）联合贝伐珠单抗与索拉非尼进行随机对照研究，主要研究终点OS和PFS均显著延长。联合治疗的客观有效率（objective response rate，ORR）为27%，显著优于索拉非尼组（12%）。联合组3/4级TRAE发生率为36%，低于索拉非尼组（46%）。2021年1月12日美国临床肿瘤学会胃肠道肿瘤研讨会（ASCO-GI）上正式报告IMbrave150研究总生存期（overall survival，OS）最新研究结果（见表5-1-2）。

研究结论：目前，“T+A”方案已在全球60多个国家和地区获批，充分证明了这一联合治疗药物/方案的突破性意义。2020年10月，“T+A”免疫联合方案已正式在中国获批，成为肝功能Child-Pugh A级的晚期HCC患者一线治疗的新选择。值得一提的是，IMbrave150试验及扩展试验中的中国亚群虽然有着更高的乙肝感染率，同时具有大血管侵犯/肝外转移和甲胎蛋白≥400ng/ml等多种预后不良因素，“T+A”方案仍然取得了出色的疗效，尤其是患者的中位总生存期达到24.0个月，实现了晚期肝癌治疗的新突破，对中国广大患者而言具有里程碑式的重要意义。

表 5-1-2　IMbrave150 研究最新 OS、PFS、缓解率、缓解持续时间（DOR）数据

全球结果		
	“T+A”方案组（n=336）	对照组（n=165）
中位 OS（95% CI），单位：月	19.2 (17.0 ～ 23.7)	13.4 (11.4 ～ 16.9)
OS, *HR* (95% CI)	0.66 (0.52 ～ 0.85)	
	“T+A”方案组（n=336）	对照组（n=165）
中位 PFS（95% CI），单位：月	6.9 (5.7 ～ 8.6)	4.3 (4.0 ～ 5.6)
PFS, *HR* (95% CI)	0.65 (0.53 ～ 0.81)	
	“T+A”方案组（n=326）	对照组（n=159）
确认 ORR（95% CI）(%)	30% (25 ～ 35)	11% (7 ～ 17)
	“T+A”方案组（n=97）	对照组（n=18）
中位 DOR（95% CI），单位：月	18.1 (14.6,NE)	14.9 (4.9 ～ 17.0)
IMbrave150 研究中国亚群 OS		
	“T+A”方案组（n=133）	对照组（n=61）
中位 OS（95%CI）- 中国亚群，单位：月	24.0 (17.1,NE)	11.4 (6.7 ～ 16.1)
OS, *HR* (95% CI)	0.53 (0.35 ～ 0.80)	

ORIENT-32 的研究[12]是一项开放标签、随机对照的Ⅲ期临床研究，一共有 571 例未经系统治疗的不可切除的中国肝癌患者按照 2 ∶ 1 的比例随机接受双达组合（信迪利单抗 200 mg iv q3w+ 贝伐珠单抗类似物 15mg/kg iv q3w）或索拉非尼（400mg po bid）治疗。研究结果显示双达组合组的 OS 显著优于索拉非尼组，中位 OS 在联合治疗组未达到，索拉非尼组为 10.4 个月（*HR*=0.569，*P* < 0.0001）；联合治疗组的 PFS 也显著优于索拉非尼，中位 PFS 分别为 4.5 个月和 2.8 个月（*HR*=0.567，*P* < 0.0001）。

此外，多项抗血管生成靶向药物联合免疫检查点抑制剂的 I/Ib 期研究已有初步结果。

KEYNOTE-524 研究[13]是一项全球多中心的单臂临床试验，了解不可切除肝癌患者一线使用仑伐替尼 + 帕博利珠单抗（可瑞达 /K 药）（俗称“可乐组合”）联合治疗的疗效和安全性，被称为是 KEYNOTE-524（Study116）研究。2020 年的 ASCO 年会上公布了最终的结果，研究分为两个阶段，我们主要看评估疗效的扩展阶段。这个阶段一共募集了 100 例未经系统治疗的不可手术的肝癌患者，患者接受仑伐替尼口服（根据体重，8mg/d 或 12mg/d）+ 帕博利珠单抗静滴（2mg q3w）。主要终点方面，独立影像评估的 ORR 分别为 46%（mRECIST 标准）和 36%（RECISTv1.1 标准）。中位至缓解时间为 1.9 个月和 2.8 个月。从靶病灶直径变化的瀑布图上来看，绝大部分患者在治疗初期都出现了肿瘤负荷下降，有 83% 的患者出现了靶病灶不同程度的缩小。mOS（中位生存期）为 22.0 个月（95%CI：20.4 个月 - 未达到）；mPFS 为 8.6 个月；疾病控制率（DCR）为 88%。ORR 为 46%，其中 CR11 例、PR35 例，缓解持续时间（DOR）为 8.6 个月（95%CI：6.9 个月 - 未达到）。安全性方面，这个方案的治疗不良事

件相对较多，3级及3级以上治疗相关不良事件（TRAE）的发生率为67%，4级TRAE发生率为4%，最常见的3级TRAE是高血压（17%），其中3%的死亡考虑跟药物相关。

LEAP-002研究[14]是一项多中心、随机、双盲Ⅲ期临床试验，研究的优效性假设为仑伐替尼+帕博利珠单抗治疗HCC患者的疗效要优于仑伐替尼单药使用。研究预计纳入750名患者，纳入者均为BCLC C期或不适合根治性治疗及局部治疗的BCLC B期HCC患者，按1∶1比例随机分组。试验组接受仑伐替尼（体重≥60kg患者每日剂量12mg，体重<60kg患者每日剂量8mg）联合帕博利珠单抗（间隔3周，每次剂量200mg）治疗，对照组接受仑伐替尼联合安慰剂治疗，在患者出现疾病进展或是不可耐受的不良反应时停药。帕博利珠单抗使用时间最长为35个周期，即105周。研究的首要终点为PFS和OS，次要终点包括ORR、DOR、DCR、AE（不良事件）、SAE（严重不良事件）等。目前此项目已完成入组，正在观察随访，全球共有172个研究中心参与，在我国也有相关医院参与临床研究。

除此之外，卡瑞利珠单抗联合阿帕替尼、瑞戈非尼联合帕博利珠单抗、仑伐替尼联合纳武利尤单抗（Ib期）（study117）等研究也报告了其初步结果[15-17]，报道的ORR在26%~54.2%，但是因开展研究时间均较短，最终生存结果未发布。

中国医学科学院北京协和医学院肿瘤医院内科进行的信迪利单抗联合不同剂量IBI305（贝伐珠单抗类似物）治疗晚期HCC安全性和有效性的Ib期临床研究[18]，该研究共入组50例患者，初步结果显示低剂量组（7.5mg/kg）的ORR为24.1%，高剂量组（15mg/kg）的ORR为33.3%。治疗期间的TRAE大多为1/2级，3级TRAE发生率为12%，两种剂量的安全性均良好。

基于抗血管生成靶向药物与免疫检查点抑制剂联合治疗在晚期HCC治疗的疗效，目前有多项随机对照研究探索最佳联合治疗方案对肝癌的一线治疗。如度伐利尤单抗联合曲美木单抗（HMALAYA研究）、卡瑞利珠单抗联合阿帕替尼（SHR-1210-Ⅲ-310）、特瑞普利单抗联合仑伐替尼、CS1003（PD-1单抗）联合仑伐替尼、信迪利单抗联合IB1305（抗CTLA-4单抗）对比索拉非尼等的随机Ⅲ期研究均在进行之中。

二线治疗

靶向治疗联合免疫检查点抑制剂在晚期HCC的二线及其以上的治疗已成为肝癌治疗的研究热点领域，目前仍在进一步研究中，期待能取得更好的循证医学数据。

2. 靶向药物联合靶向或化疗药物

2014年的一项随机对照Ⅲ期临床研究（SEARCH）表明，晚期HCC患者使用索拉非尼联合厄洛替尼较联合安慰剂治疗，并不能提高患者总生存期[19]。Abou-Alfa等[20]人进行了一项索拉非尼联合多柔比星对比索拉非尼单药治疗晚期HCC的ID期随机对照研究（GALGB 80802）。结果显示联合用药组与单药组中位OS分别为8.9个月和10.5个月，无明显差异。索拉非尼联合其他化疗药物包括吉西他滨[21]、5-氟尿嘧啶（5-fuorouracil，5-FU）[22]的Ⅱ期研究显示，ORR为3%~4%，中位OS11.6~13.7个月，中位TTP为3.6~8.0个月。Liu等[23]人进行了一项多中心、开放单臂研究，采用索拉非尼联合吉西他滨及奥沙利铂方案治疗晚期HCC。结果显示中位OS为15.7个月，中位TTP为10.3个月，但是上述单臂期研究样本量较少，结果仍需大样本随机对照研究加以证实。目前，研究未证实多种靶向药物联合或者化疗联合靶向药物可显著改善患者生存，因此不推荐与其他药物联合使用（不推荐，1类证据）。

二、靶向药物在肝癌围手术期的应用

（一）肝癌根治性切除术后辅助靶向药物治疗

对于低危复发患者[巴塞罗那分期(Barcelona clinic liver cancer，BCLC)0期/A期]，根治切除术后无需辅助靶向治疗（1级推荐，1类证据）。根据肝癌靶向治疗专家共识，对于高危复发患者（BCLC B期/C期，或合并微血管侵犯、低分化、卫星结节等高危因素），患者在根治性切除术后可考虑口服索拉非尼400mg，一日两次，服用时间至少半年（3级推荐，3类证据）。

SHARP研究及ORIENTAL研究的结果确立了索拉非尼在进展期HCC治疗中的地位，成为晚期HCC的标准一线治疗方案，同时也开启了HCC系统综合治疗的新时代。然而，随后开展的索拉非尼应用于HCC根治术后辅助治疗的全球多中心Ⅲ期临床研究（STORM研究[24]）并未达到预期的效果。该研究是目前为止肝癌辅助治疗领域样本量最大的前瞻性随机对照研究，共入组1114例根治性切除术后患者，随机分为索拉非尼组（556例）及安慰剂对照组（558例），结果显示两组患者的中位PFS及OS无统计学差异，提示根治术后应用索拉非尼辅助治疗并不能降低复发率及提高总生存期。但是很多学者指出，STORM研究在设计上存在不足，由于入组了过多低危复发的HCC患者，使得索拉非尼对复发的保护作用被稀释，未能到达统计学差异。

东方肝胆医院程树群教授团队的一项包含728例患者回顾性研究显示[25]，对于合并微血管侵犯的患者，根治术后辅助应用索拉非尼可显著改善PFS及OS。另外，3项分别来自四川大学华西医院、中山大学肿瘤医院及昆明医科大学附属第一医院的研究显示[26-28]，根治术后索拉非尼辅助治疗可改善中期及进展期(BCLC B期/C期)HCC的OS，且耐受性良好。上述的研究结果均显示，对于高危复发患者，索拉非尼可以减少复发、改善生存。但是，上述研究或样本量较小或为回顾性研究，证据级别较低，仍需设计良好的大样本、前瞻性、随机多中心临床研究验证。

（二）肝癌肝移植术后靶向药物治疗

1. 肝癌肝移植术后辅助治疗

对于具有下列任一危险因素：超越米兰标准、低分化肝癌、脉管瘤栓（包括大体和镜下）、淋巴结转移的肝移植患者，可谨慎考虑术后行靶向药物辅助治疗降低复发风险(3级推荐，4类证据)。

对超越米兰标准的肝癌肝移植患者术后辅助治疗的非随机对照研究[29-31]显示，口服索拉非尼效果优于对照的口服吉西他滨，对于具有高危因素的肝癌肝移植患者可以考虑口服靶向药物索拉非尼作为辅助治疗。结合放射性碘（131I）的靶向药物美妥昔单克隆抗体licartin也被认为是较有前景的辅助治疗药物，但同样缺乏大样本、前瞻性、随机对照研究的支持。

2. 肝癌肝移植术后复发治疗

多项临床研究结果显示[32-33]，对于HCC肝移植术后复发不可切除的患者，可以考虑行靶向药物（如索拉非尼）全身治疗或结合TACE、射频消融等治疗，以使患者得到生存获益。另外，一线靶向药物索拉非尼治疗失败后改用肝癌二线靶向药物瑞戈非尼仍可能使患者生存获益[34]。

三、小结和展望

近年来，上述众多分子靶向药物的上市为提升晚期肝癌患者的生存获益带来了希望。由于肝癌发生发展具有多种机制并受多种因素影响，靶向药物与其他药物的联合治疗是将来针对晚期肝癌患者治疗的趋势。除此之外，随着更多肝癌生物标志物和高效、低毒的靶向药物的面世，肝癌靶向治疗也将扩展到对肝癌术后复发的预防甚至是术前干预，从而帮助患者获得最大化的生存获益。相信随着医学技术和研究的进一步发展，肝癌的治疗方案也将会不断推陈出新，使更多患者获得长期生存。

参考文献

[1] LLOVET J M, RICCI S, MAZZAFERRO V, et al. Sorafenib in advanced hepatocellular carcinoma [J] . N Engl J Med, 2008, 359 (4): 378–390.

[2] CHENG A L, KANG Y K, CHEN Z, et al. Efficacy and safety of sorafenib in patients in the Asia-Pacific region with advanced hepatocellular carcinoma: a phase Ⅲ randomised, double-blind, placebo-controlled trial [J] . Lancet Oncol, 2009, 10 (1): 25–34.

[3] KUDO M, FINN R S, QIN S, et al. Lenvatinib versus sorafenib in first-line treatment of patients with unresectable hepatocellular carcinoma: a randomised phase 3 non-inferiority trial [J] . Lancet, 2018, 391 (10126): 1163–1173.

[4] BI F, QIN S, GU S, et al. Donafenib versus sorafenib as firstline therapy in advanced hepatocellular carcinoma: An openlabel, randomized, multicenter phase Ⅱ / Ⅲ trial [J] . J Clin Oncol, 2020, 38 (15_suppl): 4506.

[5] 秦叔逵，白玉贤，欧阳学农，等 . 阿帕替尼一线治疗晚期肝细胞癌的前瞻性、随机、开放、全国多中心Ⅱ期临床试验 [J] . 临床肿瘤学杂志，2017, 22 (12): 1057–1065.

[6] ZHOU A, SUN Y, ZHANG W, et al. 751P-Anlotinib for advanced hepatocellular carcinoma: Interim results from the phase Ⅱ ALTER0802 study [J] . Annals of Oncology, 2019, 30: v288–v289.

[7] BRUIX J, QIN S, MERLE P, et al. Regorafenib for patients with hepatocellular carcinoma who progressed on sorafenib treatment (RESORCE): a randomised, double-blind, placebo-controlled, phase 3 trial [J]. Lancet, 2017, 389 (10064): 56–66.

[8] LI Q, QIN S, GU S, et al. Apatinib as second-line therapy in Chinese patients with advanced hepatocellular carcinoma: A randomized, placebo-controlled, double-blind, phase Ⅲ study [J] . J Clin Oncol , 2020, 38 (15_suppl): 4507.

[9] ABOU-ALFA G K, MEYER T, CHENG A L, et al. Cabozantinib in patients with advanced and progressing hepatocellular carcinoma [J] . N Engl J Med, 2018, 379 (1): 54–63.

[10] ZHU A X, KANG Y K, YEN C J, et al. Ramucirumab after sorafenib in patients with advanced hepatocellular carcinoma and increased α-fetoprotein concentrations (REACH-2): a randomised, doubleblind, placebo-controlled, phase 3 trial [J] . Lancet Oncol, 2019, 20 (2): 282–296.

[11] FINN R S, QIN S, IKEDA M, et al. Atezolizumab plus bevacizumab in unresectable hepatocellular carcinoma [J] . N Engl J Med, 2020, 382 (20): 1894–1905.

[12] Ren Z, Xu J, Bai Y, et al. Sintilimab plus a bevacizumab biosimilar (IBI305) versus sorafenib in unresectable hepatocellular carcinoma (ORIENT-32): a randomised, open-label, phase 2-3 study [J] . Lancet Oncol, 2021, 22 (7):977–990.

[13] ANDREW X. A phase Ib study of lenvatinib (LEN) plus pembrolizumab (PEMBRO) in unresectable

hepatocellular carcinoma (uHCC) [C/OL] . Andrew X. ASCO, Chicago, 2020

[14] TAYLOR MH, SCHMIDT EV, DUTUCUS C, et al. The LEAP Program: lenvatinib plus pembrolizumab for the treatment of advanced solid tumors [J] . Futrue Oncol, 2021, 17 (6): 637-648.

[15] XU J, ZHANG Y, JIA R, et al. Anti-PD-1 antibody SHR-1210 combined with apatinib for advanced hepatocellular carcinoma, gastric, or esophagogastric junction cancer: An open-label, dose escalation and expansion study [J] . Clin Cancer Res, 2019, 25 (2): 515-523.

[16] EL-KHOUEIRY A B, KIM R D, et al. Phase Ⅰb study of regorafenib (REG) plus pembrolizumab (PEMBRO) for first-line treatment of advanced hepatocellular carcinoma (HCC) [C/OL] . Anthony B. ASCO GI, San Francisco, 2020.

[17] KUDO M, IKEDA M, MOTOMURA K, et al. Unresectable hepatocellular carcinoma (uHCC): Study 117 [C/OL] . Masatoshi Kudo. ASCO-GI, San Francisco, 2020.

[18] ZHANG W, BI X Y, SUN Y K, et al. Preliminary results of sintilimab plus different dose of IBI305 (anti-VEGF monoclonal antibody) in patients with advanced hepatocellular carcinoma: A phase Ⅰb study [C/OL] . ASCO, Chicago, 2020.

[19] ZHU A X, ROSMORDUC O, EVANS T R, et al. SEARCH： a phase Ⅲ , randomized, double-blind, placebo-controlled trial of sorafenib plus erlotinib in patients with advanced hepatocellular carcinoma [J] . J Clin Oncol. 2015,33 (6): 559-566.

[20] ABOU-ALFA G K, JOHNSON P, KNOX J J, et al. Doxorubicin plus sorafenib vs doxorubicin alone in patients with advanced hepatocellular carcinoma: a randomized trial [J] . JAMA, 2010, 304 (19): 2154-2160.

[21] SRIMUNINNIMIT V, SRIURANPONG V, SUWANVECHO S. Effcacy and safety of sorafenib in combination with gemcitabine in patients with advanced hepatocellular carcinoma: a multicenter, openlabel, single-arm phase Ⅱ study [J] . Asia Pac J Clin Oncol, 2014, 10 (3): 255-260.

[22] PETRINI I, LENCIONI M, RICASOLI M, et al. Phase Ⅱ trial of sorafenib in combination with 5-fluorouracil infusion in advanced hepatocellular carcinoma [J] . Cancer Chemother Pharmacol, 2012, 69 (3): 773-780.

[23] LIU Y, YUE H, XU S, et al. First-line gemcitabine and oxaliplatin (GEMOX) plus sorafenib, followed by sorafenib as maintenance therapy, for patients with advanced hepatocellular carcinoma: a preliminary study [J] . Int J Clin Oncol, 2015,20 (5): 952-959.

[24] BRUIX J, TAKAYAMA T, MAZZAFERRO V, et al. Adjuvant sorafenib for hepatocellular carcinoma after resection or ablation (STORM): a phase 3, randomised, double-blind, placebo-controlled trial [J] . Lancet Oncol, 2015, 16 (13): 1344-1354.

[25] ZHANG X P, CHAI Z T, GAO Y Z, et al. Postoperative adjuvant sorafenib improves survival outcomes in hepatocellular carcinoma patients with microvascular invasion after R0 liver resection: a propensity score matching analysis [J] . HPB (Oxford), 2019, 21 (12): 1687-1696.

[26] HUANG Y, CHENG X, SUN P, et al. Supplementary sorafenib therapies for hepatocellular carcinoma-a systematic review and meta-analysis: supplementary sorafenib for liver cancer [J] . J Clin

Gastroenterol, 2019, 53 (7): 486-494.

[27] LIAO Y, ZHENG Y, HE W, et al. Sorafenib therapy following resection prolongs disease-free survival in patients with advanced hepatocellular carcinoma at a high risk of recurrence [J] . Oncol Lett, 2017,13 (2): 984-992.

[28] ZHUANG L, WEN T, XU M, et al. Sorafenib combined with hepatectomy in patients with intermediate-stage and advanced hepatocellular carcinoma [J] . Arch Med Sci, 2017,13 (6): 1383-1393.

[29] SHETTY K, DASH C, LAURIN J. Use of adjuvant sorafenib in liver transplant recipients with high-risk hepatocellular carcinoma [J] . J Transplant, 2014, 2014: 913634.

[30] SIEGEL A B, EL-KHOUEIRY A B, FINN R S, et al. Phase I trial of sorafenib following liver transplantation in patients with high-risk hepatocellular carcinoma [J] . Liver Cancer, 2015, 4 (2): 115-125.

[31] HUANG L, LI G M, ZHU J Y, et al. Effcacy of sorafenib after liver transplantation in patients with primary hepatic carcinoma exceeding the Milan criteria: a preliminary study [J] . Onco Targets Ther, 2012, 5: 457-462.

[32] WAGHRAY A, BALCI B, EL-GAZZAZ G, et al. Safety and effcacy of sorafenib for the treatment of recurrent hepatocellular carcinoma after liver transplantation [J] . Clin Transplant, 2013, 27 (4): 555-561.

[33] CHAGAS A L, FELGA G, DINIZ M A, et al. Hepatocellular carcinoma recurrence after liver transplantation in a Brazilian multicenter study: clinical profile and prognostic factors of survival [J] . Eur J Gastroenterol Hepatol, 2019, 31 (9): 1148-1156.

[34] IAVARONE M, INVERNIZZI F, CZAUDERNA C, et al. Preliminary experience on safety of regorafenib after sorafenib failure in recurrent hepatocellular carcinoma after liver transplantation [J] . Am J Transplant, 2019, 19 (11): 3176-3184.

（作者：郑艳）

第二节　胆管癌靶向治疗

近年来胆管恶性肿瘤（biliary tract carcinoma，BTC）的发病率和死亡率不断增加，BTC 绝大多数为腺癌，侵袭性强，肿瘤被发现时多为晚期，患者预后极差且 5 年存活率低于 5%[1]。目前，BTC 全球发病率呈现上升趋势，以亚洲国家最为常见。BTC 主要包括胆囊癌（gallbladder cancers，GBC）和胆管细胞癌（cholangiocarcinomas，CC），约占所有消化系统肿瘤的 3%[2]。其中，GBC 最为常见，占 BTC 的 80%~95%，全球发病率位居消化道肿瘤第 6 位[3-4]。

既往研究显示[5-6]，胆管肿瘤（包括肝外胆管癌、肝内胆管癌和胆囊肿瘤）患者可出现FGFR融合、IDH1和IDH2突变、BRAF突变、ERBB2/3突变、cMET异常、PIK3CA突变、NTRK融合、BAP1异常等可靶向治疗的驱动基因异常。各基因位点异常的发生率可根据不同类型的胆管肿瘤而有一定差异：在肝内胆管癌中主要是KRAS突变、FGFR融合/突变和IDH突变，肝外胆管癌多见KRAS突变、HER2扩增，胆囊癌多见TP53突变、HER2扩增。

NCCN、CSCO等国内外指南指出，BTC一线及后线治疗目前仍以化疗为主，但给患者带来的生存获益仍然较为有限，患者的中位生存期（mOS）不超过1年（ABC-02研究[7]）。而针对BTC的精准分子靶向治疗在当前治疗方法中日渐崭露头角，这其中包括成纤维细胞生长因子受体2（fibroblast growth factorreceptor 2，FGFR2）抑制剂、神经营养因子受体酪氨酸激酶（neurotrophin receptor kinase，NTRK）抑制剂、间变性淋巴瘤激酶（anaplastic lymphomakinase，ALK）/c-ros原癌基因1（c-ros oncogene1，ROS1）抑制剂、异柠檬酸脱氢酶1/2（isocitrate dehydrogenases 1/2，IDH1/2）抑制剂、BRAF抑制剂等。相信随着基础研究和临床试验的进展，靶向治疗会为BTC治疗带来更多新的突破。

一、胆管癌靶向单药治疗

（一）受体酪氨酸酶抑制剂

1. 成纤维细胞生长因子受体（FGFR）

FGF/FGFR信号传导通路几乎存在于所有器官的发育、血管的生成以及淋巴管的生成当中，是人体最重要的通路之一。FGF家族“成员”数量有22种以上，通过四个重要基因（FGFR1、FGFR2、FGFR3和FGFR4）激活。FGFR基因突变存在于25%的胆管癌患者中，最常见的是FGFR2融合，成纤维细胞生长因子受体2（FGFR2）基因融合见于13%~17%肝内胆管癌患者中。FGFR1基因突变主要分布在乳腺癌、肺癌患者中。另外，在多达20%的晚期尿路上皮癌患者中存在FGFR3基因突变。2020年4月，针对FGFR2位点的靶向药培米替尼（Pemazyre）获得美国FDA的批准，开启了胆管癌靶向治疗的时代（见表5-2-1）。

表5-2-1　2021胆管癌新获批的靶向药物

研发公司	药物靶点	靶向药物名称	上市时间	是否上市
BridgeBio	FGFR2	英菲格拉替尼	2021年	×
Agios Pharmaceuticals	IDH1	艾伏尼布	2021年	×
Incyte	FGFR2	培米替尼	2020年	×

培米替尼（pemigatinib，pemazyre）

作用靶点：FGFR2。

适应证：2020年4月17日，FDA批准pemigatinib用于经治的FGFR2突变胆管癌患者，这是首款获批用于治疗胆管癌的靶向药物，标志着胆管癌唯化疗的时代的终结。另外，培米替尼被2022年《中国临床肿瘤学会（CSCO）胆道恶性肿瘤诊疗指南》推荐为二线治疗方案》Ⅲ级推荐，2A证据）。

二线治疗研究数据：培米替尼的审批是基于FIGTT-202研究[8]，该研究是Ⅱ期、开放性、多中心研究，旨在评价pemigatinib［成纤维细胞生长因子受体（FGFR）选择性抑制剂］在既往经治的且FGF/FGFR状态已明确的局部晚期或转移性胆管癌成人（年龄≥18岁）患者中的安全性和疗效。受试者将分为三个队列，分别为队列A（FGFR2基因融合或重排）、队列B（其他FGF/FGFR基因突变）或队列C（无FGF/FGFR基因突变）。所有患者均接受pemigatinib 13.5mg口服给药，每日1次，以21天为一周期（给药2周/停药1周），直至出现影像学疾病进展或不可接受的毒性。

主要结果： 在ESMO上报告的该研究的最新数据显示，在既往经治的局部晚期或转移性胆管癌伴FGFR2基因融合或重排的患者中（队列A，*n*=107），pemigatinib单药治疗后，基于独立中心影像评估的确诊的总体缓解率（ORR）为36%，其中3例患者出现完全缓解（CR），35例患者出现部分缓解（PR）。在这些患者中，疾病控制率（DCR）达82%，中位缓解持续时间（DOR）达7.5个月，中位无进展生存期（PFS）达6.9个月。初步的mOS达21.1个月，试验数据振奋人心。但由于这些数据尚不成熟，随访将继续进行。

该研究共纳入了146例患者，结果显示pemigatinib的总体耐受性良好。最常见的治疗期不良事件（TEAE）为1级或2级高磷血症（60%），最常见的≥3级TEAE为低磷血症（12%），这些事件均非严重不良事件，且均未导致药物减量或停药。在4%的患者中观察到浆液性视网膜脱离（≥3级，1%），但均未导致患者存在临床后遗症。

除了二线治疗胆管癌患者，pemigatinib在一线也展开了一项名为FIGHT302 Ⅲ期的研究，该研究是头对头比较pemigatinib与吉西他滨联合顺铂化疗一线治疗不可手术切除或转移性的伴FGFR2重排晚期胆管癌患者的疗效。

英菲格拉替尼（infigratinib，truseltiq）

作用靶点： FGFR2。

适应证： 2021年5月29日，FDA宣布批准infigratinib（truseltiq）上市，用于治疗曾经接受过治疗的FGFR2融合及重排突变的局部晚期或转移性胆管癌患者。该药被2022年《中国临床肿瘤学会（CSCO）胆道恶性肿瘤诊疗指南》推荐为胆管恶性肿瘤患者的二线治疗方案（Ⅲ级推荐，2A证据）。

该适应证的获批是基于2021年ASCO-GI发表的一项单臂Ⅱ期研究[9]，其评估了infigratinib用于经治FGFR融合胆管癌的疗效和安全性。该研究方法采用晚期或转移性胆管癌成人患者一线治疗进展后接infigratinib（125mg，28天为一周期）治疗，直至出现不可接受的毒性或疾病进展。主要终点为独立中心评审（ICR）评估的ORR、DOR，次要终点包括PFS、DCR、OS和安全性。截至2020年3月31日，共108例患者（其中77%患者为FGFR2融合）接受了infigratinib治疗，中位年龄为53岁，54%患者既往接受了2种治疗方案。中位随访10.6个月时，88.9%的患者停止了治疗。ICR评估的ORR为23.1%，包括1例完全缓解和24例部分缓解，中位DOR为5个月。在应答者中，32%患者的DOR为6个月，中位PFS为7.3个月。预设亚组分析显示，二线治疗的ORR为34%（17/50），三线及其以上治疗的ORR为13.8%（8/58）。

三线治疗研究数据： 在2020年ASCO会议上，发布了一项关于infigratinib的临床研究，这是一项Ⅱ期、多中心、单组试验的临床研究，旨在研究infigratinib作为FGFR2融合阳性胆管癌患者三线或三线以上治疗的疗效。试验共计纳入了71名患者，中位年龄53岁，其中62%（44名）为女性，38%（27名）为男性。所有患者接受infigratinib治疗，连续口服21天，每日一次，每次125mg，28天为一周期，治疗直至疾病进展或出现不可接受的毒性。

试验结果： 在二线治疗情况下，患者的中位PFS为4.63个月，接受三线或三线以上使用infigratinib治疗的患者中位PFS为6.77个月。在客观缓解率（ORR）方面，接受三线或三线以上治疗的患者的ORR为21.6%。

总结：在有 FGFR2 融合的胆管癌患者中，infigratinib 作为三线及三线以上治疗的方案相较于二线标准化疗方案，PFS 和 ORR 都获益更大。

德拉赞替尼（derazantinib）

作用靶点：FGFR1-3。

2022 年 ASCO 公布来自 FIDES-01 II 期研究的中期结果[10]：derazantinib 治疗 FGFR2 突变或扩增的肝内胆管癌患者的疗效。该研究主要终点为 3 个月时存活且无疾病进展的患者比例（PFS3；RECIST 1.1，中央影像学审查）。共 23 例 FGFR 基因状态符合入组要求的患者纳入中期疗效分析，并对使用了 derazantinib 的患者进行≥ 1 次的基线后肿瘤评估。

在 23 例中期疗效分析的患者中，研究者评估的最佳疗评（BOR）中，2 例 PR（8.7%）和 15 例 SD（65.2%），DCR 为 73.9%（95%CI, 51.6~89.8）。所有 FGFR 2 基因变异类型的患者中均能观察到有临床意义的抗肿瘤效应。在中期疗效分析人群中，中位 PFS 为 7.3 个月（95%CI, 3.5~16.7）。3 个月和 6 个月 PFS 率分别为 76.3%（95%CI, 51.9~89.4）和 50.3%（95%Cl, 21.7~73.4）。

厄达替尼（erdafitinib）

一项开放、多中心、IIa 期 LUC2001 研究的更新分析，该研究主要评估在有 FGFR 变异，且≥ 1 次全身治疗后进展的晚期 CCA 的亚洲患者中厄达替尼的疗效和安全性。该研究纳入了来自亚洲国家的 232 名胆管癌患者。22 例患者接受厄达替尼 8mg，每日 1 次，每 28 天一次。OS 为 40.9%，中位 DOR 为 7.3 个月，中位 PFS 为 5.6 个月，中位 OS 为 40.2 个月。

2. futibatinib（FGFR1-4 抑制剂 TAS-120）

FGFR 家族基因近来作为胆系肿瘤的明星靶点，自 pemigatinib（FGFR1-2 抑制剂）经 FDA 宣布获批用于 FGFR2 基因融合或重排的经治晚期胆管癌患者以来，同类药物相关研究不断进入人们视线。futibatinib（TAS-120）是由日本 Taiho 公司开发的一种口服生物可利用的、高选择性的、不可逆的 FGFR 抑制剂。

FDA 基于Ⅱ b 期 FOENIX-CCA2 试验结果[11]，授予一项新药申请优先审查：futibatinib 用于治疗先前治疗的局部晚期或转移性胆管癌携带 FGFR2 基因重排（包括基因融合）的患者。在 2022 年 ASCO 会议上，研究人员也对这项试验的结果进行了更新。在本次更新分析的数据截止时，中位随访时间为 25.0 个月，ORR 为 41.7%。反应是持久的，中位反应持续时间（DOR）为 9.5 个月，74% 的患者持续反应超过 6 个月。此外，疾病控制率为 82.5%，中位无进展生存期为 8.9 个月，中位生存期为 20.0 个月。最常见的治疗相关不良事件（TRAE）是高磷血症（85%）、脱发（33%）、口干（30%）、腹泻（28%）、皮肤干燥（27%）和疲劳（25%）。大多数 TRAE 强度为轻度或中度，易于控制。试验结果有 2 例 4 级 TRAE 患者和 4 例患者因 TRAE 而停止治疗，没有发生与治疗有关的死亡。

3. NTRK 靶点

NTRK 基因若与其他基因融合，可导致 TRK 蛋白处于持续活跃状态，引发永久性的信号级联反应（包括下游 PLC-γ、MAPK 以及 PI3K 等信号通路的过度激活），导致细胞增殖、存活和侵袭异常，驱动 TRK 融合肿瘤的扩散和生长[12]。NTRK 基因是 NCCN 指南新增的检测基因之一，NTRK 融合突变较为罕见，胆管癌（cholangiocarcinoma，CCA）中突变的频率约 0.25%，而在肝内胆管癌（ICC）中约 3.5%[13]。

拉罗替尼（larotrectinib，LOXO-101）和恩曲替尼（entrectinib，RXDX-101）作为第 1 代 NTRK 抑制剂在 NTRK 融合阳性的患者中显示出快速而持续的临床响应，虽然患者中 CCA 患者例数稀少，但获得良好的初步结果[14]。美国临床肿瘤学会（ASCO）2020 年大会摘要显示，拉罗替尼在正在进行的针对携带 TRK 融合的成人肿瘤（包括 CCA）

患者的Ⅱ期篮式实验（NCT02122913、NCT02576431和NCT02637687）中，显示出惊人的药效，ORR高达71%，mPFS大于25.8个月[15]。同期，恩曲替尼也在进行类似的Ⅱ期试验（NCT02568267）。

基于上述研究，该药被2022年《中国临床肿瘤学会（CSCO）胆道恶性肿瘤诊疗指南》推荐为NTRK基因融合的晚期胆管恶性肿瘤一线治疗方案（Ⅱ级推荐）。

4. ALK与ROS1抑制剂

染色体重排也会导致ROS1与多种不同结合体发生融合，产生持续的激酶活性，导致细胞持续增殖引发肿瘤的发生，在胆管癌中的发生率约为8.7%[16]。ALK和ROS1激酶区域序列具有49%的同源性，在腺苷三磷酸（adenosine lriphosphate，ATP）结合位点则有高达77%的同源性，而存在的大多数差异发生在保守区域，因此推测ALK抑制剂可以用于ROS1变异的患者。ALK/ROS1抑制剂色瑞替尼（ceritinib）和克唑替尼（crizotinib）在CCA患者中正在进行相关的Ⅱ期临床试验（NCT02374489，NCT02034981）。

5. 泛HER抑制剂

HER2是表皮生长因子受体家族中的一员，对细胞的生长、分化有着重要的调节作用，是BTC领域十分具有潜力的治疗靶点。

HER2（ERBB2）是一个非常有前景的靶点，胆囊癌中HER2突变发生率最高为19%，其次是肝外胆管癌（肝门部胆管癌PCC或远端胆管癌DCC）为17%、肝内胆管癌（ICC）为4.8%。

varlitinib（可逆性小分子泛HER抑制剂）

2020年ASCO报道了一项Ⅱ期研究[17]，该研究评估卡培他滨联合varlitinib（可逆性小分子泛HER抑制剂）对比卡培他滨联合安慰剂二线治疗（2L）晚期或转移性胆管癌的疗效和安全性。研究结果显示，虽然ORR有一定程度的提升，但并没有转化为生存获益，两组的mPFS（2.8个月对比2.8个月）和mOS（7.8个月对比7.5个月）均没有显著差异。

ZM25（zanidatamab）

ZM25是由百济神州与Zymeworks公司合作的一款靶向HER2双特异性抗体，可以同时结合两个非重叠的HER2表位（ECD4和ECD2），即双互补结合。这种独特的设计可形成多种作用机制，包括：①增强HER2结合、聚集和内吞，在HER2肿瘤模型中功效超过曲妥珠单抗。②强劲的抗体效应功能（ADCC作用）。③抑制配体依赖及独立生长，以增进在患者中的抗肿瘤活性。

在研究进展方面，2019年ESMO-Asia年会口头报告中公布了Ⅰ期临床研究数据[18]：ZW25单药在不同HER2表达的多个瘤种中显示出良好的抗肿瘤活性，所有瘤种ORR为43.9%（RECIST1.1标准评估），DCR为70.2%。在HER2扩增/过表达（IHC3+或IHC2+或FISH+）胆管癌中数据尤其突出，ORR达66.7%，DCR达77.8%。中位无进展生存期为5.5个月，且仍在持续评估中。所有不良反应均为1级或2级，未出现3级以上不良反应，耐受性良好，最常见的治疗相关不良事件是腹泻、输液相关反应和恶心。

帕妥珠单抗+曲妥珠单抗

MyPathway（NCT02091141）[19]是一项开放、多中心、Ⅱa期研究。该亚群分析的患者为11例HER2扩增/过表达或假定的激活突变的难治性转移性胆管癌。中位随访4.2个月（范围2.0~12.0），4名患者部分缓解（PR），3名患者病情稳定（SD）>4个月。初步结果表明，帕妥珠单抗+曲妥珠单抗在HER2扩增/过表达/突变转移性胆管癌中具有活性，提示HER2是这些罕见肿瘤的治疗靶点。

T-DXd（DS-8201）

T-DXd是一种抗体药物偶联物，由人源化单克隆抗HER2抗体、可裂解连接子和拓扑异构酶Ⅰ抑制剂组成。2022年ASCO HERB试验：T-DXd（DS-8201）在HER2表达的不可切除或复发胆管系统肿瘤患者中的应用，这是一项研究者发起的多中心Ⅱ期研究[20]。

方法：经中心证实的HER2表达为阳性（IHC3+或IHC2+或ISH+）或HER2低表达（HER2低）（IHC/ISH状态为0/+、1+/−、1+/+或2 +/−）、对含吉西他滨方案难治或不耐受的BTC患者每3周接受5.4mg/kg T-DXd。主要终点是独立中心审查确认的HER2阳性患者的ORR。将ORR、DCR、PFS、HER2阳性或低表达患者的总生存期（OS）和治疗后出现的不良事件（TEAE）的发生率作为次要终点进行评估。

结果：共有32例患者（24例HER2阳性BTC患者和8例HER2低BTC患者）接受了T-DXd，确定了22例HER2阳性患者（不包括2例不合格患者）用于主要疗效分析。HER2阳性患者经证实的ORR为36.4%（P=0.01）。DCR、mPFS、mOS分别为81.8%、4.4个月、7.1个月。此外，即使在HER2低患者中也观察到令人鼓舞的疗效，其ORR、DCR、mPFS和mOS分别为12.5%、75.0%、4.2个月和8.9个月。

在安全性分析集（n=32）中，81.3%（26/32）的受试者发生≥3级TEAE（G），常见TEAE为贫血（53.1%）、中性粒细胞减少症（31.3%）和白细胞减少症（31.3%）。8例患者（25.0%）发生导致停药的TEAE，8例患者（25.0%）有间质性肺病（ILD；G1/G2/G3/G5为3/1/2/2），未经独立委员会判定。

结论：T-DXd在表达HER2的BTC患者中显示出良好的活性。

（二）异柠檬酸脱氢酶（IDH）

IDH1和IDH2突变经常发生在各种癌症中，IDH1/IDH2突变促使2－羟基戊二酸水平升高、引发表观遗传学变化及影响基因的表达，继而导致肿瘤形成[22]。在胆管癌中的检出率为10%~15%，更常见于肝内胆管癌患者。目前研究数据表明，20%的肝内胆管癌携带IDH1突变[21]。

艾伏尼布（ivosidenib，tibsovo）

适应证：ivosidenib（AG-120）是一种靶向IDH1突变的口服、小分子抑制剂。2021年8月26日，FDA批准ivosidenib用于曾接受过前线方案治疗的IDH1突变阳性胆管癌患者，2022年《中国临床肿瘤学会（CSCO）胆道恶性肿瘤诊疗指南》推荐该药作为胆管癌患者的二线治疗（Ⅱ级推荐，1A证据）。

研究数据：该药物的审批是基于ClarIDHy研究[22]，该研究旨在评估ivosidenib对比安慰剂用于不可切除或转移性IDH1突变胆管癌患者的疗效。IDH1突变胆管癌患者按2∶1比例随机分配至ivosidenib组（500mg，口服，每日1次）或安慰剂组。截至2020年5月31日，共780例患者接受筛查，最终187例患者随机分配接受ivosidenib（n=126）或安慰剂（n=61）治疗。91%患者为肝内胆管癌，93%患者为转移性胆管癌，47%患者既往接受过2种治疗。安慰剂组70%患者交叉至ivosidenib组接受治疗。主要终点已达到，使用ivosidenib治疗的胆管癌患者的中位无进展生存期为2.7个月，超过了安慰剂的1.4个月。此外，ivosidenib治疗的患者6个月无进展生存率为32%，12个月无进展生存率为22%，而安慰剂治疗的患者6个月和12个月无进展生存率都为0。次要终点结果是ivosidenib组和安慰剂组的中位OS分别为10.3个月和7.5个月，安慰剂组调整后的中位OS为5.1个月。

不良事件：ivosidenib组最常见的任意等级治疗期间出现的不良事件（TEAE）发生率为15%，包括恶心（41%）、腹泻（35%）、疲劳（31%）、咳嗽（25%）、腹痛（24%）、食欲下降（24%）、腹水（23%）、呕吐（23%）、贫血（18%）和便秘（15%）。ivosidenib组和安慰剂组分别有7%和9%患者因不良事件导致治疗中断，无治疗相关死亡发生。

结论：ivosidenib 耐受性良好，即使在交叉率更高的情况下，与安慰剂组相比，ivosidenib 组的 OS 仍有改善趋势，且 ivosidenib 可显著改善患者的 PFS。

恩西地平

恩西地平是一种针对 IDH2 突变的强效口服靶向抑制剂，于 2017 年获美国 FDA 批准上市，用于治疗含有 IDH2 突变的复发性或难治性 AML 患者，是首个针对肿瘤代谢的抗癌药物。其开展的Ⅰ/Ⅱ期临床研究，主要在有 IDH2 突变的实体瘤患者（包括 ICC 患者，NCT02273739）中评估其有效性。虽然该试验已于 2016 年完成，但至今有关具体疗效的相关结果仍未披露。

其他仍有一些 IDH1、IDH2 或泛 IDH 抑制剂也在不同的临床阶段（如 NCT02481154 和 NCT02381886 等）。关于 IDH 靶向抑制剂的获得性耐药机制，现暂不明确。有相关研究推测[23]，IDH 不同亚型之间的互相代偿转化是可能的机制之一，如 IDH1 变异转向 IDH2 异常或反之亦然，IDH1 获得性耐药的患者可能在使用 IDH2 抑制剂中获益。

（三）血管内皮生长因子受体（VEGFR）

在 53.8% 的肝内胆管癌患者中，患者被发现存在 VEGF 突变，且与预后不良相关[24]。VEGF 与 VEGF2 结合后激活 MAPK、PI3K、PK 等多条下游信号通路，促进肿瘤细胞存活。

阿帕替尼

阿帕替尼作为一种 VEGF2 酪氨酸激酶抑制剂，可以通过竞争 VEGF2 的 ATP 结合位点阻断 VEGF2 介导的信号通路从而抑制肿瘤细胞的生长，成为肝内胆管癌的潜在靶向药物。

ASCO 摘要（e16684）有一项阿帕替尼治疗标准化疗失败后晚期胆管系统肿瘤的Ⅱ期研究，该研究为一项探索性研究，以评估晚期 BTC 患者使用阿帕替尼的有效性和安全性。其中中位年龄 65 岁，既往一线治疗过的胆管癌患者为 10 例，二线及其以上治疗过的患者为 6 例。试验结果显示 PR 有 2 例，SD 有 6 例，PD 有 6 例，ORR 为 14.3%，DCR 为 57.1%，PD 有 2 例。中位 PFS 为 2.70 个月，中位 OS 为 2.70 个月。

司曲替尼（Sitravatinib）

司曲替尼是一种选择性激酶抑制剂，可有效抑制受体酪氨酸激酶（RTKs），其中包括 RET、TAM 家族受体（TYRO3、Axl、MER）和 split 家族受体（VEGFR2、KIT），可以靶向消除免疫抑制性的 M2 型巨噬细胞（M2 TAM）、调节性 T 细胞（Treg）、骨髓来源的抑制性细胞（MDSC），增加树突状细胞（DC）的抗原呈递能力，从而增强免疫系统的抗肿瘤效应。

ASCO 壁报摘要（TPS490）：Sitravatinib 联合替雷利珠单抗治疗既往至少一次全身治疗失败的晚期胆管癌患者的Ⅱ期研究[25]。研究预计纳入 43 例经组织学确认的胆管癌患者，包括患者肝内胆管癌、肝外胆管癌、胆囊癌、Vater 壶腹癌的患者。所有患者一线化疗失败且未接受 2 个以上的化疗方案，其中 33 例患者未接受抗 PD-1/PD-L1 抑制剂，10 例患者接受过抗 PD-1/PD-L1 抑制剂治疗。

主要研究终点为根据 RECIST1.1 评估的 DCR，次要研究终点包括 ORR、PFS、DOR、OS、生活质量、安全性等，探索性研究终点包括疗效和肿瘤生物标志物、FDG PET 评估的代谢变化、免疫学生物标志物的关系。该研究目前仍在进行中。

瑞戈非尼

基于 REACHIN 研究，2022 年《中国临床肿瘤学会（CSCO）胆道恶性肿瘤诊疗指南》推荐瑞戈非尼单药二线治疗晚期难治性胆管癌（Ⅱ级推荐，2B 证据）。

REACHIN 研究[26]是一项多中心、双盲、安慰剂对照、随机研究，在接受吉西他滨联合铂类化疗方案一线治疗后病情进展的局部晚期（不可切除性）或组织学证实的转移性BTC患者中开展，评估了瑞戈非尼的疗效和安全性。

2014年5月至2018年2月，共66例患者（26女，40男）入组研究并接受了治疗，其中48例肿瘤在肝内或肝门、10例肿瘤在肝外、8例肿瘤在胆囊。截至数据报道时，仍有1例患者在接受瑞戈非尼治疗。数据显示，与安慰剂组相比，瑞戈非尼治疗组中位PFS显著提高（3.0个月对比1.5个月），疾病进展或死亡风险显著降低52%，肿瘤控制率显著提高（70%对比33%）。治疗组中位治疗持续时间为10.9周，安慰剂组为6.3周（P=0.004）。治疗组有14例患者剂量降低，安慰剂组为5例。瑞戈非尼治疗组中位OS为5.1个月，安慰剂组为5.3个月，数据无显著差异（P=0.21）。研究中没有发现意外或新的安全信号。

（四）多靶点酪氨酸激酶抑制剂（TKI）

目前TKI药物在BTC领域也有着不俗的表现。索凡替尼拥有独特的抗血管生成和促进免疫应答的双重作用机制，可以同时靶向VEGFR-1、VEGFR-2、VEGFR-3、FGFR-1和集落刺激因子1受体（CSF-1R）。通过抑制肿瘤新生血管的形成而抑制肿瘤生长，同时索凡替尼还能通过抑制CSF-1R调节肿瘤免疫系统。

2021年美国临床肿瘤学会（ASCO）大会上[27]，索凡替尼单药用于晚期胆管肿瘤二线治疗的Ⅱ期临床研究结果发布。该研究是一项单臂、多中心、开放标签Ⅱ期临床研究，于2017年1月3日至2018年11月30日进行，共纳入39例一线治疗失败的不可切除的或转移性BTC患者，患者每月接受一次300mg索凡替尼单药治疗，28天为一个周期。研究主要终点为16周PFS率，次要终点包括ORR、DCR、PFS、OS和安全性。结果显示索凡替尼二线治疗中国BTC患者的16周PFS率达到46.33%，33例16周PFS率可评估患者中有8例（8/33，24.2%）在第16周达到疾病稳定（SD），无患者达到完全缓解（CR）和部分缓解（PR）。在所有至少使用过一次索凡替尼的患者中，第16周时的PFS率约为46.33%，IHCC亚组和EHCC+GBC亚组第16周时的PFS率分别为54.1%和20.0%。39例患者的中位PFS约为3.7个月，IHCC亚组的中位PFS（3.7个月）较EHCC+GBC亚组（2.9个月）有延长趋势；所有患者的中位OS约为6.9个月，IHCC亚组的中位OS（6.9个月）与EHCC+GBC亚组（6.4个月）相近。

（五）BRAF激酶抑制剂

BRAF基因V600E突变可导致激酶活化，引发持续的信号通路激活，从而促使肿瘤的发生。BRAF突变在CC中主要发生在ICC，占比1%~3%，80%以上为BRAF基因V600E突变[28]。与无BRAF基因V600E突变者相比，BRAF基因V600E突变胆管癌者在切除时具有更高的肿瘤分期、淋巴结转移，且长期OS较差。BRAF/MEKRaf/MEK/ERK转导级联反应是细胞生长、增殖等生理活动的重要介质。BRAF为Raf的异构体，由RAS激活后，协同参与细胞对生长因子的应答。

ROAR研究是一项开放性、单臂、多中心Ⅱ期研究[29]，该研究纳入欧美19家研究中心的BRAF基因V600E突变阳性、不可切除的局部晚期或复发性胆管或胆囊癌患者，患者均为经标准治疗后病情进展。其中，91%的患者为肝内胆管癌。入组的43例患者每天接受2次/50mg达拉非尼和一天一次的2mg曲美替尼治疗。

结果显示，研究者评估的总体ORR为51%，中位DOR为9个月，其中7例患者的DOR超过1年，疾病控制率（DCR）为91%。独立评审者评估的ORR为47%，DCR为82%。研究者评估的中位PFS为9个月，1年PFS率为30%，2年PFS率为8%。总人群的中位OS为14个月，1年生存率为56%，2年生存率为36%。在安全性方面，严重不良反应（AE）的发生率为40%，与治疗相关的严重 AE 发生率为 21%，无治疗相关性的死亡报道，整体临床毒副反应可控制。

这一出色的研究结果也令该方案被 2022 年《中国临床肿瘤学会（CSCO）胆道恶性肿瘤诊疗指南》推荐为二线治疗方案（Ⅱ级推荐，2A 证据）。此外，胆管癌患者应考虑常规检查 BRAF 基因 V600E 突变情况。

二、靶向治疗联合其他药物的综合治疗研究

（一）胆管肿瘤晚期一线联合治疗

近日，复旦大学附属中山医院周俭教授团队公布了特瑞普利单抗联合仑伐替尼一线治疗 ICC 的疗效和安全性，这是一项单臂、Ⅱ期研究，该研究纳入 31 例局部晚期或转移性 ICC 患者给予每日 8mg 或 12mg（患者体重 < 60kg，8mg；患者体重 > 60kg，12mg）仑伐替尼口服，每三周静脉注射 240mg 特瑞普利单抗。

截至 2021 年 2 月 10 日，中位随访时间为 6.9 个月，ORR 达 32.3%（10/31），DCR 达 74.2%（23/31）。2 例局部晚期患者降期后接受切除手术，保持无病生存至最后一次随访结束，6 个月 OS 率为 87.1%，11 例疾病进展（PD）、7 例死亡。研究期间未观察到患者出现 5 级以上 AE，32.3%（10/31）的患者出现 3 级以上 AE，1 例因 AE 终止治疗。

特瑞普利单抗联合仑伐替尼作为一线治疗方案，在晚期 ICC 患者中疗效显著且安全性良好，可作为无法耐受含吉西他滨化疗方案患者的替代疗法。

PROOF 301 研究：在 2020 ESMO 世界胃肠道肿瘤大会上，也公布了一项关于 infigratinib 的摘要，试验名称为 PROOF 301。该试验纳入了 384 例（52%）FGFR2 融合的胆管癌患者，比较口服 infigratinib 与标准化疗（吉西他滨联合顺铂）一线治疗 FGFR2 基因融合 / 易位的无法切除的局部晚期或转移性胆管癌患者的疗效和安全性。受试者随机按 2 ∶ 1 分配接受 infigratinib 或吉西他滨联合顺铂治疗。该试验的主要研究终点是无进展生存期。研究结果显示，接受 infigratinib 治疗的患者，客观缓解率（ORR）达到 23%，中位缓解持续时间（DOR）为 5.0 个月，目前终点数据未成熟。

（二）胆道肿瘤晚期二线及以上联合治疗

1. ceralasertib 联合奥拉帕利（度伐利尤单抗）

2022 年，一项关于 ceralasertib（AZD6738）和奥拉帕利或 ceralasertib 和度伐利尤单抗联合治疗晚期胆道肿瘤的 DNA 损伤反应的Ⅱ期伞式研究。

研究背景：ceralasertib 是一种选择性 ATR 抑制剂，介导 DNA 损伤，其损伤积累会诱导肿瘤细胞死亡，导致肿瘤特异抗原的释放，进而改变肿瘤微环境促进抗原呈递并增强免疫抑制剂的抗肿瘤作用。此外，ceralasertib 通过同时抑制 PARP 和 ATR 下游的两条 DNA 损伤反应（DDR）通路，使得癌细胞无法修复损伤的 DNA，导致细胞死亡。ceralasertib 联合免疫检查点抑制剂或 PARP 抑制剂具有协同抗肿瘤的作用。

研究目的：该研究的主要目的是 ceralasertib 与奥拉帕利组合在 BTC 患者中的 DCR（基于 RECIST1.1）；次要目的包括总缓解率（RECIST1.1 和 IR response）、PFS、DOR、OS、EORTC QLQ-C30、毒性和 irAE；探索性目的是研究疗效和肿瘤标志物之间的关系，基于 FDG PET/CT 评估的代谢改变、外周血和肿瘤组织研究药物导致的免疫标志物的变化。

研究状态：正在招募。

2. 安罗替尼联合 TQB2450

2021 年 ASCO 报道了一项安罗替尼联合 TQB2450 用于晚期胆管腺癌二线治疗的 Ib 期研究。该研究初始采用固定的 TQB2450 剂量，安罗替尼采用爬坡方式给药，以探索剂量的安全性。

在经过爬坡安全性探索后，最终确定了安罗替尼12mg是一个比较安全的剂量，并在后期扩展中使用12mg安罗替尼联合TQB2450进行试验。此项研究的主要终点为客观缓解率（ORR），次要终点为无进展生存期（PFS）、疾病控制率（DCR）和安全性以及正在随访的OS。2019年5月至2020年4月，共34例aBTC患者纳入研究。截至2021年1月28日，仍有10名患者在接受治疗。

疗效方面：在34例可评估患者中，中位随访时间为14.9个月，ORR为11.8%，DCR为76.5%，中位PFS为6.0个月，中位OS尚未达到。

安全性方面：安罗替尼10mg和12mg均可耐受。各级TRAE发生率为82.4%。4例（11.8%）患者发生3级TRAE，分别为高血压（*n*=1）、AST升高（*n*=2）、ALT升高（*n*=1），无患者发生4级或5级TRAE。

研究结论：安罗替尼联合TQB2450二线治疗aBTC耐受性好、疗效良好，研究未观察到患者发生非预期不良事件。总而言之，这种治疗方案值得进一步探索。

3. 信迪利单抗联合安罗替尼

吉西他滨联合顺铂（GP）已被确定为不可切除胆管癌（BTC）患者的标准一线治疗，但是二线治疗目前还没有已被批准的标准。2021年ASCO报道了一项探讨信迪利单抗+安罗替尼作为一种新的二线方案治疗BTC的有效性和安全性的试验。在该Ⅱ期试验中，17例一线化疗后进展的晚期BCT患者接受安罗替尼（12mg，口服，第1在至第14天，每3周1次）联合信迪利单抗（200mg，静脉注射，第1天，每3周1次）治疗。结果显示，中位随访时间为8.76个月，主要终点OS未达到，中位PFS为6.50个月。ORR为40%，DCR为86.67%。治疗相关不良事件（TRAEs）发生率为70.60%，最常见的1/2级TRAE为高血压（70.60%）、腹泻（17.65%）、甲状腺功能减退（17.65%）。信迪利单抗联合安罗替尼在一线化疗失败的晚期BTC患者中显示出显著的临床活性和可接受的毒性。

4. 曲妥珠单抗联合FOLFOX

韩国癌症研究组的多中心Ⅱ期试验（KCSG-HB19-14）[30]，是探索曲妥珠单抗联合FOLFOX治疗吉西他滨/顺铂难治性HER2阳性胆管癌。该试验入组的是HER2高表达BTC患者，在标准的二线化疗FOLFOX的基础上增加了曲妥珠单抗。一共入组34例受试者，中位随访时间为9.9个月，ORR达到了29.4%，这显然高于FOLFOX用于二线化疗时忽略不计的ORR，中位PFS为5.1个月，中位OS未达到。3级以上的治疗相关TARE发生率为85.3%，主要是粒细胞减少症和癌性外周神经病，症状上来看主要还是化疗的不良反应。当前，HER2阳性的BTC患者的二线治疗选择还是比较多样的，虽然还没有随机对照研究的数据，但曲妥珠单抗联合帕妥珠单抗应该是一个不错的选择。在获得同样23%的ORR的情况下，TRAE发生率曲妥珠单抗联合FOLFOX要比曲妥珠单抗联合化疗低很多。

三、小结和展望

近年来，胆管癌在靶向治疗的进展可谓曙光初现。pemigatinib开启了胆管癌靶向治疗的新时代，其他靶向药物如ivosidenib、infigratinib（BGJ398）、futibatinib（TAS-120）都已经取得突破性的进展。但针对其他靶点（VEGFR、HER2等）的抑制剂目前大多是个案报道或局限于Ⅰ、Ⅱ期临床试验，需要大样本多中心的临床数据加以证实，且同时需要解决耐药、不良反应等问题。也有一些靶向药物已由Ⅱ期单臂研究走向Ⅲ期RCT验证阶段，期待该类药物尽早在国内上市，可带给患者更多治疗选择。总之，随着精准医学和个性化治疗的深入开展，靶向治疗有望成为胆管癌治疗新的突破点。

参考文献

[1] KHAN S A, THOMAS H C, DAVIDSON B R, et al. Cholangiocarcinoma [J] . Lancet, 2005, 366 (9493): 1303-1314.

[2] BENAVIDES M, ANTON A, GALLEGO J, et al. Biliary tract cancers: SEOM clinical guidelines [J] . Clin Transl Oncol, 2015, 17: 982-987.

[3] HUNDAL R, SHAFFER E A. Gallbladder cancer: epidemiology and outcome [J] . Clin Epidemiol, 2014, 6: 99-109.

[4] BRAY F, FERLAY J, SOERJOMATARAM I, et al. Global cancer statistics 2018: GLOBOCAN estimates of incidence and mortality worldwide for 36 cancers in 185 countries [J] . CA Cancer J Clin, 2018, 68 (6): 394-424.

[5] KIM S A, LEE J M, LEE K B, et al. Intrahepatic mass-forming cholangiocarcinomas: enhancement patterns at multiphasic CT, with special emphasis on arterial enhancement pattern-correlation with clinicopathologic findings [J] . Radiology, 2011, 260 (1): 148-157.

[6] NAKAMURA H, ARAI Y, Totoki Y, et al. Genomic spectra of biliarytract cancer [J] . Nat Genet, 2015, 47 (9): 1003-1010.

[7] ALESSANDRO R, GIOVANNI B. First-line chemotherapy in advanced biliary tract cancer ten years after the ABC-02 trial: "And Yet it Mores!" [J] . Cancer treat Res Commun, 2021, 27: 100335.

[8] ABOU-ALFA G K, SAHAI V, HOLLEBECQUE A, et al. Pemigatinibfor previously treated, locally advanced or metastaticcholangiocarcinoma: a multicentre, open-label, phase 2 study [J] . Lancet Oncol, 2020, 21 (5): 671-684.

[9] JAVLE M, LOWERY M, SHRO R T, et al. Phase II study of BGJ398 inpatients with FGFR-altered advanced cholangiocarcinoma [J] . J Clin Oncol, 2018, 36 (3): 276-282.

[10] BRAUN S, MCSHEEHY P, LITHERLAND K, et al. Derazantinib: an investigational drug for the treatment of cholangiocarcinoma [J] . Expert Opin Investig Drugs, 2021, 30 (11): 1071-1080.

[11] GOYAL L, MERIC-BERNSTAM F, HOLLEBECQUE A, et al. Primary results of phase 2 FOENIX-CCA2: the irreversible FGFR1-4 inhibitor futibatinib in intrahepatic cholangiocarcinoma (ICC) with FGFR2 fusions/rearrangements [J] . Cancer Res, 2021, 81 (13-suppl): abstr CT010.

[12] KHEDER S I, HONG D S. Emerging targeted therapy for tumors with NTRK fusion proteins [J] . Clin Cancer Res, 2018, 24 (23): 5807-5814.

[13] ROSS J S, WANG K, GAY L, et al. New routes to targeted therapy of intrahepatic cholangiocarcinomas revealed by next-generationsequencing [J] . Oncologist, 2014, 19 (3): 235-242.

[14] FARAGO A F, DEMETRI G D. Larotrectinib, a selective tropomyosinreceptor kinase inhibitor for adult and pediatric tropomyosinreceptor kinase fusion cancers [J] . Future Oncol, 2020, 16 (9): 417-425.

[15] DRILON A E, FARAGO A F, TAN D S W, et al. Activity and safety of larotrectinib in adult patients with TRK fusion cancer: an expandeddata set [J] . J Clin Oncol, 2020, 38 (suppl 15): 3610.

[16] GU T L, DENG X X, HUANG F Z, et al. Survey of tyrosinekinase signaling reveals ROS kinase

fusions in humancholangiocarcinoma [J] . PLoS One, 2011, 6 (1): e15640.

[17] MILIND M J, DO-YOUND, MASAFUM II, et al. Results from TreeTopp: A randomized phase II study of the efficacy and safety of varlitinib plus capecitabine versus placebo in second-line (2L) advanced or metastatic biliary tract cancer (BTC) [J] . Journal of Clinical Oncology, 2020, 38 (15_suppl): 4597.

[18] MERIC-BERNSTAM F, HANNA D, BEERAM M, et al. Safety, anti-tumor activity, and biomarker results of the HER2-targeted bispecific antibody ZW25 in HER2-expressing solid tumors [J] . Annals of Oncology, 2019, 30 (suppl_5): v159–v193.

[19] MERIC-BERNSTAM F, HORWITZ H, RAGHAVK P S, et al. Pertuzumab plus trastuzumab for HER2-amplified metastatic colorectal cancer (MyPathway): an updated report from a multicentre, open-label, phase 2a, multiple basket study [J] . Lancet Oncol, 2019, 20 (4): 518–530.

[20] OHBA A, MORIZANE C, UENO M, et al. Trastuzumab deruxtecan (T-DXd; DS-8201) in patients (pts) with HER2-expressing unresectable or recurrent biliary tract cancer (BTC): An investigator-initiated multicenter phase 2 study (HERB trial) [J] . Future Oncol, 2022, 18 (19): 2351–2360.

[21] DANG L, YEN K, ATTAREC. IDH mutations in cancer and progress taward development of targeted therapeutics [J] . Ann Oncol, 2016, 27 (4): 599–608.

[22] ABOU-ALFA G K, MACARULLA T, JAVLE M M, et al. Ivosidenib in IDH1-mutant, chemotherapy-refractory cholangiocarcinoma (ClarIDHy): a multicentre, randomised, double-blind, placebo-controlled, phase 3 study [J] . Lancet Oncol, 2020, 21 (6): 796–807.

[23] HARDING J J, LOWERY M A, SHIH A H, et al. Isoform switchingas a mechanism of acquired resistance to mutant isocitratedehydrogenase inhibition [J] . Cancer Discov, 2018, 8 (12): 1540–1547.

[24] YOSHIKAWA D, OJIMA H, IWASAKI M, et al. Clinicopathological and prognostic sign ificance of EGFR, VEGF and HER2 expression in cholangicarcinoman [J] . Br Cance, 2008, 98 (2): 418–425.

[25] DO-YOUN O, JIN WON K, HONG JAE C, et al. Phase II study of sitravatinib in combination with tislelizumab in patients with advanced biliary tract cancer who have failed to at least 1 prior systemic treatment: Trial in progress [J] . Journal of Clinical Oncology, 2022, 40(4-suppl): TPS490.

[26] DEMOLS A, BORBATH I, VAN DEN EYNDE M, et al. Regorafenib aftcr failure of gemcitabine and platinum-based chemotherapy for locally advanced/metastatic biliary tumors: REACHIN, a randomized, double-blind, phase II trial [J] . Ann Oncol, 2020, 31 (9): 1169–1177.

[27] BAI Yuxian, XU Jianming, SUN Huichuang, et al. A single-arm, multicenter, open-label phase 2 trial of surufatinib in patients with unresectable or metastatic biliary tract cancer [J] . Journal of Clinical Oncology, 2021, 39 (15-suppl): e16123.

[28] GOEPPERT B, FRAUENSCHUH L, RENNER M, et al. BRAF V600E-specificimmunohistochemistry reveals low mutation rates in biliary tractcancer and restriction to intrahepatic cholangiocarcinoma [J] . Mod Pathol, 2014, 27 (7): 1028–1034.

[29] SUBBIAH V, LASSEN U, ÉLEZ E, et al. Dabrafenib plus trametinib in patients with BRAFV600E-mutated biliary tract cancer (ROAR): a phase 2, open-label, single-arm, multicentre basket trial [J] . The Lancet

Oncology , 2020, 21 (9): 1234-1243.

[30] CHOONG-KUN L, HONG J C, JAEKYUNG C, et al. Trastuzumab plus FOLFOX for gemcitabine/cisplatin refractory HER2-positive biliary tract cancer: A multi-institutional phase II trial of the Korean Cancer Study Group (KCSG-HB19-14) [J] . Lancet Gastroenterol Hepatol, 2023, 8 (1): 56-65.

（作者：郑艳）

第三节　胰腺癌靶向治疗

胰腺癌是高度恶性的消化道肿瘤，2019 年国家癌症中心发布的癌症统计数据显示，我国胰腺癌的发病率位居第 10 位，死亡率居第 6 位[1]。胰腺位于腹膜后，胰腺癌起病隐匿且初期症状不典型，临床尚缺乏有效的早期筛查手段，约 80% 的患者就诊时已处于中晚期，其是目前所知恶性程度最高的肿瘤。胰腺癌预后极差，5 年生存率仅为 7%。在诊断为胰腺癌后，80% 的患者会在 1 年内死亡，而经过二线治疗，患者的中位生存期为 4~6 个月。胰腺癌被称为“癌中之王”，以“三高三低”为主要特征。“三高”分别为发病率高、死亡率高、复发转移率高。“三低”为早期诊断率低、手术切除率低、5 年生存率低（约 7%）[1]。

一、发病分子机制

（一）肿瘤微环境

肿瘤微环境是肿瘤生长的基础，包括细胞组分和理化环境，其是当前胰腺癌基础研究的热点。与其他实体肿瘤不同，胰腺癌间质成分占肿瘤体积的 80% 以上，包括丰富的细胞外基质、胰腺星状细胞（PSC）、肿瘤相关成纤维细胞（CAFs）等，这些间质成分包绕在肿瘤实质周围形成基质屏障参与胰腺癌发生发展。诸多研究[6]已证实 CAFs 及其下游信号在促进胰腺癌发生发展中的重要性，然而靶向 CAFs 的研究仍面临两个问题。其一是 CAFs 具有高度异质性，例如低表达 α-SMA、高表达 IL-6 的炎性 CAFs 促进肿瘤生长，而高表达 α-SMA 的肌成纤维细胞抑制肿瘤生长。此外，不同亚型的 CAFs 可出现表型转化。Meflin 蛋白质阳性的 CAFs 通过重塑细胞外基质具有抑癌特性，然而随着肿瘤进展，Meflin 蛋白质阳性的 CAFs 会分化为促癌表型。因此，如何鉴别、重塑不同性质的 CAFs 是靶向 CAFs 治疗胰腺癌的关键。胰腺癌基质中活化的 PSCs 不同于癌周组织中静止的正常 PSCs，对 NK 细胞具有负性调节作用，可能是免疫抑制浸润在胰腺癌微环境中的 NK 细胞的重要因素。除靶向胰腺癌微环境中的细胞外，靶向胰腺癌基质成分也可能成为对抗这种致命疾病的一种有前途的策略，有研究表明 Galectin-1 可能就是这种策略的潜在靶点之一。

（二）代谢组学

糖代谢异常是胰腺癌发病的危险因素之一。Hu[3]等人报道高糖摄入可显著提高核糖核苷酸还原酶的O-GlcNA糖基化水平，诱导KRAS突变。MUC1/HIF1a通路的激活可诱导葡萄糖合成增加，促进胰腺癌细胞对吉西他滨的耐药。肿瘤的失控性生长导致能量需求的增加，进而引起周围肌肉和脂肪组织的消耗，最终引起恶病质。亚临床研究发现，与其他部位相比，胰腺部位的肿瘤相关恶病质表型更为明显，提示胰腺可能具有促进能量供给的特殊环境。研究表明，通过分泌微囊泡、外泌体或旁分泌等多种形式，胰腺癌细胞可向周围脂肪和肌肉细胞传递效应因子，促进脂肪和肌肉组织的分解。胰腺外分泌功能下降同样可诱导脂肪消耗的增加，而胰酶补充可部分缓解这种消耗。值得注意的是，逆转脂肪消耗似乎不能改善胰腺癌患者预后，其中的机制仍待阐明。

二、胰腺癌靶向治疗

2022年CSCO胰腺癌诊疗指南推荐一线、二线治疗以化疗药物为主[8]，根据患者体能状态（PS评分、胆管通畅情况、体重控制情况、疼痛控制情况）选择联合用药、单药或支持治疗。一线化疗方案主要推荐吉西他滨单药、替吉奥单药、AG、mFOLFIRINOX及gBRCA突变患者的含铂方案；二线治疗方面推荐脂质体伊立替康（尚未在中国上市）及GEM或5-FU为基础的方案。但无论选择哪种治疗方案，目前胰腺癌的中位OS不足1年，整体疗效无法令人满意[4-5]。因此，在标准化疗后开发新的靶点成为胰腺癌领域的探索热点。

（一）EGFR靶向药物

EGFR是具有配体依赖性的酪氨酸激酶活性的跨膜糖蛋白家族，在包括胰腺癌的多种恶性肿瘤中都存在过表达，而且往往与肿瘤的高侵袭性、快进展和预后不良密切相关。目前，用于EGFR靶向药物主要有两大类：一类是大分子的单克隆抗体，如西妥昔单抗、人源化抗体尼妥珠单抗，主要作用在EGFR的胞外区，通过竞争性抑制配体与EGFR的结合，使受体失去活性；另一类则是小分子的酪氨酸激酶抑制剂（EGFR-TKI），如吉非替尼和厄洛替尼等，能够进入细胞内，直接作用于EGFR的胞内区，进而抑制酪氨酸激酶的活性。EGFR在胰腺癌发生发展中发挥着重要作用，在30%~89%的胰腺癌中发现EGFR过表达，EGFR与晚期疾病、较差生存期和疾病转移相关，被认为是治疗胰腺癌的潜在靶点。

1. 厄洛替尼

基于NCICPA.3临床研究[6]显示化疗联合靶向治疗与化疗组的mOS分别为6.24个月和5.91个月（P=0.038），1年生存率分别为23%和17%（P=0.023），该试验虽然实际延长生存时间仅10天左右，但在统计学上显示化疗联合靶向治疗延长了患者生存时间。因此，2005年11月美国FDA批准吉西他滨联合厄洛替尼可用于局部晚期不可切除或有远处转移的胰腺癌一线患者。但该研究人群为高加索人群，且实际获益有限，故仅作为Ⅲ级推荐。

厄洛替尼单药，厄洛替尼联合其他化疗方案如GEMOX（Ⅲ级推荐）、GP方案，或厄洛替尼联合其他靶向药物（如索拉非尼）治疗进展期胰腺癌的研究均以失败告终。

2. 人源化EGFR单克隆抗体——尼妥珠单抗

在2022年ASCO上，秦叔逵教授公布了一项前瞻性、随机对照、双盲、多中心Ⅲ期临床试验（NOTABLE研究）[7]：尼妥珠单抗联合吉西他滨对比吉西他滨治疗KRAS野生型局部晚期或转移性胰腺癌，92名KRAS基因野生型的局部晚期或转移性胰腺癌患者随机进入对照、双盲组。主要终点为总生存期（OS），次要终点为 PFS、TTP、ORR、DCR、CBR 和安全性。其中 82 例患者作为全分析集（FAS）进行分析。尼妥珠单抗 + 吉西他滨组对比安慰剂 + 吉西他滨组的 OS 分别为 10.9 个月和 8.5 个月，*HR*=0.50，降低了 50% 的死亡风险。次要终点 PFS 分别为 4.2 个月和 3.6 个月。总而言之，尼妥珠单抗联合吉西他滨改善了 KRAS 野生型局部晚期和转移性胰腺癌患者的 OS 和 PFS，并具有可控的安全性。2022 中国 CSCO 指南基于该研究，将吉西他滨联合尼妥珠单抗作为转移性胰腺癌一线化疗的Ⅱ级推荐方案。

（二）PARP 抑制剂

PARP 抑制剂是一种靶向多腺苷二磷酸核糖聚合酶 [poly（ADP-ribose）polymerase，PARP] 的癌症疗法。PARP 参与许多 DNA 修复过程，特别是与具有致病性 BRCA 突变的肿瘤与同源重组的缺陷相关。在胰腺癌患者中，携带 gBRCA 突变的患者占比不足 10%。

1. 奥拉帕利

奥拉帕利可阻断参与 DNA 错配基因修复的关键酶，攻击携带 BRCA 突变的肿瘤细胞，使癌基因内的 DNA 不能得到有效修复而肿瘤生长受阻。2019 年 6 月 2 日，《新英格兰医学杂志》发表了 POLO 研究[8]，该研究共筛选 3315 例患者，其中 247 例（7.5%）具有胚系 BRCA 突变，154 例随机化分组（奥拉帕利 O 组 92 例，安慰剂 P 组 62 例），最终 151 例患者接受治疗（O 组 90 例，P 组 61 例），组间患者基线一致（O/P：中位年龄为 57/57，男性比例 58%/50%，ECOG 体力状态 0 分比例 71%/61%）。共分析 104 例，研究结果显示对一线铂类化疗后未进展、携带胚系 BRCA 突变的转移性胰腺癌（mPDAC）患者，奥拉帕利作为维持治疗，相比安慰剂组，显著延长了 mPDAC 患者的 PFS（7.4 个月对比 3.8 个月，*HR*=0.53），总生存率 OS 无差别，疾病进展风险降低了 47%（图 5-3-1）。

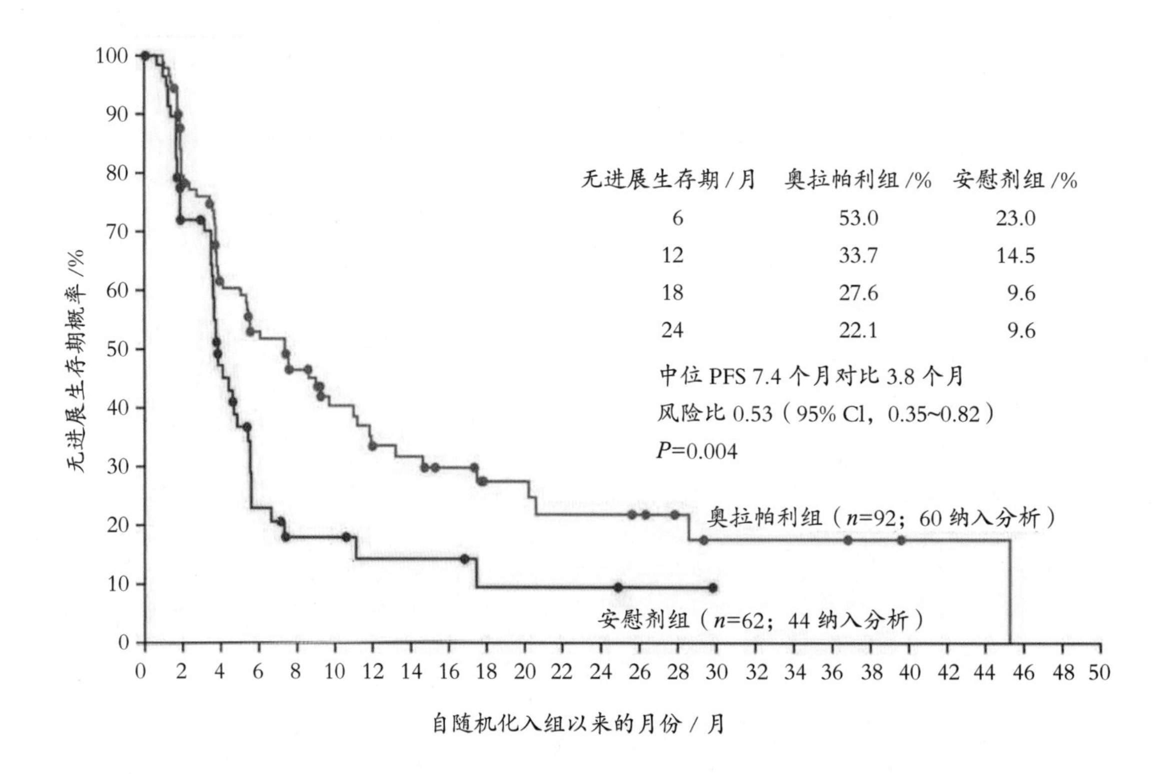

图 5-3-1　mPDAC 患者的 PFS 数据

随访一年后，奥拉帕利组对比安慰剂组的无疾病进展率分别为 33.7% 和 14.5%，两年后为 22.1% 对 9.6%。2020 年欧洲肿瘤内科学会（ESMO）年会上报道了 POLO 研究的亚组临床效益评估：所有预先设定和事后亚组分析（ECOG 评分、剂量中断、既往原发性恶性肿瘤、肝转移及部位划分的患者亚组）显示，相较于安慰剂，奥拉帕利治疗的 PFS 获益与最初 PFS 结果一致。

这项研究作为第一个依据生物标志物针对晚期胰腺癌实施精准治疗的大型Ⅲ期临床研究获得了成功。2021 年 ASCO、NCCN 指南及中国 CSCO 胰腺癌诊治指南Ⅰ级推荐：存在致病性胚系 BRCA1/2 基因突变的患者，一线化疗首选含铂方案，例如 FOLFIRINOX 或吉西他滨联合顺铂方案，如果铂类药物治疗后患者的无进展生存期≥ 16 周，推荐奥拉帕利维持治疗。

2. 其他 PARP 抑制剂

2021 年，Journal of Clinical Oncology 在线发表一项Ⅱ期临床研究[9]：PARP 抑制剂 Rucaparib 维持治疗携带 BRCA1、BRCA2 或 PALB2 基因致病性突变（PV）的铂敏感性晚期胰腺癌（PC）。

该研究共纳入 46 例携带 BRCA1、BRCA2 或 PALB2 基因生殖细胞或体细胞致病性突变，并接受至少 16 周含铂化疗且未出现耐药性的晚期胰腺癌患者。化疗终止后患者接受口服 600mg Rucaparib，每日两次治疗直至疾病进展。主要研究终点为 6 个月时的无进展生存（PFS）率。

共 42 例患者可用于评估。6 个月时的 PFS 率为 59.5%，中位 PFS 为 13.1 个月，中位生存期（OS）为 23.5 个月。12 个月时的 PFS 率为 54.8%。36 例疾病可评估患者的客观缓解率（ORR）为 41.7%（3 例完全缓解，12 例部分缓解），疾病控制率（DCR）为 66.7%，中位缓解持续时间（DOR）为 17.3 个月。携带 gBRCA2、gPALB2、sBRCA2 突变的患者分别有 41%、50%、50% 的比例出现疾病缓解。未记录到新发安全事件。

以上结果表明，Rucaparib 维持治疗携带 BRCA1、BRCA2 或 PALB2 基因致病性突变的铂敏感性晚期胰腺癌患者是安全有效的。对携带 gPALB2 和 sBRCA2 基因致病性突变的患者疗效的发现拓宽了除 gBRCA1/2 基因致病性突变患者以外的 PARP 抑制剂治疗潜在获益人群。

（三）NTRK 融合抑制剂

原肌凝蛋白受体激酶（TRK）信号通路的改变，包括基因融合、蛋白过度表达或单核苷酸改变，已经被发现是许多肿瘤的致病原因，特别是 NTRK 基因的融合，为目前最明确的致癌原因。

NTRK 基因融合在多种肿瘤中都有发现，虽然在常见肿瘤如肺癌、结直肠癌中的发病率低于 5%，但该通路在各癌种致病中共享，并且其可以发生在身体的任何部位，多出现于成人和儿童实体瘤中，包括乳腺类似物分泌癌（MASC）、甲状腺癌、结肠癌、肺癌、胰腺癌及各种肉瘤等，这种基因融合可能影响超过 60% 的患有某些罕见癌症的成人和儿童患者[10]。目前 FDA 获批的针对 NTRK 基因融合的抑制剂有 2 种，拉罗替尼（larotrectinib）和恩曲替尼（entrectinib）。

1. 拉罗替尼

拉罗替尼（larotrectinib）分别于 2018 年 11 月和 2019 年 9 月获美国和欧盟批准，用于治疗携带 NTRK 基因融合的局部晚期或转移性实体瘤的成人和儿童患者。

2018 年 2 月，《新英格兰医学杂志》（NEJM）发布了拉罗替尼治疗 TRK 融合阳性的肿瘤患者的治疗结果。该汇总分析共纳入了三项Ⅰ/Ⅱ期临床试验，纳入了 55 例 TRK 融合患者。研究结果显示，拉罗替尼治疗的客观缓解率（ORR，根据研究者评估）高达 80%。拉罗替尼治疗的中位缓解持续时间（DOR）达到 35.2 个月，中位无进展生存期（PFS）为 25.8 个月，中位生存期（OS）仍未达到。2021 年又刊出了这一研究的最新结果。在此期间，该研究的研究队列从55名患者扩充至218名。结果显示，拉罗替尼治疗的ORR为75%，并且其中有22%的患者达到完全缓解（CR）。拉罗替尼的平均起效时间仅为1.84个月，并且73%的患者响应的持续时间超过6个月[11]。

2020年2月，《柳叶刀-肿瘤》发布了一项关于拉罗替尼治疗TRK融合阳性实体瘤的汇总分析[12]，公布了三项I/Ⅱ期临床研究的整体结果。该汇总分析纳入了159例患者，结果显示无论哪种癌症类型，针对所有NTRK基因融合的晚期癌症的成人和儿童患者，研究者评估的ORR为79%，中位总生存期为44.4个月，16%患者达到完全缓解（CR）。相比之下，那些非NTRK基因融合的其他突变的患者，仅有1%响应，其总生存率仅为10.7个月。此外，研究显示拉罗替尼对于脑转移患者展现出可观的疗效，且安全性良好。

关于拉罗替尼的耐药性，现有临床数据表明，特定的靶向耐药机制可被下一代NTRK抑制剂克服，如selitrectinib和repotrectinib。

2. 恩曲替尼

FDA于2019年8月15日加速审批恩曲替尼胶囊上市。恩曲替尼适用于治疗中枢神经系统肿瘤、神经内分泌肿瘤、唾液腺肿瘤、胰腺癌、非小细胞肺癌、甲状腺癌、结直肠癌、胆管癌、乳腺癌等近20多种NTRK基因融合的恶性肿瘤。

在STARTRK-2的Ⅱ期临床试验和STARTRK-1的Ib期研究及ALKA-372-001的I期研究中[13]，恩曲替尼使NTRK基因融合蛋白阳性的局部进展或转移性实体瘤患者肿瘤缩小的客观缓解率（ORR）为57.4%。其中，脑转移的患者颅内的ORR为54.5%，25%患者达到病灶全部消失的完全缓解率（CR）。对局部晚期或转移性ROS1阳性非小细胞肺癌（NSCLC）患者，37.7%患者的ORR高达77.4%，缓解持续时间为24.6个月。

基于STARTRK-2、STARTRK-1和ALKA-372-001的三项研究结果，NCCN已经将NTRK抑制剂作为晚期胰腺癌患者的推荐使用。

（四）KRAS抑制剂

RAS基因是第一个被鉴定出来的人类癌基因，可分为KRAS、NRAS和HRAS三种。在人类许多种肿瘤中，都经常出现这三种RAS基因突变的身影，尤其是被称为“癌中之王”的胰腺癌，97.7%胰腺癌患者都携带KRAS突变。而在结直肠腺癌、多发性骨髓瘤、肺腺癌和皮肤黑色素瘤中，三种RAS基因突变的总携带率也分别有52.2%、42.6%、32.2%和29.4%[14]。KRAS G12C基因突变是一种特定的亚突变，是非小细胞肺癌中腺癌最常见的个体KRAS基因突变，占14%，大肠腺癌占5%，胰腺癌占2%。迄今为止，只有针对RAS上游的二代EGFR抑制剂和针对下游的RAF-MEK-ERK通路的疗法，显示出一定的效果，其余全都无效[15]。

1. AMG510

经过30年的研究，AMG510是第一个达到临床阶段的KRAS G12C抑制剂。FDA批准AMG510孤儿药物指定用于KRAS G12C阳性非小细胞肺癌和结肠直肠癌，AMG510打开了历史性的缺口，也让我们看到了攻破胰腺癌的希望。首次人体试验是在I期临床研究（NCT03600883）中[16]，29例KRAS G12C突变实体瘤可供评估，其中有10例非小细胞癌，19例肠癌等实体瘤。在10例NSCLC患者中，ORR达到新高的50%，而疾病控制率更是100%。5例部分缓解的患者仍在陆续服药中（7.3~27.4周），最长的患者已经超过27周。对于无药可用的KRAS突变NSCLC患者，AMG510将带来逆转的可能。

2. Adagrasib（MRTX849）

2022摘要519：KRYSTAL-1研究[17]——Adagrasib（MRTX849）在不可切除或转移性胰腺导管腺癌（PDAC）和其他携带KRAS G12C基因突变的胃肠道肿瘤（GI）患者中的有效性和安全性。

研究设计：该研究共纳入42名患者（中位年龄63.5岁，52%女性），其中30名患者患有KRAS G12C基因突变的胃肠道肿瘤（12例PDAC、8例胆管、5例阑尾、2例胃食管交界处、2例小肠和1例食管）。研究终点包括ORR、DOR、PFS、OS和安全性等。

研究结果：27例胃肠道肿瘤患者可评估临床疗效。41%的患者部分缓解（PR）（11/ 27，包括3例未确认的PR），DCR为100%（27/27）。在12例PDAC患者中，10例可评估临床疗效，PR为50%（5/10，包括1例未确认的PR），DCR为100%（10/10）。中位PFS为6.6个月，50%的PDAC患者正在进行治疗。在17例其他胃肠道肿瘤可评估患者中，6例达到PR（35%，2例未确认），DCR为100%（17/17）。在整个队列中，任何级别的治疗相关不良事件发生率为91%（38/42），最常见的治疗相关不良事件是恶心（48%）、腹泻（43%）、呕吐（43%）和疲劳（29%）。21%的患者发生3级不良事件，没有4/5级不良事件发生。

研究结论：Adagrasib单药治疗具有良好的耐受性且安全可控，并在PDAC和其他携带KRAS G12C基因突变的胃肠道肿瘤患者中显示出令人鼓舞的治疗效果。Adagrasib在KRAS G12C基因突变人群中的应用正在进一步探索中。

除了KRAS G12C基因突变靶向药物，下游主要信号转导通路PI3K/PDK1/AKT和RAF/MEK/ERK也成为关注点。

3. 联合用药

一项吉西他滨联合第二代MEK抑制剂cobimetinib治疗KRAS G12C基因突变患者的单臂研究中[18]，MEK抑制剂联合化疗显示出一定活性。

（五）细胞自噬抑制剂-羟氯喹

除了几乎全携带KRAS基因突变外，胰腺癌中还普遍存在着自噬的增加[19]，而这对肿瘤的生长有着至关重要的作用[20]。后来进一步研究发现，使用MEK抑制剂曲美替尼或者抑制ERK，亦或直接抑制RAS，都能让胰腺癌细胞的自噬进一步增加。考虑到自噬对于细胞稳态的维持作用，或许这就是靶向RAS信号通路疗效不佳的原因[21]。研究人员把曲美替尼和自噬抑制剂氯喹联合使用，确实明显抑制了癌细胞的生长。而向癌细胞中转入自噬抑制基因，也同样让它变得对曲美替尼敏感。接下来，研究人员又在小鼠中进行了试验，单独使用氯喹、羟氯喹（自噬抑制剂）或者曲美替尼都不能抑制种植在小鼠身上的胰腺癌的生长，而联合使用曲美替尼和氯喹/羟氯喹，则几乎让肿瘤完全消失，效果比治疗胰腺癌的标准方案（吉西他滨+白蛋白结合型紫杉醇）还要好。

在北卡罗来纳大学的一项研究中，研究人员进一步分析了抑制RAS通路是怎么增加癌细胞自噬的。研究人员发现，抑制RAS下游的ERK，引起了AMPK信号的激活和mTORC1信号的抑制，而这两种信号变化都会导致自噬的增加。而且抑制ERK还会抑制细胞的糖酵解，从而让癌细胞更为依赖自噬供能。此外，ERK的抑制还有可能通过影响核苷酸的代谢促进自噬。

（六）HER2信号通路靶向药物

在作用机制方面，HER2与EGFR一样是ErbB酪氨酸激酶家族的成员。胰腺癌亚群细胞会过度表达HER2，但HER2在胰腺癌标本中的表达水平相对较低。

一项多中心Ⅱ期临床试验研究显示[22]，接受曲妥珠单抗联合卡培他滨治疗方案组与卡培他滨单药治疗方案组的胰腺癌患者，其中位OS分别为6.9和6.0个月，在生存期上并无明显获益。

（七）其他靶向药物

胰腺癌基因突变发生率低，获益人群有限，因此少见突变的检测愈显重要，这可能会给患者带来新的治疗机会。目前少见突变靶点的研究仍在进行中。

1. zenocutuzumab（MCLA-128）

zenocutuzumab（MCLA-128）是一种非常强大的双特异性抗体，可与HER2和HER3受体结合，从而阻断HER3及其配体神经调节蛋白1（NRG1）或NRG1融合蛋白的相互作用，因此对NRG1基因融合的胰腺癌患者效果显著。2020年7月，FDA授予zenocutuzumab（MCLA-128）“孤儿药”地位，用于治疗胰腺癌患者。

2022年，ASCO年会上公布了双特异性抗体zenocutuzumab的研究结果。汇报了该药研究（NCT02912949）的安全性和有效性[23]：有110名患者入选，其中83人符合主要分析的标准。最常见的肿瘤类型是NSCLC（57%）和PDAC（23%）。其他接受治疗的组织学类型包括乳腺癌（8%）、胆管癌（4%）、结直肠癌（4%）、子宫内膜软组织肉瘤、胰腺神经内分泌癌、肾细胞癌和原发性未知的癌症（5%）。

研究中，根据RECIST标准，所有肿瘤类型的总反应率（ORR）为34%（95%CI，24%~46%）。具体到PDAC患者，ORR为42%（95%CI，20%~67%）。研究中70%的患者观察到任何程度的肿瘤萎缩，反应的中位时间为1.8个月。港安健康国际医疗指出，应答的中位持续时间为9.1个月，24%的患者在截稿时仍在继续治疗。

2. SM-88

2020年8月初，另外一款药物SM-88也被FDA授予胰腺癌“孤儿药”地位。

SM-88由4种组分组成，其中核心组分是一种功能失调的酪氨酸衍生物，作为蛋白质合成（包括黏蛋白）的错误构建模块；其他3种组分包括西洛莫司、苯妥英和甲氧沙林，在亚治疗水平上用于改变患者或其肿瘤的生理功能，以补充和增强SM-88的活性。每种药物都是经过FDA批准的通用药物。

在2019年ESMO大会上，更新了SM-88进行的TYME-88-PANC试验的中期结果[24]，47.1%的患者获得了临床益处，包括7例病情稳定和1例部分缓解。在该试验接受至少二线治疗的5名患者（*n*=17）中，SM-88治疗2个月后患者病变减少。其中2例患者分别接受二线治疗和四线或更多治疗，患者病变减少超过30%。此外，SM-88的耐受性良好，仅有2例（6.5%）严重不良事件（SAE）被认为与SM-88至少潜在相关。而且该疗法已被证明在多种肿瘤（包括乳腺癌、前列腺癌、胰腺癌）的治疗中有效，并且具有毒性低或严重不良事件报告率低的特点。

3. napabucasin（BBI-608）

STAT3通路的活性与癌症干细胞的自我更新及存活密切相关，包括各种胃肠道恶性肿瘤，如胰腺癌、结直肠癌和胃癌/胃食管交界人（GEJ）腺癌。根据美国2016年临床肿瘤学会年会的napabucasin治疗转移性胰腺癌（NCT02231723）Ib期/Ⅱ期临床试验[25]，在全部59名接受BBI-608联合白蛋白结合型紫杉醇和吉西他滨治疗的患者中，46名患者的疾病得到了控制，疾病控制率（DCR）为78.0%，其中2名患者出现完全缓解（CR，3.4%），26名出现部分缓解（PR，44.1%），mPFS和mOS分别为7.06个月和9.59个月。napabucasin在临床试验中常见不良反应（AE）是轻度腹泻、恶心、疲劳和神经症状，这些症状是可逆的并且可以用对症药物治疗。因此，2016年11月FDA批准胰腺癌作为“孤儿药”napabucasin新的适应证。

目前，确证疗效的Ⅲ期临床试验（napabucasin联合白蛋白结合型紫杉醇和吉西他滨一线治疗转移性胰腺癌的Ⅲ期临床试验）计划招募1132例患者，在全球两百多家研究中心展开，现已快完成全球的受试者入组目标。

4. claudin 靶点

在许多癌症中，claudins 的异常表达和其在质膜上的定位，使其成为癌症治疗的潜在靶标候选。其中，CLDN3、4、6、18.2 在许多癌症中表达量都有显著增高，是肿瘤靶向治疗的热门靶标。claudin18.2 蛋白是目前研究得最为透彻的 claudin 家族蛋白。目前靶向 claudin18.2 靶点的研究中多以胃癌为主。

IMAB362 作为 claudin18.2 靶点的首创药物。在 2016 年 ASCO 会议上，一项名为 FAST 的 IMAB362 的Ⅱ期临床研究[26]在 161 例患者中比较了 EOX（表阿霉素、奥沙利铂、卡培他滨）+IMAB362 治疗晚期 claudin18.2 阳性胃癌 / 胃食管交界腺癌的疗效。结果证实与单纯化疗相比较，IMAB362 将平均疾病进展时间从 4.8 个月延长至 7.9 个月，中位生存期从 8.4 个月延长到 13.2 个月，而不良反应发生率并未增加。研究证明 EOX+IMAB362 的化疗方案是有效且可耐受的，该方案为晚期 claudin18.2 阳性患者带来福音。

ASKB589 注射液是奥赛康自主研发、具有自主知识产权一款人源化 CLDN 18.2 抗体，该在研药物主要通过抗体依赖细胞介导的细胞毒作用（ADCC）和补体依赖的细胞毒作用（CDC）杀伤肿瘤细胞，拟用于胃及胃食管结合部腺癌、胰腺癌等适应证。2021 年 4 月，该药已在中国获批临床，针对 CLDN 18.2 阳性的局部晚期或转移性胃及胃食管结合部腺癌、胰腺癌等恶性实体瘤。

以上这些研究都只是小样本、非对照的前期研究，但为寻找益于胰腺癌患者的靶向治疗策略提供了思路。

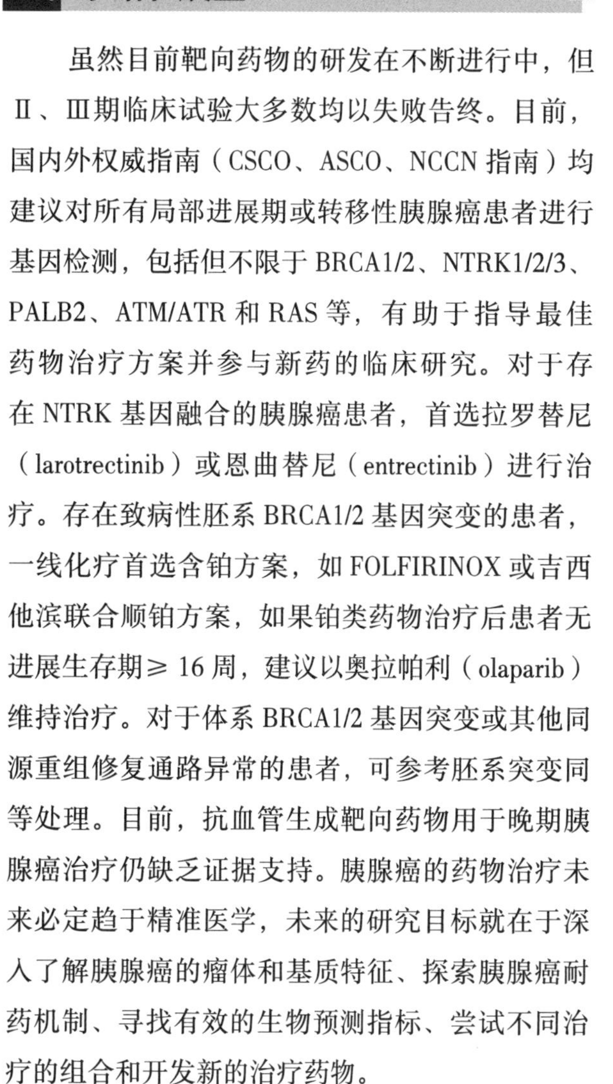

三、小结和展望

虽然目前靶向药物的研发在不断进行中，但Ⅱ、Ⅲ期临床试验大多数均以失败告终。目前，国内外权威指南（CSCO、ASCO、NCCN 指南）均建议对所有局部进展期或转移性胰腺癌患者进行基因检测，包括但不限于 BRCA1/2、NTRK1/2/3、PALB2、ATM/ATR 和 RAS 等，有助于指导最佳药物治疗方案并参与新药的临床研究。对于存在 NTRK 基因融合的胰腺癌患者，首选拉罗替尼（larotrectinib）或恩曲替尼（entrectinib）进行治疗。存在致病性胚系 BRCA1/2 基因突变的患者，一线化疗首选含铂方案，如 FOLFIRINOX 或吉西他滨联合顺铂方案，如果铂类药物治疗后患者无进展生存期≥ 16 周，建议以奥拉帕利（olaparib）维持治疗。对于体系 BRCA1/2 基因突变或其他同源重组修复通路异常的患者，可参考胚系突变同等处理。目前，抗血管生成靶向药物用于晚期胰腺癌治疗仍缺乏证据支持。胰腺癌的药物治疗未来必定趋于精准医学，未来的研究目标就在于深入了解胰腺癌的瘤体和基质特征、探索胰腺癌耐药机制、寻找有效的生物预测指标、尝试不同治疗的组合和开发新的治疗药物。

参考文献

[1] 郑荣寿，孙可欣，张思维，等 . 2015 年中国恶性肿瘤流行情况分析 [J]. 中华肿瘤杂志 2019，41 (1)：19-28.

[2] 张飞宇，亚克普，赵金明，等 . 靶向肿瘤微环境治疗胰腺癌的新进展 [J]. 临床肝胆病杂志，2021, 37 (9)：2246-2248.

[3] HU C M, TIEN S C, HSIEH P K, et al. High Glucose Triggers Nucleotide Imbalance through O-GlcNAcylation of Key Enzymes and Induces KRAS Mutation in Pancreatic Cells [J]. Cell Metab, 2019,

29 (6): 1334-1349.

[4] HEINEMANN V, QUIETZSCH D, GIESELEF F, et al. Randomized phase III trial of gemcitabine plus cisplatin compared with gemcitabine alone in advanced pancreatic cancer [J] . J Clin Oncol, 2006, 24 (24): 3946-3952.

[5] Conroy T, Desseigne F, Ychou M, et al. FOLFIRINOX versus gemcitabine for metastatic pancreatic cancer [J] . N Engl J Med, 2011, 364 (19): 1817-1825.

[6] MOORE M J, GOLDSTEIN D, HAMM J, et al. Erlotinib plus gemcitabine compared with gemcitabine alone in patients with advanced pancreatic cancer: a phase III trial of the National Cancer Institute of Canada Clinical Trials Group [J] . Journal of Clinical Oncology, 2007, 25 (15): 1960-1966.

[7]QINS, BAIY, WANG Z, et al. Nimotuzumab combined with gemcitabine versus gemcitabine in K-RAS wild-type locally advanced or metastatic pancreatic cancer: A prospective, randomized-controlled, double-blinded, multicenter, and phase III clinical trial [J] . J Clin Oncol, 2022, 40 (17): 4011.

[8] KINDLER H L, HAMMEL P, RENI M, et al. Olaparib as maintenance treatment following first-line platinum-based chemotherapy (PBC) in patients (pts) with a germline BRCA mutation and metastatic pancreatic cancer (mPC): Phase III POLO trial [J] . Journal of Clinical Oncology, 2019, 37 (18): LBA4

[9] REISS K A, MICK R, O'HARA M H, et al. Phase II Study of Maintenance Rucaparib in Patients With Platinum-Sensitive Advanced Pancreatic Cancer and a Pathogenic Germline or Somatic Variant in BRCA1, BRCA2, or PALB2 [J] . Journal of Clinical Oncology, 2021, 39 (22): 2497-2505.

[10] OKAMURA R, BOICHARD A, KATO S, et al. Analysis of NTRK alterations in pan-cancer adult and pediatric malignancies: implications for NTRK-targeted therapeutics [J] . JCO precision oncology, 2018, 2: 1-20.

[11] HONG D S, SHEN L, VAN T C N, et al. Long-term efficacy and safety of larotrectinib in an integrated dataset of patients with TRK fusion cancer [J] . Journal of Clinical Oncology, 2021, 39 (15_suppl): 3108.

[12] HONG D S, DUBOIS S G, KUMMAR S, et al. Larotrectinib in patients with TRK fusion-positive solid tumours: a pooled analysis of three phase 1/2 clinical trials [J] . Lancet Oncol, 2020, 21 (4): 531-540.

[13] DRILON A, SIENA S, OUSHL, et al. Safety and Antitumor Activity of the Multitargeted Pan-TRK, ROS1, and ALK Inhibitor Entrectinib: Combined Results from Two Phase I Trials (ALKA-372-001 and STARTRK-1) [J] . Cancer Discov, 2017, 7 (4): 400-409.

[14] COX A D, FESIK S W, KIMMELMAN A C, et al. Drugging the undruggable RAS: mission possible [J] . Nature reviews Drug discovery, 2014, 13 (11): 828.

[15] SCOTT A J, LIEU C H, MESSERSMITH W A. Therapeutic Approaches to RAS Mutation [J] . Cancer journal (Sudbury, Mass.), 2016, 22 (3): 165-174.

[16] HONG D S, FAKIHMG, STRICKLER J H, et al. KRASG12C Inhibition with Sotorasib in Advanced Solid Tumors [J] . N Engl J Med, 2020, 383 (13): 1207-1217.

[17] WEISS J. First-in-Human Phase I/IB Dose-Finding Study of Adagrasib (MRTX849) in Patients With

Advanced KRAS G12C Solid Tumors（KRYSTAL-1）[J] . J Clin Oncol, 2022, 40 (23): 2530–2538.

[18] ARDALAN B, AIQUETA J, SLEEMAN D, et al. Cobimetinib Plus Gemcitabine: An Active Combination in KRAS G12R-Mutated Pancreatic Ductal Adenocarcinoma Patients in Previously Treated and Failed Multiple Chemotherapies [J] . J Pancreat Cancer, 2021, 7 (1): 65–70.

[19] YANG S, WANG X, CONTINO G, et al. Pancreatic cancers require autophagy for tumor growth [J] . Genes & development, 2011, 25 (7): 717–729.

[20] YANG A, RAJESHKUMAR N V, WANG X, et al. Autophagy is critical for pancreatic tumor growth and progression in tumors with p53 alterations [J] . Cancer discovery, 2014, 4 (8): 905–913.

[21] WOLPIN B M, RUBINSON D A, WANG X, et al. Phase II and pharmacodynamic study of autophagy inhibition using hydroxychloroquine in patients with metastatic pancreatic adenocarcinoma [J] . The oncologist, 2014, 19 (6): 637–638.

[22] ZHOU Jingjing, LU Xinliang. 胰腺癌生物靶向药物的研究进展 [J] . TUMOR , 2016, 36 (02): 220–230.

[23] SCHRAM Alison M. Efficacy and safety of zenocutuzumab in advanced pancreas cancer and other solid tumors harboring NRG1 fusions [J] . J Clin Oncol 2021, 39 (15): 3003.

[24] TYME Presents Updated Data at ESMO GI 2019 from TYME-88-Panc Phase II Study Demonstrating Encouraging Overall Survival Trends in Patients with Advanced Pancreatic Cancer [J] . Retrieved July 5, 2019.

[25] DONG Jinyun, CHENG Xiangdong, QIN Jiang-Jiang, et al. Recent Update on Development of Small-Molecule STAT3 Inhibitors for Cancer Therapy: From Phosphorylation Inhibition to Protein Degradation [J] . Journal of medicinal chemistry, 2021, 64 (13): 8884–8915.

[26] SINGH P, TOOM S, HUANG Y. Anti-claudin 18.2 antibody as new targeted therapy for advanced gastric cancer [J] . Journal of hematology & oncology, 2017, 10 (1): 105.

（作者：郑艳）

第六章

肝胆胰腺癌免疫治疗

第一节　肝细胞癌免疫治疗

肝细胞癌（hepatocellular carcinoma，HCC）是发病率和死亡率高的恶性肿瘤，晚期HCC患者生存时间非常短，治疗手段极为有限。虽然以索拉非尼（sorafenib）为代表的多激酶抑制剂（mTKI）打破了全身治疗的僵局，并且目前有更多的靶向药物获批应用于临床，但是晚期HCC患者急需更有效、更多样化的治疗选择。近几年来，针对程序性细胞死亡蛋白及其配体（programmed death 1，PD-1；programmed cell death-Ligand 1，PD-L1）和细胞毒性T淋巴细胞相关抗原4（cytotoxic T-lymphocyte antigen4，CTLA-4）的免疫检查点抑制剂（immune checkpoint inhibitors，ICIs）在恶性肿瘤治疗领域获得快速发展，目前已有ICIs获批作为HCC的二线以上治疗，更多的ICIs药物正在进行热火朝天的研发或试验中。本节将汇总近年来用于HCC治疗的PD-1/PD-L1、CTLA-4、ACT等相关药物的临床研究进展。

一、免疫检查点抑制剂

在HCC中，最常见的ICIs包括程序性细胞死亡蛋白及其配体、细胞毒性T淋巴细胞相关抗原4、淋巴细胞活化基因3（LAG-3）和含黏蛋白结构域分子3（Tim-3）。在HCC中，循环系统和肿瘤内PD-1和CD8+T细胞的增加预示着术后复发及不良预后，多种细胞因子尤其是IFN-γ诱导癌细胞的PD-L1上调进而降低机体对肿瘤的免疫力，从而促进HCC进展[1]。

现阶段临床研究的PD-1/PD-L1抑制剂如纳武单抗（nivolumab）、派姆单抗（pembrolizumab）、度伐单抗（durvalumab）在HCC中已被证实了有效的治疗作用[2]。目前，CTLA-4的特异性抑制剂如伊匹木单抗（ipilimumab）、替西木单抗（tremelimumab）在改善HCC患者生存时间上有着明显的作用。Tim-3是一种跨膜蛋白，可在分泌IFN-γ的Th1细胞、NK细胞和细胞毒性T淋巴细胞上表达，它可与可溶性配体半乳糖凝集素9（Galectin-9）相互作用负性调节T细胞作用。LAG-3是免疫球蛋白超家族成员的一种膜蛋白，其以高亲和力和Ⅱ类MHC分子结合，从而抑制T细胞的共刺激作用，来达到促癌作用。现阶段，有关Tim-3和LAG-3抑制剂在临床上的治疗价值还需要进一步阐明。

目前，NMPA和FDA批准HCC适应证的程序性细胞死亡蛋白-1配体（PD-L1）抗体有阿替利珠单抗（atezolizumab）；批准HCC适应证的PD-1抗体包括卡瑞利珠单抗（camrelizumab）、替雷利珠单抗（tislelizumab）、信迪利单抗（sintilimab）、度伐利尤单抗（durvalumab）、纳武利尤单抗（nivolumab）、帕博利珠单抗（pembrolizumab）；批准HCC适应证的细胞毒性T淋巴细胞相关抗原4（CTLA-4）抗体有伊匹木单抗（ipilimumab）。

（一）一线免疫治疗研究

1. 阿替利珠单抗+贝伐单抗(tecentriq+avastin)

2020年5月，美国FDA批准抗PD-L1疗法阿替利珠单抗（tecentriq aeezolizumab，泰圣奇）联合贝伐单抗（avastin/bevacizumab，安维汀）一线治疗不可切除性HCC，A+T联合治疗是首个也是唯一一个被批准用于治疗不可切除性HCC的癌症免疫治疗方案。同年10月，日本厚生劳动省

（MHLW）批准 A+T 联合治疗肝细胞癌患者。中国 NMPA 也已批准该疗法用于肝细胞癌的治疗，中国 2022 版 CSCO 指南将该方案作为晚期肝细胞癌一线治疗的 I 级专家推荐。

这些指南的推荐及适应证的获批为基于 IMbrave150 研究，该研究是一项国际多中心Ⅲ期临床研究[3]。与索拉非尼相比，阿替利珠单抗联合贝伐珠单抗能明显改善患者中位生存期（mOS）（19.2 对比 13.4 个月，*HR*=0.66，*P* < 0.001），延长中位无疾病进展期（mPFS）（6.9 个月对比 4.3 个月，*P* < 0.001），提高客观缓解率（ORR）（30% 对比 11%，*P* < 0.001）。联合治疗组和索拉非尼组的 3/4 级治疗相关不良事件（TRAE）发生率分别为 43% 和 46%。对于中国亚组人群，联合治疗组获益较全人群更加明显（OS 为 24.0 个月对比 11.4 个月，*HR*=0.53）。

2. 信迪利单抗 +IBI305（贝伐珠单抗生物类似药）

ORIENT-32 研究[4]是一项国内开展的多中心Ⅲ期一线治疗晚期 HCC 患者的研究。研究结果按照 RECISTv1.1 与索拉非尼相比，信迪利单抗联合 IBI305（贝伐珠单抗生物类似药）明显改善患者 mOS（尚未达到对比 10.4 个月，*HR*=0.57，*P* < 0.001），延长 mPFS（4.6 个月对比 2.8 个月，*HR*=0.56，*P* < 0.001），具有更高的 ORR（21% 对比 4%，*P* < 0.001）。基于该研究，NMPA 于 2021 年 6 月批准信迪利单抗联合 IBI305 一线治疗不可切除或转移性 HCC。

3. 卡瑞利珠单抗

Ⅱ期研究 RESCUE 结果[5]显示：截至 2020 年 1 月 10 日，一线和二线治疗队列的中位随访时间分别为 16.7 个月和 14.0 个月。70 例一线队列患者中有 14 例（20.0%）仍在接受治疗，120 例二线队列患者中有 32 例（26.7%）仍在治疗。mPFS 在一线治疗为 5.7 个月，二线治疗为 5.5 个月。mOS 暂未成熟，一线治疗 9 个月 OS 率为 86.7%，12 个月 OS 率为 74.7%，18 个月 OS 率为 58.1%；二线治疗 9 个月 OS 率为 79.1%，12 个月 OS 率为 68.2%，18 个月 OS 率为 56.5%。在安全性方面，3 级及以上不良反应发生率为 77.4%，28.9% 的患者出现严重治疗相关不良反应。在一线治疗和二线治疗队列中均达到了主要终点。基于该研究，目前卡瑞利珠单抗联合阿帕替尼可作为晚期不可手术 HCC 的一线治疗（I 级推荐，1A 类证据）。

目前卡瑞利珠单抗联合阿帕替尼对比索拉非尼一线治疗晚期 HCC 的随机对照、国际多中心的Ⅲ期临床研究（SHR-1210-Ⅲ-310）正在进行中，研究结果显示，卡瑞利珠单抗 + 阿帕替尼方案较索拉非尼可显著延长晚期 HCC 一线患者 PFS 和 OS。

4. 帕博利珠单抗

在 Ib 期研究 KEYNOTE-524 中，帕博利珠单抗联合仑伐替尼一线治疗（*n*=100）的 ORR 为 36%，mPFS 为 8.6 个月，mOS 达到 22.0 个月[6]。此外，在 2020 年 ASCO 年会上报道了 LEEP-002（NCT03713593），其是一项全球多中心Ⅲ期临床研究。相关研究人员指出，PD-1 疗法 Keytruda 与口服多受体酪氨酸激酶抑制剂 Lenvima（仑伐替尼）联合用药可提高不可切除性肝细胞癌（HCC）患者的缓解率。临床试验结果显示，36% 的患者得到有效缓解，中位缓解持续时间（DOR）为 12.6 个月。基于该研究，中国 2022 版 CSCO 指南将该方案（简称“可乐方案”）作为晚期肝细胞癌一线治疗的Ⅲ级专家推荐（2B 类证据），但目前该疗法尚在加速审批中。

5. 纳武利尤单抗单药

CheckMate459 为随机、国际多中心Ⅲ期临床研究[7]，研究对比了纳武利尤单抗和索拉非尼作为晚期 HCC 一线治疗的疗效和安全性，主要终点中位 OS 未能达到有效差异设定值（*HR*=0.85，*P*=0.9），但显示出延长 OS 的趋势（16.4 个月对比 14.7 个月）。次要终点 ORR 两组分别为 15% 和 7%，纳武利尤单抗还取得了 4% 的完全缓解。遗憾的是 OS 未达到预定的统计阈值，mPFS 无统计学差异。尽管在Ⅰ/Ⅱ期研究中纳武利尤单抗表现出了客观的疗效，但遗憾的是在Ⅲ期研究中二者作为一线方案均未能达到设定的主要终点。

在联合治疗方面，2020 年 ASCO-GI 会议报告了仑伐替尼联合纳武利尤单抗一线治疗不可切除的 HCC 患者的 Ib 期研究（study117）正在进行中。截至 2019 年 5 月 17 日，根据研究者评估，30 例患者中 3 例患者达到完全缓解，整体完全缓释率（CR）为 10%，20 例患者达到部分缓解，部分缓释率（PR）为 66.7%，客观缓解率（ORR）为 76.7%，29 例患者的肿瘤得到了控制，疾病控制率 DCR 为 96.7%，期待后续公布新的研究数据。

2022 年，ASCO 公布了另一项研究即 IMMUNIB 试验（AIO-HEP-0218/ass）[25]：一项单组Ⅱ期研究，评估免疫治疗纳武利尤单抗联合乐伐替尼治疗晚期肝细胞癌（HCC）的安全性和有效性的研究数据，50 名患者入组并接受至少一剂联合治疗。根据 RECIST1.1 标准的 ORR 为 28%（CR 为 6.0%，PR 为 22.0%，SD 为 46.0%，PD 为 12.0%），中位 PFS 为 9.0 个月，中位 TTP 为 11.5 个月，中位 OS 为 27.1 个月。尽管该研究未能达到其预先设定的至少 40% 的 ORR，但在 mOS 为 27.1 个月的所有疗效终点中，其高活性支持了对 HCC 联合用药的进一步研究。

6. 度伐利尤单抗

2022 年，ASCO 口头报告了 HIMALAYA 研究[8]：一项开放标签的Ⅲ期研究，入组的是未接受过系统治疗的不可切除肝细胞癌患者，将度伐利尤单抗（durvalumab，D 药）联合或不联合替西木单抗（tremelimumab，T 药）与索拉非尼进行头对头对比，用于晚期肝癌的一线治疗。研究一共入组了 1171 例患者，其中 T300+D 组 393 例，度伐利尤单抗 389 例，索拉非尼 389 例。

研究结果显示，与索拉非尼相比，联合免疫治疗显著延长了患者 OS，两组的中位 OS 分别为 16.4 个月和 13.8 个月，ORR 分别为 20.1% 和 5.1%，联合免疫的 mDOR 为 22.34 个月。安全性方面，T300+D 组、度伐利尤组、索拉非尼组 3/4 级 TRAE 发生率分别为 25.8%、12.9% 和 36.9%。联合免疫治疗的严重不良事件（SAE）发生率更高为 17.5%，而索拉非尼组的 SAE 发生率为 9.4%。

从研究结果上来看，HIMALAYA 研究已经达到主要研究终点。基于该研究，中国 2022 版 CSCO 指南将该方案作为晚期肝细胞癌一线治疗的Ⅰ级专家推荐，将度伐利尤单抗单药作为晚期肝细胞癌一线治疗的Ⅱ级推荐。

7. 替雷利珠单抗

AdvanTIG-206 是一项随机对照、多中心、开放标签、Ⅱ期临床研究（NCT04948697）。AdvanTIG-206 研究：抗 TIGIT 单抗 Ociperlimab（BGB-A1217）联合抗 PD-1 单抗替雷利珠单抗联合贝伐珠单抗生物类似物 BAT1706 对比替雷利珠单抗联合 BAT1706 用于晚期肝细胞癌一线治疗。

研究预计纳入 90 例 18 岁以上、未经治疗的经组织学确认的不可切除 HCC 患者，按 2∶1 随机至 A 臂和 B 臂。A 臂：每 3 周静脉注射一次 900mg Ociperlimab、200mg 替雷利珠单抗和 15mg/kg 的 BAT1706；B 臂：每 3 周静脉注射一次 200mg 替雷利珠单抗和 15mg/kg 的 BAT1706。主要终点为由研究者根据 RECIST1.1 评估的 ORR，次要研究终点包括由研究者评估的 DOR、TTR、DCR、临床获益率（CBR）、PFS、OS、安全性和耐受性等，探索性研究终点包括与临床缓解或耐药相关的潜在生物标志物。该研究在进行中。

总结中国指南推荐意见：HCC 的一线免疫治疗首选方案为阿替利珠单抗 + 贝伐珠单抗（Ⅰ级推荐，1A 类证据）、信迪利单抗 + 贝伐珠单抗类似物（IBI305）（Ⅰ级推荐，1A 类证据）、卡瑞利珠单抗联合阿帕替尼（Ⅰ级推荐，1A 类证据）、度伐利尤单抗＋替西木单抗（Ⅰ级推荐，1A 类证据），仑伐替尼联合帕博利珠单抗（Ⅲ级推荐，2B 类证据），如果抗血管生成靶向治疗存在禁忌，建议使用纳武利尤单抗（Ⅰb 级推荐，B 类证据）。

（二）二线免疫治疗研究进展

1. 卡瑞利珠单抗（cabozantinib）

卡瑞利珠单抗二线治疗中国晚期 HCC 患者的前瞻性、随机、平行对照、全国多中心的Ⅱ期临床研究中期数据于 2018 年 ESMO 大会上公布[9]。研究纳入 217 例患者，分别接受卡瑞利珠单抗 3mg/kg 静脉滴注，每周两次或每周三次治疗。研究结果显示，对既往系统治疗失败或不可耐受的晚期 HCC 患者，并且在入组患者基线状态更差情况下（合并 HBV 感染、BCLC 分期为 C 期和三线甚至四线治疗患者比例较高），卡瑞利珠组整体 ORR 为 14.7%，DCR 为 44.2%，mOS 达到 13.8 个月，6 个月生存率为 74.4%。在安全性方面，所有级别最常见的 TRAE 是反应性毛细血管增生症（RCCEP，67%），RCCEP 基本都是 1/2 级，谷草转氨酶升高（25%）、谷丙转氨酶升高（24%）和蛋白尿（23%）。基于该研究，2020 年 3 月 4 日，卡瑞利珠单抗已在中国获批，用于接受过索拉非尼和 / 或含奥沙利铂系统化疗的晚期肝细胞癌患者的治疗，成为中国首个获批的肝癌免疫治疗药物。

2. 帕博利珠单抗

2018 年 11 月，美国 FDA 已批准帕博利珠单抗用于先前已接受靶向药物索拉非尼（sorafenib）治疗的 HCC 患者。该适应证的获批是基于 KEYNOTE-224 研究[10]，其数据显示随访中位时间为 21 个月，帕博利珠单抗用于索拉非尼经治的晚期 HCC 患者，ORR 为 16%，其中 16% 的患者达到 PR，41% 的患者达到 SD，33% 的患者达到 PD。mDOR 未达到，DCR 为 57%，mTTP 为 4 个月，mPFS 和 mOS 分别为 4 个月和 17 个月，18 个月的 PFS 率和 OS 率分别为 16% 和 46%。治疗相关的不良事件（TRAE）比例为 53%，最常见的 TRAE 是腹泻、疲劳、甲状腺功能减退和肌痛。14% 的患者发生了 3 级及以上 TRAE，6% 的患者因为 TRAE 中止治疗，22% 的患者发生了免疫介导的 AE 和输注反应。1 例患者因免疫性心肌炎死亡，该患者同时伴有免疫性肝炎的发生。

基于以上研究结果，中国 2020 版 CSCO 指南将该方案作为晚期肝细胞癌二线治疗的Ⅰ级专家推荐。

3. 纳武利尤单抗

2017 年 9 月，FDA 批准纳武利尤单抗用于先前用索拉非尼治疗过的肝细胞癌患者，开启了 HCC 免疫治疗的新时代。此次批准是基于 CheckMate-040 研究，该研究队列[11]共入组 182 例接受过索拉非尼治疗的晚期肝细胞癌患者，所有患者分为剂量递增队列（ESC）和扩展队列（EXP），接受纳武利尤单抗治疗。研究结果表明对于既往接受过索拉非尼治疗的患者，纳武利尤单抗治疗的 mOS 达到 15.6 个月，ORR 为 14%，中位缓解持续时间（mDOR）达到 17 个月，且无论是否有 HBV/HCV 感染，患者均可获益。

4. 替雷利珠单抗

（1）RATIONALE-208 研究[12]：替雷利珠单抗在全球多中心开展了晚期 HCC 二线及后线Ⅱ期临床研究（RATIONALE 208）纳入 249 例患者（49% 为中国患者，44.6% 患者接受过至少 2 种全身治疗）。

研究结果：截至 2020 年 2 月，共有 249 名患者入选，其中 235 名患者之前接受过索拉非尼 / 仑伐替尼 SOR/LEN 治疗，这些患者的中位随访时间为 12.5 个月，在数据截止时 235 例患者中有 30 例（12.8%）仍在治疗中。在既往接受 SOR/LEN 治疗的患者中，经确认的独立评估委员会（IRC）

评价的ORR为13.6%，包括2例CR和30例PR。DCR为55.3%，中位DOR尚未达到。中位PFS为2.7个月，6个月和12个月的PFS率分别为28.1%和18.4%；中位OS为13.5个月，6个月和12个月的OS率分别为77.2%和53.2%。既往接受过SOR/LEN治疗的患者对替雷利珠单抗的耐受性良好，50例患者（21.3%）在治疗期间出现了免疫相关不良事件。

该研究表明，对于既往接受过SOR/LEN全身治疗的晚期HCC患者，替雷利珠单抗具有临床治疗活性且耐受性良好。

基于该项研究，NMPA于2021年6月批准替雷利珠单抗用于至少经过一种全身治疗的HCC的治疗。

（2）sitravatinib联合替雷利珠单抗（TIS）治疗不可切除局部晚期或转移性肝细胞癌（HCC）患者的安全性、耐受性和初步抗肿瘤活性[13]。sitravatinib（MGCD-0516）是一种选择性激酶抑制剂，可有效抑制受体酪氨酸激酶（RTKs），其中包括RET、TAM家族受体（TYRO3、Axl、MER）和split家族受体（VEGFR2、KIT）。

研究设计：一项开放标签、多中心、非随机、多队列、Ⅱ期临床研究（NCT03941873），研究的队列B和队列C纳入经组织学或细胞学确认的不可切除晚期HCC患者，HCC的BCLC分期为B期或C期，患者不适合局部治疗或局部治疗后病情进展，且不适合根治性治疗，患者接受过2线及以下系统治疗。队列B患者入组前未使用过抗PD-1/PD-L1抗体治疗，队列C为抗PD-1/PD-L1抗体耐药患者。所有患者接受每周一次120mg sitravatinib联合每三周一次替雷利珠单抗治疗。

研究结果：队列B和队列C的主要研究终点ORR分别为9.5%和10.5%，每个队列各2例患者获得PR；队列B和队列C的次要研究终点DCR分别为85.7%和84.2%。队列B和队列C的中位PFS分别为6.8个月和4.8个月；队列B和队列C的9个月OS率分别为71.4%和52.7%。

研究结论：sitravatinib联合替雷利珠单抗在经治HCC患者中展现出了抗肿瘤活性和可控的安全性，无论之前是否接受过抗PD-1/PD-L1抗体治疗，两个队列在研究治疗后均观察到了sVEGF、IP-10的升高及sVEFGR2的降低。总的来说，未来仍需要更多研究来观察sitravatinib联合替雷利珠单抗在该患者人群中的效果。

5 特瑞普利＋安罗替尼

2022ASCO446P[14]：ALTRE-H003是一项Ⅱ期单臂、多中心（ChiCTR1900028295）研究，该研究是关于安罗替尼联合特瑞普利单抗一线治疗晚期肝细胞癌的疗效性和安全性研究。

研究结果：安罗替尼联合特瑞普利单抗治疗ORR达到34.6%，DCR为92.3%。安罗替尼联合特瑞普利单抗治疗组中位PFS为10.2个月，中位OS未达到。治疗相关不良反应（TRAE）主要为1/2级，90.3%患者出现TRAE，42.5%患者出现3级TRAE，1例患者出现4级肺炎，未发生5级TRAE。

研究结论：安罗替尼联合特瑞普利单抗治疗不可手术的肝细胞癌展现了初步的抗肿瘤活性且安全性良好。目前研究仍在进行中，期待数据的进一步更新。

6 O+Y（opdivo+yervoy）双免疫疗法

在生理条件下，肝脏中由抗原提呈细胞（APC）、调节性T细胞（Treg）和抑制性细胞因子组成的免疫耐受系统来维持免疫平衡。然而在肿瘤微环境（TME）中，APC、Treg等细胞上的PD-1/PD-L1、细胞毒性T淋巴细胞相关抗原4（CTLA-4）-CD80/86等免疫检查点分子有不同程度的过度表达[15]。有研究发现[16]，高水平免疫检查点分子的肿瘤组织中T淋巴细胞被耗竭，形成肿瘤组织的免疫抑制性微环境。CTLA-4主要表达在活化的T淋巴细胞和Treg上，在T淋巴细胞抗原受体的刺激下，CTLA-4在质膜上通过与CD28竞争B7配体从而抑制T淋巴细胞活化。PD-1主要表达在CD8+T淋巴细胞上，与CLTA-4受体相似，PD-1/PD-L1也是CD28超家族成员，可作为T淋巴细胞抗原受体（TCR）的共抑制信号。CTLA-4和PD-1/PD-L1在形成肿瘤免疫耐受上有相似的机制，同时抑制CTLA-4和PD-1/PD-L1可在效应性T淋巴细胞不同的生命周期中起到调节免疫抑制的作用[17]。一系列实体肿瘤的临床研究数据也表明[18, 19]，与单一治疗相比，双免疫联合治疗具有协同作用。

在CheckMate-040[11]临床试验中，该研究的队列4探讨了纳武利尤单抗联合伊匹木单抗治疗索拉非尼不耐受或进展的晚期HCC的疗效及安全性。三种不同联合剂量方案治疗148例患者的整体ORR达到31%。其中，A组（每周三次纳武利尤单抗1mg/kg联合伊匹木单抗3mg/kg，连续用药4周期后，每周两次序贯纳武利尤单抗240mg）的mOS最长达到22.8个月，ORR为32%达到纳武利尤单抗单药治疗的2倍（14%），其中有7例CR，缓解持续时间最短为4.6个月，最长可达30.5个月以上，mDOR为17.5个月，DCR为49%，24个月的OS率为40%。88%的患者缓解持续时间超过6个月，56%的患者缓解持续时间超过1年，31%的患者缓解持续时间超过2年。亚组分析发现，无论PD-L1表达水平如何，所有治疗组患者均观察到临床获益。治疗相关不良事件（treatment related adverse events，TRAE）发生率最高是3/4级TRAE达53%，安全性可接受。

基于上述研究，FDA于2020年3月批准纳武利尤单抗联合伊匹木单抗（A组剂量）用于晚期HCC二线治疗，2022版CSCO指南将该方案作为晚期肝细胞癌二线治疗的Ⅲ级专家推荐。

总结2022版中国CSCO指南推荐意见：HCC的二线免疫治疗方案为卡瑞利珠单抗（I级推荐，2A类证据）、替雷利珠单抗（I级推荐，2A类证据）、帕博利珠单抗（ I级推荐，1A类证据）、卡瑞利珠单抗联合阿帕替尼（Ⅱ级推荐，2A类证据）、纳武利尤单抗联合伊匹木单抗（Ⅲ级推荐，2A类证据）。

（三）HCC转化免疫治疗

HCC的转化治疗包括将不可切除患者转化为可切除，以及切除后疗效较差的患者[中国肝癌分期（CNLC）Ⅱb和Ⅲa期]转化为切除后疗效更好的患者。既往研究显示通过放疗、介入、靶向治疗等可使得11%~27%晚期HCC转化为手术切除并生存获益。与免疫治疗单药相比，免疫治疗联合抗血管生成治疗ORR更高（24%~46%），并明显延长晚期HCC患者mOS至20个月左右，因而具有更好地转化治疗潜能。

二、过继细胞疗法

近年来，基于细胞的免疫疗法在实体肿瘤治疗中得到了一定的发展。其中，过继细胞疗法（adoptive cell transfer，ACT）为癌症治疗提供了有效而持久的抗肿瘤免疫能力。根据细胞类型，在HCC中使用的ACT疗法分为两种，一种是细胞因子诱导杀伤（cytokine-induced Killer，CIK）细胞疗法，另一种是嵌合抗原受体修饰的T细胞（CAR-T）疗法。CIK细胞是一系列T淋巴细胞的混合物，可以从外周单核细胞中获取且容易培养。与细胞毒性T淋巴细胞相比，由于没有MHC限制，CIK细胞对肿瘤细胞具有更好的杀伤效果。CIK细胞还可以通过NKG2D配体相互作用，有效杀伤肿瘤干细胞，改善HCC患者生存时间。CIK细胞作为一种有效的ACT免疫疗法，为HCC的治疗提供了一种全新的选择。然而，部分接受治疗的患者存在“免疫疲劳”以及缺少足够白细胞的情况，这也是CIK细胞治疗有待克服的一个缺陷[20]。另一种ACT疗法是基于CAR-T，其在HCC治疗中也具有一定疗效。磷脂酰肌醇蛋白聚糖3（glypican-3，GPC-3）是一类在肝癌细胞膜上的癌胚蛋白多糖，可以促进HCC的进展，且与HCC不良预后有关。研究表明，细胞毒性T细胞活性与靶细胞中GPC-3的表达呈正相关[21]，靶向GPC-3的CAR-T细胞为GPC-3阳性的HCC患者提供了新的免疫干预措施。然而，在被广泛用作临床治疗药物前，它们在临床的疗效和肿瘤脱靶毒性仍需要进一步评估。

Wu[22]等人通过分析靶向GPC-3的CAR-T和索拉非尼在免疫活性小鼠HCC模型和免疫缺陷小鼠HCC模型中的联合作用发现，索拉非尼可诱导TME中的巨噬细胞分泌IL-12，进而提高CAR-T活性。而且在对免疫缺陷小鼠的研究中发现，索拉非尼与CAR-T协同促进了肝癌细胞的凋亡，增强了CAR-T的抗肿瘤效果。索拉非尼与CAR-T的协同治疗涉及多个机制，该实验为多激酶抑制剂联合CAR-T在实体肿瘤的临床试验奠定了基础。在与免疫检查点抑制剂联合治疗的相关研究中，Guo[23]等人证实阻断PD-1不仅增强CAR-T对HCC的抗肿瘤活性，而且可以改善CAR-T在肿瘤中的存活和浸润。

三、小结和展望

以往HCC一线治疗标准为靶向治疗或化疗，如今免疫治疗为晚期HCC的治疗提供了靶向药物之外的更多选择，尤其是阿替利珠单抗联合贝伐珠单抗获批一线治疗适应证重新书写了晚期HCC治疗标准。随着免疫抑制剂队伍的不断壮大以及越来越多的免疫分子机制等研究的深入，晚期HCC的免疫治疗已经迎来柳暗花明的一天。遗憾的是，目前尚没有明确的生物标志物可以精确识别能从免疫治疗获益的HCC群体，有效的疗效预测指标的探索任重道远。

参考文献

[1] SHI F, SHI M, ZENG Z, et al. PD-1and PD-L1 upregulation promotes CD8(+) T-cell apoptosis and Postoperative recur-rence in hepatocellular carcinoma patients [J]. Int J Cancer, 2011, 128(4): 887–896.

[2] SANGRO B, GOMEZ-MARTIN C, DE LA MATA M, et al. A clinical tri-al of CTLA-4 blockade with tremelimumab in patients with hepatocellular carcinoma and chronic hepatitis C [J]. J Hepa-tol, 2013, 59(1): 81–88.

[3] FINN R S, QIN S, IKEDA M, et al. Atezolizumab plus bevacizumab in unresectable hepatocellular carcinoma [J]. N Engl J Med, 2020, 382(20): 1894–1905.

[4] REN Z G, XU J M, BAI Y X, et al. Sintilimab plus a bevacizumab biosimilar (IBI305) versus sorafenib in unresectable hepatocellular carcinoma (ORIENT-32): a randomised, open-label, phase 2-3 study [J]. The Lancet Oncology, 2021, 22(7): 977–990.

[5] XU J, SHEN J, GU S, et al. Camrelizumab in combination with apatinib in patients with advanced hepatocellular carcinoma (RESCUE): a nonrandomized, Open-label, Phase Ⅱ trial [J]. Clin Cancer Res, 2021, 27(4): 1003–1011.

[6] LLOVET J, SHEPARD K V, FINN R S, et al. A phase Ⅰb trial of lenvatinib (LEN) plus pembrolizumab (PEMBRO) in unresectable hepatocellular carcinoma (uHCC): updated results[J]. Ann Oncol, 2019, 30 (Suppl 5): 286–287.

[7] YAU T, PARK J W, FINN R S, et al. CheckMate 459: a randomized, multi-center phase Ⅲ study of

nivolumab (NIVO) vs sorafenib (SOR) as first-line (1L) treatment in patients (pts) with advanced hepatocellular carcinoma (aHCC) [J] . Ann Oncol, 2019, 30 (Suppl 5): 874–875.

[8] KELLEY R, SANGRO B, HARRIS W, et al. Efficacy, tolerability, and biologic activity of a novel regimen of tremelimumab (T) in combination with durvalumab (D) for patients (pts) with advanced hepatocellular carcinoma (aHCC) [J] . J Clin Oncol, 2020, 38(Suppl): 4508.

[9] QIN S, REN Z, MENG Z, et al. Camrelizumab in patients with previously treated advanced hepatocellular carcinoma: a multicentre, open-label, parallel-group, randomised, phase 2 trial [J] . Lancet Oncol, 2020, 21 (4):591–580.

[10] ZHU A X, FINN R S, EDELINE J, et al. Pembrolizumab in patients with advanced hepatocellular carcinoma previously treated with sorafenib (KEYNOTE-224): a non-randomised, open-label phase 2 trial [J] . Lancet Oncol, 2018, 19 (7): 940–952.

[11] YAU T, KANG Y K, KIM T Y, et al. Nivolumab (NIVO) + ipilimumab (IPI) combination therapy in patients (pts) with advanced hepatocellular carcinoma (aHCC): Results from CheckMate 040 [J] . J Clin Oncol, 2019, 37(Suppl): 4012.

[12] YAU T, KANG Y K, KIM T Y, et al. Efficacy and safety of nivolumab plus ipilimumab in patients with advanced hepatocellular carcinoma previously treated with sorafenib: the CheckMate 040 randomized clinical trial [J] . JAMA Oncol, 2020, 6(11): e204564.

[13] FOERSTER F, GALLE P R. The Current Landscape of Clinical Trials for Systemic Treatment of HCC [J] . Cancers (Basel), 2021, 13(8):1962.

[14] CHEN Xiaoqi, ZHAO Yunxia, ZHANG Chuanlei, et al. Efficacy and safety of anlotinibwith or without PD-1 blockades in the treatment of advanced primary hepatocellular carcinoma (HCC): a real-world exploratory study [J] . Journal of Clinical Oncology, 2022, 40 (suppl 4): 446.

[15] PARDOLL D M. The blockade of immune checkpoints in cancer immunotherapy [J] . Nat Rev Cancer, 2012, 12(4): 252–264.

[16] JIANG Y, LI Y, ZHU B. T-cell exhaustion in the tumor microenvironment [J] . Cell Death Dis, 2015, 6: e1792.

[17] CHENG H, SUN G, CHEN H, et al. Trends in the treatment of advanced hepatocellular carcinoma: Immune checkpoint blockade immunotherapy and related combination therapies [J] . Am J Cancer Res, 2019, 9(8): 1536–1545.

[18] POL J, VACCHELLI E, ARANDA F, et al. Trial watch: Immunogenic cell death inducers for anticancer chemotherapy [J] . Oncoimmunology, 2015, 4(4): e1008866.

[19] McDONNELL A M, LESTERHUIS W J, KHONG A, et al. Tumor-infiltrating dendritic cells exhibit defective cross-presentation of tumor antigens, but is reversed by chemotherapy [J] . Eur J Immunol, 2015, 45(1): 49–59.

[20] SCHMIDT T L, NEGRIN R S, CONTAG C H. A killer choice for can- cer immunotherapy [J] . Immunol Res, 2014, 58(2-3): 300–306.

[21] S GAO H P, LI K S, Tu H, et al. Development of T cells redirected toglypican-3 for the treatment of hepatocellular carcinoma [J] . Clin Cancer Res, 2014, 20(24): 6418-6428.

[22] WU X, LUO H, SHI B, et al. Combined antitumor effects of sorafenib and GPC3-CAR T cells in mouse models of hepatocellular carcinoma [J] . Mol Ther, 2019, 27(8): 1483-1494.

[23] GUO X, JIANG H, SHI B, et al. Disruption of PD-1 enhanced the anti-tumor activity of chimeric antigen receptor T cells against hepatocellular carcinoma [J] . Front Pharmacol, 2018, 9: 1118.

（作者：郑艳）

第二节　胆管癌免疫治疗

胆管癌（cholangiocarcinoma，CCA）是最常见的胆管恶性肿瘤。根据其位置[1]，CCA 可分为肝内、肝门周围或肝外胆管癌，早期症状隐匿，患者就诊时常为晚期。晚期 CCA 患者的标准一线系统治疗方案是吉西他滨和顺铂联合应用，靶向治疗和抗血管生成剂在临床上应用也日益广泛。然而随着精准医学的发展，免疫疗法开始发挥更重要的作用，一些免疫治疗的临床试验，包括过继细胞疗法、免疫检查点抑制剂等研究的结果令人倍受鼓舞。本节总结了胆管癌的免疫相关研究以及最新的免疫治疗临床试验相关进展。

一、胆管癌的免疫治疗

（一）过继细胞疗法

从肿瘤活检组织或外周血中提取肿瘤浸润淋巴细胞（tumor infiltrating lymphocyte，TIL），在体外修饰并扩增到非常大的数量。这些扩增的细胞再重新注入患者体内，迁移至肿瘤并且攻击肿瘤。过继 T 细胞增加了肿瘤微环境中激活的细胞毒性 T 淋巴细胞数量，比单独使用疫苗诱导的数量更多。有研究报道了 1 例用 TIL 共培养的抗原提呈细胞进行治疗的转移性胆管癌患者，治疗 7 个月后，转移病灶缩小了 30%，疾病稳定了 13 个月。Shimizu[2] 等人的临床试验中 36 例肝内胆管癌术后患者，用自体肿瘤裂解物脉冲树突状细胞联合体外活化的 T 细胞（过继细胞疗法）接种至少 3 次。结果显示，与单纯手术相比，过继细胞癌显著提高了患者的总生存时间（31.9 个月对比 17.4 个月，P < 0.05）。但是，还需要更多的临床数据证实过继细胞疗法在胆管癌患者中的疗效。

（二）免疫检查点抑制剂

目前为止，胆管肿瘤领域唯一被批准的免疫疗法是 PD-1 帕博利珠单抗，用于微卫星高度不稳定（MSI-H）或错配修复缺陷（dMMR）患者。但是，胆管癌中 MSI-H 患者仅占 1%，所以绝大部分免疫治疗单药或者联合化疗一线治疗胆管肿瘤尚处于早期研发阶段。

1. 一线免疫治疗研究进展

一线单药免疫治疗

此前已有一些研究评估了 ICIs 作为单药治疗晚期 BTC 的作用，但单药检查点抑制剂在未选定的患者中显示了令人失望的结果。基于目前的研究[3]，中国 CSCO 指南推荐，MSI-H/dMMR 晚期胆管恶性肿瘤患者可选择帕博利珠单抗作为一线治疗的Ⅱ级推荐。

一线免疫联合化疗治疗

1）度伐利尤单抗联合化学治疗

2022 年 ASCO 会议发布了一项安慰剂对照随机双盲Ⅲ期研究（TOPAZ-1 研究）[4]：度伐利尤单抗联合吉西他滨和顺铂一线治疗晚期胆管肿瘤。该研究中，纳入既往未接受过治疗的不可切除的局部晚期、复发性或转移性BTC患者，以1 ∶ 1 的比例随机接受每三周一次的 1500mg 度伐利尤单抗，或安慰剂联合 GemCis（吉西他滨 1000 mg/m^2 和顺铂 25mg/m^2，第 1 天和第 8 天，每三周一次）最多 8 个周期，随后接受每四周一次，度伐利尤单抗 1500mg 或每四周一次安慰剂治疗，直至疾病进展或出现不可接受的毒性。随机化按疾病状态（初始不可切除、复发）和原发肿瘤部位（肝内胆管癌、肝外胆管癌、胆囊癌）分层。主要终点是总生存期（OS），次要终点包括无进展生存期（PFS）、客观缓解率（ORR）和安全性等。

研究结果：度伐利尤单抗组中位 OS 为 12.8 个月，安慰剂组为 11.5 个月。而关于 12 个月、18 个月、24 个月的 OS 率，度伐利尤单抗组对比安慰剂组分别为 54.1% 对比 48.0%、35.1% 对比 25.6% 和 24.9% 对比 10.4%。度伐利尤单抗组的中位 PFS 为 7.2 个月，安慰剂组为 5.7 个月。而关于 6 个月、9 个月、12 个月 PFS，度伐利尤单抗组对比安慰剂组分别为 58.3% 对比 47.2%、34.8 对比 24.6% 和 16.0% 对比 6.6%。度伐利尤单抗组的肿瘤客观缓解率为 26.7%，安慰剂组为 18.7%。以上数据均有统计学差异。

两组整体安全性相似，任何级别不良事件（AE）、治疗相关不良事件（TRAE）等发生率相当。度伐利尤单抗组和安慰剂组 3/4 级治疗相关不良事件发生率分别为 62.7% 和 64.9%，主要是血液学毒性。TRAE 导致停用任何研究药物，度伐利尤单抗组和安慰剂组分别为 8.9% 和 11.4%。任何免疫介导的所有级别不良事件，度伐利尤单抗组和安慰剂组分别为 12.7% 和 4.7%。

研究结论：在晚期 BTC 患者中，与安慰剂联合 GemCis 相比，度伐利尤单抗联合 GemCis 能改善患者 OS 和 PFS，且安全性可管理。这是首个在该人群中相较于标准疗法显示出临床获益的免疫组合疗法，度伐利尤单抗联合 GemCis 化疗已经成为胆管癌新的一线标准治疗方案。

2）卡瑞利珠单抗联合化学治疗

秦叔逵教授牵头的多中心的Ⅱ期临床试验中，卡瑞利珠单抗联合经典的 FOLFOX4 方案（氟尿嘧啶 + 亚叶酸钙 + 奥沙利铂）或 GEMOX 方案（吉西他滨 + 奥沙利铂）一线治疗 32 例胆管癌患者，结果显示 32 例可评估的 BTC 患者中，中位治疗时间为 2.9 个月，确认的 ORR 为 9.4%，而 DCR 高达 90.6%，mDOR 为 5.3 个月。虽然目前中位 PFS 和 OS 没有达到，但是这个方案令人期待最后的结果。

2021 年，英国癌症杂志发表了一项研究，该研究旨在评估卡瑞利珠单抗联合吉西他滨和奥沙利铂作为晚期 BTC 一线治疗的有效性和安全性[5]，并探索与应答相关的潜在生物标志物，这项单臂、开放标签的Ⅱ期研究纳入了 37 例Ⅳ期 BTC 患者。参与者接受卡瑞利珠单抗（3mg/kg）+ 吉西他滨（800mg/m^2）和奥沙利铂（85mg/m^2）治疗。主要终点为 6 个月无进展生存（PFS）率和安全性，次要终点为客观缓解率（ORR）、PFS 和总生存率（OS）。平均随访时间为 11.8 个月。研究结果显示，所有患者 6 个月的 PFS 率为 50%。中位 PFS

为6.1个月，其中，胆囊癌患者为6.9个月，胆管癌患者为5.4个月。中位OS为11.8个月，其中，胆囊癌的mOS为13.0个月，而胆管癌的mOS为11.2个月，ORR为54%，所有患者均为部分反应（PR），DCR为89%。研究结果可以看出，卡瑞利珠单抗+GEMOX在晚期BTC患者中显示出良好的抗肿瘤活性和可管理的安全性。

基于该研究，2022年《中国临床肿瘤学会（CSCO）胆道恶性肿瘤诊疗指南》把卡瑞利珠单抗联合吉西他滨和奥沙利铂作为晚期胆管恶性肿瘤一线治疗的Ⅱ级推荐（2B类证据）。

3）帕博利珠单抗联合化学治疗

KEYNOTE-966[6]研究是一项随机、双盲、安慰剂对照的Ⅲ期研究，研究对比帕博利珠单抗联合吉西他滨和顺铂（GC）和标准GC方案一线治疗晚期胆管癌患者的有效性和安全性，但该研究仍在研究中，目前数据未公布。

4）特瑞普利单抗联合化学治疗

（1）2022年ASCO（摘要号：4081）更新了特瑞普利单抗联合化疗作为晚期胆管肿瘤（BTC）的一线治疗的Ⅱ期开放标签临床研究（JS001-ZS-BC001）的结果数据[7]：2019年1月3日至2020年8月4日，研究共纳入50例晚期胆管系统癌症患者，主要研究终点为无进展生存期（PFS）和总生存（OS）。给予患者特瑞普利单抗（240mg，每三周一次）联合吉西他滨+吉奥（1000mg/m^2，第一天，第八天加入替吉奥，40~60mg，每天2次，第一天至第14天，每21天1次）治疗。结果显示，49例可评估人群中，患者的ORR为30.6%，中位随访时间为24.0个月，中位PFS为7.0个月，中位OS为16.0个月。疾病控制率（DCR）为87.5%，13例达部分缓解（PR）、29例达疾病稳定（SD）。检测了50例患者中的32例的PD-L1表达（DAKO 22C3），探索性研究表明综合阳性评分（combined positive score，CPS）≥1患者的PFS更长。两组的OS无差异（16.1个月对比12.0个月，P=0.09）。

最常见的TRAE为白细胞减少（98%，49/50）、中性粒细胞减少（92%，46/50）和贫血（86%，43/50）；3级及以上的TRAE为白细胞减少（38%，19/50）、中性粒细胞减少（32%，16/50）、皮疹（6%，3/50）、黏膜炎（2%，1/50）、闭经（2%，1/50）和结肠炎（2%，1/50）；其中，免疫相关不良事件（irAEs）为皮疹、甲状腺功能减退、肺炎和结肠炎；有两例患者停用特瑞普利单抗（一例由于免疫相关性结肠炎，另一例由于皮肤反应）。

根据49例患者的基因组分析，常见基因突变类型为TP53（51%）、KRAS（20%）、CDKN2A（18%）和SMAD4（16%）。肿瘤突变负荷（TMB）不能作为免疫疗法联合化疗疗效的预测指标。

（2）2021年ASCO（摘要号：4094）另一项单中心、开放标签的Ⅰ期研究，该研究研究特瑞普利单抗联合仑伐替尼加GEMOX方案（吉西他滨+奥沙利铂）一线治疗晚期不可切除肝内胆管癌[8]。该研究在2019年5—10月共纳入30例局部晚期或转移性ICC患者，给予特瑞普利单抗联合GEMOX方案和仑伐替尼（特瑞普利单抗，240mg，每三周一次，静脉注射；仑伐替尼，8mg，每天一次，口服；吉西他滨1g/m^2，第一天、第八天，Ⅳ；奥沙利铂85mg/m^2，每三周一次；六个周期）。截至2021年2月1日，中位随访时间为16.6个月，ORR为80%（24/30），DCR为93.3%（28/30）。1例达CR，3例降期切除，23例达PD，12例死亡（包括1例退出）。中位PFS为10.0个月，中位DOR为9.8个月，中位OS未达到。12个月的OS率为73.3%。该方案耐受性好，未出现5级以上AE，50%（15/30）出现3级及以上AE。

可以看到四药方案一线治疗晚期肝内胆管癌显示出肿瘤缓解率明显升高和可耐受的安全性，但仍然需要更大样本量的多中心、随机对照临床研究去验证。故2022年《中国临床肿瘤学会

（CSCO）胆道恶性肿瘤诊疗指南》把该四药联合方案作为晚期胆管恶性肿瘤一线治疗的Ⅱ级推荐（2B 类证据）。

5）纳武利尤单抗联合化疗治疗

日本一项四个癌症中心进行的多中心、开放、非随机的 I 期试验[9]，共纳入 60 例无法切除或复发的胆管癌患者，评估了两个队列：对吉西他滨耐药或不耐受的患者行纳武利尤单抗单药治疗（n=30）；既往未接受过化疗的不可切除或复发性胆管癌患者行纳武利尤单抗联合吉西他滨和顺铂治疗（n=30）。研究结果发表在 *Lancet Gastroenterol Hepatol* 上。

研究结果表明，纳武利尤单抗联合化疗一线治疗胆管癌的中位 OS 为 15.4 个月；通过独立中心评估，中位 PFS 为 4.2 个月，由研究者评估为 7.9 个月；通过中心评估 ORR 为 37%，通过研究者评估 ORR 为 40%，DCR 高达 97%（研究者评估）。在纳武利尤单抗联合化疗组中，患者 PD-L1 < 1% 的患者的中位 OS（15.4 个月）高于 PD-L1 ≥ 1% 的患者（11.8 个月）。联合治疗 3/4 级治疗相关的不良事件发生率为 90%。

基于该研究基础，2022 年《中国临床肿瘤学会（CSCO）胆道恶性肿瘤诊疗指南》推荐该方案作为晚期胆管恶性肿瘤一线治疗的Ⅲ级推荐。

6）信迪利单抗联合靶向 + 化学治疗

吉西他滨 + 顺铂 + 安罗替尼 + 信迪利单抗用于 BTC 的一线治疗[10]（2022ASCO 摘要号 4100）：这是来自浙江肿瘤医院的一项随机对照研究，将晚期或者不可切除 BTC 患者按照 1 ∶ 1 的比例随机接受 GC 方案（吉西他滨 + 顺铂）标准化疗或 GC 方案增加安罗替尼和信迪利单抗治疗。目前已经入组了 48 例患者。中期分析表明，GC 方案 + 安罗替尼 + 信迪利单抗组和 GC 方案组的 1 年 OS 率分别为 52.5% 和 36.3%（P=0.437），中位 PFS 分别为 6.4 个月和 5 个月（P=0.014），ORR 分别为 37.5% 和 26.7%，联合治疗组的 3/4 级治疗相关 AE 发生率较高，两组分别为 69.2% 和 38.7%。

在免疫治疗的基础上增加多靶点的小分子靶向药物可以进一步提高抗肿瘤活性，例如仑伐替尼、安罗替尼等，都是以后临床上新的研究尝试方向。

一线双免疫联合或免疫联合靶向治疗

1）度伐利尤单抗 ± 替西木单抗（D±T）联合吉西他滨加顺铂化疗

2020 年，美国临床肿瘤学会（ASCO）年会上公布了度伐利尤单抗 ± 替西木单抗联合吉西他滨加顺铂化疗方案在韩国开展的Ⅱ期三臂研究（摘要：4520）[11]，121 例受试者分为三组。

（1）Biomarker Analysis Cohort（BMC）：吉西他滨加顺铂方案治疗周期后予以度伐利尤单抗 + 替西木单抗联合吉西他滨加顺铂化疗方案。

（2）3C：度伐利尤单抗联合吉西他滨加顺铂化疗方案。

（3）4C：度伐利尤单抗 + 替西木单抗联合吉西他滨加顺铂化疗方案。

主要研究终点为根据 RECIST1.1 评估的 ORR，次要研究终点包括 PFS、DOR 和 OS。中位随访 28.5 个月，三组的关键终点数据如下：BMC 组的 ORR 和 DCR 为 50%、96.7%，中位 OS 为 15 个月，而 3C 组、4C 组的 ORR 和 DCR 竟然分别高达 73.4%、73.3% 和 100%、97.8%，均显示出良好的缓解率，同时中位 OS 分别达到 18.1 个月和 20.7 个月，观察到患者生存获益的趋势，但仍需继续研究随访。

2）纳武利尤单抗 + 伊匹木单抗

CA209-538[12]研究是一项前瞻性、多中心Ⅱ期非随机临床试验，旨在评估纳武利尤单抗和伊匹木单抗联合免疫治疗在晚期胆管癌患者中的疗效和安全性，纳入了晚期罕见癌症患者，其中包括胆管癌患者。研究结果显示，所有患者的 ORR 为 23%，均为 PR，8 例患者以疾病稳定为最佳反应；

DCR 为 44%；mPFS 为 2.9 个月；mOS 为 5.7 个月。在 33 名接受过治疗的患者中，ORR 为 27%（9 例）；mPFS 为 2.9 个月；mOS 为 5.4 个月。胆囊癌患者的 ORR 为 31%（13 例中的 4 例），肝内胆管癌患者的 ORR 为 31%（16 例中的 5 例），10 例肝外胆管癌患者未见任何反应。所有有反应的患者均不是微卫星不稳定肿瘤。目前观察到纳武利尤单抗联合伊匹木单抗具有一定疗效，但仍无法作为推荐治疗方案。

2. 二线免疫治疗研究进展

二线单药免疫治疗研究

在胆管癌的二线治疗中，免疫治疗仍在探索中，个案报道提示 PD-L1 阳性、TMB-H 的患者更可能从免疫治疗中获益

1）帕博利珠单抗二线单药治疗晚期胆管癌患者

KEYNOTE-028、KEYNOTE-158 研究分别为帕博利珠单抗二线治疗晚期胆管癌的临床 I 期研究和临床 II 期研究，KEYNOTE-028 研究入组的患者需要 PD-L1 阳性，KEYNOTE-158 研究不需要。

研究方法：KEYNOTE-158 研究每三周一次 200mg 帕博利珠单抗，KEYNOTE-028 研究中该药则是每两周一次 10mg/kg。

KEYNOTE-158[13] 研究的结果显示，ORR 为 5.8%（6/104），中位 DOR 未达到（6.2~23.2 个月），中位 OS 和 PFS 分别为 7.4 个月和 2.0 个月。KEYNOTE-028[14] 研究的结果显示，ORR 为 13.0%（3/23），DOR 未达到（21.5~29.4 个月），中位 OS 和 PFS 分别为 6.2 个月和 1.8 个月。

安全性方面：3~5 级治疗相关的不良事件在 KEYNOTE-158 研究中发生率为 13.5%（1 例患者出现 5 级肾功能衰竭），在 KEYNOTE-028 研究中发生率为 16.7%（无 5 级）。

2022 年《中国临床肿瘤学会（CSCO）胆道恶性肿瘤诊疗指南》推荐帕博利珠单抗作为 MSI-I/dMMR 晚期胆管恶性肿瘤二线治疗的 II 级推荐（2A 类证据）。

2）纳武利尤单抗单药治疗

在一项多中心 II 期研究中[15]，试验评估了纳武利尤单抗单药治疗难治性 BTC 患者的疗效。试验招募了 54 例 BTC 患者，包括肝内胆管癌（63%）、肝外胆管癌（11%）和胆囊癌（26%）。30 名患者（56%）一线治疗失败，24 名患者（44%）超过一线治疗失败。患者予每两周静脉注射一次纳武利尤单抗单药 240mg，16 周后剂量改为每四周静脉注射一次 480mg。在 45 例患者中，10 例（22%）达到 PR，17 例（37.8%）达到 SD。DCR 为 60%。所有患者为 MSS。中位 PFS 为 3.98 个月，中位 OS 为 14.22 个月，6 个月和 12 个月的 OS 率分别为 71.4% 和 52.3%，6 个月和 12 个月的 PFS 率分别为 35.2% 和 24.1%。纳武利尤单抗单药耐受性良好，对难治性 BTC 具有良好的疗效。亚组分析发现，在 PD-L1 高表达的患者中观察到具有统计学意义的 PFS 获益，但这一结果在 OS 分析中未得到证实。目前，2022 年《中国临床肿瘤学会（CSCO）胆道恶性肿瘤诊疗指南》推荐纳武利尤单抗作为晚期胆管恶性肿瘤二线治疗的 III 级推荐。

3）度伐利尤单抗单药治疗

一项 I 期试验首次评估了 PD-L1 抑制剂度伐利尤单抗在晚期 BTC 患者中的作用，患者在 12 周时达到了 16.7% 的疾病控制率（DCR），中位持续反应时间为 9.7 个月。然而，42 例患者中只有 2 例（5%）出现部分缓解，中位生存期为 8.1 个月。

4）新药 M7824 单药治疗

其他 ICIs 单药已在高级 BTC 中进行了评估，包括 bintrafuspalfa（M7824）。bintrafuspalfa（M7824）是一种二代 PD-1 抑制剂，能够同时靶向 PD-L1 和 TGF-β 两个通路，与单纯针对一个靶点的第一代 PD-L1 抑制剂相比，M7824 使机体抗肿瘤免疫功能大大增强，成为其杀敌的基石和秘诀。

最近发表的一项Ⅰ期开放标签试验中，30例晚期BTC患者接受了M7824治疗。结果显示，ORR为20%，有27%的患者观察到持久缓解。

二线免疫联合化疗治疗

目前，胆管癌免疫单药治疗疗效不佳，故免疫联合治疗成主流。2020年ASCO和ESMO相继报道了一系列化疗基础上联合免疫检查点抑制剂单药或联合双免疫治疗，包括PD-1/PD-L1/CTLA-4抑制剂。报道集中于Ⅱ期研究，免疫联合化疗方案在一线治疗中均显示出良好的客观缓解率，尤其是疾病控制率高达85%~100%，并且能转化为患者生存获益。

二线免疫双免疫或免疫联合靶向治疗

二线治疗中，双免联合或免疫联合靶向治疗亦仍在探索研究阶段。

1）2021ASCOPoster4096 Regomune研究[16]

瑞戈非尼联合阿维单抗（avelumab）治疗实体肿瘤的Ⅱ期研究——经治胆管癌治疗胆管癌（BTC）队列的研究结果：2018年11月至2019年11月，34名BTC患者在4个中心注册入组，转移性或局部晚期患者既往接受治疗方案的中位数为2（范围1~4）。

研究结果：在至少一项影像学肿瘤评估的29名患者中，有4名（13.8%）达到了PR（部分缓解），11名（37.9%）处于SD（疾病稳定），其中包括10名患者（34.5%）肿瘤缩小，14名患者（48.3%）出现PD（疾病进展）。中位PFS和OS分别为2.5个月和11.9个月。27名患者可获得基线肿瘤样本。基线阶段资料显示IDO和PD-L1高表达与较好的治疗结果相关。

最常见的3/4级AE为高血压（17.6%）、疲劳（14.7%）和斑丘疹（11.8%）。没有出现死亡无关治疗事件。

2）2021ASCOPoster 4080 LEAP-005研究[17]

仑伐替尼联合帕博利珠单抗用于经治胆管癌的多队列、Ⅱ期临床研究，研究结果显示：ORR为9.7%，DCR为67.7%，中位DOR为5.3个月，mPFS为6.1个月，mOS为8.6个月。根据该结果提示仑伐替尼联合帕博利珠单抗表现出令人鼓舞的疗效和可管理的毒性。目前，胆管癌队列的入组规模已被扩大到100例。

基于该数据，2022年《中国临床肿瘤学会（CSCO）胆道恶性肿瘤诊疗指南》推荐帕博利珠单抗联合仑伐替尼作为晚期胆管恶性肿瘤二线治疗的Ⅲ级推荐（2B类证据）。

3）阿替利珠单抗 ± 考比替尼二/三线治疗胆管肿瘤

在2020年的AACR会议上，公布了阿替利珠单抗联合考比替尼治疗胆管肿瘤的临床数据[18]。该研究是多中心、随机Ⅲ期试验，共纳入77名既往接受过一/二线治疗的患者。研究结果表明，两组患者（阿替利珠单抗对比阿替利珠单抗+考比替尼）的mPFS为1.87个月对比3.65个月（P=0.027），二者的DCR为32.4%和45.2%。两组的3/4级治疗相关不良事件相似，且无治疗相关死亡。结果不难看出阿替利珠单抗联合考比替尼达到了其主要终点，并显著延长了PFS。此外，该治疗方案毒性可控，值得在胆管肿瘤领域进行进一步研究。

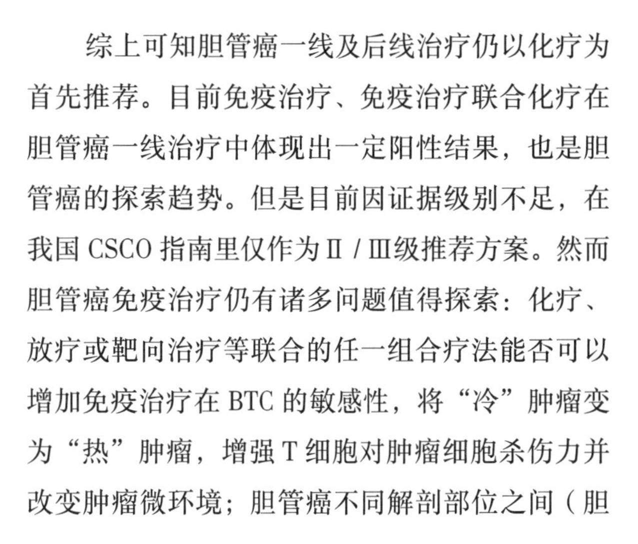

二、小结与展望

综上可知胆管癌一线及后线治疗仍以化疗为首先推荐。目前免疫治疗、免疫治疗联合化疗在胆管癌一线治疗中体现出一定阳性结果，也是胆管癌的探索趋势。但是目前因证据级别不足，在我国CSCO指南里仅作为Ⅱ/Ⅲ级推荐方案。然而胆管癌免疫治疗仍有诸多问题值得探索：化疗、放疗或靶向治疗等联合的任一组合疗法能否可以增加免疫治疗在BTC的敏感性，将“冷”肿瘤变为“热”肿瘤，增强T细胞对肿瘤细胞杀伤力并改变肿瘤微环境；胆管癌不同解剖部位之间（胆囊癌、肝内胆管癌和肝外胆管癌）对免疫治疗反应是否有区别，目前这方面研究正在进行中，也许将来的亚组分析数据会有答案。我们期待免疫联合模式能够改变未来，改写指南，给胆管癌患者带来更大的获益。

参考文献

[1] 中国临床肿瘤学会指南工作委员会 . 中国临床肿瘤学会（CSCO）胆道恶性肿瘤诊疗指南 [M]. 北京：人民卫生出版社，2020：1-131.

[2] 郭宁宁 , 王辉 , 肖兰凤 . T 细胞过继免疫治疗法在肿瘤疾病治疗中的应用进展 [J]. 广东药学院学报 , 2011 (04): 441–445.

[3] LE D T, DURHAM J N, SMITH K N, et al. Mismatch repair deficiency predicts response of solid, tumors to PD-1 blockade [J]. Science, 2017, 357 (6349): 409–413.

[4] OH DY, HE A R, QIN S, et al. A phase 3 randomized, double-blind, placebo–controlled study of durvalumab in combination with gemcitabine plus cisplatin (GemCis) in patients (pts) with advanced biliary tract cancer (BTC): TOPAZ-1 [R]. American: American Society of Clinical Oncology Gastrointestinal Cancers Symposium, 2022.

[5] CHEN X F, WU X F, WU H, et al. Camrelizumab plus gemcitabine and oxaliplatin (GEMOX) in patients with advanced biliary tract cancer: a singlearm, open-label, phase II trial [J]. Immunother I Cancer, 2020, 8 (2): e001240.

[6] CHANGHOON Y, RICHARD S F, HEINZ-JOSEF K, et al. Health–related quality of life (HRQoL) in the phase 3 KEYNOTE–966 study of pembrolizumab (pembro) plus gemcitabine and cisplatin (gem/cis) versus placebo plus gem/cis for advanced biliary tract cancer (BTC) [J]. Journal of Clinical Oncology 2023, 41(16_suppl) : 4003–4003.

[7] 刘天舒 , Toripalimab with chemotherapy as first-line treatment for advanced biliary tract tumors: update analytic results of an open-label Phase II clinical study (JS001-ZS-BC001), ASCO 2022. Poster 4081.

[8] JIAN Z, FAN J, SHI G M, et al. Gemox Chemotherapy in combination with Anti-PD1 Antibody Toripalimab and Lenvatinib as First-line Treatment for Advanced Intrahepatic Cholangiocarcinoma: A Phase 2 Clinical Trial [J]. Journal of Clinical Oncology, 2021, 39 (15 suppl): 4094.

[9] QIN S K, CHEN Z D, LIU Y, et al. A phase Ⅱ study of anti-PD-1 antibody camrelizumab plus FOLFOX4 or GEMOX systemic chemotherapy as first-line therapy for advanced hepatocellular carcinoma or biliary tract cancer [J]. J Clin Oncol, 2019, 37 (Suppl): 4074.

[10] LI J J, XU Q, QING W, et al. A phase 2, randomized, open-label, multicenter study of sintilimab and anlotinib in combination with gemcitabine plus cisplatin (GemCis) as first-line therapy in patients (pts) with advanced biliary tract cancer (BTC): SAGC [J] Journal of Clinical Oncology, 2022, 40 (16 suppl): 4100.

[11] KIM J W, YOON J, LEE K H, et al. Health–related quality of life in patients treated with gemcitabine/cisplatin and durvalumab ± tremelimumab in chemotherapy–naive advanced biliary tract Cancer[J].

Journal of Clinical Oncology, 2022, 40 (16 suppl) : 4117.

[12] KLEIN O, KEE D, NAGRIAL A, et al. Evaluation of Combination Nivolumab and Ipilimumab Immunotherapy in Patients With Advanced Biliary Tract Cancers: Subgroup Analysis of a Phase 2 Nonrandomized Clinical Trial [J] . JAMA Oncol, 2020, 6 (9): 1405-1409.

[13] MARABELLE A, FAKIH M, LOPEZ J, et al. Association of tumour mutational burden with outcomes in patients with advanced solid tumours treated with pembrolizumab: prospective biomarker analysis of the multicohort, open-label, phase 2 KEYNOTE-158 study [J] . The Lancet Oncology, 2020, 21 (10): 1353-1365.

[14] OTT P A, BANG Y J, PIHA-PAUL S A, et al. T-Cell-Inflamed Gene-Expression Profile, Programmed Death Ligand 1 Expression, and Tumor Mutational Burden Predict Efficacy in Patients Treated With Pcmbrolizumab Across 20 Cancers: KEYNOTE-028 [J] . Journal of Clinical Oncology, 2019, 37 (4): 318-327.

[15] KIM R D, KIM D W, ALESE O B, et al. A phase II study of nivolumab in patients with advanced refractory biliary tract cancers (BTC) [J] . J Clin Oncol, 2019, 37 (15suppl): 4097.

[16] Sophie Cousin, Regomune: A phase II study of regorafenib + avelumab in solid tumors—Results of the biliary tract cancer (BTC) cohort [J] . Journal of Clinical Onclolgy, 2021, 39 (15 suppl) : 4096.

[17] LWIN Z, GOMEZ-ROCAC, SAADA-BOUZIDE, et al. LEAP-005: Phase II study of lenvatinib (len) plus pembrolizumab (pembro) in patients (pts) with previously treated advanced solid tumours [J] . Annals of Oncology, 2020, 31: S1170.

[18] MARK Y, LESLIE C ROBERT A, et al. A multicenter randomized phase 2 trial of atezolizumab as monotherapy or in combination with cobimetinib in biliary tract cancers (BTCs): A NCI Experimental Therapeutics Clinical Trials Network (ETCTN) study [J] . J Clin Invest, 2021, 131 (24):e152670.

（作者：郑艳）

第三节　胰腺癌免疫治疗

一、概述

迄今为止，针对晚期胰腺癌仍推荐化疗为主，靶向和免疫治疗的临床试验均未获得明显的效益，其主要原因可能是高度免疫抑制的肿瘤微环境和基质成分，以及低的肿瘤新生抗原负荷[1]，两者都抑制和影响效应 T 细胞的浸润和识别。

肿瘤微环境（tumor micro-environment，TME）是指一个复杂的内环境，由肿瘤细胞及其周围的组织成分相互作用而成，后者有利于肿瘤细胞的生物学行为，主要包括基质成分、细胞成分和可溶性因子。与其他癌种相比，胰腺癌有独特的TME，这对免疫治疗提出了挑战。一方面，胰腺肿瘤细胞可以促进周围基质细胞和免疫抑制细胞的激活，包括调节性T细胞（Treg）、骨髓来源的抑制性细胞（MDSC）、肿瘤相关性巨噬细胞（TAM），并通过分泌一系列细胞因子和趋化因子使这些细胞聚集到肿瘤部位。另一方面，被激活的基质细胞生成大量细胞外基质，在胰腺肿瘤细胞周围形成纤维"屏障"，阻止效应细胞（T细胞和NK细胞）渗透至肿瘤，使肿瘤细胞逃避免疫监视[2]。被激活的免疫抑制细胞，分泌免疫抑制因子并表达配体（例如PD-L1和B7-1/2），形成免疫抑制性微环境。这在胰腺癌的发生、发展、侵袭、转移、耐药中均占据了重要地位。

胰腺癌微环境存在乏氧、高纤维化、免疫抑制细胞浸润以及间质存在大量免疫抑制因子分泌的特点，CD8+T细胞数目及其与肿瘤细胞的距离、CD4+细胞数目、T细胞位置等与预后相关，精准分型有助于指导免疫治疗方案制定。胰腺癌免疫微环境分型主要有2种方法。

CD8+T细胞数目和位置

免疫沙漠型：缺乏T细胞浸润，可通过T细胞招募、肿瘤疫苗、过继淋巴细胞治疗。

炎性表型：T细胞浸润丰富，对checkpoint抑制剂有效，或检测其Treg、MDSC水平后给予联合治疗。

免疫排斥型：虽然有大量T细胞浸润，但T细胞不能够与肿瘤接触。应尝试维生素D、靶向黏着斑激酶（focal adhesion kinase，FAK）抑制剂、透明质酸酶抑制剂（PEGPH20）、谷氨酰类似物DON等增加浸润T细胞水平，提高抗PD-1/PD-L1治疗效果。

浸润免疫细胞种类

"热"肿瘤：TH1相关细胞因子增多、高PD-L1表达、TH1细胞/CD8+T细胞及NK细胞高浸润、功能性APC增多。

"冷"肿瘤：免疫抑制性细胞因子分泌增多、Treg及MDSC高浸润、TH1细胞/CD8+T细胞及NK细胞低浸润、功能性APC减少。可联合应用CD40、新辅助放化疗、新辅助化疗等增加肿瘤浸润CD3+CD8+T细胞及CD3+CD4+T细胞浸润水平，降低Treg细胞浸润水平。

目前，治疗胰腺癌已出现多种免疫治疗策略，包括特异及非特异性免疫治疗、肿瘤疫苗、过继性免疫细胞疗法以及肿瘤因子治疗等，其中特异性免疫治疗及肿瘤疫苗在胰腺癌的治疗中最为成熟。

二、治疗方法

（一）特异性免疫治疗

1. 免疫检查点抑制剂（ICIs）

胰腺癌本质上是一种低突变负荷或低新抗原表达的肿瘤，这一点可能是胰腺癌对免疫治疗不敏感的原因之一，因为较高的突变负荷与较高水平的新抗原生成相关，新抗原生成使肿瘤对免疫疗法易感，从而增强ICIs的抗肿瘤反应[3]。

越来越多的证据支持免疫检查点抑制为主的联合系统治疗，可以克服胰腺癌对单一药物PD-1/PD-L1/CTLA-4阻断的耐药性。特别是PD-1/PD-L1抑制剂，已经在一系列癌症中显示出广泛的单剂活性，为ICIs联合多种治疗方案提供了思路和理论基础。

免疫单药治疗研究进展

晚期胰腺癌患者的I期试验显示抗PD-1和抗PD-L1单药治疗的总应答率（ORR）为0%，说明胰腺癌对单剂检查点阻断有相当高的抵抗力[4]。同样，接受细胞毒性T淋巴细胞相关抗原4（CTLA-4）抑制剂单一治疗的局部晚期或转移性胰腺癌患者未见客观反应[5]。在ipilimumab的Ⅱ期临床试验中，有20例转移性胰腺癌患者和7例局部晚期胰腺癌患者接受了ipilimumab的治疗，但无疾病缓解（CR），这进一步提示单药ipilimumab不能有效治疗晚期胰腺癌[6]。LeDT等[7]人研究pembrolizumab治疗dMMR或MSI-H转移性实体瘤的结果显示，8例转移性胰腺癌中2例CR，3例PR，1例SD，疾病控制率为75%。2017年5月23日，FDA首次批准了PD-1抗体药物Keytruda用于dMMR/MSI-H型实体瘤的治疗，这是首款不依照肿瘤来源，而是依照分子标志物进行区分的抗肿瘤疗法，具有里程碑式的意义。临床试验中86例具有MSI-H特征的实体瘤患者，客观缓解率高达54%，疾病控制率达72%[8]。目前NCCN指南、ESMO、ASCO、CSCO均推荐PD-1和PD-L1抑制剂用于MSI-H或dMMR无法切除的胰腺癌患者[9]。然而目前程序性细胞死亡蛋白-1（PD-1）/程序性细胞死亡配体-1（PD-L1）单药的Ⅲ期临床试验大多数失败，而联合CTLA-4抑制剂时的客观缓解率也仅为31%[10]。因此，ICI与放化疗、靶向药物等多种方案的联用就成为必然趋势，以期弥补单药ICI短板，提升疗效。

免疫联合治疗研究进展

1）双免联合疗法

一项双免联合疗法的研究结果[11]令人沮丧，该研究使用度伐利尤单抗（durvalumab）联合替西木单抗二线治疗化疗后进展的患者，ORR为3.1%，未达到预设的有效性阈值（10%）。并且单药durvalumab治疗组未观察到任何患者获益。

2020年，ASCO-GI会议报道了一项伊匹木单抗/纳武利尤单抗（Ipi/Nivo）联合治疗进展性胰腺胆管癌和具有胚系BRCA基因突变或RAD51基因突变患者的疗效研究。在这个回顾性队列研究中，7例微卫星稳定型（MSS）的进展期胰腺癌或胆管癌患者中，有5例经Ipi/Nivo治疗后获益，其中包括低TMB的患者。这项研究提示，DDR突变的患者可能对ICIs治疗有反应，但需要进一步评估。

2）免疫联合化疗研究进展

a. 在替西木单抗联合吉西他滨治疗晚期胰腺癌（未经治疗患者）的一项Ⅰ期研究中，中位OS达到7.4个月，28例可评估患者中有2例PR，7例SD，但数据不成熟，需要后期继续临床研究。

b. 2020年，ESMO年会上报道了吉西他滨（GEM）+白蛋白紫杉醇（Nab-P）+度伐利尤单抗（D）+替西木单抗（T）一线治疗转移性胰腺导管癌的疗效和安全性[12]。患者按2∶1的比例随机分为GEM+Nab-P+D+T或GEM+Nab-P治疗。主要研究终点为OS，次要终点为PFS、安全性和毒性、ORR，第三终点为生活质量和相关性研究（图6-3-1）。

结果显示，与对照组相比，试验组的OS、PFS或ORR并未获得显著改善，试验组的疾病控制率（DCR）有改善趋势，当前正在进一步评估能预测免疫治疗敏感性的生物标志物。所以胰腺癌一线免疫治疗的探索任重道远。

c. 2021ASCO壁报讨论4019：吉西他滨联合白蛋白紫杉醇±纳武利尤单抗±Sotigalimab治疗未经治转移性胰腺癌（mPC）的Ⅱ期最终结果[13]。

研究设计：前12例患者以4∶1∶1随机至A1、B2、C2队列，后续患者以1∶1∶1随机；Ⅱ期疗效分析纳入了Ⅰb期12例剂量限制性毒性（DLT）患者（图6-3-2）。

疗效与安全性结果：该研究方案的疗效与安全性结果见表6-3-1和表6-3-2。

疗效：队列A1、B2、C2的1年OS率分别为57.3%、48.1%、41.3%，队列A1、B2、C2的确认ORR分别为35%、33%、26%。

安全性方面：TRAE可管理，各队列间发生率相似，与Ⅰb期发生率一致。

研究结论：与既往试验的疗效相比较，队列A1达到了1年OS率大于35%的主要研究终点；尽管B2（Sotigalimab+化疗）队列有临床获益，但队列B2和队列C2并未达到主要研究终点；“IO+

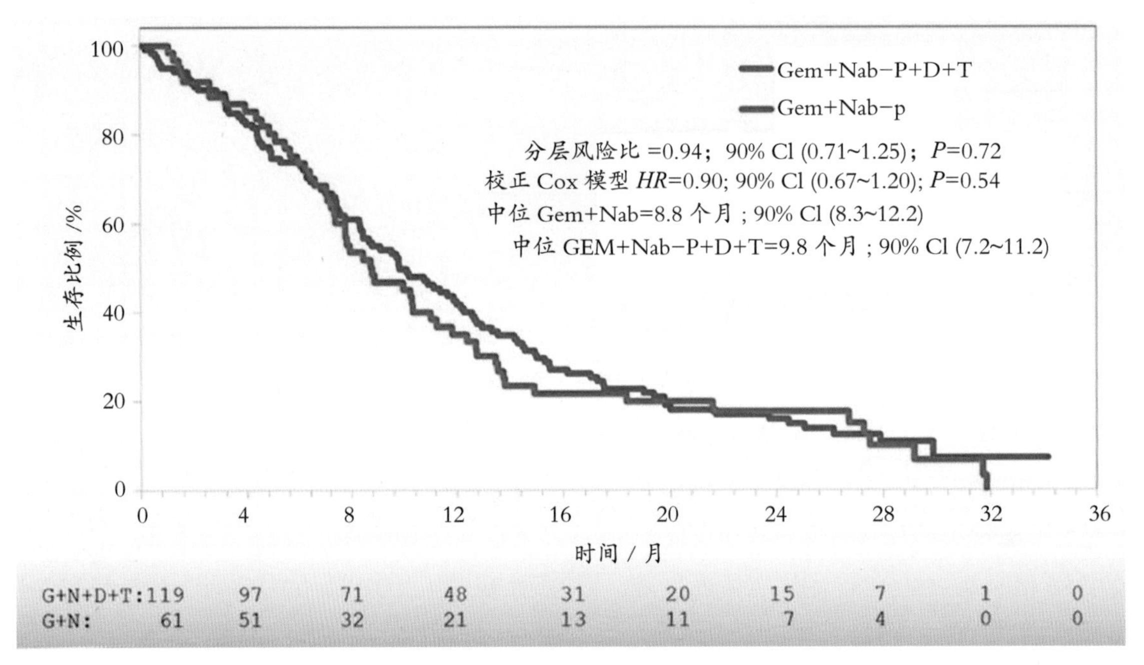

图 6–3–1　该研究的 OS 结果

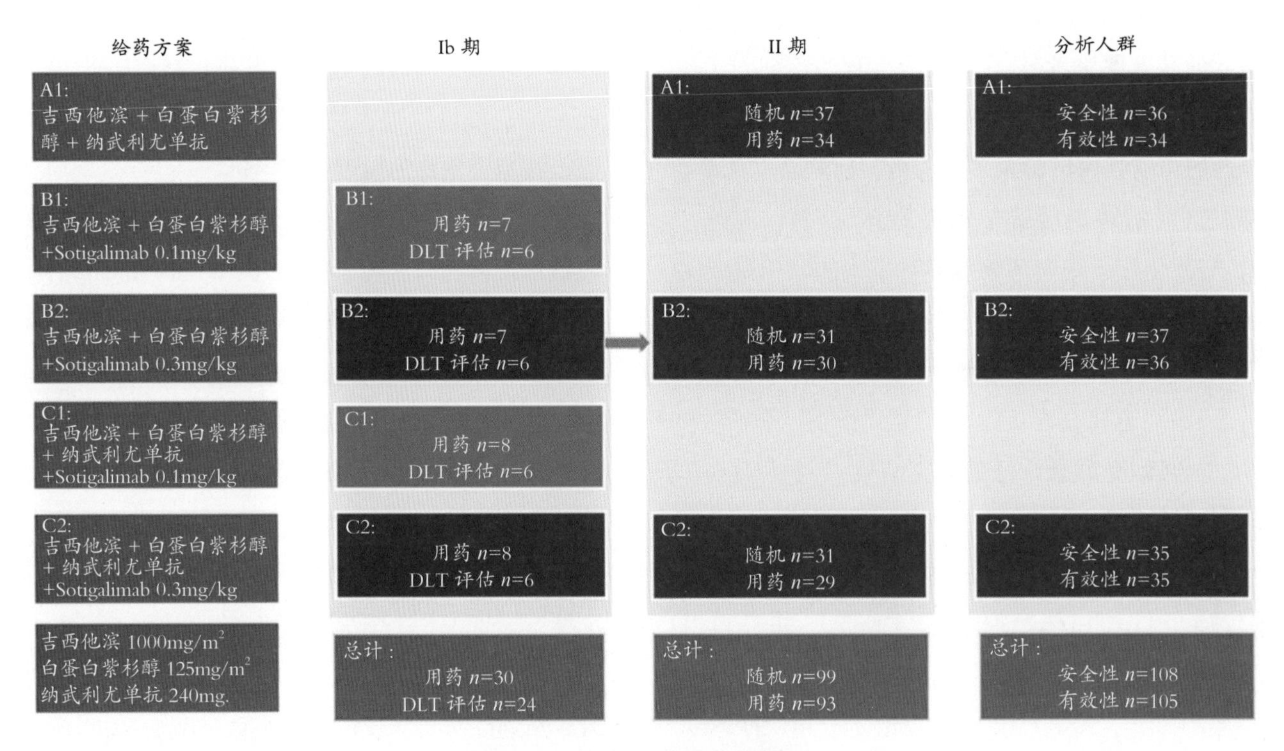

图 6–3–2　研究设计分组情况

表 6-3-1　疗效分析

疗效	队列 A1(n=34)	队列 B2(n=36)	队列 C2(n=35)
ORR	50%(17)[32~68]	33%(12)[19~51]	31%(11)[17~49]
确认 ORR①	35%(12)[20~54]	33%(12)[19~51]	26%(9)[13~43]
DCR	74%(25)[56~87]	78%(28)[61~90]	69%(24)[51~83]

续表

疗效	队列 A1(*n*=34)	队列 B2(*n*=36)	队列 C2(*n*=35)
中位 DOR	7.3 个月 [2.1~NE] ②	5.5 个月 [3.7~7.9]	7.9 个月 [1.9~NE]
中位 PFS	6.3 个月 [5.2~8.8]	7.2 个月 [5.3~9.2]	6.7 个月 [4.1~9.8]
中位 OS	16.7 个月 [9.8~18.4]	11.4 个月 [7.2~20.1]	10.1 个月 [7.9~13.2]
1 年 OS 率	57.3%[0.007]	48.1%[0.062]	41.3%[0.236]

注：① CR 在队列 A1 观察。
② NE=not estimable= 无法评估。

表 6-3-2　安全性结果

国际医学用语 不良反应	队列 A1 (*n*=36)		队列 B2 (*n*=37)		队列 C2 (*n*=35)	
	任何级别	3~4 级别	任何级别	3~4 级别	任何级别	3~4 级别
恶心	25(69.4%)	0	32(86.5%)	0	28(80.0%)	0
疲劳	25(69.4%)	9(25.0%)	27(73.0%)	5(13.5%)	27(77.1%)	5(14.3%)
发热	11(30.6%)	0	28(75.7%)	1(2.7%)	24(68.6%)	1(2.9%)
天冬氨酸氨基转移酶升高	18(50.0%)	7(19.4%)	24(64.9%)	14(37.8%)	20(57.1%)	9(25.7%)
寒战	3(8.3%)	0	30(81.1%)	3(8.1%)	27(77.1%)	0

注：队列 A1 为吉西他滨 + 白蛋白紫杉醇 + 纳武利尤单抗；队列 B2 为吉西他滨 + 白蛋白紫杉醇 +Sotigalimab；队列 C2 为吉西他滨 + 白蛋白紫杉醇 + 纳武利尤单抗 +Sotigalimab。

化疗”方案的安全性可管理，治疗相关不良反应但队列 B2 和队列 C2 并未达到主要研究终点；“IO+ 化疗”方案的安全性可管理，治疗相关不良反应与 Ⅰb 期数据一致。

d. 2022ASCO 壁报 TPS 4189：KN046 联合白蛋白紫杉醇 / 吉西他滨一线治疗不可切除的局部晚期或转移性胰腺导管腺癌（PDAC）的疗效和安全性[14]。

药品信息：KN046 是一种新型重组人源化双特异性抗体，可同时阻断 PD-1/PD-L1 和 CTLA-4 通路，恢复 T 细胞对肿瘤的免疫反应。截至 2021 年 1 月 15 日，研究的队列 2 有 17 名受试者接受了至少一剂 KN046 治疗，15 名受试者正在接受治疗。KN046 中位暴露时间为 9.5 周。

疗效：在研究的队列 2 中，9 名受试者接受了至少一次肿瘤评估并进入可评价分析集（EAS）。在最佳 ORR 评估中，PR 为 55.6%（5/9），SD 为 33.3%（3/9），ORR 为 55.6%，DCR 为 88.9%。

安全性方面：最常见的 KN046 治疗相关不良事件发生率≥ 10%，分别是谷丙转氨酶升高（*n*=5，29.4%）、恶心（17.6%）、皮疹（17.6%）、谷草转氨酶升高（11.8%）、腹泻（11.8%）、高磷血症（11.8%）、发热呕吐（11.8%）。

研究结论：KN046 联合白蛋白紫杉醇、吉西他滨用于不可切除的局部晚期或转移性 PDAC 的一线治疗是安全可行的，并为后续的临床试验奠定了基础。

e. 2021ASCO e16218（NCT04181645）：PD-1抗体联合白蛋白紫杉醇和吉西他滨（AG方案）一线治疗序贯PD-1单药维持治疗转移性胰腺导管腺癌（PDAC）[15]。

研究结论：卡瑞利珠单抗联合AG方案治疗初始mPDAC患者的ORR和DCR较高。安全性结果与之前卡瑞利珠单抗或AG治疗中观察到的数据一致，无非预期安全性信号。

f. 2021ASCO e16213：特瑞普利单抗联合白蛋白结合型紫杉醇/吉西他滨一线治疗晚期胰腺癌，这项单臂、开放标签、Ⅰb/Ⅱ期临床研究的结果数据更新了疗效及安全性（表6-3-3）[16]。

表6-3-3　疗效及安全性数据

疗效	n=17	安全性	n=20
ORR	35.3%(6例)	3/4级TRAE	4（20%）
DCR	82.4%(14例)	TRAE	
mPFS	5.0个月 (95%CI:4.216~5.784)	ALT升高 白细胞减少	7（35%） 6（30%）
mOS	14个月 (95%CI:9.445~18.555)	代谢紊乱 甲状腺功能减退	5（25%） 5（25%）

研究结论：特瑞普利单抗联合AG方案具有可控的安全性，与每种药物的已知安全性一致，且联合治疗显示了临床治疗活性。

g. 2022ASCO摘要560[17]：信迪利单抗联合改良FOLFRINOX方案对比单独FOLFRINOX方案治疗中国转移性和复发性胰腺癌患者的随机Ⅲ期试验（CISPD3研究）研究设计。

CISPD3是一项单中心、随机、开放标签的Ⅲ期临床研究，共纳入110例患者，按1：1比例随机分配到信迪利单抗+mFFX组（n=55）或mFFX组（n=55）。85.5%的患者为转移性胰腺癌，14.5%为复发性胰腺癌，7.3%的患者既往接受过一线化疗。主要研究终点为OS，次要研究终点为PFS、ORR、DCR和安全性。信迪利单抗+mFFX组的中位随访时间为21.3个月，mFFX组为19.6个月。

研究结果：见第四章第四节胰腺癌化学药物治疗章节。

研究结论：在mFOLFRINOX基础上联用信迪利单抗可显著改善晚期胰腺癌患者的ORR，但未观察到OS和PFS获益。治疗毒性可控可接受。

尽管以上ICIs联合化疗在胰腺癌治疗中初步显示出有前景的疗效，但目前仍以小样本研究为主，仍需更多临床研究的疗效和安全性验证。

3）免疫联合靶向治疗

为了更好地得到疗效，免疫与靶向药物联合治疗方法也成为近年来的研究热点之一，诸如免疫联合PARP抑制剂、FAK抑制剂、MEK抑制剂等的探索层出不穷。

a. 2022年，ASCO会议报道一项随机Ⅰb/Ⅱ期研究：尼拉帕利（nira）联合纳武利尤单抗（nivo）或伊匹木单抗（ipi）治疗晚期铂敏感胰腺癌患者的一项随机Ⅰb/Ⅱ期研究[18]。

研究结果：截至2021年10月，总共入组91例患者，84例可评估患者（nira+nivo组44例，nira+ipi组40例），中位随访时间为23个月，88%不良事件（AE）为1/2级。疗效方面，尼拉帕利+纳武利尤单抗组PFS率为20.6%，中位

PFS 为 1.9 个月；尼拉帕利 + 伊匹木单抗组 PFS 率为 59.6%，中位 PFS 为 8.1 个月。15 例患者携带 BRCA 或 PALB2 致病性变异体（nira+nivo 组 8 例；nira+ipi 组 7 例）。排除 BRCA 或 PALB2 患者后，尼拉帕利 + 纳武利尤单抗组中位 PFS 为 1.9 个月，尼拉帕利 + 伊匹木单抗组中位 PFS 为 7.6 个月。结果显示尼拉帕利 + 伊匹木单抗组维持治疗疗效达到主要终点。

研究结论：在铂敏感晚期胰腺癌患者中，尼拉帕利联合伊匹木单抗是有效的维持治疗方案。方案中达到了主要研究终点，且获益在 DDR 变异未知患者中持续存在，初步疗效令人惊喜。方案安全性良好，未观察到新的安全性信号。

b. 在 2020 年 AACR 会议上报道的一项 I / II 期研究[19]，其探索了趋化因子 CXCL12 抑制剂（NOX-A12）联合帕博利珠单抗治疗微卫星稳定的转移性结直肠癌或胰腺癌患者的疗效和安全性。

NOX-A12 是一种新型的 CXCL12 抑制剂，NOX-A12 与 CXCL12 结合，可阻止趋化因子与其受体 CXCR4 和 CXCR7 的结合，并通过中和锚定结构域阻断趋化 CXCL12 浓度梯度的形成。局部高浓度 CXCL12 可将免疫细胞从肿瘤微环境中排除，帮助免疫逃逸。

本研究入组 11 例晚期结直肠癌（5 线及以上）和 9 例晚期胰腺癌患者（3 线以上），入组前进行 NOX-A12 单药 300mg，每周 2 次，一次后 NOX-A12 与帕博利珠单抗 200mg/ 次联合用药，每 3 周 1 次，直至疾病进展或不可耐受。

研究结果显示，10/20 例患者生存期长于 3 个月，其中 80% 患者生存期长于 24 周，60% 的患者长于 36 周。25% 的患者为疾病稳定（SD），PFS 为 1.87 个月，6 个月 OS 率为 42%，12 个月 OS 率为 22%。

联合治疗的安全性与帕博利珠单抗一致。多线治疗和快速进展的患者经过 NOX-A12 联合帕博利珠单抗治疗后，22% 的胰腺癌达到疾病稳定。

虽然该研究样本量较小，但给晚期胰腺癌患者的治疗带来了曙光。

c. 2020 年 AACR 会议上报道的一项探索 FAK 抑制剂联合 PD-1 抑制剂与吉西他滨在胰腺癌中作用的 I 期研究[20]，其采用“3+3”的方式探索三药联合的剂量水平，并在扩展阶段纳入 10 例接受过吉西他滨/白蛋白紫杉醇患者（维持治疗队列）和 10 例接受过至少一线治疗的胰腺癌患者（难治性队列），探索该方案的安全性和有效性。

结果显示，剂量爬升阶段未见剂量限制性毒性（DLT），确定的剂量水平为 Defactinib（400mg，一天两次，第一天 / 第八天）、吉西他滨（1000mg/m^2，第一天）、帕博利珠单抗（200mg）。剂量递增阶段的 8 例患者可评估，1 例（13%）部分缓解（PR），3 例（38%）病情稳定（SD），4 例（50%）疾病进展（PD）。维持治疗排除 2 例仍在观察的患者，中位治疗时间为 4.6 个月，难治性队列排除无法评估的 1 例患者，5 例（50%）SD，4 例（40%）PD，中位 PFS 为 2.9 个月，中位 OS 为 7.6 个月。

（二）肿瘤疫苗治疗

疫苗治疗是一种经典的免疫疗法，大多数肿瘤疫苗也是如同预防传染病的疫苗一样，通过接种疫苗刺激宿主免疫系统产生体液、细胞免疫反应，胰腺癌的疫苗治疗也不例外。在现阶段治疗胰腺癌的疫苗中，临床应用较多的有肿瘤细胞疫苗及 GVAX 疫苗。

1. 肿瘤细胞疫苗

肿瘤细胞疫苗是通过改变或消除致瘤性、保留其免疫原性的肿瘤细胞制备出的疫苗。目前，用于胰腺癌治疗研究的主要有超急性胰腺癌疫苗（algenpantucel-L）和 GVAX 疫苗。

Hardace[21] 等人的 II 期临床数据表明，70 例胰腺癌术后患者接受吉西他滨和基于 5- 氟尿嘧啶的放化疗以及 algenpantucel-L 疫苗，1 年生存率达到 86%，1 年无病生存率达到 62%。该研究已进入临床Ⅲ期试验，目前对照组与试验组的总生存期分别为 30.4 个月和 27.3 个月。

2. GVAX 疫苗

胰腺癌的肿瘤疫苗中研究最广泛的疫苗是 GVAX 疫苗，其是一种经过基因工程改造的全细胞肿瘤疫苗，改造后可以分泌粒细胞巨噬细胞集落刺激因子（GMCSF）从而激发针对肿瘤的溶细胞活性[22]。一项 I 期临床研究发现，可切除的胰腺癌病人在术后辅助放化疗前后使用 GVAX 疫苗治疗后，病人无病生存期（DFS）较未经疫苗治疗者明显延长[23]。一项 CTLA-4 阻断抗体 ipilimumab 与 GVAX 联合应用于转移性胰腺癌患者的 I 期临床试验证实，注射疫苗后间皮素特异性 T 细胞的产生与疗效相关[24]。因此，考虑 GVAX 疫苗与检查点阻断剂联合使用有助于胰腺癌的治疗，并能逆转 T 细胞清除现象。

（三）细胞治疗

细胞治疗是通过体外改造 T 细胞，使之能够特异性识别并杀伤肿瘤细胞。目前最具代表性的细胞治疗策略是嵌合抗原受体 T 细胞治疗（以下简称“CAR-T 细胞治疗”），其机制是利用基因工程技术，针对肿瘤细胞高表达的肿瘤相关抗原靶点（例如间皮素、CD227、CEA 和 PSCA 等）设计特异性的 CAR-T 细胞，使 CAR-T 细胞只识别并杀伤肿瘤细胞[25]。抗 CD19CAR-T 细胞治疗是第一个被 FDA 批准的、用于 B 细胞淋巴瘤治疗的 CAR-T 细胞疗法，与目前其他疗法相比，该疗法在复发/难治性 B 细胞淋巴瘤病人中疗效显著[26]。

现在 CAR-T 细胞治疗已广泛应用于血液系统肿瘤的治疗并取得了显著的成效[28]。然而，CAR-T 细胞治疗用于实体肿瘤治疗仍在探索中。目前国际上正在进行多项针对胰腺癌等实体肿瘤的早期 CAR-T 细胞治疗临床试验，如 MUC1 CAR-T 在实体瘤的治疗（NCT03179007）、间皮素 CAR-T 细胞治疗晚期恶性肿瘤（NCT03030001）。间皮素（MSLN）是胰腺导管腺癌 CAR-T 细胞治疗中研究最广泛的靶点。间皮素是一种细胞表面糖蛋白，在正常组织中很少表达，但在卵巢癌、胰腺癌和恶性间皮瘤等肿瘤组织中高表达[27]。Beatty[28] 利用自体间皮素特异性 CAR-T 细胞疗法治疗 6 例化疗无效的转移性胰腺导管腺癌病人，结果发现 4 例病人生存时间延长、肿瘤代谢活性明显降低，显示出了良好的治疗效果和安全性。

CAR-T 细胞不受 HLA 限制，可以直接识别胰腺癌细胞，这种特异性细胞疗法效果显著且不会产生过度的免疫反应，在肿瘤免疫治疗中具有广阔的应用前景。

还有一些研究发现[29]，在肿瘤周围的 T 细胞显示出具有特定的与胰腺癌相关的抗原 T 细胞受体（TCR），如 p53 或端粒酶（hTERT），这些细胞毒性 T 细胞维持肿瘤的反应活性，而且它们的出现与提高生存率关系密切。

（四）其他相关免疫治疗策略

除上面所述治疗策略外，还处在试验阶段的治疗策略包括以下几种。

（1）非特异性免疫调节剂：CD40 激动剂、Toll 样受体（TLR）、Bruton 酪氨酸激酶（Btk）、Janus 激酶（JAK）信号通路、维生素 D 类似物等。

（2）过继免疫治疗：树突状细胞（dendriticcell，DC）治疗、细胞因子诱导的杀伤细胞（cytokine-induced killer，CIK）、DC-CIK 细胞治疗、DC-CTL 细胞治疗、自然杀伤（NK）细胞治疗等。

（3）细胞因子：白细胞介素（IL）、干扰素（IFN）、肿瘤坏死因子（TNF）和集落刺激因子等。

（4）其他：细菌疫苗、溶瘤病毒等治疗。

三、小结和展望

胰腺癌是一种预后极差的恶性肿瘤，早期诊断困难，传统治疗效果不佳，中位生存期不足1年。近年由于分子生物学、肿瘤免疫学的飞速发展，细胞免疫治疗也有了质的飞跃，使免疫治疗成为胰腺癌继手术治疗、放疗、化疗之后的重要辅助治疗方法。目前，胰腺癌免疫治疗仍以免疫检查点抑制剂研究较多，但Ⅲ期临床试验基本都是以失败告终，指南一、二线推荐仍以化疗为主。随着对胰腺癌微环境认识的不断深入，肿瘤疫苗、CAR-T细胞、细胞因子（如白介素-10）等也逐渐成为研究方向，希望随着免疫微环境、靶点、耐药机制等研究的进一步发展，能给胰腺癌免疫治疗带来新的希望。

参考文献

[1] GRETEL T, TERRI P, DANIEL A S, et al. Exceptional responses to ipilimumab/nivolumab (ipi/nivo) in patients (pts) with refractory pancreatic ductal adenocarcinoma (PDAC) and germline BRCA or RAD51 mutations [J] . Journal of Clinical Oncology, 2020, 38 (4_suppl): 754.

[2] BALACHANDRAN V P, BEATTY G L, DOUGAN S K, et al. Broadening the Impact of Immunotherapy to Pancreatic Cancer: Challenges and Opportunities [J] . Gastroenterology, 2019, 156 (7): 2056–2072.

[3] KNUDSEN E S, VAIL P, BALAJI U, et al. Stratification of Pancreatic Ductal Adenocarcinoma: Combinatorial Genetic, Stromal, and Immunologic Markers [J] . Clinical Cancer Research, 2017, 23 (15): 4429–4440.

[4] HERBST R S, SORIA J, KOWANETZ M, et al. Predictive correlates of response to the anti-PD-L1 antibody MPDL3280A in cancer patients [J] . Nature, 2014, 515 (7528): 563–567.

[5] ROYAL R E, LEVY C, TURNER K, et al. Phase 2 trial of single agent ipilimumab (Anti-CTLA-4) for locally advanced or metastatic pancreatic adenocarcinoma [J] . Journal of Immunotherapy, 2010, 33 (8): 828–833.

[6] JEREMY L, ANN-MARIE P, KATIA N, et al. Hypermutation In Pancreatic Cancer [J] . Gastroenterology, 2017, 152 (1): 68–74.

[7] LE D T, DURHAM J N, SMITH K N, et al. Mismatch repair deficiency predicts response of solid tumors to PD-1 blockade [J] . Science, 2017, 357 (6349): 409–413.

[8] O'MALLEY D M, BARIANI G M, CASSIER P A, et al. Pembrolizumab in Patients With Microsatellite Instability-High Advanced Endometrial Cancer: Results From the KEYNOTE-158 Study [J] . J Clin Oncol, 2022, 40 (7): 752–761.

[9] WALKER E J, CARNEVALE J, PEDLEY C, et al. Referral frequency, attrition rate, and outcomes of germline testing in patients with pancreatic adenocarcinoma [J] . Familial Cancer, 2019, 18 (2): 241–251.

[10] O'REILLYE M, OH D Y, DHANI N, et al. Durvalumab with or without tremelimumab for patients with metastatic pancreatic ductal adenocarcinoma: A phase 2 randomized clinacl trial [J] . JAMA Oncol, 2019, 5 (10): 1431–1438.

[11] TERRERO G, POLLACK T, SUSSMAN D A, et al. Exceptional responses to ipilimumab/nivolumab (ipi/nivo) in patients (pts) with refractory pancreatic ductal adenocarcinoma (PDAC) and germline BRCA or RAD51 mutations [J] . Journal of Clinacal Oncology, 2020, 38 (4-suppl): 754.

[12] DANIEL J R, NEESHA C D, PETR K, et al. The Canadian Cancer Trials Group PA. 7 trial: Results of a randomized phase II study of gemcitabine (GEM) and nab-paclitaxel (Nab-P) vs GEM, nab-P, durvalumab (D) and tremelimumab (T) as first line therapy in metastatic pancreatic ductal adenocarcinoma (mPDAC) [J] . J Clin Inves, 2021, 131 (24): 65.

[13] O'HARA M H, O' REILLY E M, VARADHACHARY G, et al. CD40 agonistic monoclonal antibody APX005M (sotigalimab) and chemotherapy, with or without nivolumab, for the treatment of metastatic pancreatic adenocarcinoma: an open-label, multicentre, phase 1b study [J] . Lancet Oncol, 2021, 22 (1): 118-131.

[14] ZHANG J, JI D M, CAI L, et al. First-in-human HER2-targeted Bispecific Antibody KN026 for the Treatment of Patients with HER2-positive Metastatic Breast Cancer: Results from a Phase I Study [J] . Clinical Cancer Research, 2022, 28 (4): 618-628.

[15] 杨海燕，崔玖洁，王理伟，等 . SHR-1210 联合紫杉醇（白蛋白结合型）和吉西他滨一线治疗转移性胰腺癌有效性与安全性的前瞻性单臂探索性临床研究 [G] .// 赫捷，李进 . 2020 年 CSCO 学术年会论文汇编 . 南京：临床肿瘤学杂志，2020, 28.

[16] CHENG K, LV W R, LI X F, et al. Toripalimab with nab-paclitaxel/gemcitabine as first-line treatment for advanced pancreatic adenocarcinoma: Updated results of a single-arm, open-label, phase Ib/II clinical study [J] . J Clin Oncol, 2021, 39 (15-suppl): e16213.

[17] FU Q H, CHEN Y W, HUANG D B, et al. Randomized phase III study of sintilimab in combination with modified folfrinox versus folfrinox alone in patients with metastatic and recurrent pancreatic cancer in China: The CISPD3 trial [J] . Journal of Clinical Oncology, 2022, 40 (4_suppl): 560.

[18] HALAMA N, WILLIAMS A, SUAREZ-CARMONA M, et al. 1537P Phase 1/2 study with CXCL12 inhibitor NOX-A12 and pembrolizumab in patients with microsatellite-stable, metastatic colorectal or pancreatic cancer [J] . Annals of Oncology, 2020, 31: S944.

[19] ANDREA W G, ROBERT M W, A. CRAIG L, et al. Phase I study of defactinib combined with pembrolizumab and gemcitabine in patients with advanced cancer: Experiences of pancreatic ductal adenocarcinoma (PDAC) patients. [J] . Cancer Res, 2020, 80 (16_suppl):CT117.

[20] ANDREA W G, ROBERT M W, A. CRAIG L, et al. Phase I study of defactinib combined with pembrolizumab and gemcitabine in patients with advanced cancer: Experiences of pancreatic ductal adenocarcinoma (PDAC) patients. [J] . Cancer Res, 2020, 80 (16_suppl):CT118.

[21] 吴行，王小明 . 胰腺癌的免疫治疗研究进展 [J] . 山东医药，2017, 57 (8): 102-105.

[22] JFFEE E M, HRUBAN R H, BIEDRZYCKI B, et al. Novel allogeneic granulocyte macrophage colony stimulating factor secreting tumor vaccine for pancreatic cancer: a phase I trial of safety and immune activation [J] . Journal of Clinical Oncology, 2001, 19 (1): 145-156.

[23] WU A A, BEVER K M, HO W J, et al. A phase II study of allogeneic GM CSF transfected pancreatic

tumor vaccine (GVAX) with ipilimumab as maintenance treatment for metastatic pancreaatic cancer [J] . Clin Cance Res, 2020, 26 (19) : 5129–5139.

[24] SINGH A K, MCGUIRK J P. CART cells: continuation in a revolution of immunotherapy [J] . Lancet Oncol, 2020, 21 (3): e167–e178.

[25] MULLARD A. FDA approves first CART therapy [J] . Nature Review Drug Discovery , 2017, 16 (10): 669.

[26] TURTLE C J , HAY K A , HANAFIL A, et al. Du rale Molecular Remissons in Chronic Lymphocytic Leukemia Treated With CD19 Specific Chimeric Antigen Recepor Modified T Cells After Failure of Ibrutinib [J]. Journal of Clinical Oncology, 2017, 35 (26): 3010–3020.

[27] MARKO'H, CAITLIN S, ANDREW R H, et al. Mesothelin as a target for chimericantigen receptor modified T cell sasanticancer therapy [J] . Immunotherapy, 2016, 8 (4): 449–460.

[28] BEATTY G L, O'HARA M H, LACEY S F, et al. Activity of Mesothelin specific Chimeric Antigen Receptor T cells Against Pancreat ic Carcinoma Metastasesina Phase I Trial [J]. Gastroenterology, 2018, 155 (1): 29–32.

[29] PEIPER M, SATO T, STREICHERT T, et al. Cytotoxic T lymphocyte mediated recognition of human pancreatic cancer cells [J] . Int J Cancer, 2002, 99 (1): 88–92.

（作者：郑艳）

第七章

肝胆胰腺癌的放射治疗

第一节 肝癌放射治疗

一、概述

原发性肝癌是全球第六大最常见的恶性肿瘤，也是癌症死亡的第三大原因，是导致男性癌症死亡的第二大原因和女性癌症死亡的第六大原因[1]。肝癌的发病率和死亡率有很大地域差异，东南亚地区的患病率是欧美国家的3倍。原发性肝癌主要包括肝细胞癌（hepatocellular carcinoma，HCC）、肝内胆管癌（intrahepatic cholangiocarcinoma，ICC）和混合型肝细胞癌-胆管癌（combined hepatocellular cholangiocarcinoma，HCC-CCA）3种不同的病理类型，其中HCC占75%~85%。根治性手术治疗是肝癌的标准治疗，但由于早期肝癌症状不明显或者特异性差，很多患者在初次就诊时已经为中晚期。在中国的HCC患者中，仅有20%~30%为疾病早期，可获得手术治疗的机会，而另外70%~80%的患者处于中晚期，基本丧失了手术机会。对于不可手术的HCC患者，治疗手段包括放射治疗、射频消融（radiofrequency ablation，RFA）、经导管动脉化疗栓塞（transarterial arterial chemoembolization，TACE）及系统治疗等。

放射治疗是临床上治疗肿瘤的有效手段之一，与化疗、手术并称为肿瘤治疗的“三驾马车”。放射治疗可通过射线直接或间接造成肿瘤细胞DNA损伤，使其失去再生能力。放射线直接作用于DNA分子，导致DNA键断裂、交叉，而间接作用则是通过对人体组织内水产生电离，生成自由基，这些自由基与生物大分子发生作用，间接导致不可逆损伤。目前的研究数据显示，肝细胞肝癌的α/β比值（组织中DNA单链断裂和双链断裂相等时的照射剂量）≥10，敏感性相当于低分化鳞癌，对放射治疗较为敏感[2]。近些年，肝癌放射治疗的相关研究正不断开展，在NCCN指南中已将不可切除肝癌的放射治疗推荐等级从2B级提升到2A，与TACE和射频消融等级相同[3]。

从1895年12月伦琴发现X射线开始，肿瘤放射治疗作为一门独立的学科发展至今已有100多年的历史。在20世纪90年代以前，受传统二维放疗技术手段的限制，HCC放疗的效果较差且对肝脏及周围正常组织损伤较大。这导致大多数肿瘤科医生，包括放疗科医师在内，都认为HCC是放疗不敏感的肿瘤，因此HCC患者很少进行放疗。20世纪90年代中期以后，随着精准放疗技术的迅猛发展，放疗应用于肝癌患者的安全性和有效性得到广泛证实，越来越多的HCC患者进行放疗。通过近半个世纪的研究发展与实践总结，计算机技术、放射物理技术、放射治疗技术不断发展、优化，放疗技术从传统的二维常规放疗发展到今天的三维甚至四维精准放疗，实现精准定位、精准计划、精准照射。在这个精准放疗时代，放疗技术发展出多种不同的形式，包括三维适形放疗（three-dimensional conformal radiotherapy，3D-CRT）、调强适形放射放疗（intensity-modulated radiation therapy，IMRT）、体部立体定向放疗（stereotactic body radiation therapy，SBRT）及图像引导放疗（image-guided radiotherapy，IGRT）等。同时放疗设备不断更新和突破，如Co-60治疗机、直线加速器、赛博机器人、TOMO加速器。总而言之，放射治疗为肝癌的治疗提供新的机遇。

（一）三维适形放射治疗（3D-CRT）

1959年，日本学者Takahashi博士及其同事首次提出三维适形放射治疗这一概念，并在1965年提出多叶准直器（multileaf collimator，MLC），其形状与射野方向的靶区投影一致，由此实现适形放疗。三维适形放疗相对于常规放疗是一次伟大变革，它在直线加速器上加特制的铅块，使得照射野形状在三维方向（前后、左右、上下）与靶区形状一致。通过利用CT图像重建三维的肿瘤结构，从三维方向进行照射野设计，并实现三维剂量计算，最后通过三维方式，即剂量体积直方图(does-volume histogram，DVH)进行计划评估。三维适形放疗技术具有以下优势[4]：①其高剂量区与肿瘤形状一致。②放射剂量在肿瘤内部分布均匀。③放射集中在肿瘤局部而不影响周围组织，肿瘤组织接受高剂量照射而周围组织无损伤。④治疗精确度高且疗效可靠，治疗时间大大缩短。

（二）调强适形放射治疗（IMRT）

1977年，Bjarngard等[5]人首次提出IMRT的概念，并开始相关研究。调强适形放射治疗是在3D-CRT基础上发展起来的新型精准放疗技术类型，该技术可实现照射野内剂量的调节，且相较于三维适形放射治疗，IMRT不仅要求照射野形状与肿瘤病灶投影形状相一致，还要求病变内各点的剂量分布均匀，根据肿瘤靶区形状和靶区周围重要器官对束流强度进行调节，以达到最佳剂量分布。大量临床研究表明，IMRT能有效降低对周边正常组织的辐射剂量，可提高肿瘤局部控制概率、降低周围正常组织的放射相关并发症概率（normal tissue complication probability，NTCP）。IMRT需要满足以下两个条件：①在照射方向上，照射野的形状必须与病变的投影形状一致，这样使周围的正常组织受到最低剂量的照射，称之为三维适形。②为使靶区内及表面的剂量处处相等，必须使每个射野内诸点的输出剂量率能按要求进行调整，让同一靶区内的各点获得各自不同的剂量，称之为强度调节。

调强适形放射治疗属于逆向剂量计算、计划设计，能够更为理想地保护周围正常组织。调强放疗较之适形精准度高，并且能进一步提高疗效，降低放疗副作用。

（三）容积弧形调强放疗技术（VMAT）

容积弧形调强放射治疗技术（volumetric intensity modulated arc therapy，VMAT）是IMRT的延伸，实际上是由旋转治疗技术与调强治疗技术经过技术改良而成，VMAT是近年来放射治疗技术领域的一次飞跃。它改变了传统的IMRT模式，实现了动态治疗。VMAT技术可以使用单个360° 弧线或多个弧线进行治疗，也可以采用螺旋状，类似CT的输送方式。VMAT相对于传统IMRT的主要优点是减少了治疗时间，同时累积剂量也可能下降；对于高度复杂的靶目标，其也有可能产生更大的肿瘤剂量适形性。

（四）体部立体定向放射治疗（SBRT）

1951年，瑞典神经外科医生Lars Leskell首先提出了高剂量放射治疗脑病变的概念。立体定向放射外科（stereotactic radiosurgery，SRS）提供了一个每分次大剂量（通常是单次或3~5次）治疗局灶性脑病变，由于其剂量梯度跌落极快，故最大限度地减少了对周围正常组织的放射毒性。立体定向放射治疗（SBRT）是SRS的延伸，其通过图像实时引导用于治疗颅外转移灶。目前的研究数据显示，SBRT治疗效果可以同手术媲美。

（五）图像引导的放射治疗（IGRT）

随着放疗技术与设备的不断发展，放疗医师对靶区提出更高要求，图像引导放射治疗（image-guided radiation therapy，IGRT）技术应运而生。图像引导放射治疗指在治疗过程中同时考虑靶区剂量分布、摆位误差、呼吸运动度等因素所造成的误差，应用各种影像设备在患者治疗前、治疗中对肿瘤及周围的正常组织器官进行实时监控并根据靶区当前的位置与定位时的位置进行比较，做出位置调整以保证治疗位置与定位位置相一致的一种放射治疗技术。IGRT是在3D-CRT和IMRT基础上发展起来的又一新的放疗技术。常用的图像引导技术包括电子射野影像系统（electronic portal imaging device，EPID）、MVCT、千伏（kV）级锥形线束CT（cone beam computed tomography，CBCT）及千伏（kV）透视系统。

1. EPID

电子射野影像系统是当射线束照射靶区时，采用电子技术在射线出射方向获取图像的工具。EPID的原理是通过闪烁体把X线转换为可见光，光电二极管把可见光转换成电子，通过电子激发非晶硅平板探测器的相应单元并发出信号，收集信号经处理后转换成影像资料。EPID图像引导技术是一种二维在线验证技术，使用mV级射线成像。EPID对软组织分辨力差、空间分辨率差、运动伪影、运用时间长，mV级能量穿透性较强会给患者带来额外的射线损害。

2. CBCT

锥形线束CT是一种新型高分辨率X线成像系统，直接整合在加速器上，用于在线位置验证，保证治疗体位与定位体位一致。可在一定程度上降低摆位误差，提高放射治疗准确度，从而降低肿瘤放射带来的并发症的发生率。CBCT因其获取时间迅速、空间分辨率高、图像伪影少及辐射剂量低等优势，在口腔医学领域也广泛应用。根据射线能量的不同可分为kV-CBCT和mV-CBCT两种。mV-CBCT是一种特殊的CBCT，通过治疗头围绕患者旋转一周进行容积扫描，通过mV级射线采集的二维影像重建出横断位、冠状位和矢状位的图像。这种图像引导的最大优点就是图像引导与治疗同源，监测影像的同时还可以实现剂量引导的放射治疗。mV-CBCT的X线源与治疗束同源，但图像分辨率、信噪方面及成像质量较差。近年来，4D-CBCT进一步提高放疗精度。

（六）近距离放射治疗

近距离放射治疗通常定义为在肿瘤周围或者肿瘤内放置密封放射源，利用射线能量将肿瘤进行杀灭。近距离放射治疗有三种形式：①第一种类型是将模具或敷贴器置于浅表病变的皮肤或黏膜上，如眼敷贴器已被用于治疗视母细胞瘤、眼部黑色素瘤。②组织间插植是将含有放射源或粒子的导管置于软组织内，如前列腺组织间插植。③腔内照射是将放射源放置在体腔中，例如常用于妇科肿瘤的近距离放射治疗。近距离放疗最大的优势是照射范围有限，对周围正常组织损伤小。

（七）离子束放射治疗

离子束放射治疗是指应用离子束治疗恶性或非恶性肿瘤，这是目前最先进的放射治疗方法。与普通放射治疗的光子线不同，离子束放疗采用粒子线，即质子线与重离子线。因其同时具有良好的生物学特性，能以极高的速度进入人体，有效地治疗常规射线辐射不敏感或辐射抗拒型肿瘤，并且更好地保护正常组织，被称为迄今为止最为理想的肿瘤射线。与常规X线相比，离子束治疗的优势在于良好的深度 - 剂量分布，具有独特的布拉格（Bragg）效应，可运用自动化技术控制其能量释放的方向、部位和射程，将Bragg峰控制在肿瘤靶区的边界，实现“定向爆破”。但因其缺乏疗效的比较研究以及高昂的治疗费用，离子束放射治疗仍然有一段很长的路要走。

二、SBRT

（一）SBRT 简介

1. 基本概念

体部立体定向放疗不同于常规剂量的适形放疗，它是一种针对放疗靶区进行的大分割放疗，通过采用立体定位系统定位，非共面拉弧的多野放疗技术、共面的断层放疗技术或者体部的伽马刀（γ 刀）技术进行放疗，以及通过图像引导放疗技术进行验证，实现等中心的靶区聚焦照射。体部立体定向放疗具有精确性高、分次次数少、单次剂量高、适形度高等特点。由于照射剂量曲线的梯度落差大，使肿瘤靶区实现高剂量照射，同时周围正常组织得到有效保护。此外，SBRT 在经济成本、时间成本上，都得到有效降低。

2. 发展史

早在 1951 年，瑞典神经外科学家 Lars Leksell 教授[6]就提出了立体定向放射外科（stereotactic radiosurgery，SRS）这一概念，采用等中心治疗的方式通过立体定向技术将多个小野三维聚焦在病灶上，从而实施单次大剂量放射治疗。1968 年，由 Electa 公司研制的第 1 台头部 γ 刀成功应用于临床，从此拉开了头部 γ 射线立体定向放疗的序幕。1995 年，我国奥沃公司进行了创新，研制生产了 OUR 旋转式头部 γ 刀，使用 30 个 ^{60}Co 源，可以进行旋转方式聚焦照射，称为 OUR 旋转刀。2003 年初 SGS-1 型超级 γ 刀、KLF-A 型 OPEN 式全身 γ 刀相继问世。2004 年圣爱数控全身 γ 刀研制成功，同样在这一年月亮神陀螺旋转式放疗系统和 ARTS-A01 放疗全身 γ 刀问世，2006 年系统相继在临床试用。2006 年，Electa 公司在不断改进与探索中，研制了最新型的头部 γ 刀（perfexion），将治疗范围从颅内扩大到颈部，并能自动切换准直器和自动移动治疗靶点。通过近半个世纪的临床实践证明，γ 射线立体定向放射外科和放射治疗技术是不可替代的一类现代放疗技术，在临床治疗中发挥着重要的作用。与此同时，X 射线刀（X-knife）也取得了辉煌成就。20 世纪 80 年代，美国学者提出常规直线加速器的 6~15MV X 射线非共面多弧度等中心旋转实现多个小野三维集束照射病灶，起到与 γ 刀一样的作用，称之为 X 射线刀。它们被称为 X（γ）射线立体定向放射外科（stereotactic body radiosurgery，SRS）。随着 SRS 技术的不断发展，放疗技术逐渐完善，固定体位的方法与影像技术、标准放射治疗分次方案相结合，称为立体定向放射治疗（stereotactic radiation therapy，SRT）。20 世纪 90 年代，应用于体部的立体定向放射技术出现[7]，称为体部立体定向放疗，又称为立体定向消融放疗（stereotactic ablative radiotherapy，SABR）。总而言之，立体定向放疗的出现是放疗技术不断进步的结果。

目前，用于立体定向放疗的设备有射波刀（cyberknife）、拓拇刀（helical tomotherpy/tomotherpy）、带有容积调强的直线加速器（VMAT）及带有图像引导的三维适形放疗（3D-CRT）。肝癌放疗过程中容易受呼吸运动的影响，因此必须进行呼吸运动管理，不同的放疗设备，其管理的方式不一样。射波刀常用置入金标进行呼吸追踪，拓拇刀可用压腹技术限制腹式呼吸的运动幅度，直线加速器可使用呼吸门控技术或主动呼吸控制技术等[8]。

3. SBRT 技术的放射生物学特征

在放射生物学领域，描述放疗剂量和细胞生存关系的理论，最常使用的是线性二次模型公式（linear-quadratic，LQ），但在 SBRT 领域是否适用，尚缺乏清晰的认识。SBRT 最大特点就是采用高分次剂量（hypofraction）的治疗模式，可将治疗时间从常规放疗的 6~7 周缩短至 2 周甚至几天，能有效降低经济成本、时间成本，缓解患者的经济压力。在短时间内完成治疗的最大优势就是可避免肿瘤细胞再增殖，而肿瘤细胞再增殖是影响放疗疗效的因素，当没有发生细胞再增殖时可以降低局控剂量，那么就能有效降低放射损伤的可能。放疗后肿瘤细胞发生再增殖多发生在3~5周后，而SBRT采用高分次剂量照射多在2周内完成治疗，可避免肿瘤细胞发生加速再增殖，从而有利于局部控制率的提高。此外，因SBRT降低了肿瘤周围正常组织的剂量而增宽了肿瘤和正常组织之间的剂量窗位，从而可提高肿瘤剂量，同时不会造成严重放射损伤，遵循提高剂量可提高疗效的原则 。

（二）小肝癌的SBRT

近年来，随着照射技术的日益成熟与广泛应用，SBRT作为一种新技术，逐渐成为小肝癌患者的一种安全有效的治疗选择。不能耐受手术、射频及肝移植的患者，可考虑行根治性SBRT治疗；对于不可手术的局部中晚期患者，也可通过SBRT控制肿瘤，缓解症状。虽然，在肝细胞癌中，对于SBRT没有明确的指南[9]，但是随着SBRT技术越来越多地被应用，大量研究证据表明，放射治疗在HCC的所有阶段都有潜在的作用[10]，在最新版的NCCN指南中提到SBRT可以考虑作为射频消融、栓塞化疗失败或有禁忌患者的替代治疗[13]。

在2016年第七届亚太原发性肝癌专家会议（Asia-Pacific primary liver cancer expert meeting，APPLE）上，曾昭冲教授与日韩专家共同探讨小肝癌的SBRT治疗，会议形成的《小肝癌立体定向放射治疗亚太共识》于2017年8月发表于*Liver Cancer*杂志。该共识明确指出立体定向放疗对小肝癌有效，作为不能手术切除或射频消融小肝癌的替代治疗，同样能够达到根治效果。许多癌症中心已经将SBRT作为一种根治小肝癌的治疗模式。在本次发表的共识中，首次对小肝癌SBRT整个流程的各个方面做出了明确定义，包括SBRT及小肝癌的定义、肝癌SBRT的指征、肝癌SBRT的临床疗效及毒性、肝癌SBRT剂量与靶区问题、治疗计划与体位固定、SBRT后影像随访等，这对肝癌SBRT的广泛开展和应用有着极大的指导意义[11]。小肝癌的定义[12, 13]为单个肿瘤最大直径≤ 5cm或多个（≤ 3个）最大直径≤ 3cm，无血管侵犯、肝外转移以及肝功能为Child-Pugh A级或B级的肝细胞癌。虽然根据指南，手术切除与射频消融被认为是早期肝癌的标准治疗，但是目前越来越多的研究数据表明早期肝癌接受SBRT治疗的生存率和局控率均优于常规放疗，甚至与手术效果无差异。在表7-1-1中，对HCC患者的生存数据按治疗方式进行了分层，研究数据显示立体定向放疗对小肝癌有效，作为不能手术切除或射频消融小肝癌的替代治疗，同样能够达到根治效果。在急性不良事件方面，最常见的急性不良事件包括疲劳、食欲不振、恶心、转氨酶轻度升高、白细胞减少和血小板减少。但当SBRT完成，急性事件通常无需特殊治疗就能解决。非典型放射性肝病（radiation-induced liver disease，RILD）（肝酶升高，Child-Pugh评分升高≥ 2分）在SBRT期间或之后很常见，但很少导致不良后果。

表7-1-1　小型肝细胞癌在接受局部治疗后的总生存率比较

治疗方式	3年OS	5年OS
手术切除	75%~90%	40%~75%
腹腔镜切除术	70%~93%	50%~71%
射频消融	54%~67.2%	40%~67.9%

续表

治疗方式	3 年 OS	5 年 OS
肝移植	65%~85%	65%~80%
体部立体定向放疗	54%~70%	64%

该共识对 SBRT 照射剂量及正常肝脏的剂量限制也进行了阐述，SBRT 在照射剂量上差别很大（24~60Gy/3~10 次）。研究表明，高剂量 SBRT 可增加不可手术的 HCC 患者的局部控制率（local control rate, LCR）和改善总生存期（overall survival, OS）率。Jang 等[14]人分别采用放疗剂量 > 54Gy、45~54Gy 和 < 45Gy，全部采用 3 次照射，患者的 2 年 LCR 率分别为 100%、78% 和 64%（P=0.009），2 年 OS 分别为 71%、64% 和 30%（P < 0.001）。多因素分析显示 SBRT 分割剂量与 OS 显著相关（P=0.005）；相关分析显示，SBRT 剂量与 2 年的 LCR（P=0.006，R=0.899）/ OS（P=0.002，R=0.940）呈正线性关系，高分割剂量能显著提高患者 LCR 及 OS，且毒性也可耐受。在正常肝脏的剂量限制上，Yoon 等[15]人和 Su 等[16]人认为在亚洲人群中，对于接受 30~60Gy/3~6 次照射的患者，接受 15Gy 剂量的肝脏体积 > 700mL（V15 > 700mL）可能会导致致命性 RILD。而 Bibault 等[17]人的研究结果表明，在法国人群中，采用 40~50Gy/3 次照射，正常肝体积 > 700mL 和 V15 < 50%，没有出现 RILD，但有 5 例（6.6%）患者在 3 个月后发生失代偿肝硬化。Huang 等[18]人采用 25~48Gy/4~5 次照射，正常肝体积 < 700 mL 和平均肝剂量 < 15Gy 时，26 例患者中有 2 例出现 RILD，在对症支持治疗后均恢复正常。Katz 等[19]人表明在 50Gy/10 次照射时，当正常肝体积 ≥ 1000mL 和平均剂量 < 15Gy 时没有 RILD。Sawrie SM 等[20]人认为至少 700mL 的正常肝脏接受放疗剂量 < 15Gy，才能减少急性和迟发性肝毒性。由此可见，随着相关研究成果不断更新，放射治疗正不断向提高靶区内放疗剂量、减少放疗并发症方向发展。

与此同时，肝癌 SBRT 的临床研究正在迅速增加，表 7-1-2 为国际多中心临床研究汇总。多项研究结果证明 SBRT 治疗小肝癌的可行性及有效性。2014 年日本 Sanaki 等[21]人报道了 185 例直径 < 5cm 的肝细胞癌接受立体定向放疗，3 年 LCR 及 OS 分别为 91% 和 70%。2016 年广西的一项回顾性研究[22]对比了肝癌通过 SBRT 与肝切除术治疗后的疗效。该研究一共纳入 117 例小肝癌（肿瘤直径 ≤ 5cm）患者，其中 SBRT 组 82 例，手术组 35 例。在倾向评分匹配之前，SBRT 组的 1 年、3 年和 5 年 OS 分别为 96.3%、81.8% 和 70.0%，手术组分别为 93.9%、83.1% 和 64.4%（P=0.558）。SBRT 组的 1 年、3 年和 5 年 PFS 分别为 81.4%、50.2% 和 40.7%，手术组分别为 68.0%、58.3% 和 40.3%（P=0.932）。在倾向评分匹配后，SBRT 组的 1 年、3 年和 5 年 OS 分别为 100%、91.8% 和 74.3%，手术组分别为 96.7%、89.3% 和 69.2%（P=0.405）。SBRT 组的 1 年、3 年和 5 年 PFS 分别为 84.4%、59.2% 和 43.9%，手术组分别为 69.0%、62.4% 和 35.9%（P=0.945）。两组人群在 OS 和 PFS 上没有组间差异，SBRT 组的 OS 及 PFS 可以和手术组相媲美。另外，从毒性上看，两组之间的肝毒性相似，但 SBRT 组的并发症较少，在不良反应上更具优势。2019 年在 *Radio Oncol* 杂志发表的一篇 Meta 分析[23]，共纳入 32 项研究涉及 1950 名接受 SBRT 的 HCC 患者。结果显示，1 年、2 年和 3 年 OS 分别为 72.6%、57.8% 和 48.3%；1 年、2 年和 3 年 LCR 分别为 85.7%、83.6% 和 83.9%。

研究中肿瘤大小的中位数为 3.3cm（1.6~8.6cm）。肝和胃肠道≥ 3 级并发症的合并发生率分别为 4.7%（95%CI：3.4~6.5）和 3.9%（95%CI：2.6~5.6）。在荟萃回归分析中，Child-Pugh 分级与≥ 3 级的肝并发症显著相关（P=0.013）。2020 年复旦大学附属中山医院进行一项回顾性分析，评估应用拓拇刀（tomotherapy，TOMO）和压腹技术对小肝癌患者进行 SBRT 的疗效及安全性。纳入 2011 年 6 月至 2019 年 6 月采用 TOMO 和压腹技术进行 SBRT 治疗共 101 例小肝癌或早期肝癌患者。患者接受照射的总剂量为 48~60Gy，共 5~10 次，每周 5 次。研究结果表明，1 年、3 年和 5 年的 LCR 分别为 96.1%、92.1% 和 89.0%，1 年、3 年和 5 年 OS 分别是 96.9%、69% 和 64.3%；首次治疗为 SBRT 的患者，1 年、3 年和 5 年 OS 分别是 96.3%、82% 和 82%，其 OS 与外科手术或射频消融相当。另外，在毒性方面，治疗相关的毒性是轻微的、短暂的，在 SBRT 治疗完成后 3 个月内无一例患者出现典型 RILD 或非典型 RILD[24]。

表 7-1-2　国际肝癌立体定向放疗的多中心汇总

作者（第一作者）	肿瘤情况	病例数	剂量	疗效 /%				总生存期 /%				局部控制率 /%		
				CR	PR	SD	PD	1y	2y	3y	5y	1y	2y	3y
Su，2016	直径≤ 5 cm；BCLC A 期 55.3%，BCLC B 期 44.7%，CP A 86.4%，CP B 13.6%	132	42~46 Gy/3~5F					91.4		73.5	64.3	90.9		
Wahl，2015	直径＜ 3 cm 73.1%，3 cm ≤直径＜ 5 cm 23.2%，直径≥ 5 cm 3.7%，CP A 68.7%，CP B 28.9%，CP C 2.4%	63	30~50Gy/3~5 次					74	46			97.4	83.8	
Huertas，2015	直径≤ 6 cm；CPA5–B8；ECOG ≤ 2；结节≤ 3；AJCC Ⅰ期 28.6%，Ⅱ期 68.8%，Ⅲ a 期 1.3%，Ⅲ b 1.3%	77	45 Gy/3 次，2 次 / 周					81.8	56.6			99	99	
Yamashit，2014	AJCC Ⅰ期 37%，Ⅱ期 27%，Ⅲ期 8%，复发 14%，无分期 14%	79	BED_{10} =96.3Gy (75~106)；40~60Gy / 4~10 次		35.4	11.4	5.1		52.9				74.8	

续表

作者(第一作者)	肿瘤情况	病例数	剂量	疗效/%				总生存期/%				局部控制率/%		
				CR	PR	SD	PD	1y	2y	3y	5y	1y	2y	3y
Lo，2014	BCLC A期5.7%，B期11.3%，C期83.0%	53	40 Gy/4～5次	32.8	38.8	23.9	4.5	70.1	45.4			73.3	66.8	
Sanuki，2014	≤5 cm；T1 84.3%，T2 11.4%，T3 4.3%	185	CP A 40 Gy/5次，CP B 35 Gy/5次					95	83	70		99	93	91
Takeda，2014	T1 68.3%，T2 15.9%，T3 15.8%	63	35~40 Gy/5次	80.7	17.7	1.6	0	100	87	73		100	95	92
Yoon，2013	直径＜6 cm；≤3结节；CP A或B；正常肝体积＞700 m；肿瘤与胃肠之间的距离＞2 cm；92例患者出现预处理失败	93	30~60 Gy/3次	51.0	21.4	25.2	0	86	53.8			94.8		92.1
Jang，2013	BCLC A 53%，BCLC B 29%，BCLC C 18%；diameter＜7cm	82	33~60 Gy/3次						63		39		87	

（三）大肝癌的SBRT

在大肝癌及巨大肝癌领域，SBRT也表现出良好的治疗效果及可接受的毒性。Gkika等[25]人对47例大肝癌患者采用SBRT治疗，平均剂量为45Gy/3~12次，结果显示，1年LCR为77%，中位OS为9个月；2度以上胃肠道毒性为6.4%，1例患者发生放射性肝病，1例患者发生肝功能衰竭。Que等[26]人对22例无法切除的巨大肝癌患者（≥10cm）进行SBRT治疗，客观缓解率（objective response rate, ORR）为86.3%。1年LCR为55.56%，1年OS为50%，中位生存期为11个月。急性毒性反应轻微，耐受性良好。可见，SBRT同样可以安全地用于巨大的HCC，并能实现实质性的肿瘤消退和生存。

（四）肝移植前的放疗

由于我国器官供体数量有限，并非所有适合肝移植的患者都能及时进行肝移植治疗，桥接治疗是等待肝移植患者的一个重要选择。SBRT可作为需要肝移植的肝癌患者在接受肝移植前的桥接治疗。

一项意向性人群分析[27]，比较了SBRT、TACE、RAF 3种治疗手段作为肝移植前的桥接治疗的安全性和有效性，发现SBRT组、TACE组和RAF组肝移植后1、3、5年的生存率和并发症差异无统计学意义。美国罗切斯特大学医学中心[20]报道18例移植前接受立体定向放疗的肝细胞癌患者，其中12例患者在放疗后6.3个月（范围0.6~11.6个月）成功进行了肝切除术（n=1）或肝移植术（n=11），术后中位随访时间为19.6个月，所有患者均存活。MOORE等[28]人研究发现，SBRT可以作为一种安全有效、具有前景的HCC患者肝移植桥接治疗方案。该研究在对23名早期不能手术、肝功能Child-Pugh分级为A级或B级、且伴肝硬化的肝移植候选者进行SBRT桥接治疗时，其中11名最终接受了肝移植，3例（27.3%）患者达到病理学完全缓解（pathologic complete response，pCR），6例（54.5%）达到病理部分缓解率（pathologic partial response，pPR），且从SBRT治疗到完成肝移植的中位等待时间（4.8个月）内没有患者出现病情进展。另外12例未进行肝移植的患者，7例（58.3%）为不符合肝移植标准（米兰标准）或老年患者，剩下5例正在等待接受SBRT治疗的肝移植患者也并未出现进展及严重并发症。从目前的研究结果来看，SBRT作为肝移植患者的桥接治疗是安全有效的，但对于能否将SBRT治疗作为HCC患者的肝移植桥接治疗替代方案，目前临床研究数据仍然相对有限，有待学者进行更多随机对照研究去进一步验证。

（五）肝癌SBRT与RAF的比较

2016年，密歇根大学进行了一项回顾性分析[29]，比较224例不可手术的原发性肝细胞癌患者进行SBRT与RAF治疗后的结果。161名患者共249个病灶接受RFA治疗，63名患者共83个病灶接受SBRT治疗。人群基线特征显示接受RAF治疗的患者具有更高的肝硬化发生率（96%对比78%，$P<0.001$）和较低的AFP水平（8.8对比18.6，P=0.04），且比接受SBRT的患者既往接受治疗少（中位数：0对比2，$P<0.001$），两组患者肿瘤大小相似。研究结果显示，接受RAF治疗后1年和2年的OS分别为70%和53%，接受SBRT治疗后的OS分别为74%和46%。RFA和SBRT治疗后发生3级以上不良反应分别发生11%和5%（P=0.31）。分层分析发现SBRT对≥2cm肿瘤的局部控制优于RFA，但对于<2cm的肿瘤，差异不显著。这些结果表明SBRT和RFA对于较小的肿瘤都是很好的选择，但SBRT可能更适合于较大的肿瘤。当然，仍然需要前瞻性的随机临床试验来进一步比较这两种治疗模式。

2019年，来自日本横滨市立大学的一项发表在*HePatology*上的研究，比较了442例患者SBRT与RFA的疗效。在肿瘤数目≤3个、肿瘤最大径≤3cm的不可手术肝细胞癌患者中，两者的3年总生存率分别为63.6%和72.2%（P=0.11），3年局部复发率分别为5.3%和12.9%（$P<0.01$），2级以上不良反应发生率分别为8.2%和10.2%，（P=0.23）。结论：在肿瘤数目≤3个、肿瘤最大径≤3cm的不可手术肝细胞癌患者中，SBRT与RFA疗效相似，SBRT具有更高的局部控制率，二者的不良反应发生率无差异[30]。

2020年3月5日，由亚太原发性肝癌专家委员会肝癌放疗协作组联合研究的课题“亚洲地区肝细胞癌立体定向放疗与射频消融比较”（stereotactic body radiation therapy vs. radiofrequency ablation in Asian patients with heap tocellular carcinoma）在肝脏病学影响力最高杂志——《肝病学杂志》（J Hepatol）在线刊出。该研究收集亚洲7家医院共2064例肝细胞癌患者，其中1568例患者接受射频消融，496例患者接受立体定向放疗，采用倾向性评分匹配法（PSM），共筛选出313对进行比较。结果显示，SBRT较RFA的肿瘤局部控制率好，3年局部复发率SBRT组为21%对比RFA组的28%（$P<0.001$）。分层分析显示，肿瘤最大径>3cm、肿瘤位于膈肌下方、介入栓塞后复发者，接受SBRT局部控制率更佳。两组3级及以上毒副作用无明显差别，SBRT为1.6%，RFA为2.6%（P=0.268）。研究结论：对于肿瘤最大径>3cm、肿瘤位于膈肌下方、介入栓塞后肿瘤复发者，接受 SBRT 更具有优势[31]。

2021 年，韩国回顾性分析了 SBRT（n=87）与 RFA（n=179）治疗小肝细胞癌（≤ 3cm）的临床效果。该研究结果表明，SBRT 和 RFA 术后 4 年 LCR 分别为 95.0% 和 92.7%（P=0.535），两组无显著差别。通过倾向性评分加权（IPTW）处理后，SBRT 组和 RFA 组的 4 年 LCR 为 96.3% 和 90.6%（P=0.167），4 年 OS 为 70.2% 和 71.8%（P=0.708）。RFA 组≥ 3 级不良事件发生率为 0.6%（n=1），SBRT 组为 1.1%（n=1）。亚组分析中，若肿瘤位于大血管周围，RFA 组 4 年 LCR 明显降低（4 年 LCR：72.3% 对比 96.6%，P < 0.001），而 SBRT 组无差别（4 年 LCR：94.7% 对比 95.3%，P=0.872）。因此，SBRT 在 LCR、OS 上与 RAF 相当，可以作为由于病变位置而不适合 RAF 治疗的小肝癌的替代治疗[32]。

综上所述，SBRT 可以提供与手术或 RAF 相似的疗效，随着相关研究成果的不断更新，SBRT 终将成为肝癌治疗的重要组成部分。

三、肝癌 TACE 联合放疗

（一）肝癌 TACE 联合外放疗的理论基础

肝动脉化疗栓塞（TACE）是中晚期肝癌常用的治疗手段之一。TACE 治疗肝癌是基于肝癌血供绝大部分来源于肝动脉系统，通过阻断肿瘤的动脉供血，同时持续释放高浓度的化疗药物发挥抗肿瘤作用。与其类似原理的，肝脏持续化疗灌注（HAIC）则通过保留体外置管，术后一段时间内向肿瘤供血动脉持续灌注化疗药，来提高抗肿瘤疗效。然而，肝癌存在肝动脉和门静脉双重血供，特别是在肿瘤体积较大（> 5cm）、肿瘤多发的情况下，双重血供的现象越明显，而 TACE 治疗对门静脉供血部分的肝癌组织无效，造成单纯 TACE 不能使肿瘤完全坏死。多发或体积越大的肝癌，血供越复杂，可能存在旁系动脉供血，或者存在动静脉瘘等因素，也造成 TACE 治疗效果下降。另外，肿瘤一旦侵犯脉管系统，TACE 治疗对门静脉、肝静脉及下腔静脉癌栓控制作用不尽人意。这些情况下，TACE 治疗经常出现碘油沉积不佳，部分肿瘤残留，脉管癌栓进展，严重情况下甚至出现肝衰竭。TACE 治疗后残留的肿瘤，成为日后肿瘤进展、复发和转移的主要原因。

随着外放射治疗进入精准治疗时代，外放射不仅可以有效控制门静脉、肝静脉及下腔静脉癌栓，同时可以补充治疗多次 TACE 治疗后残留的肿瘤。TACE 治疗联合外放射治疗可以很好地弥补单纯 TACE 治疗的缺点与不足，主要优势体现在以下几个方面：① TACE 治疗后碘油沉积，有利于 CT 模拟机下定位和验证，发现大小不一的肿瘤病灶，使照射剂量集中于大病灶，减少周围正常组织照射。② TACE 治疗后肝脏肿瘤负荷降低，减少了外放疗的剂量。③ TACE 治疗后肿瘤体积缩小，乏氧细胞得到再氧合，使得肿瘤细胞对放射性、敏感性增加。④ TACE 治疗后使得肿瘤细胞周期同步化，有利于放射性对肿瘤的杀灭作用。⑤外放射治疗可以使部分患者动静脉瘘消失，从而可以继续接受 TACE 治疗。因此，目前 TACE 治疗联合外照射治疗已有高级别循证医学证据，原发性肝癌诊疗规范 2017 版、2019 版以及最新的 2021 版均推荐中晚期肝癌行 TACE 联合外放疗（证据等级 I，推荐 B），较单用 TACE 疗效更优。TACE 治疗联合外放射治疗可以实现优势互补，协同杀伤肿瘤，提高局部控制率，改善患者远期预后。

（二）TACE 联合外放疗的临床实践

韩国峨山（Asan）医疗中心开展了两项关于肝癌伴血管侵犯的 TACE 联合外放疗的前瞻性研究，一项评估肝细胞癌合并下腔静脉癌栓（inferior vena cava tumor thrombus IVCTT）患者经导管动脉化疗栓塞（TACE）和三维适形放疗（3D-CRT）的疗效。2004 年 7 月至 2006 年 9 月研究入组 45 名患者，最终 42 名患者连续接受 TACE 和 3D-CRT（TACE+CRT 组），与接受 TACE 的 29 名患者（TACE 组）作为历史对照。放疗靶区肿瘤区（GTV）仅为下腔静脉癌栓，放疗照射中位剂量 45Gy（28~50Gy）。数据结果分析显示，TACE+CRT 组的 IVCTT 的 ORR 率和无进展率显著高于 TACE 组（42.9% 对比 13.8% 和 71.4% 对比 37.9%），并且 TACE+CRT 组中位生存期优于 TACE 组（11.7 个月对比 4.7 个月），差异有统计学意义。研究结论得出 TACE 联合 3D-CRT 与单独使用 TACE 相比，有效提高对肝癌下腔静脉癌栓的控制率，并提高患者生存预后[33]。另一项研究评估了肝细胞癌合并门静脉癌栓（portal vein tumor thrombus，PVTT）患者经导管动脉化疗栓塞和三维适形放疗的疗效。2002 年 8 月至 2008 年 8 月该研究入组 412 名患者。放疗靶区包括 PVTT，以及有 2~3cm 的靶区边缘以覆盖相邻的肿瘤病灶。原发灶在放疗之前或之后经 TACE 治疗。结果显示，200 名患者中观察到主要或双侧 PVTT。中位辐射剂量为 40Gy（21~60Gy），2~5Gy 分次进行。3.6% 的患者达到完全缓解，24.3% 的患者达到部分缓解。PVTT 的反应率和无进展率分别为 39.6% 和 85.6%。患者中位生存期为 10.6 个月，1 年和 2 年生存率分别为 42.5% 和 22.8%。统计学分析，OS 相关独立预后因素包括肿瘤分期晚、甲胎蛋白水平、PVTT 分型和对放疗的反应。在不良反应方面，41 名患者（10.0%）在放疗完成期间或完成后 3 个月出现 3~4 级肝毒性。15 例（3.6%）患者出现 2~3 级胃十二指肠并发症。结果表明，TACE 联合放疗是缓解和 / 或稳定晚期 HCC 患者 PVTT 的一种治疗选择[34]。2015 年，Huo 和 Eslic 等[35]人收集 25 个临床研究（其中 11 项随机临床研究）进行荟萃分析，一共 2577 例不能手术切除的肝细胞癌患者，分成两组，比较单纯 TACE 和 TACE 联合放疗的临床治疗效果。结果显示，接受 TACE 联合放疗的患者与单独的 TACE 相比，表现出明显长期生存获益，2 年、3 年、4 年和 5 年生存期的生存获益逐渐增加［分别为：OR，1.55（95% CI，1.31~1.85），OR，1.91（95% CI，1.55~2.35），OR，3.01（95% CI，1.38~6.55）；OR，3.98（95% CI，1.86~8.5）］。亚组分析显示，与没有 PVTT 的患者相比，伴有 PVTT 的患者接受 TACE 联合放疗的生存获益不显著。毒性反应上看，TACE 联合放疗与单独接受 TACE 的患者相比，不良反应有所增加，主要表现在胃十二指肠溃疡发生率增加，丙氨酸转氨酶和总胆红素水平升高。结果表明，对中晚期肝癌患者而言，相比单纯 TACE 治疗，TACE 联合外放疗可以明显地提高 OS，尤其是长期的生存率。2019 年，另外一项 Meta 分析只选择纳入原发性肝癌 TACE 联合 3D-CRT 与单独 TACE 治疗相比较的随机对照研究，旨在比较二者的肿瘤反应情况以及不良反应。最终纳入 8 项研究，632 名不可切除肝癌患者。数据分析结果显示，与单独 TACE 相比，TACE 联合 3D-CRT 可能会提高肿瘤反应率［RR 为 0.49，95%（CI 0.39~0.61）］。但是 TACE 联合 3D-CRT 组中总胆红素升高比例要高于单独 TACE 组［RR 为 2.69，95%（CI 1.34~5.40）］，但作者依然认为纳入的随机对照研究存在高偏倚风险，需要更高级别的临床研究来证实这一结论[36]。Meta 分析森林图显示 TACE+Q3D-CRT 较单纯 TACE 有更高的反应率（图 7-1-1），TACE+3D-CRT 较单纯 TACE 有更高的生存获益（图 7-1-2），TACE+3D-CRT 较单纯 TACE 有更高的胃肠黏膜溃疡、转氨酶升高、总胆红素升高，其余不良反应无差异（图 7-1-3）。

至于联合治疗的放疗分割模式，复旦大学附属中山医院曾昭冲教授认为，在常规分割基础上，提高单次剂量有利于缩短放疗时间，疗效并不受影响，甚至疗效优于常规分割放疗。为此，其一项研究旨在评估图像引导下的大分割放疗模式治

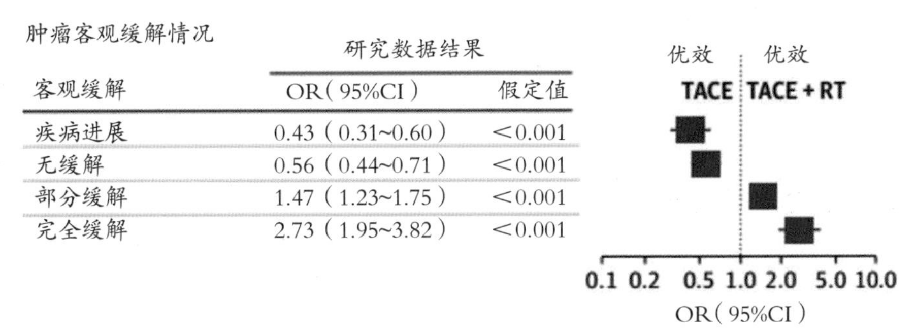

肿瘤客观缓解情况

客观缓解	OR（95%CI）	假定值
疾病进展	0.43（0.31~0.60）	＜0.001
无缓解	0.56（0.44~0.71）	＜0.001
部分缓解	1.47（1.23~1.75）	＜0.001
完全缓解	2.73（1.95~3.82）	＜0.001

图 7-1-1　反应率的 Meta 分析森林图

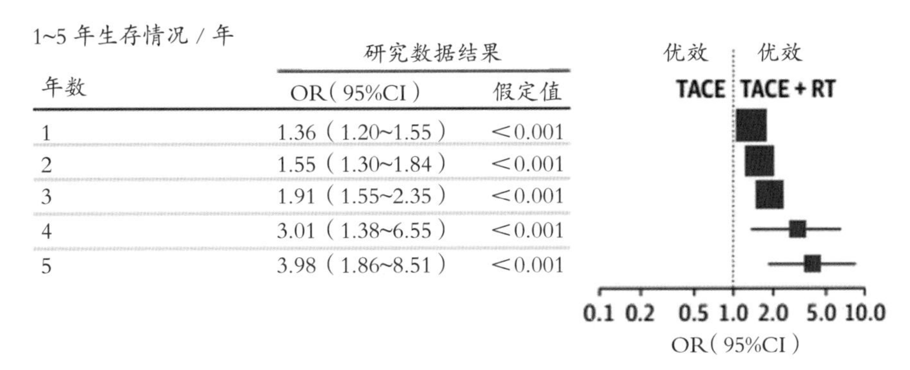

1~5 年生存情况 / 年

年数	OR（95%CI）	假定值
1	1.36（1.20~1.55）	＜0.001
2	1.55（1.30~1.84）	＜0.001
3	1.91（1.55~2.35）	＜0.001
4	3.01（1.38~6.55）	＜0.001
5	3.98（1.86~8.51）	＜0.001

图 7-1-2　生存获益的 Meta 分析森林图

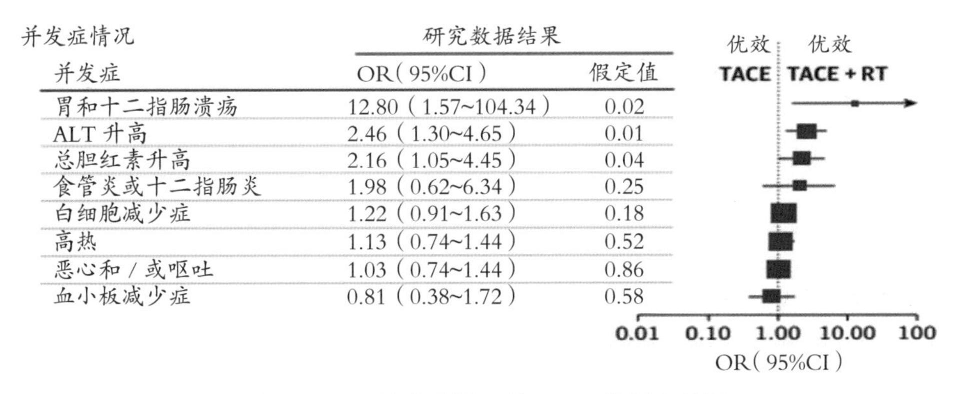

并发症情况

并发症	OR（95%CI）	假定值
胃和十二指肠溃疡	12.80（1.57~104.34）	0.02
ALT 升高	2.46（1.30~4.65）	0.01
总胆红素升高	2.16（1.05~4.45）	0.04
食管炎或十二指肠炎	1.98（0.62~6.34）	0.25
白细胞减少症	1.22（0.91~1.63）	0.18
高热	1.13（0.74~1.44）	0.52
恶心和 / 或呕吐	1.03（0.74~1.44）	0.86
血小板减少症	0.81（0.38~1.72）	0.58

图 7-1-3　并发症情况的 Meta 分析森林图

疗不可切除但病灶局限于肝内的肝细胞癌患者，回顾性分析了 90 例患者，45 例实施图像引导下的大分割调强放疗模式 54 Gy（2.2~5.5 Gy/ 次），另外 45 例则常规实施图像引导下的常规分割放疗 54 Gy（2 Gy/ 次）。结果大分割放疗组的 1 年生存率（93.3% 对比 77.8%）和 2 年生存率（73.3% 对比 51.1%）和中位生存期（44.7 个月对比 24.0 个月）比常规分割组显著提高，并且两组毒性反应没有差异性[37]。

为了进一步提高不可手术切除肝癌 TACE 联合放疗的循证医学证据等级，将之纳入到标准一线治疗方案中。目前，复旦大学附属中山医院联合国内多家医院，于 2017 年 3 月启动“A Study of Comparison of TACE Combination With and Without EBRT for Advanced HCC（TACE-EBRT）”。该研究为一项随机、前瞻、对照、全国多中心的研究，比较局限于肝内不能手术切除的 HCC 介入栓塞化疗结合或者不结合外放疗的 3 年和 5 年 OS、局部无进展时间（FFLP）、无进展生存期（PFS）及不良反应的差别，为制定相关指南和共识提供依据。该项目在 ClinicalTrials.gov 上注册，注册号为 NCT03116984，已经入组过半，预计 3 年后可以得出结果。

（三）TACE 联合外放疗的总结

原发性肝癌患者一经确诊，大部分为中晚期，不可手术切除。TACE 治疗是不可切除肝癌非手术治疗常用治疗方式，但由于单纯 TACE 治疗存在自身的不足，单一治疗改善预后有限，外放疗从各方面弥补单纯 TACE 治疗的缺陷，且具有自身独特的优势。因此，TACE 联合放疗优于单纯的 TACE 或放疗，是目前的发展热点和方向。近十年来，TACE 治疗联合外放射治疗，一直都是肝癌综合治疗的热点，并且循证医学证据越来越高，目前已有多项临床研究均支持介入联合放疗较单纯介入取得更好疗效。原发性肝癌 TACE 联合放疗的适应证主要为不可切除肝癌，特别是肿瘤体积较大、多发合并有癌栓、动静脉瘘等情况，并且大分割的放疗模式可能较常规分割有优势。

四、肝癌合并癌栓的外放疗

（一）肝癌合并癌栓概论

肝细胞癌恶性程度高，生物学行为侵袭性强，容易侵犯脉管组织，形成脉管癌栓。临床上，肝癌经常侵犯门静脉分支形成门静脉癌栓（portal vein tumor thrombosis，PVTT），严重情况下，癌栓可继续沿着门静脉分支生长至门静脉主干、肠系膜上静脉，文献报道其发生率达 44.0%~62.2%[38]。肝癌亦可侵犯流出道形成肝静脉癌栓（hepatic vein tumor thrombus，HVTT）、下腔静脉癌栓（inferior vena cava tumor thrombosis，IVCTT）甚至右心房癌栓（right atrium tumor thrombus，RATT），其发生率为 1.4%~4.9%[39, 40]。肝癌合并 PVTT/HVTT 患者病情进展迅速，门静脉癌栓进展导致门静脉高压症、黄疸、大量腹水等，肝静脉癌栓进展导致肝功能衰竭或癌栓脱落致肺栓塞、心脏压塞等，预后极差，平均中位生存时间仅为 3 个月左右[41, 42]。

目前，国际上对于肝癌合并 PVTT/HVTT 的诊治标准尚未达成共识，特别是对癌栓的分期存在争议。美国癌症联合委员会（AJCC）发布的 TNM 分期肝癌第 8 版将不论肿瘤大小和数目，伴有门静脉或肝静脉主要分期血管侵犯，即列为 T4 期，总分期Ⅲ B 期以上；欧洲肝癌指南均以巴塞罗那肝癌分期（BCLC）为标准，将肝癌合并癌栓纳入 BCLC C 期，即进展期；我国肝癌指南（CNLC）则将其列为Ⅲ A 期。临床上，针对 PVTT 的分型标准主要有两种分型，VP 分型[43]和程氏分型[44]。

Vp 分型是由日本肝癌研究学会根据 PVTT 侵犯范围提出，具体分型：① Vp1 为门静脉癌栓局限于门静脉二级分支以远。② Vp2 为门静脉癌栓侵犯门静脉二级分支。③ Vp3 为门静脉癌栓侵犯门静脉一级分支。④ Vp4 为门静脉癌栓侵犯门静脉主干或对侧一级分支。

程氏分型由我国著名学者程树群教授提出，也是根据 PVTT 侵犯门静脉范围提出，具体分型：① I0 为术后病理诊断微血管癌栓。② I 为癌栓侵犯肝叶或肝段的门静脉分支。③ Ⅱ 为癌栓侵犯至门静脉左支或右支。④Ⅲ为癌栓侵犯至门静脉主干。⑤Ⅳ型为癌栓侵犯至肠系膜上静脉。

同时，程树群教授综合癌栓近心端在下腔静脉内所处的解剖位置和预后的关系，将 HVTT/IVCTT 分为 3 型：① I（肝静脉型）即癌栓局限于肝静脉内。② Ⅱ（膈下型）为癌栓进入下腔静脉内，但在横膈平面以下。③Ⅲ（膈上型）细分为Ⅲ a 型和Ⅲ b 型，Ⅲ a 型为癌栓已越过膈肌平面的下腔静脉，Ⅲ b 型为癌栓已进入右心房内。

不论国内外指南规范共识，肝癌合并 PVTT 或 HVTT/IVCTT 均被认为已经失去单纯手术根治的机会，主要全身系统治疗或手术、介入、放疗、靶向、免疫等综合治疗。以下主要介绍综合治疗的外放疗部分。

（二）肝癌合并癌栓的外放疗

1. 肝癌合并门静脉癌栓的外放疗

根据回顾性分析数据结果，肝癌伴癌栓患者接受放疗生存获益明显优于不接受放疗，数据主要来源于中国、日本和韩国。国内 Zeng 等[45]人回顾性分析 44 例肝癌伴 PVTT 和 / 或 IVCTT 患者接受外放疗，15 例（34.1%）癌栓完全消失，5 例（11.4%）部分缓解，23 例（52.3%）癌栓稳定，1 例（2.3%）显示疾病进展，中位生存期为 8 个月，1 年生存率为 34.8%。而未接受放疗组中位生存期仅 4 个月。日本 Nakazawa 等[46]人回顾性分析 68 例晚期 HCC 伴癌栓患者进行了研究，其中 32 例接受放疗，34 例未接受放疗，接受放疗组中位生存期 10 个月，而未接受放疗组中位生存期仅 3.6 个月。韩国的 Koo 等[47]人纳入 42 例肝癌合并 IVCTT 的患者接受 TACE 联合放疗，与既往 29 例仅接受 TACE 的 HCC 伴 IVCTT 患者做对照，放疗组中位照射剂量 45Gy，结果 TACE 联合放疗组中位生存期 11.7 个月，而 TACE 组中位生存期仅 4.7 个月。这些研究奠定了癌栓放疗的重要基础。

肝癌合并门静脉癌栓患者的死亡原因大多不是因为原发灶的进展，而是由于生长癌栓以后形成门静脉高压，因此导致的上消化道出血、肝功能差、肝内的转移、肺的转移和远处的转移等。根据我国肝脏外科的发展情况，门静脉癌栓程式分型为Ⅰ型、Ⅱ型、部分Ⅲ型为可切除手术类型，可以直接手术，术后再实施 TACE、门静脉化疗或其他系统治疗，但Ⅲ型治疗目前颇具争议。因此，海军军医大学第三附属医院程树群教授对门静脉癌栓不仅做出了明确的定义分型，还开展了系列相关研究。对于不能直接手术的患者，以往 90% 以上的患者治疗方式为反复多次的介入，直至肝功能不能耐受。然而，反复介入治疗对患者疗效是有限的。海军军医大学第三附属医院程树群教授建议给患者进行联合治疗，在介入两周以后即行放疗，放疗主要针对癌栓，介入主要针对原发灶，两种治疗相互补充、强强联合，结果发现效果非常好。强调应该首先控制癌栓再处理原发灶，癌栓对放疗是敏感的，放疗可引起门静脉血流的再通，使肝脏得到良好的灌注，肝功能得到改善，为后期的介入创造了空间。因此，如果我们发现合并癌栓患者的肿瘤血供不好，就不建议先做介入，而是建议待血供好转再做介入。事实上，大部分的癌栓血供都不好，介入对癌栓疗效有限。所以大部分患者要先做放疗，而且放疗的首要目标是癌栓，当癌栓得到控制、血管再通，门静脉血供恢复、肝功能好转以后再去做介入。这个时候即使是反复的介入也无妨，因为患者有了足够的耐受力。反过来，先做介入可能可控制原发灶，但无法控制癌栓，未解决门静脉高压的根本原因，患者很快进展至出血、腹水、肝功能不能耐受，当然预后就差。

2. 肝癌伴门静脉癌栓的联合治疗

《肝细胞癌合并门静脉癌栓多学科诊治中国专家共识（2018 版）》[48]明确指出肝癌合并 PVTT 的诊断与治疗需要通过 MDT 制订诊断与治疗方案。原发灶可切除的 PVTT Ⅰ型或Ⅱ型患者首选手术治疗，疗效优于 TACE 或放疗联合 TACE。而对于 PVTT Ⅲ 型/Ⅳ型患者，放疗后癌栓降期，患者可能再次获得手术机会，成为综合治疗的关键部分。程树群教授早期即在 *HPB* 杂志发表一项回顾性的非随机对照研究，将 95 例肝癌伴门静脉Ⅲ型癌栓的患者分成新辅助三维适形放疗组（n=45）和只接受手术组（n=50），术前放疗剂量为 18Gy/6 次，放疗后 4 周手术，旨在探索术前放疗的可能性。随访结果显示，新辅助三维适形放疗显著降低了肝癌复发率和与肝癌相关的死亡[35]。由于该共识多数为回顾性研究的现状，近年来，国际开展多项肝癌伴门静脉癌栓新研究，近期还推出了相关指南——《肝细胞癌合并门静脉癌栓诊疗指南（2021版）》[49]。其中包括开展了2项相关前瞻、随机、多中心临床研究，大幅度提高了癌栓放疗的循证医学证据。一项由韩国峨山医院的Yoon等[50]人在*JAMA Oncol*发表的前瞻、随机对照临床研究，入组90例肝癌伴PVTT患者，一组给予TACE联合放疗，TACE治疗肝内病灶，放疗处理门静脉癌栓及癌栓周围2cm肝内病灶，靶区照射剂量45Gy，单次照射2.5~3Gy。另一组给予索拉非尼口服，每次400mg，每日2次，每组各45例。结果显示TACE联合放疗组的中位生存期为12.8个月，索拉非尼组中位生存期为10.0个月，两组有明显统计学差异（$P < 0.05$）。另一项前瞻、多中心随机对照研究是程树群教授联合国内其他医院开展并发表在*Journal of Clinical Oncology*杂志上，此研究入组可切除的肝癌伴PVTT患者，将可切除的伴门静脉癌栓 HCC患者随机分为术前新辅助放疗组（ 82 例）和单纯手术切除组（82 例），术前新辅助放疗照射靶区为肿瘤和门静脉癌栓，照射剂量18Gy，单次照射6Gy，放疗后4周左右手术。结果提示，术前新辅助放疗组的1、2年OS率分别为75.2%、27.4%，而单纯手术切除组的1、2年OS率分别为43.1%、9.4%，两组比较差异有统计学意义（$P < 0.001$），术前新辅助放疗预后明显优于单纯手术组[51]。此外，著名肝癌放疗专家曾昭冲教授牵头的前瞻、多中心、大型随机对照临床研究《肝细胞肝癌伴门静脉癌栓患者栓塞化疗结合与不结合外放疗的前瞻随机多中心临床研究》正在入组阶段，当前入组病例已得到初步阳性结果。

3 肝癌合并肝静脉/下腔静脉癌栓的外放疗

肝癌发展至一定阶段，可侵犯肝静脉及下腔静脉，出现肝静脉/下腔静脉癌栓，癌栓向上生长可侵犯心房，形成心房癌栓，这相对门静脉癌栓的发生率较少。有研究指出，下腔静脉癌栓外放疗的疗效要优于门静脉癌栓。原因主要基于两点，一是伴下腔静脉癌栓患者的肝内病灶往往单发，通过其他治疗手段如介入可获得有效控制，延缓肝内病灶进展；二是由于解剖结构差异，下腔静脉管腔较门静脉宽大，其血流快速，不易形成血栓，而门静脉血流较为缓慢，血液黏滞，造成门静脉癌栓可能合并有血栓，放射敏感性不如下腔静脉癌栓。

根据《肝细胞癌合并肝静脉或下腔静脉癌栓多学科诊治中国专家共识（2019版）》[52]，肝癌合并HVTT/IVCTT的诊断与治疗需要通过MDT制订诊断与治疗方案。对于可切除的肝癌HVTT/IVCTT，手术是首选治疗方式，I/Ⅱ型更适合手术，而Ⅲ型则往往需要非手术治疗。非手术治疗主要包括TACE和放疗，Komatsu等[53]人对比手术及放疗对于肝癌合并HVTT病人的疗效，分别对31例和19例肝细胞癌合并IVCTT进行放疗或者肝切除，发现Ⅱ型放疗预后优于手术，并且并发症更少。Li等[54]人回顾性收集了108例肝癌合并HVTT/IVCTT病人资料，旨在比较外放疗与手术对预后的差异性，接受手术组51例，接受外放疗组57例，结果显示放疗组中位生存期为12.8个月，手术组为14.5个月，二者差异无统计学意义（$P=0.466$），多因素分析提示外放疗和肝内肿瘤直径< 10cm有效延长疾病进展时间。Zeng等[46]人报道了一项同类研究，回顾性分析了158名肝癌伴门静脉或下腔静脉癌栓的患者，其中44名癌栓接受外放疗治疗，中位照射剂量50Gy，结果显示15例（34.1%）肿瘤癌栓完全消失，5例（11.4%）部分缓解，23例（52.3%）癌栓稳定，1例（2.3%）疾病进展。中位生存期为8个月，1年生存率为34.8%。疗效优于114例未接受外放疗患者，在外放疗组中，较差的预后与肝内弥漫型病变显著相关，最常见的死亡原因是肝内病灶进展导致的肝功能衰竭。Koo等[33]人研究纳入42名肝癌伴下腔静脉癌栓患者，治疗方式为TACE联合外放疗，

其中外放疗照射范围为下腔静脉癌栓，中位剂量45Gy。结果显示中位生存期为11.7个月，要明显优于历史对照。另有学者报告了下腔静脉癌栓患者接受支架联合放疗大幅度提升了支架通畅率，证实支架联合放疗安全有效。

（三）肝癌合并癌栓的治疗总结

肝癌合并癌栓放疗，使癌栓退缩是主要目的。肝癌伴PVTT或HVTT/IVTT，不论分型，肝功能为Child-Pugh A级或B级的患者均可行外放疗。肝功能为Child-Pugh A级，Ⅰ/Ⅱ/Ⅲ型PVTT癌栓建议放疗联合TACE。放疗靶区包括原发灶和癌栓，对于原发灶小、紧邻PVTT或HVTT/IVCTT，放疗应包括原发灶和癌栓；如果原发灶体积大、散在或远离PVTT或HVTT/IVCTT，则考虑单独行癌栓放疗。根据指南建议，靶区定位采用CT和MRI图像融合技术，或结合TACE后的碘油沉积来确定肝癌大体肿瘤（GTV）的范围，临床肿瘤体积（CTV）为GTV外扩4mm。计划靶区应结合内靶区（ITV）移动度、各中心摆位误差以及随机误差确定。

目前，肝癌伴门静脉癌栓放疗的范围及剂量分割尚没有定论，3D-CRT/IMRT 95%计划靶区、PVTT剂量为40~60Gy，每次2~3Gy，SBRT的剂量为30~40Gy，每次5~6Gy，总有效率可达45.5%~50%；HVTT/IVTT因为远离胃肠道危及器官，敏感度较高，剂量为40~76Gy，分割剂量为2.0~7.6Gy，总有效率可达47.6%~96.0%。回顾性研究认为，无论何种模式，放疗存在剂量效应，总剂量与预后正相关。有条件单位应该应用图像引导下的IMRT或SBRT（即IGRT），效果优于非图像引导下的放疗及常规分割放疗，有研究提示IGRT可以使癌栓患者中位生存期提高5个月。外放疗联合TACE的疗效优于单纯放疗或TACE，建议TACE和放疗的间隔时间≤1个月，先放疗后TACE的疗效优于先TACE者，且对肝功能的影响较小。具体诊疗路径可参考图7-1-4和图7-1-5。

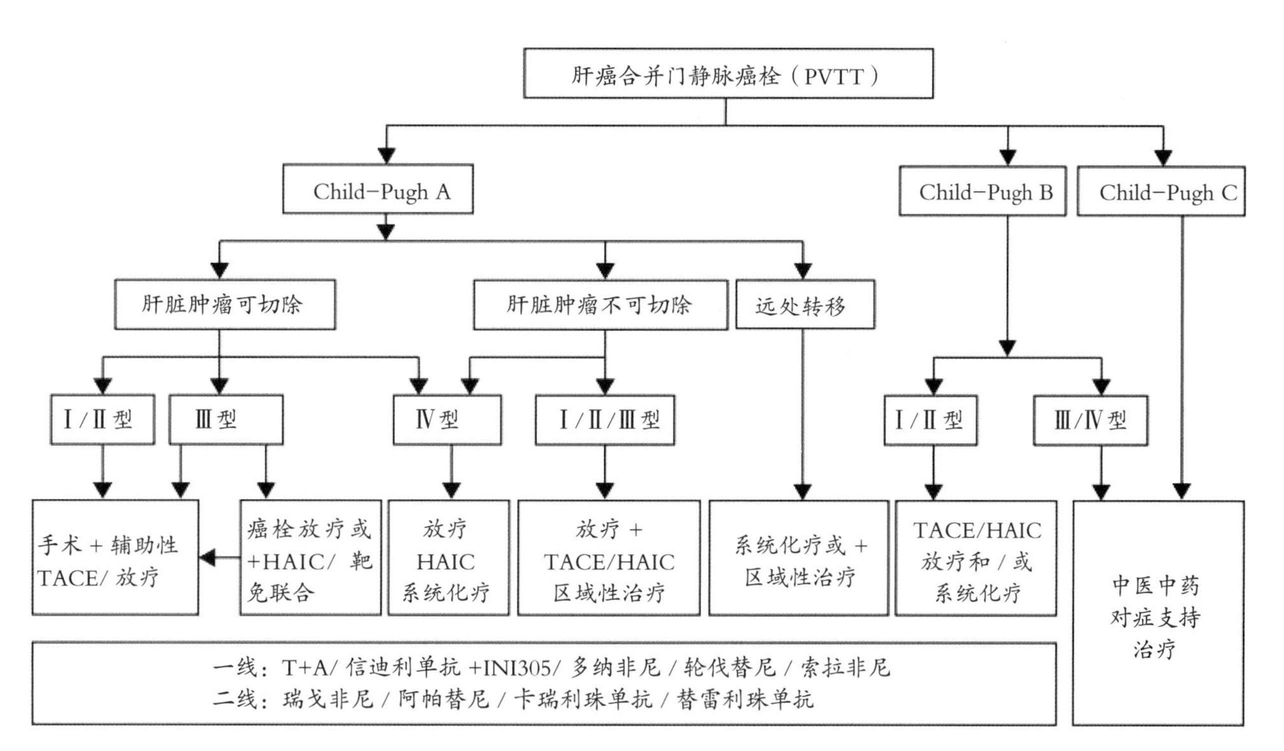

图7-1-4　肝癌合并门静脉癌栓诊疗路径

注：资料来自《中国肝细胞癌合并门静脉癌栓诊疗指南（2021版）》。

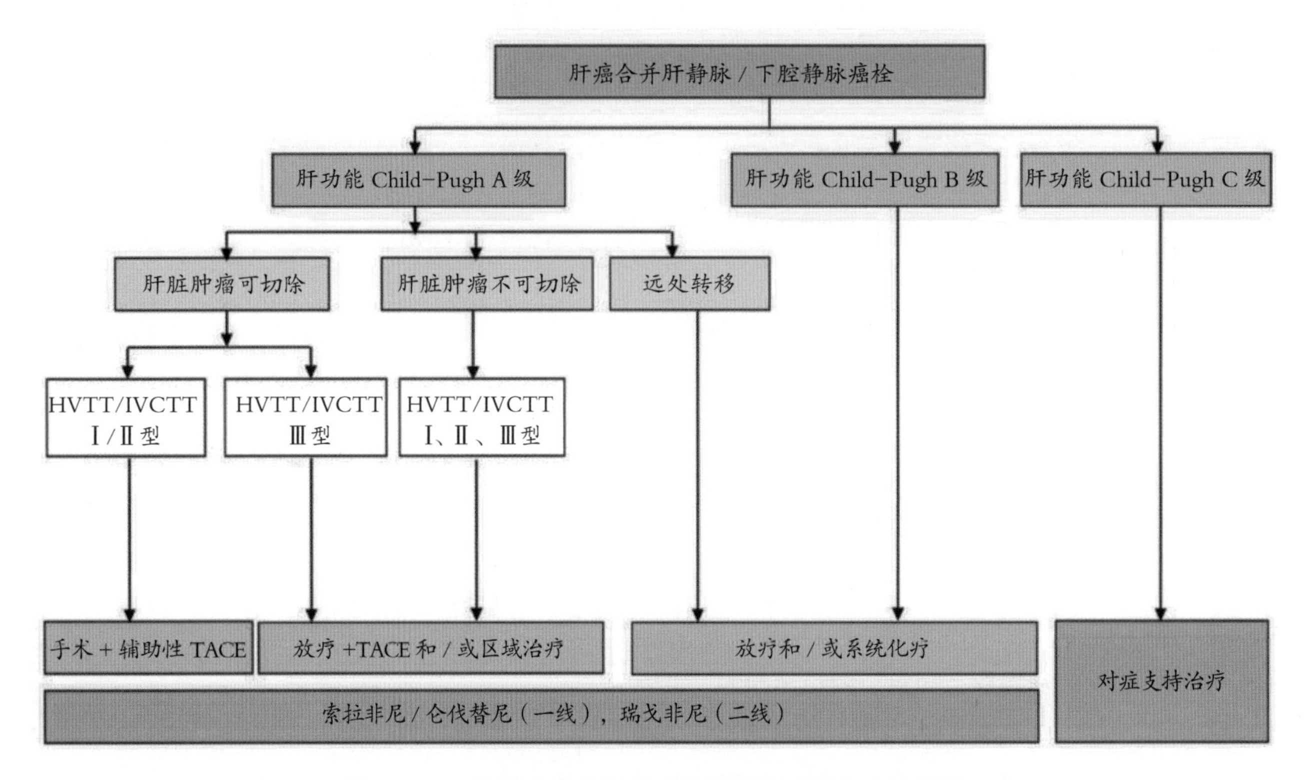

图 7-1-5　肝癌合并肝静脉或下腔静脉癌栓治疗路径图

注：资料来自《肝细胞癌合并肝静脉或下腔静脉癌栓多学科诊治中国专家共识（2019 版）》。

五、晚期肝癌寡转移灶的放射治疗

原发性肝癌最常见的肝外转移器官分别为肺、骨、淋巴结和肾上腺。对肝细胞癌的肾上腺转移、骨或软组织转移、肺转移、脑转移，外放疗也可使转移灶缩小、症状缓解，在一定程度上改善患者预后。

2015 年，复旦大学附属中山医院[55]回顾性评估了 45 例螺旋断层放射治疗联合索拉非尼治疗肝细胞癌肺转移的疗效。在本研究中，共纳入 45 例肝细胞癌肺转移患者，共 195 个肺转移灶，放疗剂量为 50Gy，5~10 次照射。放疗后，13 个病变实现 CR（6.7%），137 个病变实现 PR（70.3%），38 个病变实现 SD（19.5%），其余 7 个病变实现 PD（3.6%），客观缓解率（CR+PR）为 76.9%。其中仅接受放射治疗的患者（放疗组：*n*=15）的中位 OS 为 23.20 ± 1.35 个月，仅接受索拉非尼治疗的患者（索拉非尼组：*n*=18）为 25.00 ± 3.18 个月，接受联合治疗的患者（放疗联合索拉非尼：*n*=18）的中位 OS 为 29.60 ± 5.17 个月。接受放射治疗（使用或不使用索拉非尼）的患者中位 PFS 为 7.5 ± 0.53 个月，中位 OS 为 26.4 ± 2.66 个月，这与 Kitano 等[56]人报告的肝细胞癌肺转移患者接受肺转移灶切除术的 OS 相似。接受联合治疗的 PFS 及 OS 均优于单纯放疗组，两组的 1 年 PFS 为 55.2% 对比 45.5%，2 年 PFS 为 0% 对比 0%，1 年 OS 为 91.1% 对比 66.8%，2 年 OS 为 78.8% 对比 30.4%。此外，本研究中观察到的大多数 AEs 均与索拉非尼有关，程度较轻。由此可见，采用影像引导的螺旋断层放疗系统（TOMO-IGRT）对肺转移病灶有优势，结合靶向治疗效果更好。采用高剂量照射区精准照射肿瘤区域同时正常组织器官得到充分保护，使放疗在肝细胞癌治疗中的价值得到更广泛的认可。

肾上腺是由肝细胞癌引起的肝外转移的第二大常见器官，目前还没有明确的治疗指南[57-60]。

复旦大学附属中山医院肿瘤科在2014年回顾性分析了55例接受放射治疗的肝细胞癌肾上腺转移患者[61]。这项研究结果显示，68.4%（39/57）病灶达到PR（包括1例CR）， 31.6%（18/57）病灶达到稳定（SD）。肿瘤有效率为64%，反映了肝细胞癌肾上腺转移对放疗的敏感性。中位生存期为13.6个月（95% CI，10.80~16.46个月），平均生存时间为20.7个月（95% CI，14.5~27.0个月）。1年生存率为58.7%，2年生存率为32.3%。接受剂量大于54Gy组的中位生存期为21.3个月（95% CI， 4.7~38.0个月），与接受剂量小于54Gy组的中位生存期为12.9个月（95% CI， 8.7~17.1个月）（P=0.089）之间无显著差异。适当的条件下放射治疗肝细胞癌肾上腺转移可能有助于减轻疼痛症状。与不治疗相比，放疗患者的存活率有提高的趋势，特别是在肝内病变控制良好的情况下，并且没有发生除肾上腺以外的其他器官的转移。相对较高的放疗剂量（大于54 Gy）可能延长患者的生存期。因此，建议在肾上腺切除术的基础上进行局部放射。当然，要彻底评估放射治疗肾上腺转移瘤的疗效，还需要在更大的患者群体中进行进一步研究。

2008年，复旦大学附属中山医院回顾性分析了205例在1997年到2007年接受了外束放射治疗（EBRT）的肝细胞癌骨转移患者[62]。本研究的放疗剂量为32~66Gy，在205例HCC骨转移患者中，61例（29.8%）患者在放疗后出现完全缓解（CR），143例（69.7%）患者发生了部分缓解（PR），1例（0.5%）患者为稳定（SD）。既往曾经报道[63]，放疗可有效缓解疼痛性骨转移，80%~90%的患者有部分疼痛缓解，50%的患者有疼痛完全缓解。结果也表明，对于更高的放疗剂量，可以获得更高的CR率。本项研究与既往报道结果相似。整个队列的1年、2年和中位生存率分别为32.4%、13.2%和7.4个月。疼痛改善和生存率优于Kaizu等[64]人1998年和Seong等[65]人2005年的报道。2019年，复旦大学附属中山医院发表了一项随机、前瞻的临床研究，比较常规分割放疗与大分割放疗肝癌骨转移的效果[66]。92例患者接受常规分割放疗（40Gy/20次或60Gy/30次），91例患者接受大分割放疗（28Gy/7次或40Gy/10次）。两组疼痛缓解率无显著差别，分别为96.7%和91.2%（P=0.116）。另外，两种治疗方案在最佳疗效、总有效率、毒性发生率或总生存率方面也无统计学差异。但是，与常规放疗相比，大分割放疗可以实现更早的疼痛缓解，并且在治疗相关成本方面具有优势。对于一些预期生存时间较短的患者来说，大分割放疗可能是一个更明智的选择。

综上，对于晚期肝癌出现寡转移灶的患者，通过放疗不仅可以起到姑息止痛的效果，甚至有可能获得长期生存。

六、肝癌术前术后放疗

（一）肝癌术前术后放疗概述

肝癌恶性程度高，多数确诊时已处于肝癌中晚期，失去单纯手术根治的希望。以手术为基础合新辅助治疗以及辅助治疗给中晚期恶性肿瘤达到根治的目的，如结直肠癌、食管癌等。因此，很多学者也在探索中晚期肝癌的围手术期治疗模式。随着放疗的发展，放疗已成为肝癌综合治疗的重要组成部分，不少研究也在探索肝癌术前放疗和术后放疗的可行性和科学性。出于目的，肝癌术前放疗主要分为转化治疗和新辅助治疗，使得患者获得手术根治性切除的机会，此外术前放疗还包括肝移植术前的桥接放疗；而术后放疗主要分为术后挽救性放疗和术后辅助放疗。目前，这系列研究已正在进展中，美国国家癌症研究所监测、流行病学和最终结果数据库（SEER）数据回顾性分析肝癌放疗临床资料，结果得出肝癌术前放疗使得患者长期生存获益，并提示肝癌术前放疗可能优于术后放疗[67]。

（二）肝癌术前放疗

1. 肝癌术前转化放疗

1985 年，汤钊猷院士首次开展了巨大肝癌术前放疗研究，回顾分析了多种不能切除肝癌的缩小疗法，其中外照射治疗采用每天照射 1 次，总剂量 2000~4000cGy，或者每次 250cGy，每日 2 次，间隔 6 小时，每周连续 3 天照射，持续 4~6 周。结果显示，外照射所在的联合治疗组的手术切除率 30.6%，与其他组相比最高[68]，初步提示了巨大肝癌术前转化放疗的可能性。后来，郑作深教授等[69]人采用全肝移动条野照射，初始照射范围广，达到最大耐受剂量 18~35Gy 后，休息 2~4 周，再行 B 超定位缩野，对准靶区继续照射至总剂量 50~60Gy，放疗结束后 3~4 周手术，最终 12 例患者经放疗后完成手术，手术切除率仅 14.3%，且仍有部分患者术后短期内即发生复发死亡。随着技术发展，郭剑民等[70]人通过短期连续大剂量外照射的方法来避免这些缺点，对 20 例巨大原发性肝癌行术前放疗，该研究采用 5Gy，连续 5 日的术前快速大分割放疗模式。该模式副作用轻微，仅出现一般放疗反应及一过性肝功能损害，且疗效显著，其中 17 例患者顺利实施手术，手术切除率达到 85%。现如今，放疗技术发展逐渐趋向高度精准，这已经使得巨大肝癌的术前转化放疗的安全性大幅度提升。但放疗后纤维化引起术中可能出血增加和术前 TACE 治疗的发展，使其在临床开展受到一定的制约，但巨大肝癌的术前转化放疗仍是值得重视的肝癌治疗手段之一。

2. 肝癌术前新辅助放疗

近年来，可切除肝癌或潜在可切除肝癌的新辅助放疗成为肝癌术前放疗的研究热点，这部分患者大多是肝癌伴门静脉癌栓患者，门静脉癌栓是原发性肝癌常见并发症之一。由于在癌栓的治疗手段中，放射治疗的有效率最高，有效率达 39.6%~51.8%。从而术前放疗出现了观念上的一些改变，将术前放疗重点聚焦于癌栓，放疗后 PVTT 退缩降期，使得可切除或潜在可切除肝癌提高手术切除率，并且改善患者的预后，此类研究成为了当下的热点。日本、韩国的一些学者较早尝试了此方面研究，认为手术主要是切除原发灶，而不是癌栓，外放射治疗使癌栓和 / 或原发灶不同程度坏死，患者有再次手术的机会[71-72]。如前面章节所提到的，我国程树群教授团队开展了关于肝癌伴门静脉癌栓术前放疗的系列研究，在一项非随机对照研究中，新辅助三维适形放疗显著降低了肝癌复发率和与肝癌相关死亡风险。以及在一项多中心随机对照研究，纳入了 82 例肝癌合并可切除的门脉主干或左右支癌栓的患者，采取术前 18Gy/6 次的放疗模式，结果显示新辅助放疗后，癌栓缓解情况 CR 为 0%，PR 为 20%，SD 为 70.7%，PD 为 8.5%。其中达到 PR 的 17 例患者中，有 12 例患者经过新辅助放疗后，PVTT 由程氏分型Ⅲ型降至Ⅱ型或者Ⅱ型降至Ⅰ型。在毒性反应方面，有 2 例患者出现 3 级肝功能损害不适合手术，另有 2 例患者出现 2 级肝转氨酶升高，经保肝治疗后好转，其余均为轻度不良反应。术前新辅助放疗和单纯手术的预后相比，2 年 DFS、OS 均明显提高，如图 7-1-6 所示。我国冯爽等[73]回顾性研究分析了海军军医大学第三附属医院收治的 248 例肝癌合并 PVTT 患者，根据治疗方法不同，分为术前放疗组（102 例）和单纯放疗组（146 例），结果 41%（102/248）患者获得手术机会，术前放疗组 1 年生存率明显高于单纯放疗组（49% 对比 32%）。

对于肝癌术前 TACE 联合放疗，韩国延世大学癌症中心在 *Radiother Oncol* 杂志发表报道，研究内容为肝癌 BCLCC 期局部进展型 HCC 放疗同步肝动脉 5-Fu 灌注化疗。该研究共纳入 637 例患者，其中 101 例接受放疗剂量 ≥ 72Gy，536 例接受放疗剂量 < 72Gy，结果外科手术转化率分别为

20% 和 12%，高剂量组转化率更高，生存期更长（21 个月对比 13 个月），手术患者预后明显优于未手术患者[74]。上海复旦大学附属中山医院也有类似的报道，通过术前 TACE 联合放疗降期后再手术的患者，2 年和 3 年生存率达到 83.1% 和 58.8%[75]。

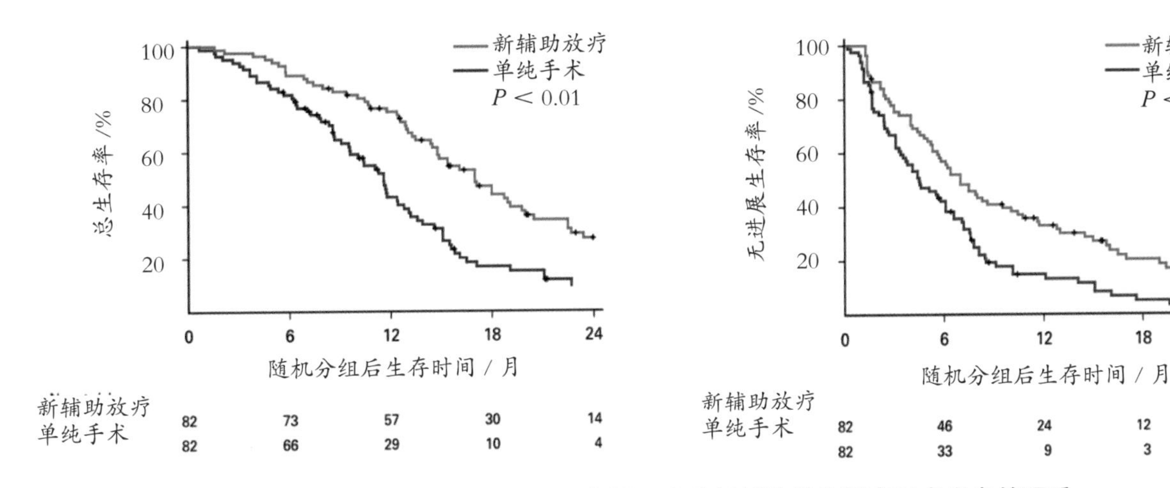

图 7-1-6　多中心随机对照研究提示术前新辅助放疗提高手术患者的预后

注：A 图为 OS 比较，B 图为 DFS 比较。

3 肝移植术前桥接放疗

放疗作为肝移植前的桥接治疗目前研究已有不少，Katz 等[20]人研究将 SBRT 作为肝细胞癌等待肝移植患者的桥接治疗手段，旨在评估 SBRT 的安全性和疗效。18 名患者有 21 个肿瘤病灶，肝移植前接受 SBRT，照射中位剂量 50Gy/10 次。结果显示 11 名患者在完成 SBRT 后的等待期内（中位时间为 6.3 个月）成功接受了肝切除术或 肝移植。无 3 级胃肠道毒性反应及放射性肝病。10 例患者的 11 个病灶评估了术后病理，2 个病灶 100% 坏死，3 个病灶 50% 坏死，4 个病灶 50% 坏死，2 个病灶无坏死，所有患者均获得长期生存，提示 SBRT 的有效局部控制和较小的副作用，有助于在肝移植前缩小或稳定肿瘤，并提高 pCR。John 等[76]人报告了 10 例患者的 11 个肿瘤病灶接受了 SBRT 作为肝移植前桥接治疗，中位肿瘤大小为 3.4cm（2.5~5.5cm）。SBRT 中位剂量为 51Gy/3 次。10 名患者中有 4 名（40%）出现了急性毒性，大多数毒性为 1 级，包括恶心、疲劳和腹部不适。1 名患者出现 2 级恶心 / 呕吐。3 个肿瘤达到完全缓解率为 27%，其余 8 个肿瘤 PR 或 SD。SBRT 治疗后，所有患者均接受原位肝移植，5 年总生存率和无病生存率均为 100%。Facciuto 等[77]人发表了一项同类研究，27 例患者肝移植前等待期接受了 SBRT。治疗了 39 个病灶，对 27 个病灶进行了客观缓解情况评估。17 名患者最终进行了肝移植，结果显示 30% 完全缓解、7% 部分缓解、56% 稳定、7% 疾病进展。仅 3 例患者出现 SBRT 的不良反应，其中包括 2 例恶心和 1 例肝脏失代偿。结果表明，对于等待肝移植的肝癌患者，SBRT 可能是一种安全有效的治疗方案。2017 年，一篇发表在 *J HePatol* 杂志的文章，旨在比较 SBRT 对比 TACE、RFA 在肝移植等待期治疗的安全性和有效性，研究中 319 名 HCC 患者等待肝移植，最终 SBRT 组 30 例，TACE 组 79 例，RFA 组 203 例接受肝移植。如表 7-1-3 所示：SBRT 组的 1 年、3 年和 5 年生存率分别为 83%、61% 和 61%，TACE 组为 86%、61% 和 56%，以及 RFA 组分别为 86%、72% 和 61% 无显著统计学差异，并且组间比较术后并发症无差异。因此，SBRT 作为肝移植前的桥接治疗不劣于 TACE 和 RFA[84]。

表 7-1-3　肝移植桥接治疗方式比较（SBRT、TACE 和 RFA）

	病例数 / 例	1 年生存率 /%	3 年生存率 /%	5 年生存率 /%	P 值
SBRT	30	83	61	61	
TACE	79	86	61	56	0.5
RFA	203	86	72	61	

（三）肝癌术后放疗

肝癌术后放疗目的旨在进一步提高手术的疗效，目前肝癌的根治术后放疗主要分为术后挽救性放疗和术后辅助放疗。术后挽救性放疗对象主要为术中没有得到根治性切除的手术，如肿瘤残留患者，实施术后挽救性放疗以控制肿瘤、延缓进展，目前这部分研究鲜有文献报道。而术后辅助放疗对象主要为根治术后，有肿瘤复发高危因素，如血管侵犯、手术切除安全边界不足（及窄切缘）等患者，这部分相关研究是当下研究热点，主要研究者北京大学肿瘤医院王维虎教授和海军军医大学第三附属医院的程树群教授做了较深入研究。

一项回顾性研究纳入了 181 名受试者，均为靠近大血管的肝细胞癌患者，在接受窄切缘肝切除术后进一步接受术后 IMRT。其中，116 例接受了窄缘（< 1.0cm）肝切除术，116 人中有 33 例接受了术后 IMRT（A 组），83 人未接受放疗（B 组）；其余 65 例患者接受了宽切缘（≥ 1.0cm）肝切除术（C 组）。结果显示，3 年总生存率和无病生存率（DFS）分别为 A 组 89.1% 和 64.2%，B 组为 67.7% 和 52.2%，C 组为 86.0% 和 60.1%。A 组和 C 组患者的 DFS 优于 B 组患者（$P < 0.05$）。A 组和 C 组患者的早期复发率明显低于 B 组患者（$P < 0.05$）。此外，与 B 组相比，A 组和 C 组患者的肝内边缘（P=0.048）和弥漫性复发（P=0.018）以及肝外转移（P=0.038）显著减少。在放疗不良反应方面，接受放疗的患者无放射性肝病情况发生。结果表明窄切缘肝切除术后 IMRT 可能是一种有效的术后辅助治疗手段，能够明显改善预后，甚至达到根治性手术类似的疗效[78]。

微血管侵犯（MVI）和门静脉癌栓被认为是影响肝癌术后复发的重要因素。王维虎教授的一项发表在 *Biolhed Central* 杂志上的单中心、前瞻、对照、非随机研究（ChiCTR1800017371），旨在探讨肝癌患者术后病理发现 MVI 后辅助放疗的疗效，在符合研究条件的 115 名患者中，有 59 名患者被纳入分析。单因素分析显示，MVI 分类、术后治疗策略是肝癌术后复发影响因素；肿瘤大小、MVI 分类和术后治疗与 OS 相关。术后辅助放疗组患者 1、2、3 年 RFS 率分别为 86.2%、70.5% 和 63.4%，对照组分别为 46.4%、36.1% 和 36.1%；术后辅助放疗组患者总生存率分别为 96.6%、80.7% 和 80.7%，对照组分别为 79.7%、58.3% 和 50.0%，有明显统计学差异。根据低风险 MVI（M1）对 HCC 患者的亚组分类显示，辅助放疗组的 RFS 和 OS（P=0.004）显著长于对照组，而对于高风险 MVI（M2），辅助放疗描绘的 OS 比对照组长，但无显著性差异（P=0.106）。此外，该研究未观察到 4 级毒性反应。因此，肝癌切除术后辅助放疗对 MVI 的 HCC 患者的 RFS 优于标准术后治疗[79]。对于肝癌伴门静脉癌栓患者，程树群教授发表的一项单中心随机对照研究，将 52 名肝癌伴 PVTT 的患者肝切除术后随机分配到两组：对照组和辅助 IMRT 组。辅助放疗组临床治疗体积（CTV）定义为肝实质横断床加上 1cm 边缘，加上左右门静脉主干。PTV 外扩左右和前后方向 0.5cm，头脚方向 1.0cm。照射剂量为 50Gy，每次的剂量为 200cGy。随访结果，统计 DFS 和 OS 情况，辅助放疗组为 9.1 ± 1.6 个月和 18.9 ± 1.8 个月，对照组为 4.1 ± 0.5 个月和 10.8 ± 1.3 个月。相比之下，辅助放疗组的 1 年、2 年和 3 年总生存率显著提高，辅助放疗组分别为 76.9%、19.2% 和 1.5%，对照组分别为 26.9%、11.5% 和 0%，两组差异有统计学意义[80]。

（四）肝癌术前术后治疗总结

综上，肝癌术前术后放疗在肝癌综合治疗中的地位已初步显现，相关研究正在陆续开展。由于外放疗目的的不同，主要适应证为不可切除肝癌，如巨大肝癌的术前转化放疗；可切除或临界可切除肝癌，如合并门静脉癌栓肝癌的新辅助放疗；窄切缘或伴有微血管侵犯和门静脉癌栓等高危复发因素的肝癌患者的辅助放疗；小肝癌患者肝移植术前肝源等待期的桥接放疗。特别是肝癌伴癌栓患者的新辅助放疗，已有高级别证据表明，术前放疗有效提高患者手术切除率，并改善患者预后。术前联合 TACE 治疗可能有效提高患者手术转化率，改善患者预后。因此，目前国内指南共识均将放射治疗列为肝癌降期后手术或可切除门静脉癌栓患者的新辅助治疗手段。但对于最佳的术前放疗剂量、合适的手术介入时机尚没有定论，目前不少研究中心已经注册开展肝癌术前放疗不同剂量模式以及疗效的前瞻性随机对照研究。

七、肝癌放疗的计划设计和计划评估

（一）放疗计划设计的一般原则

1. 治疗计划的设计

放射治疗的整个流程如图 7-1-7 所示。根据体膜阶段得到的关于患者的肿瘤分布情况，结合具体肿瘤的临床表现，放疗医生勾画出相应的肿瘤靶区和计划靶区的范围，并给出肿瘤靶区的致死剂量及周围正常组织特别是重要器官的最大允许剂量等，与物理师一起借助相应计划系统及根据照射野设计原理对放疗计划进行相应的设计[81]。

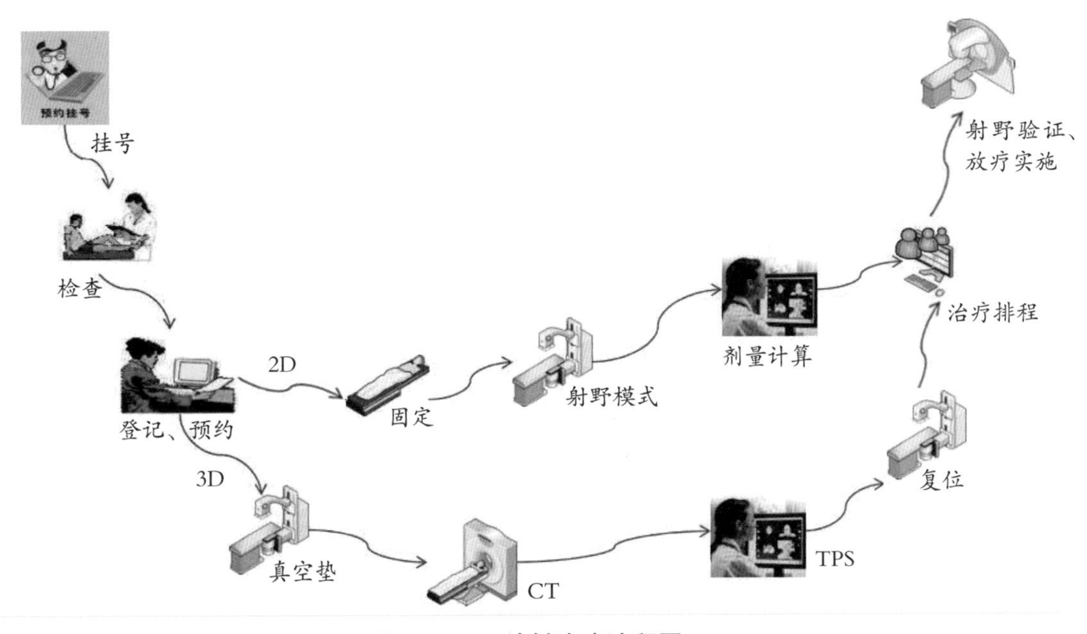

图 7-1-7　放射治疗流程图

2. 肝癌计划设计的一般原则

治疗计划设计基本步骤（图 7-1-8）主要包括：靶区的确定与勾画、危及器官的确定与剂量限值、计划设计方式的选取与布野、计划参数的设置与优化、计划评估确认及最终的验证[82]。

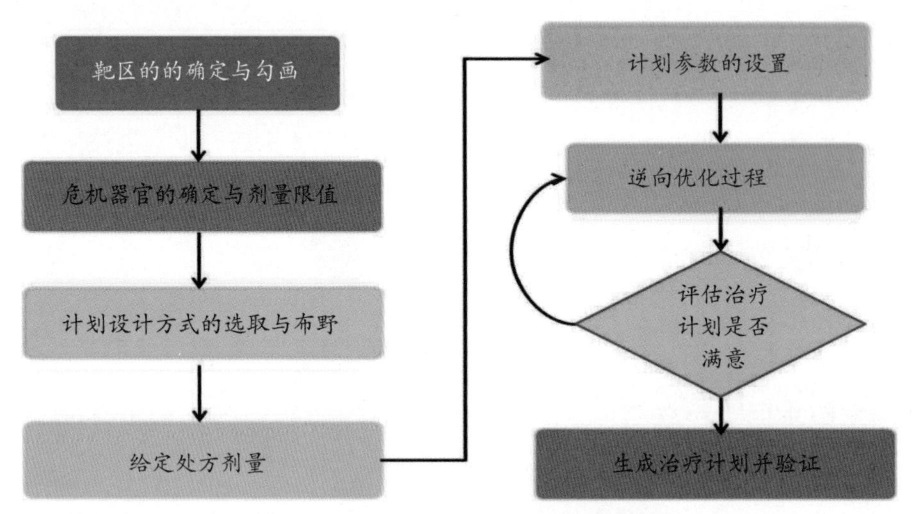

图 7-1-8　调强放疗计划设计流程图

首先，在进行放疗计划设计之前，我们应对CT图像及靶区的整体情况进行确认：检查扫描的图像是否完全（直接影响剂量计算的准确性），危及器官勾画是否完全，靶区勾画是否有明显错误。

其次，根据不同靶区位置及剂量要求，采取不同计划方式及布野情况[82, 83]。常规加速器调强放疗方式（IMRT 和 VMAT）适用于手术不能切除的肝癌，螺旋断层放疗（Tomotherapy，TOMO）适用于多靶区的治疗。肝癌放疗射野设计的一个重要原则是充分利用正常肝组织所具有的强大再生能力，在设计射野时（尤其是大肝癌），最好能保留一部分正常肝组织不受照射，让这部分正常肝组织在大部分肝脏受到照射的情况下得以再生[83]。近中央型肿瘤靶区：靶区与危及器官位置相对简单选取固定野调强计划（IMRT），靶区与危及器官位置相对较为复杂选取容积调强计划设计（VMAT）。对于偏心位置的肿瘤靶区：治疗计划中心的选取、入射射程的考虑及射野角度方向的设置显得尤为重要，若是过度偏向一侧可能会由于床限位而无法实施治疗，另外一些特定角度方向还可能导致碰撞连锁而不能继续执行治疗。

然后，靶区处方剂量和危及器官耐受剂量的给定方式[81, 82]：靶区一般给予较高的优化权重，设置三个优化条件包括最小剂量体积直方图（Min DVH）、最大剂量体积直方图（Max DVH）和均匀剂量（Uniform Dose）；危及器官一般给予中 / 低权重，对于串型组织的危及器官，其耐受剂量一般采取“最大剂量不应超过多少” 即 Max Dose 方式限值；并型组织的危及器官，耐受剂量一般采取“剂量超过多少的体积不应超过多少”即 Max DVH 方式限值；另外，针对某一危及器官（OAR）特定功能区域的专门保护标准给予特殊的保护限制。每个危及器官耐受剂量的具体数值应参照各种肿瘤的治疗规范与指南[81, 84]。

最后，针对设计优化好的放疗计划，由高年资医学物理师直接督导或审查治疗计划，和放疗医师一起讨论并分析治疗计划的可接受性，以得到最优的治疗计划，并确保计划数据的准确性和可实施性，通过独立的剂量计算，验证选定计划参数的准确性；或使用模体来模拟实施过程，并验证实际治疗剂量与计划剂量的一致性，并最终用于患者的放射治疗。

3. 肝癌病例放疗计划设计实例

图 7-1-9 为一肝癌患者的靶区图像，放疗医师根据 4D-CT 的 10 组图像和 3D-CT 图像信息在 Eclipse-16.5 计划系统上进行靶区、危及器官的勾画，而后由物理师进行计划的设计与优化。该计划处方剂量为 48Gy/30 次，采用 6MV-X 线双弧部分弧段照射。第一个弧段机架从 181°—230°来回旋转照射，准直器角度为 10°，床角为 0°；第二个弧段自 328°—50°，准直器角度为 350°，床角为 0°。优化参数如图 7-1-10 所示。最终剂量分布情况如图 7-1-11、7-1-12 所示。

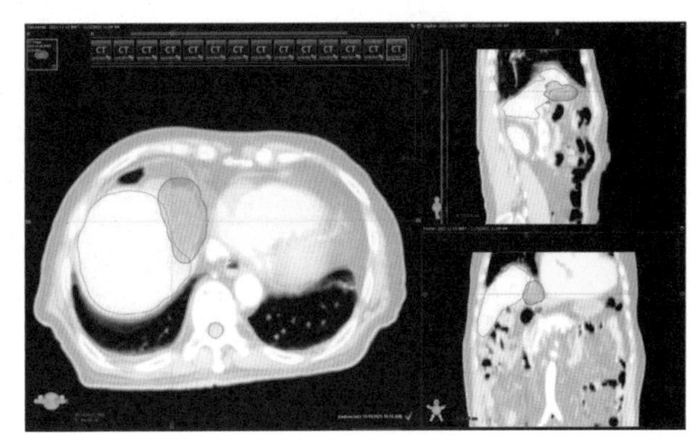

图 7-1-9　肝癌患者影像图像

注：其中红色区域为计划靶区；绿色轮廓线区域为正常肝。

	ID/Type	cm³	Vol [%]	Dose[cGy]	Actual Dose [cGy]	Priority	gEUD a	
☑	gtv-p	59.4						
	Upper	0.0	0.0	5000	5192	220		x
	Lower	58.8	99.0	4850	4649	200		x
	Upper gEUD			4930	4967	200	0.5	x
☑	BODY	27568.4						
	Upper	27.6	0.1	5000	4999	100		x
☑	cord	32.7						
	Upper	0.0	0.0	1500	1434	100		x
☑	liver1	895.0						
	Upper	0.0	0.0	4850	5197	100		x
	Upper	268.5	30.0	500	445	100		x
	Mean			450	588	100		x
	NS_Control1	0.4						
	Upper	0.0	0.0	4800	4962	100		x
☑	NS_Ring1	601.6						
	Upper	0.0	0.0	4700	4950	120		x
☑	NS_Ring2	441.1						
	Upper	0.0	0.0	3500	4184	120		x

图 7-1-10　处方剂量优化参数表

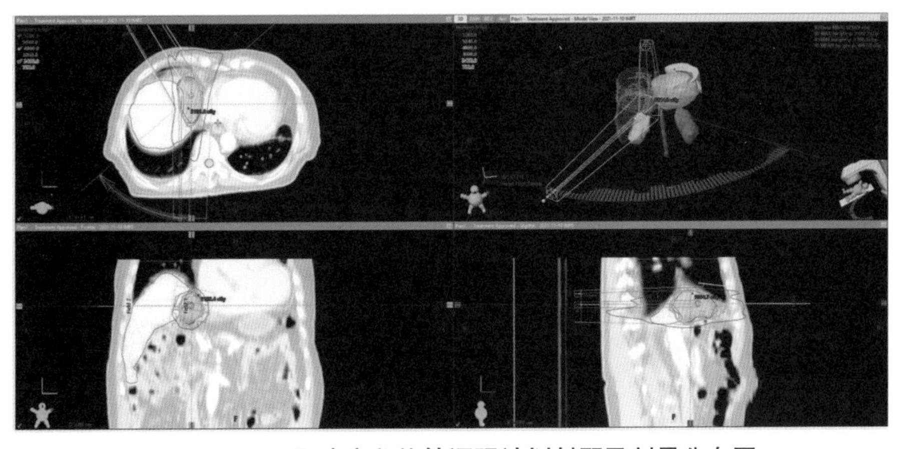

图 7-1-11　肝癌容积旋转调强计划射野及剂量分布图

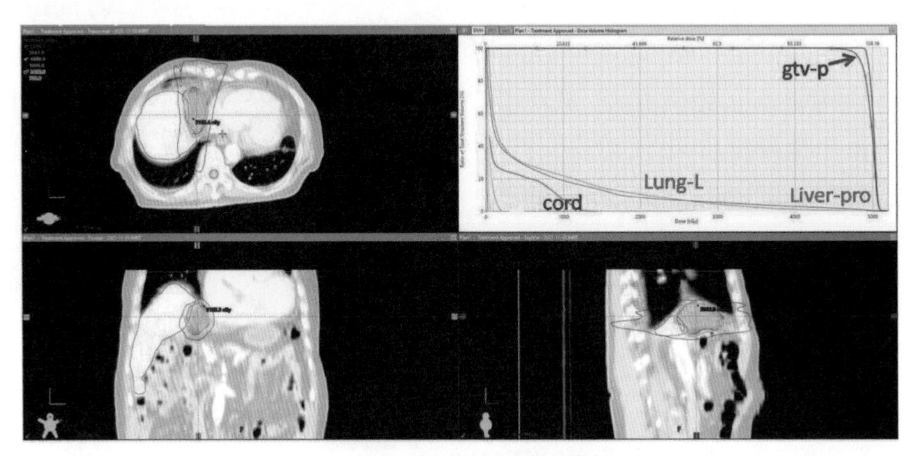

图 7-1-12　肝癌容积旋转调强计划剂量分布图

（二）SBRT 的计划设计及优化

SBRT 是利用多种影像设备采集肿瘤及周围正常组织多模态影像，在治疗计划系统上精确勾画靶区和正常组织，利用立体定向原理和技术特点，将根治性的高放疗剂量通过外照射方式聚焦到肿瘤部位，达到消灭肿瘤的根治目的，也叫立体定向消融放疗。SBRT 的计划与传统放疗计划在剂量学原则上存在明显的差别。

1. SBRT 计划与传统放疗计划对比

传统的放疗计划

其计划设计遵循剂量学四原则[81, 84]：①肿瘤剂量要求准确。②治疗的肿瘤区域内，剂量分布要均匀，剂量梯度变化不能超过或等于 5%，即要达到≥ 90% 的剂量分布。这一点和 SBRT 有所不同，SBRT 更关心的是肿瘤外的一个剂量快速跌落，以最大程度地降低对正常组织的损伤，对肿瘤内剂量均匀性要求不是很高。③射野设计应尽量提高治疗区域内剂量，降低照射区正常组织受量范围。④保护肿瘤周围重要器官免受照射，至少不能使它们接受超过其允许耐受量的范围。

SBRT 计划特点

异于常规剂量分割，单次剂量大，高等效生物剂量（BED），一般单次剂量≥ 5Gy（5~34Gy），分割次数≤ 5 次；靶区适形性高，靶区内剂量差异明显，且是可接受的（靶区内最高剂量与处方量差异甚至允许达到 160%），靶区外剂量跌落迅速；正常组织损伤降至最低，50% 的处方剂量严格控制在靶区外围的 2cm 范围内，即 D50 ≤ 2cm；治疗计划的目标是务必保证 OAR 限量的要求。由于 SBRT 计划对剂量的分布要求，靶区在整个治疗过程中的精准定位尤为重要。

常规 IMRT 和 VMAT 计划特点[82,84,87]

调强放疗是三维适形调强放射治疗的简称，必须满足下列两点：①在照射方向上，照射野的形状必须与病变靶区的形状一致。②要使靶区内及表面的剂量处处相等，必须要求每一个射野内诸点的输出剂量率能按要求的方式进行调整。

调强放疗计划包括剂量调制和射野形状调制。其中剂量调制是指对射野内的离轴剂量分布进行调制，能够形成极其复杂的剂量分布；射野形状调制指使用多个不同方向的不均匀射野进行调制，经过优化，能够给靶区高剂量及正常组织可接受剂量的投照。IMRT 指不同照射野方向上，由多叶准直器（MLC）形成不规则子野形状、子野数量及子野强度。VMAT 指 MLC 子野形状和剂量率在机架旋转过程中动态改变。

2. SBRT 计划照射技术的特点

（1）3D-CRT：剂量梯度更陡，像“刀”，其特点见于以下三点。一是布野方向不固定，最好设定 > 9 个的射野数目，且射野间隔保持

10°~20°；二是可设置非共面野，但是需要保证转床的精度及避免碰床；三是ISO置于靶区几何中心。偏中心肿瘤，需考虑射野角度与治疗床位置关系，以防机架碰撞（尤其当存在非共面的射野）。

（2）静态调强（IMRT）：射野方向上的低剂量区体积较集中，适形度更好；类似于3D-CRT。

（3）动态调强（VMAT）：适形度接近于IMRT，剂量均匀性更好；双弧或部分弧段，以非共面照射；靶区外做多个防护环（Ring），收紧低量区。

（4）技术覆盖：上述各种治疗技术均能保证95%剂量覆盖靶区。

（5）剂量适形度和剂量跌落：剂量适形度和剂量跌落根据PTV体积大小有所不同，具体参考RTOG开展的相关临床实验和AAPM TG 101报告。

3. SBRT计划设计与优化

首先，我们需要核对、核查靶区及OAR的连续性和误操作，重点明确靶区与OAR的位置关系并结合处方剂量的要求，确定优化目标的优先级。其次，如果上述几种照射方式均能使靶区剂量达到95%处方覆盖，那么我们需要针对相应靶区和OAR位置关系情况并结合自己科室团队的经验，选择适宜的照射技术。如：靶区与危及器官位置相对简单，可以选择固定野多野静态调强计划；而靶区与危及器官位置相对较为复杂时，则可以考虑容积调强计划设计，优势更明显。然后，根据要求在DVH中设定好相应的优化参数进行初步优化。最后，针对靶区剂量和正常器官剂量进行微调节设定限制条件，继续优化以改进计划质量直到优化达到满意为止。

（三）肝癌SBRT计划实例

模拟定位：采用仰卧体位，双手交叉上举，采用热塑网膜联合真空垫固定体位，扫描层厚设置为3mm进行CT图像定位扫描，分别采集4D-CT图像和1组3D-CT图像以获取ITV，用于计划设计和剂量计算。

靶区勾画：放疗医师根据4D-CT的10组图像和3D-CT图像信息在计划系统进行靶区（PTV）和OAR的勾画；OAR包括左右肺、心脏、脊髓、胃、左右肾及肝脏等。

计划设计：患者计划采用6MV-X线设计，GTV-P要求处方剂量为48Gy/6次覆盖95%的靶区体积，危及器官限量参考RTOG-0438标准[90, 91]。

SBRT—IMRT计划设计

肝癌SBRT—IMRT计划布野方向不固定，设定10个射野，射野角度（245°—20°），射野间隔15°（图7-1-13）；采用共面照射，剂量率设置为600mU/min；剂量网格为2mm，能量采用6MV-X线，MLC ≤ 5mm；靶区外做3个Ring，收紧低量区，严格将D50控制在靶区外2cm范围内；根据处方剂量及危及器官剂量限制设定好优化参数进行优化；并根据优化结果，改进计划质量，继续调整优化。

SBRT—VMAT计划设计

肝癌SBRT—VMAT计划射野往返部分弧段（230°—50°，50°—230°），旋转准直器15°以减少叶片间的漏射（图7-1-14）；设置共面弧照射，剂量率设置600mU/min；计算网格选取2mm；能量6MV-X线；MLC ≤ 5mm；靶区外做3个Ring，收紧低量区；根据处方剂量及危及器官剂量限制设定好优化参数进行优化；并根据优化结果，改进计划质量，继续调整优化。

计划评估：利用横断位、矢状位和冠状位的剂量分布、剂量体积直方图（dose volume histogram，DVH）、射野方向观（beam-eye-view，BEV）子野形状、射野跳数等评价治疗计划质量，图7-1-15和图7-1-16为一例肝癌SBRT治疗计划（IMRT和VMAT）的剂量分布和DVH曲线。考虑从以下几方面进行评价[83]：①是否满足靶区处方剂量的要求，靶区的适形指数是否合适，最大剂量是否落在靶区内，靶区外的高剂量溢出体积是否满足要求，50% 的处方剂量是否控制在 D2cm 范围内；②危及器官是否勾画完整，受照剂量是否在临床允许范围内；③计划是否可以实施，比如判断射野方向观上加速器机头是否会与患者发生碰撞，计划是否满足加速器执行限制；④SBRT 计划的特定评估参数的获取并进行分析，确定计划的可行性，详见肝癌 SBRT 计划实例（表 7-1-4）。

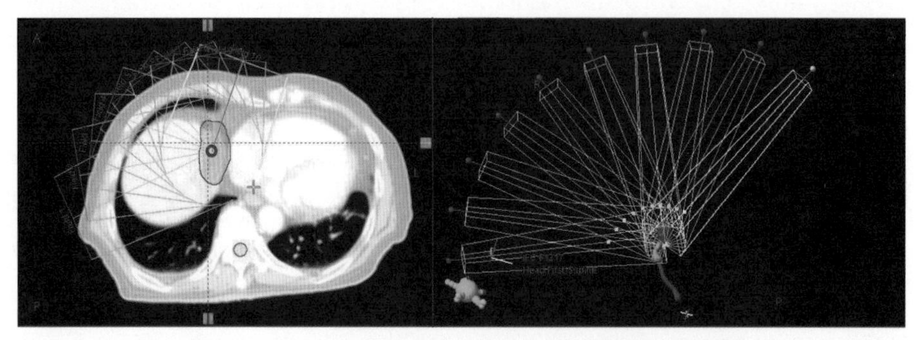

图 7-1-13 肝癌 SBRT—IMRT 计划射野分布图

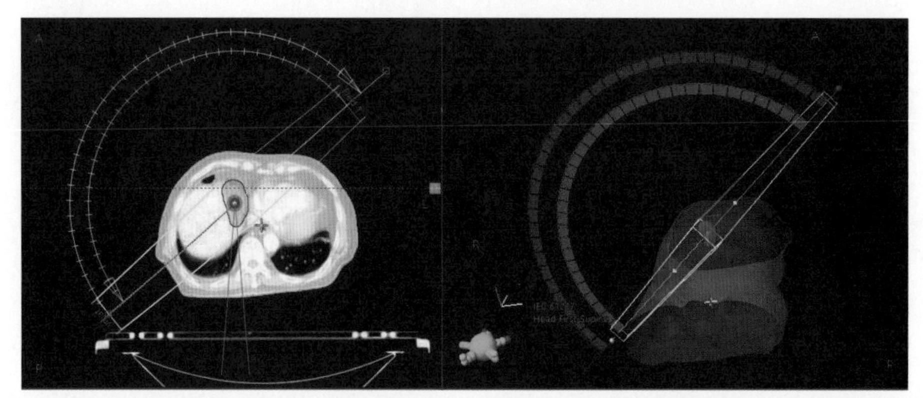

图 7-1-14 肝癌 SBRT—VMAT 计划射野示意图

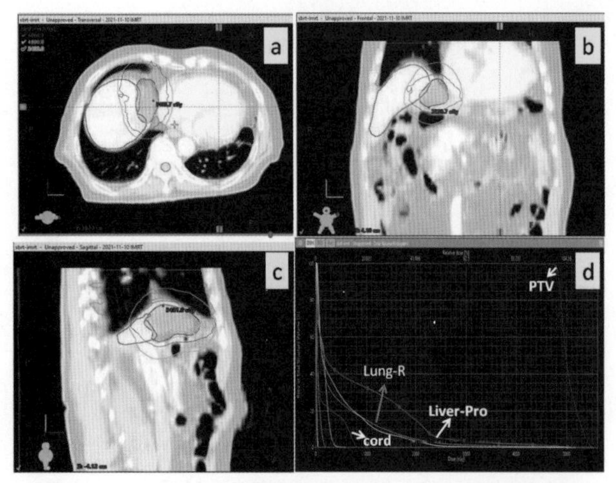

图 7-1-15 肝癌 SBRT—IMRT 计划剂量分布

注：a. 横断面；b. 冠状面；c. 矢状面；d. DVH 图。

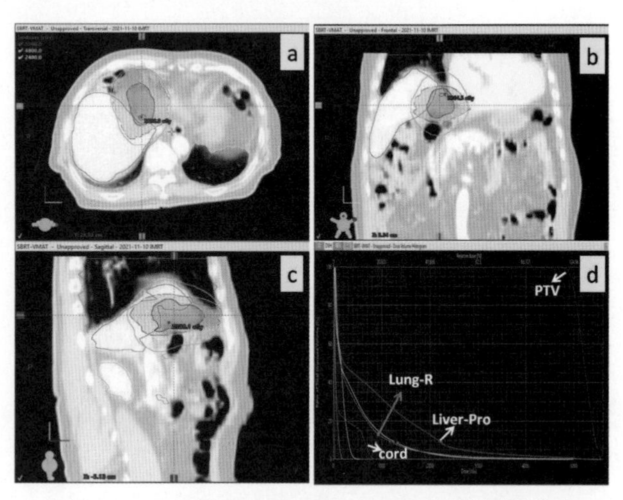

图 7-1-16 肝癌 SBRT—VMAT 计划剂量分布

注：a. 横断面；b. 冠状面；c. 矢状面；d. DVH 图。

表 7-1-4　SBRT 计划评估参数表

指标		数据获取	要　求	结果		是否可行
				IMRT	VMAT	
最大剂量	Dmax 位置	直接看计划	完全位于 PTV 内	√	√	√
同质度	$Dmax/PD_{100}$	读 DVH	111.11%~166.67%	116.84%	117.03%	√
处方剂量覆盖	$PTV(PD_{100})$	读 DVH	≥ 95%	98%	99.5%	√
	$PTV(PD_{90})$	读 DVH	≥ 99%	100%	100%	√
适形度	CI	V_{PD100}/V_{PTV}	＜ 1.2	1.1	1.1	√
高剂量溢出	HDS	$(V_{105}-V_{PTV})/V_{PTV}$	≤ 15%	-1.15%	-1.25%	√
中等剂量溢出	R50%	V_{PD50}/V_{PTV}	＜ 4.0	3.6	3.71	√
	D2cm	2cm 的最大 PD	＜ 50%	√	√	√
OAR 限量（脊髓）	V_{10Gy}	读 DVH	≤ 0.35cc	√	√	√

八、靶免时代肝癌的放疗

（一）肝癌靶向联合免疫治疗

随着 PD-1 抑制剂在临床广泛使用，晚期肝癌治疗从靶向治疗时代进入到免疫治疗时代。CheckMate-040 研究[85]和 KEYNOTE-224 研究[86]数据表明对于索拉非尼经治晚期肝癌患者，纳武利尤单抗单药 ORR 为 18.7%，mOS 为 15 个月，帕博利珠单抗单药 ORR 为 17%，mOS 达到 13 个月。但在 CheckMate-459 和 KEYNOTE-240 临床Ⅲ期研究中作为一线方案均未能达到预定值，故二者均不足以获批一线治疗方案，只获批肝癌二线治疗方案，提示 PD-1 抑制剂单药治疗的不足。在随后的 IMbrave150 Ⅲ随机对照研究中，阿替利珠单抗联合贝伐珠单抗对比索拉非尼一线治疗晚期肝癌，联合治疗组 DFS 优于索拉非尼（6.8 个月对比 4.3 个月）[87]。因此，阿替利珠单抗 + 贝伐珠单抗（T+A）获批首个肝癌免疫治疗一线标准方案。另外 KEYNOTE-524 研究[88]结果显示，100 例患者中帕博利珠单抗联合仑伐替尼一线治疗肝细胞肝癌的 ORR 达到 46%，mOS 为 22 个月。2020 年，在 ASCO-GI 会议公布了 Study117 研究，30 例患者接受仑伐替尼联合纳武利尤单抗治疗，ORR 达到了 76.7%，不良反应总体可控[89]。而 ORIENT32 全国多中心Ⅲ期研究[90]结果显示，信迪利单克隆抗体联合贝伐珠单克隆抗体类似物疗效显著优于索拉非尼组，与索拉非尼组相比，联合治疗组死亡风险下降 43%，疾病进展风险下降 44%。通过这一系列靶向联合免疫研究的开展，并获得阳性结果，代表着肝癌彻底进入靶向联合免疫治疗时代，成为晚期肝癌治疗趋势，并且联合方案安全性较好，继 T+A 方案后，《原发性肝癌诊疗规范（2021 版）》和《原发性肝癌诊疗指南（2022 年版）》已将信迪利单克隆抗体联合贝伐珠单克隆抗体类似物列为既往未接受过系统抗肿瘤治疗的不可切除或转移性肝癌的一线治疗。同时在肝癌靶向联合免疫治疗时代下，放疗在肝癌综合治疗中的发展方向也发生了一定变化。

（二）放疗对肝免疫微环境的影响

基础研究证实，肝癌放疗能增加肿瘤相关抗

原的暴露和损伤相关分子（DAMPs）的释放，促进原位疫苗效应，改变肿瘤微环境，激活免疫细胞，如促进树突状细胞的抗原呈递作用，从而激活CD8+T细胞发挥细胞毒作用。放疗还可以通过上调内皮细胞上黏附分子的表达和募集细胞毒性T淋巴细胞的细胞因子的分泌，来增强免疫杀伤细胞对肿瘤组织的浸润。DAMPs能与模式识别受体（PRRs）结合进而诱导IFN-α/IFN-β分泌引发相关免疫反应。新证据表明，cGAS-STING通路在RT诱导的抗肿瘤免疫反应中至关重要。国内曾昭冲教授等[91]人使用CRISPR/Cas9或小干扰RNA敲除或下调人和小鼠HCC细胞系中cGAS-STING信号通路中的关键调节蛋白。通过体外分析和体外实验研究了cGAS-STING诱导的PD-L1表达的免疫伪装的潜在机制和临床意义。研究得出RT激活cGAS-STING增加人和小鼠肝癌细胞中免疫检查点PD-L1的表达。电离辐射激活STING/TBK1/IRF3先天免疫通路，导致HCC细胞中PD-L1上调，抑制细胞毒性T淋巴细胞活性，保护肿瘤细胞免于免疫介导的根除。敲除cGAS、STING、TBK1和IRF3可逆转体外或体内电离辐射后细胞毒性T淋巴细胞介导的细胞毒性的抗肿瘤作用。基于此，放疗联合ICIs治疗具有很好的协同互补作用。

综合各方面因素，放疗联合免疫治疗的理论优势基础在于以下几个方面：①放疗引发原位癌苗效应，促进抗原释放，增强抗肿瘤免疫疗效。②放疗联合免疫治疗实现了空间意义上的协同，即局部治疗与全身治疗的配合，消灭局部病灶的同时，并控制了远处病灶。③放疗联合免疫治疗实现了时间意义的协同，放疗起效快，免疫治疗起效慢但持续，更有利于肿瘤的远期预后。④二者完全不同的生物学效应，不同机制下兼顾肿瘤异质性，发挥协作效应。

（三）放疗加靶免的临床研究探索

靶向免疫治疗时代下，肝癌放疗联合靶免的治疗可行性也在不断探索中，在以往，虽然以索拉非尼为首的靶向治疗在肝癌系统治疗中处于统治地位，但实际有效率并不高，放疗联合靶向是否改善预后呢？北京大学肿瘤医院王维虎教授等[92]人回顾性分析了2015年至2018年接受外照射放疗联合TACE治疗的肝癌伴MVI患者，其中联合索拉非尼治疗组28人，不联合组35人。记录患者临床信息，评估无进展生存期、总生存期和治疗相关毒性。联合组的中位PFS长于不联合组（13.6个月对比9.2个月），并且在倾向评分匹配（PSM）后仍然存在显著差异。但是，两组的中位OS相似（19.0对比15.2个月，PSM前P=0.094；PSM后P=0.204）。在毒性反应方面，分别有10名（15.9%）和7名（11.1%）患者出现3级血液学和肝毒性；联合组出现皮肤反应、手足综合征和腹泻等1/2级不良事件的发生率显著高于不联合组；无患者出现4级或5级毒性反应，无放射性肝损害。结果提示了放疗联合靶向治疗在患有MVI的肝癌患者中的优势，有效提高预后，并且毒性反应在可控范围内。近年来，随着免疫疗法在癌症治疗中的进步，SBRT与抗PD-1抗体的整合在许多癌症类型中显示出协同效应和高临床疗效，这种组合可能代表治疗这种致命恶性肿瘤的突破。2019年，美国放射肿瘤学会（ASTRO）会议上，一篇回顾性研究分析了2012年1月至2018年9月共35例患者，分成两组，一组为前期RT组，共26例，开始纳武利尤单抗治疗之前就接受了放疗；另一组为挽救性RT组，共9例，在纳武利尤单抗治疗后对残留或进展病灶放疗。结果与历史对照相比，前期RT显著增加了纳武利尤单抗治疗肝癌总体有效率，然而，挽救性RT并不能增加放疗野外病灶客观缓解情况。另外一项回顾性病例研究，包含 5 名无法切除的晚期肝细胞癌患者，接受 SBRT 联合抗 PD-1 抗体治疗，4 名患者在 SBRT 之前接受了 TACE。结果显示所有患者对治疗有反应，根据改良的实体瘤反应评估标准（RECIST）标准，2 例达到 CR，3 例达到 PR。1 年 LC 和 OS 率均为 100%。1 名患者出现 ≥ 3 级毒性（肺炎和皮肤反应），没有典型的放射性肝病。结果提示 SBRT 和免疫检查点抑制剂的组合对晚期 HCC 大肿瘤患者的肿瘤控制效果显著[93]。Luke 等[94]人在一项 I 期安全性探索研究中，评估了晚期肝癌进行 SBRT 联合 PD-1 抑制剂的安全性，其结果表明放疗联合 ICIs，不良反应发生率和单纯放疗相似，剂量限制性不良反应发生率为 9.7%。2021 年，复旦大学附属中山医院报告了四例难治性晚期肝内或肝门部胆管癌，这些病例在 SBRT 之后或同时使用 PD-1 抑制剂，肿瘤均成功控制，其中 1 例更是获得重新手术的机会[95]。

晚期或复发性肝内胆管癌患者，肿瘤的恶性度高，治疗上对化疗或放疗不敏感，以及同时存在多个病变，故预后较差。免疫治疗时代的到来，相关研究证明 PD-1 抑制剂为具有高肿瘤突变负荷（TMB）、高微卫星不稳定性（MSI-H）、错配修复缺陷（dMMR）或 PD-L1 表达阳性的患者提供了治疗机会，低 TMB、微卫星稳定（MSS）、错配修复熟练（pMMR）或 PD-L1 表达阴性，不利于患者从 PD-1 抑制剂治疗中受益。国内学者在 *Journal Immuno Therapy Cancer* 杂志发表的一篇相关研究打破了这个限定，研究涉及一名晚期 ICC 患者和两名术后复发 ICC 患者，ICC 患者的 TMB 为 1.2 muts/Mb、MSS、pMMR 和 PD-L1 表达 < 1%，结果显示肝内病灶和淋巴结转移在治疗后均得到良好控制，达到部分缓解（PR），病灶直径总和减少 40.9%。一名术后复发的 ICC 患者 TMB 为 3.8 muts/Mb、MSS、pMMR 和 PD-L1 表达 < 1%，结果显示肝内复发和淋巴结转移均通过联合治疗得到良好控制，达到部分缓解（PR），病灶直径总和减少 86.3%。另一例术后复发患者的 TMB 为 0.98 muts/Mb、MSS、pMMR 和 PD-L1 表达 < 1%，结果出乎意料地达到完全缓解（CR）并维持 11 个月。三名患者均观察到远隔效应。这项研究提示了 SBRT 联合 PD-1 抑制剂的治疗模式可能改变了常规治疗模式，为 SBRT 和 PD-1 抑制剂联合治疗对低 TMB、MSS、pMMR 和 PD-L1 阴性表达的晚期或复发性 ICC 患者的有效性提供了初步证据，并可能扩大适应证，对以前不适合免疫治疗的患者进行联合治疗[96]。

九、肝癌的近距离放疗

（一）概述

近距离放疗是指将放射性核素封装源通过组织、血管、淋巴管及腔内等置入人体内，来对肿瘤进行短程照射的放射治疗方式，以达到控制肿瘤的目的。根据其放置方式不同可分为暂时性插值和永久性插值两种。原发性肝癌的内放疗包括 ^{90}Y 玻璃微球疗法、^{131}I 单克隆抗体、放射性碘化油、^{125}I 粒子置入等。

（二）放射性粒子置入

放射性粒子组织间置入治疗已有 100 多年的历史，其原理是经皮穿刺将放射性粒子直接置入肿瘤内部，对肿瘤细胞进行有效杀灭。由于其生物学效应高，对正常组织损伤小，可有效解决对外照射不敏感，以及放疗后靶区内及周边复发的肿瘤。粒子在靶区的精准分布是保证粒子疗效及减轻对正常组织损伤的关键环节。典型的 ^{125}I 粒子长 4.5mm，直径为 0.8mm，内为吸附 ^{125}I 银棒，外壳为 0.05mm 厚的钛金属。其半衰期为 59.4 天，平均光子能量 28keV，穿透距离为 1.7cm，活度 0.5~0.75MBq，发射低能 γ 射线和特征性 X 射线。

放射性粒子置入是局部治疗肝细胞癌的一种有效方法，放射性粒子持续产生低能X射线或γ射线。在肿瘤组织或受肿瘤侵犯的管腔（门静脉、下腔静脉或胆管）内置入放射性粒子后，通过持续性低剂量辐射，最大程度杀伤肿瘤细胞。方主亭等[97]人研究了经导管肝动脉化疗栓塞术（TACE）联合与未联合腔内^{125}I粒子条置入治疗HCC伴广泛性门静脉癌栓的疗效。其中TACE组（A组）30例、TACE联合门静脉腔内置入^{125}I粒子条组（B组）32例，A组术后90、180、360天生存率分别为89.7%、28.7%和0。B组术后90、180、360天生存率分别为96.8%、56.0%和15.2%（P=0.001）。对于HCC合并门静脉主干癌栓的患者，采用支架及腔内置入^{125}I粒子条联合TACE明显延长了患者的生存期。吕进等[98]人应用手术联合^{125}I放射性粒子永久性置入治疗肝癌48例，中位随访期为23个月，瘤体积≤20mL者治疗有效率75.6%，瘤体积21~64mL者有效率69.6%。1、2、3年生存率分别为72.9%、47.9%和25%。治疗后临床症状完全改善的患者占93.2%，ALT、AST由异常降至正常水平者占80%，AFP降低超过原数值50%者占75%。本研究术后随访显示出较高生存率，术后影像学评估局部控制率较高。随访未出现严重并发症，31.0%死于后续治疗的相关并发症，10.3%死于与治疗无关原因，体现了^{125}I粒子置入放疗的安全性。Zhang等[99]人评价^{125}I粒子置入联合经导管动脉化疗栓塞治疗乙型肝炎相关、伴门静脉癌栓、不可切除肝细胞癌的安全性和有效性。其中经导管动脉化疗栓塞联合^{125}I粒子置入（n=20），经导管动脉化疗栓塞术（n=56）。进行倾向匹配分析结果显示，联合治疗组较单纯经导管动脉化疗栓塞有更长的OS（28.0个月对比8.7个月，P=0.001），两组均未发现3级以上不良反应。TACE联合^{125}I粒子条置入对肝细胞癌伴门静脉癌栓患者有显著的生存获益。

（三）后装治疗在HCC中的应用

后装治疗技术是指先将不带放射源的治疗容器（施源器）通过各种途径置于治疗部位，然后在安全防护条件下用遥控装置将放射源通过导管递送到已安装在患者体腔内的施源器，从而进行放射治疗的技术。根据放射源在治疗时的剂量率可分为高剂量率、中剂量率、低剂量率。目前国外HCC患者常用的后装治疗为CT引导下高剂量率近距离放射治疗（computed-tomography-guided-high-dose-rate brachytherapy，CT-HDRBT），其放射源以铱-192（^{192}Ir）为主，主要适用于不可行手术切除的HCC患者，或者作为替代TACE治疗HCC患者等待肝移植的桥接治疗[100]。Denecke等[101]人发现，相比常规TACE，CT-HDRBT可获得更好的肿瘤缓解率。Collettini等[102]人认为CT-HDRBT可以局部消融不可切除且直径高达12cm的HCC，在局部控制率方面有良好的结果。

目前CT-HDRBT治疗的临床应用与研究在我国HCC患者中少有开展，尚缺乏其疗效与不良反应的相关临床数据。

（四）肝癌放射性栓塞治疗

RE（radioembolization，RE）又称选择性内部放射治疗（selective internal radiation therapy，SIRT），是一种特殊的近距离放射治疗方法，在国外已有20多年的使用经验，多项研究已经证实了SIRT在肝癌治疗中的疗效和安全性。SIRT是将载有β射线放射活性的微球，通过肝动脉注射至肿瘤部位，从而实现对肿瘤进行选择性内部照射治疗的技术。其最常用的放射性核素钇-90（^{90}Y）分为玻璃微球与树脂微球2种类型。^{90}Y在肝脏组织内的平均射程为2.5mm，远低于常规放射治疗的γ射线，具有半衰期短、组织穿透距离短等特点，在有效杀伤肿瘤细胞的同时，能降低周围正常组织的受量。

德国的一项前瞻性非随机对照研究比较了2009年11月至2011年10月86例BCLC分期为B期的肝细胞癌患者，其中42例接受常规介入治疗，44例接受^{90}Y微球疗法。两组总生存期分别为18个月和16.4个月，差异无统计学意义。尽管^{90}Y微球组的患者更晚期，但两种治疗方法的生存率相似。在TACE组中，治疗次数、每个患者平均治疗次数、总住院时间和不良事件发生率均显著高于^{90}Y微球组（$P < 0.001$）[103]。对于BCLC分期为B期的患者，采用^{90}Y微球治疗似乎优于常规放疗。

2011年，Sangro等[104]人对不适合手术切除、TACE或系统治疗共325例HCC患者使用^{90}Y-树脂微球放射栓塞后进行了一项多中心回顾性分析。结果显示，BCLC分期为A期患者的中位生存期为24.4个月，B期患者的中位生存期为16.9个月，C期患者的中位生存期为10.0个月。在毒副作用上，仅6.2%的患者出现3级以上不良反应。对BCLC分期为C期的肝细胞癌患者，如果伴发门静脉主干癌栓，那么接受常规介入栓塞治疗有风险，由于^{90}Y玻璃微球不通过栓塞肿瘤血管而发挥作用，因而具有优势。^{90}Y-树脂微球临床治疗技术是目前我国引进的治疗肝癌的新手段，在我国于2021年9月28日完成首例治疗[105]，但是在国外已经有非常多的研究和临床案例能够证实其疗效，并且得到比较充分的研究结果，肝癌患者有望在未来接受到这样的治疗。

十、肝癌的质子和重离子治疗

（一）概述

放射治疗，作为一种经典的肿瘤物理治疗手段，已有100多年的历史，目前最常见的放射治疗技术有：3D-CRT、IMRT、VMAT、SBRT等。大约有70%的肿瘤患者在其病程的某一阶段需要接受放射治疗，可以说，放射治疗已经成为肿瘤治疗不可或缺的手段之一。传统放射治疗采用的是光子治疗，包含了高能X射线和γ射线。比如在放射治疗过程患者经常用到的放疗直线加速器、光子刀（X-刀）、射波刀（赛博刀）、速锋刀、托姆刀（TOMO刀）等都是X线，而伽马刀则是γ射线。在光子放疗技术不断前进的同时，另外一种粒子射线的放疗手段也不断成熟，这就是质子和重离子放疗。质子是氢原子剥去电子后带有正电荷的粒子，而重离子则是指碳、氖、硅等原子量较大的原子失去一个或几个电子后的粒子，通常包含带电的氦、碳及氖离子等（放疗用的重离子一般指碳离子）。这些微小的带电粒子通过加速器加速后形成的粒子束，就是质子或重离子射线。目前，肿瘤放疗界普遍认为质子和重离子治疗通过集成高能物理、加速器制造、计算机、自动控制等新技术应用于肿瘤的影像成像、放疗计划、实施和质量控制，使肿瘤放疗的精确性达到当今最高水平，既能有效杀灭肿瘤细胞，又能最大限度保护周围健康组织，具有精度高、疗程短、疗效好、副作用小等优势。相对于已开展百年之久的传统放疗，质子和重离子治疗代表了放疗的最高技术和未来趋势，由于技术和价格因素，仅在德国、日本和美国以及我国等少数国家开展，全球范围内作为医疗用途的粒子装置仅有数十台。

质子和重离子治疗都是放射治疗，与光子放疗对比有哪些优势?

首先，从放射生物学来说，质子射线的能级可以打乱肿瘤细胞的DNA单链，使得肿瘤细胞修复困难，而重离子射线的能级可打断肿瘤细胞的DNA双链，使被照射肿瘤细胞彻底死亡。如果X线的相对生物学效应是1，那质子大概是1.1，重离子则可以达到3左右。除此以外，重离子射线对各个细胞周期的肿瘤细胞都具有杀伤作用。因此，从生物效应方面，质子与光子差别不大，而重离子显然有着更强的生物效应，对于部分抗拒光子甚至质子射线的肿瘤有着更好的疗效。

其次，从放射物理学角度看，常规放疗的射线是光子（如高能 X 射线、60Co 射线等），在穿透人体组织后能量会大量衰减，既影响了肿瘤靶区剂量分布，也导致周围组织会受到较大辐射损伤（图 7-1-17）。而质子和重离子射线在进入人体的过程中剂量释放很少，但到达肿瘤靶区时能量会全部释放，形成所谓的布拉格（Bragg）峰。这也就意味着可以把 Bragg 峰产生的高剂量集中在肿瘤位置，类似于在肿瘤区域进行“立体定向爆破”，即肿瘤靶区接受了较大放射剂量，而周围组织的损伤则降到最低，从而实现疗效最大化。需要注意的是，肿瘤本身是有体积的，所以实际应用中，Bragg 峰也需要展宽（SOBP）后使用（图 7-1-18）。

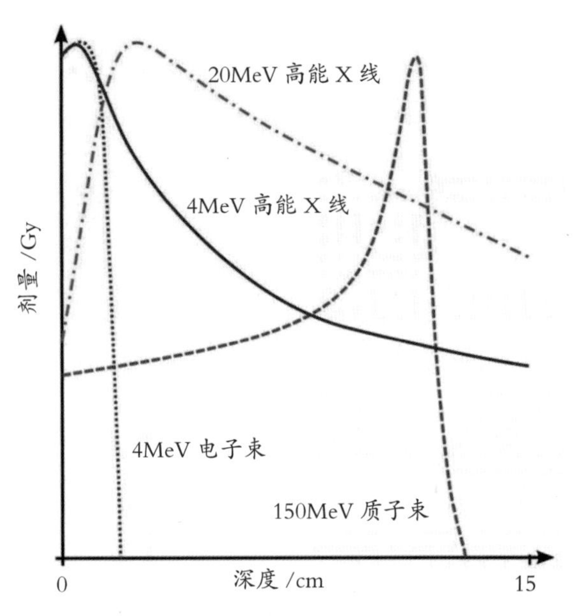

图 7-1-17　4MeV 及 20MeV 高能 X 线、4MeV 电子束、150Mev 质子束的剂量 – 深度曲线图

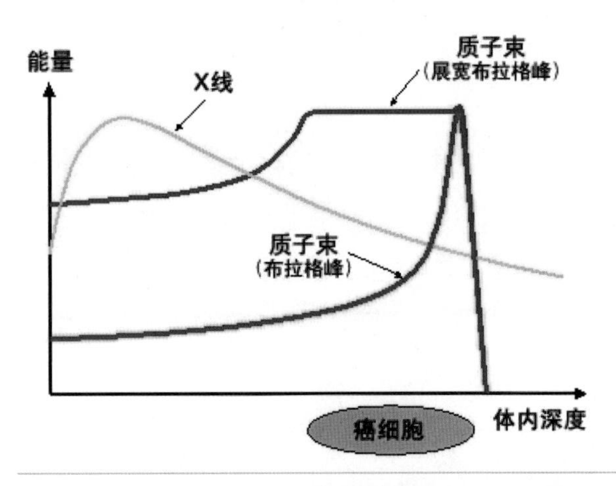

图 7-1-18　200MeV 质子束剂量 – 深度曲线图

注：图中包括未调制的布拉格曲线和宽度为 5cm 的扩展布拉格峰（spread-out Bragg peak，SOBP）；与其对比的是 16mV 的 X 射线束剂量 – 深度曲线。

此外，得益于相对生物学效应的增加等因素，重离子治疗的次数更少、疗程更短。

因此可以说，重离子射线是更加理想的放疗用射线。不过重离子的成本比质子放疗更高，而且没有更充分的证据能带来比质子放疗更好的临床收益，目前应用比较少。

临床上，哪些肿瘤适合质子和重离子治疗?一般来说，适合普通光子放疗的肿瘤基本都适合质子和重离子治疗，但质子和重离子射线独特的放射生物学和放射物理学特性，又使得其适应证范围有了极大拓宽。如：①脑膜瘤、脑胶质瘤、垂体瘤、听神经瘤及星形细胞瘤等中枢神经系统肿瘤。②脊索瘤、（软骨）肉瘤等颅底肿瘤。③鼻咽癌、口腔癌、咽癌、喉癌、腺样囊性癌等头颈部肿瘤。④肺癌、胸腺癌、食管癌等胸部肿瘤。⑤肝癌、前列腺癌、胰腺癌、复发直肠癌等腹盆腔部肿瘤。⑥乳腺癌、骨和软组织肿瘤等其他肿瘤。

质子和重离子治疗可作为多种恶性肿瘤（如鼻咽癌、前列腺癌等）的主要根治性治疗手段，治疗效果与手术相当，且能最大限度保留器官功能，提高患者的生存质量。与此同时，质子和重离子治疗与手术的配合成为临床应用中的一大亮点。如肺癌、脑胶质瘤、腺样囊性癌等恶性肿瘤手术后进行辅助放疗，利用质子和重离子“精准爆破”的优势，可以消灭残存的肿瘤细胞，从而提高肿瘤控制率及患者生存率。再如晚期食管癌、直肠癌等恶性肿瘤，原本难以进行手术切除，通过质子和重离子新辅助放疗（术前放疗）后肿瘤体积缩小，增加了手术切除的成功率，且有利于降低术中肿瘤播散的可能性。

现代医学愈加倡导恶性肿瘤的多学科综合治疗模式，质子和重离子技术与外科手术的合理组合，将大大提高肿瘤患者的预后和生存质量。

（二）质子装置介绍

质子治疗系统是一套庞大、复杂而又极其精密的高科技设备。全套设备由质子加速器、束流输运系统、束流配送系统、剂量监测系统、患者定位系统和控制系统所构成，占地长70m。其核心之一是回旋加速器，用以产生高能质子射束，加速器磁铁直径434cm，重210t。它发出质子束能量高达230MeV，足以用于治疗体内任何深度的肿瘤。临床治疗时，质子束经一系列装置引入专用的治疗室，进入旋转治疗架。治疗架是控制投射的庞大旋转装置，占据三层楼空间，它可以在病人静卧的舒适条件下，从任意方向投射到病人的肿瘤区域，并保证准确性在1mm以内。治疗用的质子束还需要根据病人病变的情况进行精细的调整，使之符合治疗的需要，以达到最佳剂量分布的目的。因此，质子治疗装置还设有调节和变换射束的照射系统。此外为了使如此庞大而精密的复杂设备准确可靠地运行，质子治疗装置带有完善的安全与控制系统，以保证病人与工作人员的安全。

质子直线加速器是质子治疗系统的重要成员。目前有强流质子直线加速器和小型质子直线加速器两种类型。强流质子直线加速器和小型质子直线加速器看起来完全相反，实际上有着不少共同点。

（1）两者都要采用一些新的加速结构，特别是中能区。

（2）两者都要求加速高质量质子束（规一化发射度0.1~0.2πmm.mrad）。对于强流加速器这是为了尽量减少束流损失以避免产生较强的放射性，而对于束流通道很细的S波段直线加速器，发射度较大的质子束根本不可能通过。

（3）用于核能和医疗的加速器一旦发生故障会造成重大损失，因此它们应该具有较高的可靠性、可利用率、可维修性和可检测性[106]。

强流质子直线加速器按其束流时间结构可分为连续束和脉冲束两类。连续束强流质子直线加速器主要用于核能领域，如嬗变核废料、增殖核燃料、提供洁净核能等，建造难度极大，目前美国、西欧和日本都在进行研究工作。脉冲束强流质子直线加速器主要用于高通量脉冲散裂中子，它是有重要价值的科学研究装置，主要利用中子散射研究凝聚态物理。目前美国准备建造的NSNS（national spallation neutron source）和西欧计划建造的ESS（european spallation source）均属此类。为了获得几十安培的窄脉冲束，需要在直线加速器后设置一个积聚环（accumulator）。从直线加速器引出的负氢离子束被注入积聚环，在注入时负氢离子被剥离为质子。直线加速器束流脉冲宽度约1ms，可以注入约一千圈，然后一次引出送到重核靶上。强流质子直线加速器还可用于其他方面，例如利用质子束打靶时产生的π介子及其衰变产物μ介子和中微子进行粒子物理和核物理的研究（如中微子振荡等），在武器研究方面也有多种用途。

小型质子直线加速器主要用于质子治疗。20世纪90年代初，美国Hamm、Grandall等人首先提出利用S波段直线加速器进行质子治疗的建议。利用S波段边耦合直线加速器获得毫米质子束，可以使用于医用电子直线加速器现成的高频技术。除质子治疗外，这种加速器还可用作材料科学和生命科学的研究。

（三）质子和重离子放疗用于肝癌治疗的剂量学优势

与X线放疗（XRT）相比，质子治疗（PBT）对附近正常器官的照射剂量更小，这对于肝癌治疗特别有意义，因为平均肝脏照射剂量和低肝脏照射剂量都是放射性肝病（RILD）重要的预测指标。质子治疗已被证明可在肝细胞癌患者中实现优异的长期肿瘤控制效果且毒性反应非常小。越来越多的数据支持质子治疗用于不可切除胆管癌或肝转移患者，特别是那些不适合XRT的肿瘤较大的患者。

质子束可以将大部分剂量沉积在布拉格峰上，基本没有出射剂量；而X射束远端剂量呈指数衰减，靶区远端的大量正常组织会受到低至中等剂量的照射。

肝部肿瘤患者的治疗计划研究显示（图7-1-19），质子治疗相较于IMRT可显著减少肝脏平均照射剂量（平均30%~55%），肾脏、胃、肠道和心脏的照射剂量也显著减少。质子治疗更优的剂量分布可减小急性和晚期毒性反应并能够更安全地输送更高的剂量，质子治疗可获得更高的肿瘤控制率。

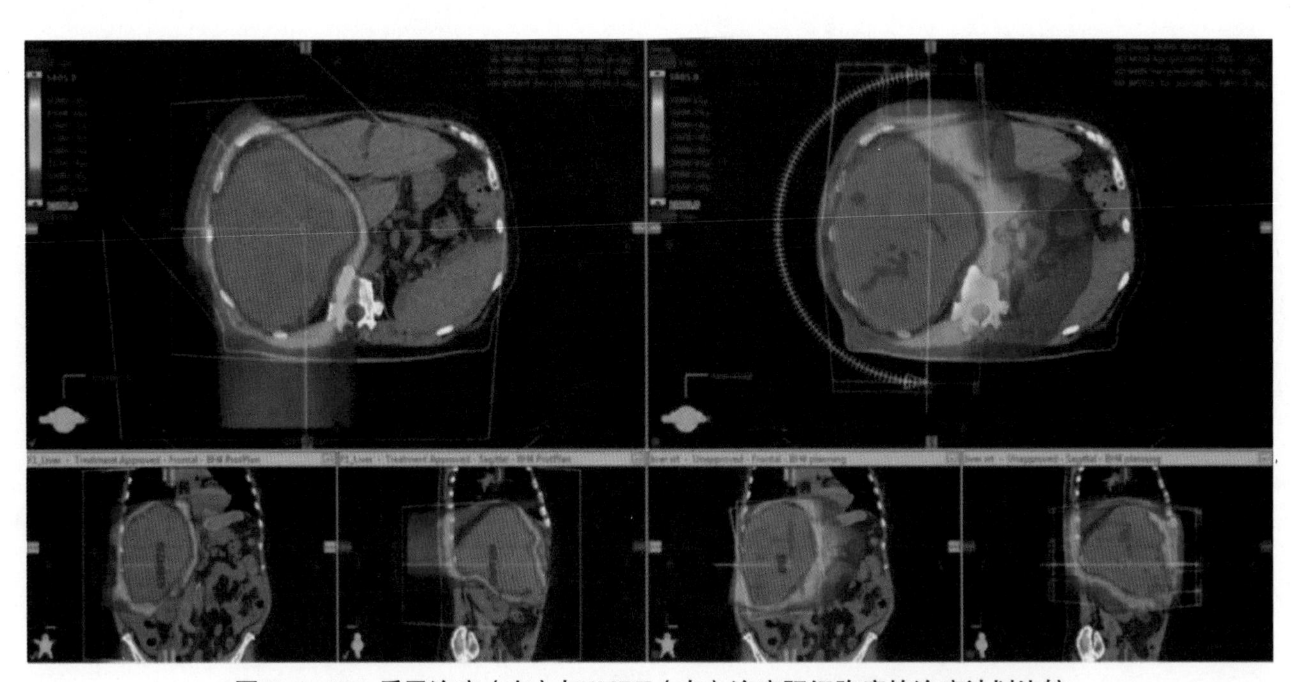

图7-1-19　质子治疗（左）与IMRT（右）治疗肝细胞癌的治疗计划比较

对于HCC患者，质子治疗的基本原理是降低RILD的发生风险，尤其是那些肿瘤负担较大和/或肝功能较差的患者。质子治疗可以减少正常肝脏的照射剂量，也可以增加肿瘤的照射剂量，这可能有利于一些无法切除的肝内胆管癌或肝转移的患者。虽然与XRT相比，质子治疗可能使肠、胃、肺和心脏在内的危及器官免于照射，但这些差异对大多数肝癌患者可能并没有临床意义。

（四）质子和重离子放疗的相关临床研究

1. 肝癌质子和重离子治疗的疗效和安全性数据

质子治疗在肝癌高发的日本已被广泛研究。1983年，日本高能加速器研究所（high energy accelerator research organization，KEK）首次将质子用于HCC的治疗，并与筑波大学共同进行了第一个 HCC 质子治疗临床试验，该试验结果是患者质子治疗后局部控制率几乎达到 100%，且无严重不良反应事件的发生[107-109]。

2005 年，由日本筑波大学开展的回顾性研究[110]，分析了 162 例质子治疗的 HCC 患者，包括 192 个病灶。这些患者因肝功能障碍、多发肿瘤、手术切除后复发和伴随疾病等多种原因无法手术。大部分肿瘤大小为 3~5cm（56%），＜ 3cm 的肿瘤占 27%，＞ 5cm 的肿瘤占 17%；质子治疗中位剂量为 72Gy（50~88Gy），中位分割剂量 4.5Gy（2.9~6Gy）；患者 5 年局部控制（LC）率达 87%，总生存（OS）率为 24%，5 例患者出现 2 级以上的毒性反应，无 5 级毒性反应。这项研究在全球范围内明确了质子治疗肝癌的安全性和效果，奠定了肝癌质子治疗的基础，也推动了质子治疗肝癌的发展后续。

筑波大学虽然最初使用了多种治疗方案，但多年来一直根据肿瘤的位置选择 3 种质子治疗方案：①外周肿瘤为 66GyE/10f。②肿瘤距肝门≤ 2cm 为 72.6GyE/22f；③肿瘤距胃肠道（GI）≤ 2cm 为 77GyE/35f。2001 年至 2007 年的研究，共纳入 266 例患者使用上述治疗方案，5 年 LC 率为 81%，不同分割治疗计划间没有差异。与之前提到的研究相比，患有 CP-A 型肝硬化的患者比例更大（76%），这可能导致了更高的 5 年 OS 率（48%）。尽管治疗的肿瘤位置接近放射敏感的正常器官如肠，但是少有 3 级毒性发生，证明对靶区每分次低剂量照射的可行性。

2017 年 5 月，日本学者福田邦明（Kuniaki Fukuda）等人发表了筑波大学的长期研究结果。此研究把肝癌病患依照 BCLC 分期进行分类，主要研究的对象为无症状到卧床时间小于五成、肝硬化指标（Child-Pugh score）为轻微至中等、无严重腹水、从未接受任何肝癌治疗的病患。此研究分析了 2002 年至 2009 年，以质子射束在 10~35 的分次照射内，接受 66.0~77.0Gy 治疗剂量的 129 位病人。研究结果指出，对于 BCLC 分类为 0 或 A 级的病人，质子治疗可以提供 94% 的 5 年局部肿瘤控制率（local tumor control，LTC），28% 的 5 年无恶化生存（progression-free survival，PFS）率及 69% 的 5 年总生存（overall survival，OS）率。而在 BCLC 分类为 B 级的病人，其 5 年的局部肿瘤控制率、无恶化生存率、总生存率分别为 87%、23%、66%，而在 BCLC 分类为 C 级的病人中，则分别为 75%、9%、25%。值得一提的是，在主要血管产生肿瘤栓塞的病人，往往是传统治疗棘手的一群病人。但研究指出，质子治疗可在这群病人达到 5 年 90% 的局部肿瘤控制率及 34% 的总生存率。更重要的是，全部病人皆没有大于或等于 3 级的副作用。此篇研究初步确立了质子治疗肝癌的有效性及不受威胁性。对于局限性的肝癌，质子治疗不但可以提供有效的局部肿瘤控制，更可以将治疗的风险控制于低点。

除了筑波大学，日本、韩国和美国的其他机构的研究也显示肝癌质子治疗后可获得良好的长期结果。在大多数研究中，包括 4~7cm 的肿瘤，5 年 LC 率为 80%~95%，5 年 OS 率为 20%~70%。在这些研究中，大多数患者患有 CP-A 型肝硬化（70%~90%）。

目前，样本量最大的 HCC 质子治疗回顾性临床研究是洛马林达大学医疗中心报道[111-113]的针对 1998 年至 2006 年间 76 位患者，肿瘤平均直径 5.5cm，接受 63Gy/15f 质子治疗。18 例患者（24%）进行了肝移植，大多数患者患有 CP-B（47%）或 CP-C（24%）型肝硬化。33% 达到了病理学的完全缓解，39% 的患者仅有微观残留病变。随访结束时，20% 的患者局部治疗失败，中位疾病无进展生存期为 36 个月，患者质子治疗后 AFP 值显著下降，没有出现需要中断治疗的毒性反应。

日本地区质子治疗肝癌的经验表明，大肝癌的质子治疗也可以获得显著的局部控制率，直径＞ 10cm 的 HCC 患者接受质子治疗后 2 年局部控制率可以达到 87%[114]，门静脉瘤患者质子治疗 3 年局部控制率为 86%[115]，年龄超过 80 岁的 HCC 患者质子治疗后 3 年局部控制率为 100%[116]。质子治疗后肿瘤复发的患者也可以接受质子再放疗，5 年局部控制率仍可以达到 87.8%[117]。

质子束和碳离子对肝癌治疗的疗效有何差别？日本兵库县离子束医疗中心（HIBMC）是世界上唯一一家通过质子束和碳离子疗法获得 HCC 治疗结果数据的医疗中心。Komatsu[118]等人追踪随访了 343 例 HCC 患者（386 个肿瘤）的临床结果，其中 242 例患者（278 个肿瘤病灶）接受质子束治疗，而 101 例患者（108 个肿瘤病灶）接受碳离子治疗。他们通过直接比较两种光束类型的剂量分布，选择了更适合的光束。在各种剂量照射方案后，质子束和碳离子的 5 年局部控制率分别为 90.2% 和 93%。在多变量分析中，肿瘤大小是局部控制率的独立危险因素，肿瘤局部控制率在肿瘤直径 < 50mm、50~100mm 和 > 100mm 时分别为 95.3%、84.4% 和 42.2%。对于 < 50mm 的肿瘤，两种光束类型的局部控制率相同（质子束和碳离子分别为 95.5% 和 94.5%），但对于较大的肿瘤，PBT 后的局部控制率略低于碳离子治疗，尽管肿瘤 > 100mm 的患者数量非常少（直径 50~100mm 肿瘤质子束和碳离子局部控制率分别为 84.1% 和 90.9%，而直径 > 100mm 质子束和碳离子局部控制率分别为 43.4% 和 80%）。

HCC 质子治疗最主要的不良反应事件是胃肠道毒性（出血或溃疡）和肝功能不全。避免胃肠道毒性反应的方法是调整照射野，减少对胃肠道剂量辐射。而对于如何避免质子治疗后患者出现肝功能不全，Kawashima 等人在分析了 60 位接受质子治疗的 HCC 患者的剂量体积直方图（DVH）后，认为 ICG R15 和 V30% 是有效预测指标，这与光子放疗相同。在他们的研究中，20 位 ICG R15 < 20% 的患者在质子治疗后没有出现肝功能不全，但 8 位 ICG R15 ≥ 50% 的患者中，有 6 位死于肝功能不全；V30% ≥ 25% 的患者有一半出现了肝功能不全[119-123]。

2. 有关肝癌质子和重离子治疗的 Meta 数据分析

日本的学者 Hiroshi Igaki 对 1983 年至 2016 年发表的 HCC 粒子治疗相关临床研究进行了回顾性分析，重点关注患者的局部控制率、总生存率和晚期放疗副反应。纳入研究的文献共 11 篇，包括 1 个质子治疗与经导管动脉化疗栓塞治疗随机对照试验、9 个 I 期后 II 临床试验和 2 个回顾性研究。研究结果在 2017 年 *International Journal Clinical Oncology* 上发表，Meta 分析的结论明确了质子治疗肝癌的安全性和效果[124]。

根据这些发现，日本肝病学会肝细胞癌临床实践指南修订委员会发布了对日本肝细胞癌临床实践指南（2017 年）的补充，即可以对其他局部疗法难以治疗的 HCC 进行质子放疗和重离子（碳离子）放疗（弱推荐）[125]。美国 NCCN 临床实践指南：肝胆肿瘤（2018.V1）于 2018 年 2 月 15 日更新发布，指出无法手术的肝细胞癌患者可以接受大分割光子或质子治疗，但推荐要在经验比较丰富的癌症中心接受治疗。

国内学者邵丽华[126]于 2020 年在《肿瘤防治研究杂志》上亦发表了关于碳离子和质子治疗肝细胞癌的 Meta 分析，共纳入 7 项碳离子和 23 项质子治疗研究。其中碳离子和质子治疗研究中 Child-Pugh A 级患者的所占中位比例分别为 82.1%（66.7%~100%）和 78.3%（29%~100%），经其他治疗后复发患者所占的中位比例分别为 47.6%（33.3%~75%）和 63.2%（21.7%~100%）。Meta 分析结果如下。

在生存率方面，碳离子和质子治疗 HCC 的 1、2、3 和 5 年的合并 OS 率分别为 94.2%（92.1%~96.3%）、82.3%（76.9%~87.6%）、65.4%（55.8%~75.0%）、29.2%（21.1%~37.4%）和 80.2%（73.3%~87.2%）、65.2%（58.4%~72.1%）、57.4%（49.7%~65.1%）、36.9%（28.2%~45.6%），具体见图 7-1-20。亚组

分析显示，碳离子和质子治疗无脉管癌栓、肿瘤直径 < 5cm、首次治疗、Child-Pugh 分级为 A 级的 HCC 患者的 OS 均较存在脉管癌栓、肿瘤直径 ≥ 5cm、经其他治疗后复发、Child-Pugh 分级为 B 或 C 级的有所提高，具体结果分析见表 7-1-5、图 7-1-21。

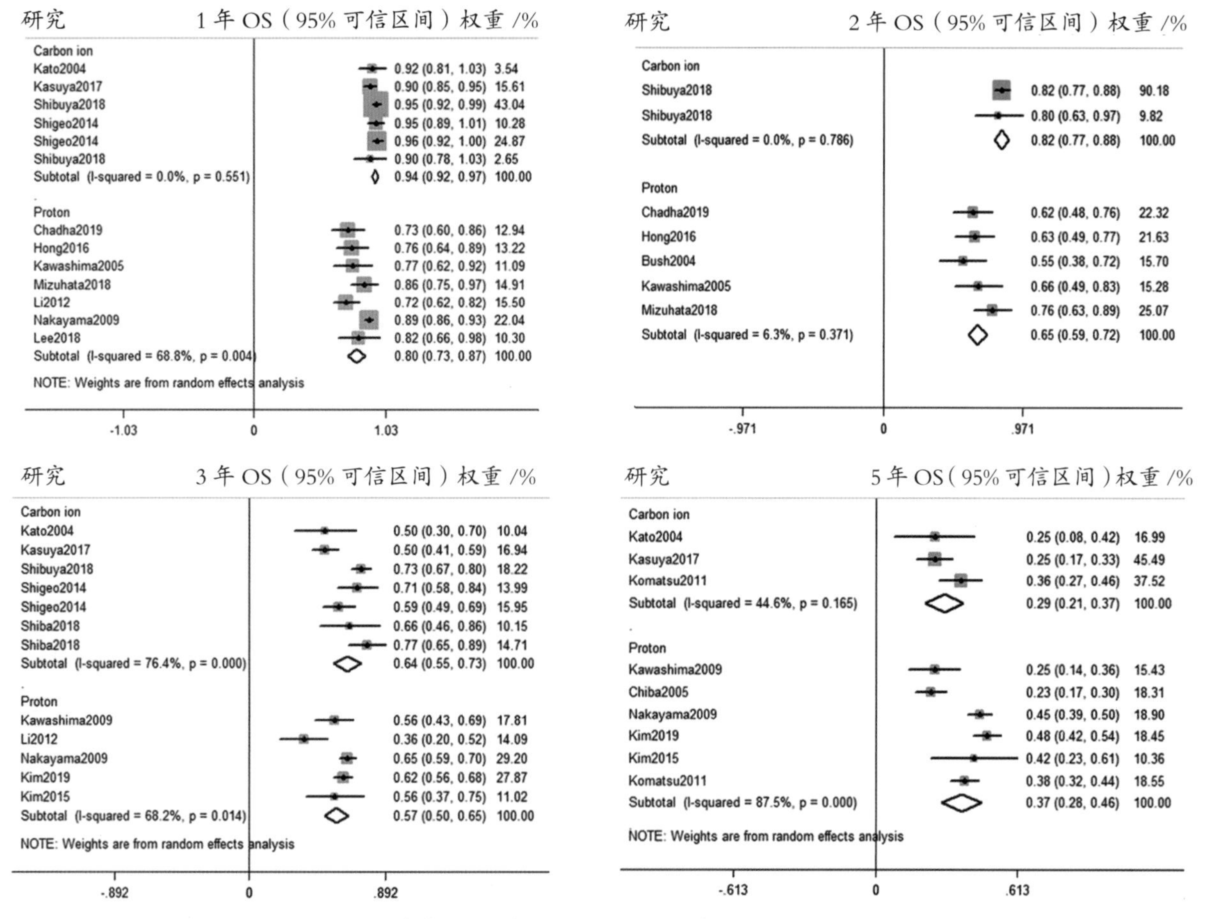

图 7-1-20　碳离子和质子治疗 HCC 生存率的 Meta 分析森林图

表 7-1-5　碳离子和质子治疗 HCC 生存率的 Meta 分析森林图

分组	研究	病例数 / 例	OS 率 /%	*P*
Child-Pugh				
A	Komatsu,2011 [26]	78	5y ：41.2(30.3~52.1)	< 0.0001
	Shibuya,2018 [30]	153	2y ：87.0(81.7~92.3)	0.020
B or C	Komatsu,2011 [26]	23	5y ：33.3(14.0~52.6)	
	Shibuya,2018 [30]	20	2y ：52.4(30.5~74.3)	
Prior treatment history				
Yes	Shibuya,2018 [30]	79	2y ：76.5(67.2~85.8)	0.112
No	Shibuya,2018 [30]	95	2y ：87.7(81.1~94.3)	
	Kato,2004 [28]	6	5y ：50.0(10.0~90.0)	

续表

分组	研究	病例数 / 例	OS 率 /%	*P*
Tumor thrombus				
Yes	Komatsu,2011 [26]	19	5y ：22.0(3.4~40.6)	0.0055
No	Komatsu,2011 [26]	89	5y ：47.8(37.4~58.2)	
Tumor diameter (cm)				
＜5cm	Komatsu,2011 [26]	81	5y ：53.5(42.6~64.4)	0.0003
≥5cm	Komatsu,2011 [26]	22	5y ：17.9(1.9~33.9)	

局控率、复发及 PFS：根据合并结果碳离子和质子治疗 HCC 后均可获得良好的局部控制率，肿瘤进展均以肝内靶区外的进展最常见，导致患者死亡的主要原因均为肝癌进展，结果见表 7-1-6。

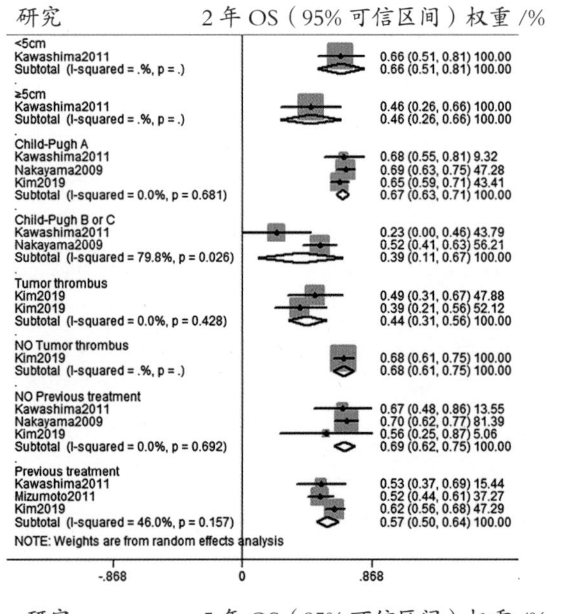

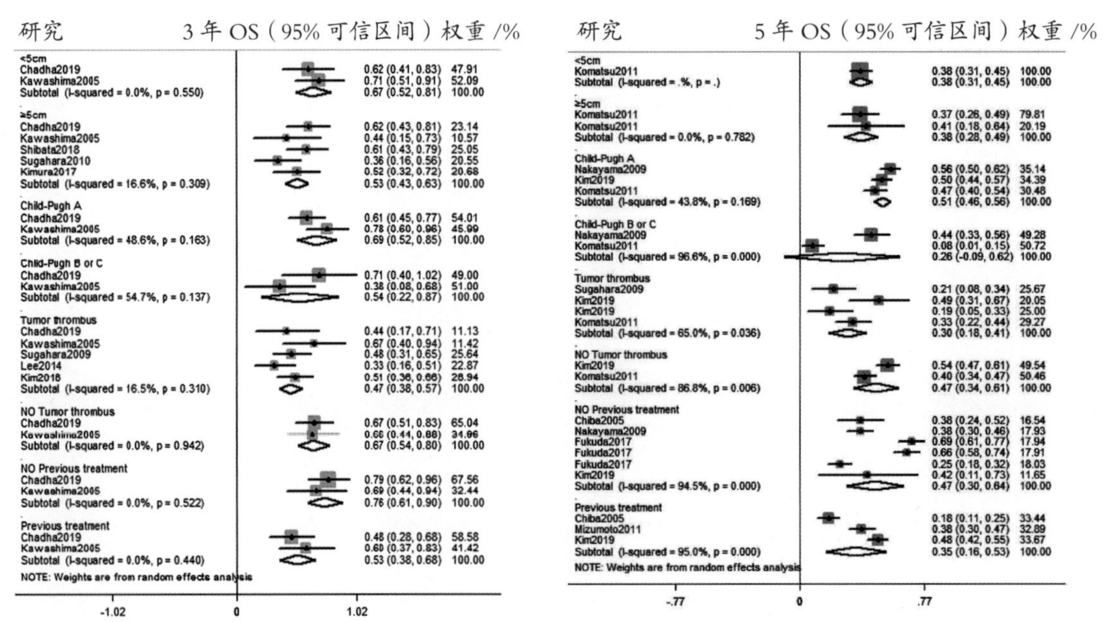

图 7-1-21　质子治疗 HCC 生存率亚组分析森林图

表 7-1-6　碳离子和质子治疗 HCC 局部控制率、复发和 PFS 的 Meta 分析结果

组	研究的数量	样本量	事件发生率 [%(95%CI)]	I^2（%）	P
1 年本地控制					
碳离子	4	446	96.0(93.8~98.2)	29.0	0.238
质子	3	334	97.7(96.1~99.3)	0	0.584
2 年本地控制					
碳离子	2	195	88.4（83.9~92.9）	0	0.467
质子	5	194	90.2（83.8~96.7）	63.9	0.026
3 年本地控制					
碳离子	6	532	83.0（77.3~88.7）	62.8	0.020
质子	4	595	87.8（85.2~90.5）	0	0.651
5 年本地控制					
碳离子	3	265	90.9（87.0~94.8）	15.6	0.306
质子	6	1065	9.3（6.7~11.8）	67.7	0.008
局部复发					
碳离子	3	299	9.5（3.2~15.9）	66.6	0.050
质子	8	908	9.3（6.7~11.8）	35.0	0.149
靶区外的肝内复发					
碳离子	3	322	59.8（35.8~83.9）	94.5	0
质子	7	636	53.4（32.8~74.0）	97.1	0
远处转移					
碳离子	3	322	18.9（5.1~32.7）	88.4	0
质子	6	458	22.4（13.6~31.2）	77.4	0.001
因 HCC 进展而导致的死亡人数 / 总死亡人数					
碳离子	5	184	72.0（65.6~78.5）	0	0.830
质子	5	383	72.6（55.3~90.0）	93.6	0
1 年 PFS					
碳离子	1	21	81.0（64.2~92.8）		
质子	5	418	60.4（50.7~70.0）	66.6	0.018

续表

组	研究的数量	样本量	事件发生率 [%(95%CI)]	I^2（%）	P
2 年 PFS					
碳离子	1	21	50.0（28.6~71.4）		
质子	3	130	52.2（39.9~64.5）	52.6	0.121
3 年 PFS					
碳离子	2	68	35.9（20.8~51.0）	38.1	0.204
质子	2	509	19.9（16.4~23.4）	0	0.534
5 年 PFS					
碳离子					
质子	2	509	12.2（9.3~15.0）	0	0.890

不良反应：因为大部分研究为回顾性研究，所以并非所有研究都报道了所有不良事件，并且有研究报告≥ 3 级不良反应的发生率为 0，0 与其他发生率合并会影响合并结果[127]，因此仅对不良反应进行描述性分析。总体而言，碳离子和质子治疗后严重不良反应（≥ 3 级）的发生均较少，均无治疗相关死亡发生，3 项研究[118, 128, 129]中各有 1 例 4 级不良反应报告；与碳离子治疗相比，质子治疗研究中有 3 级胃肠道及胆管相关不良反应发生的报告。

邵丽华的研究对 7 项碳离子和 23 项质子治疗 HCC 的研究分别进行了 Meta 分析，根据合并结果，碳离子和质子治疗 HCC 均可获得良好的局部控制率，但长期 OS 并不令人满意，亚组分析显示相较于存在脉管癌栓、肿瘤直径≥ 5cm、复发、Child-Pugh 分级为 B 级或 C 级的 HCC 患者，无脉管癌栓、肿瘤直径＜ 5cm、初治、Child-Pugh 分级为 A 级的 HCC 患者碳离子和质子治疗后的 OS 均有所提高。由此可见，本研究中 5 年 OS 并无优势，可能与纳入的各研究均包括了复发、分期较晚、病灶较大和肝功能较差等预后较差的 HCC 患者相关。

从目前质子治癌系统在肝癌治疗中的应用文献来看，质子治癌系统治疗不仅效果好，而且根据美国对患者多年跟踪研究报道，还可以有效降低复发和转移，对于早中期患者预后尤佳，对于部分中晚期患者效果也是非常理想，可最大限度延长晚期患者生命。

由于肝细胞对于放射线的耐受低于肿瘤杀伤剂量，因此一直以来放疗在肝细胞癌的治疗中的地位并不高。质子和重离子由于其 Bragg 峰特性，能够有效提高靶区剂量，对周围健康组织的伤害非常小，多项研究表明质子治疗肝癌获得了令人满意的总生存率，且局部控制率有所提高。

3 质子、重离子放疗与其他治疗的对比数据

质子治疗与光子治疗

麻省总医院 Nina Sanford，MD 及其团队回顾性比较了 133 例在 2008 年至 2017 年于麻省总医院接受传统光子放疗或质子治疗的无法手术切除肝癌患者的治疗效果[130]，其中 49 例（37%）接受质子治疗，这是首项肝细胞癌质子治疗与光子放疗的比较研究。研究的中位随访时间为 14 个月，照射剂量为 45Gy/15f 或 30Gy/5~6f，患者的中位年龄为 68 岁。研究结果显示，质子治疗组患者的

总生存期优于光子放疗组，中位生存期分别为31个月和14个月，24个月总生存率分别为59.1%和28.6%。同时，质子治疗相较于光子放疗可降低非经典RILD的发生率，21例发生非经典RILD的患者中，4例接受质子治疗，17例接受光子放疗；并且治疗后3个月的RILD发生率与总生存有相关性。质子治疗组和光子治疗组的局部控制率分别为93%和90%，两组间无显著差异（见图7-1-22）。

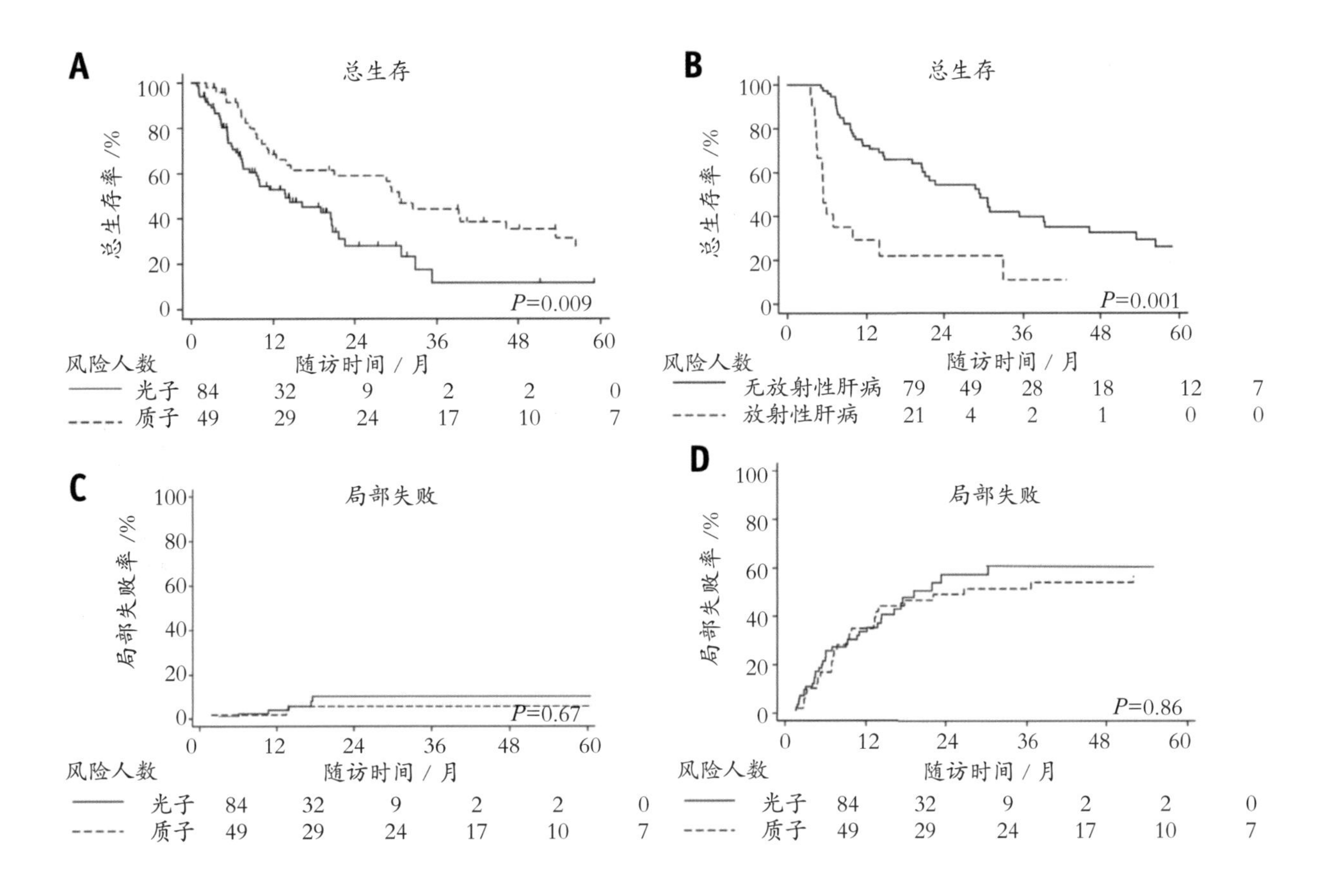

图7-1-22　两组患者的总生存率及局部失败率

注：按治疗方式分层的总生存期队列研究分析。A中红色虚线代表质子，蓝色实线代表光子，按3个月时非经典放射诱发肝病（RILD）的发展情况分层；B中红色虚线表示已发生的RILD，蓝色实线表示未发生的RILD；C中局部失败的累积发生率和D中局部区域失败按治疗方式分层。红色虚线代表质子，蓝色实线代表光子。

文章表示，质子治疗组患者总生存期较长可能是由于治疗后肝功能失代偿发生率较低。Dr. Sanford介绍说，在美国肝细胞癌患者往往伴有其他肝脏疾病，使得这些患者无法接受手术治疗，并且使放疗更加困难。质子治疗对肿瘤周围正常组织的照射剂量更低，因此对于肝细胞癌患者来说，非靶区肝组织受到的照射剂量更少。研究者认为这会降低肝损伤的发生率。由于很多肝细胞癌患者的病因是其他肝脏疾病，因此，质子治疗组较低的肝损伤率能够转化为更优的患者生存期。

质子治疗与TACE

美国洛马林达大学医疗中心的Darid Bush等人进行了质子治疗与TACE治疗的随机对照试验[131]，纳入了70位患者，其中33位患者接受了质子治疗。质子治疗组患者的2年局部控制率和疾病无进展生存率分别为88%和48%；TACE组分别为45%和31%；两组患者的2年总生存率均为59%，没有差异，但质子治疗显著缩短了患者住院治疗的时间（24d 对比 166d，$P < 0.001$）。这可能与质子治疗降低了放疗毒性反应有关。

质子治疗与射频消融

韩国学者 Tae Hyun Kim 开展了一项比较质子治疗与 RFA 治疗复发性肝细胞癌的随机Ⅲ期临床试验[132]。研究结果显示，质子治疗与 RFA 治疗的 2 年局部无进展生存率（LPFS）分别为 94.8% 和 83.9%，质子治疗的 3 年和 4 年的无进展生存率也不低于 RFA，且两种治疗方案均无 4 级不良事件发生。研究证实，质子治疗复发性肝细胞癌的局部无进展生存率高于 RFA，且安全性良好。

质子治疗后肝损伤的预测因素

肝细胞癌的放疗目前仍存在争议，因为对肿瘤的高剂量照射会导致 RILD。MD 安德森癌症中心兼中国（台湾）长庚纪念医院放射肿瘤科医生 Cheng-En Hsieh，MD 及其团队明确了质子治疗后发生 RILD 的预测因素[133]（图 7-1-23）。

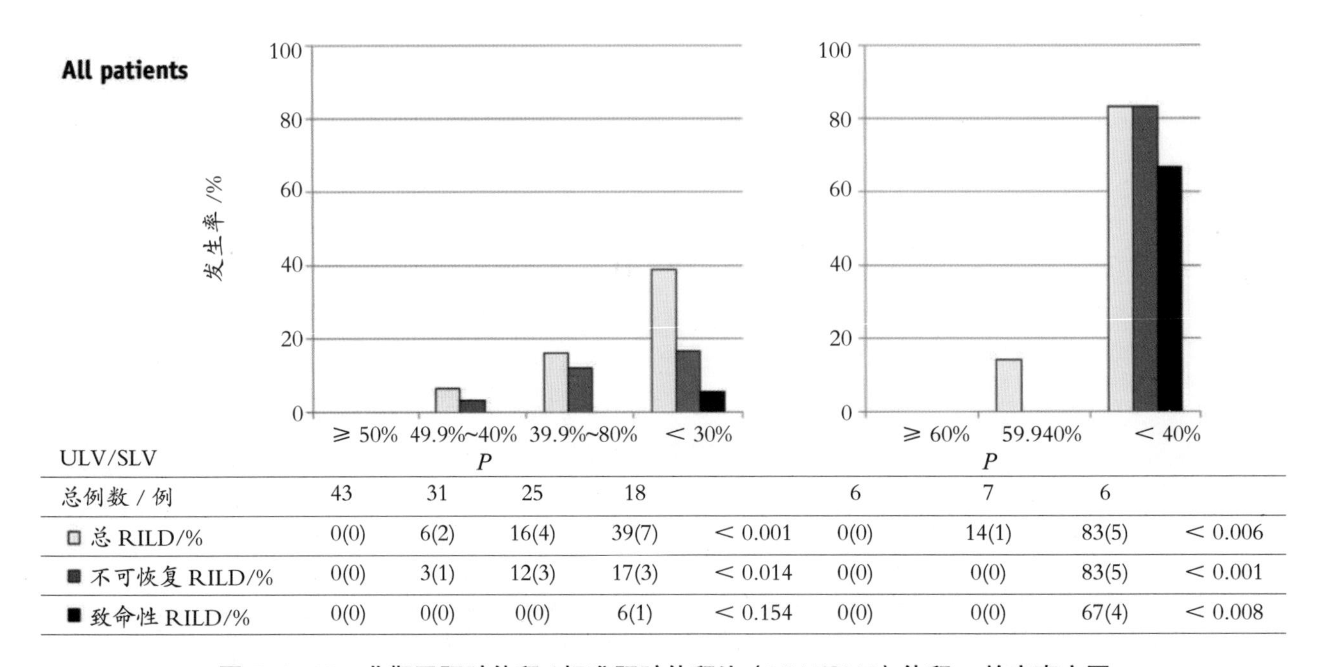

ULV/SLV				P				P
总例数 / 例	43	31	25	18		6	7	6	
□ 总 RILD/%	0(0)	6(2)	16(4)	39(7)	< 0.001	0(0)	14(1)	83(5)	< 0.006
■ 不可恢复 RILD/%	0(0)	3(1)	12(3)	17(3)	< 0.014	0(0)	0(0)	83(5)	< 0.001
■ 致命性 RILD/%	0(0)	0(0)	0(0)	6(1)	< 0.154	0(0)	0(0)	67(4)	< 0.008

图 7-1-23　非靶区肝脏体积 / 标准肝脏体积比（ULV/SLV）体积 – 效应直方图

这项多中心研究纳入了 136 例接受质子治疗后无肝内肿瘤进展的肝细胞癌患者，质子治疗的分次剂量为 2GyE。多变量回归分析显示，非靶区肝脏体积 / 标准肝脏体积比（ULV/SLV）、肿瘤靶区体积以及 Child-Pugh 分级是 RILD 的独立预测因素，平均肝脏剂量与靶区输送剂量与 RILD 无相关性。研究人员认为，ULV/SLV 值是 RILD 最重要的预测因素；接受 ≥ 1GyE 的照射可导致肝脏并发症的发生。研究数据显示，如果能够保护足够多的肝脏，质子治疗是足够安全的，并且可将 RILD 发生风险降至最低，Hsien 医生认为，肝脏的质子治疗类似肝切除术，在保留足够肝组织的情况下可以安全地切除大体积的肝脏。

4. 临床案例

案例 1（本病例及相关图片来源于上海质子重离子医院）

47 岁的男性肝细胞癌患者，此前已接受介入治疗，且由于肿瘤侵犯下腔静脉，来院就诊时已失去手术可能。2014 年 6 月就诊上海质子重离子医院。2014 年 8 月，患者接受了 40GyE/4 次的重离子治疗（图 7-1-24、图 7-1-25、图 7-1-26）。

患者在接受重离子治疗 5 个月后，随访显示，肿瘤病灶已完全消失，原病灶处呈纤维化。治疗期间未见明显毒副反应。2016 年 4 月随访时，

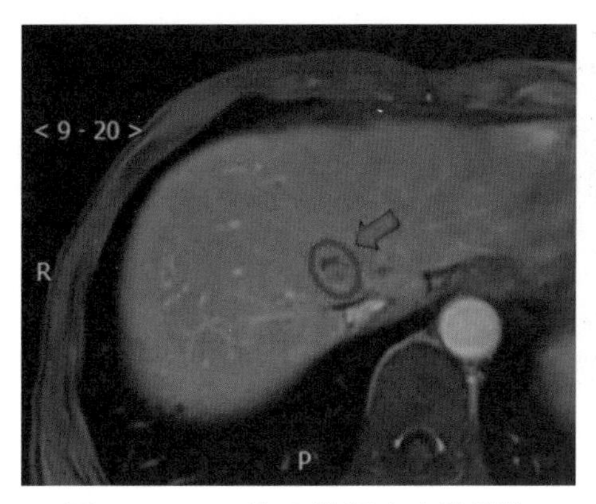

图 7-1-24　治疗前肝癌病灶影像

注：红圈部位即病灶处。

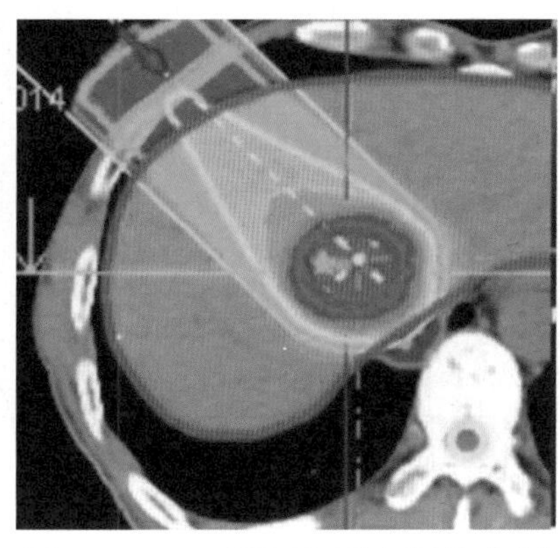

图 7-1-25　质子和重离子治疗剂量分布

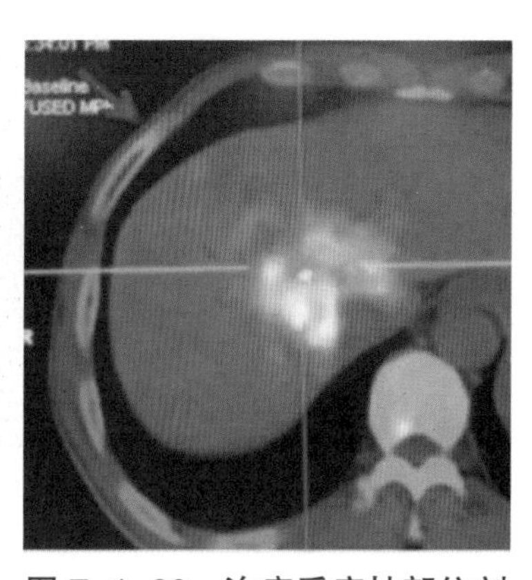

图 7-1-26　治疗后病灶部位剂量分布

注：亮色部分即为高剂量区。

MRI 检查显示肿瘤没有复发。目前该患者治疗后已达 20 个月，肝功能正常，血小板偏低，每天工作近 10 小时（图 7-1-27、图 7-1-28）。

案例 2（本病例及相关图片来源于淄博万杰肿瘤医院）

患者，女，2007 年 7 月因查体发现肝脏占位 3 天就诊于淄博万杰肿瘤医院，行上腹部 CT 发现肝脏方叶区见类圆形稍低密度影，边界尚清，增强扫描病灶不均匀强化，病灶边界更清，大小约 5.0cm × 4.5cm，诊断为肝方叶区肝癌。2007 年 7 月行 4D-PET 检查，腹部肝右叶前段可见一类圆形异常放射性摄取增高灶，其内代谢欠均匀，最大 SUV20，最大截面约 4.9cm，相应 CT 层面示低密度灶。脾脏肿大 9 个肋单元。检查结论：肝癌，行质子放射治疗，肝部病灶 70Gy/28f（图 7-1-29、图 7-1-30、图 7-1-31）。

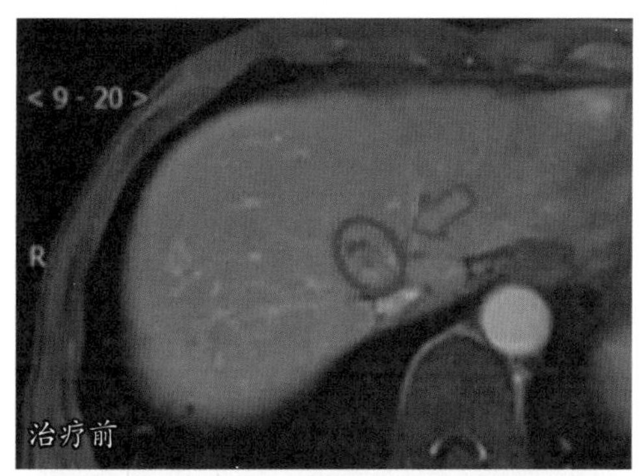

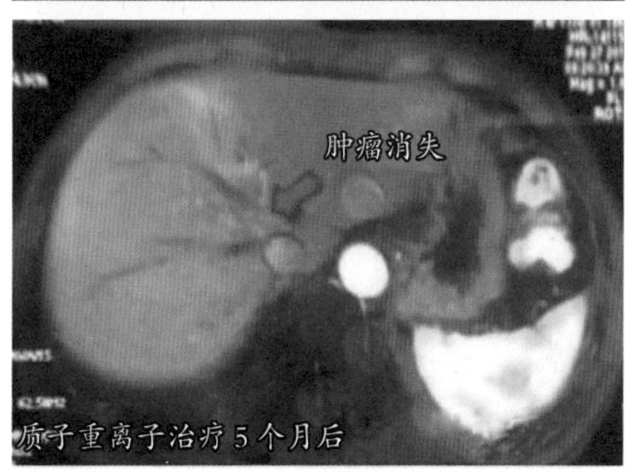

图 7-1-27　治疗前后肝癌病灶影像对比

注：A 为治疗前病灶影像；B 为治疗后影像。

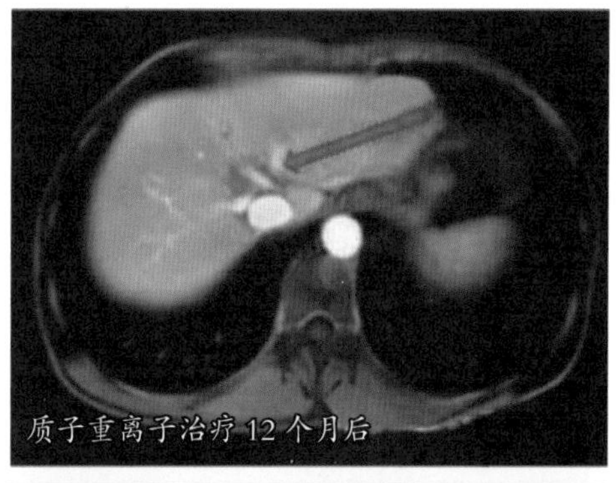

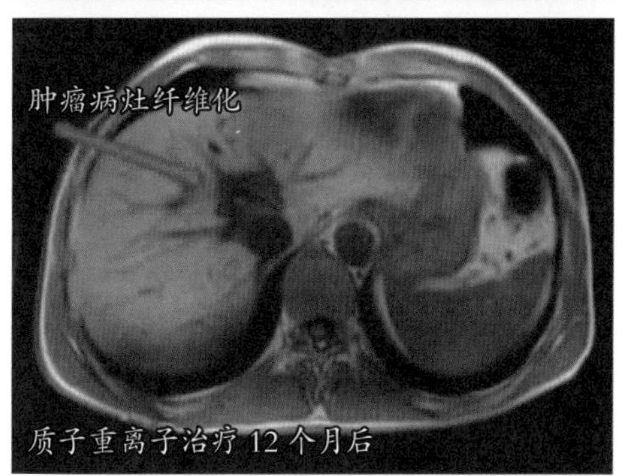

图 7-1-28　治疗 12 个月后肿瘤病灶影像

注：肿瘤病灶完全消失，原病灶呈纤维化。

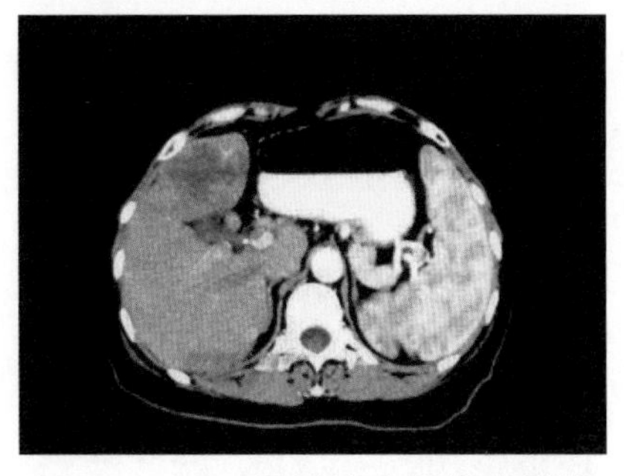

图 7-1-29 质子治疗前检查影像

注：肝右叶前段见类圆形低密度影，呈不均匀强化，边界清楚。

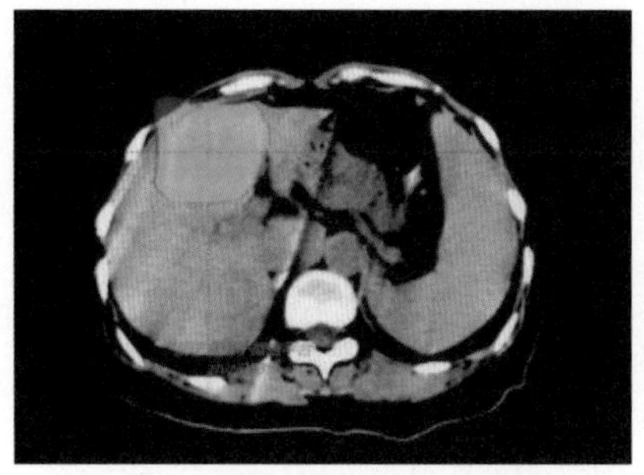

图 7-1-30 质子治疗剂量分布

注：剂量分布均匀，包绕肿瘤组织，对周围正常肝组织保护好。

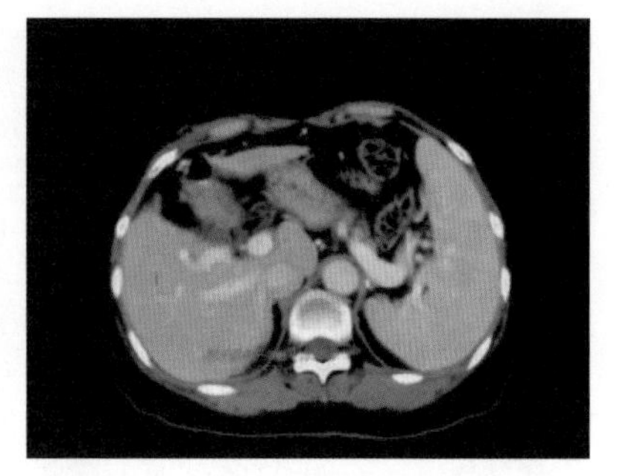

图 7-1-31 九年后复查影像

注：肝右叶肿瘤消失。

十一、展望

世界范围内多个中心的重离子治疗资料显示，重离子治疗肝癌效果显著，患者无痛苦或者痛苦很小、不良反应少、治疗时间短(1~3周完成)。尤其是对于老年患者以及合并疾病多，病变解剖复杂，手术困难，靠近胆道、血管、肝门等结构致使射频、冷冻等其他消融手段无法治疗的患者优越性明显。尽管目前质子治疗费用较高，但随着技术的普及，相信这一新技术必将逐步降低治疗费用而惠及大众。尤其是我国部分地区将质子治疗纳入医保的进程正在加速，相信不远的将来，会有更多患者用上这一先进的抗癌新技术。

参考文献

[1] SUNG H, FERLAY J, SIEGEL R L, et al.Global Cancer Statistics 2020: GLOBOCAN Estimates of Incidence and Mortality Worldwide for 36 Cancers in 185 Countries [J] . CA Cancer J Clin, 2021, 71(3):209-249.

[2] ZENG Z C, JIANG G L, WANG G M, et al. DNA-PKcs subunits in radiosensitization by hyperthermia on hepatocellular carcinoma hepG2 cell line [J] . World J Gastroenterol, 2002, 8(5):797-803.

[3] BENSON A B,D'ANGELICA M I,ABBOTT D E, et al. Hepatobiliary Cancers, Version 2.2021, NCCN Clinical Practice Guidelines in Oncology [J] . J Natl Compr Canc Netw, 2021, 19(5): 541-565.

[4] DURAND R E.Tumor repopulation during radiotherapy quantitation intuoxenogragted human tumors [J] . Int J Radiat Oncol Biol Phys, 1997, 39(4): 803-808.

[5] CHIN L M,KIJEWSKI P K,SVENSSON G K,et al.Dose optimization with computer controlled gantry rotation,collimation motion and doserate variation [J] . Int J Radiat Oncol Biol Phys,1983,9(5): 723-729.

[6] LEKSELL L. The stereotactic method and radiosurgery of the brain [J] . Acta Chir Scand, 1951, 102(4):316-319.

[7] SIMON S L. Sterotactic Body Radiation Therapy [M] . Bralin Heidelber: Springer-Verlay, 2012.

[8] HU Y, ZHOU Y K, CHEN Y X, et al. 4D-CT scans reveal reduced magnitude of respiratory liver motion achieved by different abdominal compression plate positions in patients with intrahepatic tumors

undergoing helical tomotherapy [J] . Med Phys, 2016, 43(7):4335.

[9] RIM C H, SEONG J. Application of radiotherapy for hepatocellular carcinoma in current clinical practice guidelines [J] . Radiat Oncol J, 2016, 34(3):160-167.

[10] CHOI S H, SEONG J. Strategic application of radiotherapy for hepatocellular carcinoma [J] . Clin Mol Hepatol, 2018, 24(2):114-134.

[11] ZENG Z C, SEONG J, YOON S M, et al. Consensus on Stereotactic Body Radiation Therapy for Small-Sized Hepatocellular Carcinoma at the 7th Asia-Pacific Primary Liver Cancer Expert Meeting [J] . Liver Cancer, 2017, 6(4):264-274.

[12] HAN K H, KUDO M, YE S L, et al. Asian consensus workshop report: expert consensus guideline for the management of intermediate and advanced hepatocellular carcinoma in Asia [J] . Oncology, 2011, 81(suppl 1):158-164.

[13] YAU T, TANG V Y, YAO T J, et al. Development of Hong Kong Liver Cancer staging system with treatment stratification for patients with hepatocellular carcinoma [J] . Gastroenterology, 2014, 146(7):1691-1700, e3.

[14] JANG W I, KIM M S, BAE S H, et al. High-dose stereotactic body radiotherapy correlates increased local control and overall survival in patients with inoperable hepatocellular carcinoma [J] . Radiat Oncol, 2013, 8(1):250.

[15] YOON S M, LIM Y S, PARK M J, et al. Stereotactic body radiation therapy as an alternative treatment for small hepatocellular carcinoma [J] . PLoS One, 2013, 8(11): e79854.

[16] SU T S, LIANG P, LU H Z, et al. Stereotactic body radiation therapy for small primary or recurrent hepatocellular carcinoma in 132 Chinese patients [J] . J Surg Oncol, 2016, 113(2): 181-187.

[17] BIBAULT J E, DEWAS S, VAUTRAVERS-DEWAS C, et al.Stereotactic body radiation therapy for hepatocellular carcinoma: prognostic factors of local control, overall survival, and toxicity [J] . PLoS One, 2013, 8(10): e77472.

[18] HUANG W Y, JEN Y M, LEE M S, et al. Stereotactic body radiation therapy in recurrent hepatocellular carcinoma [J] . Int J Radiat Oncol Biol Phys, 2012, 84(2): 355-361.

[19] KATZ A W, CHAWLA S, QU Z H, et al. Stereotactic hypofractionated radiation therapy as a bridge to transplantation for hepatocellular carcinoma: clinical outcome and pathologic correlation [J] . Int J Radiat Oncol Biol Phys, 2012, 83(3): 895-900.

[20] SAWRIE S M, FIVEASH J B, CAUDELL J J.Stereotactic body radiation therapy for liver metastases and primary hepatocellular carcinoma: normal tissue tolerances and toxicity [J] . Cancer Control, 2010, 17(2):111-119.

[21] SANUKI N,TAKEDA A,OKU Y,et al. Stereotactic body radiotherapy for small hepatocellular carcinoma: A retrospective outcome analysis in 185 patients [J] . Acta Oncol, 2014, 53(3): 399-404.

[22] SU T S, LIANG P, LIANG J, et al. Long-Term Survival Analysis of Stereotactic Ablative Radiotherapy Versus Liver Resection for Small Hepatocellular Carcinoma [J] . Int J Radiat Oncol Biol Phys,

2017, 98(3):639-646.

[23] RIM C H, KIM H J, SEONG J. Clinical feasibility and efficacy of stereotactic body radiotherapy for hepatocellular carcinoma: A systematic review and meta-analysis of observational studies [J] . Radiother Oncol, 2019, 131:135-144.

[24] CHEN Y X, ZHUANG Y, YANG P, et al. Helical IMRT based stereotactic body radiation therapy using an abdominal compression technique and modified fractionation regimen for small hepatocellular carcinoma [J] . Technol Cancer Res Treat, 2020, 19:1533033820937002 .

[25] GKIKA E, SCHULTHEISS M, BETTINGER D, et al. Excellent local control and tolerance profile after stereotactic body radiotherapy of advanced hepatocellular carcinoma [J] . Radiat Oncol, 2017, 12(1):116.

[26] QUE J Y, LIN L C, LIN K L, et al. The efficacy of stereotactic body radiation therapy on huge hepatocellular carcinoma unsuitable for other local modalities [J] . Radiat Oncol, 2014, 9:120.

[27] SAPISOCHIN G, BARRY A, DOHERTY M, et al. Stereotacticbody radiotherapy vs.TACE or RFA as a bridge to transplant in patients with hepatocellular carcinoma. An intention-to-treat analysis [J] . J Hepatol, 2017, 67(1):92-99.

[28] MOORE A, COHEN-NAFTALY M, TOBAR A, et al. Stereotactic body radiation therapy (SBRT) for definitive treatment and as a bridge to liver transplantation in early stage inoperable Hepatocellular carcinoma [J] . Radiat Oncol, 2017, 12: 163.

[29] WAHL D R, STENMARK M H, TAO Y, et al. Outcomes After Stereotactic Body Radiotherapy or Radiofrequency Ablation for Hepatocellular Carcinoma [J] . J Clin Oncol, 2016, 34(5):452-459.

[30] HARA K, TAKEDA A, TSURUGAI Y, et al. Radiotherapy for Hepatocellular Carcinoma Results in Comparable Survival to Radiofrequency Ablation: A Propensity Score Analysis [J] . Hepatology, 2019, 69(6): 2533-2545.

[31] KIM N, CHENG J, JUNG I, et al. Corrigendum to:"Stereotactic body radiation therapy vs. radiofrequency ablation in Asian patients with hepatocellular carcinoma" [J] . J Hepatol, 2020, 73(5): 1295-1296.

[32] JEONG Y, LEE K J, LEE S J, et al. Radiofrequency ablation versus stereotactic body radiation therapy for small (≤3cm) hepatocellular carcinoma: A retrospective comparison analysis [J] . J Gastroenterol Hepatol, 2021, 36(7):1962-1970.

[33] KOO J E, KIM J H, LIM Y-S, et al. Combination of transarterial chemoembolization and three-dimensional conformal radiotherapy for hepatocellular carcinoma with inferior vena cava tumor thrombus [J] . Int J Radiat Oncol Biol Phys, 2010, 78(1): 180-187.

[34] YOON S M, LIM Y-S, WON H J, et al. Radiotherapy plus transarterial chemoembolization for hepatocellular carcinoma invading the portal vein: long-term patient outcomes [J] . Int J Radiat Oncol Biol Phys, 2012, 82(5): 2004-2011.

[35] HUO Y R, ESLICK G D. Transcatheter Arterial Chemoembolization Plus Radiotherapy Compared With Chemoembolization Alone for Hepatocellular Carcinoma: A Systematic Review and Meta-analysis [J] .

JAMA oncology, 2015,1(6): 756–765.

[36] LU L, ZENG J, WEN Z, et al. Transcatheter arterial chemoembolisation followed by three-dimensional conformal radiotherapy versus transcatheter arterial chemoembolisation alone for primary hepatocellular carcinoma in adults [J] .Cochrane Database Syst Rev,2019, 2(2): CD012244.

[37] JIANG T, ZENG Z C, YANG P, et al. Exploration of Superior Modality: Safety and Efficacy of Hypofractioned Image-Guided Intensity Modulated Radiation Therapy in Patients with Unresectable but Confined Intrahepatic Hepatocellular Carcinoma [J] . Can J Gastroenterol Hepatol,2017,2017: 6267981.

[38] ZHANG Z M, LAI E C H, ZHANG C, et al. The strategies for treating primary hepatocellular carcinoma with portal vein tumor thrombus [J] . Int J Sur, 2015, 20:8–16.

[39] KIM H C, LEE J H, CHUNG J W, et al. Transarterial chemoembolization with additional cisplatin infusion for hepatocellular carcinoma invading the hepatic vein [J] . JVIR, 2013, 24(2): 274–283.

[40] KOKUDO T, HASEGAWA K, YAMAMOTO S, et al. Surgical treatment of hepatocellular carcinoma associated with hepatic vein tumor thrombosis [J] . J Hepatol, 2014, 61(3): 583–588.

[41] HASHIMOTO T, MINAGAWA M, AOKI T, et al. Caval invasion by liver tumor is limited [J] . J Am Coll Sur, 2008, 207(3): 383–392.

[42] PAWARODE A, VORAVUD N, SRIURANPONG V, et al. Natural history of untreated primary hepatocellular carcinoma: a retrospective study of 157 patients [J] . Am J Clin Oncol, 1998, 21(4): 386–391.

[43] IKAI I, YAMAMOTO Y, YAMAMOTO N, et al. Results of hepatic resection for hepatocellular carcinoma invading major portal and/or hepatic veins [J] . Sur Oncol Clin N Am, 2003, 12(1):65–75.

[44] CHENG S, WU M, CHEN H, et al. Tumor thrombus types influence the prognosis of hepatocellular carcinoma with the tumor thrombi in the portal vein [J] . Hepato-gastroenterology, 2007, 54(74): 499–502.

[45] 程树群，蔡建强，陈敏山，等．肝细胞癌合并门静脉癌栓多学科诊治中国专家共识（2018 年版）[J] . 临床肝胆病杂志，2019, 35(04):737–743.

[46] ZENG Z C, FAN J, TANG Z-Y, et al. A comparison of treatment combinations with and without radiotherapy for hepatocellular carcinoma with portal vein and/or inferior vena cava tumor thrombus [J] . Int J Radiat Oncol Biol Phys, 2005, 61(2): 432–443.

[47] NAKAZAWA T, ADACHI S, KITANO M, et al. Potential prognostic benefits of radiotherapy as an initial treatment for patients with unresectable advanced hepatocellular carcinoma with invasion to intrahepatic large vessels [J] . Oncology,2007, 73: 90–97.

[48] LI N, FENG S, XUE J, et al. Hepatocellular carcinoma with main portal vein tumor thrombus: a comparative study comparing hepatectomy with or without neoadjuvant radiotherapy [J] . HPB(Oxford), 2016, 18(6): 549–556.

[49] 中国医师协会肝癌专业委员会．中国肝细胞癌合并门静脉癌栓诊疗指南（2021 年版）[J] . 中华医学杂志，2022, 102(04): 243–254.

[50] YOON S M, RYOO B-Y, LEE S J, et al. Efficacy and Safety of Transarterial Chemoembolization Plus External Beam Radiotherapy vs Sorafenib in Hepatocellular Carcinoma With Macroscopic Vascular

Invasion: A Randomized Clinical Trial [J] . JAMA Oncology, 2018, 4(5): 661-669.

[51] WEI X, JIANG Y, ZHANG X, et al. Neoadjuvant Three-Dimensional Conformal Radiotherapy for Resectable Hepatocellular Carcinoma With Portal Vein Tumor Thrombus: A Randomized, Open-Label, Multicenter Controlled Study [J] . J Clin Oncol, 2019,37(24): 2141-2151.

[52] 程树群，蔡建强，陈敏山，等 . 肝细胞癌合并肝静脉或下腔静脉癌栓多学科诊治中国专家共识(2019 版）[J] . 中国实用外科杂志，2020, 40(01): 17-22.

[53] KOMATSU S, KIDO M, ASARI S, et al. Particle radiotherapy, a novel external radiation therapy, versus liver resection for hepatocellular carcinoma accompanied with inferior vena cava tumor thrombus: A matched-pair analysis [J] . Surgery, 2017, 162(6): 1241-1249.

[54] LI Y, LIU F, YANG L, et al. External-beam radiation therapy versus surgery in the treatment of hepatocellular carcinoma with inferior vena cava/right atrium tumor thrombi [J] . Asia Pac J Clin Oncol, 2019,15(6): 316-322.

[55] SUN T, HE J, ZHANG S, et al. Simultaneous multitarget radiotherapy using helical tomotherapy and its combination with sorafenib for pulmonary metastases from hepatocellular carcinoma [J] . Oncotarget, 2016, 7(30):48586-48599.

[56] KITANO K, MURAYAMA T, SAKAMOTO M, et al. Outcome and survival analysis of pulmonary metastasectomy for hepatocellular carcinoma [J] . Eur J Cardiothorac Surg, 2012, 41(2): 376-382.

[57] KATYAL S, OLIVER J H, PETERSON M S, et al. Extrahepatic metastases of hepatocellular carcinoma [J] . Radiology, 2000, 216(3):698-703.

[58] MOMOI H, SHIMAHARA Y, TERAJIMA H, et al. Management of adrenal metastasis from hepatocellular carcinoma [J] . Surg Today, 2002, 32:1035-1041.

[59] PARK J S, YOON D S, KIM K S, et al. What is the best treatment modality for adrenal metastasis from hepatocellular carcinoma [J] . J Surg Oncol, 2007, 96(1):32-36.

[60] ZENG Z C, TANG Z Y, FAN J, et al. Radiation therapy for adrenal gland metastases from hepatocellular carcinoma [J] . Jpn J Clin Oncol, 2005, 35(2):61-67.

[61] ZHOU L Y, ZENG Z C, FAN J, et al. Radiotherapy treatment of adrenal gland metastases from hepatocellular carcinoma: clinical features and prognostic factors [J] . BMC Cancer, 2014, 14:878.

[62] HE J, ZENG Z C, TANG Z Y, et al. Clinical features and prognostic factors in patients with bone metastases from hepatocellular carcinoma receiving external beam radiotherapy [J] . Cancer, 2009, 115(12):2710-2720.

[63] RATANATHARATHORN V, POWERS W E, MOSS W T, et al. Bone metastasis: review and critical analysis of random allocation trials of local field treatment [J] . Int J Radiat Oncol Biol Phys, 1999, 44:1-18.

[64] KAIZU T, KARASAWA K, TANAKA Y, et al. Radiotherapy for osseous metastases from hepatocellular carcinoma: a retrospective study of 57 patients [J] . Am J Gastroenterol, 1998, 93(11): 2167-2171.

[65] SEONG J, KOOM W S, PARK H C. Radiotherapy for painful bone metastases from hepatocellular carcinoma [J] . Liver Int, 2005, 25(2):261-265.

[66] HE J, SHI S, YE L, et al. A randomized trial of conventional fraction versus hypofraction radiotherapy for bone metastases from hepatocellular carcinoma [J] . J Cancer, 2019, 10(17):4031-4037.

[67] LIN H, LI X, LIU Y, et al. Neoadjuvant radiotherapy provided survival benefit compared to adjuvant radiotherapy for hepatocellular carcinoma [J] . ANZ J Surg, 2018, 88: E718-E724.

[68] 汤钊猷，余业勤，周信达，等．不能切除肝癌的缩小疗法与序贯切除 [J] . 肿瘤 ,1991(04): 145-151.

[69] 郑作深，邹雨荷，吕华珠，等．对巨大肝癌进行术前放射治疗的探讨 [J] . 临床肿瘤学杂志，2005, 10(02): 130-132.

[70] 郭剑民，吴怡春，郑炳初，等．巨大原发性肝癌术前大剂量快速放疗 20 例报告 [J] . 浙江肿瘤，1997(01): 55.

[71] KAMIYAMA T,NAKANISHI K,YOKOO H,et al. Efficacy of preoperative radiotherapy to portal vein tumor thrombus in the main trunk or first branch in patents with hepatocellular carcinoma [J] . Int J Clin Oncol, 2007,12(5):363-368.

[72] KIM J, LEE I, KIM J, et al.Clinical Features of Hepatocellular Carcinoma Patients Undergoing Resection After Concurrent Chemoradiation Therapy [J] . Int J Radiat Oncol Biol Phys, 2012,8(1):141-143.

[73] 冯爽，李铁华，孙居仙，等．肝癌合并门静脉癌栓术前放疗疗效评价 [J] . 中华肝脏外科手术学电子杂志，2019, 8(03): 238-241.

[74] BYUN H K, KIM H J, IM Y R, et al. Dose escalation by intensity modulated radiotherapy in liver-directed concurrent chemoradiotherapy for locally advanced BCLC stage C hepatocellular carcinoma[J]. Radiother Oncol, 2019, 133: 1-8.

[75] WU Z-F, WANG Y, YANG P, et al. Toll-like receptor 4 and its associated proteins as prognostic factors for HCC treated by post-radiotherapy surgery [J] . Oncol Let, 2018, 15: 9599-9608.

[76] O'CONNOR J K, TROTTER J, DAVIS G L, et al. Long-term outcomes of stereotactic body radiation therapy in the treatment of hepatocellular cancer as a bridge to transplantation [J] . Liver Transply, 2012,18(8): 949-954.

[77] FACCIUTO M E, SINGH M K, ROCHON C, et al. Stereotactic body radiation therapy in hepatocellular carcinoma and cirrhosis: evaluation of radiological and pathological response [J] . J Sur Oncol, 2012,105(7): 692-698.

[78] WANG W-H, WANG Z, WU J-X, et al. Survival benefit with IMRT following narrow-margin hepatectomy in patients with hepatocellular carcinoma close to major vessels [J] . Liver Int, 2015, 35(12): 2603-2610.

[79] WANG L, WANG W, RONG W, et al. Postoperative adjuvant treatment strategy for hepatocellular carcinoma with microvascular invasion: a non-randomized interventional clinical study [J] . BMC Cancer, 2020, 20: 614.

[80] SUN J, YANG L, SHI J, et al. Postoperative adjuvant IMRT for patients with HCC and portal vein tumor thrombus: An open-label randomized controlled trial [J] . Radio Oncol, 2019,140: 20-25.

[81] 胡逸民，张红志，戴建荣 . 肿瘤放射物理学 [M] . 北京：原子能出版社，1999: 408-421,538-539.

[82] 王若峥，尹勇 . 肿瘤精确放射治疗计划设计学 [M] . 北京：科学出版社，2014: 227-235.

[83] 中国医师协会肝癌专业委员会精确放疗学组，中国研究性医院学会放射肿瘤学专业委员会肝癌学组 . 原发性肝癌放射治疗专家共识 [J] . 临床肿瘤学杂志，2020, 25(10)：935-942.

[84] 殷蔚伯，余子豪，徐国镇，等 . 肿瘤放射治疗学 [M] . 北京：中国协和医科大学出版社，2008: 84-172.

[85] ZHU A X, FINN R S, EDELINE J, et al. Pembrolizumab in patients with advanced hepatocellular carcinoma previously treated with sorafenib (KEYNOTE-224): a non-randomised, open-label phase 2 trial[J]. Lancet Oncol, 2018, 19(7): 940-952.

[86] YAU T, KANG Y K, KIM T Y, et al. Efficacy and Safety of Nivolumab Plus Ipilimumab in Patients With Advanced Hepatocellular Carcinoma Previously Treated With Sorafenib: The CheckMate 040 Randomized Clinical Trial [J] . JAMA Oncol, 2020, 6(11): e204564.

[87] FINN R S, QIN S, IKEDA M, et al. IMbrave150: Updated overall survival (OS) data from a global, randomized, open-label phase Ⅲ study of atezolizumab (atezo) +bevacizumab (bev) versus sorafenib (sor) in patients (pts) with unresectable hepatocellular carcinoma (HCC) [C] . J Clin Oncol, 2021, 39(3-suppl): abstr 267.

[88] LLOVET J, SHEPARD K V, FINN R S, et al. A phase Ib trial of lenvatinib (LEN) plus pembrolizumab (PEMBRO) in unresectable hepatocellular carcinoma (uHCC): Updated results [C] . Ann Oncol, 2019, 30(Supplement 5) :747.

[89] KUDO M, IKEDA M, MOTOMURA K, et al. A phase Ib study of lenvatinib (LEN) plus nivolumab (NIV) in patients (pts)with unresectable hepatocellular carcinoma (uHCC): Study 117 [C] . J Clin Oncol, 2020, 38 (Supplement 4) :513.

[90] REN Z, XU J, BAI Y, et al. Sintilimab plus a bevacizumab biosimilar (IBI305) versus sorafenib in unresectable hepatocellular carcinoma (ORIENT-32): a randomised, open-label, phase 2-3 study [J] . Lancet Oncol, 2021, 22(7): 977-990.

[91] DU S S, CHEN G W, YANG P, et al. Radiation Therapy Promotes Hepatocellular Carcinoma Immune Cloaking via PD-L1 Upregulation Induced by cGAS-STING Activation [J] . Int J Radiat Oncol Biol Phys, 2022, 112(5):1243-1255.

[92] ZHAO Y, ZHU X, WANG H, et al. Safety and Efficacy of Transcatheter Arterial Chemoembolization Plus Radiotherapy Combined With Sorafenib in Hepatocellular Carcinoma Showing Macrovascular Invasion [J] . Front Oncol, 2019, 9: 1065.

[93] CHIANG C-L, CHAN A C Y, CHIU K W H, et al. Combined Stereotactic Body Radiotherapy and Checkpoint Inhibition in Unresectable Hepatocellular Carcinoma: A Potential Synergistic Treatment Strategy

[J] . Front Oncol, 2019, 9: 1157.

[94] LUKE J J, LEMONS J M, KARRISON T G, et al. Safety and Clinical Activity of Pembrolizumab and Multisite Stereotactic Body Radiotherapy in Patients With Advanced Solid Tumors [J] . J Clin Oncol, 2018, 36(16): 1611-1618.

[95] ZHAO Q, CHEN Y, DU S, et al. Integration of radiotherapy with anti-PD-1 antibody for the treatment of intrahepatic or hilar cholangiocarcinoma: reflection from four cases [J] . Cancer biology & therapy, 2021, 22(3): 175-183.

[96] LIU X, YAO J, SONG L, et al. Local and abscopal responses in advanced intrahepatic cholangiocarcinoma with low TMB, MSS, pMMR and negative PD-L1 expression following combined therapy of SBRT with PD-1 blockade [J] . J Immunother Cancer, 2019,7(1): 204.

[97] 方主亭，颜志平，罗剑钧，等.TACE 联合与未联合腔内 ^{125}I 粒子条置入治疗肝癌伴广泛性门静脉癌栓 [J] . 中华介入放射学电子杂志，2013, 1(01):8-13.

[98] 吕进，曹秀峰. 手术联合 ^{125}I 粒子永久性置入治疗肝癌的临床研究 [J] . 现代肿瘤医学，2010, 18:107-110.

[99] ZHANG Z H, ZHANG W, GU J Y, et al. Treatment of Hepatocellular Carcinoma with Tumor Thrombus with the Use of Iodine-125 Seed Strand Implantation and Transarterial Chemoembolization: A Propensity-Score Analysis [J] . J Vasc Interv Radiol, 2018, 29(8): 1085-1093.

[100] COLLETTINI F,SCHREIBER N, SCHNAPAUFF D, et al. CT-guided high-dose-rate brachytherapy of unresectable hepatocellular carcinoma [J] . Strahlenther Onkol, 2015, 191(5): 405-412.

[101] DENECKE T, STELTER L, SCHNAPAUFF D, et al. CT-guided Interstitial Brachytherapy of Hepatocellular Carcinoma before Liver Transplantation: an Equivalent Alternative to Transarterial Chemoembolization? [J] Eur Radiol, 2015, 25(9):2608-2616.

[102] COLLETTINI F, SCHNAPAUFF D, POELLINGER A, et al. Hepatocellular carcinoma: computed-tomography-guided high-dose-rate brachytherapy (CT-HDRBT) ablation of large (5-7cm) and very large (> 7cm) tumours [J] . Eur Radiol, 2012, 22(5):1101-1109.

[103] EL FOULY A,ERTLE J, EL DORRY A, et al. In intermediate stage hepatocellular carcinoma: radioembolization with yttrium 90 or chemoembolization? [J] .Liver Int, 2015, 35(2): 627-635.

[104] SANGRO B,CARPANESE L,CIANNI R, et al. Survival after yttrium-90 resin microsphere radioembolization of hepatocellular carcinoma across Barcelona clinic liver cancer stages: a European evaluation [J] .Hepatology, 2011, 54(3): 868-878.

[105] KULIK L M, ATASSI B, VAN HOLSBEECK L, et al. Yttrium-90 microspheres (TheraSphere) treatment of unresectable hepatocellular carcinoma: downstaging to resection, RFA and bridge to transplantation [J] . J Surg Oncol, 2006, 94(7) : 572-586.

[106] 郁庆长 . 质子直线加速器设计研究 [J] . 高能物理与核物理，2001, 05: 429-436.

[107] MATSUZAKI Y, OSUGA T, CHIBA T, et al. New, effective treat- ment using proton irradiation for unresectable hepatocellular carcinoma [J] . Intern Med,1995,34(4):302-304.

[108] MATSUZAKI Y, OSUGA T, SAITO Y, et al. A new, effective, and safe therapeutic option using proton irradiation for hepatocellular carcinoma [J] . Gastroenterology,1994, 106(4):1032-1041.

[109] TANAKA N, MATSUZAKI Y, CHUGANJI Y, et al. Proton irradiation for hepatocellular carcinoma [J] . Lancet, 1992,340(8831):1358.

[110] CHIBA T, TOKUUYE K, MATSUZAKI Y, et al. Proton beam therapy for hepatocellular carcinoma: a retrospective review of 162 patients [J] . Clin Cancer Res, 2005, 11(10):3799-3805.

[111] BUSH D A, KAYALI Z, GROVE R, et al. The safety and efficacy of high-dose proton beam radiotherapy for hepatocellular carci- noma: a phase 2 prospective trial [J] . Cancer, 2011,117(13):3053-3059.

[112] BUSH D A, HILLEBRAND D J, SLATER J M, et al. High-dose pro- ton beam radiotherapy of hepatocellular carcinoma: prelimi- nary results of a phase Ⅱ trial [J]. Gastroenterology, 2004, 127(5 Suppl 1): S189-S193.

[113] SLATER J M, MILLER D W, ARCHAMBEAU J O. Development of a hospital-based proton beam treatment center [J] . Int J Radiat Oncol Biol Phys,1998,14(4):761-775.

[114] HATA M, TOKUUYE K, SUGAHARA S, et al. Proton beam therapy for aged patients with hepatocellular carcinoma [J] . Int J Radiat Oncol Biol Phys,2007, 69(3):805-812.

[115] MIZUMOTO M, TOKUUYE K, SUGAHARA S, et al. Proton beam therapy for hepatocellular carcinoma adjacent to the porta hepatis [J] . Int J Radiat Oncol Biol Phys, 2008, 71(2):462-467.

[116] SUGAHARA S, OSHIRO Y, NAKAYAMA H, et al. Proton beam therapy for large hepatocellular carcinoma [J] . Int J Radiat Oncol Biol Phys, 2010, 76(2):460-466.

[17] HASHIMOTO T, TOKUUYE K, FUKUMITSU N, et al. Repeated proton beam therapy for hepatocellular carcinoma [J] . Int J Radiat Oncol Biol Phys, 2006, 65(1):196-202.

[118] KOMATSU S, FUKUMOTO T, DEMIZU Y, et al. Clinical results and risk factors of proton and carbon ion therapy for hepatocellular carcinoma [J] . Cancer,2011,117(21):4890-4904.

[119] KAWASHIMA M, FURUSE J, NISHIO T, et al. Phase II study of radiotherapy employing proton beam for hepatocellular carcinoma [J] . J Clin Oncol, 2005, 23(9):1839-1846.

[120] PAN C C, KAVANAGH B D, DAWSON L A, et al. Radiation-asso- ciated liver injury [J] . Int J Radiat Oncol Biol Phys, 2010,76(3 Suppl): S94- S100.

[121] KAWASHIMA M, KOHNO R, NAKACHI K, et al. Dose-volume histogram analysis of the safety of proton beam therapy for unresectable hepatocellular carcinoma [J] . Int J Radiat Oncol Biol Phys, 2011,79(5):1479-1486.

[122] YOON H I, KOOM W S, LEE I J, et al. The significance of ICG-R15 in predicting hepatic toxicity in patients receiving radiotherapy for hepatocellular carcinoma [J] . Liver Int, 2012, 32(7):1165-1171.

[123] MIZUMOTO M, OSHIRO Y, OKUMURA T, et al. Association between pretreatment retention rate of indocyanine green 15 min after administration and life prognosis in patients with HCC treated by proton beam therapy [J] . Radiother Oncol, 2014, 113(1):54-59.

[124] HIROSHI I, MASASHI M,TOSHIYUKI O, et al.A systematic review of publications on charged

particle therapy for hepatocellular carcinoma [J] . Int J Clin Oncol, 2018, 23(3):423-433.

[125] KOKUDO N, TAKEMURA N, HASEGEWA K,et al. Clinical practice guidelines for hepatocellular carcinoma: The Japan Sociaty of Hepatology 2017 (4th JSH-HCC guidelines) 2019 update [J] .Hepatol Res, 2019,49(10):1109-1113.

[126] 邵丽华，张秋宁，罗宏涛，等 . 碳离子和质子治疗肝细胞癌的 Meta 分析 [J] . 肿瘤防治研究，2020, 47(5): 358-366.

[127] SWEETING M J, SUTTON A J, LAMBERT P C. What to add to nothing? Use and avoidance of continuity corrections in meta-analysis of sparse data [J] . Stat Med, 2004, 23(9): 1351-1375.

[128] YU J I, YOO G S, CHO S, et al. Initial clinical outcomes of proton beam radiotherapy for hepatocellular carcinoma [J] . Radiat Oncol J, 2018, 36(1): 25-34.

[129] SHIBUYA K, OHNO T, TERASHIMA K, et al. Short-course carbon ion radiotherapy for hepatocellular carcinoma: a multi-institutional retrospective study [J] . Liver Int, 2018, 38(12): 2239-2247.

[130] SANFORD N N, PURSLEY J, NOE B, et al. Protons versus Photons for Unresectable Hepatocellular Carcinoma: Liver Decompensation and Overall Survival [J] . Int J Radiat Oncol Biol Phys, 2019, 105(1):64-72.

[131] BUSH D A, SMITH J C, SLATER J D, et al. Randomized clinical trial comparing proton beam radiation therapy with transarterial chemoembolization for hepatocellular carcinoma: results of an interim analysis [J] . Int J Radiat Oncol Biol Phys, 2016, 95(1):477-482.

[132] KIM T H, KOH Y H, KIM B H, et al. Proton beam radiotherapy vs. radiofrequency ablation for recurrent hepatocellular carcinoma: A randomized phase Ⅲ trial [J] . J Hepatol, 2021, 74(3):603-612.

[133] HSIEH C E, VENKATESULU B P, LEE C H, et al. Predictors of Radiation-Induced Liver Disease in Eastern and Western Patients With Hepatocellular Carcinoma Undergoing Proton Beam Therapy[J]. Int J Radiat Oncol Biol Phys, 2019, 105(1):73-86.

（作者：陈炬辉　刘文晖　郑晓莲　胡彩容　陈燕铭　付殿勋）

第二节　胆管恶性肿瘤的放射治疗

一、概述

胆管系统肿瘤（biliary tract carcinoma，BTC）主要包括胆囊癌（gallbladder cancer，GBC）和胆管癌（cholangiocarcinoma，CCA），约占所有消化系肿瘤的3%，绝大多数为腺癌，侵袭性强，预后极差，5年存活率≤5%。BTC全球发病率呈现上升趋势，其中亚洲国家最为常见。BTC的诊疗明显有别于肝细胞癌（hepatocellular carcinoma，HCC），但是目前多数指南或共识将其并入HCC一起阐述，国内尚无广泛接受的BTC共识。为了提高对BTC的认识，2022年NCCN颁布了《胆囊、胆管、肝胆管细胞癌诊疗指南》、CSCO胆管肿瘤专家委员会颁布了《中国临床肿瘤学会（CSCO）胆道恶性肿瘤诊疗指南》以规范其诊疗和研究。

1. 解剖和淋巴引流

根据临床表现和起源部位，病变可分为肿块样病变、导管周围病变、导管内病变或混合病变。胆管癌具有局部侵袭性行为，主要表现为邻近结构（肝脏、肝动脉和门静脉）浸润和淋巴结受累（诊断时高达30%）。因此，了解胆管系统肿瘤的解剖和淋巴引流情况对于诊断和治疗至关重要。

人体的胆管系统分肝内胆管系统和肝外胆管系统两部分。肝门以上的胆管为肝内胆管部分，肝外胆管系统包括胆囊、肝左右管、肝总管、胆总管。由左右肝管汇成肝总管，肝总管再和连接胆囊的胆囊管汇合成胆总管。

胆管系统肿瘤是原发于胆管上皮的恶性肿瘤，包括胆囊癌和胆管癌，后者根据解剖位置可分为肝内胆管癌（intrahepatic cholangiocarcinoma，ICC）和肝外胆管癌（extrahepatic cholangiocarcinoma，ECC）。肝内胆管癌是发生于二级及以上胆管分支上皮细胞的恶性肿瘤，占原发性肝癌15%~20%，占胆管癌20%左右。肝外胆管癌可进一步分为肝门部胆管癌（perihilar cholangiocarcinoma，pCC）、远端胆管癌（distal cholangiocarcinoma，dCC）。pCC是一种起源于胆管上皮，累及胆囊管开口以上肝总管、左右肝管汇合处及一侧或双侧一、二级肝管分支的高度恶性肿瘤，在胆管恶性肿瘤中约占60%，胆汁淤积和慢性炎症（硬化性胆管炎）往往是促进pCC发生的重要因素，其次还有胆管囊肿、胆管闭锁等先天性疾病。dCC发生于胆囊管汇合处以下和Vater壶腹上方的胆总管，占全部胆管癌的20%~40%。

因解剖位置的特性，pCC和dCC最常见的临床症状是由于胆管梗阻引起的黄疸，而在ICC中，黄疸不太常见，症状大多与晚期疾病有关。晚期疾病的其他症状包括乏力、腹痛、不适、恶心、厌食和体重减轻。

Shirai等[1]人通过活体胆囊淋巴染色描绘出了胆囊淋巴引流途径，以此来确定区域淋巴结的范围，并将GBC淋巴结分为3站，第1站淋巴结包括胆囊及胆总管周围淋巴结，然后汇入至第2站淋巴结（胰头后上方、门静脉和肝动脉旁淋巴结），最终到达第3站淋巴结（主动脉及腔静脉旁淋巴结）。

我国发布的2019版GBC诊断和治疗指南[2]指出，GBC根治性手术术中应常规将腹主动脉旁（No.16）淋巴结进行冷冻活检，第16组淋巴结转移视为远处转移，已无手术的必要，单纯行肿瘤活检即可；淋巴结清扫范围即为区域淋巴结，包括肝总动脉旁（No.8）、肝固有动脉（No.12a）、胆总管旁（No.12b）、胆囊颈部（No.12c）、肝门部（No.12h）、门静脉后方（No.12p）、胰头后上方（No.13a）。也有相关研究支持这一清扫范围，但国外对于 GBC 淋巴结清扫范围与我国指南稍有差异（表 7-2-1）。美国癌症联合委员会（AJCC）第 8 版癌症分期系统中将胆囊管、胆总管、门静脉、肝动脉旁淋巴结视为 GBC 的区域淋巴结，且 N 分期将按照 GBC 淋巴结转移的数量区分，1~3 枚淋巴结转移为 N1，＞4 枚淋巴结转移视为 N2，建议淋巴结清扫范围包括肝门部以及肝十二指肠韧带区域所有的淋巴结，且淋巴结清扫数目≥ 6 枚有助于准确判断 N 分期。相关研究也证实 GBC 清扫 6 枚以上淋巴结有利于临床分期。

表 7-2-1　不同指南关于 GBC 淋巴结清扫范围的表述

相关指南	GBC 区域淋巴结范围	淋巴结清扫
日本 JSBS 指南	区域淋巴结包括肝十二指肠韧带（No.12）、肝总动脉旁（No.8）、胰头后上方（No. 13a）	清扫范围包括（No.8、No.12、No.13a）
我国指南	区域淋巴结包括肝总动脉旁（No.8）、肝固有动脉（No.12a）、胆总管旁（No.12b）、胆囊颈部（No.12c）、肝门部（No.12h）、门静脉后方（No.12p）、胰头后上方（No.13a）	清扫范围包括（No.8、No.12a、No.12b、No.12c、No.12h、No.12p、No.13a）
美国 NCCN 指南	区域淋巴结包括胆囊管、胆总管、肝动脉、门静脉旁淋巴结，1~3 枚淋巴结阳性为 N1，4 枚以上为 N2	清扫范围为肝门区所有淋巴结，淋巴结清扫数目≥ 6 枚

日本肝癌学会根据 ICC 所在肝脏部位不同，把 ICC 区域淋巴结分为 3 站，若病变位于左半肝，第 1 站包括贲门右（No.1）、贲门左（No.3）以及肝十二指肠韧带（No.12）旁淋巴结，第 2 站包括胃左动脉（No.7）、肝总动脉（No.8）、腹腔动脉（No.9）、胰头后（No.13）淋巴结，第 3 站包括肠系膜上动静脉根部（No.14）、腹主动脉旁（No.16）淋巴结。若病变位于右肝，第 1 站包括肝十二指肠韧带（No.12），第 2 站包括胃左动脉（No.7）、肝总动脉（No.8）、腹腔动脉（No.9）、胰头后（No.13）淋巴结，第 3 站包括贲门右（No.1）、贲门左（No.3）、肠系膜上动静脉根部（No.14）、腹主动脉旁（No.16）淋巴结。然而 AJCC 第 8 版指出左侧 ICC 区域淋巴结包括膈下、胆总管、肝动脉、肝胃韧带区域的淋巴结，右侧 ICC 区域淋巴结包括肝门部、十二指肠周围、胰头周闱的淋巴结。2019 年，中国临床肿瘤协会胆管系统肿瘤诊断治疗专家共识[3]指出 ICC 术中建议常规清扫区域淋巴结，清扫范围包括 N0.8、N0.12、N0.13。清扫上述淋巴结的同时淋巴结数目要达到 6 枚以上，这样才有助于准确的评估 N 分期。但未提及膈下和肝胃韧带区域的淋巴结，尤其对于左侧 ICC，存在术后淋巴结转移复发的可能。

在 AJCC 第 8 版指出 pCC 区域淋巴结包括胆囊管、肝总管、胆总管、门静脉、肝动脉、胰十二指肠后方淋巴结，超出此范围视为远处转移。N 分期分为 N1 和 N2，区域淋巴结中有 1~3 枚淋巴结转移为 N1，＞ 4 枚为 N2。2015 中国抗癌协会发布的 pHCC 规范化诊治专家共识指出，对于 pCC 区域淋巴结的划分建议使用日本胆道外科协会（JSBS）的分期，将 pCC 淋巴结分为区域和非区域淋巴结，区域淋巴结包括 N1 和 N2，N1 为肝十二指肠韧带淋巴结（No.12），N2 为胰头后上方（No.13a）和肝总动脉旁淋巴结（No.8）。

目前 dCC 淋巴结分期仍推荐使用日本肝胆胰协会建立的分期系统，区域淋巴结包括肝十二指肠韧带、肝总动脉、胰十二指肠前方和后方以及肠系膜上动脉根部淋巴结。N 分期将按照区域淋巴结转移数量划分为 N1 和 N2，N1 为 1~3 枚淋巴结，> 4 枚为 N2，除了区域淋巴结以外的淋巴结转移视为远处转移。dCC 清扫范围即为区域淋巴结，淋巴结清扫数目建议 > 12 枚。2017 年，dCC 规范化诊治专家共识指出了该疾病的手术治疗原则，对于 TNM 分期 IA~ⅢA 期的 dCC 患者，都应该行胰十二指肠切除术联合局部淋巴结清扫，ⅢB~Ⅳ 期患者应考虑非手术治疗。腹主动脉旁、腹腔干淋巴结转移视为手术禁忌，且超出区域淋巴结的转移，即便是扩大清扫淋巴结也未能提高患者的生存预后。

2. 放射治疗在胆管系统恶性肿瘤中的应用

随着近年来放射治疗技术的发展，放射治疗在胆管系统恶性肿瘤的术前新辅助、术后辅助以及局部晚期病灶的姑息治疗上占据重要地位。放疗技术包括立体定向放疗（stereotactic body radiation therapy，SBRT）、质子放疗（proton beam radiation therapy）、三维适形放射治疗（three-dimensional conformal radiation therapy，3D-CRT）、调强放射治疗（intensity-modulated radiation therapy，IMRT）、影像介导放射治疗（image-guided radiation therapy，IGRT）、术中放疗（intraoperative radiation therapy，IORT）、姑息性 EBRT 放疗等，具体放疗技术特点详见第七章第一节。

二、术前新辅助放疗

对于局限性 BTC，手术切除是唯一有效的治疗方式，然而即使在根治性手术切除后，BTC 复发率仍很高。局限性 BTC 的高复发率和差的预后表明对有效辅助和新辅助治疗的需求尚未得到满足。

肝内胆管癌新辅助放疗的作用及意义存在较高的争议性，目前研究多来自小样本回顾性研究，缺乏高级别的循证医学证据支持。国内专家共识均推荐对不能手术切除或进展期 ICC 病人行术前新辅助化疗，部分病人可达到肿瘤降期作用。推荐吉西他滨 + 顺铂（GC）方案，也可联合其他药物或经肝动脉区域治疗，增强抗肿瘤效果。2022 年，《中国临床肿瘤学会（CSCO）胆道恶性肿瘤诊疗指南》[4] 同时提出 ICC 新辅助放疗适应证：①肝内病灶长径≤ 6cm。②肝内病灶及淋巴结转移在手术切除范围内。③无肝内及肝外播散转移（Ⅲ级推荐，3 类证据）。瘤床及淋巴引流区放疗剂量为 45.0~50.4Gy，也可采用立体定向放射技术，参考剂量模式 40Gy/5f（证据等级 3 类）。而且新辅助放疗时机的介入，建议在 MDT 参与下实施。ICC 术前新辅助放化疗的临床意义还需进一步研究。

新辅助放化疗在局部晚期 ECC 中的临床使用价值尚有待考量。现有部分研究显示，对可切除的 ECC 行术前新辅助放化疗可以达到降期，提高 R0 切除率，延长生存的作用，但尚缺乏高级别循证医学证据。2022 年《中国临床肿瘤学会（CSCO）胆道恶性肿瘤诊疗指南》建议临床分期 T3 以上或者 N+ 的局部进展期病灶，可考虑行术前新辅助放化疗，可能降低分期，提高手术切除率（Ⅲ级推荐，2B 类证据）。放疗靶区建议参考治疗前影像学，确定可视的肿瘤区域（原发及转移淋巴结等），可适当外扩包括高危的淋巴结引流区。术前放疗剂量可考虑 DT40~45Gy，单次 1.8~2.0Gy，评估疗效后再决定后续治疗。同步化疗方案推荐首选以氟尿嘧啶类（5-FU 持续输注或含卡培他滨方案）为主，吉西他滨同样可考虑与放疗同步应用，但要注意防止骨髓抑制。

在以往的报道中，胆囊癌的新辅助治疗通常被认为对患者预后的改善作用较为有限。然而近年来几项关于胆囊癌新辅助治疗的研究结果则令人欣喜。Engineer 等[5]人的研究显示了新辅助联合放化疗可能对局部进展期胆囊癌具有一定的治疗效果。作者纳入了 28 例伴有肝脏浸润和 / 或门静脉淋巴结肿大的局部进展期胆囊癌患者，均予以为期 5 周的肿瘤区 57Gy/25 次、区域淋巴结 45Gy/25 次的放疗，同时进行吉西他滨 300mg/（m^2 · W）的化疗，大部分患者对该方案耐受良好，只有 3 例患者出现 3 级毒性反应。结果显示其中 20 例患者 CR/PR，14 例实行了根治性手术并实现 R0 切除。所有患者的 5 年生存率为 24%，而 R0 切除后的患者则达到47%，预后得到了极大改善。

Agrawal 等[6]人对局部进展期胆囊癌新辅助联合放化疗降期后手术进行了前瞻性研究。该研究纳入了 40 例局部进展期的胆囊癌患者，其中 25 例接受了新辅助联合放化疗，方案为 5- 氟尿嘧啶和顺铂，联合 5 周为期的 45Gy/25 次的外放疗。结果显示，该方案对于肝脏浸润的患者的 CR/PR 率为 40.5%，对区域淋巴结转移患者的 CR/PR 率为 67.6%。治疗完成后 4 周，共有 6 例患者成功降期，随后他们接受了胆囊癌扩大根治术，全部达到 R0 切除，其中 5 例（83.3%）病理证实新辅助治疗后转为淋巴结阴性。由此可见，新辅助放化疗可使 15% 的局部进展期胆囊癌患者降期，同时对区域淋巴结转阴有着良好的效果，对合适的局部进展期患者来说具有应用前景。在前述研究的基础上，我们需要更多的临床研究来探索最佳的放化疗剂量，从而在优化疗效与减少副反应之间寻找到一个平衡点。

综上，术前新辅助在 BTC 患者治疗中的作用尚不明确，但对于局部进展期患者，新辅助放化疗对降期、提高手术切除率及改善预后等方面或存在获益，期待更多的前瞻性研究证实。

三、术后辅助放疗

由于高术后复发率，可切除 BTC 术后辅助治疗至关重要。辅助放疗的目的主要是对手术切缘进行照射，以减少局部复发，但目前尚无大型前瞻性随机对照临床研究证实辅助放疗的作用。回顾性分析和荟萃分析得出的有争议的结果显示，在选定的患者组中（如切缘阳性患者），辅助放疗具有潜在优势。

Pitt 等[7]人回顾性分析比较了肝门部胆管癌患者手术加或不加辅助放疗的结果，结果显示，两个亚组之间的生存率没有差异（均为 20 个月），其他回顾性分析也证实了缺乏疗效。Shinoara 等[8]人回顾性分析了从 SEER 收集的 3839 例肝内胆管癌患者，发现辅助放疗组患者的中位总生存期明显优于单纯手术组（11 个月对比 6 个月），而单纯放疗组患者的中位总生存期明显长于未治疗组（7 个月对比 3 个月）。这项回顾性分析表明，尽管局部控制率仍然很低，但辅助放射治疗可能在改善手术结果方面发挥作用。此外，一项在对 112 例肝门部胆管癌患者的回顾性研究中也观察到了类似的结果，其中，与单纯切除相比，切除后接受辅助放疗的患者在统计学上提高了生存率（中位生存率：19 个月对比 8.3 个月；3 年生存率：31% 对比 10%，P=0.0005）。

Mojica 等[9]人对来自 SEER 数据库的 1992~2002 年的 3187 例胆囊癌患者进行分析，共有 2325 例患者接受了手术治疗，其中有 17% 的患者接受了辅助放疗，他们的中位生存期可以达到 14 个月，而未进行辅助放疗的患者为 8 个月，显示出了术后辅助放疗一定的疗效。但进一步研究发现，只有区域淋巴结转移和肝脏浸润的胆囊癌患者体现了生存获益，对于病灶局限于胆囊的患者，其中位生存期未获得明显改善。Hyder 等[10]人运用 SEER 数据库，将 5011 例行手术治疗的胆囊癌患者分为单纯手术组和手术联合辅助放疗组进行倾向性分析，后者占了总人数的 17.9%。结果显示，肿瘤突破浆膜层、中低分化肿瘤及区域淋巴结转移是术后辅助放疗相关的因素。倾向匹配分析提示与手术组相比，辅助放疗组具有较长的中位生存期（18 个月对比 11 个月）和较高的一年生存率（68.2% 对比 58%），N1 期和中低分化胆囊癌患者是生存获益最大的群体（图 7-2-1）。对于那些只接受了单纯胆囊切除术的患者和Ⅲ期以上以及区域淋巴结阳性的患者，辅助放化疗能使他们得到明显生存获益。近期一项包含了 6 项研究的 Meta 分析也提示与单纯接受手术治疗的患者相比，对于区域淋巴结阳性和 R1 切除的患者来说，辅助放化疗能够明显改善他们的生存期[11]。

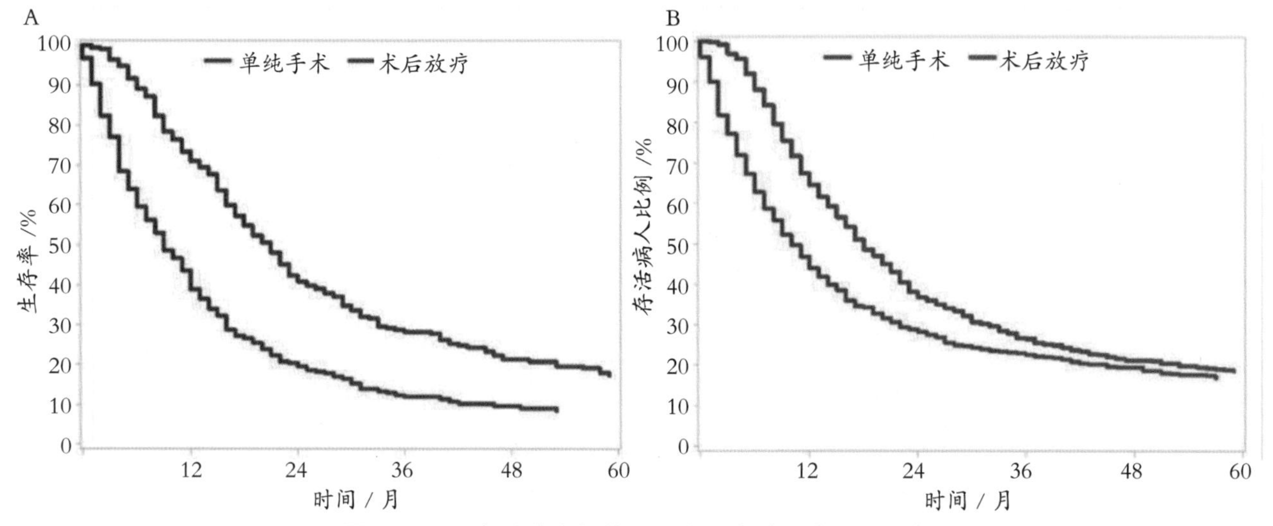

图 7-2-1　术后放疗与单纯手术胆囊癌患者预后比较

注：A 为 N1 患者；B 为中低分化患者。

尽管这些有趣的结果出现在总体人群中，但一项回顾性分析表明，辅助放射治疗仅在选定的患者亚组中可以取得生存优势，尤其是 R1 切除和接受手术的肝门部胆管癌患者。一些回顾性和Ⅱ期试验显示，与单纯手术相比，辅助放疗主要对未完全切除的患者有好处。一项总结 ECC 辅助放疗或放化疗研究的荟萃分析显示，与单纯手术相比，放疗显著改善 OS（*HR*：0.62；95%CI：0.48~0.78；P < 0.001）[12]。

2021 年，韩国放射肿瘤学组的一项多中心回顾性研究评估辅助放疗在肝外胆管癌中的作用[13]，2000 年 1 月至 2015 年 12 月，韩国 14 家机构共收集了 1475 名接受根治性切除的 ECC 患者。其中，959 例患者未接受任何辅助治疗（RT- 组），516 例患者接受术后放射治疗联合或不联合化疗（RT+ 组）。其中 482 名患者（32.7%）存在淋巴结受累，293 名患者（19.9%）切缘阳性。在纳入年龄、肿瘤位置、分化、pT、pN、神经周围浸润和切缘的多变量分析中，辅助放疗与总生存期改善相关（*HR*：0.74；95%CI：0.63~0.86；P < 0.001）。RT+ 组分为单纯放疗组、同步放化疗组（CCRT）以及 CCRT 后维持化疗组（*HR*：0.52；95%CI：0.41~0.68）。总之，辅助放疗联合化疗改善了根治性切除术后 ECC 患者的生存结果。

2021 年，一项单中心回顾性研究对于非肝门部肝外胆管癌辅助放化疗的作用[14]，研究共纳入 328 名患者。中位随访时间为 37.1 个月，3 年局部区域无复发生存期（LRRFS）、无远处转移生存期（DMFS）、无病生存期（DFS）和总生存期（OS）分别为 63.4%、59.0%、53.2% 和 67.5%。在多变量分析中，辅助 CRT 是 LRRFS、DMFS、DFS 和 OS 的独立预后因素（P < 0.05）。对于淋巴结受累、pT3、肿瘤大小≥ 5cm、低分化肿瘤和 R1 切除的患者，辅助 CRT 显著改善 DFS（P < 0.05）。因此，在非肝门部肝外胆管癌患者中，辅助 CRT 显著改善 LRRFS 和 DFS，特别

是对于具有淋巴结受累、pT3分期、低分化肿瘤、肿瘤大小≥5cm或R1切除等危险因素的患者，辅助CRT可能有助于改善治疗结果。

此外，SWOG S0809研究[15]是一项关于肝外胆管癌和胆囊癌的单臂Ⅱ期试验（NCT00789958），该研究纳入79名术后诊断为肝外胆管癌或胆囊癌的患者，术后分期为pT2-4/N+/R+，M0。治疗方案为4个周期吉西他滨联合卡培他滨后同步卡培他滨放化疗（54~54.9Gy/25~33f）。所有患者2年生存率为65%（95%CI：53%~74%）；R0和R1患者分别为67%和60%。中位总生存期为35个月（R0患者为34个月；R1患者为35个月）。相较于回顾性研究数据（R0和R1切除的2年OS率分别为55%和38%）展现出有希望的前景。

基于目前研究，2022年《中国临床肿瘤学会（CSCO）胆道恶性肿瘤诊疗指南》并不推荐对手术时达到R0切除和淋巴结阴性的患者行术后辅助放疗。而仅对R1/2推荐进行术后辅助放疗（Ⅰ级推荐，2A类证据）或淋巴结阳性者推荐进行术后辅助放疗（Ⅱ级推荐，2A类证据）。目前对于术后应该开始行放射治疗的最佳时间尚无定论，基于现有回顾性研究以及前瞻性Ⅱ期临床研究SWOG S0809结果，建议术后同步放化疗可在术后8周以后开始，而且如果与术后辅助化疗联合，可先行术后辅助化疗2~4周期后行同步放化疗。此外，与放疗同步的化疗药物目前首选推荐为氟尿嘧啶类（5-FU或含卡培他滨方案），也可考虑吉西他滨同步放疗，但未被广泛接受。由于ICC发病率较低，能行手术切除的更少，因此术后辅助放化疗的随机对照试验资料很有限。对于辅助放化疗方案的建立，需在了解ICC异质性的基础上开展更多前瞻性临床研究。

综上所述，由于缺乏高水平的证据，当前的临床实践指南建议在对潜在风险和益处进行多学科讨论后，对部分ECC和GBC患者进行辅助放射治疗，辅助放射治疗可能是降低局部复发风险的合理选择，但仍需进一步进行前瞻性随机试验确定最有可能从辅助放射治疗中获益的患者亚组。

四、姑息放疗

对于不可手术切除的局部晚期手术患者，姑息放疗或放化疗是主要的治疗手段之一，对于延长患者生存期、改善生存质量至关重要。但由于缺乏高级别循证医学证据，目前各大诊疗指南以SBRT或常规照射联合全身治疗为局部晚期不可手术BTC患者的推荐治疗方式。

Tao等人[16]回顾性分析了79例行放疗的无法手术的ICC患者，发现较高的放疗剂量与改善局部控制率和OS率相关（图7-2-2）。生物等效剂量（BED）> 80.5Gy的3年OS率为73%，而低剂量组为38%（P=0.017）；BED > 80.5Gy的3年LC发生率显著高于低剂量组（78%对比45%，P=0.04）。BED作为一个连续变量显著影响LC率（P=0.009）和OS率（P=0.004）。

Jung等人[17]在2014年回顾性分析58例原发性（28例）或复发性（30例）胆管癌患者接受SBRT治疗的情况。中位随访时间为10个月（1~97个月）。1年、2年总生存率和中位生存期分别为45%、20%和10个月。1年和2年局部控制率分别为85%和72%。Nikhil等人在2019年对NCBD数据库中170例不可切除的ICC患者接受SBRT（37例）、CRT（61例）或TACE（72例）治疗进行分析发现，与CRT或TACE相比，SBRT与更高的OS相关[18]。然而，Elganainy等人回顾性分析了2001年至2015年80名接受RT治疗的不可切除ECC患者的连续队列。放疗剂量为30~75Gy（中位数50.4Gy），BED为36~98Gy（中位数59.5Gy）。队列被分为递增剂量RT（EDRT）组（大于50.4Gy/28f，BED > 59.5Gy）和常规剂量组（BED ≤ 59.5Gy）。EDRT组未显示OS及PFS改善。此外，EDRT与3级或更高级别淋巴细胞减少症的发生相关。这些结果表明，与 ICC 相比，高剂量并不能在 ECC 中提供相同的 LC 和 OS 益处[19]。

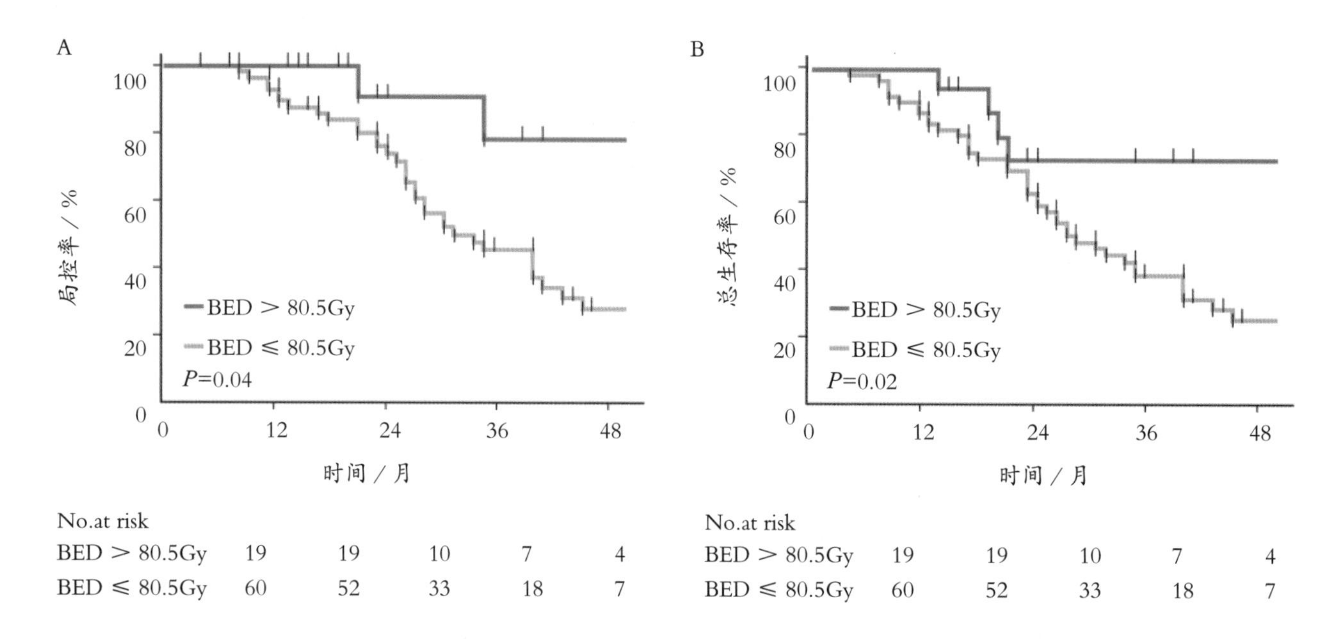

图 7-2-2　不同放疗剂量对局控率（A）、总生存率（B）的影响。

2021 年，一项关于肝内胆管癌患者的局部治疗的系统评价和汇总分析，分析不同局部治疗手段对 ICC 患者的 PFS 和 OS 的影响及不同局部治疗的反应率。结果显示消融组 OS 为 30.2 个月（95%CI：21.8~38.6），外照射放疗组 OS 为 18.9 个月（14.2~23.5 个月），放射栓塞组 OS 为 14.1 个月（12.1~16.0 个月），TACE 组 OS 为 15.9 个月（12.9~19.0 个月）和肝动脉灌注化疗组 OS 为 21.3 个月（15.4~27.1 个月）。消融组的完全缓解率为 93.9%[20]。据此项研究，消融治疗取得了令人满意的结果，当不可手术局部晚期 ICC 患者可能会推荐消融治疗，但随着放疗技术的发展及应用，该结论需要更多的前瞻性随机对照研究验证。

总之，目前关于不可手术切除的 BTC 行姑息放疗的研究多种多样，但缺乏高级别循证医学依据。目前数据显示，对于 ICC 患者，放疗（特别是 SBRT 及高剂量放疗）与更好的预后相关，而 ECC 患者却未显示出同等获益。

2022 年，CSCO 专家共识及 NCCN 指南推荐对晚期 ICC 病人进行放疗或放化疗。放疗模式包括三维适形放疗（3D-CRT）、体部立体定向放疗（SBRT）等，但放疗联合化疗的疗效目前有争议。2022 年《中国临床肿瘤学会（CSCO）胆道恶性肿瘤诊疗指南》对于 BTC 存在广泛淋巴结转移，放疗靶区范围较大者，优先考虑常规剂量放疗联合同步化疗（Ⅱ级推荐，2A 证据）。对于局限的肝内胆管癌，优先考虑 SBRT 治疗（Ⅱ级推荐，2A 类证据）。对于存在远处器官转移的病灶，如肝、肺、骨以及腹膜后等器官转移，在无法手术或介入等治疗方案下，放疗起到减症以及提高局控的作用，放射治疗方式（适形调强放疗或者 SBRT）以及放疗介入时机可在 MDT 介入下实施。而对于肝外胆管癌及胆囊癌尽管存在淋巴结转移，但病变较局限者，或仅针对局限病灶行减症放疗，同样可考虑 SBRT 治疗，但需严格考量放疗剂量及正常组织的耐受性（3 类证据）。

五、放疗计划设计

1. 靶区范围

术前新辅助放疗：瘤床及淋巴引流区。

术后辅助放疗：放疗靶区需包括原发肿瘤瘤床以及区域淋巴结（胆管周围淋巴结、肝十二指肠淋巴结、肝门淋巴结、胰头后淋巴结、肠系膜上淋巴结以及腹主动脉旁淋巴结区域；对于原发灶位于左侧肝叶的尚需考虑胃小弯及胃左动脉淋巴引流区）。

姑息放疗：基于影像学结果，如增强 CT、MRI 等确定治疗靶区。放疗靶区包括原发肿瘤区、转移淋巴结及可适当外扩包括高危区域淋巴结。

2. 放疗剂量

术前新辅助放疗：瘤床及淋巴引流区放疗剂量 45.0~50.4Gy，也可采用立体定向放射技术，参考剂量模式 40Gy/5 次（3 类证据）。

术后辅助放疗：CTV 剂量为 45.0~50.4Gy，1.8~2.0Gy/f，R1 切除则瘤床区和切缘再增量至 54~59.4Gy，R2 切除可补量至 66~70Gy，但需考虑正常器官的受量。

姑息放疗：①常规放疗时，肿瘤区域及淋巴引流区剂量为 45~50.4Gy，单次 1.8~2.0Gy，依据患者耐受情况，可将肿瘤区域增量至 60Gy 或更高剂量，治疗中需考虑危及器官受量（图 7-2-3）。②对于高剂量少分割放射治疗如 SBRT，推荐仅照射原发肿瘤和转移淋巴结，不建议包括高危淋巴结引流区。目前对 SBRT 尚无统一量模式作为标准推荐，可参考的剂量分割为 30~50Gy/3~5f，单次分割剂量与分割次数的确定有赖于靶区与危及器官的距离及危及器官受量。

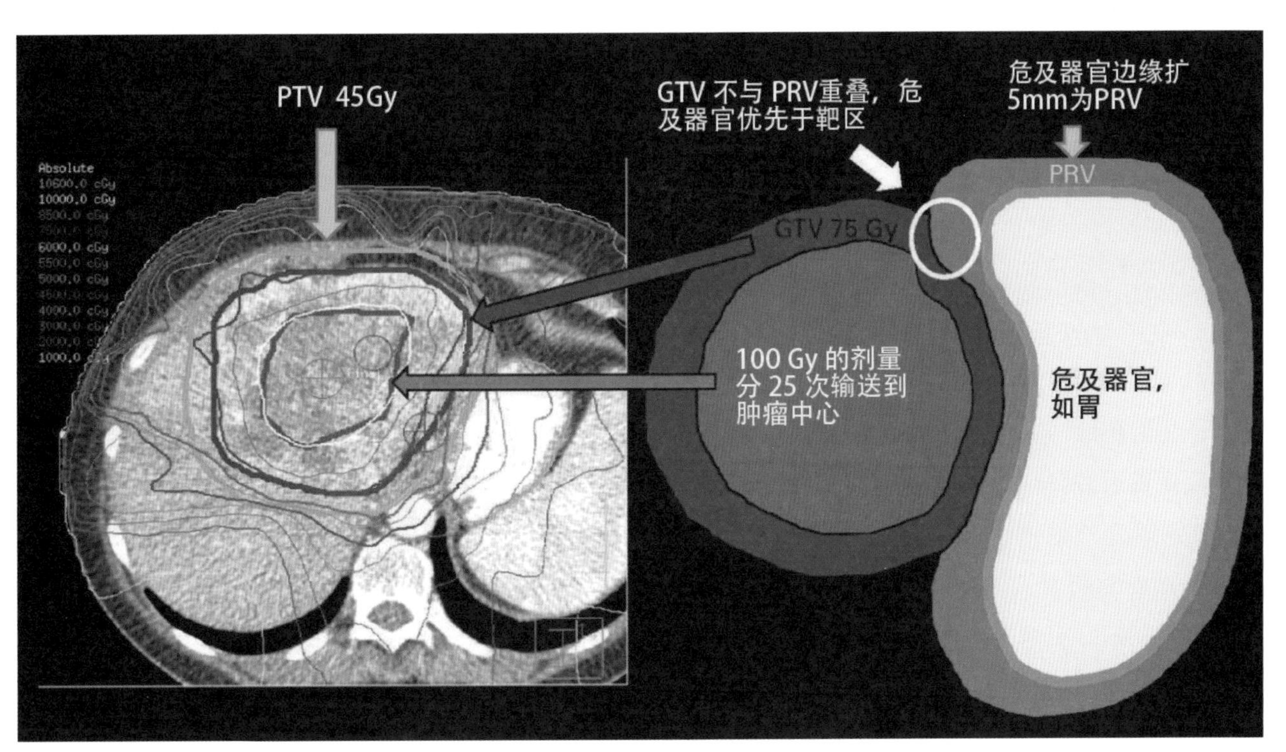

图 7-2-3　放射治疗计划靶区

3. 危及器官受量

Schoppmeyer 等人[21]在 I/ II 期试验中对辅助性放化疗的剂量限制如下：脊髓，Dmax < 40Gy；右肾，V_{20} < 50%；左肾，V30 < 30%；未受影响的肝脏，V30 < 50%。

梅奥诊所的 Barney 等人[22]描述了胆管癌的

SBRT 技术的剂量限制如下：肠道结构（胃、十二指肠和肠道），Dmax < 32Gy，$10cm^3$ < 20Gy；肝脏，至少 $700cm^3$ 的正常肝脏 < 21Gy；肾脏，每个肾脏至少 $200cm^3$ < 17.5Gy；脊髓，Dmax < 20Gy。

六、全身治疗与放疗联合

由于 ICC 放疗显示出有较好的 LC 和 OS，照射区域以外的局部和远处失效的继发模式对预后的影响变得愈发重要。因此，将全身治疗与放射治疗相结合以实现远距离和 LC 是有充分理由的。尤其是，靶向药物与外照射的结合为临床研究带来了新的机遇。近年来，已经确定了胆管癌的几个分子靶点，包括具有成纤维细胞生长因子受体基因改变（FGFR GAs）、异柠檬酸脱氢酶 1（IDH1）突变和高度微卫星不稳定性的肿瘤[23]。

1. FGFR 与放疗

FGFR 基因改变代表了 IHCC 的一种独特亚型，发生在 10%~16% 的 IHCC 病例中。FGFR GAs 被认为通过细胞生长和存活、血管生成和对治疗的抵抗来促进肿瘤的发生。临床前研究表明，FGFR 抑制的放射增敏作用可能取决于特定的基因改变。Ahmed 等人证明，FGFR 4 通过降低 RAD51 水平，从而使 HT29 结直肠细胞系对放射治疗产生耐药性，从而促进结直肠癌的放射抗性。通过同源重组减弱双链断裂修复，FGFR 4 的沉默使 HT29 细胞放射增敏[24]。Verstraete 等人研究了 JNJ-42756493 抑制 FGFR 的能力，具有野生型 FGFR 和 FGFR2 扩增的结直肠异种移植作为模型，以 FGFR 抑制剂处理后，未观察到放射增敏效应[25]。目前没有关于 ICC 的 FGFR 抑制和放射治疗的可用数据，可能只有特定的 FGFR 基因改变亚群有益。

2. IDH1 与放疗

IDH1 在约 25% 的胆管癌中发生突变，在临床前研究中，野生型 IDH1 的沉默显示了癌细胞对化疗和放疗的敏感性，表明以具有药理学抑制作用的野生型 IDH1/2 癌症为靶向可能会产生与突变型 IDH1/2 癌症相同的治疗反应。在突变的 IDH1/2 人群中，靶向治疗也可以与放疗或化疗合理结合，以进一步提高癌症对治疗的敏感性。由于同源重组 DNA 修复受损，突变的 IDH1/2 癌症可能具有“BRCAness”表型，这部分归因于抑制 α-酮戊二酸依赖性双加氧酶从而诱导 DNA 修复缺陷。这使得研究人员研究了聚 ADP 核糖聚合酶（PARP）抑制剂在 IDH1/2 突变癌症中的应用。同样，研究表明 BCL2 和 NAMPT 也可能是该亚型癌症的良好靶点。有必要进行更多的临床研究，以确定在突变和非突变情况下，辐射如何与 IDH1/2 的靶向药物结合。

3. MSI 与放疗

大约 1% 的胆管癌被认为具有高度的微卫星不稳定性，目前有关胆管癌检查点阻断的资料有限。KEYNOTE-028 PDL1 阳性胆管癌试验的初步报告显示，24 名患者中有 4 名（17%）PR，另外 4 名（17%）SD。这导致了后续试验 KEYNOTE-158，其中包括 104 名胆管癌患者。胆管癌患者的客观有效率仅为 5.8%，17 名患者（16%）SD。此外，还记录了失配修复缺陷型胆管癌患者的反应，其中包含 86 例 MMR 缺陷型肿瘤患者的研究中，4 例胆管癌患者均表现出 SD（n=3）或 CR（n=1）[26]。因此，检查点阻断可能使一部分胆管癌患者受益。

目前，关于胆管癌免疫微环境与放疗仍需要进行进一步的研究，以最大限度地发挥免疫系统对胆管癌的抗肿瘤作用，并了解放疗在实现这一点上可能发挥的作用。

七、展望

胆管恶性肿瘤是一种侵袭性较强的恶性肿

瘤，其发病率呈上升趋势，治疗仍然以手术切除为主。通过肝导向治疗如手术切除、消融和放射治疗来控制这些肿瘤可以延长患者的寿命。使用现代技术给予外照射对ICC来说是有希望的，但ECC的数据并没有表明同样的好处。ICC和ECC的不同结果部分可能是由于周围危及器官限量导致靶区高剂量覆盖较差。因此，改善LC患者的预后需要新的策略，而靶向药物和免疫检查点抑制剂，尤其是FGFR基因畸变、IDH1/2突变和MSI高的相关药物，为放射治疗的临床研究提供了多种途径，需要进一步开展更多的临床试验来验证疗效。

参考文献

[1] SHIRAI Y, YOSHIDA K, TSUKADA K, et al. Identification of the regional lymphatic system of the gallbladder by vital staining [J]. The British journal of surgery, 1992, 79(7): 659-662.

[2] 中华医学会外科学分会胆道外科学组，中国医师协会外科医师分会胆道外科专业委员会．胆囊癌诊断和治疗指南（2019版）[J]．中华外科杂志，2020，58（4）：243-251.

[3] 胆道肿瘤专家委员会．CSCO胆道系统肿瘤诊断治疗专家共识（2019年版）[J]．临床肿瘤学杂志，2019，24（9）：828-838.

[4] 胆道肿瘤专家委员会．CSCO胆道恶性肿瘤诊疗指南（2022年版）．[M]．北京：人民卫生出版社，2022.

[5] ENGINEER R, GOEL M, CHOPRA S, et al. Neoadjuvant Chemoradiation Followed by Surgery for Locally Advanced Gallbladder Cancers: A New Paradigm [J]. Annals of surgical oncology, 2016, 23(9): 3009-3015.

[6] AGRAWAL S, MOHAN L, MOURYA C, et al. Radiological Downstaging with Neoadjuvant Therapy in Unresectable Gall Bladder Cancer Cases [J]. Asian Pacific journal of cancer prevention : APJCP, 2016, 17(4): 2137-2140.

[7] PITT H A, NAKEEB A, ABRAMS R A, et al. Perihilar cholangiocarcinoma. Postoperative radiotherapy does not improve survival [J]. Annals of surgery, 1995, 221(6): 788-797.

[8] SHINOHARA E T, MITRA N, GUO M, et al. Radiotherapy is associated with improved survival in adjuvant and palliative treatment of extrahepatic cholangiocarcinomas [J]. International journal of radiation oncology, biology, physics, 2009, 74(4): 1191-1198.

[9] MOJICA P, SMITH D, ELLENHORN J. Adjuvant radiation therapy is associated with improved survival for gallbladder carcinoma with regional metastatic disease [J]. Journal of surgical oncology, 2007, 96(1): 8-13.

[10] HYDER O, DODSON R M, SACHS T, et al. Impact of adjuvant external beam radiotherapy on survival in surgically resected gallbladder adenocarcinoma: a propensity score-matched Surveillance, Epidemiology, and End Results analysis [J]. Surgery, 2014, 155(1): 85-93.

[11] HORGAN A M, AMIR E, WALTER T, et al. Adjuvant therapy in the treatment of biliary tract cancer: a systematic review and meta-analysis [J]. J Clin Oncol, 2012, 30:1934-1940.

[12] BONET B M,ALLAL A S,GICH I,et al. Is adjuvant radiotherapy needed after curative resection of extrahepatic biliary tract cancers? A systematic review with a meta-analysis of observational studies[J] .Cancer Treat Rev, 2012, 38: 111-119.

[13] KIM K, YU J I, JUNG W, et al. Role of adjuvant radiotherapy in extrahepatic bile duct cancer: A multicenter retrospective study (Korean Radiation Oncology Group 18-14) [J] . European journal of cancer (Oxford, England : 1990), 2021, 157: 31-39.

[14] CHANG W I, KIM B H, KANG H C, et al. The Role of Adjuvant Chemoradiotherapy in Nonhilar Extrahepatic Bile Duct Cancer: A Long-Term Single-Institution Analysis [J] . International journal of radiation oncology, biology, physics, 2021, 111(2): 395-404.

[15]BEN-JOSEF E, GUTHRIE K A, EL-KHOUEIRY A B, et al. SWOG S0809: A Phase Ⅱ Intergroup Trial of Adjuvant Capecitabine and Gemcitabine Followed by Radiotherapy and Concurrent Capecitabine in Extrahepatic Cholangiocarcinoma and Gallbladder Carcinoma [J] . Journal of clinical oncology : official journal of the American Society of Clinical Oncology, 2015, 33(24): 2617-2622.

[16] TAO R, KRISHNAN S, BHOSALE P R, et al. Ablative Radiotherapy Doses Lead to a Substantial Prolongation of Survival in Patients With Inoperable Intrahepatic Cholangiocarcinoma: A Retrospective Dose Response Analysis [J] . Journal of clinical oncology : official journal of the American Society of Clinical Oncology, 2016, 34(3): 219-226.

[17] JUNG D H, KIM M S, CHO C K, et al. Outcomes of stereotactic body radiotherapy for unresectable primary or recurrent cholangiocarcinoma [J] . Radiation oncology journal, 2014, 32(3): 163-169.

[18] SEBASTIAN N T, TAN Y, MILLER E D, et al. Stereotactic body radiation therapy is associated with improved overall survival compared to chemoradiation or radioembolization in the treatment of unresectable intrahepatic cholangiocarcinoma [J] .Clin Transl Radiat Oncol,2019,19:66-71.

[19] ELGANAINY D, HOLLIDAY E B, TANIGUCHI C M, et al. Dose escalation of radiotherapy in unresectable extrahepatic cholangiocarcinoma [J] .Cancer Med,2018,7:4880-4892.

[20] EDELINE J, LAMARCA A, MCNAMARA M G, et al. Locoregional therapies in patients with intrahepatic cholangiocarcinoma: A systematic review and pooled analysis [J] .Cancer Treat Rev,2021,99:102258.

[21] SCHOPPMEYER K, MIETHE S, WIEDMANN M, et al. Radiochemotherapy Followed by Gemcitabine and Capecitabine in Extrahepatic Bile Duct Cancer: A Phase I/II Trial [J] .American Journal of Clinical Oncology, 2006, 29(6):576-582.

[22] BARNEY B M, OLIVIER K R, MILLER R C, et al. Clinical outcomes and toxicity using Stereotactic Body Radiotherapy (SBRT) for advanced cholangiocarcinoma [J] .Radiation Oncology,2012,7:67.

[23] RIZVI S, KHAN S A, HALLEMEIER C L, et al. Cholangiocarcinoma - evolving concepts and therapeutic strategies [J] . Nature Reviews Clinical Oncology, 2018, 15(2): 95-111.

[24] AHMED M A,SELZER E,DÖRR W,et al. Fibroblast growth factor receptor 4 induced resistance to radiation therapy in colorectal cancer[J] .Oncotarget, 2016, 7: 69976-69990.

[25] VERSTRAETE M, DEBUCQUOY A, GONNISSEN A, et al. In vitro and in vivo evaluation of the radiosensitizing effect of a selective FGFR inhibitor (JNJ-42756493) for rectal cancer[J]. BMC Cancer, 2015, 15: 946.

[26] PIHA-PAUL S A, OH D Y, UENO M, et al. Efficacy and safety of pembrolizumab for the treatment of advanced biliary cancer: Results from the KEYNOTE-158 and KEYNOTE-028 studies[J] .Int J Cancer, 2020, 147: 2190-2198.

（作者：陈静波）

第三节　胰腺癌的放射治疗

一、概述

近年来，胰腺癌发病率在国内外呈明显上升趋势，美国癌症协会2018年发布的数据显示，美国胰腺癌新发病例数男性位列第11位，女性位列第8位，居恶性肿瘤病死率第4位[1]。中国国家癌症中心最新统计数据显示，胰腺癌位居中国恶性肿瘤发病率的第10位，居恶性肿瘤病死率第6位[2]。胰腺癌治疗疗效极差，5年的总生存率仅为2%~3%。80%~90%胰腺癌就诊时已无法手术切除，其中50%~60%为局部晚期胰腺癌，主要通过同步放化疗或化疗进行治疗。胰腺癌手术后，局部复发率高达50%~86%，5年生存率小于20%；而无法手术切除的胰腺癌，中位生存率一般小于1年。

（一）胰腺的形态与解剖特点

胰腺在胃的后方，位于腹膜后，横卧于第一、二腰椎前方，一般长15~18cm，宽3~4cm，厚1.5~2.5cm，重60~100g，胰腺右端膨大并向下行成钩状突起为胰头及钩突；稍向左略有变细的部分为胰颈；胰腺向左逐渐变狭窄形成胰尾；胰腺颈、尾之间的部分为胰体。胰腺全程前面被覆后腹膜，显露于小网膜腔中，为网膜腔的后壁。胰腺上缘紧邻腹腔动脉、腹腔神经丛和脾血管。下缘为横结肠系膜的根部。胰头被十二指肠包绕，其后方为下腔静脉；胰头钩突部向下突起并向后包绕肠系膜上动静脉。胰腺颈部狭窄，深面是肠系膜上静脉与门静脉交界处。胰体部后方为腹主动脉、左肾及左肾上腺。

（二）胰腺的血液供应

供应胰腺的血液主要来自胰十二指肠上动脉、胰十二指肠下动脉和脾动脉。静脉回流伴随相应的同名动脉，头部经胰十二指肠静脉，体尾部经脾静脉流入门静脉。胰腺周围重要血管很多，胰腺钩突包绕肠系膜上动静脉，头部深面为下腔静脉和肾静脉，颈部深面有肠系膜上动静脉和门静脉，体尾部深面有腹主动脉，体尾部上缘为脾动静脉。胰腺癌极易侵犯这些血管，致使肿瘤难以切除。此外，胰腺损伤时常伴有血管损伤，易引起大出血。

（三）胰腺的淋巴回流

胰腺上部的淋巴回流到腹腔动脉周围淋巴结。胰头部前上、后上部淋巴回流至幽门下淋巴结，再回流到肝总动脉淋巴结；胰体右上部淋巴直接回流到肝总动脉干淋巴结；胰体左上部淋巴回流到脾动脉干淋巴结；胰尾淋巴经脾门淋巴结或脾动脉干淋巴结回流，而后均回流到腹腔动脉周围淋巴结。胰腺下部淋巴结回流到腹主动脉淋巴结。胰头前下、后下部淋巴回流到胰下淋巴结、肠系膜根部淋巴结；胰体左下部淋巴经结肠中动脉起始部淋巴结回流至肠系膜根部淋巴结；胰体右下部淋巴直接回流至肠系膜根部淋巴结。最后，肠系膜根部淋巴均注入腹主动脉周围淋巴结。

（四）胰腺癌的临床分类

根据胰腺癌侵犯情况，临床上将胰腺癌分为可切除胰腺癌、临界可切除胰腺癌、不能切除/局部晚期胰腺癌以及转移性胰腺癌，具体见表7-3-1。

表 7-3-1　胰腺癌的临床分类

临床分类	TNM 分期	特征
可切除胰腺癌	T1~T3N0 或 N+M0 阶段Ⅰ~Ⅲ	1. 无远处转移； 2. 未累及肠系膜上动脉或门静脉； 3. 无肠系膜上静脉或门静脉栓塞或包绕； 4. 影像学腹腔动脉、肝动脉、肠系膜上动脉周围脂肪间隙存在
临界可切除胰腺癌	T4NxM0 阶段Ⅲ	1. 无远处转移； 2. 肿瘤紧靠肠系膜上静脉或门静脉，但未狭窄； 3. 包绕肠系膜上静脉或门静脉，但未紧邻动脉； 4. 肠系膜上静脉或门静脉闭塞； 5. 肿瘤包绕肠系膜上动脉环周小于一半； 6. 胃十二指肠动脉包绕了肝动脉，但未超过腹腔动脉
不能切除 / 局部晚期胰腺癌	T4NxM0 阶段Ⅲ	1. 无远处转移； 2. 手术区域外淋巴结转移； 3. 肿瘤包绕肠系膜上静脉一半以上； 4. 肿瘤邻近或包绕腹腔动脉一半以上； 5. 肠系膜上静脉或门静脉闭塞而不适合血管重建； 6. 主动脉浸润或包绕
转移	TxNxMl 阶段Ⅳ	远处转移

（五）放射治疗在胰腺癌中的应用

80% 以上的胰腺癌初诊即不可手术切除，因此放射治疗，尤其是同步放化疗是局部晚期胰腺癌的主要治疗手段。以吉西他滨为基础的同步放化疗可以提高局部晚期胰腺癌的中位生存期、缓解疼痛症状，从而提高临床获益率，成为局部晚期胰腺癌的标准治疗手段。另外，对于胰腺癌术后局部残留或切缘阳性者，术后同步放化疗可以弥补手术的不足。放射治疗的主要的适应证为：①可切除以及临界可切除胰腺癌的术前新辅助放射治疗。②胰腺癌术后肿瘤淋巴结转移，尤其是淋巴结包膜外浸润、切缘不净或肿瘤残存者（R1 或 R2 手术）的术后辅助放疗。③不可手术局部晚期胰腺癌的根治性放化疗。④胰腺癌的术中放射治疗。⑤晚期胰腺癌的姑息性止痛放疗（腹痛或者骨转移造成的疼痛等）。此外，胰腺癌放疗的技术含量高，提高放疗剂量可改善局部控制率和生存率，建议胰腺癌放疗应在有高质量影像诊断技术、图像引导调强放疗系统或立体定向放射治疗技术的放疗中心进行。

放疗剂量模式改变是精准放疗时代到来的代表性标志，这在胰腺癌放疗剂量模式变化中表现得最为显著。胰腺癌组织在生物学特点上对射线不敏感，因此需要尽可能给予高剂量的放疗才能取得更好的疗效。在辅助放疗中，常用的剂量方案为：总量 45~50.4Gy，单次 1.8~2.0Gy 常规分割放疗（conventional fractionation radiotherapy，CFRT）。在应用于局部晚期不可手术切除胰腺癌放化疗为主的治疗方式时，推荐采用包括大分割、SBRT 的高剂量少分次放疗模式。Xiang 等[3]人回顾性分析美国国家癌症数据库（national cancer database，NCDB）2010年至2015年接受术前化疗、常规分割放疗（CFRT）化疗或立体定向放疗（SBRT）化疗后的可切除胰腺癌患者（治疗前分期T1~T3，N0~N1，M0）。CFRT为40~60Gy/20~35f。SBRT为20~25Gy/1f或30~50Gy，每个分次至少使用5Gy。使用多变量回归和倾向匹配评分来调整潜在的混杂因素，包括年龄、并发症评分和疾病的治疗前程度。结果发现术前单纯化疗1355例，术前CFRT化疗552例，术前SBRT化疗175例。与单独化疗相比，接受SBRT与总体生存率显著提高相关（中位OS：30个月对比21个月，*P*=0.02；调整后的风险比*HR*为0.65，95%CI：0.47~0.90，*P*=0.01）。同样，与CFRT相比，SBRT与显著改善的总生存期相关（中位OS：29个月对比16个月，*P*=0.002；调整后的*HR*为0.53，95% CI：0.37~0.76，*P*=0.001）。此外，SBRT与病理完全缓解率和切缘阴性切除率显著增加相关。术后再入院率和死亡率相当。他们认为SBRT新辅助化疗与良好的生存和病理结果相关，值得考虑进行前瞻性验证。类似的结果也被Tchelebi等[4]人的荟萃分析结果所证实，SBRT的2年OS率高于CFRT（26.9%对比13.7%，*P*=0.004），其中SBRT多采用30Gy/5f模式，生物等效剂量BED_{10}为48Gy，在该荟萃分析中入组的SBRT患者大部分是接受胰腺癌新辅助治疗。因此，上述研究说明SBRT剂量模式在新辅助放疗中占重要优势。

近年来，大分割放疗模式在胰腺癌放疗领域被广泛运用，其可能优于SBRT模式，剂量学研究显示15次模式的基础上增加靶区内部剂量，较5次模式更容易达到BED_{10}为100Gy。与3~5次的SBRT相比，10~15次的大分割放疗未来可能是胰腺癌放疗的主要方式，但目前尚缺少两种模式比较的临床试验研究[5]。

此外，放疗靶区范围的确定是精准放疗的重要环节之一，多模态影像联合有利于胰腺癌靶区的勾画。MRI具有较高的软组织分辨率，可提高放疗计划中胰腺肿瘤勾画的准确性。Caravatta等[6]人进行了一项多中心参与的胰腺肿瘤勾画研究，评估MRI和CT在胰腺癌大体肿瘤体积（GTV）和十二指肠勾画方面的一致性，结果发现MRI在临界可切除病例中较CT拥有较小的GTV，CT和MRI的GTV平均体积分别为（21.6±9.0）cm^3和（17.2±6.0）cm^3，观察者之间基本一致。PET是一种可以定量评价体内生化改变的显像技术，PET与CT以及MRI的影像融合定位，对转移性淋巴结的定性有重要帮助。

二、可切除胰腺癌的放疗应用

可切除胰腺癌指通过影像学检查，判断肿瘤可根治切除的标准是无远处转移，肿瘤未浸润动脉（腹腔干、肠系膜上动脉或肝总动脉），且肿瘤未浸润肠系膜上静脉和门静脉，或紧贴肠系膜上静脉和门静脉≤180°且轮廓正常。然而，胰腺属于腹膜后脏器，且邻近重要的腹腔血管和神经，其解剖位置的特殊性导致手术难度较高，局部复发率高，临床手术切除率为23.8%~54.0%，即使进行了根治性手术，5年生存率仍低。Kamisawa等[7]人报道根治性手术后5年生存率约25%。手术目的是实施根治性切除（R0）。切缘的相关定义详见2022年胰腺癌诊疗规范[8]病理学诊断（表7-3-2）。根据综合诊治的原则，术前应该进行MDT讨论，充分评估根治性切除的可能性，明确肿瘤是否有远处转移和并发症（基线评估）。

表 7-3-2　胰腺癌切缘

序号	切缘名称
1	胰腺钩突切缘（即肠系膜上动脉切缘，该切缘为胰腺解剖的钩突部，紧邻并位于门静脉沟切缘左侧，与肠系膜上动脉相毗邻）
2	前切缘（胰腺实质前方，右侧为十二指肠降部，左侧为门静脉沟切缘）
3	门静脉沟切缘（即肠系膜上静脉切缘，是由门静脉在胰腺表面压出一条光滑的切迹，其右侧为前切缘，左侧为钩突切缘）
4	后切缘（为胰腺实质后方，其右侧为十二指肠降部，左侧为钩突切缘）
5	胰腺颈部切缘（即断端切缘，位于胰颈处，为胰腺手术断端）
6	胆管切缘
7	其他切缘：在 Whipple 手术标本中还包括胃切缘及小肠切缘

（一）新辅助放化疗

目前胰腺癌患者能从新辅助放化疗中获益已得到了广泛的认可，其优势在于：①控制原发灶的进展。②早期消除潜在的隐匿微小转移灶。③提前评估肿瘤对放化疗的敏感程度。④使患者早期接受全身治疗。⑤使胰腺组织纤维化，降低术后出血、胰瘘等风险[9]。

2020 年，发表在 *Journal of Clinical Oncology* 的 PREOPANC 研究是一项随机对照多中心Ⅲ期的临床研究，其目的是明确可手术胰腺癌包括可切除和临界可切除胰腺癌患者术前行新辅助放化疗对患者 OS 和 R0 切除率有无改善。2013 年 4 月 24 日至 2017 年 7 月 25 日，246 例入组患者随机分为两组，术前放化疗组 119 例，直接手术组 127 例。放化疗组采用 36Gy，2.4Gy/ 次，共 15 次，同步吉西他滨单药化疗（1000mg/m^2，在第 1、8 和 15 天给药），中位随访时间为 59 个月，研究结果在 2022 年发表于 *Journal of Clinical Oncology* 杂志[10]。新辅助放化疗组的 OS 优于直接手术组（*HR*=0.73；95% CI：0.56~0.96；*P*= 0.025）。尽管中位生存期差异仅为 1.4 个月（15.7 个月对比 14.3 个月），但新辅助放化疗组和直接手术组的 5 年 OS 率分别为 20.5%（95% CI：14.2~29.8）和 6.5%（95% CI：3.1~13.7）。术前放化疗可显著提高无病生存期和局部无复发间隔时间，包括可切除和临界可切除胰腺癌，并显著降低术后淋巴结、神经系统和静脉侵犯的发生率。对完成手术切除后辅助化疗的预先设定的亚组分析显示，新辅助放化疗组可提高患者生存期，两组生存期分别为 35.2 个月和 19.8 个月（P < 0.05）。两组发生严重不良事件的患者比例差异不大。

2018 年，荷兰研究者启动了 PREOPANC-2 研究[11]，该研究对照 FOLFIRINOX 与以吉西他滨为主的新辅助放化疗治疗可切除和临界可切除胰腺癌的疗效；法国研究者目前正在进行的 PANDAS-PRODIGE 研究也是对照 FOLFIRINOX 与新辅助放化疗治疗临界可切除胰腺癌的疗效。预计这些研究将进一步明确新辅助放化疗的治疗意义。

2022 年 CSCO 胰腺癌诊疗指南推荐可切除胰腺癌患者如果体能状态良好，可耐受手术治疗，推荐新辅助放化疗（Ⅱ级推荐）；对于体能状态较差的患者，不能耐受手术治疗的，推荐行减症放疗（Ⅱ级推荐）、根治性放疗（Ⅲ级推荐），其中根治性放疗是采用精准放疗技术，通过提高剂量，进而实施根治性治疗为目的的放疗模式。推荐采用IMRT或SBRT技术，仅照射原发灶和转移淋巴结，不做相邻区域淋巴结预防性照射，剂量模式根据设备技术和可选范围40~70Gy/5~20f。2022年NCCN指南对于可切除胰腺癌或临界可切除胰腺癌推荐：同步放化疗，放疗剂量为36Gy，单次剂量2.4Gy/次，或者45~54Gy，单次剂量1.8~2.0Gy/次，总量大于54Gy推荐进行临床试验。区域淋巴结预防性照射尚有争议。

（二）术后辅助放疗

胰腺癌根治术后放射治疗手术是胰腺癌目前的标准根治性治疗手段，但就诊时仅15%~20%的患者可手术切除，且单纯手术的疗效不甚理想，近70%的患者会出现术后复发和转移，胰腺癌术后根据病理及切缘情况，决定是否给予辅助放射治疗。迄今为止，术后辅助放化疗的价值仍有争议，各大指南及诊疗规范不推荐胰腺癌根治术后常规进行辅助放射治疗，具有以下高危复发因素的患者建议行术后放射治疗：①淋巴结转移，尤其是淋巴结包膜外浸润。②切缘阳性（R1）。③局部有病灶残留（R2）。

尽管有一定的理论支持，但目前胰腺癌术后辅助放化疗的研究结果仍存有一定争议。2004年，ESPAC-1研究共入组289例胰腺癌术后患者，随机分为术后放化疗组（放疗20Gy联合5-氟尿嘧啶）、术后化疗组（5-氟尿嘧啶）、术后化疗加放化疗组、观察组，结果显示接受术后放化疗和未接受术后放化疗的中位OS分别为15.9个月和17.9个月（P=0.05），提示术后辅助化疗有明显的生存获益，而术后放化疗甚至可能有害，但该研究因缺乏放疗质控（放疗剂量不够）亦备受争议。而约翰霍普金斯医院曾进行关于胰腺癌术后辅助放化疗的回顾性研究却得出了相反的结论，该研究共纳入616例胰腺癌术后患者，其中271例（44%）接受5-氟尿嘧啶为基础的辅助放化疗，中位放疗剂量为50Gy，结果显示辅助放化疗组较对照组的2年OS率（43.9%对比31.9%）、5年OS率（20.1%对比15.4%）均明显提高。2010年发表的一项随机Ⅱ期研究共纳入90例胰腺癌术后患者，一组接受吉西他滨单纯化疗，另一组接受吉西他滨联合同步放疗，结果显示尽管两组患者生存率无显著差异，但放化疗联合可降低局部复发率（11%对比24%）。该研究应用于目前临床广泛采用的吉西他滨为基础的化疗方案，提示放疗可提高肿瘤局部区域控制，但因入组病例数较少，故该结论仍需要大样本研究证实[12-14]。

因胰腺癌手术比例相对较低，常规术后辅助放化疗的大样本Ⅲ期随机对照研究难以有效开展，部分研究者开始分析含高危因素胰腺癌术后患者行放化疗的意义。梅奥诊所开展的一项回顾性研究发现，淋巴结阳性患者行辅助放化疗较单纯手术明显改善生存（中位OS：3.4年对比1.6年，P=0.01）。而一项Meta分析共纳入了4项随机研究中的875例患者，结果显示切缘状态是影响辅助放化疗效果的重要因素（P=0.04），辅助放化疗对R1切除患者可降低死亡风险约28%（HR=0.72，95%CI：0.47~1.10）。Raoof回顾性分析美国国家癌症数据库（NCDB）在10年期间（2004年至2014年）接受辅助放化疗（adjuvant chemoradiatio ACR）或辅助化疗（adjuvant chemotherapy AC）的N+和/或R1胰腺癌患者。排除接受新辅助放疗、未接受辅助治疗或仅接受辅助放疗的患者。根据年龄、性别、种族、保险、合并症、T分期、淋巴结状态、切缘状态、分级和新辅助化疗，在ACR和AC组之间进行倾向评分匹配（PSM）。在PSM之后，分析了两个平衡良好的组，每组4000名患者。与AC组相比，ACR在N+和/或R1胰腺癌患者中具有更高的OS[15-17]。

对于术后辅助放射治疗，推荐常规分割剂量，术后立体定向放射治疗（stereotactic body radiation

therapy，SBRT）目前仅用于临床试验。放射治疗总剂量推荐 45~46Gy/23~25f，适当地给予瘤床、吻合口局部加量 5~9Gy，同步化疗（首选卡培他滨口服，或者持续静滴氟尿嘧啶，其次吉西他滨）。美国约翰霍普金斯医院和梅奥诊所一项包括 1200 余例胰腺癌术后患者的回顾性研究结果显示，无论切缘如何，术后接受氟尿嘧啶同步放化疗的患者较观察的患者生存获益，切缘阴性（RR 0.61；95%CI：0.47~0.77），切缘阳性（RR 0.52；95%CI：0.36~0.74；$P < 0.001$）。尽管有多个回顾性分析提示辅助放化疗对 R1 切除或淋巴结阳性的胰腺癌患者可能改善生存，但仍无高级别循证医学证据；而且临床试验结果的不一致，导致术后辅助放化疗的价值有争议。因此，高危获益人群的筛选及增效减毒的放化疗方案仍需要进一步探索[18]。

因此，目前 2022 年 NCCN 指南推荐 R1 切除术后或者淋巴结转移的患者推荐行术后辅助放化疗。2022 年 CSCO 胰腺癌诊疗指南认为术后辅助放疗尚存争议，尚缺乏高级别的循证医学依据，建议积极参与临床研究（Ⅰ级推荐）。与单独化疗相比，在体能状态良好和 R1 切除的患者，采用辅助性放化疗（Ⅱ级推荐）可能改善预后，降低肿瘤局部复发率。放化疗方案如下：①氟尿嘧啶类或 GEM 同步放化疗，后续 5~FU 或 GEM 维持治疗（1B 类证据）。② GEM 化疗 2 周期，后续进行 GEM 为基础的同步放化疗（2A 类证据）。③ GEM 同步放化疗，后续 GEM 维持治疗（2B 类证据）。体能状态良好，切缘阴性患者，建议积极参与临床研究（Ⅰ级推荐）。2022 年 NCCN 指南对于可切除胰腺癌术后辅助放化疗剂量推荐：同步放化疗，瘤床放疗剂量 45~46Gy，单次剂量 1.8~2.0Gy/ 次，对于高风险区域在胃和肠正常组织限量前提下可适当提高照射剂量。辅助放疗的治疗体积应基于手术前 CT 扫描结果或手术置入的银夹来确定。标准放疗体积 CTV 应包括原发肿瘤床和区域高危淋巴引流区。对残端阳性部位建议适度提高剂量。同时指出放化疗的先后次序：如果由于切缘阳性而考虑进行放化疗，则化疗应在放化疗实施之前进行。随机对照研究显示，放化疗在欧美的研究结果有差异，国内研究证据级别相对较低，因此缺乏足够的循证医学证据，建议开展多中心临床研究。

三、临界可切除胰腺癌的放疗应用

临界可切除胰腺癌定义：①肿瘤无远处转移。②肠系膜上静脉 - 门静脉系统肿瘤侵犯有节段性狭窄、扭曲或闭塞，但切除后可安全重建。③胃十二指肠动脉侵犯达肝动脉水平，但未累及腹腔干。④肿瘤侵犯肠系膜上动脉未超过周径的 180°。对于临界可切除的胰腺癌诊疗，缺乏大型临床研究数据，因此建议开展多中心临床研究。

2022 年 NCCN 指南建议对所有临界可切除胰腺癌患者行新辅助治疗，而加入放疗能否改善生存仍需要进一步研究。对于临界可切除胰腺癌和局部进展期胰腺癌，尽管存在不同医疗中心及术者对临界可切除及局部进展期的定义的理解存在差异、各研究入组患者存在较大异质性以及部分研究结果并不一致等问题，多项 RCT 临床研究结果都支持新辅助治疗能使临界可切除及局部进展期胰腺癌患者显著获益，因而临界可切除及局部进展期胰腺癌应采取新辅助治疗优先的治疗模式已基本达成共识。

目前临床难点在于判断临界可切除（borderline resectable）的肿瘤，这类肿瘤介于可切除和不可切除之间，如能手术完整切除，预后肯定优于不可切除行根治性同步放化疗。如何界定这类肿瘤，不同研究机构有各自的标准，主要涉及肿瘤和周围血管的关系。国内多数肿瘤中心目前均认为肿瘤侵犯周围血管，如肠系膜上动脉、肝总动脉或腹腔动脉，则不可切除，做血管置换的意义不大。对于临界可切除胰腺癌和局部进展期胰腺癌，一般推荐在2~6个周期化疗之后进行放射治疗。推荐新辅助放化疗后4~8周进行手术，但放射治疗所致的纤维化可使手术难度增加。放射治疗期间推荐预防性应用止吐药物以减少恶心、呕吐的发生。

对临界可切除患者行CT造影血管重建作为标准诊断方法，从而确定是否手术以及需置换血管等情况。同时，通过术前新辅助放化疗缩小肿瘤，取得降期效果，从而使原来临界可切除，甚至不能切除的病例成为可切除病例。2018年首个针对临界可切除胰腺癌（BRPC）患者行新辅助放化疗的前瞻性、随机、开放、多中心Ⅱ/Ⅲ期临床试验的结果发布，研究共纳入58例患者，结果发现新辅助放化疗组相较于直接手术组有更长的中位OS和更高的2年生存率，同时新辅助放化疗组R0切除率也更高，鉴于新辅助放化疗的巨大优势，该试验被迫提前终止。新辅助放化疗组R0切除率为51.8%，而直接手术组为26.1%（P=0.004），新辅助放化疗组中位生存期也远高于直接手术组（21.0个月对比12.0个月，P=0.028）。其主要研究终点是2年生存率，总体2年生存率为34.0%，在意向治疗分析中，新辅助放化疗的2年生存率为40.7%，而直接手术组为26.1%（P=0.028）。新辅助放化疗的2年生存率和中位生存期显著优于直接手术组，为临界可切除胰腺癌患者提供了生存获益[19]。

Katz等人研究发现，对于临界可切除胰腺癌，经术前联合放化疗治疗后，使患者获得根治性切除，达到切缘阴性，可明显延长疾病复发时间及生存期，5年生存率＞20%。Katz等人也报道了联合放疗与FOLFIRINOX化疗作为新辅助治疗方案治疗临界可切除胰腺癌的结果，这是一项前瞻性、多中心、单臂临床试验。患者接受改良的FOLFIRINOX治疗（85mg/m^{2}奥沙利铂、180mg/m^{2}盐酸伊立替康、400mg/m^{2}亚叶酸钙、2400mg/m^2 5-氟尿嘧啶治疗4个周期），然后在术前使用卡培他滨（825mg/m^2，口服，每天两次）同步5.5周外照射（50.4Gy，每天28次）。共入组22名患者，其中有14名（64%）有3级或更高级别的不良事件，15名（68%）接受了胰腺切除术。在这15名患者中，12名（80%）需要血管切除术，14名（93%）的显微镜下切缘为阴性，5名（33%）的标本残留癌细胞少于5%，2名（13%）的标本有病理完全缓解。其研究结果同样获得了新辅助放化疗能够使临界可切除胰腺癌患者获益的结论。另外，JASPAC05 Ⅱ期临床研究结果提示，术前采用S-1联合同步放疗可行有效，并且可以提高R0切除术，Ⅲ期临床研究正在进行中[20-22]。

因此，美国临床肿瘤学会2017年更新的《临界可治愈胰腺癌临床实践指南》指出，符合下述任一条件则推荐新辅助放化疗：①不能排除胰外转移。②不宜接受腹部大手术。③病灶与邻近血管接触。④CA19-9高水平提示肿瘤转移。2018年中国《胰腺癌综合诊治指南》也提出，新辅助放化疗是治疗临界可切除胰腺癌的首选，同时针对具有高危因素的可切除胰腺癌也推荐行新辅助放化疗。目前，各权威指南均明确了新辅助治疗在治疗各类型胰腺癌中的价值，其中2022年美国国家综合癌症网络指南指出，针对所有临界可切除胰腺癌，均建议行新辅助放化疗；对于可切除胰腺癌（RPC），可选择直接手术，但若伴有CA19-9显著升高、原发灶大、区域淋巴结大、体重极度减轻和极度疼痛等高危征象，则优先推荐行新辅助放化疗。

尽管如此，最大的问题在于这些研究都只显示了新辅助放化疗策略优于手术优先策略，但尚无研究能够回答新辅助放化疗是否优于单纯的新辅助化疗这个问题。在针对具体患者采取何种治疗方案，是否应纳入放疗、如何评估NAT疗效及手术时机等方面仍需大量的临床试验进行探索及验证。而另一方面临床试验的开展却因技术水平、患者意愿、利益等方面受到阻碍，目前发达国家在规范理念、积极开展临床研究及宣传方面做出了较大的努力。对于 NAT 的方案和疗程应充分考虑胰腺癌的生物学特性，并且在精准医疗的背景下针对每个患者制定个体化的治疗方案，并且随着循证医学证据的不断增加，NAT 或许能使更多胰腺癌患者得到根治性手术的机会并获得长期生存。为提高全身的治疗效果，近期报道的研究多以放疗前联合多药联合的强力化疗方案为主。Thanikachalam 等人开展了一项前瞻性Ⅱ期可切除或临界可切除胰腺癌新辅助放化疗的研究，24 例患者接受 2 周期 FOLFOX 方案化疗后，13 例患者接受 CFRT 同步吉西他滨化疗，11 例患者（84.6%）R0 切除，中位 OS 是 34.8 个月，2 年 OS 率 75%[23]。

对于临界可切除的胰腺癌新辅助化疗、放化疗可能提高 R0 切除率，并可改善患者生存，但缺乏高级别的循证医学依据，且方案选择尚无标准，建议开展临床研究。对体能状况良好患者，推荐采用联合化疗（客观有效率较高）的方案进行术前治疗（附录），降期后再行手术切除。新辅助化疗一般推荐 2~4 个周期，根据密切复查结果进行调整。通过新辅助治疗仍不能手术切除或不能耐受手术的患者，即采用晚期胰腺癌的一线化疗方案，不能耐受或不愿接受全身化疗的患者，可行选择性动脉灌注化疗。2019 年，一项 Meta 分析结果表明采用 FOLFIRINOX 方案进行新辅助化疗，可提高 R0 手术切除率、延长患者总体生存期，需要进一步前瞻性临床研究验证。如行外科手术治疗：联合静脉切除如能达到 R0 切除，则患者的预后与静脉未受累及的患者相当，联合动脉切除不能改善患者的预后。既往新辅助放化疗联合方案无明确标准，可采用氟尿嘧啶类或 GEM 方案放疗，或诱导化疗有效后采用含 5-FU 或含 GEM 方案的同步放化疗。根据 PREOPANC 最新Ⅲ期临床结果，新辅助放化疗可首选吉西他滨为基础的放疗方案[24]。

综上分析，2022 年 CSCO 胰腺癌诊疗指南推荐对于体能状态良好、可耐受手术治疗的临界可切除胰腺癌，Ⅰ级推荐建议：①参加临床试验。②最佳支持治疗。③如存在黄疸，介入治疗解除黄疸。④新辅助化疗。Ⅱ级推荐建议根治性放疗或新辅助放化疗。

四、局部进展期胰腺癌的放疗应用

局部进展期胰腺癌（locally advanced pancreatic cancer，LAPC）定义：①肿瘤无远处转移。②肿瘤侵犯肠系膜上动脉超过周径的 180°。③肿瘤侵犯腹腔干超过周径的 180°。④肿瘤侵犯肠系膜上动脉空肠分支。局部晚期胰腺癌预后差，且缺乏客观、有效率高的治疗方案，因此建议参加临床试验。最佳支持治疗应贯穿胰腺癌治疗的整个过程中。

绝大多数胰腺癌就诊时不能手术切除，其中局部进展期、无远处转移的患者是放射治疗的主要适应证。放射治疗可以提高患者的生存率，并改善症状和生存质量。NCCN 和 ASCO 推荐诱导化疗与放化疗或 SBRT 联合治疗局部晚期胰腺癌。自 20 世纪 60 年代以来，欧美国家对不能手术切除、局部晚期的胰腺癌进行了一系列前瞻性随机分组的研究，包括以下几个方面：同步放化疗与单纯放疗的比较、同步放化疗与单纯化疗的比较、同步放化疗中不同化疗药物的比较等。

早期的随机研究曾对局部不可切除胰腺癌放化疗和单独化疗进行过比较，得出了不同的结论。胃肠道肿瘤研究组（GITSG）研究比较了放化疗模式及放疗剂量对预后的影响，该研究共随机分为三组：单纯放疗组（60Gy，每 20Gy 照射后休息 2 周，10 周内完成）、高剂量放化疗组（放疗剂量 60Gy+5- 氟尿嘧啶）及低剂量放化疗组（放疗剂量 40Gy+5- 氟尿嘧啶）；三组的中位 OS 分别为 22.9 周、40.3 周、42.2 周[23]，结果显示放化疗综合治疗较单纯放疗明显改善生存，而高剂量放疗并未转化成生存的获益。与此结果相反，东部肿瘤合作组（ECOG）报告称，放化疗组生存期和单纯手术组 OS（8.3 个月对比 8.2 个月）无差异，但毒性显著增加（27% 对比 51%）[25]。上述结果启发了 ECOG4201 的研究人员，放疗剂量或化疗方案的选择可能是影响治疗结果[26]，总剂量 50.4Gy 的放疗联合吉西他滨的中位 OS 较好（11.1 个月对比 9.2 个月，P=0.017）。

在吉西他滨治疗年代，LAP07 研究是纳入病例数最多的研究。该研究结果在 2016 年 *JAMA* 发表，研究分析了 449 例不可手术胰腺癌，首先接受 4 个月吉西他滨或吉西他滨联合厄洛替尼的诱导化疗，疾病未进展则随机分为化疗组和放化疗组（放疗剂量 54Gy + 卡培他滨），化疗组和放化疗组患者的中位 OS 相似（16.5 个月对比 15.2 个月，P=0.83）。但放化疗组的局部进展率明显低于化疗组（32% 对比 46%，P=0.03）。除恶心外，3/4 级毒性没有增加。该研究也存在一定的不足，最大的问题是该研究同步化疗方案为吉西他滨，当时 FOLFIRINOX 与 GP 这两个被证实最为有效的化疗方案还未广泛应用于胰腺癌的新辅助治疗[27]。2021 年 CONKO-007 研究最新数据显示诱导化疗后，R0 切除肿瘤患者（中位 DFS 和 OS：分别为 16.6 个月和 26.5 个月）的无病生存期和总生存期明显优于未手术患者（中位 DFS 和 OS 分别为 11.9 个月和 16.5 个月，P=0.003）。这提示了新辅助治疗后应重新评估初步诊断为不可切除的胰腺癌的肿瘤可切除性。如果达到可切除性，患者应该接受手术[28]。

2014 年，*Journal of Clinical Oncology* 发表了 SCALOP 试验：对于局部晚期胰腺癌患者放化疗联用吉西他滨（Gem）或卡培他滨（Cape）对患者健康相关生活质量（HRQL）的影响。随机 II 期 SCALOP 试验的结果显示，卡培他滨组的平均 OS 优于吉西他滨组（15.2 个月对比 13.4 个月，P=0.01），其中 3/4 级血液毒性在卡培他滨组与吉西他滨组分别为 0% 和 18%。Cape-CRT 组的患者在认知功能（P=0.04）、疲劳（P=0.05）、腹胀（P=0.04）和口干（P=0.03）方面更有优势。结果发现 Cape-CRT 组更好的 HRQL，并进一步支持在 LAPC 中使用 Cape 而不是 Gem 作为放疗同步的化疗方案[29]。

总之，目前同步放化疗与单纯放疗及单纯化疗相比，可改善患者预后，而随着新的靶向治疗药物、免疫治疗以及化疗药物的应用，放疗技术的进步尤其是适形调强放疗、立体定向放疗的普及，通过新的放疗技术与药物的联合使用，期望在不可手术切除胰腺癌的疗效取得突破。对于临界可切除或部分局部进展期胰腺癌，一般在新辅助化疗后行同步放化疗。同步放化疗推荐剂量为 45~54Gy/（25~30 次，5~6 周），也有采用 36Gy/（15 次，3 周）。对于部分不适合全身化疗的局部晚期患者，可以单独进行 SBRT。为提高全身的治疗效果，提倡卡培他滨组联合治疗。Garnier 等人前瞻性研究 187 例局部晚期胰腺癌诱导化疗后同步放化疗或继续化疗的预后结果，诱导化疗方案同样为 FOLFIRINOX，放疗 54Gy/30 f 期间同步卡培他滨，统计结果发现尽管同步放化疗与单独化疗相比患者 OS 无差异，但拥有更长的 PFS（13.3 个月对比 9.6 个月，P < 0.01）[30]。

因此，对于局部晚期胰腺癌患者，2022 年 CSCO 胰腺癌诊疗指南推荐转化治疗后出现以下情况：①肿瘤缩小达到 PR 或 SD（缩小）。② CA19-9 水平下降 50% 和临床改善（即体能评分、疼痛、体重 / 营养状态的改善）。③ PET-CT 代谢值下降 30% 以上，经 MDT 讨论可手术者，应考虑手术切除。转化化疗方案详见附录新辅助化疗方案。对于局部进展期胰腺癌治疗原则，体能状态良好，可参加临床试验（I 级推荐），局部晚期胰腺癌预后差，且缺乏客观、有效率高的治疗方案，因此建议参加临床试验。也可选择同步放化疗或序贯放化疗（II 级推荐），采用常规剂量放疗同步化疗或序贯放化疗可缓解症状和改善患者生存期。2022年NCCN指南指出，对于局部进展期胰腺癌可推荐：①诱导化疗后（通常4~6个周期）后行同步放化疗或者SBRT治疗。②同步放化疗或SBRT治疗。对于局部进展期胰腺癌放疗剂量推荐为45~54Gy，单次剂量1.8~2.0Gy/次，SBRT放疗剂量数据有限，推荐在有经验的放疗中心完成，剂量30~45Gy/3f或者25~45Gy/5f。高剂量放疗较常规剂量放疗可提高局部控制率，可延长患者总生存期。高剂量少分次放疗采用IMRT或SBRT推荐仅照射原发肿瘤和转移淋巴结，不包括高危淋巴结引流区，见附录。对于转化治疗有效且体能状态良好的患者，可参照前面临界可切除胰腺癌治疗原则。对于转化治疗后，仍不能切除或体能状态较差的患者，转入晚期姑息治疗。对于不耐受放化疗的局部晚期胰腺癌患者，推荐可通过照射原发灶或转移灶，实施以缓解梗阻、压迫或疼痛为目的的减症治疗，来提高患者生存质量。

五、转移性胰腺癌的放疗应用

转移性胰腺癌治疗的目的和原则：①对于转移性胰腺癌，以化学治疗为基础的综合治疗有利于减轻症状、延长生存期和提高生活质量。②对于寡转移胰腺癌，以化疗为基础，放疗对病灶选择性治疗的综合治疗更有利于减症、提高局部控制率和延长生存期。

对于晚期、不可手术切除的转移性胰腺癌的原发灶或引起症状的转移病灶可予以姑息放射治疗、减症治疗，照射剂量根据病变大小、位置及耐受程度给予常规剂量或高剂量。姑息放射治疗的目的是缓解疼痛和出血或改善患者局部梗阻性症状。胰腺癌通常伴有严重腹背疼痛，对于使用吗啡类药物仍不能缓解疼痛的患者，或由于使用大剂量吗啡而无法耐受便秘等严重吗啡类药物不良反应的患者，可以采用姑息放射治疗来镇痛治疗，即使合并远处转移的胰腺癌，姑息放射治疗同样可以缓解疼痛。

Scorsetti等人回顾性分析41例孤立性转移性胰腺癌接受SBRT治疗结果，中位局控时间为39.9个月，中位OS为23个月，1年和2年OS率分别为79.9%和46.7%。Shi等人回顾性分析31例胰腺癌根治术后孤立性局部复发接受放化疗结果，中位总剂量56.0Gy，1.8~2.15Gy/次，中位局部区域无进展时间是12.0个月，中位OS为23.6个月，3级急性毒性反应3例（9.7%），晚期1例（3.2%）[31, 32]。

总之，对于远处转移（转移灶数目及器官有限）的胰腺癌患者，可通过照射原发灶或转移灶，实施以缓解梗阻、压迫或疼痛以及提高肿瘤局部控制为目的的放射治疗。仅照射原发灶及引起症状的转移病灶，照射剂量根据病变大小、位置及耐受程度判定给予常规剂量或高剂量。

六、胰腺癌术中放疗

放疗是胰腺癌的主要治疗手段，但是胰腺位于腹腔深部，与胃、十二指肠、胆管等周围脏器关系紧密，体外放疗的剂量难以提高并达到满意的治疗效果。术中放射治疗（intraoperative radiation therapy，IORT）是将高能加速器产生的高能电子线通过限光筒引导到需要照射的部位进行局部照射，术中放疗的优点是靶向性好，对肿瘤部位集中剂量照射，同时可保护周围正常组织和器官。IORT可用于不可切除的LAPC，也可以用于根治性切除后的瘤床照射，可以减少局部复发。除了提高放疗剂量之外，IORT还可以保护周围正常组织，减少副损伤，进而改善患者术后生活质量。

RENI等人分析了IORT对不同分期胰腺癌患者的疗效，IORT组对于Ⅰ/Ⅱ期可显著降低局部复发率（27% 对比 60%，P=0.04），提高 5 年总生存率（22% 对比 6%，P=0.01）；对于Ⅲ/Ⅳ期患者，如术中放疗射线能量 > 9MeV，可降低局部复发率，但对总生存率无显著影响。因为 IORT 避开了周围敏感组织和器官，所以对于不可手术切除胰腺癌，开腹探查 + 术中放疗 + 术后同步放化疗在局部控制及缓解疼痛上有理想的效果。WILLETT 等人分析了 150 例接受 IORT 的不可切除胰腺癌患者，术后行 5- 氟尿嘧啶为基础的同步放化疗。结果显示，其 1 年和 3 年生存率分别为 54% 和 7%，均优于既往结果。但在胰腺癌的 IORT 实施过程中一定要注意胃肠道的受量，避免或尽量减少出现胃肠道出血、梗阻和穿孔等严重并发症发生，同时在联合外照射放疗时对正常组织受量的限制也应更加严格。OGAWA 等人研究发现，根治性手术联合 IORT 者术后的中位生存期可达 19.1 个月，2 年生存率和局部控制率分别为 42.1% 和 83.7%。另外，一项来自麻省总医院的研究对比了手术联合 IORT 和单独手术治疗胰腺癌的预后情况，共计入组 90 例患者，其中 43 例接受了 IORT 治疗，最终结果显示 IORT 组的局部控制率优势明显（56% 对比 27%）[33-36]。

（一）术中放疗的适应证[37]

2019 年 5 月，*Cancer letter* 杂志发表了由国家癌症中心 / 国家肿瘤临床医学研究中心 / 中国医学科学院北京协和医学院肿瘤医院胰胃外科牵头制定的《局部进展期胰腺癌术中放疗的专家共识》（以下简称“共识”）。共识总结了胰腺癌患者行术中放疗的适应证，主要包括以下 4 点：①原发肿瘤具有完整可能的切除性（分期为 T3N0M0 或者 T4N0M0）。②术中肉眼可见肿瘤残留，或者冰冻病理证实切缘阳性者。③不可切除的肿瘤，厚度 < 4.5cm（受不同 IORT 设备的限制，数值可能有差异）。④伴有其他治疗无效的中到重度疼痛。

（二）术中放疗技术要求

IORT 的治疗需要外科医生和放疗科医生共同参与，包括：术前通过多学科讨论制订治疗方案；术中外科医生、放射科医生、物理师一起确认放射野、射线能量和放射剂量；一般是单次单野照射。

（三）术中放疗计划

术中放疗临床流程见图 7-3-1，具体计划设计如下。

放射野：①对于根治性切除者，IORT 的放射野应包括瘤床、淋巴结引流区和可能复发区域，剩余的胰腺组织不应包含在照射范围之内；②对姑息切除（R1/R2）的患者，照射野应包括残留的肿瘤组织、淋巴结引流区和可能的复发区域；③对不可切除的患者，包括肿瘤及 0.5~1cm 的瘤旁组织，以及淋巴结引流区。

射线选择：IORT 使用电子线进行治疗，所采用射线能量应根据肿瘤的厚度进行选择。若肿瘤厚度 < 3cm，则使用 9MeV 电子线；若肿瘤厚度 > 3cm，使用 12MeV 电子线。

放射剂量：IORT 的剂量选择依据不同的治疗计划而异，对于根治性切除的患者，剂量一般为 15Gy；对于姑息性切除的患者，采用 IORT 联合术后体外放疗的治疗模式，剂量分别为 15Gy 和 45~50Gy，体外放疗对于肿瘤残留区可加量 15~25Gy；肿瘤不可切除的患者，确认放射野内无胃肠道等脏器的情况下，可提高剂量至 20~25Gy。但如果包含其他正常脏器，剂量同样不应超过 15Gy。对伴有疼痛患者的治疗，肿瘤部位的剂量控制在 20~25Gy。

（四）术中放疗常见并发症

IORT 是一项外科和放疗科共同进行的治疗，具有一定的治疗风险。常见的并发症包括消化道出血、消化道功能障碍、生化性胰瘘等。

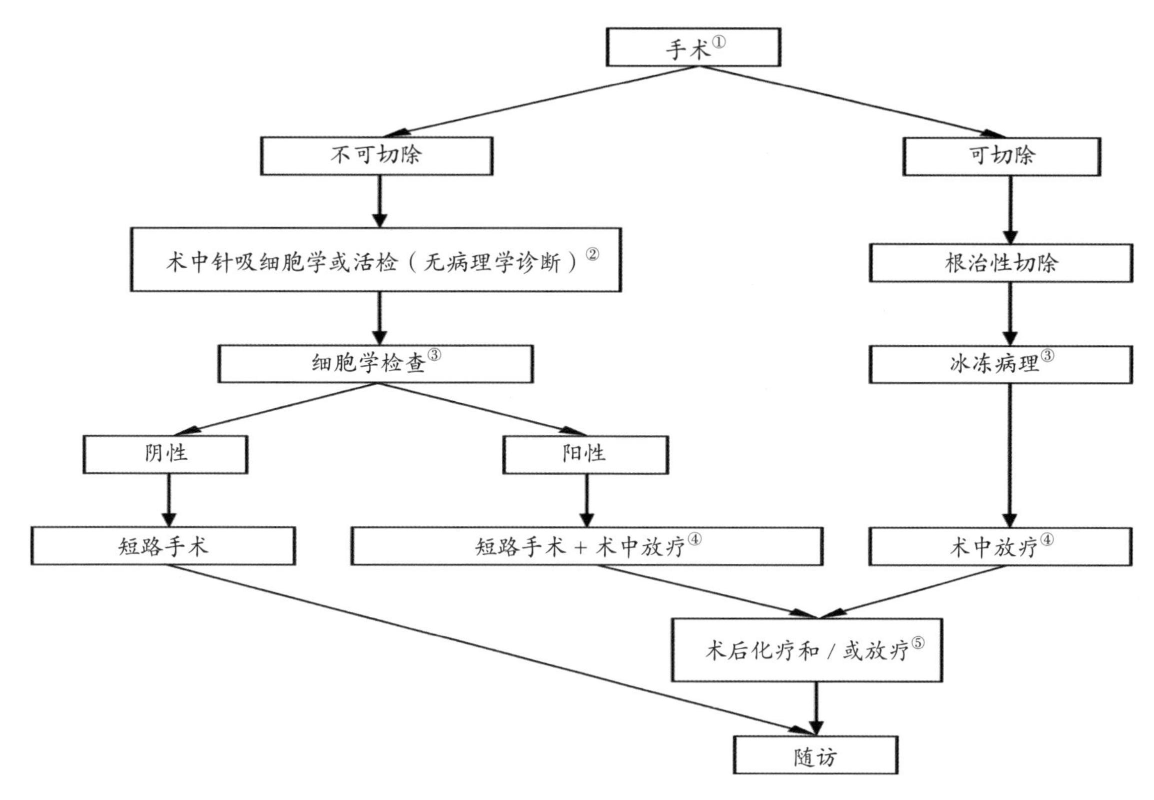

图 7-3-1　IORT 临床流程图

注：①外科医生实施探查手术并术中评估肿瘤切除可能性；②获取病理学、细胞学样本；③病理医生通过病理学、细胞学样本确定诊断；④外科和放疗科医生制订术中放疗方案；⑤内科医生和放疗科医生制订术后辅助治疗方案。

消化道出血：在进行 IORT 治疗的过程中，由于肿瘤的位置，放射野内常不可避免地包含了一部分胃肠道等脏器，由于射线的影响，术后可能出现胃排空障碍和消化道出血。尽量减少胃肠道，尤其对是十二指肠的照射会降低两者的发生率。如果因肿瘤位置邻近肠道，无法避免时，也可选择适当降低放射剂量。

消化道功能障碍：消化道功能障碍的发生主要是肿瘤和射线对腹膜后神经丛的侵犯。治疗主要是在充足营养支持的同时采用传统中医治疗，其往往具有较好的效果。

骨髓抑制：IORT 治疗后骨髓抑制出现的概率很低，可通过控制照射野和照射剂量等有效预防。

七、胰腺癌的 SBRT 治疗

放射治疗体部立体定向放疗（stereotactic body radiation therapy，SBRT）技术的特点是分次剂量高和治疗次数少，剂量高度集中，周边剂量分布不均匀且梯度变化大，可用相对低的等剂量线作为处方剂量线，通过靶区内剂量层层递增方式，最终实现靶区外低剂量，靶区内高剂量，在正常组织耐受剂量下对肿瘤实施高剂量照射，通过降低了肿瘤周围正常组织的剂量而增大了肿瘤和正常组织之间的剂量窗位，从而在提高肿瘤剂量的同时不会对正常组织造成严重放射损伤。另一方面，放疗后肿瘤细胞发生再增殖起始时间一般在 3~5 周后，而 SBRT 由于治疗次数少，多在数天至两周内完成，因此避免了肿瘤细胞出现加速再增殖，从而提高局控率。此外，提高放疗单次剂量有利于改变肿瘤微环境、诱发免疫反应，所产生的临床效应大于线性二次（linear quadratic，LQ）模型所预测的疗效。细胞实验提示单次剂量 ≥ 5Gy 时能有效地抑制集落形成并诱导 G2/M 期细胞周期阻滞。此外，免疫调节细胞表面分子的表达水平发生改变，可能增强肿瘤细胞对细胞毒性 T 细胞裂解的敏感度。

目前用于治疗胰腺癌的 SBRT 技术有：立体定向放疗（在加速器上加三级准直器共面或非共面固定野或旋转野照射）、三维适形放疗（在加速器上加整体铅块或 MLC 共面或非共面固定野照射）和体部伽马刀（即使用 γ 线实施的 SBRT）治疗。在技术的选用上不同医院不同设备配制略有不同，但总的原则是对较早期局限的胰体尾癌采用真正意义的立体定向放疗或体部伽马刀可获得更高的局部剂量，周围正常组织的损伤更小；对局部肿瘤较大或胰头癌采用三维适形放疗局部剂量相对均匀，在照射范围较大的情况下更为安全可行。

（一）SBRT 研究进展

同常规放疗一样，SBRT 通常与化疗联合用于 LAPC。Pollom 等人对 199 例局部 LAPC 患者接受吉西他滨为基础的化疗同时或序贯使用 SBRT（1~5 次，共 25~33Gy），6、12 个月的局部控制率分别约为 92% 和 88%，中位生存期为 14.3 个月，71.2% 患者存活超过 6 个月，36.2% 患者存活超过 1 年，13% 患者发生了胃肠道毒性，其中大部分是晚期事件，包括溃疡、狭窄和出血。Moningi 等人报道 66 例 LAPC 患者接受 SBRT（5 次，共 20~33Gy）联合多种化疗药物（吉西他滨、顺铂，FOLFIRINOX、5-FU 或紫杉醇）治疗，6 个月和 1 年局部控制率分别为 84.6% 和 81.8%。值得注意的是，其中有 5 例实现了 R0 切除，同时达到了 17.8 个月的相对较高的中位生存期，晚期 3、4 级胃肠道毒性发生率为 5%[38, 39]。

Gurka 等人分析 27 名采用 SBRT（5 次，共 25~30Gy）同时联合化疗（吉西他滨、5-FU、mFOLFOX 或卡培他滨）的患者，中位无进展生存期为 8.7 个月，中位生存期为 13 个月，结果显示出更高的局部控制率，只有少部分患者出现严重的迟发性胃肠道毒性，包括 1 例迟发 4 级胆管狭窄和 1 例迟发性胃出血[40]。

Zhong J 等在比较局部晚期胰腺癌（LAPC）的 60~70Gy 生物等效剂量（BED_{10}，$\alpha/\beta=10$）与 BED_{10} > 70Gy 的复发模式和结果，回顾性分析了来自三个中心的活检和经放射线照相证实的 LAPC 的患者，并从 2012 年 6 月至 2019 年 6 月前瞻性收集了 BED_{10} 为 60~70Gy 的患者 527 例和 BED_{10} > 70Gy 的患者 493 例。放射治疗采用立体定向放射疗法。进行倾向评分匹配后，每组 486 例患者。两组的中位处方剂量分别为 37Gy/5~8f（范围：36~40.8Gy/5~8f）和 42Gy/5~8f（范围：40~49.6Gy/5~8f），BED_{10} > 70Gy 和 BED_{10} 为 60~70Gy 的患者的中位 OS 分别为 20.3 个月（95%CI：19.2~11.5 个月）和 18.2 个月（95%CI：17.8~18.6 个月）（P < 0.001）。两个队列的中位 PFS 分别为 15.4 个月（95%CI：14.2~16.6 个月）和 13.3 个月（95%CI：12.9~13.7 个月）（P < 0.001）。BED_{10} 为 60~70Gy 的患者，在野外和边缘性复发的发生率更高（野外：97/486 对比 72/486，P=0.034；边际：109/486 对比 84/486，P=0.044）。然而，BED_{10} > 70Gy 的患者发生 2 级或 3 级急性（87/486 对比 64/486，P=0.042）和晚期胃肠道毒性（77/486 对比 55/486，P=0.039）高于 BED_{10}60~70Gy 的患者。因此，在患者耐受性良好的情况下，可能需要更高的剂量[41]。

美国国家癌症数据库（national cancer data base，NCDB）一项回顾性分析显示，988 例局部晚期胰腺癌患者接受 SBRT 治疗与常规分割放射治疗相比，中位 OS 分别为 13.9 个月和 11.6 个月（P < 0.001），2 年 OS 率分别为 21.7% 和 16.5%（P < 0.001）。一项前瞻性临床试验结果表明，与常规同步放化疗相比，SBRT 极大降低了辐射引起的严重淋巴细胞减少，两组淋巴细胞减少率分别为 13.8% 和 71.7%（P < 0.001）。总体而言，SBRT 严重不良事件的发生率 < 10%[42]。

Shen 等人单中心回顾 56 例局部晚期胰腺癌接受 SBRT 的预后结果，放疗中位剂量为 40Gy/5f，联合吉西他滨和卡培他滨化疗，中位 OS 和中位 PFS 分别为 19 个月和 12 个月，1 年、2 年 OS 率分别为 82.1% 和 35.7%，2 例（3.6%）患者出现急性 3 级十二指肠梗阻症状，3 例（5.4%）出现晚期 3 级胃肠道毒性，2 例（3.6%）发生 4 级晚期放射性肠炎和肠穿孔[39]。Arceli 等人回顾了多中心采用 SBRT 技术按照中位剂量 BED_{10} 为 48Gy，单独或联合化疗治疗局部晚期胰腺癌的资料，结果显示 2 年中位 OS 率为 33.8%，局控率为 55.8%，照射剂量是患者 OS 率和局控率的独立预后因素[43]。

国内大部分文献报道伽马刀放射治疗患者涵盖胰腺癌各个期别，不单单局限于局部晚期胰腺癌。单次分割剂量通常为 3~5Gy，共照射 8~15 次，联合或不联合化疗，中位生存期 7~18 个月，1 年生存率为 22%~48%，分期不同，预后有很大差别，而且目前的文献多为单中心、回顾性研究，证据级别不足，尚缺乏使用伽马刀进行胰腺癌 SBRT 治疗的高级别循证医学证据。

SBRT 为 LAPC 患者提供一种更精确的相对疗程较短的局部治疗方法，可使患者获得更高的局部控制率，1 年局部复发率为 12.5%~20%，远低于常规放化疗结合治疗的 25%~50%。Moningi 等人[39]报道的 17.8 个月的中位生存期明显优于以往研究。然而，在其他的类似研究中并未得出相同的结果，这可能是由于目前有关 SBRT 临床试验的研究大都为回顾性研究，患者的选择包括联合化疗方案不一致带来的偏倚导致的，因此需要开展更多的高级别大型Ⅲ期临床研究。

对于常规放疗而言，正常组织的严重毒性反应是剂量递增的主要障碍，而 SBRT 可以弥补这一缺点，它的精确性特点可以在保证周围正常组织放疗安全的同时增加肿瘤的放射剂量以提高局部控制率。SBRT 发生的严重迟发胃肠道毒性的概率为 5%~15%，但仍然有致死性的胃肠道出血发生。因此未来的研究应着眼于更准确设计 SBRT 治疗方案，使更多局部晚期胰腺癌患者可以从这种治疗方法中安全受益。

然而目前关于胰腺癌SBRT的放疗指南较少，澳大利亚胃肠道肿瘤临床试验协作组（AGITG）邀请了包括肿瘤放疗专家、肿瘤内科专家、肝胆外科专家、胃肠外科专家连续 2 年参加了 AGITG 研讨会（2017 年 10 月 4 日—6 日和 2018 年 10 月 31 日—11 月 2 日），会议起草了胰腺癌 SBRT 指南。在第一次研讨会上通过测试和讨论，提供了反馈意见，并初步达成共识。在第二次研讨会上，审查小组就 2 个典型病例的靶区勾画中发现的问题和变化进行了讨论，并制定了 SBRT 指南。现有的胰腺 SBRT 临床研究，包括临界可切除胰腺癌的 Alliance A021501 研究和美国斯坦福大学的 SBRT 研究（NCT01926197），这些研究为胰腺癌放疗提供了很好的参考，专家组也对这些临床研究方案中的危及器官剂量限制进行了评估和评价，这些临床试验方案为该指南共识制定提供了很大帮助[44]。

（二）SBRT 的应用

1. SBRT 的适合人群选择

胰腺癌 SBRT 的适合人群选择虽然还有待于进一步确定，但是大多数证据显示 SBRT 适合于临界可切除胰腺癌或局部晚期胰腺癌。因为胰腺癌的高转移率，新辅助化疗在所有高危的胰腺癌患者探索逐渐增加。术前采用新辅助治疗，降低术后快速的远处转移率，是目前积极的热点。术前大分割放疗（36Gy/15f，2.4Gy）同步吉西他滨化疗作为转化治疗，为总体生存获益的潜力已经在 PREOPANC-1 中得到证实，最终结果仍有待公布。

SBRT 不适合的人群包括：①胰腺癌转移Ⅳ期患者。②大肿瘤。③内窥镜检查时胃肠道黏膜浸润明显的患者。

2. SBRT 分割模式和剂量

已发表的 SBRT 研究大多采用 1~6 次，最常见的是采用 5 次。SBRT 放疗方案是 25Gy/1 次（BED_{10}=88Gy，BED_3=233Gy）和 45Gy/3 次（BED_{10}=113Gy，BED_3=270Gy），在研究中显示出更高的毒性。在好多研究中，PTV 放疗剂量采用 50Gy，分 5 次（BED_{10}=100Gy，BED_3=217Gy），毒副反应是可接受的。

因为缺少随机对照的研究证据，专家组推荐：

（1）SBRT 放疗剂量是 40Gy/5 次（BED_{10}=72Gy，BED_3=147Gy），尽可能覆盖 PTV。

（2）由于危及器官的剂量限制，在胃肠道结构附近 PTV 稍欠量是可以的。

（3）推荐 90%PTV（PTV- 胃肠道的 PRV）的剂量大于 100% 的处方剂量（40Gy）。

（4）当肿瘤接近空腔脏器时，可能需要对覆盖范围进行折中调整。如果 $D_{90\%}$（覆盖 90% 体积的最小剂量）小于 90% 处方剂量，可考虑减量 SBRT、常规放化疗或单纯化疗（表 7-3-3）。

（5）十二指肠及小肠最大剂量（D0.5cm^3）为 33Gy/5 次（BED_{10}=54Gy、BED_3=103Gy），毒副反应发生率较低，可耐受剂量见表 7-3-4。

（6）SBRT 以 5 次分割模式，每周最多 4 次治疗，允许连续 2 天，但不允许连续 3 天，推荐分次照射间隔最少 24 小时。

表 7-3-3　推荐 SBRT 覆盖范围

参数	标准范围	次要偏差	主要偏差
PTV40_ EVAL D90%, %	≥ 100	90~99	＜ 90
PTV40 D99%, Gy	＞ 30	25~30	＜ 25
CTV D99%, Gy	＞ 33	30~33	＜ 30
Max dose (D0.5 cm^3), %	110~130	130~140 OR ＜ 110	＞ 140

注：CTV= 临床靶体积；PTV40=40-Gy 计划靶体积；D90%= 覆盖 90% 体积的最小剂量；D99%= 覆盖 99% 体积的最小剂量；Max dose (D0.5cm^3) = 体积为 0.5cm^3 的最大剂量；PTV40_EVAL = PTV40 减去胃肠道 PRV。

表 7-3-4　推荐 SBRT 危及器官限量

器官	标准化名称	参数	限量		
		限量	标准范围，Gy	次要偏差，Gy	主要偏差，Gy
十二指肠	十二指肠	Dmax（0.5cm^3）	＜ 33	≤ 35	＞ 35
		V30	＜ 5*	5-10*	＞ 10*
胃	胃	Dmax（0.5cm^3）	＜ 33	≤ 35	＞ 35
		V30	＜ 5*	5-10*	＞ 10*
小肠	小肠	Dmax（0.5cm^3）	＜ 33	≤ 35	＞ 35
		V30	＜ 5*	5-10*	＞ 10*

续表

器官	标准化名称	参数	限量		
		限量	标准范围，Gy	次要偏差，Gy	主要偏差，Gy
大肠	大肠	Dmax（0.5cm^3）	≤ 35 Gy	35-38 Gy	> 10
十二指肠 PRV[+]	十二指肠 _PRV	Dmax（0.5cm^3）	< 38 Gy	38-40 Gy	> 40
小肠 PRV[+]	小肠 _PRV	Dmax（0.5cm^3）	< 38 Gy	38-40 Gy	> 40
大肠 PRV[+]	大肠 _PRV	Dmax（0.5cm^3）	< 38 Gy	38-40 Gy	> 40
胃 PRV[+]	胃 _PRV	Dmax（0.5cm^3）	< 38 Gy	38-40 Gy	> 40
脊髓 PRV	脊髓 _0.5	Dmax（0.5cm^3）	< 20 Gy	≤ 25 Gy	> 25
双肾	双肾	V12[≠]	< 25[∮]	25-30[∮]	> 30[∮]
单肾	左肾	V10[≠]	< 10[∮]	10-25[∮]	> 25[∮]
	右肾				
肝脏	肝脏	V12[≠]	< 40[∮]	≤ 50[∮]	> 50[∮]

注：① Dmax= 最大剂量；PRV= 危及器官计划体积。②[*]单位是 cm^3。③[+]PRV 的最小外扩应为 3mm，但在器官运动增加或不确定的情况下，应考虑更大的外扩。④[≠]单位是 Gy。⑤[∮]单位是百分比。

3 模拟定位

（1）金标置入：金标有利于放疗治疗过程中的图像引导，使用胆管支架代替金标是有争议的。推荐在放射治疗前至少 2 天内镜下置入金标，通常金标迁移率很低。

（2）建议在放疗定位和治疗前禁食 3~4h。是否使用口服造影剂由放疗医生自行决定，在特定情况下会在定位和治疗前可能有用。同样，水可以帮助观察十二指肠和移位十二指肠侧壁。

（3）建议在呼气末屏气进行定位和治疗。与自由呼吸治疗相比，屏气治疗缩小运动范围，有研究显示胰腺肿瘤的呼吸动度大于 20mm。呼气末优于吸气末，具有更好的重复性。

（4）患者应取仰卧位，真空负压袋固定体位，手臂举过头顶。扫描范围应从第 10 胸椎（T10）到骨盆扫描，所有患者推荐进行 4D-CT 扫描。

（5）在定位过程中，推荐在呼气末屏气时进行三期增强 CT 扫描。造影时间应遵循诊断指南：动脉晚期（造影后 25~35s）和门脉期（造影后 55~70s）提供解剖学细节，因为造影可增加肿瘤 - 胰腺图像对比率，在门静脉期或实质期，肿瘤可见胰腺内低密度结构（图 7-3-2）；胰腺实质期（对比剂注射后 45~50s）可以作为门脉期的一部分，如果只有一个时间点可以扫描，建议优先考虑胰腺实质期。

（6）危及器官：胃、十二指肠、小肠和大肠至少外扩 3mm 以产生 PRV。专家组建议扫描层厚为 2mm 或更少。建议在化疗和 SBRT 之间最多休息 4 周。

（7）专家组强烈鼓励使用自主呼吸控制装置或门控技术进行治疗。自由呼吸治疗时，应使用 4D-CT 扫描［或 4D 磁共振成像（MRI）］勾画内靶区。对于选择在自由呼吸治疗患者，如果肿瘤或金标运动大于 5mm，专家组推荐呼吸控制技术或门控技术、追踪技术、腹压或组合应用。

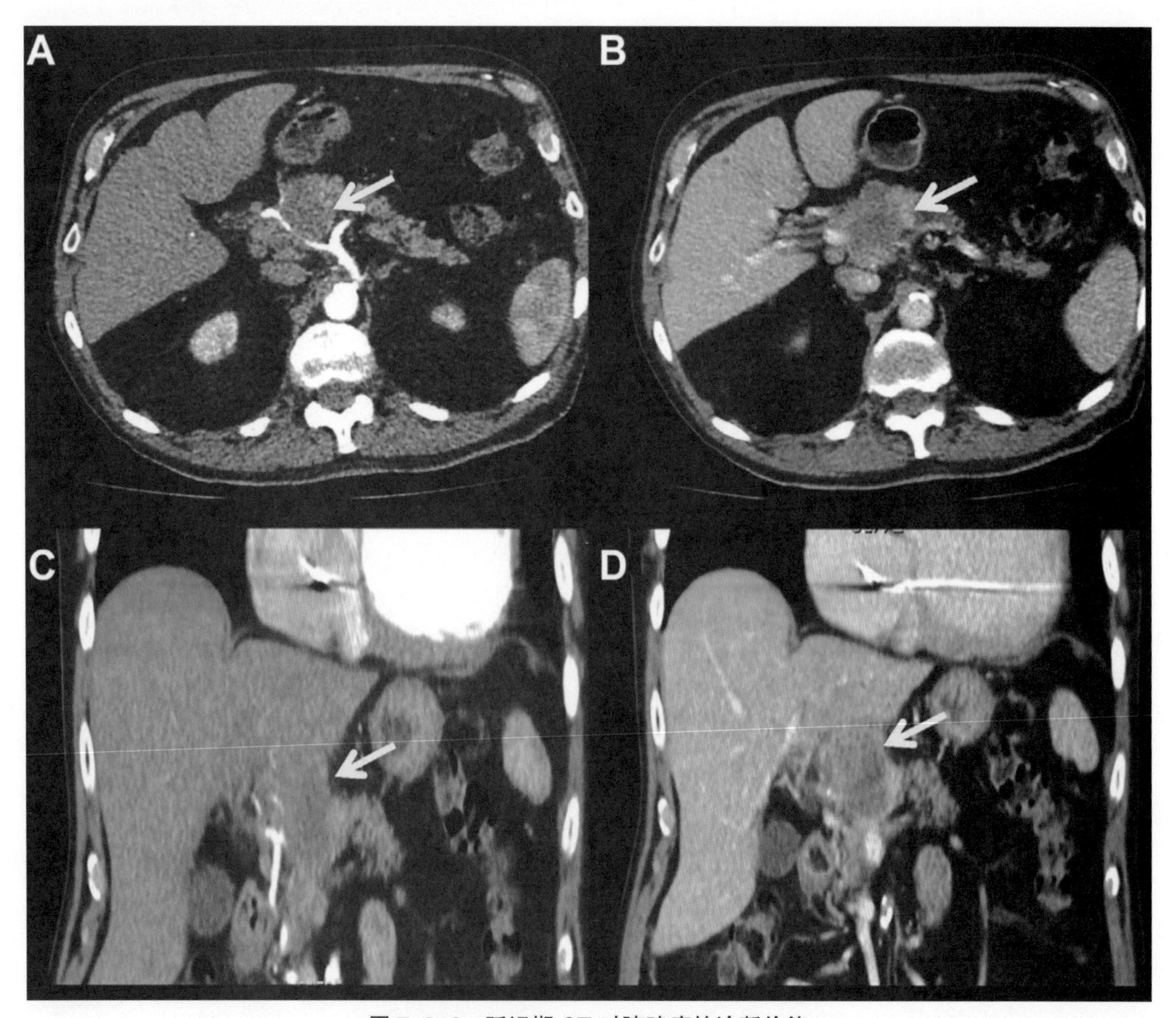

图 7-3-2　延迟期 CT 对胰腺癌的诊断价值

注：A 为动脉增强轴向 CT；B 为延迟静脉期轴向 CT；C 为冠状动脉增强 CT；D 为延迟静脉期冠状位 CT。

八、放疗靶区勾画及剂量

（一）术后放射治疗

靶区照射范围包括瘤床、吻合口以及临近淋巴引流区。靶区勾画参考美国放射治疗肿瘤协作组（radiation therapy oncology group，RTOG）胰腺癌术后靶区勾画共识：①腹腔干动脉自腹主动脉发出的 1.5cm 部分，并三维外扩 1cm。②肠系膜上动脉自腹主动脉发出的 2.5~3.0cm 部分，并三维外扩 1cm。③门静脉（自肠系膜下静脉汇入处至肝门部分分叉为左右门静脉处，包括胆肠吻合和肝管空肠吻合部以及肝门淋巴结），并三维外扩 1cm。④部分腹主动脉自上述腹腔动脉、门静脉或胰腺空肠吻合部区域的最上层，至腰 2 椎体下缘，如术前肿瘤下缘超过腰 2 椎体下缘，则下界需要延伸至腰 3 椎体下缘。左侧外扩 2.5~3.0cm，右侧外扩 1cm，前方外扩 2.5~3.0cm，后方至椎体前缘或前缘后 0.5cm。已行根治术的胰腺尾部或体部肿瘤，术后辅助放射治疗靶区应包括术后切缘 + 区域淋巴结，不需要包括门静脉周围或肝门区域淋巴结。

对于术后辅助放射治疗，推荐常规分割剂量，术后立体定向放射治疗目前仅用于临床试验。术后放疗总剂量推荐45~46Gy/23~25f，适当地给予瘤床、吻合口局部加量5~9Gy，同步化疗（首选卡培他滨口服，或者持续静滴氟尿嘧啶，其次吉西他滨）。

放疗处方剂量可参照RTOG 0848研究，95%PTV为50.4Gy，1.8Gy/d，每周5次，同步5-Fu类药物化疗；或者95%PTV为36Gy，2.4Gy/d，每周5次，同步吉西他滨化疗。常规分割放疗正常组织限量参考表7-3-5。

表7-3-5　采用常规分割的放化疗的正常组织剂量体积建议

危及器官	新辅助/根治性/姑息性①	辅助放疗②
肾（右侧和左侧）	不超过总体积的30%可接受≥18Gy。如果只有一个肾脏有功能，不超过10%的体积可接受≥18Gy	对于两个肾功能正常患者的3D适形计划，至少50%的右肾和至少65%的左肾必须接受<18 Gy。对于IMRT计划，双侧肾脏的平均剂量必须<18Gy。如果仅存在一个肾脏，则不超过该肾脏体积的15%。肾脏可接受≥18Gy，不超过30%
胃、十二指肠、空肠	最大剂量55Gy	最大剂量≤54Gy；每个器官体积<10%可接受50~53.99Gy；每个器官体积<15%可接受45~49.99Gy
肝脏	平均剂量不得超过30Gy	平均肝脏剂量必须≤25Gy
脊髓	体积至少为0.03cc的最大剂量必须≤45Gy	最大剂量≤45Gy

注：①改编自RTOG 1102（IMRT. 2.2~54Gy）。
②改编自RTOG 0848（3D或IMRT）。

（二）局部晚期胰腺癌的根治性放疗/新辅助放疗[45]

靶区勾画包括肿瘤区（GTV）、临床靶区（CTV）、计划靶区（PTV）和危及器官。根据CT图像或根据术中置放的金属标记勾画GTV（包括原发肿瘤和转移的淋巴结）。CTV则为GTV外放的区域，并且包括临床潜在侵犯区域，无需包括整个胰腺。PTV外扩距离需要考虑摆位误差、器官运动等因素。已有研究探索过胰腺的运动幅度（表7-3-6），可见至少需要10mm的外扩距离，尤其是在头脚方向，15mm的外扩距离也可考虑。对于转移淋巴结的外扩范围5mm即可。如果采用4D-CT或呼吸门控技术，外扩距离可以适当缩小。此外，对于淋巴引流区的预防性照射仍有争论，各放疗中心的靶区设计也不尽相同，在此不做明确规定，可根据各自单位实际情况和患者生存预期决定。对于预防区域的选择，有研究总结了不同部位淋巴结的转移规律（表7-3-7、表7-3-8），以此可作为预防区域的靶区设计。

表 7-3-6 胰腺的运动幅度

作者	年份 / 年	病例数 / 例	测量技术	平均动度 +SD/mm		
				头脚（上下）	腹背（前后）	侧方（左右）
Bussels，et al	2003	12	动态磁共振	23.7±15.9	12.1±9	6±3.4
Gierga，et al	2004	7	透视	7.4	3.8	—
Ahn，et al	2004	3	金属球标记下 CT 扫描	5.2	3.5	3
Bhasin，et al	2006	22	透视	14.4±0.9	—	—
Henry，et al	2008	3	基于标记物的兆伏级 X 线扫描	6.6±1.8	4.75±1	—
Feng，et al	2009	17	电影磁共振成像	20±10	8±3	—
Gwynne，et al	2009	10	CT	15.3±4.3	9.7±6.1	5.2±3.5
Minn，et al	2009	20	基于标记物的 4D-CT	9.2	3.8	3.2
Mori，et al	2009	6	电影 CT 成像	8.9	2.5	0.7

根治性放疗推荐剂量 95% PTV 为 45~54Gy（根据临床情况可大于 54Gy），单次 1.8~2.5Gy，或采用总剂量 36Gy，单次 2.4Gy。总放疗时间可以超过 49 天，但最好不要大于 56 天。

正常组织限量：肾脏的 D30 < 18Gy、D50 < 13Gy；脊髓的 Dmax < 40Gy；肝脏的 Dmean ≤ 30Gy；十二指肠、小肠、结肠的 Dmax ≤ 54Gy，V50 < 10%，V45 < 15%。

表 7-3-7 胰头癌腹腔淋巴结转移风险

淋巴结位置	JPS 分站	风险 / %	靶区范围
幽门下淋巴结	第 6 站	7.2	幽门下界周围 10mm
肝总动脉淋巴结	第 8 站	9.8	肝总动脉周围 10mm。从起始处（胰腺上缘）沿门静脉前缘至肝门
腹腔动脉周围淋巴结	第 9 站	3.7	腹腔动脉周围 10mm
肝十二指肠韧带淋巴结	第 12 站	7.9	门静脉周围 10mm，由肝门至十二指肠上部
胰十二指肠后淋巴结	第 13 站	32.3	胰十二指肠后下动脉周围 10mm
肠系膜上动脉淋巴结	第 14 站	15.8	肠系膜上动脉起始部周围 10mm

续表

淋巴结位置	JPS 分站	风险 / %	靶区范围
腹主动脉旁淋巴结	第 16 站	10.9	腹主动脉周围 10mm，上界为腹腔动脉，下界为肠系膜下动脉
胰十二指肠前淋巴结	第 17 站	19.8	胰十二指肠前上动脉周围 10mm

表 7-3-8 胰头、尾癌腹腔淋巴结转移风险

淋巴结位置	JPS 分站	风险 / %	靶区范围
幽门下淋巴结	第 6 站	3.3	幽门下界周围 10mm
肝总动脉淋巴结	第 8 站	15.1	肝总动脉周围 10mm。从起始处（胰腺上缘）沿门静脉前缘至肝门
腹腔动脉周围淋巴结	第 9 站	9.6	腹腔动脉周围 10mm
脾门淋巴结	第 10 站	4.1	脾血管周围 10mm
脾动脉淋巴结	第 11 站	35.6	脾动脉周围 10mm
肝十二指肠韧带淋巴结	第 12 站	8.2	门静脉周围 10mm，由肝门至十二指肠上部
肠系膜上动脉淋巴结	第 14 站	9.6	肠系膜上动脉起始部周围 10mm
腹主动脉旁淋巴结	第 16 站	16.4	腹主动脉周围 10mm，上界为腹腔动脉，下界为肠系膜下动脉
胰腺下缘淋巴结	第 18 站	24.7	胰下动脉周围 10mm

（三）SBRT 靶区勾画

目前，胰腺癌 SBRT 靶区勾画主要参考 AGITG 和 TROG 制定的胰腺癌 SBRT 指南（表 7-3-9）[44]。

表 7-3-9 局部晚期胰腺癌 SBRT

1	影像科医生帮助，结合内镜和现有的各种影像勾画 GTVp 和 GTVn
2	勾画 GTVp 5mm 内的肠系膜上动脉、腹腔干、肝总动脉、胃左动脉、肠系膜上静脉、门静脉、脾静脉、主动脉
3	GTV40Gy=GTVp+GTVn
4	CTV40Gy=GTV40Gy+TVI
5	ITV40Gy= 多个呼吸末屏气 CT 或 4D-CT 构建运动信息
6	PTV40Gy=CTV40（或 ITV40）+5mm
7	确保胃肠道器官（十二指肠、小肠、胃、大肠）最大剂量＜ 33Gy（D0.5cm^3）和 PRV ＜ 38Gy（D0.5cm^3）

（1）推荐定位时强化 CT 扫描，便于 GTVp 的勾画。建议在影像科医生的协助下，尽量结合多种影像学手段，包括 CT、MRI、PET-CT 和内窥镜检查报告。

（2）内镜检查对评估十二指肠受累也是必要的。所有接受胰腺 SBRT 的患者都应该考虑使用质子泵抑制剂或其他的经验性抗酸治疗。理想情况下，与治疗体位相同的 MRI 和 PET-CT 对靶区勾画有帮助。

（3）GTVp 应包括血管周围的纤维化区域，定义为血管边缘模糊或增厚。通常肿瘤周围模糊不确定区域应该包括在 GTVp 内。如果不清楚血管壁是否受累，则应将其包括在 GTVp 中。图 7-3-3 为一名局部晚期胰腺癌患者的影像，可见肿瘤侵犯脾动脉（洋红色），靠近静脉左部（紫色）。

（4）肿瘤血管交界（TVI）是指肿瘤血管交界的区域，该区域经常出现肿瘤复发，属于 CTV40Gy 范畴，TVI 定义为肿瘤直接侵犯的是在肿瘤 5mm 范围内的主要血管（包括腹腔干、肠系膜上动脉、肝总动脉、胃左动脉、肠系膜上静脉、门静脉、脾静脉、主动脉等），应包括整个血管周长。但对于主动脉和门静脉，只包括临近的一半作为 TVI 的一部分，因为这些血管的周长要大得多（图 7-3-4）。

（5）大多数的研究采用外扩 5mm 到 PTV。一般来说，建议使用 5mm 的 Margin。当 40Gy 的 PTV 接近空腔脏器时，可以对该区域的剂量覆盖进行折中，以保持空腔脏器在可接受剂量范围内。建议十二指肠、胃、小肠和大肠 PRV 最小外扩 3mm。

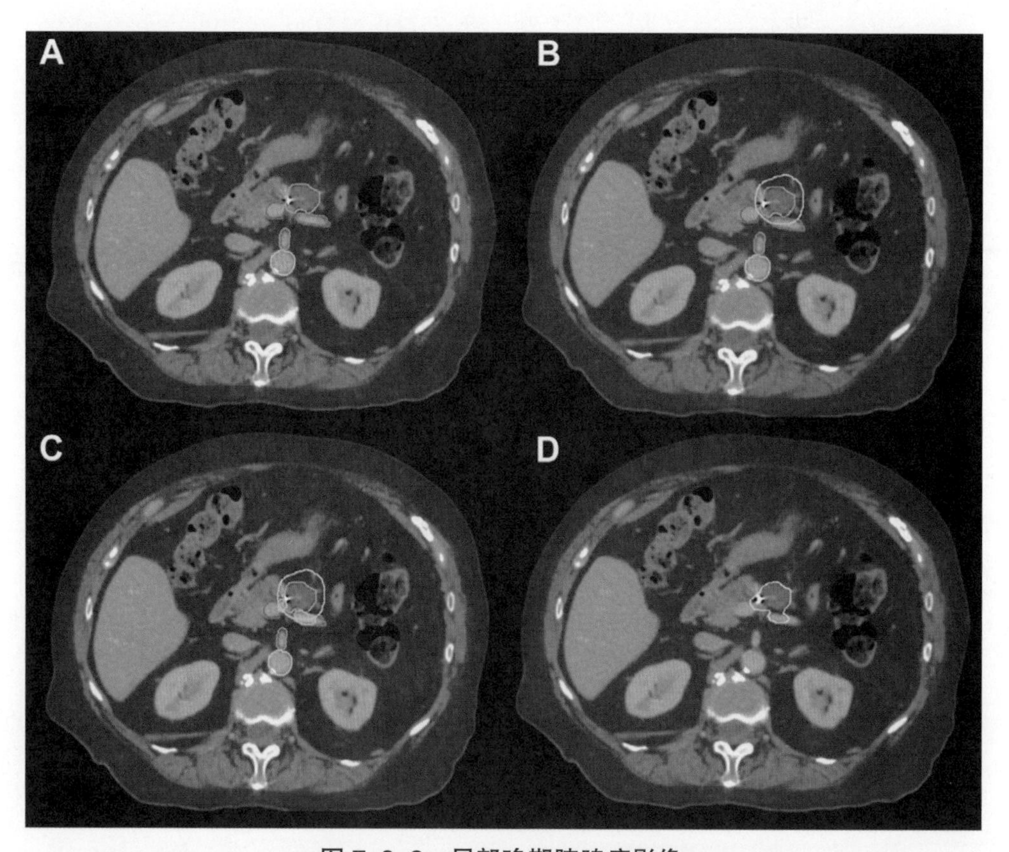

图 7-3-3　局部晚期胰腺癌影像

注：A. GTV（橙色）和附近的“船只”轮廓；B. GTV 扩张 5mm（绿色）有助于划定在 GTV 5mm 范围内的血管；C. 受累或近端血管的整个周长轮廓形成肿瘤血管界面（浅蓝色）；D. GTV 与肿瘤 - 血管界面结合形成 CTV（黄色）。

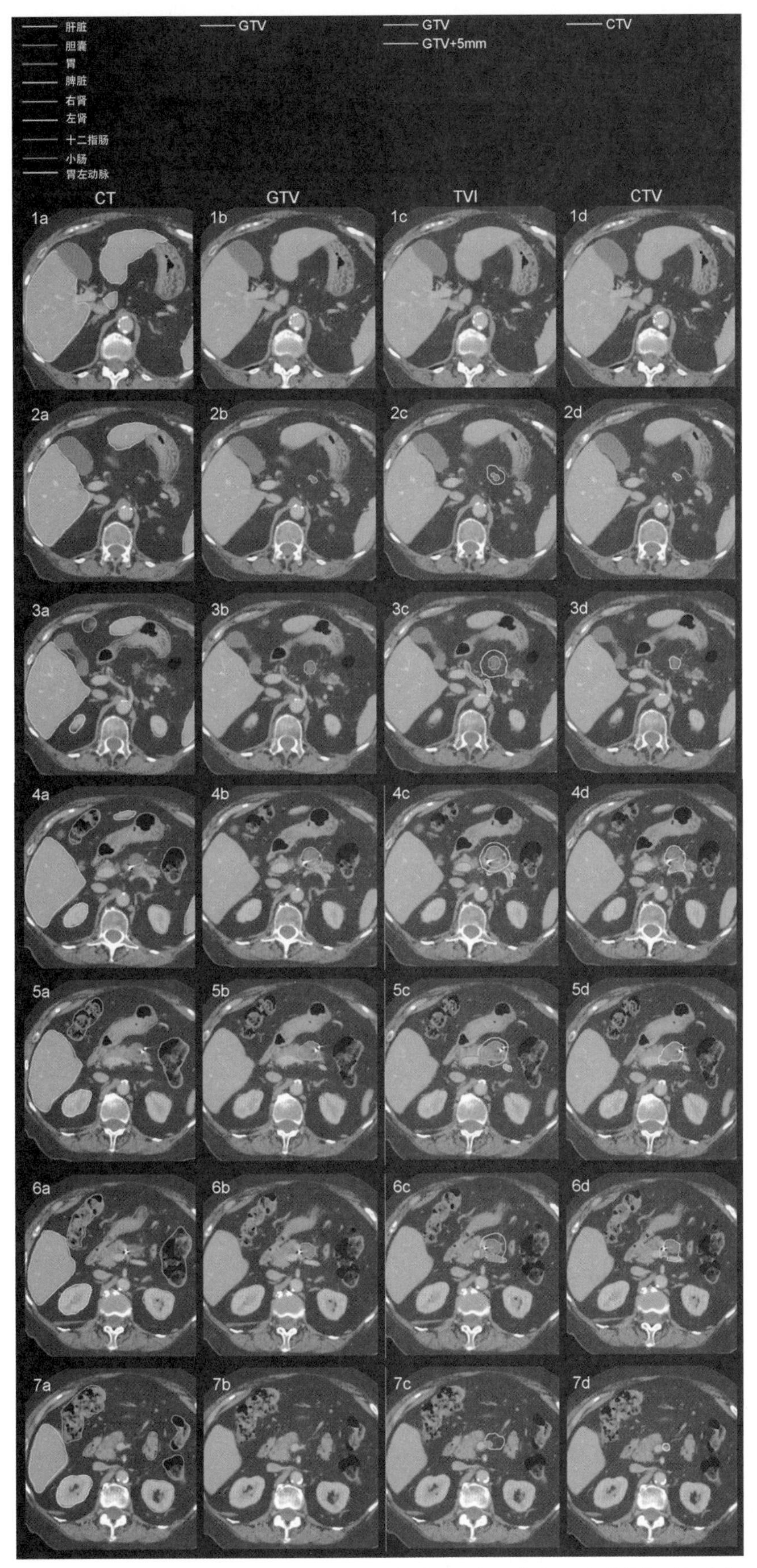

图 7–3–4　胰腺立体定向放射治疗的轮廓图显示肿瘤 – 血管界面的形成（局部晚期胰腺癌及胃左动脉异常患者）

（6）SBRT 选择性区域淋巴结照射仍存在争议,关于选择性区域淋巴结的SBRT证据尚不清楚。在没有前瞻性研究数据的情况下，专家组不推荐选择性区域淋巴结照射。

此外，由于缺乏数据证明其安全性和优越性，因此建议在胰腺 SBRT 期间不要同时进行化疗，尤其是在提高剂量的情况下，不推荐同步化疗。SBRT 一般用于不可切除胰腺癌或临床试验，根据 4D-CT 图像或术中置放的金属标记勾画 GTV（原发肿瘤），CTV 为 GTV 外扩 5mm，PTV 在胰头部为 CTV 外扩 5mm，在胰体尾可外扩 5~10mm，如果具有靶区追踪技术，可仅外扩 2mm。对于 SBRT 处方剂量及分割次数尚未达成统一意见，文献报道一般是 1 周 25~45Gy/3~5 次。

（四）姑息放射治疗

有文献报道，对 20 例年龄 > 75 岁且无法手术的患者，采用总剂量为 1 周 30~36Gy/3~5 次的照射方式，中位生存达 6.5 个月。对于转移性病变引起的剧烈疼痛如骨转移，也可以给予姑息放射治疗，总剂量为 2 周 30Gy/10 次。目前，常规姑息治疗放射治疗剂量小于 45Gy，因此并不是因为危及器官（organ at risk，OAR）限量而影响姑息放射治疗效果。建议对于以姑息止痛、缓解梗阻等为治疗目的的胰腺癌患者，姑息放疗推荐剂量 25~36Gy，单次剂量 2.4~5Gy。

九、放疗联合全身治疗

（一）放疗联合靶向药物

目前被临床证实有效的胰腺癌靶向药物少有，主要需要依靠 KRAS、NRAS、MSI、BRCA1/2、HER2、NTRK 等基因检测结果指导用药，但靶向联合放疗是否产生协同作用，还需进一步研究。动物实验提示 BRCA2 突变型和野生型拥有相同放疗敏感度，放疗联合奥拉帕尼并没有较单独放疗增加肿瘤杀伤效果。其他靶向药物联合放疗的研究也多数仍在细胞或动物实验阶段，部分体内外实验显示胰腺肿瘤组织接受放疗后，微环境内的肿瘤相关成纤维细胞分泌体中 iNOS 的表达和一氧化氮（NO）的分泌明显增加，促进肿瘤细胞释放炎性细胞因子，抑制 iNOS 联合放射治疗可延缓胰腺肿瘤的生长。

（二）放疗联合免疫疗法

胰腺癌免疫治疗除了占比极少的微卫星不稳定患者可以获益以外，目前尚无其他患者获得阳性结果的报道,但在理论上放疗后激发免疫效应，增加肿瘤抗原释放，可能有利于增强免疫疗效。胰腺癌微卫星不稳定的患者极少，肿瘤突变负荷值普遍低，微环境中免疫细胞缺少，所以至今其免疫疗法仍无有效的结果报道，但有学者推测放疗能使肿瘤释放更多的抗原，改变胰腺癌免疫微环境，更有利于免疫药物发挥作用，相关的研究正在进行中。

近期有动物实验报道显示与常规分次放疗相比消融放疗更有利于召集 T 细胞，提高血流灌注率，从而改变肿瘤微环境，消融放疗后行抗 PD-L1 治疗可提高动物存活率，67% 的受治疗动物在肿瘤接种后存活超过 30 天，而对照组的中位存活时间为 16.5 天。

Xie 等人开展了一项前瞻性 SBRT 联合度伐利尤单抗或度伐利尤单抗 + 替西木单抗免疫药物，二线治疗转移性胰腺癌的安全可行性试验，59 例患者入组，39 例可评估疗效，不良反应评价并未达到剂量限制性毒性，总体反应率为 5.1%，25Gy/5f 联合度伐利尤单抗组中位 OS 为 9 个月，其他组中位 OS 为 2.1~4.2 个月。放疗与免疫疗法疗效的体现，今后还需在联合时机、照射剂量、免疫药物类型等问题上开展更深入的基础及临床研究[46]。

十、展望

胰腺癌是恶性程度极高的一种肿瘤，早期症状不典型，并且容易出现复发及转移。手术切除是唯一能根治胰腺癌的治疗方式，但实际能行手术治疗的患者很少。目前随着相关药物的进展，包括各类靶向治疗在胰腺癌中的应用虽都有所报道，但大多数研究未获得显著的生存获益，化疗药物治疗胰腺癌的生存期较以往有所延长，但仍不乐观。免疫治疗在胰腺癌中的应用至今仍较少，这与胰腺致密的基质和高免疫抑制性的肿瘤微环境影响免疫治疗效果有关。放疗是肿瘤治疗的有效手段之一，放疗贯穿于胰腺癌各个时期，其中新辅助放疗的作用得到进一步证实，多药联合的强力化疗方案是放疗的主要联合方式。放疗如何联合免疫以及靶向化疗临床正在进行探索。对于早期可切除胰腺癌的患者，临床上往往会直接行手术治疗，新辅助放化疗或许并不能延长其生存期，但考虑到复发的可能性，新辅助放化疗也许能为局部控制打下良好的基础。对于临界可切除胰腺癌，新辅助同步放化疗是必要的，但新辅助治疗应该确保合理的化疗剂量以达到最好的效果。目前局部进展期胰腺癌术前行诱导化疗 + 同步放化疗，可以明显延长无治疗期，降低局部复发率。此外，强化诱导化疗可能对部分患者带来更大的获益，需进一步临床验证。局部进展期胰腺癌患者如果经前期治疗后适合行手术切除，且体力状况较好，那么术中放疗也有一定的获益。转移性胰腺癌患者主要的治疗方式仍是全身治疗，包括姑息性化疗、免疫治疗、靶向治疗，但对于原发病变和转移病变引起症状的患者，行局部姑息性放疗是可行的。此外，还有放疗联合免疫治疗、放疗联合靶向治疗的治疗模式，尽管目前相关研究结果尚未见成效，但它们在胰腺癌上的应用价值值得进一步探索，需进行更多相关的临床研究进行验证。

参考文献

[1] SIEGEL R L, MILLER K D, JEMAL A. Cancer statistics, 2018 [J]. CA Cancer J Clin, 2018, 68(1): 7–30.

[2] ZHENG R S, SUN K X, ZHANG S W, et al. Report of cancer epidemiology in China, 2015[J]. Zhonghua Zhong Liu Za Zhi, 2019, 41(1): 19–28.

[3] XIANG M, HEESTAND G M, CHANG D T, et al. Neoadjuvant treatment strategies for resectable pancreas cancer: A propensity-matched analysis of the National Cancer Database [J]. Radiother Oncol, 2020, 143: 101–107.

[4] TCHELEBI L T, LEHRER E J, TRIFILETTI D M, et al. Conventionally fractionated radiation therapy versus stereotactic body radiation therapy for locally advanced pancreatic cancer (CRiSP): An international systematic review and meta-analysis [J]. Cancer, 2020, 126(10): 2120–2131.

[5] BERTHOLET J, HUNT A, DUNLOP A, et al. Comparison of the dose escalation potential for two hypofractionated radiotherapy regimens for locally advanced pancreatic cancer [J]. Clin Transl Radiat Oncol, 2019, 16: 21–27.

[6] CARAVATTA L, CELLINI F, SIMONI N, et al. Magnetic resonance imaging (MRI) compared with computed tomography (CT) for interobserver agreement of gross tumor volume delineation in pancreatic cancer: a multi-institutional contouring study on behalf of the AIRO group for gastrointestinal cancers [J]. Acta Oncol, 2019, 58(4): 439–447.

[7]KAMISAWA T, WOOD L D, ITOI T, et al. Pancreatic cancer [J]. Lancet, 2016, 388(10039): 73-85.

[8] 中国临床肿瘤学会指南工作委员会 . 中国临床肿瘤学会（CSCO）胰腺癌诊疗指南 2022 [M]. 北京：人民卫生出版社，2022.

[9]SUI Y S B. Hot issues in clinical research of pancreatic cancer. [J]. Chinese Journal of General Surgery, 2019(3): 255.

[10]VERSTEIJNE E, VAN DAM J L, SUKER M, et al. Neoadjuvant Chemoradiotherapy Versus Upfront Surgery for Resectable and Borderline Resectable Pancreatic Cancer: Long-Term Results of the Dutch Randomized PREOPANC Trial [J]. J Clin Oncol, 2022, 40(11): 1220-1230.

[11] JANSSEN Q, VAN DAM J, BONSING B, BOS H, et al. Total neoadjuvant FOLFIRINOX versus neoadjuvant gemcitabine-based chemoradiotherapy and adjuvant gemcitabine for resectable and borderline resectable pancreatic cancer (PREOPANC-2 trial): study protocol for a nationwide multicenter randomized controlled trial[J].BMC cancer，2021，21(1):1-8.

[12] HERMAN J M, SWARTZ M J, HSU C C, et al. Analysis of fluorouracil-based adjuvant chemotherapy and radiation after pancreaticoduodenectomy for ductal adenocarcinoma of the pancreas: results of a large, prospectively collected database at the Johns Hopkins Hospital [J]. J Clin Oncol, 2008, 26(21): 3503-3510.

[13] NEOPTOLEMOS J P, STOCKEN D D, FRIESS H, et al. A randomized trial of chemoradiotherapy and chemotherapy after resection of pancreatic cancer [J]. N Engl J Med, 2004, 350(12): 1200-10.

[14] VAN LAETHEM J L, HAMMEL P, MORNEX F, et al. Adjuvant gemcitabine alone versus gemcitabine-based chemoradiotherapy after curative resection for pancreatic cancer: a randomized EORTC-40013-22012/FFCD-9203/GERCOR phase II study [J]. J Clin Oncol, 2010, 28(29): 4450-4456.

[15] BHATIA S, MILLER RC, HADDOCK MG, et al. Adjuvant therapy for ampullary carcinomas: the Mayo Clinic experience[J].International Journal of Radiation Oncology Biology Physics,2006,66(2):514-519.

[16] STOCKEN D D , BUCHLER M W, DERVENIS C, et al. Meta-analysis of randomised adjuvant therapy trials for pancreatic cancer [J].British Journal of Cancer,2005,92(8): 1372-1381.

[17] RAOOF M, MELSTROM LG, WARNER S,et al. Adjuvant chemoradiation for node-positive pancreatic adenocarcinoma: A propensity-matched analysis [J]. Journal of Clinical Oncology,2017,35(4):347.

[18] HSU C C, HERMAN J M, CORSINI M M, et al. Adjuvant chemoradiation for pancreatic adenocarcinoma: the Johns Hopkins Hospital-Mayo Clinic collaborative study [J]. Ann Surg Oncol, 2010, 17(4): 981-990.

[19] JANG J Y, HAN Y, LEE H, et al. Oncological Benefits of Neoadjuvant Chemoradiation With Gemcitabine Versus Upfront Surgery in Patients With Borderline Resectable Pancreatic Cancer: A Prospective, Randomized, Open-label, Multicenter Phase 2/3 Trial [J]. Ann Surg, 2018, 268(2): 215-222.

[20] KATZ MH, CRANE CH, VARADHACHARY G, et al. Management of borderline resectable pancreatic cancer [J]. Seminars in radiation oncology，2014,24(2): 105-112.

[21] KATZ MH, SHI Q, AHMAD SA,et al. Preoperative modified FOLFIRINOX treatment followed by capecitabine-based chemoradiation for borderline resectable pancreatic cancer: alliance for clinical trials in oncology trial A021101 [J]. JAMA surgery,2016,151(8):e161137.

[22] SHINICHIRO T, IZUMI O, MASAFUMI I, et al. Final results of JASPAC05: Phase II trial of neoadjuvant S-1 and concurrent radiotherapy followed by surgery in borderline resectable pancreatic cancer [J]. Journal of Clinical Oncology,2019,37(15):4127.

[23] THANIKACHALAM K, DAMARLA V, SEIXAS T,et al. Neoadjuvant phase II trial of chemoradiotherapy in patients with resectable and borderline resectable pancreatic cancer[J]. American journal of clinical oncology，2020,43(6):435-441.

[24] JANSSEN Q P, BUETTNER S, SUKER M, et al. Neoadjuvant FOLFIRINOX in Patients With Borderline Resectable Pancreatic Cancer: A Systematic Review and Patient-Level Meta-Analysis [J]. J Natl Cancer Inst, 2019, 111(8): 782-794.

[25] CHEN Y, SUN X J, JIANG T H, et al. Combined radiochemotherapy in patients with locally advanced pancreatic cancer: a meta-analysis [J]. World J Gastroenterol, 2013,19(42): 7461-7471.

[26] MOERTEL C G, FRYTAK S, HAHN R G, et al. Therapy of locally unresectable pancreatic carcinoma: a randomized comparison of high dose (6000 rads) radiation alone, moderate dose radiation (4000 rads + 5-fluorouracil), and high dose radiation + 5-fluorouracil: The Gastrointestinal Tumor Study Group [J]. Cancer,1981,48(8): 1705-1710.

[27] HAMMEL P, HUGUET F, VAN LAETHEM J L, et al. Effect of Chemoradiotherapy vs Chemotherapy on Survival in Patients With Locally Advanced Pancreatic Cancer Controlled After 4 Months of Gemcitabine With or Without Erlotinib: The LAP07 Randomized Clinical Trial [J]. JAMA,2016,315(17): 1844-1853.

[28] FIETKAU R, GRÜTZMANN R, WITTEL U A, et al. RO resection following chemo (radio)therapy improves survival of primary inoperable pancreatic cancer patients. Interim results of the German randomized CONKO-007 ± trial [J]. Strahlentherapie und Onkologie, 2021, 197(1): 8-18.

[29] MUKHERJEE S, HURT CN, DUTTON P,et al. Impact of gemcitabine (Gem)-or capecitabine (Cape)-based chemoradiation (CRT) on health-relatedquality of life (HRQL) in patients with locally advanced pancreatic cancer (LAPC): Outcomes from the randomized phase II SCALOP trial[J]. Journal of Clinical Oncology,2014,32(15-suppl):4126.

[30] GARNIER J, EWALD J, MARCHESE U, et al.Outcomes of patients with initially locally advanced pancreatic adenocarcinoma who did not benefit from resection: a prospective cohort study[J].BMC cancer,2020,20(1):1-9.

[31] SCORSETTI M, COMITO T, FRANCESCHINI D, et al. Is there an oligometastatic state in pancreatic cancer? Practical clinical considerations raise the question[J].The British journal of radiology,2020,92(1106):2019, 0627.

[32] SHI W, JIANG R, LIANG F, et al. Definitive chemoradiotherapy and salvage chemotherapy for patients with isolated locoregional recurrence after radical resection of primary pancreatic cancer[J].Cancer Management and Research,2019,（11）:5065.

[33] RENI M, PANUCCI M G, FERRERI A J, et al. Effect on local control and survival of electron beam intraoperative irradiation for resectable pancreatic adenocarcinoma[J]. Int J Radiat Oncol Biol Phys, 2001,

50(3):651–658.

[34] WILLETT CG, DEL CASTILLO CF, SHIH HA, et al. Long–term results of intraoperative electron beam irradiation (IOERT) for patients with unresectable pancreatic cancer[J].Annals of surgery,2005,241(2):295.

[35] OGAWA K, KARASAWA K, ITO Y,et al. Intraoperative radiotherapy for resected pancreatic cancer: a multi–institutional retrospective analysis of 210 patients[J].International Journal of Radiation Oncology Biology Physics,2010,77(3):734–742.

[36] CAI S, HONG T S, GOLDBERG S I, et al. Updated long - term outcomes and prognostic factors for patients with unresectable locally advanced pancreatic cancer treated with intraoperative radiotherapy at the Massachusetts General Hospital, 1978 to 2010 [J].Cancer,2013，119(23):4196–4204.

[37] 张建伟，王成锋．局部进展期胰腺癌术中放疗（Intraoperative radiotherapy，IORT）的专家共识 [J]. 中国医刊，2020,55（12）：1298–1301.

[38] POLLOM E L, ALAGAPPAN M, CHAN C, et al. Outcomes and toxicity of SBRT for patients with unresectable pancreatic adenocarcinoma [J]. Journal of Clinical Oncology,2014,32（3）：317.

[39] MONINGI S, RAMAN S P, DHOLAKIA A S, et al. Stereotactic body radiation therapy for pancreatic cancer: Single institutional experience [J]. Journal of Clinical Oncology,2014,32（3）：328.

[40] GURKA M K, KIM C M, HADDAD NG, et al. Stereotactic body radiation therapy (SBRT) combined with chemotherapy for locally advanced pancreatic adenocarcinoma [J]. American Society of Clinical Oncology,2014, 3:361.

[41] ZHONG J,PATEL K,SWITCHENKO J,et al.Outcomes for patients with locally advanced pancreatic adenocarcinoma treated with stereotactic body radiation therapy versus conventionally fractionated radiation [J]. Cancer,2017,123(18): 3486–3493.

[42] PETRELLI F,COMITO T,GHIDINI A,et al.Stereotactic Body Radiation Therapy for Locally Advanced Pancreatic Cancer:A SystematicReview and Pool–ed Analysis of 19 Trials [J]. Int J Radiat Oncol Biol Phys,2017,97(2):313–322.

[43] SHEN Z–T, ZHOU H, LI A–M, et al. Clinical outcomes and prognostic factors of stereotactic body radiation therapy combined with gemcitabine plus capecitabine for locally advanced unresectable pancreatic cancer[J].Journal of Cancer Research and Clinical Oncology,2020,146(2):417–428.

[44] OAR A, LEE M, LE H, et al. Australasian Gastrointestinal Trials Group (AGITG) and Trans–Tasman Radiation Oncology Group (TROG) Guidelines for Pancreatic Stereotactic Body Radiation Therapy (SBRT) [J]. Pract Radiat Oncol, 2020, 10(3): e136–e146.

[45] 李晔雄．肿瘤放射治疗学（第 5 版）[M]. 北京：中国协和医科大学出版社，2017.

[46] XIE C, DUFFY A G, BRAR G, et al. Immune Checkpoint Blockade in Combination with Stereotactic Body Radiotherapy in Patients with Metastatic Pancreatic Ductal Adenocarcinoma [J]. Clin Cancer Res, 2020, 26(10): 2318–2326.

（作者：陈静波）

第八章

肝胆胰腺癌的介入治疗

第一节　经导管动脉化疗栓塞术（TACE）

一、肝细胞癌 TACE

经导管动脉化疗栓塞术（transcatheter arterial chemoembolization，TACE）是全球公认的不可切除肝细胞癌的最常用治疗方法，目前是 BCLC 指南[1]推荐的 BCLC B 期肝细胞癌的标准治疗方法，也是我国原发性肝癌诊疗指南（2022 年版）推荐的Ⅰb 期～Ⅲb 期的治疗方法，是Ⅱb 期、Ⅲa 期肝细胞癌的首选治疗方法[2]。

（一）TACE 的理论基础

肝脏有双重血供，肝动脉占 20%~25%，门静脉占 75%~80%，而肝细胞癌 95% 以上的血供来自动脉，门静脉参与的肿瘤供血不到 5%。因而栓塞肝细胞癌的供血动脉能使肿瘤缺血坏死，而正常肝组织损伤小；同理，经肿瘤供血动脉灌注化疗药比经静脉化疗更加有效。这就是 TACE 治疗 HCC 的理论基础。

（二）TACE 发展历史

19 世纪 70 年代，日本只有 9% 的肝癌患者接受了肝切除术，而 91% 的肝癌患者无法手术切除，手术后的 1 年生存率仅为 28%，不可手术切除者采用静脉化疗，1 年的存活率为 7%，平均存活时间仅为 3~6 个月。因此当时迫切需要探索不可手术切除肝癌的有效治疗方式。自 1977 年日本学者 Yamada 基于肝脏及肝癌的供血特点，创造性地将明胶海绵块切成 1~2mm 的小块，与化疗药物（丝裂霉素 C 10mg 或阿霉素 20mg）、造影剂混合浸泡制成栓塞材料，导管选择性进入肝癌供血动脉后，在 DSA（数字减影血管造影）透视下将这些栓塞材料通过导管注入，开创了经导管动脉栓塞化疗术。1979~1982 年，Yamada[3]对 120 例无法手术切除的患者进行 TACE 治疗，累计 1 年生存率达 44%，疗效远高于当时的手术切除及静脉化疗。1979 年日本学者 Nakakuma 发现碘化油可作为栓塞材料治疗肝癌，这是常规 TACE（cTACE）的雏形。1986 年，日本学者 Uchida[4]将碘化油与化疗药物混合制成碘化油乳剂先行栓塞，再用明胶海绵颗粒补充栓塞，共治疗 54 例肝细胞癌，其中 7 例经 TACE 治疗后获得了手术切除机会，5 例术后病理证实为完全坏死。Uchida 开启了经典 cTACE 的治疗模式，迄今为止这种模式仍是各指南推荐的标准 TACE 治疗方式。

TACE 治疗起源于日本，因具有微创、有效、安全的优点，19 世纪 80 年代、19 世纪 90 年代在日本迅速推广。但 TACE 的发展并非一帆风顺，也曾受质疑。1995 年，新英格兰医学杂志发表的相关报道称，不可手术切除患者中 50 名接受 TACE 治疗，46 名接受保守治疗，TACE 组对比保守治疗组，1 年生存率分别为 62%、43.5%（P=0.13），两组之间生存率无差异，TACE 相比对症支持治疗并不能延长患者生存期。

2002 年发表在柳叶刀关于Ⅲ期随机对照研究的报道[5]，该研究共入组 112 例不可切除肝细胞癌患者，TACE 组 40 例、明胶海绵栓塞组 37 例、保守治疗组 35 例。1 年和 2 年的生存率：TACE 组分别为 82% 和 63%，明胶海绵栓塞组分别为 75% 和 50%，保守治疗组分别为 63% 和 27%，TACE 组明显优于保守治疗组（P=0.009）。同年，香港关于Ⅲ期随机对照研究的报道发表在 Hepatology[6]，研究共纳入 80 例不可手术切除的肝细胞癌患者并被随机分配为接受 TACE 治疗组

（40 例）和对症治疗组（40 例），TACE 组的生存率（1 年 57%；2 年 31%；3 年 26%）明显优于保守治疗组（1 年 32%；2 年 11%；3 年 3%；*P*=0.002）。同年，发表在 *Radilology* 的 Meta 分析显示，TACE 与非积极治疗相比，显著提高了 2 年总生存率[7]。

2002 年的这三个高质量研究，奠定了 TACE 作为中期肝癌标准治疗的基础。随后 TACE 治疗在全球各国应用日益增多。Lencioni[8] 等系统性分析了 1980~2013 年全球 10108 例 HCC 患者接受碘油 TACE（C-TACE）的疗效，第 1、2、3、5 年生存率分别为 70.3%、51.8%、40.4%、32.4%，中位生存期为 19.4 个月（95% CI：16.2~22.6），客观缓解率为 52.5%（95%CI：43.6%~61.5%）。

（三）TACE 的分类

近年来，随着栓塞材料的快速发展，TACE 的方式越来越多样。根据栓塞剂的不同，TACE 分为：①传统 TACE（conventionalTACE，cTACE），采用以碘化油加化疗药物制成乳剂为主，辅以颗粒型栓塞剂栓塞的治疗方案（碘化油 + 化疗药物 + 颗粒类栓塞剂），颗粒类栓塞剂包括空白微球、明胶海绵颗粒、聚乙烯醇（polyvinyl alcohol，PVA）颗粒等。②药物洗脱微球 TACE（drug eluting beads-TACE，DEB-TACE），即以预先加载化疗药物的洗脱微球栓塞的治疗方案，目前临床使用的载药微球可栓塞肿瘤供血动脉使肿瘤缺血坏死，同时又是一种化疗药物的载体，可加载化疗药物并在肿瘤局部缓慢、持续释放，维持肿瘤局部较高的血药浓度，进一步杀伤肿瘤细胞。

（四）TACE 适应证

适应证

TACE 的适应证主要有如下几种：①有手术切除或消融治疗的适应证，但由于高龄、肝功能储备不足、肿瘤高危部位等非手术原因，不能或不愿接受上述治疗方法的 CNLC Ⅰa、Ⅰb 和Ⅱa 期肝癌病人。② CNLC Ⅱb、Ⅲa 和部分Ⅲb 期肝癌病人，肝功能 Child-PughA/B 级，ECOG PS 评分 0~2。③门静脉主干未完全阻塞，或虽完全阻塞但门静脉代偿性侧支循环丰富或通过门静脉支架置入可以恢复门静脉血流的肝癌病人。④肝动脉-门脉静分流造成门静脉高压出血的肝癌病人。⑤具有高危复发因素（包括多发肿瘤、合并肉眼或镜下癌栓、姑息性手术、术后 AFP 等肿瘤标志物未降至正常范围等）的肝癌病人手术切除后，可以采用辅助性 TACE 治疗，降低复发率，延长生存期。⑥初始不可切除肝癌的手术前的 TACE 治疗，可以通过转化，为手术切除及消融创造机会。⑦肝移植等待期桥接治疗。⑧肝癌自发破裂病人。

（五）TACE 禁忌证[9]

1. 绝对禁忌证

①肝功能严重障碍（Child-Pugh C 级），包括严重黄疸、肝性脑病、难治性腹腔积液或肝肾综合征。②无法纠正的凝血功能障碍。③门静脉主干完全被癌栓栓塞，门静脉侧支代偿不足，且不能通过门静脉成形术复通门静脉向肝血流。④合并严重感染且不能有效控制。⑤肿瘤弥漫或远处广泛转移，预期生存期 < 3 个月。⑥ ECOG 评分 > 2 分、恶液质或多脏器功能衰竭。⑦肾功能障碍，血肌酐 > 2mg/dL 或者血肌酐清除率 < 30mL/min。⑧化疗药物或其他药物引起的外周血白细胞和血小板显著减少，白细胞 < 3.0×10^9/L，血小板 < 50×10^9/L 且不能纠正。⑨严重碘对比剂过敏。

2. 相对禁忌证

①肿瘤占全肝比例 > 70%，如果肝功能分级为 Child-Pugh A 或 B 级（7~8 分），可考虑分次栓塞治疗。②脾功能亢进所致的外周血白细胞 < 3.0×10^9/L、血小板 < 50×10^9/L，排除化疗性骨

髓抑制及合并其他疾病，可通过部分性脾动脉栓塞等纠正后行 TACE 治疗。③化疗性骨髓抑制及合并其他疾病的患者采用输血小板、药物等其他手段能升高白细胞、血小板至相对安全的水平，特殊或紧急情况（如肝癌破裂，肝穿刺活检、消融、外科手术等治疗后的出血等）可以适当放宽。

（六）TACE 操作程序要点和分类

1. 规范的动脉造影

通常采用 Seldinger 方法，经皮穿刺股动脉（或桡动脉）途径插管，将导管置于腹腔干或肝总动脉行 DSA 减影，减影图像采集应包括动脉期、实质期及静脉期；如发现肝脏部分区域血管稀少、缺乏或肿瘤染色不完全，必须寻找肿瘤侧支动脉供血，需做肠系膜上动脉、胃左动脉、膈下动脉、右肾动脉（右肾上腺动脉）或胸廓内动脉等造影，以发现异位起源的肝动脉或肝外动脉侧支供养血管。仔细分析造影表现，明确肿瘤部位、大小、数目以及供血动脉支。

2. cTACE 与 DEB-TACE 治疗

cTACE 是指采用以碘化油化疗药物乳剂为主，辅以明胶海绵颗粒、空白微球或 PVA 的栓塞治疗。通常先灌注一部分化疗药物，一般灌注时间不应 < 20min。然后将另一部分化疗药物与碘化油混合成乳剂进行栓塞。超液化碘化油与化疗药物需充分混合成乳剂，碘化油用量一般为 5~20mL，最多不超过 30mL。在透视下依据肿瘤区碘化油沉积是否浓密、肿瘤周围是否已出现门静脉小分支显影作为碘化油乳剂栓塞的终点。在碘化油乳剂栓塞后加用颗粒性栓塞剂。尽量避免栓塞剂反流栓塞正常肝组织或进入非靶向器官。DEB-TACE 是指采用加载化疗药物的洗脱微球为主的栓塞治疗。载药微球可以负载阿霉素、伊立替康等正电荷化疗药物，载药微球粒径大小主要有 70~150μm、100~300μm、300~500μm 或 500~700μm 等，应根据肿瘤大小、血供情况和治疗目的选择不同粒径的微球，常用为 100~300μm、300~500μm。DEB-TACE 可以栓塞肝癌供血动脉使肿瘤缺血坏死，同时作为化疗药物的载体，持续稳定释放药物的优势，可以使肿瘤局部达到较高的血药浓度。DEB-TACE 推注速度推荐 1mL/min，需注意微球栓塞后再分布，尽可能充分栓塞远端肿瘤滋养动脉，同时注意保留肿瘤近端供血分支，减少微球反流对正常肝组织的损害。

3. 精细 TACE 治疗

为了减少肿瘤的异质性导致 TACE 疗效的差异，因此提倡精细 TACE 治疗。精细 TACE 包括：①微导管超选择插管至肿瘤的供血动脉分支进行栓塞。②推荐 TACE 术中采用锥形束 CT（cone beam CT，CBCT）技术为辅助的靶血管精确插管及监测栓塞后疗效。③栓塞材料的合理应用，包括碘化油、微球、药物洗脱微球等。④根据病人肿瘤状况、肝功能情况和治疗目的采用不同的栓塞终点。

（七）TACE 的不良反应、并发症及其处理

1. TACE 常见不良反应及其处理

TACE 常见的不良反应主要有栓塞综合征、术中过敏、术中胆心反射及术中出血，具体情况如下。

栓塞后综合征

栓塞后综合征是 TACE 术最为常见的不良反应，主要表现为发热、疼痛、恶心、呕吐、腹胀、纳差等。发热、疼痛的发生原因是肝动脉被栓塞后引起局部组织缺血、坏死，而恶心、呕吐主要与化疗药物有关。可给予对症支持疗法，如退热、止痛、止吐、营养支持等处理。

术中过敏

主要是对比剂或化疗药物引起的急性过敏反应，具体表现为皮肤瘙痒、恶心、呕吐、声音嘶哑、

呼吸困难、肺水肿、血压降低、抽搐等，可术前给予激素预防。术中出现急性重度过敏反应，具体表现为呼吸困难、休克或伴终末脏器功能不全（如肌张力低下、晕厥、失禁、持续腹痛）。应立即给予面罩吸氧，肾上腺素（1 ：1000）0.1~0.3 mg 肌肉注射，支气管痉挛者予受体激动剂气雾剂吸入或地塞米松 10mg 静脉推注，停用或更换可疑的过敏原对比剂、化疗药物。

术中胆心反射

术中胆心反射是由于化疗栓塞导致栓塞的肝组织缺氧、疼痛，或化疗药物刺激胆囊动脉、栓塞剂异位栓塞胆囊动脉，从而刺激胆管血管丛的迷走神经所引起的一种不良反应。患者可表现为心率减慢、血压下降，严重者可因反射性冠状动脉痉挛导致心肌缺血、心律失常，甚至心搏骤停等现象。术前可给予阿托品或山莨菪碱（654-2）预防，术中注意心电监护，避免对胆囊动脉的刺激。如术中患者出现胆心反射症状，可给予静脉推注阿托品、多巴胺升血压，吸氧等对症措施治疗。

术中出血

常因血管迂曲、严重动脉粥样硬化、导丝导管操作不当引起动脉破裂出血或夹层动脉瘤，予弹簧圈或医用胶栓塞止血，或采用覆膜支架覆盖损伤段血管。

2. 术后并发症及其处理

TACE 常见的术后并发症主要有肝脓肿、胆汁瘤、消化道出血、肝肾功能衰竭、骨髓抑制、异位栓塞，具体情况如下。

肝脓肿

肝脓肿是 TACE 术后肝组织坏死，合并肝内感染所致。DEB-TACE 术后肝脓肿和胆汁瘤的发生率明显高于 cTACE。一旦出现肝脓肿，应经皮穿刺引流，根据脓液培养的结果合理应用抗生素。肝脓肿的预防：①使用微导管超选择栓塞，尽量避免正常肝组织的损伤。②掌握栓塞终点，避免过度栓塞，特别是使用抗血管生成靶向药物治疗后的患者，供血动脉细小，栓塞过程中应避免供血动脉主干的完全截断。③对高危感染的患者进行预防性使用抗生素。

胆汁瘤

肝内胆管的血供来源于肝动脉。胆汁瘤是 TACE 术中完全栓塞肝动脉后造成胆管的缺血、坏死。较小且无症状的胆汁瘤可观察随访、暂不处理。较大有症状或继发感染的胆汁瘤需经皮穿刺引流，根据引流液培养的结果合理应用抗生素。对于高危患者（如有胆管结石、胆管手术史、糖尿病者）应预防性使用抗生素。

消化道出血

消化道出血的原因: ①TACE 术后反复恶心、呕吐等导致食管黏膜撕裂出血。② TACE 术中化疗药物或者栓塞剂反流进入胃供血动脉导致消化道应激性溃疡或原有的消化道溃疡加重。③门静脉高压性引起食管胃底静脉曲张破裂出血。食管黏膜撕裂及消化道溃疡出血量常较小，给予药物止血、制酸、止吐等处理；食管 - 胃底曲张静脉破裂出血需用降低门静脉压力的药物（如特利加压素、生长抑素等）。若大量出血，需用三腔二囊管压迫止血，或急诊内镜下注射硬化剂和 / 或结扎曲张静脉。必要时行经皮经肝穿刺食管 - 胃底曲张静脉栓塞术，或急诊行经颈静脉肝内门体静脉分流术。

肝肾功能衰竭

对于肝功能衰竭，应在原有保肝药物的基础上，调整和加强用药，必要时需采取人工肝治疗。肾功能衰竭者，可能与对比剂、化疗药物应用及肿瘤坏死崩解有关。术前应充分询问病史，根据患者病情调整用药，CT、MRI 能清楚显示的应尽可能避免重复造影，TACE 前后应充分水化，必要时需血液透析。

骨髓抑制

骨髓抑制表现为化疗药物所致的白细胞、血

小板或红细胞等减少。可用口服与注射提升白细胞和血小板等药物，必要时给予输成分血或全血。

异位栓塞

控制 TACE 术中的碘化油用量，一次碘化油用量尽量不超过 20mL。对于肝动 - 静脉瘘者，尽量少用或不用碘化油直接栓塞，以免造成肺栓塞。对于巨大、血流丰富的肿瘤，栓塞后加用明胶海绵等栓塞颗粒栓塞肝动脉主干，避免血流冲刷使碘化油廓清。对于 cTACE 高风险患者，建议选用栓塞微球等固体栓塞剂替代碘化油。有先天性心脏病如房间隔缺损、室间隔缺损的患者，使用碘化油要慎重，一旦怀疑有碘化油异位脑栓塞的发生，应立即终止介入操作，必要时完善胸部及颅脑平扫 CT，及时明确异位栓塞部位并积极对症处理。

（八）TACE 的疗效评价

根据实体瘤 mRECIST 评价标准以及 EASL 评价标准等评估肝癌的局部疗效，长期疗效指标为病人总生存期（overall survival，OS）；短期疗效为客观缓解率（objective response rate，ORR）、TACE 治疗至疾病进展时间（time to disease progression，TTDP）。

（九）影响 TACE 远期疗效的主要因素

影响 TACE 远期疗效的主要因素有如下几种：①肝硬化程度、肝功能状态。②血清 AFP 水平。③肿瘤负荷和临床分期。④肿瘤包膜是否完整。⑤门静脉、肝静脉、下腔静脉有无癌栓。⑥肿瘤血供情况。⑦肿瘤的病理分型。⑧病人的体能状态。⑨有慢性乙型肝炎背景病人的血清 HBV-DNA 水平。⑩是否联合消融、分子靶向治疗、免疫治疗、放射治疗以及外科手术等综合治疗。

（十）随访及 TACE 间隔期间治疗

一般建议第一次 TACE 治疗后 4~6 周时复查增强 CT、多参数 MRI 扫描、肿瘤相关标志物、肝肾功能和血常规检查等；若影像学复查显示肝脏肿瘤灶内碘油沉积浓密、肿瘤组织坏死无强化且无新病灶，暂时可以不做 TACE 治疗。后续是否需要TACE治疗及相关频次应依随访结果而定，主要包括病人对上一次治疗的反应、肝功能和体能状况的变化。随访时间可以间隔 1~3 个月或更长时间，依据 CT、MRI 动态增强扫描评价肝脏肿瘤的存活情况，以决定是否需要再次进行 TACE 治疗。对于大肝癌或巨块型肝癌常要 3 次或 3 次以上的 TACE 治疗。目前主张 TACE 联合其他治疗方法，目的是控制肿瘤、提高病人生活质量和延长生存期。

（十一）TACE 的异质性

虽然 TACE 是肝癌介入治疗中最常用、最基本的疗法，但由于多种因素导致临床实践中不易做到 TACE 的同质化，即 TACE 存在异质性。研究显示不同地域 TACE 治疗的生存差异明显，日本、西方国家、亚太地区国家 OS 分别为 31.3、18.3、15.6 个月。不同时间的 OS 也存在差异，2002 年前、后 3 年生存率分别为 27.8% 和 43.4%，存在显著差异。这种差异称为 TACE 异质性[10]。

TACE 异质性表现在治疗目标差异、患者个体差异、具体操作细节差异。

1. 治疗目标差异

选择 TACE 治疗肝癌的目标有：病灶完全坏死（complete response，CR）、病灶部分坏死（partial response，PR）、疾病稳定（stable disease，SD）以及肝癌破裂出血以止血为主要目标的栓塞治疗。

实际上单次 TACE 大多以病灶大部分坏死、控制疾病，即 PR 为目标；小部分以 CR，甚至病理完全缓解（pathological complete response，PCR）为目标；部分只能获得 SD 。

由于 TACE 目标的不同导致了具体操作的差异，使确定合理的治疗目标、制定合适的治疗方案、保护患者肝功能、延长生存期、提高生存质量成为更人性化的治疗思路。

2. 患者个体差异

TACE 疗效受个体多重因素影响，包括肝硬化程度，肝功能状态，血清 AFP 水平，肿瘤容积和负荷量，肿瘤包膜是否完整，门静脉是否有癌栓，肿瘤血供情况，肿瘤病理分型，病毒性肝炎控制情况，患者美国东部肿瘤研究协作组（ECOG）评分以及个性差异等。

3. 具体操作细节差异

TACE 在不同国家及地区、不同中心、不同术者间均有差异，尤其是在靶血管评估、超选择插管技术熟练程度、化疗药物和栓塞材料选择、栓塞终点把握及围手术期处理方面均存在差异。TACE 异质性导致临床疗效的巨大差异，不仅严重影响多中心随机对照临床试验研究结果，也使以此为基础的临床疗效预测类研究结果受到质疑，如所谓的“TACE 抵抗”等，更使 TACE 疗效和地位受到影响。为此，必须重视 TACE 的异质性，并有合适的应对措施。诚然，TACE 本身也在进步，如为了患者利益最大化行保护探索性 TACE，但更应提倡践行精细 TACE，减少、杜绝粗糙 TACE。

（十二）cTACE 对比 DEB-TACE

cTACE 与 DEB-TACE 治疗肝癌的疗效差异，目前尚无定论。一项Ⅲ期随机对照试验 PRECISION V[11]，比较了 cTACE 与 DEB-TACE 治疗肝功能 Child-Pugh A/B、肝内病灶大和/或肝内多发病灶、无淋巴结转移、无远处转移的不可切除肝癌的疗效，212 名患者被随机分配接受 DEB-TACE（阿霉素）或 cTACE（阿霉素）。与 cTACE 组相比，DEB-TACE 显示出更高的完全缓解率、客观缓解率和疾病控制率（分别为 27% 对比 22%、52% 对比 44% 和 63% 对比 52%），但 2 组差异无统计学意义。然而，DEB-TACE 在肝功能 Child-Pugh B、ECOG 1、双叶病和复发性疾病患者的客观反应显著增加（P=0.038），且 DEB-TACE 对肝功能的损害较 cTACE 显著降低。因此 DEB-TACE 较 cTACE 的有效率提高，且安全性更好。

另一项前瞻性、随机对照试验报道[12]，89 名患者接受了 DEB-TACE，88 名患者接受了 cTACE，DEB-TACE 术后 1 年和 2 年生存率分别为 86.2% 和 56.8%，cTACE 术后 1 年和 2 年生存率分别为 83.5% 和 55.4%，2 组 1 年、2 年的生存率无差异（P=0.949），客观有效率、不良反应的发生率及严重程度均无差异，但 DEB-TACE 较 cTACE 的术后疼痛明显减轻（$P < 0.001$）。

（十三）TACE 治疗的发展方向

1. TACE 治疗进一步增效、减毒

TACE 治疗包括动脉化疗和栓塞两方面。一项前瞻性随机对照研究报道[13]，对比单独使用微球栓塞（TAE）和使用阿霉素洗脱微球进行化疗栓塞（DEB-TACE）的疗效，TAE 组有 51 名患者、DEB-TACE 组有 50 名患者，2 组中位 PFS 为 6.2、2.8 个月（P=0.11），中位 OS 分别为 19.6 个月、20.8 个月（P=0.64），两组的不良事件的发生率相似（38% 对比 40%，P=0.48）。这项研究提示肝动脉栓塞术可能不劣于肝动脉化疗栓塞术。TACE 治疗中筛选出疗效更高、副作用更低的化疗药物是未来的发展方向。

2. TACE 联合靶向、免疫治疗

近年来，中晚期肝癌的靶向、免疫治疗进展较快，靶向治疗联合免疫治疗是目前中晚期肝癌系统治疗的主要模式。但目前国内外指南一致推荐的肝癌系统治疗“阿替利珠单抗 + 贝伐珠单抗”（T+A 组合），中国人群的有效率为 35%，远低于目前报道的肝癌 TACE 治疗的效果。因此在符合中国国情的原发性肝癌诊疗指南中，对于Ⅱb 期～Ⅲa 期的肝癌首选 TACE 治疗。但 TACE 治疗作为一种姑息性治疗手段，存在肿瘤完全坏死率低、术后复发率高、TACE 抵抗等不足，单一 TACE 治疗的远期疗效仍不理想。研究认为超过“UP-TO-SEVEN”标准（肿瘤最大径和肿瘤数目

之和＞7）的中期肝癌预后不良。目前越来越多的研究证实，对于中晚期肝癌，以TACE治疗为基础，联合靶向、免疫治疗可提高疗效、延长生存期，特别是提高肝癌转化手术切除的成功率。目前越来越多的临床研究正在开展中。

二、胆管癌TACE

对于无法切除的胆管癌患者，基于肝动脉的介入治疗是有益的治疗选择，包括肝动脉灌注、经导管动脉化疗栓塞（TACE）、药物洗脱TACE（DEB-TACE）和钇90TARE。

胆管癌对吉西他滨、顺铂、奥沙利铂等相对敏感。TACE治疗可经肿瘤供血动脉注入吉西他滨等化疗药物，提高肿瘤区域化疗药物浓度，同时通过栓塞剂堵塞肿瘤供血动脉，理论上可治疗胆管癌。有研究证实TACE可延长不可切除胆管癌患者的生存期，TACE的1年总体生存率为52%[14]。一项纳入273例肝胆管细胞癌患者的回顾性研究[15]，在淋巴结阳性或切缘阳性的患者中，TACE在无复发生存率方面可与手术切除相媲美。但胆管癌的供血动脉相比肝细胞癌更细小，常规TACE采用碘油栓塞往往效果有限。

近年来采用DEB-TACE治疗胆管癌，使用更小粒径的颗粒性栓塞剂进行化疗栓塞，可明显提高疗效。一项前瞻性多中心研究[16]，评估不可切除的肝胆管细胞癌进行DEB-TACE治疗的疗效，DEB-TACE组的中位生存期显著大于单纯化疗组（17.5个月对比7.4个月；P=0.02）。

一项前瞻性研究[17]，对比DEB-TACE、cTACE、吉西他滨联合奥沙利铂化疗治疗胆管癌的疗效差异，DEB-TACE组PFS为3.9个月、OS为11.7个月，cTACE组PFS为1.8个月、OS为5.7个月，奥沙利铂和吉西他滨化疗组PFS为6.2个月、OS为11.0个月。DEB-TACE组ORR为66%。DEB-TACE治疗优于cTACE，与含奥沙利铂和吉西他滨的全身化疗相似。

VEGF在53.8%的ICC患者中过度表达，表达水平与不良预后呈正相关[18]。由于VEGF受体抑制剂可以修复肿瘤微血管平滑肌，从而改善微血管功能，提高化疗药物的输送效率，促进其吸收，进而抑制肿瘤生长，故VEGF受体抑制剂联合化疗药物可作为改善ICC预后的治疗方法[19]。通过小样本研究发现，DEB-TACE联合阿帕替尼治疗晚期肝内胆管癌，ORR为84.6%，中位OS达19个月[20]。

对于不可切除的胆管癌，局部TACE治疗控制原发病灶，联合系统化疗以及基于基因检测的靶向、免疫治疗，有可能为越来越多的患者提供有效的治疗选择，值得进一步探索。

附件：病例分析

病例1：原发性肝癌的cTACE治疗

患者高xx，男，55岁。2011-4-12因“右上腹闷痛2天，发现‘肝占位’1天”就诊于福建省肿瘤医院。既往有乙型肝炎病史20余年。入院查体：ECOG 1分。肝功能Child-Pugh A级，6分。AFP 78874ng/mL。2011-4-13腹部CT：右肝占位，考虑原发性肝癌，最大截面约为9.0cm×6.6cm；肝硬化合并有少量腹水（图8-1-1）。

诊断：原发性肝癌（Ib期）。患者及家属拒绝手术切除。于2011-4-14行cTACE，共用FUDR 1.0g，THP 30mg，碘化油13mL及适量明胶海绵条（图8-1-2）。

2011-5-18复查腹部MRI：右肝肿块较前增大，大部分病灶未灭活，最大截面为10.2cm×7.4cm。AFP 158878ng/mL。肿瘤进展，更改介入术中化疗用药方案，于2011-5-20行第2次cTACE，共用FUDR 1.0g，OXA 200mg，碘化油20mL及Embosphere微球（图8-1-3）。

2011-9-26腹部MRI：肝癌介入治疗后肿块较前明显缩小，部分病灶未灭活（图8-1-4）。AFP 81732ng/mL。疗效评价：PR。

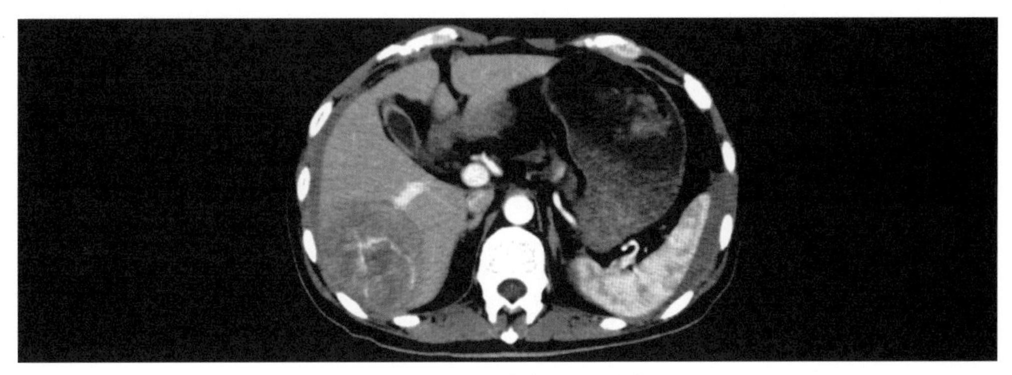

图 8-1-1　腹部 CT 影像

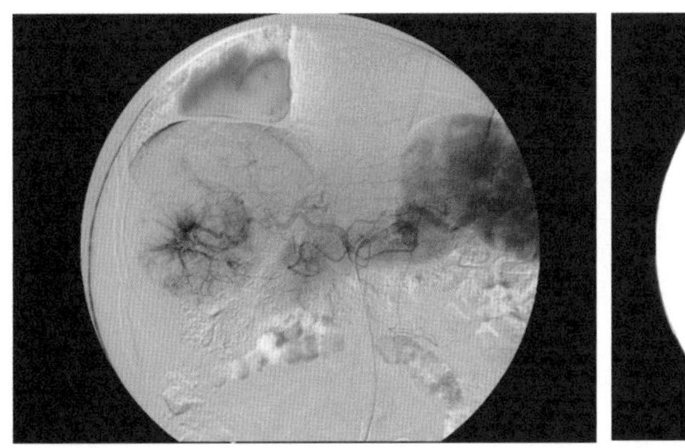
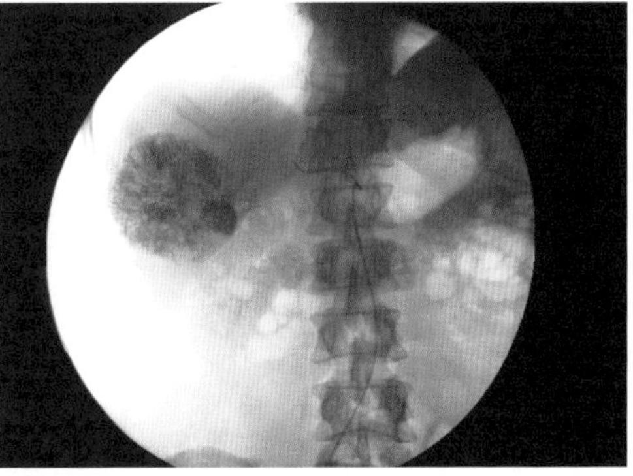

图 8-1-2　cTACE 术中影像图

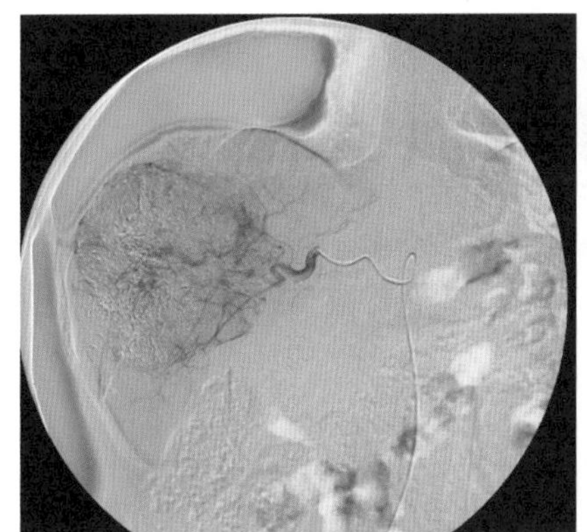
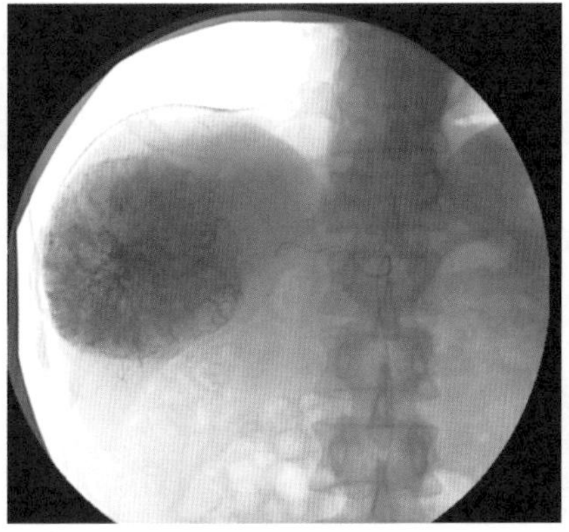
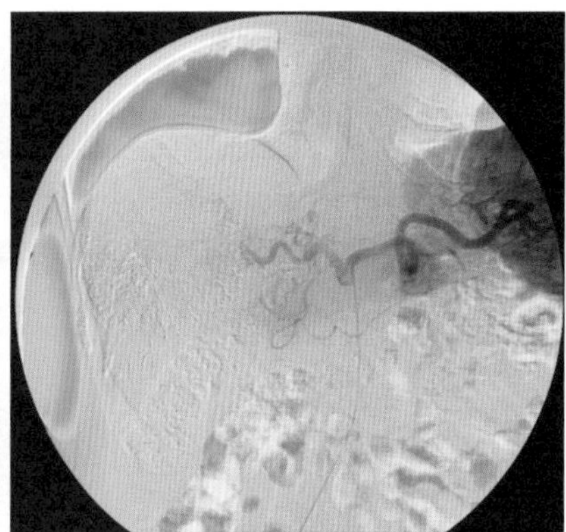

图 8-1-3　第 2 次 cTACE 术中影像图

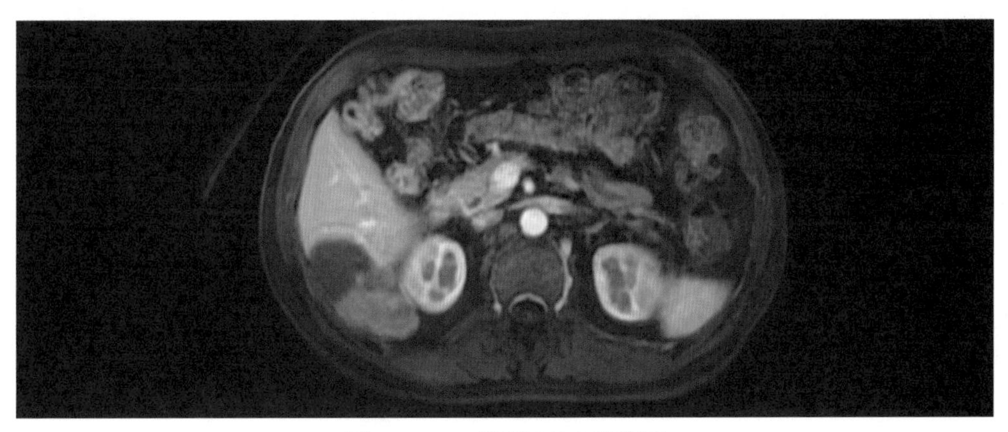

图 8-1-4　腹部 MRI 影像图

于 2011-9-30 行第 3 次 cTACE，共用 FUDR 1.0g，OXA 200mg，碘化油乳剂 13mL，续以适量 Embosphere。2012-4-10 复查 CT、MRI 提示肝内病灶完全坏死（图 8-1-5）。疗效评价：CR。目前患者已随访 10 年，仍处于 CR 状态。

病例 2：原发性肝癌的 DEB-TACE+HAIC 治疗

患者黄 XX，男，68 岁。2021-9-17 因“体检发现肝占位 5 天”就诊于福建省肿瘤医院。入院查体：ECOG 0 分。肝功能 Child-Pugh A 级，5 分。AFP 109.4ng/mL。PIVKA ＞75000mAU/mL。2021-9-17 腹部 CT：考虑原发性肝癌（多发，最大面积为 10.1cm × 9.9cm）并门静脉右后下支、肝腹部右静脉及肝段下腔静脉癌栓形成，十二指肠降段可疑受累（图 8-1-6）。

诊断：原发性肝癌伴门静脉右支、肝右静脉及下腔静脉癌栓（CNLC Ⅲa 期、BCLC C 期）。慢性乙型病毒性肝炎。MDT 讨论，影像学检查提示右肝多发病灶，直径＞10cm，右肝静脉癌栓延伸至下腔静脉，上缘距右心房下缘约 1.7cm，建议

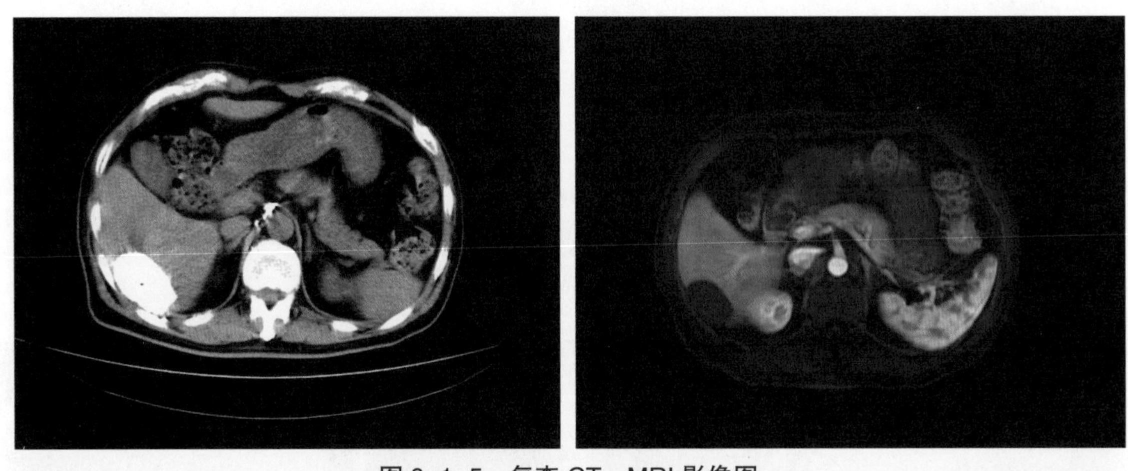

图 8-1-5　复查 CT、MRI 影像图

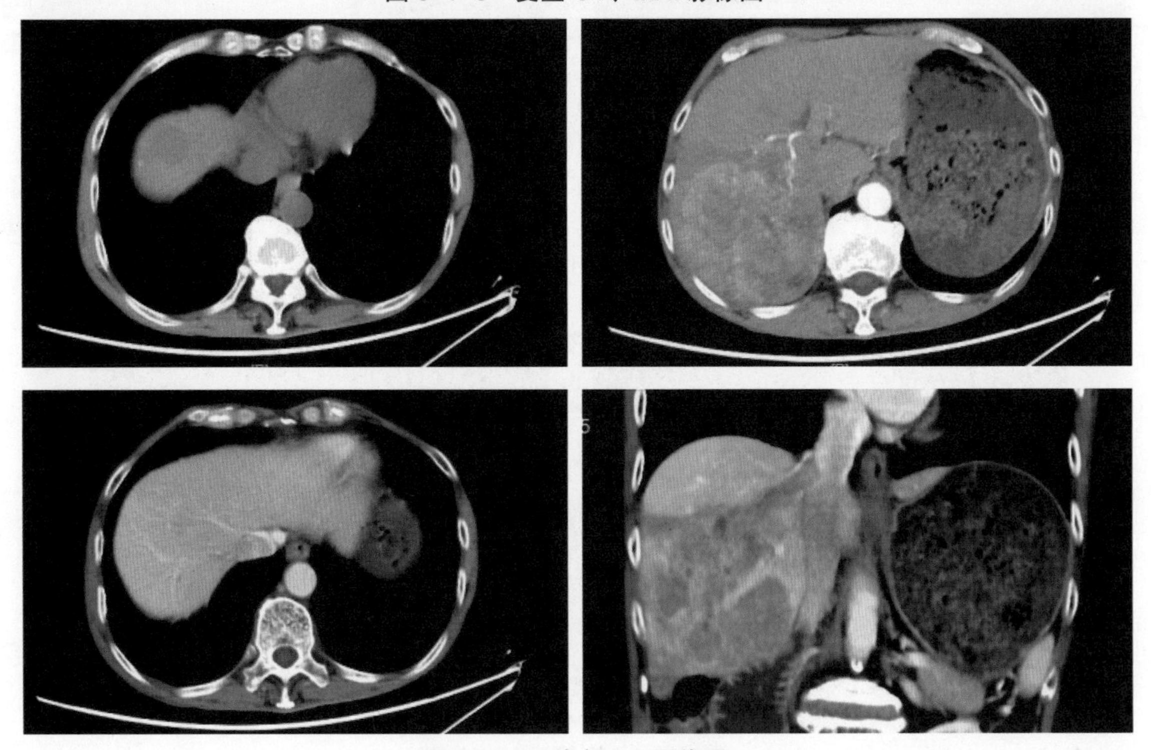

图 8-1-6　腹部 CT 影像图

先行 TACE 联合靶向治疗，后续争取手术切除。2021-9-24 行第一次 DEB-TACE+HAIC(图 8-1-7)，微导管超选后予 100~300μm 的 CalliSphere 载药微球 1g（加载表阿霉素 50mg）、500~700μm 的 EmboSphere 微球 1g、碘化油混悬乳剂 20mL（奥沙利铂 50mg）栓塞，导管留置于肝总动脉行 HAIC（奥沙利铂 100mg 泵 2h）。2021-9-30 起口服索拉非尼（0.4g bid）靶向治疗。

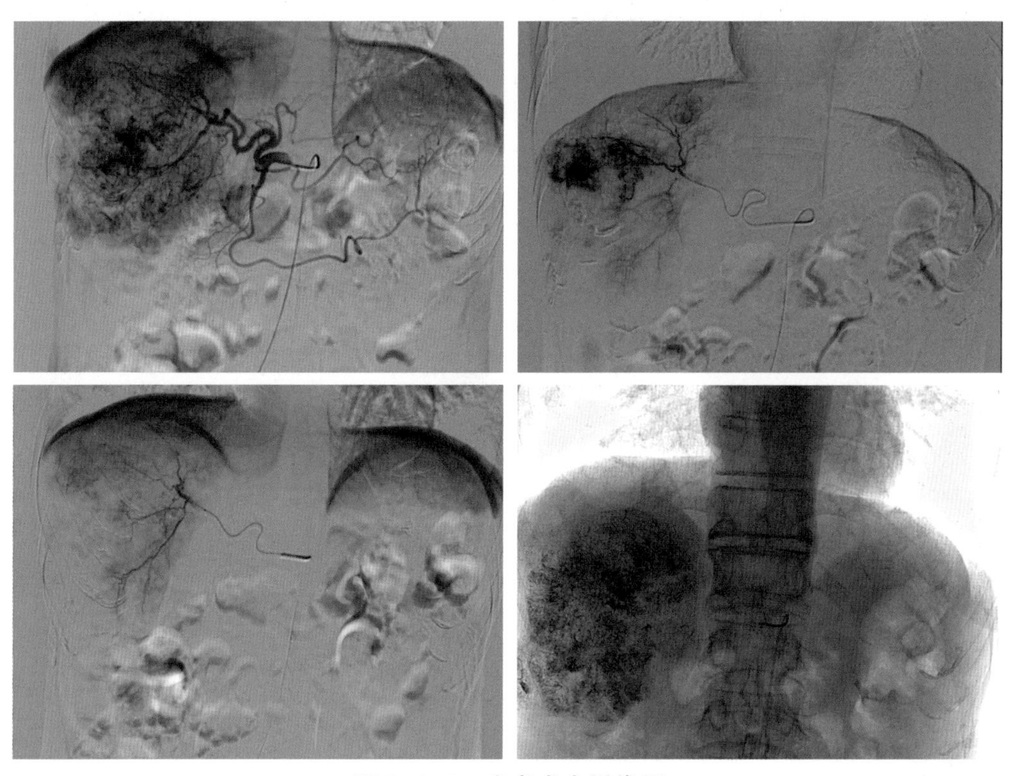

图 8-1-7　患者术中影像图

2021-11-8 复查腹部 CT：肝内多发病灶较前退缩；门静脉右后下支癌栓、肝右静脉癌栓退缩（图 8-1-8）。AFP 6.59ng/mL，PIVKA 760mAU/mL。疗效评价：PR。

2021-11-16 行第 2 次 DEB-TACE+HAIC（图 8-1-9），微导管超选后予 100~300μm 的 CalliSphere 载药微球 0.2g（加载表阿霉素 50mg）、碘化油混悬乳剂 4mL（奥沙利铂 50mg）栓塞，导管留置于肝总动脉行 HAIC（奥沙利铂 100mg 泵 2h）。继续口服索拉非尼（0.4g bid）靶向治疗。

2022-2-16 腹部 CT：肝内病灶及癌栓较前进一步退缩（图 8-1-10）。AFP 5.47ng/mL、PIVKA 85mAU/mL。疗效评价：PR。

MDT 讨论，建议手术切除，患者及家属拒绝，继续予索拉非尼靶向治疗，截至 2023 年 3 月，患者仍处于 PR 状态。

病例 3：胆囊癌的 DEB-TACE+HAIC 治疗

患者刘 XX，女，54 岁。2021-7-26 因“体检发现‘右肝占位’10 余天”就诊于福建省肿瘤医院。肝穿刺病理：（肝右叶肿物）活检组织，镜下示纤维组织、坏死物及少许异型上皮，结合免疫组化结果符合腺癌，考虑胆管、胰腺或胃来源可能。PET-CT：肝内多发低密度肿块、结节，伴高代谢，其中肿块考虑原发恶性伴出血、坏死（肉瘤样肝细胞癌？），结节为子灶；均为转移瘤不完全除外（未见其他原发肿瘤征象）。腹腔、腹膜后、两侧髂血管旁多发增大淋巴结，伴高代谢，考虑转移。肝脏 MRI：肝多发结节、肿块，胆囊可疑向后推移并腔内充盈缺损；腹腔多发肿大淋巴结，考虑转移（图 8-1-11）。

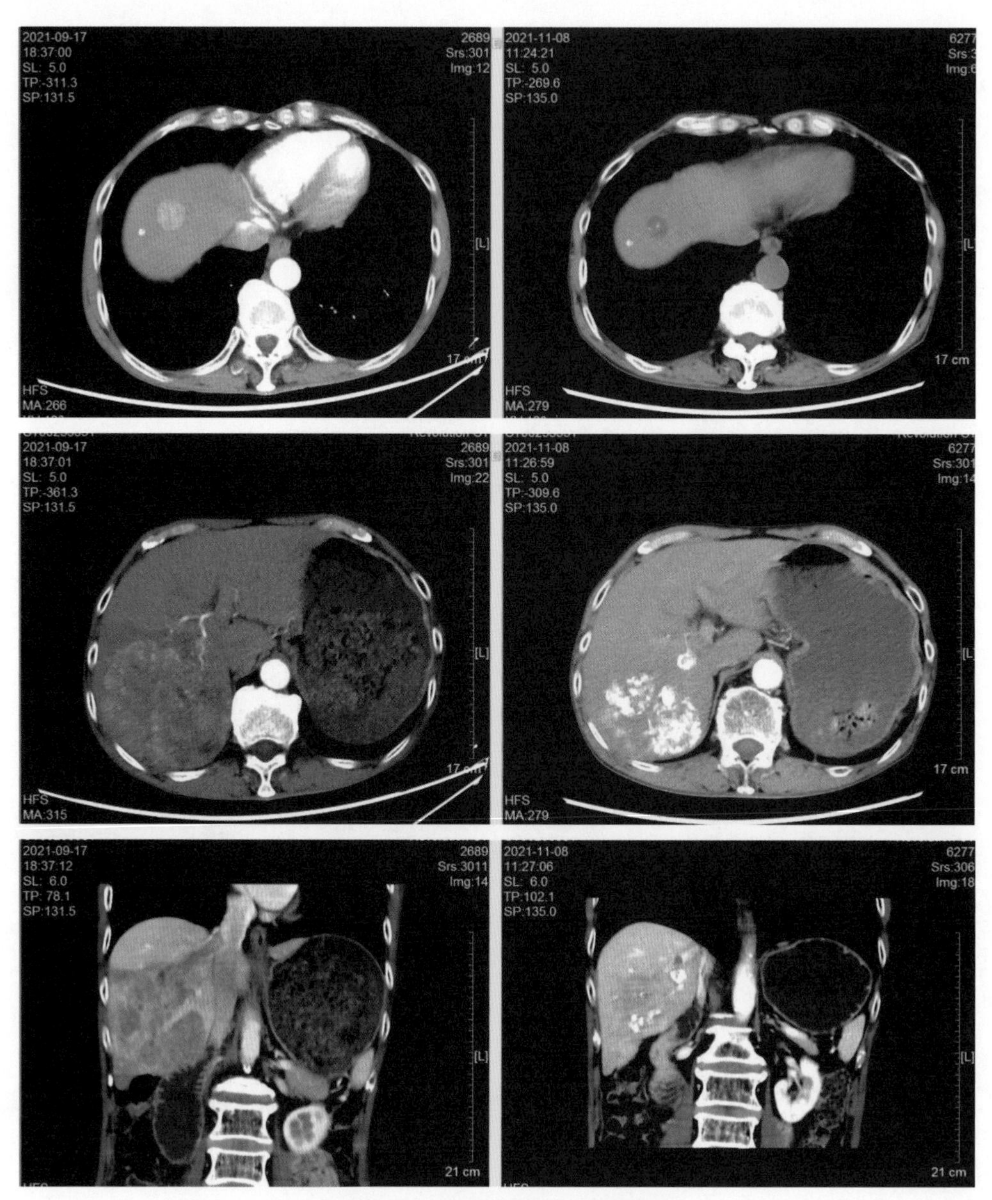

图 8-1-8　复查腹部 CT 影像图

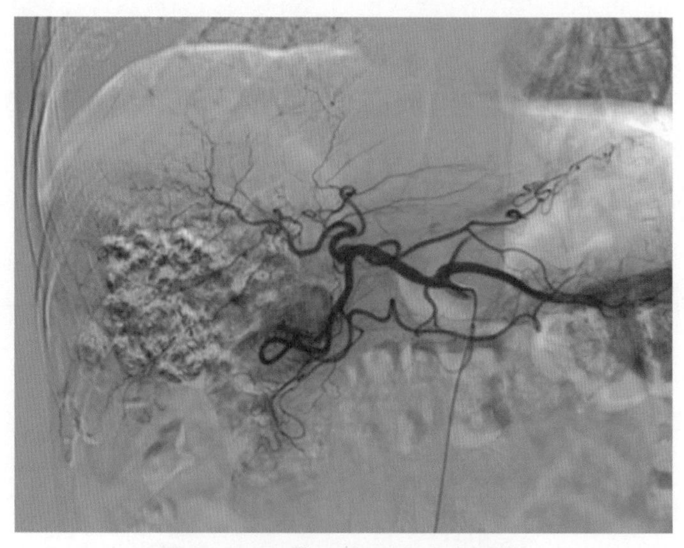

图 8-1-9　第 2 次手术术中影像

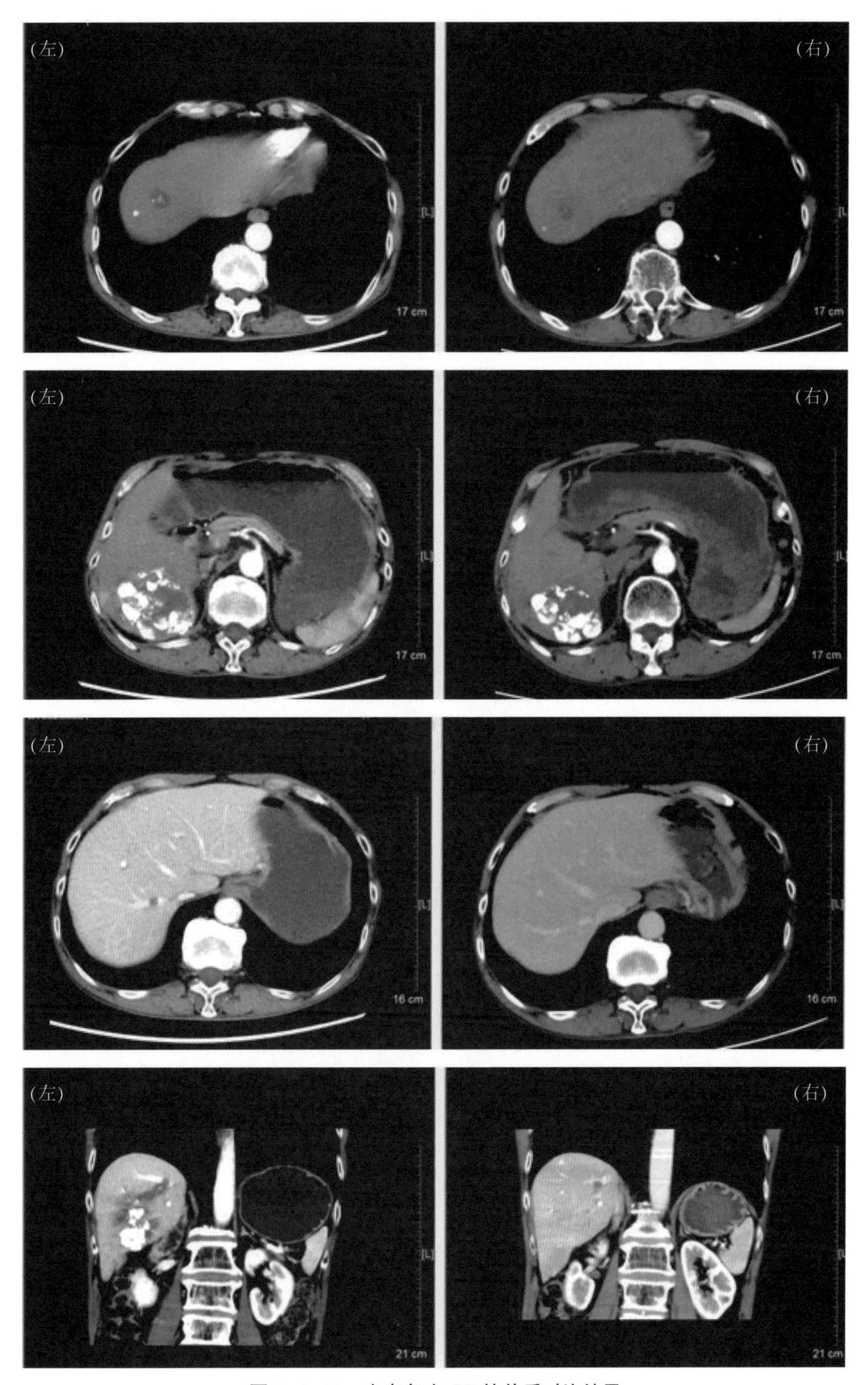

图 8-1-10　患者复查 CT 的前后对比结果

注：图（左）均为 2021-11-8 复查 CT 影像结果；图（右）均为 2022-2-16 复查 CT 影像结果。

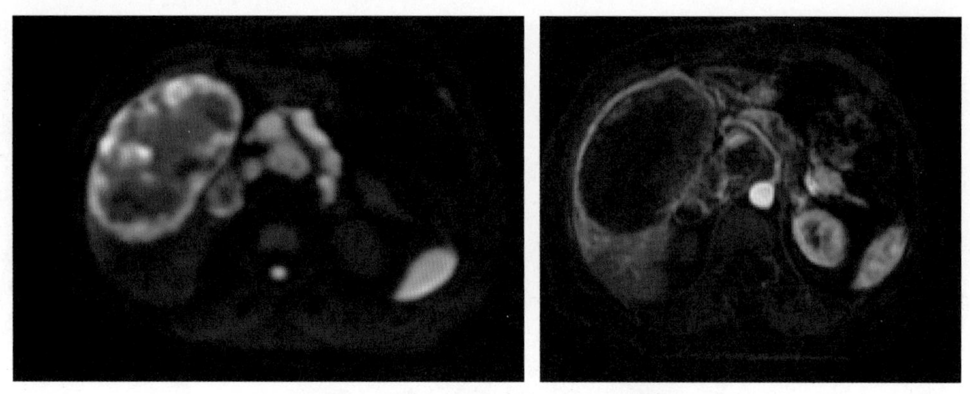

图 8-1-11　患者肝脏 MRI 影像图

诊断：胆囊腺癌伴肝、淋巴结多发转移（T3N2M1 IV 期，AJCC 第 8 版）。患者为晚期不可切除胆囊癌，拒绝全身化疗，经 MDT 讨论，采用 DEB-TACE+HAIC，联合阿帕替尼靶向（250mg qd）、卡瑞利珠单抗免疫治疗（200mg q3w）。

于 2021-8-3 行第一次 DEB-TACE+HAIC（图 8-1-12），微导管超选后予 100~300μm 的聚乙烯载药微球 0.8g（载吉西他滨 0.6g）。导管留置于肝总动脉，予 HAIC（吉西他滨 0.8 泵 2h、顺铂

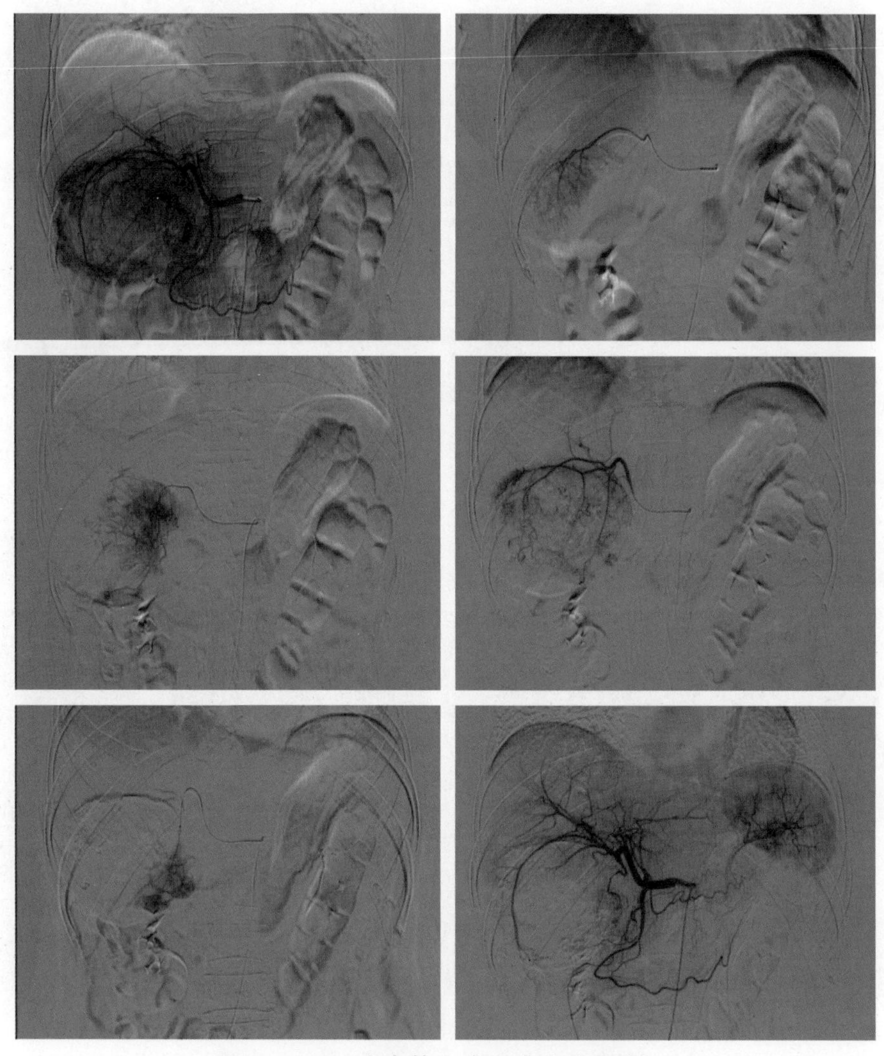

图 8-1-12　患者第 1 次手术术中影像

60mg 泵 2h）。

2021-9-23 复查 MRI：胆囊恶性肿瘤肝、腹腔及腹膜后淋巴结转移较前明显退缩（图 8-1-13）。疗效评价：PR。

于 2021-9-16 行第二次 DEB-TACE+HAIC，微导管超选后予 100~300μm 的聚乙烯载药微球 0.3g（载吉西他滨 0.8g）。导管留置于肝总动脉，予 HAIC（吉西他滨 0.8g 泵 2h、顺铂 60mg 泵 2h）。术后复查 MRI 肝内未见明显肿瘤活性病灶，腹腔淋巴结较前缩小。此后继续予阿帕替尼靶向联合卡瑞利珠单抗免疫治疗，2023-3-28 复查 MRI，具体结果见图 8-1-14。疗效评价：CR。

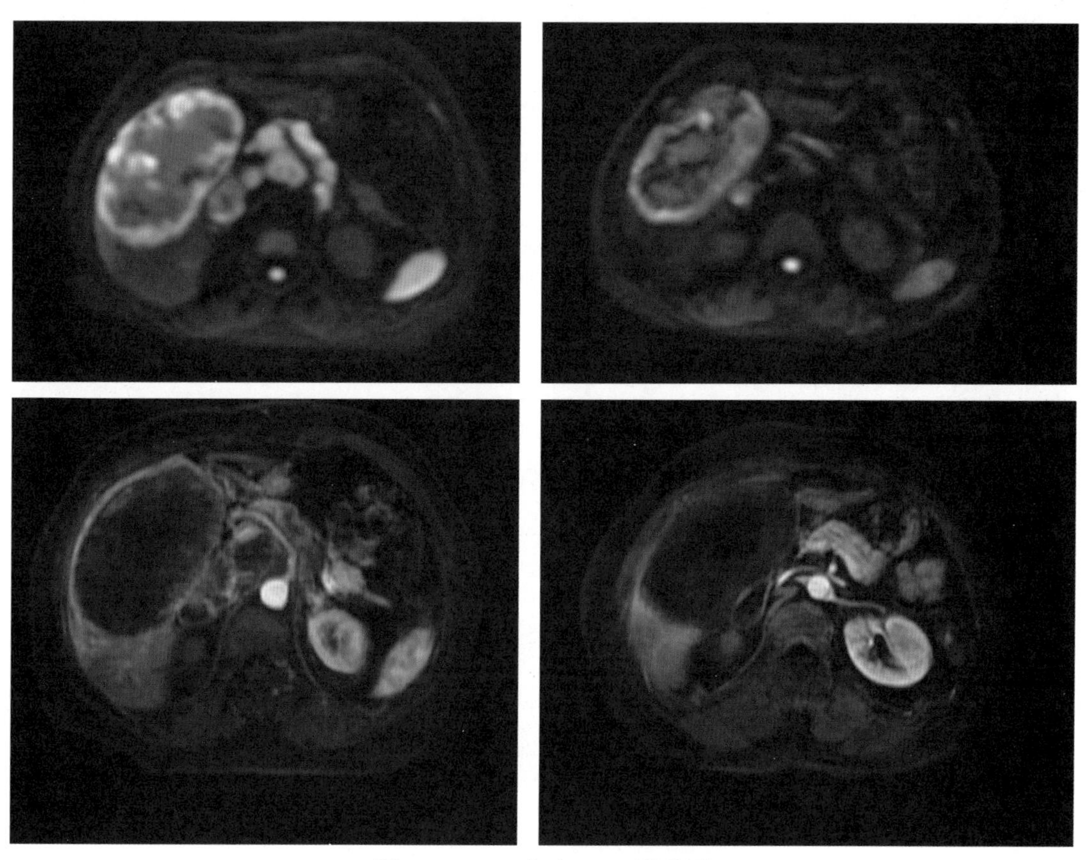

图 8-1-13　复查 MRI 影像图

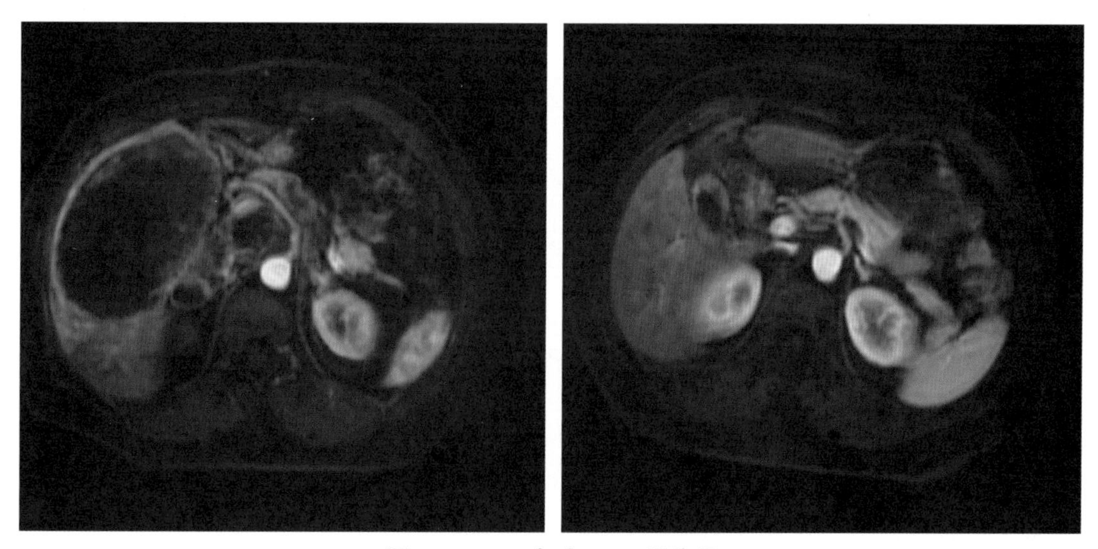

图 8-1-14　复查 MRI 影像图

病例 4：肝内胆管癌的 DEB-TACE 治疗

患者陈 XX，女，54 岁。2018-3-26 因“体检发现肝占位 1 周”入院。既往体健，否认肝炎等病史。入院查体：ECOG 0 分。肝功能 Child-Pugh A 级，5 分。CA199 160 U/mL。2018-3-28 胸腹盆 CT 增强：考虑左肝恶性肿瘤（8.5cm × 6.0cm）并门静脉左支癌栓形成、肝内结节播散、膈上及腹腔淋巴结转移（1.7cm × 1.3cm，图 8-1-15）。

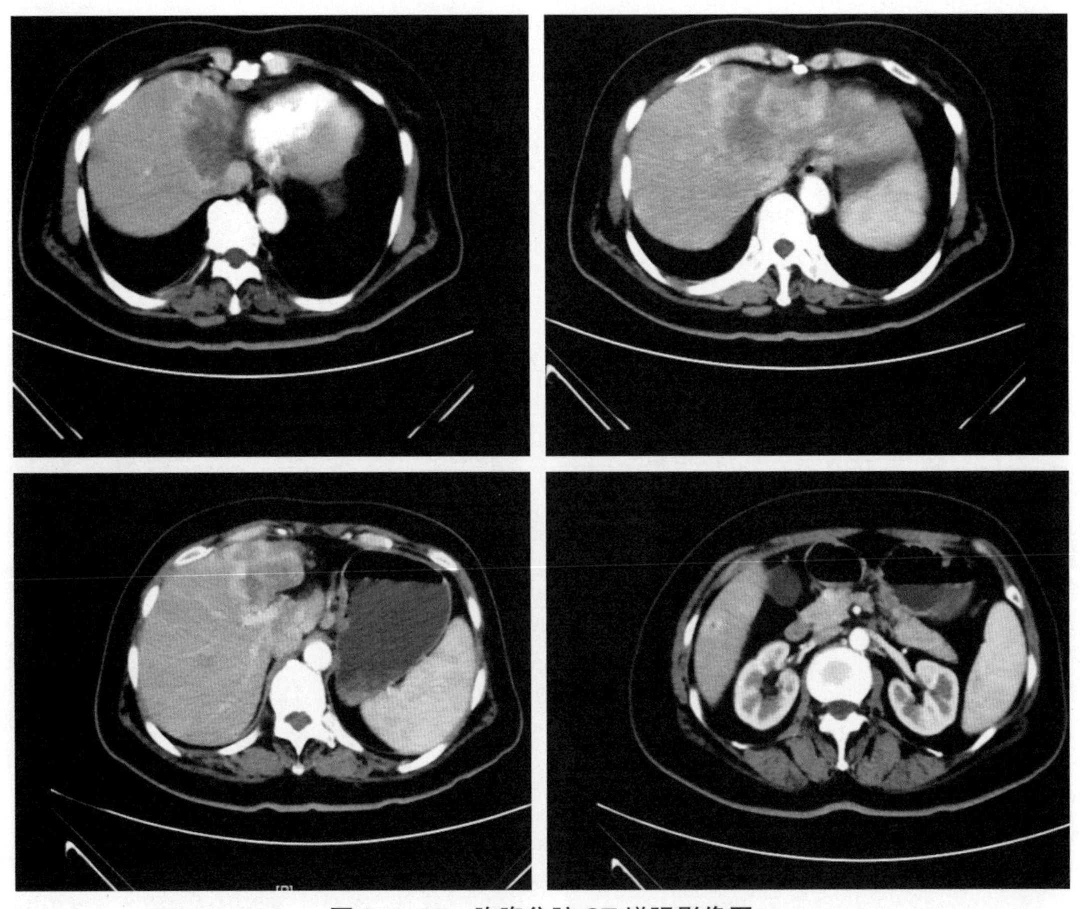

图 8-1-15　胸腹盆腔 CT 增强影像图

2018-3-28 CT 引导下肝穿刺活检，病理报告：纤维组织中见低分化腺癌浸润，结合形态及免疫组化考虑胆管癌。诊断：肝内胆管癌伴门静脉左支癌栓、膈上及腹腔淋巴结转移（cT2N1M0 Ⅲ B 期）（AJCC 第 8 版）。MDT 讨论，患者为不可切除肝内胆管癌，拒绝全身化疗，建议采用 DEB-TACE，联合阿帕替尼靶向治疗。

2018-4-3 行第一次 DEB-TACE（图 8-1-16），腹腔动脉、胃左动脉灌注吉西他滨 0.4g、顺铂 60mg。微导管超选后予 100~300 μm 载药微球 1.0g（载吉西他滨 0.8g）栓塞。2018-4-4 起口服阿帕替尼（500mg qd）靶向治疗。

2018-5-4 复查腹部 MRI：左肝病灶明显缩小，部分病灶存活（6.8cm × 5.6cm）；右肝病灶无强化；腹腔淋巴结较前略退缩（1.5cm × 1.0cm，图 8-1-17）。CA199 19U/mL。疗效评价：PR。

2018-5-15 行第 2 次 DEB-TACE。2018-7-3 复查 CA199 17U/mL；2018-7-3 腹部 MRI：左肝病灶缩小（6.5cm × 5.2cm），边缘少许强化；右肝病灶无强化；腹腔淋巴结较前略退缩（图 8-1-18）。疗效评价：PR。

此后患者继续口服阿帕替尼靶向治疗。患者于 2019 年 10 月死于肝衰竭，OS 19 个月。

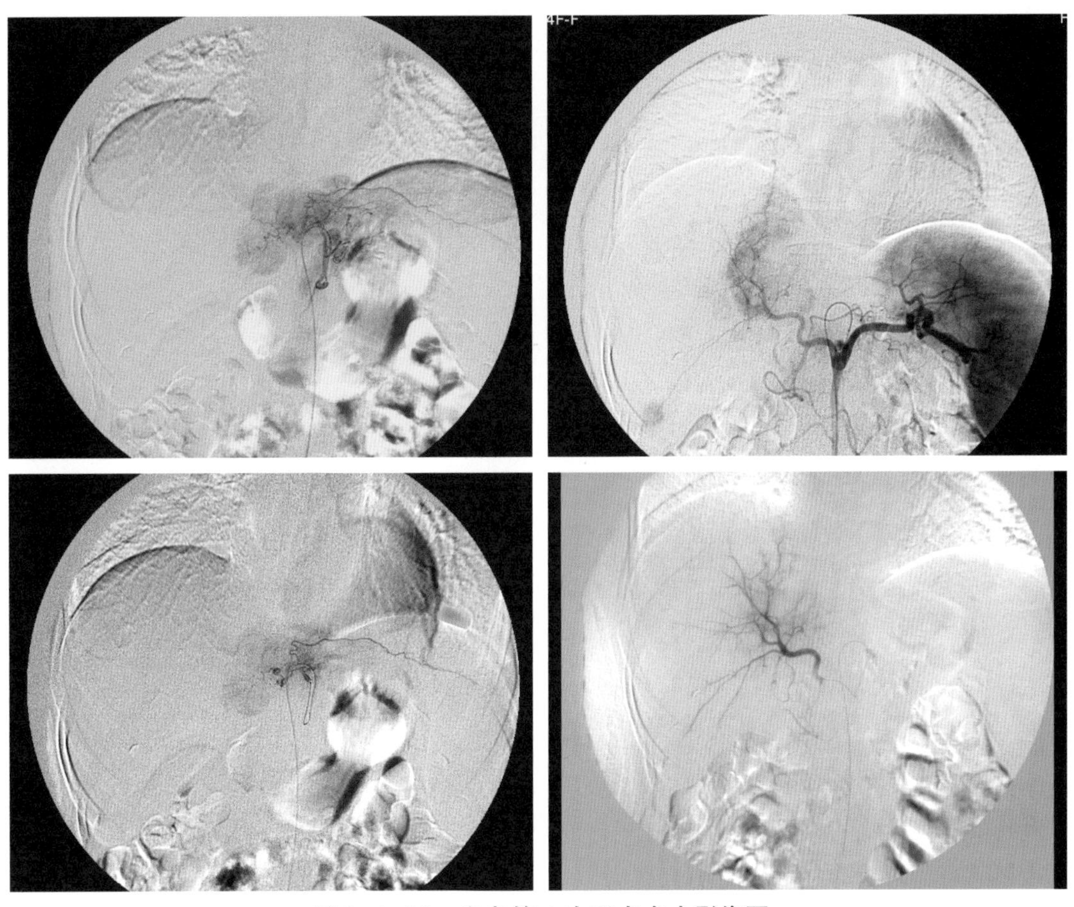

图 8-1-16 患者第 1 次手术术中影像图

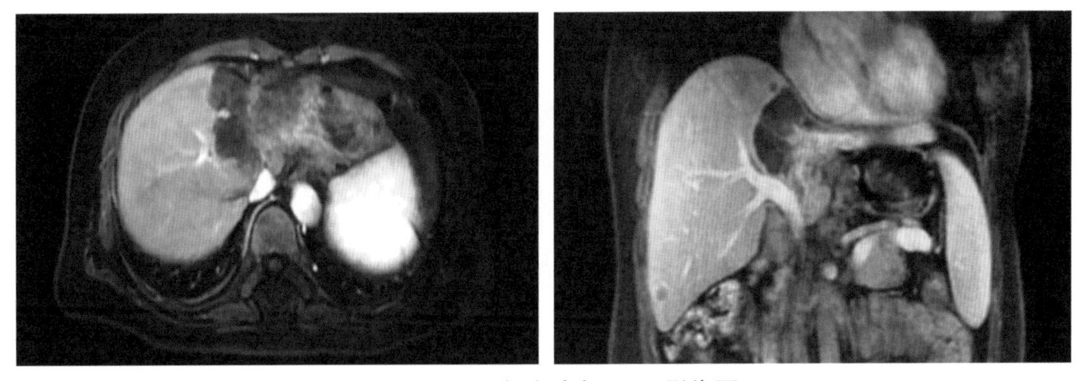

图 8-1-17 复查腹部 MRI 影像图

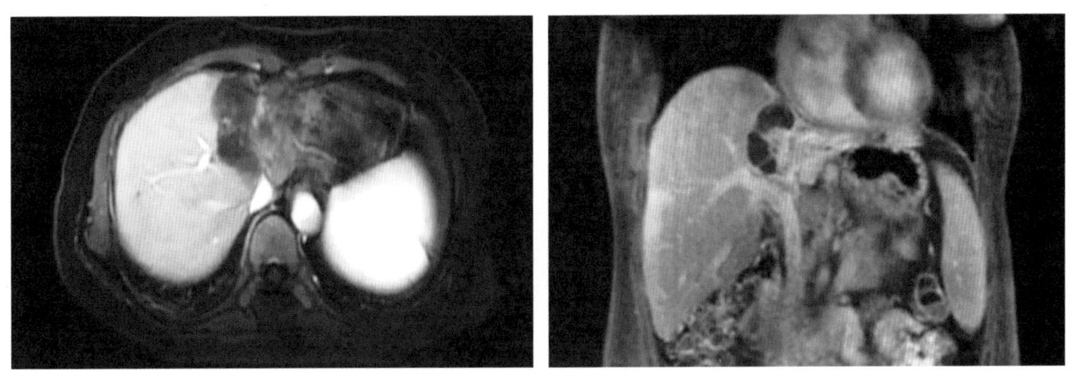

图 8-1-18 复查腹部 MRI 影像图

参考文献

[1] MARIA R, ALEJANDRO F, JORDI R,et al.BCLC strategy for prognosis prediction and treatment recommendation: The 2022 update [J] . J Hepatol, 2022, 76(3):681-693.

[2] 中华人民共和国国家卫生健康委员会医政医管局 . 原发性肝癌诊疗指南（2022 年版）[J] . 中华消化外科杂志 , 2022, 21(2):143-168.

[3] YAMADA R, SATO M, KAWABATA M, et al. Hepatic artery embolization in 120 patients with unresectable hepatoma [J] . Radiology,1983,148: 397-401.

[4] UCHIDA H,OHISHI H,MATSUO N, et al. Transcatheter hepatic segmental arterial embolization using lipiodol mixed with an anticancer drug and gelfoam particles for hepatocellular carcinoma [J] . Cardiovasc Intervent Radiol, 1990, 13:140-145.

[5] LLOVET J M, REAL M I, MONTANA X,et al. Arterial embolisation or chemoembolisation versus symptomatic treatment in patients with unresectable hepatocellular carcinoma:a randomised controlled trial [J] . Lancet,2002,359:1734-1739.

[6] LO C M,NGAN H, TSO W K, et al. Randomized controlled trial of transarterial lipiodol chemoembolization for unresectable hepatocellular carcinoma [J] . Hepatology, 2002, 35: 1164-1171.

[7] CAMMA C, SCHEPIS F, ORLANDO A, et al. Transarterial chemoembolization for unresectable hepatocellular carcinoma：meta-analysis of randomized controlled trials [J] . Radiology, 2002, 224: 47-54.

[8] LENCIONI R, DE B T, Soulen M C,et al. Lipiodol transarterial chemoembolization for hepatocellular carcinoma: a systematic review of efficacy and safety data [J] . Hepatology, 2016, 64: 106-116.

[9] 中国医师协会介入医师分会临床诊疗指南专委会 . 中国肝细胞癌经动脉化疗栓塞（TACE）治疗临床实践指南（2021 年版）[J] . 中华医学杂志 ,2021,101(24)：1848-1862.

[10] 张雯 , 周永杰 , 颜志平 . 再论精细 TACE [J] . 介入放射学杂志 , 2021, 30(10): 971-975.

[11] LAMMER J, MALAGARI K, VOGL T, et al. Prospective randomized study of doxorubicin-eluting-bead embolization in the treatment of hepatocellular carcinoma: results of the PRECISION V study [J]. Cardiovasc Interv Radiol, 2010, 33: 41-52.

[12] GOLFIERI R, GIAMPALMA E, RENZULLI M, et al. Randomised controlled trial of doxorubicin-eluting beads vs conventional chemoembolisation for hepatocellular carcinoma [J] . Br J Cancer, 2014,111: 255-264.

[13] BROWN K T, DO R K, GONEN M, et al. Randomized Trial of Hepatic Artery Embolization for Hepatocellular Carcinoma Using Doxorubicin-Eluting Microspheres Compared With Embolization With Microspheres Alone [J] . J Clin Oncol, 2016, 34: 2046-2053.

[14] LEE A J,CHUN Y S. Intrahepatic Cholangiocarcinoma:the AJCC/UICC 8th edition update [J] . Chin Clin Oncol, 2018, 7(5): 52.

[15] SCHEUERMANN U,KATHS J M,HEISE M,et al.Comparison of resection and transarterial chemoembolisation in the treatment of adanced intrahepatic cholangiocarcinoma-a single-center experience

[J] .Eur J Surg Oncol,2013,39(6): 593-600.

[16] SUZANNE C S, TIFFANY M, GREGORY D, et al. Precision Hepatic Arterial Irinotecan Therapy in the Treatment of Unresectable Intrahepatic Cholangiocellular Carcinoma: Optimal Tolerance and Prolonged Overall Survival [J] . Ann Surg Oncol, 2011,18(2): 431-438.

[17] JAN B, KUHLMANN A, WULF E B, et al. Treatment of unresectable cholangiocarcinoma: conventional transarterial chemoembolization compared with drug eluting bead-transarterial chemoembolization and systemic chemotherapy [J] . Eur J Gastroenterol Hepatol, 2012, 24(4): 437-443.

[18] CHUN Y S, JAVLE M. Systemic and adjuvant therapies for intrahepatic Cholangiocarcinoma [J] . Cancer Control, 2017, 24(3):1073274817729241.

[19] SITOHY B, CHANG S, SCIUTO T E, et al. Early actions of anti-vascular endothelial growth factor/vascular endothelial growth factor receptor drugs on angiogenic blood vessels [J] . Am J Pathol, 2017, 187(10):2337-2347.

[20] HU Y B, HAO M Z, CHEN Q Z, et al. Comparison of the efficacy and safety among apatinib plus drug-eluting bead transarterial chemoembolization (TACE), apatinib plus conventional TACE and apatinib alone in advanced intrahepatic cholangiocarcinoma [J] . Am J Transl Res, 2020, 12(10): 6584-6598.

（作者：胡育斌）

第二节　肝动脉灌注化疗术（HAIC）

我国是肝癌高发大国，肝癌病人数量占全世界的 50% 以上，其中肝细胞癌（以下简称肝癌）占 85% 左右，病人确诊时多为中晚期，常规治疗手段的中位生存期仅约 10 个月[1]。肝动脉栓塞化疗术（TACE）是目前 BCLC 指南推荐的中期肝癌的标准治疗，也是中国目前最新版的“原发性肝癌诊疗规范”推荐的Ⅱ b 期 ~ Ⅲ a 期肝癌的首选治疗。然而由于 TACE 作为一种姑息性治疗手段，尚存在一定的局限性，主要包括肿瘤完全坏死率低、术后复发率高、TACE 抵抗等，单一 TACE 治疗的远期疗效仍不理想。研究认为超过“UP-TO-SEVEN”标准（肿瘤最大径和肿瘤数目之和 > 7）的中期肝癌预后不良，国内学者韩国宏等依据真实世界的研究建立中期肝癌的 TACE 预后模型“six and twelve”模型，肿瘤最大径和肿瘤数目之和 > 12 的中期肝癌患者 TACE 预后不良[2]。

因此，临床迫切需要对中晚期肝癌有更好的局部介入治疗策略，如不断优化的 TACE 治疗方式（DEB-TACE、TARE）、肝动脉灌注化疗（hepatic artery infusion chemotherapy，HAIC）。

近年来，国内学者对 HAIC 进行创新性改革，将以奥沙利铂为基础的FOLFOX方案应用于肝癌的持续性动脉灌注化疗，显著提高治疗有效率和生存率，操作简单且易于普及，受到越来越多的关注，应用也越来越广泛。

一、HAIC的原理

HAIC是经导管动脉灌注化疗(transcatheterartery infusion，TAI)演变而来。HAIC的原理是通过经皮穿刺将导管放置于肿瘤供血动脉，经动脉导管注入化疗药物对肝癌进行长时间、持续性灌注化疗，其相较于全身静脉化疗而言，显著提高了肿瘤局部化疗药物的浓度和肿瘤对药物的摄取率，避免了首过效应，并降低化疗药物的全身毒性，理论上产生更好的治疗效果和更少的毒副反应。这些化疗药物随后通过血液循环进入全身，并提供全身抗肿瘤作用，但浓度优势较小。因此，HAIC基本上是一种局部疗效更为突出的全身治疗。

二、HAIC的历史

HAIC的概念最初由日本学者提出，最先用于治疗结直肠癌肝转移患者，随后在治疗其他恶性肿瘤中也取得了较满意的效果。早在1961年就有学者使用股动脉穿刺置管或胃网膜右动脉切开置管灌注化疗药物治疗原发性肝癌。随后在1974年，有学者提出通过手术方式直接将导管插入肝动脉或经肱动脉逆行插管至肝动脉，并体外连接便携式泵进行持续性氟尿嘧啶化疗。20世纪90年代日本大规模开展HAIC相关研究[3]。

HAIC的关键点在于灌注化疗药物的选择。阿霉素曾用于治疗不可切除的肝细胞癌，1977年~1990年，在肝癌中进行的临床试验中，阿霉素剂量范围为40~75mg/m^2，反应率低于20%，生存期为3.0~4.1个月，未能提高生存率。一项对2005年以前原发性肝癌系统性化疗的10项RCT回顾性分析显示，肝癌系统性化疗无生存获益[4]。一项前瞻性、随机对照的Ⅲ期临床研究[5]，比较阿霉素和PIAF(顺铂、干扰素、阿霉素和氟尿嘧啶)系统化疗治疗不可切除肝癌的疗效，两组各入组94名患者，阿霉素组和PIAF组的中位生存期分别为6.83个月和8.67个月(P=0.83)，差异无统计学意义；阿霉素组和PIAF组的总体反应率分别为10.5%和20.9%，差异无统计学意义。另外一项Ⅲ期临床研究[6]，比较使用诺拉曲塞或阿霉素治疗的不可切除或转移性肝细胞癌患者的总生存期，来自北美、欧洲和南非的445名患者被随机分配，诺拉曲塞组和阿霉素组的中位OS分别为22.3周、32.3周(P=0.0068)，中位PFS分别为12周、10周(P=0.7091)，客观缓解率分别为1.4%、4.0%。

日本一项全国性登记研究[7]，比较了晚期肝癌患者的HAIC(5-氟尿嘧啶和顺铂)治疗与最有效的对症支持治疗的疗效，476例患者接受HAIC，1466例患者采用对症支持治疗，在倾向评分匹配分析(n=682)中，HAIC可改善晚期肝癌的总生存期(OS)(中位OS 14.0个月对比5.2个月，P < 0.0001)。目前日本主要使用干扰素联合5-氟尿嘧啶(IFN+5-FU)、低剂量5-FU+CDDP和单用顺铂等不同的联合化疗方案，但至今仍未寻找出更有效的HAIC治疗的化疗药物组合[8-9]。

三、HAIC的发展与现况

FOLFOX4是治疗结直肠癌的常用化疗方案。2013年秦叔逵等开展了多中心、开放标签、随机、Ⅲ期临床研究(EACH研究)[10]，将FOLFOX4化疗方案用于晚期肝细胞癌患者的系统治疗，其纳入371例晚期或转移性肝癌且无法进行根治性切除或局部治疗的患者，随机分配FOLFOX4组(n=84)或阿霉素(n=187)，结果FOLFOX4组的 PFS 高于阿霉素组（2.93 个月对比 1.77 个月，$P<0.01$），FOLFOX4 组的 RR 高于阿霉素组（8.15% 对比 2.67%，P=0.02），但并未达到主要研究终点 OS（6.40 个月对比 4.97 个月，P=0.07）。

EACH 研究显示 FOLFOX4 化疗方案治疗晚期肝癌的 PFS、RR 均优于阿霉素。基于 EACH 的研究提示，国内不少学者采用 FOLFOX4 化疗方案或其改良方案，经 HAIC 治疗肝癌，取得了喜人的疗效。中山大学肿瘤防治中心石明教授团队开展一项前瞻性、非随机、Ⅱ期临床研究[11]，对患有大块不可切除的肝癌患者进行 HAIC 治疗。该研究涉及 HAIC 与 mFOLFOX 方案（奥沙利铂 85mg/m^2 动脉内输注；亚叶酸钙 400mg/m^2 动脉内输注；氟尿嘧啶 400mg/m^2 推注和 2400mg/m^2 连续输注），每 3 周一次，TACE 使用 50mg 表柔比星、50mg 洛铂、6mg 丝裂霉素、碘油和聚乙烯醇颗粒；共入组 79 例患者，HAIC 组 38 例，TACE 组 41 例；HAIC 组表现出比 TACE 组更高的部分缓解率和疾病控制率（ORR 52.6% 对比 9.8%，$P<0.001$；DCR 83.8% 对比 52.5%，P=0.004）；HAIC 和 TACE 组的中位 TTP 分别为 5.87 个月和 3.6 个月（P=0.015）；3 级及以上不良事件的比例 HAIC 组低于 TACE 组（$P<0.05$）。基于Ⅱ期临床研究的喜人结果，石明教授开展 HAIC 对比经肝动脉化疗栓塞治疗不可切除肝癌的随机、多中心、开放标签Ⅲ期临床试验[12]，研究对象为不可切除的肝细胞癌（最大直径 > 7cm）且无大血管侵犯或肝外扩散。患者被随机分配到 FOLFOX-HAIC 组（奥沙利铂 130mg/m^2，亚叶酸钙 400mg/m^2，第 1 天氟尿嘧啶推注 400mg/m^2，氟尿嘧啶输注 2400mg/m^2，持续 24 小时，每 3 周一次）或 TACE 组（表柔比星 50mg，洛铂 50mg，碘油）。此研究共纳入 315 例患者随机分配到 HAIC（n=159）组和 TACE（n=156）组。HAIC 组与 TACE 组相比，中位 OS（23.1 个月对比 16.1 个月，$P<0.001$）、中位 PFS（9.6 个月对比 5.4 个月，$P<0.001$）、ORR（46% 对比 18%，$P<0.001$）均显著高于 TACE 组。HAIC 组的严重不良事件的发生率显著低于 HAIC 组（19% 对比 30%，P=0.03）。但此临床研究存在以下几点疑问：①该临床试验开放标签，因此在选择患者入组以及随后的治疗中，难以避免存在选择性偏倚。② HAIC 组和 TACE 组的治疗次数差异大，HAIC 组治疗中位数为 4 次，TACE 组治疗中位数为 2 次，HAIC 组疗程数明显多于 TACE 组。③ Lencioni 等的荟萃分析显示，1980~2013 年 TACE 治疗中晚期肝癌的平均客观缓解率和生存期分别为 52.5%、19.4 个月。该研究显示 TACE 组患者的客观缓解率和生存期仅为 32.7% 和 16.1 个月，较之前的研究明显降低。④在评判是否进行后续治疗以及患者疗效时所采用的是 RECIST 评价指标，而并非肝癌介入中考虑坏死所引用的 mRECIST 评价标准，在后续治疗措施的选择中，两组也尚未统一。⑤ HAIC 治疗技术方法简单，化疗药物在临床研究中可统一标准，因此治疗的技术差异性很小，但 TACE 治疗难度较大，特别是栓塞的完整性、彻底性对术者要求较大，不同中心 TACE 治疗的效果存在技术差异性，因此针对不可切除的肝细胞癌（最大直径 > 7cm）且无大血管侵犯或肝外扩散的患者，HAIC 或 TACE 的选择还需要更多中心、高级别的临床研究来证实。

与世界上其他地区相比，东亚地区更常使用 HAIC 治疗晚期 HCC。由于病毒性肝炎在东亚流行，该地区是 HCC 疾病负担最重的地区之一，许多东亚地区的 HCC 治疗指南对 HAIC 的使用采取了更积极的策略[13-16]。不少研究报道 HAIC 比晚期肝癌的一线药物索拉非尼有更高的 ORR，但无法得出 OS 的获益。在比较 HAIC 与索拉非尼的前瞻性 SCOOP-2 2 期临床试验中，HAIC 与索拉非尼相比，OS 无获益（10.0 个月对比 15.7 个月，P=0.78）。此外，HAIC 对肝外扩散的抗肿瘤作用没有具体报道，但在理论上被认为是减弱的。因此，HAIC 单一疗法作为晚期 HCC 的标准一线疗法缺乏足够的证据。HAIC 与目前的标准治疗相比，缺乏精心设计的随机对照试验证明其生存益处，因此尚未得到许多国际组织如国家综合癌症网络（NCCN）及欧洲医学肿瘤学会的认可（ESMO）。

但HAIC可能在中晚期肝癌的亚组中获益。许多研究人员已将HAIC用于大血管浸润（MVI）患者，这是一个预后较差的肝癌亚组。回顾性研究表明[17]，对于门静脉癌栓的患者，HAIC比索拉非尼有更长的OS。在2021年美国临床肿瘤学会会议上，中山大学肿瘤防治赵明教授团队介绍了FOHAIC试验的结果，该试验是前瞻性3期临床试验，比较了一线HAIC与索拉非尼在主要伴有MVI和高肿瘤负荷的晚期HCC中的疗效，HAIC可能导致比索拉非尼更长的OS（13.9个月对比8.2个月，$P < 0.001$）。这些研究结果肯定了HAIC在MVI或肝内肿瘤负荷大的患者中的疗效。

HAIC治疗的另一个领域是肝功能储备差的患者，例如Child－Pugh（CP）B级或C级肝硬化的患者。对于此类患者，全身治疗的选择仍然非常有限，因为大多数晚期HCC的治疗方式都要求患者具备良好的肝功能。CheckMate-040试验中的CP-B队列显示，纳武利尤单抗单药治疗的ORR降低（10%），仅为CP-A队列观察到的一半。两项回顾性研究表明，HAIC对CP-A和选定的CP-B组的生存益处优于索拉非尼治疗[18-19]。Terashima等人通过回顾性研究发现，与接受索拉非尼的患者相比，接受HAIC的患者在治疗4周后表现出肝功能的持续改善（72%对比50%，P=0.006）。这一结果进一步表明，HAIC可以最大限度地减少对正常肝细胞的损伤，并可能通过减少肿瘤负荷来改善肝功能。因此，HAIC可被视为肝功能储备较差患者的潜在一线治疗。

关于二线治疗及其他治疗，HAIC尚未与其他二线全身治疗药物（如瑞戈非尼、卡博替尼和雷莫芦单抗）进行直接比较。据报道，索拉非尼或其他一线治疗失败后的HAIC有效且耐受性良好，ORR约为30%，即使在不适合瑞戈非尼治疗的患者中也有获益[20]。

四、HAIC的适应证与禁忌证

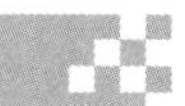

（一）HAIC适应证

肝功能分级为Child-Pugh A级或B级且美国东部肿瘤协作组体能评分标准（ECOG）评分为0~2分的下列肿瘤情况：①中国肝癌分期系统（CNLC）Ⅱb期、Ⅲa期和Ⅲb期病人。②因各种原因无法手术的CNLC分期Ⅰb期和Ⅱa期病人。③肝癌切除术后高危复发病人，可考虑行辅助性HAIC预防复发。

（二）HAIC禁忌证

（1）肝功能严重障碍（Child-Pugh C级），明显黄疸、肝性脑病、难治性腹腔积液或肝肾综合征。

（2）凝血功能严重障碍，且无法纠正。

（3）合并活动性肝炎或严重感染且不能同时治疗。

（4）肿瘤远处广泛转移，估计生存时间＜3个月。

（5）恶病质或多器官功能衰竭。

（6）外周血白细胞和血小板显著减少，血常规WBC白细胞计数＜3.0×10^9/L（非绝对禁忌证，如脾功能亢进者，与化疗性WBC减少不同），血常规PLT（血小板计数）＜50×10^9/L。

（7）肾功能障碍：肌酐＞2mg/dL或者肌酐清除率＜30mL/min。

（三）HAIC的优点

（1）重点强调：HAIC的适应证与传统的TACE治疗有较大重叠，但是两者之间可以互为补充。

（2）相对于传统的TACE，HAIC具有以下优势：①不良反应发生率较低，适应证更广，

HAIC 不用任何栓塞剂，可以杜绝栓塞综合征及异位栓塞等不良事件的发生，具有更好的安全性，减少栓塞所致的不良反应，同时对于合并门静脉主干癌栓，动静脉瘘的病人，HAIC 也同样适用；②对后续手术操作影响小。HAIC 通常不会造成肿瘤与邻近器官如膈肌、胆囊、胃肠等的粘连，减少后续手术的操作困难及出血风险；③易操作，易普及。HAIC 多数只需置管于肝右动脉或肝左动脉，超选要求较低，在各级别医院都可按照统一标准执行；④对巨大肝癌的客观有效率和手术转化率更高。

（四）TACE/TACE 联合 HAIC 治疗适应证

有以下情况时，可以优先考虑 TACE 治疗或者 TACE 联合 HAIC 治疗：①肿瘤负荷小，比如肿瘤最大径和肿瘤数目 < 6，TACE 通常能够获得良好疗效。②肿瘤数目多且位于肝脏不同叶。③肿瘤血供来源于多条动脉，可考虑对非主要供血动脉行 TACE，置管于主要供血动脉行 HAIC。④多次 HAIC 后大部分肿瘤坏死，残留部分活性肿瘤；⑤肿瘤血供异常丰富，可先行部分栓塞（不完全去血管化），再联合 HAIC[21-22]。

五、HAIC 的操作方法

HAIC 的操作方法与常规的 TACE 相似。HAIC 通常采用 Seldinger 方法，经皮穿刺股动脉（或桡动脉、锁骨下动脉等）置管，将导管插入并分别在腹腔动脉和肠系膜上动脉进行动脉造影；注意寻找肿瘤的侧支供血动脉，必要时加做其他动脉造影，如膈动脉、肾动脉、胸廓内动脉及肋间动脉等，以全面了解肿瘤的供血动脉情况。根据肿瘤的供血动脉情况，选择性地将导管置入主要供血动脉。如果肿瘤同时接受腹腔动脉和肠系膜上动脉的供血，或有其他来源的供血动脉，可将部分非主要供血动脉进行栓塞处理，再将导管置于肿瘤最主要供血动脉；或者分次灌注不同的供血动脉。导管外露部分用无菌医用纱布覆盖，用透明敷贴固定在周边皮肤上。病人卧床接受持续的化疗药物动脉灌注，其间置管时侧肢体应避免弯曲、用力，以免导管移位。严格按照化疗方案的剂量和时间注入化疗药物，药物全部输注完毕后，拔除血管鞘、导管，穿刺点加压包扎。

目前，国内 HAIC 多采用常规置管至合适位置，注入药物后拔管的方法。虽然该方法需要反复插管，操作较烦琐，费用较高，但每次都能调整导管位置达到最佳的治疗效果。此外对于拥有多条血供的肿瘤，反复插管可顾及多余血供。亦有研究报道 HAIC 采取皮下置入动脉输液港技术，此方法操作简便，只需做 1 次介入操作，费用较低。但此方法具有不能根据病情变化及时调整导管位置、导管易阻塞等缺点，且严重导管相关不良反应发生率为 12%，不推荐常规使用。

六、HAIC 的不良反应及其处理

HAIC 的不良反应与常规 TACE 治疗的不良反应基本相似，特殊的不良反应有以下 6 项。

（1）化疗药物持续动脉灌注引起的动脉痉挛等导致上腹部疼痛。疼痛症状通常较轻微，较严重者可暂停化疗药物灌注或采用解痉、止痛等对症处理，多可缓解。部分病人无法耐受疼痛可暂停灌注，并给予利多卡因 2mL 经导管缓慢注射，待疼痛缓解后再恢复给药。

（2）导管脱落移位。置管操作时需保证无菌操作，导管外露部分用透明敷贴仔细固定于穿刺点周围皮肤，X 射线显影检查确定导管位置无误之后再返回病房；确有导管脱落移位者，需留意脱出导管的完整性，并在 DSA 下重新置管。

（3）导管堵塞。导管放置完成后，应立即注入 100 ∶ 1 的肝素液 5~10mL 团注冲管，防止导管凝血堵管。输注过程中若输液泵报警、怀疑有导管堵塞时，可再次用肝素液团注冲管，确有堵管且不能复通时，应重新置管。

（4）插管导致的血管闭塞、狭窄、夹层、假性动脉瘤、皮下血肿或淤血等，应注意行 HAIC 时操作轻柔、规范。下肢长时间制动有可能出现静脉血栓等问题，应注意观察，必要时给予利伐沙班等抗凝药物治疗。

（5）化疗相关的不良反应，如骨髓毒性、肝肾毒性等。FOLFOX-HAIC 引起的化疗相关不良反应较全身化疗轻，通常对症处理后可好转，常见的对症处理使白细胞和血小板的数量增高、退热、止吐、保肝等。

（6）肾毒性。部分病人由于治疗期间摄入过少液体或肿瘤细胞大量崩解坏死可能出现少尿或肾功能损害，故每次 HAIC 治疗第 1~2 天需注意水化，保证尿量 > 2000mL/d，促进化疗药物排泄，减少化疗药物对正常组织的毒性而引起不良反应。

对于 HAIC 相关不良反应的处理原则：① 1~2 级不良事件，对症处理即可，无需调整剂量；② 3 级或 4 级不良事件，应终止当次灌注并进行积极对症处理，下一个疗程治疗时应相应调整化疗药物的剂量，必要时终止 HAIC 治疗。

七、HAIC 的化疗方案

目前，尚无肝癌 HAIC 治疗的标准化疗方案。以奥沙利铂为基础的 FOLFOX 方案是目前国内主流的 HAIC 化疗方案（FOLFOX-HAIC）。具体方案为奥沙利铂 85mg/m^2 或 130mg/m^2 动脉滴注 2~3h，亚叶酸钙 400mg/m^2 或左亚叶酸钙 200mg/m^2 动脉滴注 1~2h，5- 氟尿嘧啶 400mg/m^2 动脉团注后再以 2400mg/m^2 持续动脉灌注 23h 或 46h，每 3 周重复 1 次。

不同学者施行上述方案时，在奥沙利铂的剂量、5- 氟尿嘧啶团注是否保留、5- 氟尿嘧啶持续灌注的维持时间长短等方面有差异，这是否会对疗效及不良反应产生影响，尚有待观察研究。建议临床应用时，可根据肿瘤情况（尤其是肿瘤血供情况）、病人一般状况、体表面积、各医学中心实际情况或习惯等进行调整。也有学者探索其他方案用于 HAIC，报道数量较少，疗效尚待观察。

与 TACE 不同，FOLFOX-HAIC 必须每 3 周重复 1 次，治疗间隔不宜超过 4 周；每次均应重新行动脉造影检查、插管及固定等操作，如果肿瘤血供情况有变化，应重新置管于肿瘤的主要供血血管中。

八、HAIC 的疗效评价

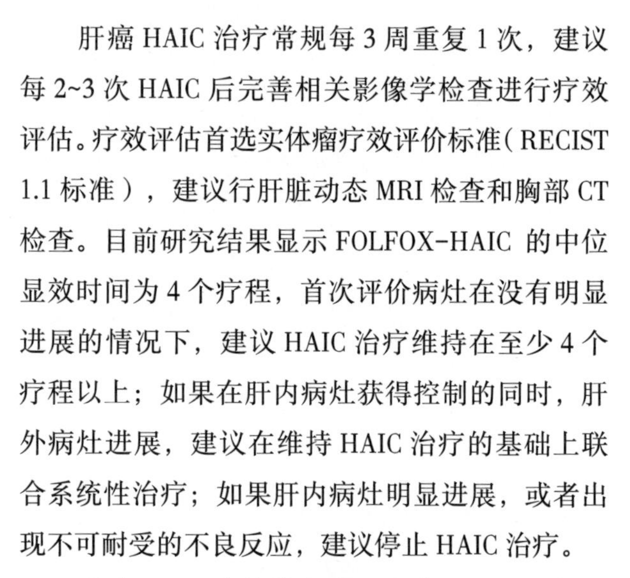

肝癌 HAIC 治疗常规每 3 周重复 1 次，建议每 2~3 次 HAIC 后完善相关影像学检查进行疗效评估。疗效评估首选实体瘤疗效评价标准（RECIST 1.1 标准），建议行肝脏动态 MRI 检查和胸部 CT 检查。目前研究结果显示 FOLFOX-HAIC 的中位显效时间为 4 个疗程，首次评价病灶在没有明显进展的情况下，建议 HAIC 治疗维持在至少 4 个疗程以上；如果在肝内病灶获得控制的同时，肝外病灶进展，建议在维持 HAIC 治疗的基础上联合系统性治疗；如果肝内病灶明显进展，或者出现不可耐受的不良反应，建议停止 HAIC 治疗。

影响 HAIC 疗效的主要因素有：①肝硬化程度和 / 或肝功能状态，肝功能差者，不良反应大，疗效欠佳。②肿瘤的体积和负荷量，肿瘤负荷过大 > 3/4 肝脏，或合并多器官转移者，通常治疗效果欠佳。③门静脉、肝静脉、胆管系统是否有癌栓，合并脉管主干癌栓通常效果较差。④肿瘤类型，巨块型肿瘤通常疗效较好而弥漫型肿瘤疗效较差。⑤肿瘤供血动脉是否多支，多血供来源的肿瘤通常效果较差。⑥是否接受过栓塞等会影响肿瘤血供的治疗。

九、以 HAIC 为基础的联合治疗

中晚期肝癌采用单一的治疗手段通常难以获得满意的疗效，多学科联合治疗是目前肝癌治疗的主要模式。以 HAIC 为基础的联合治疗包括 HAIC+ 系统性药物（靶向、免疫）、HAIC+TACE、HAIC+ 放疗等。

（一）HAIC 联合靶向治疗

目前，以顺铂为基础的 HAIC 联合靶向药物未能表现出明显生存获益。一项随机Ⅱ期试验，比较 HAIC 联合索拉非尼与索拉非尼单药作为 CP 评分（Child-Pugh）高达 B7 患者的一线治疗的效果，该试验表明 HAIC（单药顺铂）联合索拉非尼具有更高的 ORR（21.7% 对比 7.3%）和更长的 OS（中位生存期，10.6 个月对比 8.6 个月，P=0.031）[23]。随后 Kudo 等人开展了前瞻性、多中心、随机对照Ⅲ期试验（SILIUS 试验），比较了索拉非尼单药或联合 HAIC（顺铂 + 氟尿嘧啶）一线治疗不适合切除、局部消融或经动脉化疗栓塞的晚期肝癌，每组各入组 103 例患者，证实联合组的 ORR（36% 对比 18%，P=0.003）和进展时间（TTP）（5.3 个月对比 3.5 个月，HR=0.645，P=0.004）更高，但两组之间的 OS 相似（11.8 个月对比 11.5 个月，P=0.955）、PFS 相似（4.8 个月对比 3.5 个月，P=0.051），但联合组在合并 Vp4 型门静脉癌栓的亚组中有生存获益[24]。

近期，基于 FOLFOX 方案的 HAIC 联合靶向药物在肝癌的治疗中显示出明显优势。随对照Ⅲ期试验显示：HAIC（采用改良 FOLFOX6 方案）联合索拉非尼治疗肝癌的效果在生存时间（13.37 个月对比 7.13 个月，P < 0.001）、无进展生存时间（7.03 个月对比 2.60 个月，P < 0.001）、客观缓解率（40.8% 对比 2.5%，P < 0.001）以及手术转化率（12.8% 对比 0.8%，P < 0.001）方面均明显优于单纯索拉非尼的治疗效果[25]。关于 HAIC 与仑伐替尼联合用药的数据有限，一项关于 24 名接受 HAIC 联合标准剂量仑伐替尼治疗的患者的回顾性研究报告了令人鼓舞的试验结果：ORR（58%）和 DCR（79%）[26]。HAIC 和仑伐替尼联合用药的其他前瞻性研究正在进行中。

（二）HAIC 联合免疫治疗

目前，已证明化疗与免疫治疗具有协同作用，HAIC 还可能在肝内肿瘤微环境中诱导免疫调节。HAIC 联合免疫治疗可能会产生协同效应，初步研究结果显示在 HAIC 的基础上，联合免疫治疗可以进一步提高 HAIC 效果：中位总生存期从 14.6 个月提高至 18.0 个月（P=0.018）；中位无进展生存时间从 5.6 个月提高至 10.0 个月（P=0.006）；疾病控制率从 66% 提高至 83%（P=0.006）。还有研究结果显示：对于局部晚期、潜在可切除的肝癌病人，采取 HAIC 联合免疫治疗方案，可实现更高的客观缓解率和手术转化率，延长病人生存时间。

HAIC 联合靶向和免疫治疗的三联方案，也显示出良好的安全性和优异疗效。已有的研究结果显示：采取 HAIC+ 仑伐替尼 + 免疫治疗的三联方案治疗组较标准的单纯靶向药物仑伐替尼组获得了更长的无进展生存期（11.1 个月对比 5.1 个月，P < 0.001）和总生存期（未达到对比 11 个月，P < 0.001）；更高的疾病控制率（90.1% 对比 72.1%，P=0.005）和客观缓解率［（mRECIST 标准），67.6% 对比 16.3%，P < 0.001］；此外，三联方案治疗组中有 14.1% 病人达到 mRECIST 标准的完全缓解水平。

（三）HAIC 联合 TACE

HAIC 联合 TACE，可优势互补，提高介入的治疗效果。对于肿瘤数目多且位于不同肝叶的病人，可采取 TACE 联合 HAIC 的治疗方案。如果肿瘤动脉有多血供来源，可以行 TACE 栓塞非主要供血动脉，HAIC 灌注主要供血动脉；如果肿

瘤血供异常丰富，可先行TACE栓塞部分供血动脉（不完全去血管化），再联合HAIC；若多次行HAIC后，仍残留部分活性肿瘤，可联合TACE行栓塞治疗。研究结果显示对于不可切除的肝癌，TACE联合HAIC的治疗方案较单纯TACE具有更高的手术转化率（48.8%对比9.5%，$P<0.001$）和客观缓解率（mRECIST标准，65.9%对比16.7%，$P<0.001$）；更长的无进展生存时间（未达到对比9.2个月，$P=0.003$）和总生存时间（未达到对比13.5个月，$P=0.132$）；而3级和/或4级不良反应发生率无明显差异。

（四）HAIC联合放射治疗

对于合并门静脉癌栓的肝癌病人，HAIC联合放射治疗可以改善疗效。已有的研究结果显示HAIC联合放疗的手术转化率为13.5%~26.5%，病人总生存期明显延长。建议在HAIC治疗控制肝内主要病灶的同时，可针对门静脉癌栓或部分肝外转移灶（如淋巴结、骨转移等）进行放射治疗。

越来越多的研究采取HAIC联合多种治疗手段（包括靶向药物、免疫治疗、TACE、消融治疗、放疗等）的模式，虽然组合方式各不相同，但是均获得较好疗效。已有的研究结果显示联合治疗基本安全、可耐受，严重不良反应发生率低；另外，虽然联合治疗多数可以提高短期疗效，但远期疗效还有待观察。因此，以HAIC为基础的联合治疗方案，有可能成为中晚期肝癌的主流治疗模式之一。

十、HAIC在围术期的应用

（一）转化治疗

肝癌不可切除的原因可分为外科学原因和肿瘤学原因。外科学原因是指不能实施安全的手术切除，而肿瘤学原因是指切除后的疗效不能超越其他的治疗方式。转化治疗的目标是消除上述原因，实现从不可切除肝癌向可切除肝癌转化。中山大学肿瘤防治中心在前期临床研究的基础上，提出肝癌转化治疗的“中肿标准”（SYSU Criterion），优先推荐符合以下标准的肝癌病人进行以FOLFOX-HAIC为主的转化治疗：①单发肿瘤，或多发肿瘤但位于肝脏一叶。②无门静脉主干或下腔静脉癌栓，无肝外转移。③ECOG评分为0~1分，Child-Pugh为A级。合并以下情况的病人通常转化成功率较低，不作为优先推荐：①严重肝硬化和/或肝功能情况不佳。②弥漫型肝癌和/或多发肿瘤分散于肝脏各叶。③门静脉主干或下腔静脉有癌栓。④肝外转移。

（1）转化治疗的评估。转化治疗过程中建议每2~3次HAIC后进行手术可行性的评估，达到以下标准时，可考虑行手术切除：①疗效评估为完全缓解或部分缓解，或肿瘤无增大的稳定状态持续> 3个月；②残留肝脏体积达到手术要求；③可达到R0切除；④无其他手术禁忌证。重点强调，HAIC转化后手术可行性的评估应基于肝癌多学科治疗团队的讨论，转化切除仅是中晚期肝癌治疗的阶段性目标，实现长期生存才是最终目标，具体后续治疗抉择可参考《中国肝癌多学科综合治疗专家共识》。

（2）转化治疗成功后的手术时机把握。如果仅单纯行HAIC转化治疗，切除手术建议在末次HAIC治疗3~4周后施行；如果HAIC联合其他治疗手段（如靶向治疗、免疫治疗等），尤其是贝伐珠单抗（安维汀）等抗血管生成药物，手术时间建议适当延长至末次联合治疗后6周以上。

（二）新辅助治疗

对于超米兰标准的肝癌，单纯手术治疗的预后仍不理想。既往新辅助治疗常用的TACE可能引起栓塞后综合征，治疗后炎症反应较大，可能增加后续手术难度和出血风险。基于FOLFOX方案的HAIC治疗摒弃栓塞剂,产生的炎症反应较小，是更理想的新辅助治疗手段。已有的研究结果显示新辅助 HAIC 治疗超米兰标准的巴塞罗那临床肝癌分期 A 期和 / 或 B 期肝癌，病理学完全缓解率达到 10.1%，客观缓解率为 63.6%，疾病控制率高达 96.0%，与不行新辅助治疗的病人比较，3 年总体生存率从 46.3% 提高至 63.5%。对于存在高危复发因素的病人，新辅助 HAIC 治疗或许有助于降低术后复发及死亡风险。

（三）术后辅助治疗

对于合并复发高危因素（如肿瘤最大径 > 5 cm、子灶、合并微血管侵犯等）的肝癌病人，需要进行术后辅助治疗已逐渐成为外科学界的共识。TACE 是目前高危复发肝癌病人较广泛应用的辅助治疗方案。最新的研究结果显示在合并微血管侵犯的肝癌病人中，R0 切除术后行 2 个疗程辅助性 FOLFOX-HAIC 治疗，也可以明显降低复发率，延长生存时间，且无明显的不良反应，病人耐受性和依从性良好。因此，对于手术后发现有微血管侵犯的肝癌病人，术后辅助性 HAIC 治疗可能有助于降低术后复发风险及延长生存时间。术后辅助性 HAIC 治疗建议在手术后 1~2 个月内进行。

十一、前瞻性 HAIC 临床试验的潜在障碍

有大量关于 HAIC 用于晚期 HCC 的回顾性研究，但前瞻性随机试验相当少，并且在患者人群、化疗方案和 HAIC 技术方面存在异质性。

（一）患者人群的差异

关于 HAIC 的研究人群，则需要对其肝内肿瘤负荷、门静脉癌栓的分型、肝外转移、肝功能评分等进行分层分型，以筛选最佳获益人群。

（二）化疗方案的差异

目前肝癌无标准的化疗方案，HAIC 的标准化疗方案也未建立，这增加了解释试验结果的挑战。

（三）置入式导管系统与重复导管的差异

HAIC 使用了两种不同的经皮动脉通路方法，第一种方法需要使用置入式导管系统，第二种方法采用重复肝动脉导管插入术。置入式导管系统在过去几十年中得到普遍应用，早期是在全身麻醉下通过手术置入，近期主要通过微创介入手术置入。对于置入式导管系统最大的优势是使用方便，动脉导管和港体置入后，每次治疗时仅需穿刺港体即可进行 HAIC 治疗，但使用置入设备也会增加感染和血管相关并发症的风险，且随着肿瘤的生长和治疗的进行，肝癌供血动脉常产生变化，固定的导管位置显然不利于后续 HAIC 的进行。相比之下，重复经皮导管插入术提供了重新定位导管位置的机会，以应对肿瘤血管生成的可能发展或变化。然而，重复的侵入性操作也伴随着导管阻塞、肝动脉阻塞、血肿和穿刺部位感染等风险。

（四）技术标准化不足

HAIC 的技术和协议尚未标准化。HAIC 的有效性和安全性在很大程度上取决于血管再分布的质量，血管再分布的成功率普遍较高（约 80%）。肝外动脉流入肝脏，最常见的是来自右膈下动脉，这些肝外动脉的栓塞可能有助于血管再分布。然而国际上关于血管再分布尚无标准方案。关于置入式导管系统，不同的技术在以下细节方面有所不同：动脉通路部位、导管尖端位置、用胶水或线圈固定导管尖端以及用于栓塞的弹簧圈类型。在未来的 HAIC 试验设计中，不同中心

之间的技术标准化对于避免偏倚结果至关重要。

十二、HAIC 治疗 HCC 的前景及展望

目前，HAIC 在技术层面已经非常成熟，我国学者创新性地将 FOLFOX 方案应用于肝癌 HAIC 治疗中，使 HAIC 的疗效得到显著提高。FOLFOX-HAIC 已崭露头角，以其为核心的联合方案已初显成效。未来对 HAIC 的研究集中在患者选择、化疗方案选择、技术方案标准化以及与其他治疗药物的潜在组合上，尝试寻找更优的治疗方案，并对药物种类、剂量、灌注时间等进行深入研究，以探索最佳化疗药物、方案程序和目标患者群体。

综上所述，以 FOLFOX-HAIC 为核心的联合治疗可能延长肝癌病人生存时间、改善病人预后，但仍有待大样本量的随机对照研究提供更多高级别证据支持。随着更多医学中心参与 HAIC 术中化疗方案的优化探索以及相关临床研究的开展，可以预见 HAIC 局部治疗联合靶向、免疫治疗方案将为全世界肝癌病人提供新的、有效的治疗选择[27]。

十三、胆管癌的 HAIC 治疗

NCCN、ESMO 等指南推荐不可切除的胆管癌可行经肝动脉介入治疗。HAIC 作为常用的经肝动脉介入治疗方法之一，近年来在胆管癌中的研究报道越来越多，作用越来越得到重视。研究报道[28] HAIC 治疗不可切除肝内胆管癌（ICC）的生存率显著高于 TACE：1 年 OS 率 60.2% 对比 42.9%，2 年 OS 率 38.7% 对比 29.4%（P=0.028）。

HAIC 治疗常作为胆管癌的局部治疗方式，联合系统化疗等可提高疗效，已得到一系列临床研究的证实。2022 年一项 Meta 分析[29]，纳入 9 项研究（共 478 例肝内胆管癌患者），用氟尿苷进行 HAIC 治疗联合系统化疗，加权中位 OS 29.0 个月，汇总的 1 年、2 年、3 年和 5 年 OS 率分别为 86.4%、55.5%、39.5% 和 9.7%，优于 ABC-02 研究报道的标准一线化疗的疗效。一项Ⅱ期临床试验[30]，38 例患者接受 HAIC 联合“吉西他滨 + 奥沙利铂”系统化疗，ORR 58%，DCR 84%，转化手术切除率 10.5%，中位 PFS 11.8 个月，6 个月 PFS 率 84.1%，中位 OS 25.0 个月，1 年 OS 率 89.5%。HAIC（采用 FUDR 0.2mg /kg，第 1~14 天）联合标准化疗方案“吉西他滨 + 顺铂”治疗不可切除胆管癌，ORR 27%，DCR 73%，3 年生存率为 33%，中位生存期为 23.9 个月，中位无进展生存期为 10.1 个月[31]。

对于多灶性肝内胆管癌（ICC），传统上首选手术切除，也可行肝动脉介入治疗。一项回顾性研究[32]，纳入 116 例多灶性 ICC 患者，其中手术切除组 57 例，介入治疗组 59 例（TACE = 41，HAIC = 16，TARE = 2）。手术切除组、介入治疗组中位生存期分别为 20 个月、16 个月（P=0.627），手术切除组并未优于介入治疗组。

晚期胆管癌伴梗阻性黄疸，胆管支架联合 ^{125}I 粒子条置入术后，联合 HAIC 输注吉西他滨（600~1000mg/m^2 超过 30 分钟）、奥沙利铂（60~100mg/m^2 给予超过 2 小时，每 4 周 1 次），可延长支架通畅时间和总生存期[33]。

十四、胰腺癌的 HAIC 治疗

胰腺癌化疗效果差，原因包括：①胰腺肿瘤区域存在致密的纤维化包膜。②胰腺癌供血动脉细小，属乏血供肿瘤。③膜结合 P-170 糖蛋白的高表达。一方面，这些因素阻碍了全身化疗药物以足够的量到达胰腺癌细胞，另一方面，膜结合 P-170 糖蛋白可消除胰腺癌细胞中的化疗药物。因此胰腺癌的系统化疗效果差。

2019年，胰腺癌原位小鼠模型动物实验证实[34]，为了实现与经动脉化疗相似的治疗效果，吉西他滨静脉化疗的剂量必须超过动脉化疗剂量的300倍，这必然大大增加毒副反应。

HAIC治疗将导管或微导管插入到胰腺癌病灶的主要供血动脉，药物分布不受全身无关血流的影响，胰腺肿瘤区域是全身药物分布量最多且浓度最高的部位，其随血液循环流至全身其他部位的药物同样对靶器官外可能存在的转移性病灶起治疗作用，可提高化疗药物治疗效果，并减少全身毒副作用。因此对于不能手术切除、不能耐受或不愿意接受全身化疗的晚期胰腺癌患者，可采取HAIC治疗。HAIC治疗前需明确胰腺癌的细胞学或组织病理学诊断，必要时进行基因检测，以指导临床治疗。HAIC可联合静脉化疗、放射治疗、靶向治疗、免疫治疗等，进一步改善疾病相关症状，延长生存期[35]。

（一）HAIC的适应证和禁忌证[36]

1. 适应证

HAIC的适应证为：①不能手术切除的晚期胰腺癌。②已采用其他非手术方法治疗无效的胰腺癌。③胰腺癌伴肝脏转移。④胰腺癌术后复发。

2. 禁忌证

HAIC的禁忌证为：①对比剂过敏。②大量腹腔积液、全身多处转移。③全身情况衰竭者，明显恶液质，ECOG评分 > 2分，伴多脏器功能衰竭。④有出血或凝血功能障碍性疾病不能纠正，有明显出血倾向者。⑤肝、肾功能差，超过正常参考值1.5倍的患者；⑥白细胞 < 3.5×10^9/L。血小板 < 50×10^9/L。以上①~③为绝对禁忌证，④~⑥为相对禁忌证。

（二）HAIC的用药方法

HAIC的用药方法主要为：①以肿瘤细胞药物敏感试验结果为指导。②参考NCCN、CSCO等指南治疗胰腺癌经典方案，如吉西他滨、氟尿嘧啶、白蛋白紫杉醇、奥沙利铂、雷替曲塞、伊立替康等，原则上不超过3联用药，灌注时间浓度依赖性药物2~4 h，时间依赖性药物1~2个细胞周期。例如吉西他滨、白蛋白紫杉醇等非时间依赖性药物灌注2 h左右；如氟尿嘧啶可采用500~700mg/m^{2}连续2天持续性灌注化疗。

（三）HAIC导管留置部位

根据肿瘤部位、侵犯范围及供血情况确定导管留置部位。通常情况下，胰头部肿瘤，导管留置于胃十二指肠动脉或肠系膜上动脉；胰体尾部肿瘤，导管留置于脾动脉；伴肝转移者，导管留置于腹腔动脉。

（四）HAIC的疗效

1. HAIC未联合全身化疗

2014年，Chen等[37]人在一项Ⅱ期研究中评估了HAIC的安全性和有效性，32名局部晚期胰腺癌患者，HAIC治疗（每4周用吉西他滨1000mg/m^2、奥沙利铂100mg/m^2），ORR 25%，DCR 65.6%，mOS 10个月。2016年，Liu等[38]人回顾性分析了354名晚期胰腺癌患者（UICC Ⅲ期187例、Ⅳ期87例），HAIC治疗（吉西他滨1000mg/m^2、奥沙利铂100mg/m^2），mOS为7个月。2019年，Qiu等[39]人回顾性分析了115名晚期胰腺癌患者（UICC Ⅱ期12例、Ⅲ期31例、Ⅳ期72例），HAIC治疗采用单药方案（吉西他滨1000mg/m^2）或双药方案（吉西他滨1000mg/m^{2}与洛铂50mg/m^{2}或顺铂75mg/m^2），ORR 5.2%，DCR 62.6%，mOS 4.9个月。

2. HAIC联合系统化疗

一项Ⅱ期临床试验[40]，17例晚期胰腺癌患者行HAIC（第1天，吉西他滨1000mg/m^2）联合吉西他滨静脉化疗（第8天、第15天，吉西他滨500mg/m^2），ORR 25%，mOS 9.1个月。另外一项Ⅱ期临床试验[41]，35例晚期胰腺癌患者（Ⅲ期10例、Ⅳ期20例），HAIC（甲磺酸萘莫司他4.8mg/kg）和吉西他滨静脉化疗（第1天、第8天、第15天，吉西他滨1000mg/m^2），mOS 10.0个月，ORR 17.1%，DCR 88.6%。2021年一项回顾性研究报道[42]，倾向性匹配分析124例胰腺癌肝转移患者（HAI+全身化疗62例、单纯全身化疗62例），HAI组肝内ORR为66.1%，非HAI组为22.6%（$P < 0.001$），肝外ORR分别为25.0对比28.9%（P=0.679），HAI组的中位OS显著更长（14.0个月对比10.8个月，P= 0.001），HAI组导致死亡风险比降低61.8%（HR= 0.382；95% CI：0.252~0.578；$P < 0.001$），在胰腺癌肝转移患者中，HAIC联合系统化疗可显著提高肝内反应率和延长生存时间。

3. HAIC联合免疫治疗

HAIC治疗可杀灭癌细胞，释放抗原，与免疫治疗有协同增效作用。近期有文献病例报道[43]，1例PDL1表达阳性的局部晚期胰腺癌患者，采用信迪利单抗联合吉西他滨静脉化疗8个周期，联合HAIC治疗2个周期（每3周一次，白蛋白紫杉醇125mg/m^2、吉西他滨1000mg/m^2），最终取得根治效果。

4. HAIC联合局部治疗

HAIC可以与放射治疗、^{125}I内照射治疗、消融治疗等局部治疗联合增效。有研究报道，HAIC联合^{125}I置入可提高单纯HAIC治疗晚期胰腺癌的治疗效果[44]。未来随着胰腺癌化疗药物的进步，以及不断对HAIC与放射治疗、消融治疗、免疫治疗、靶向治疗的联合治疗策略的探索，期待医学界将取得更好的治疗效果。

附件：案例分析

案例分析1

患者郑x，男，48岁，因“消瘦1月，发现‘肝占位’2天”于2020年12月11日就诊于福建省肿瘤医院。入院查ECOG 1分，肝功能Child-Pugh B级、7分，HBV-DNA 1.04 × 10^{6}copies/mL，AFP 47407ng/mL、PIVKA-Ⅱ > 75000mAU/mL。2020-12-15肝脏MRI：①肝脏多发占位，最大约10.4cm × 8.4cm，考虑原发性肝癌并门静脉主干及左右支癌栓、下腔静脉癌栓形成。②脾脏肿大、食管胃底静脉曲张、少量腹水（图8-2-1）。2020-12-15胸部CT平扫：右侧心膈角稍

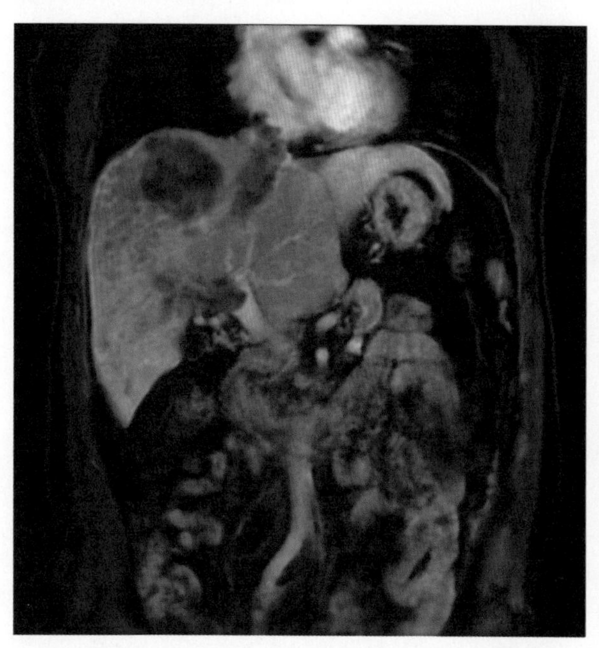
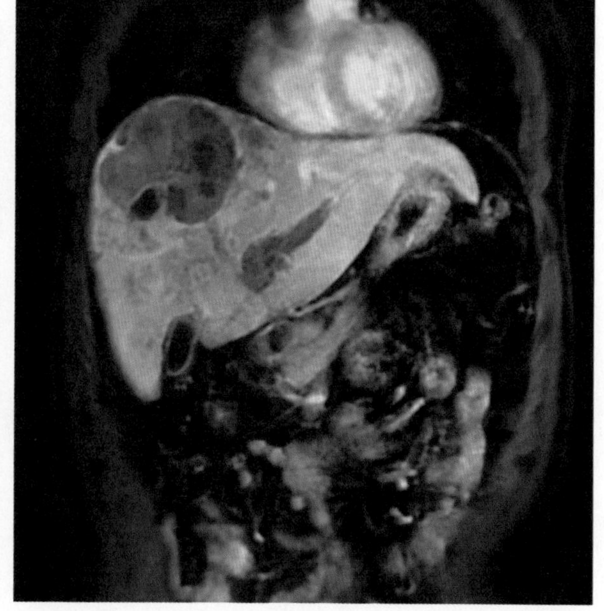

图8-2-1　肝脏MRI

肿大淋巴结，最大横截面约 2.0cm × 0.9cm，考虑为淋巴结转移，具体见图 8-2-2。

诊断：①原发性肝癌伴门静脉主干及左右支癌栓、肝中静脉及下腔静脉癌栓、心膈角淋巴结转移（CNLC Ⅲb、BCLC C）；②乙型肝炎肝硬化。

治疗经过：MDT 讨论，制定治疗方案为 HAIC+ 靶向治疗 + 免疫治疗。从 2020-12-17 至 2021-6-29 行 6 次 HAIC 治疗（洛铂 30mg 泵 2h，雷替曲塞 4mg 泵 2h），联合安罗替尼靶向治疗、替雷利珠单抗免疫治疗，相关影像学资料见图 8-2-3。

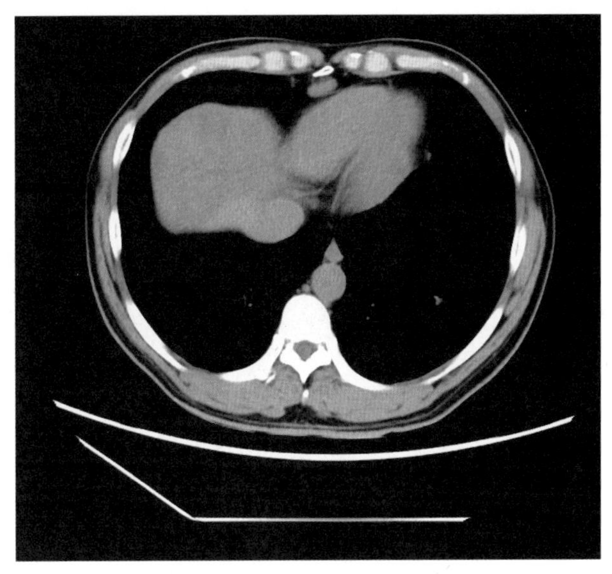

图 8-2-2　胸部 CT 平扫

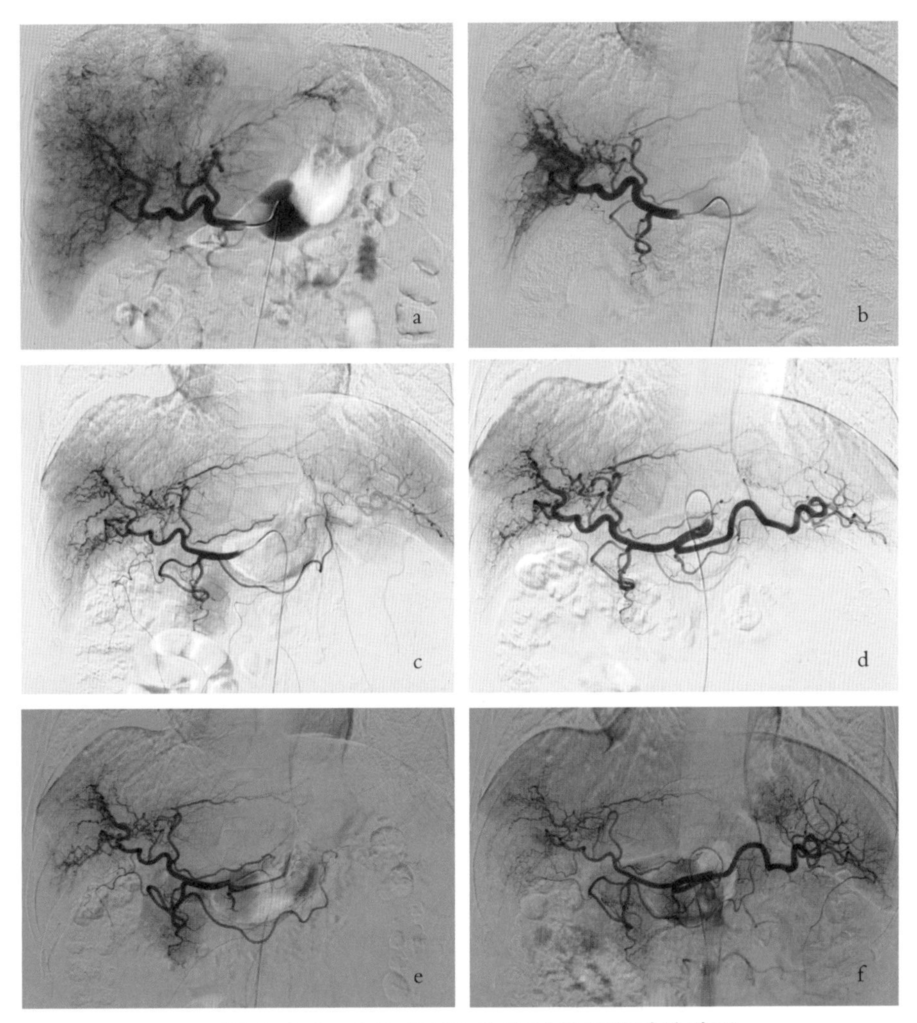

图 8-2-3　6 次 HAIC 治疗时 X 射线动脉造影

注：图 a 为 2020-12-17 治疗时相关影像学资料；图 b 为 2021-1-7 治疗时相关影像学资料；图 c 为 2021-2-2 治疗时相关影像学资料；图 d 为 2021-3-2 治疗时相关影像学资料；图 e 为 2021-4-27 治疗时相关影像学资料；图 f 为 2021-6-29 治疗时相关影像学资料。

2021-8-23 肝脏 MRI：原发性肝癌治疗后改变，倾向肿瘤基本灭活可能（图 8-2-4）。胸部 CT 平扫：左肺上叶小结节与前相仿；右侧心膈角淋巴结较前退缩（图 8-2-5）。ECOG 0 分，肝功能 C-P A 级 5 分，AFP 41.7ng/mL，PIVKA-Ⅱ 62mAU/mL。疗效评价：PR。晚期肝癌患者，经过 6 次 HAIC 治疗，联合安罗替尼靶向、替雷利珠单抗免疫治疗，获得转化手术切除机会。

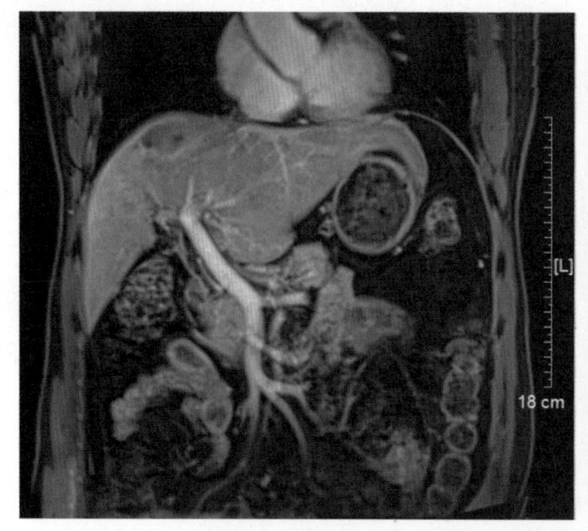

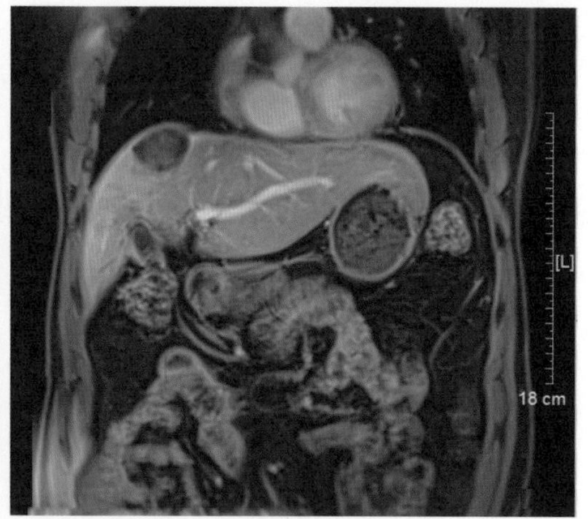

图 8-2-4　肝脏 MRI

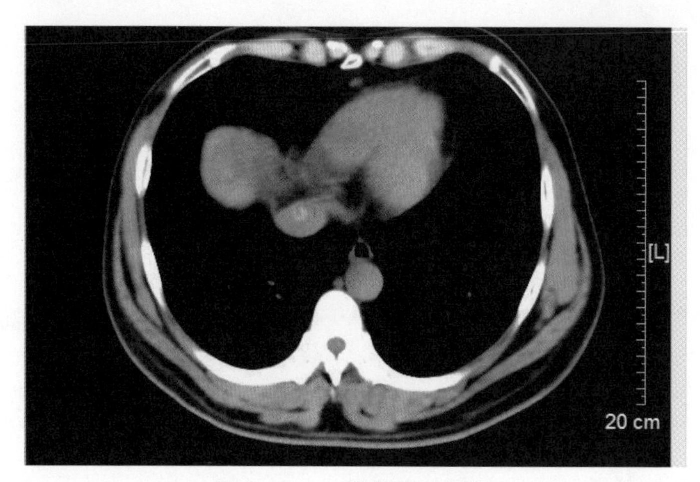

图 8-2-5　胸部 CT 平扫

案例分析 2

患者杨 xx，男，54 岁，因“体检发现‘肝多发占位’3 天”于 2020 年 3 月 6 日入院。入院查 ECOG 1 分，肝功能 Child-Pugh A 级，CA199 2833U/mL。2020-3-7 肝脏 MRI：肝内多发占位，考虑转移瘤可能性大，最大横截面约 4.6cm × 3.7cm（图 8-2-6）。2020-3-9 在 CT 引导下行经皮右肝占位穿刺活检术。肝穿刺病理（病理号为 20-02703）：（右肝）胆管细胞癌。IHC：CK19（+），CDX-2（-），Arg-1（-），Herp-1（-）。2020-3-11 进一步查 PET-CT 正电子发射计算机断层显像：肝内多发低密度灶，葡萄糖代谢增高，考虑恶性，转移瘤？肝原发恶变肝内转移？具体见图 8-2-7。

诊断：肝胆管细胞癌伴肝内多发转移（Ⅱ期，AJCC 分期第 8 版）。

治疗经过：患者为不可切除肝胆管细胞癌，病灶左、右肝弥漫分布，患者及家属拒绝全身化疗。MDT 讨论后制订治疗方案为 HAIC（吉西他滨 1.6g 泵 2h、奥沙利铂 200mg 泵 2h），联合阿帕替尼 250mg qd、信迪利单抗 200mg q3w。2020-3-17 至 2020-7-3 行 4 次 HAIC，2020-7-2 复查 CA199 44U/mL，MRI 提示肝内病灶大部分灭活。疗效评价：PR。患者于 2021 年 10 月去世，OS 19 个月。

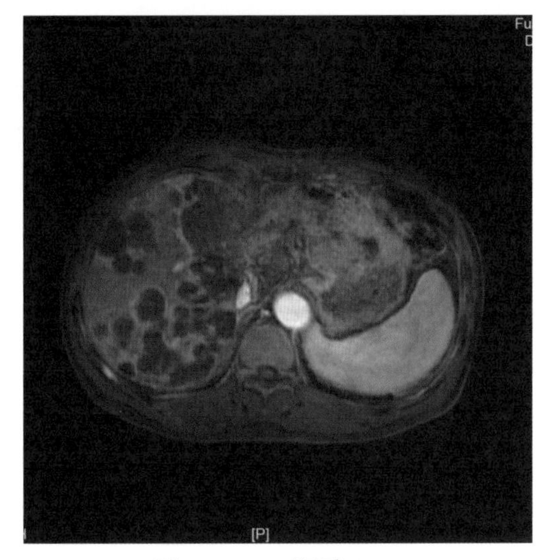

图 8-2-6　肝脏 MRI

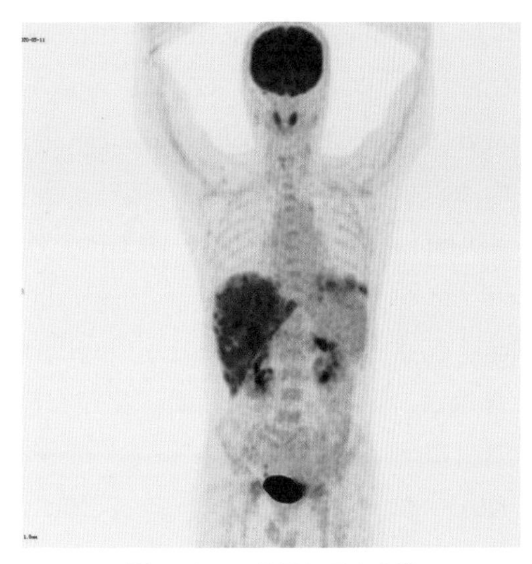

图 8-2-7　PET-CT 成像

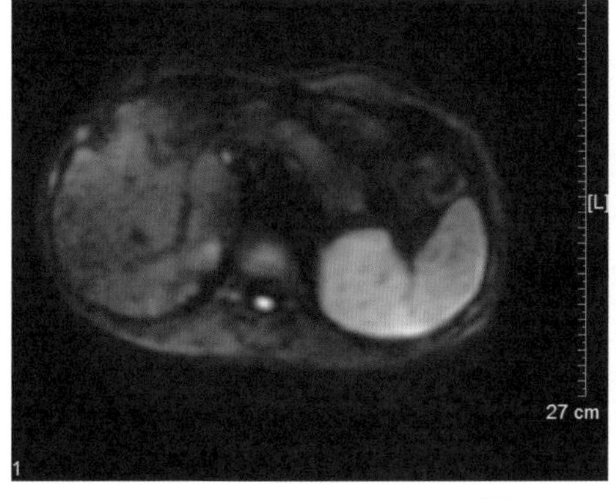

图 8-2-8　肝脏 MRI

参考文献

[1] 郑荣寿，孙可欣，张思维，等 . 2015 年中国恶性肿瘤流行情况分析 [J] . 中华肿瘤杂志，2019, 41 (1):19-28.

[2] QIU H W, DONG D X, WEI B, et al. Development of a prognostic score for recommended TACE candidates with hepatocellular carcinoma: A multicentre observational study [J] . J Hepatol, 2019, 70(5): 893-903.

[3] 赵东旭，张磊，姜小庆，等 . HAIC 是老技术还是新方法－理性看待肝动脉灌注化疗 [J] . 介入放射学杂志，2022, 31(1): 2-8.

[4] LOPEZ P M, VILLANUEVA A, LLOVET J M. Systematic review: evidence-based management of hepatocellular carcinoma:an updated analysis of randomized controlled trials [J] . Aliment Pharmacol Ther,

2006, 23:1535-1547.

[5] YEO W, MOK T S, ZEE B, et al. A randomized phase Ⅲ study of doxorubicin versus cisplatin/interferon alpha-2b/doxorubicin/ fluorouracil (PIAF) combination chemotherapy for unresectable hepatocellular carcinoma [J] . J Natl Cancer Inst, 2005, 97: 1532-1538.

[6] GISH R G, PORTA C, LAZAR L, et al. Phase Ⅲ randomized controlled trial comparing the survival of patients with unresectable hepatocellular carcinoma treated with nolatrexed or doxorubicin [J] . J Clin Oncol, 2007, 25: 3069-3075.

[7] NOUSO K, MIYAHARA K, UCHIDA D, et al. Effect of hepatic arterial infusion chemotherapy of 5-fluorouracil and cisplatin for advanced hepatocellular carcinoma in the Nationwide Survey of Primary Liver Cancer in Japan [J] . Br. J. Cancer, 2013, 109: 1904-1907.

[8] 陈敏山，胡自力 . 肝动脉灌注化疗在肝癌转化治疗中的研究进展 [J] . 中华消化外科杂志，2021, 20: 171-177.

[9] KUDO M. Surveillance, diagnosis, and treatment outcomes of hepatocellular carcinomain Japan: 2021update [J] . Liver Cancer, 2021, 10: 167-180.

[10] QIN S, BAI Y, LIM H Y, et al. Randomized, multicenter, open-label study of oxaliplatin plus fluorouracil/leucovorin versus doxorubicin as palliative chemotherapy in patients with advanced hepatocellular carcinoma from Asia [J] . J Clin Oncol, 2013, 31:3501-3508.

[11] HE M K, LE Y, LI Q J, et al. Hepatic artery infusion chemotherapy using mFOLFOX versus transarterial chemoembolization for massive unresectable hepatocellular carcinoma:a prospective non-randomized study [J] . Chin J Cancer, 2017, 36:83.

[12] LI Q J, HE M K, CHEN H W, et al. Hepatic arterial infusion of oxaliplatin, fluorouracil, and leucovorin versus transarterial chemoembolizationfor large hepatocellular carcinoma: a randomized phase Ⅲ trial [J] . J Clin Oncol, 2022, 40 (2):150-160.

[13] SHAO Y Y, WANG S Y, LIN S M. Management consensus guideline for hepatocellular carcinoma: 2020 update on surveillance, diagnosis, and systemic treatment by the Taiwan Liver Cancer Association and the Gastroenterological Society of Taiwan [J] . J Formos Med Assoc, 2020, 120(4): 1051-1060.

[14] KOKUDO N, TAKEMURA N, HASEGAWA K, et al. Clinical practice guidelines for hepatocellular carcinoma: The Japan Society of Hepatology 2017 (4th JSH-HCC guidelines) 2019 update [J] . Hepatol Res，2019, 49：1109-1113.

[15] Korean Liver Cancer Association (KLCA), National Center (NCC). 2018 Korean Liver Cancer Association-National Cancer Center Korea Practice Guidelines for the Management of Hepatocellular Carcinoma [J] . Korean J Radiol, 2019, 20(7):1042-1113.

[16] XIE D Y, REN Z G, ZHOU J, et al. 2019 Chinese clinical guidelines for the management of hepatocellular carcinoma: Updates and insights. Hepatobiliary Surg [J] . Nutr, 2020, 9: 452-463.

[17] LYU N, ZHAO M. Hepatic arterial infusion chemotherapy of oxaliplatin plus fluorouracil versus

sorafenib in advanced hepatocellular carcinoma: A biomolecular exploratory, randomized, phase 3 trial (The FOHAIC-1 study) [J] . J Clin Oncol, 2022, 40(5): 468-480.

[18] KONDO M, MORIMOTO M, KOBAYASHI S, et al. Randomized, phase Ⅱ trial of sequential hepatic arterial infusion chemotherapy and sorafenib versus sorafenib alone as initial therapy for advanced hepatocellular carcinoma: SCOOP-2 trial [J] . BMC Cancer, 2019, 19: 954.

[19] UESHIMA K, Ogasawara S, Ikeda M, et al. Hepatic Arterial Infusion Chemotherapy versus Sorafenib in Patients with Advanced Hepatocellular Carcinoma [J] . Liver Cancer, 2020, 9: 583-595.

[20] TERASHIMA T, YAMASHITA T, TAKATA N, et al. Hepatic arterial infusion chemotherapy after sorafenib treatment in patients with advanced hepatocellular carcinoma who are unfit for regorafenib [J] . J Clin Oncol, 2019 , 37: 355.

[21] 国家卫生健康委办公厅 . 原发性肝癌诊疗指南（2022 年版）[J] . 中华外科杂志 , 2022, 60 (4): 273-309.

[22] 中国抗癌协会肝癌专业委员会 . 中国肝癌多学科综合治疗专家共识 [J] . 临床肝胆病杂志 , 2021, 37 (2): 278-285.

[23] IKEDA M, SHIMIZU S, SATO T, et al. Sorafenib plus hepatic arterial infusion chemotherapy with cisplatin versus sorafenib for advanced hepatocellular carcinoma:Randomized phase Ⅱ trial [J] . Ann Oncol, 2016, 27: 2090-2096.

[24]KUDO M, UESHIMA K, YOKOSUKA O, et al. Sorafenib plus low-dose cisplatin and fluorouracil hepatic arterial infusion chemotherapy versus sorafenib alone in patients with advanced hepatocellular carcinoma (SILIUS): A randomised, open label, phase 3 trial [J] . Lancet Gastroenterol Hepatol, 2018, 3, 424-432.

[25] HE M, LI Q, ZOU R, et al. Sorafenib Plus Hepatic Arterial Infusion of Oxaliplatin, Fluorouracil, and Leucovorin vs Sorafenib Alone for Hepatocellular Carcinoma With Portal Vein Invasion: A Randomized Clinical Trial [J] . JAMA Oncol, 2019, 5: 953-960.

[26] MAI Q, MO Z, SHI F, et al. Lenvatinib plus hepatic arterial infusion of modified FOLFOX regime in patients with advanced hepatocellular carcinoma [J] . J Clin Oncol, 2020, 38: e16603.

[27] 中国抗癌协会肝癌专业委员会 . 肝动脉灌注化疗治疗肝细胞癌中国专家共识（2021 版）[J] . 中华消化外科杂志 , 2021,20 (7):754-759.

[28] ZHIYUAN C, CHAOBIN H, CHONGYU Z, et al. Survival Comparisons of Hepatic Arterial Infusion Chemotherapy With mFOLFOX and Transarterial Chemoembolization in Patients With Unresectable Intrahepatic Cholangiocarcinoma [J] . Front Oncol, 2021, 11:611118.

[29] JESSICA J H, MAROUAN E H, STIJN F, et al. Hepatic Arterial Infusion Pump Chemotherapy for Unresectable Intrahepatic Cholangiocarcinoma: A Systematic Review and Meta-Analysis [J] . Ann Surg Oncol, 2022, 29(9):5528-5538.

[30] ANDREA C, THOMAS B, BENJAMIN R T, et al. Assessment of Hepatic Arterial Infusion of Floxuridine in Combination With Systemic Gemcitabine and Oxaliplatin in Patients With Unresectable

Intrahepatic Cholangiocarcinoma: A Phase 2 Clinical Trial [J] . JAMA Oncol, 2020, 6(1):60–67.

[31] HEIKE P, PATRICIA S V, DILARA A, et al. Combination of HAI–FUDR and Systemic Gemcitabine and Cisplatin in Unresectable Cholangiocarcinoma: A Dose Finding Single Center Study [J] . Oncology, 2021, 99(5): 300–309.

[32] WRIGHT G P, PERKINS S, JONES H, et al. Surgical Resection Does Not Improve Survival in Multifocal Intrahepatic Cholangiocarcinoma: A Comparison of Surgical Resection with Intra–Arterial Therapies [J] .Ann Surg Oncol, 2018, 25(1):83–90.

[33] WU J Z, SHI H B, LIV S, et al. Hepatic arterial infusion chemotherapy following simultaneous metallic stent placement and iodine–125 seed strands for advanced cholangiocarcinoma causing malignant obstructive jaundice: a propensity score matching study [J] . Jpn J Radiol, 2022, 40(4): 396–403.

[34] MELIKA R, JING W, MEHDI R, et al. A Study Comparing the Effects of Targeted Intra–Arterial and Systemic Chemotherapy in an Orthotopic Mouse Model of Pancreatic Cancer [J] . Sci Rep, 2019, 9(1):15929.

[35] CARMELO L, MARIARITA L, PASQUALE M, et al. Intra–Arterial Infusion Chemotherapy in Advanced Pancreatic Cancer: A Comprehensive Review [J] .Cancers (Basel), 2022, 14(2):450.

[36] 中国癌症研究基金会介入医学委员会，中国介入医师分会介入医学与生物工程委员会，国家放射与治疗临床医学研究中心．晚期胰腺癌介入治疗临床操作指南（试行）（第五版）[J]．临床放射学杂志，2021, 40 (5): 832–843.

[37] CHEN Y, WANG X L, WANG J H, et al. Transarterial infusion with gemcitabine and oxaliplatin for the treatment of unresectable pancreatic cancer [J] . Anti–Cancer Drugs, 2014, 25: 958–963.

[38] LIU X, YANG X, ZHOU G, et al. Gemcitabine–Based Regional Intra–Arterial Infusion Chemotherapy in Patients With Advanced Pancreatic Adenocarcinoma [J] . Medicine, 2016, 95(11): e3098.

[39] QIU B, ZHANG X, TSAUO J, et al. Transcatheter arterial infusion for pancreatic cancer: A 10–year National Cancer Center experience in 115 patients and literature review [J] . Abdom Radiol, 2019, 44: 2801–2808.

[40] HEINRICH S, KRAFT D, STAIB S E, et al. Phase Ⅱ study on combined intravenous and intra–arterial chemotherapy with gemcitabine and mitomycin C in patients with advanced pancreatic cancer [J] . Hepato–Gastroenterol, 2013, 60: 1492–1496.

[41] UWAGAWA T, MISAWA T, TSUTSUI N, et al. Phase Ⅱ study of gemcitabine in combination with regional arterial infusion of nafamostat mesilate for advanced pancreatic cancer [J] . Am J Clin Oncol, 2013, 36: 44–48.

[42] CHANG L P, BIN X, JU X X, et al.Hepatic Artery Infusion of Floxuridine in Combination With Systemic Chemotherapy for Pancreatic Cancer Liver Metastasis: A Propensity Score–Matched Analysis in Two Centers [J] . Front Oncol, 2021, 11: 652426.

[43] BAOHONG Y, HAIPENG R, GUOHUA Y. Case Report: Squamous Cell Carcinoma of Pancreas With High PD–L1 Expression: A Rare Presentation [J] .Front Oncol, 2021, 11:680398.

[44] LIANG Y, CHUANG L, ZHE W, et al.The clinical efficacy of computed tomography-guided ^{125}I particle implantation combined with arterial infusion chemotherapy in the treatment of pancreatic cancer [J] .J Cancer Res Ther, 2021, 17(3):720-725.

（作者：胡育斌）

第三节　^{90}Y 经动脉放射栓塞术（^{90}Y-TARE）

放射治疗是恶性肿瘤的常用治疗方法，分为外照射治疗和内照射治疗两种途径。内照射治疗的途径是利用肿瘤组织与放射性核素及其标记药物的特异性亲和力，或将放射性核素通过血管、淋巴管及腔内等介入治疗手段引入体内的肿瘤组织，达到治疗或控制肿瘤的目的。内照射治疗能突破外照射治疗的局限，以更高的辐射剂量、更加靶向地对肿瘤组织进行治疗，同时降低对正常组织的损伤[1]。

以肝恶性肿瘤为例，对肝恶性肿瘤起到致死性杀伤作用的辐射吸收剂量至少需要 120Gy，但正常肝组织对射线敏感，接受超过 30Gy 的剂量即可能引起放射性肝损伤，因此外照射治疗全肝引起肝功能下降的剂量阈值为 30Gy。Leung 等[2]的早期研究中，通过对肝癌患者经肝动脉注射锝-99标记的大颗粒聚合白蛋白后显像研究发现，对肝癌患者通过肝动脉注入核素后，肿瘤与正常组织的靶本中位比值为 3.7，意味着如果正常组织接受剂量为 30~33Gy，肝部肿瘤组织接受的剂量为 110~120Gy，远远超过外放射治疗对肿瘤组织施予的剂量，这为通过肝动脉介入的 ^{90}Y 经动脉放射栓塞术（transarterial radioembolization with yttrium-90，^{90}Y-TARE）或 ^{90}Y 选择性内放射治疗（yttrium-90 selective internal radiation therapy，^{90}Y-SIRT）提供了理论依据。

^{90}Y-TARE 主要是通过放射性微球的辐射作用使肿瘤的上皮细胞、基质和内皮细胞形成不可逆的损伤致使肿瘤坏死，而不仅是依赖微球的栓塞作用导致肿瘤组织缺血、缺氧来杀伤肿瘤。^{90}Y-TARE 是将载有发射 β 射线的放射性核素 ^{90}Y 微球经肝动脉注入肿瘤组织，放射性微球因无法通过肿瘤的毛细血管床而聚集在肿瘤组织中，肿瘤局部区域所接受的电离辐射剂量高达 100~150 Gy，使肿瘤细胞内脱氧核糖核酸受损而产生强大的杀瘤效应，因 ^{90}Y 在肝组织中的射程仅 2.50mm，故对正常肝组织的损伤非常小，从而达到靶向杀瘤效应。^{90}Y-TARE 旨在向肝肿瘤提供 100~600 Gy 的局部波段辐射（近距离放射治疗），同时将正常肝组织的辐射暴露保持在 40Gy 以下。

^{90}Y-TARE 的研究始于 20 世纪 50 年代。1965 年，Ariel 等首次报道 ^{90}Y 标记的陶瓷微球治疗原发性肝癌患者，研究结果显示可缩小肿瘤、缓解症状且耐受性良好。1993 年颜志平等在国内首次报道 ^{90}Y 标记的玻璃微球治疗肝癌的基础及临床研究结果。同期刘允怡等在香港开展了数项 ^{90}Y 树脂微球 TARE 在肝细胞癌中的前期临床试验，验证了其有效性和安全性。基于上述研究证据，

许多国家和地区陆续批准了 ^{90}Y 树脂微球用于肝脏恶性肿瘤的 TARE。1999 年 12 月，美国食品药品监督管理局（FDA）根据有限的临床数据以“人道主义器械豁免（humanitarian device exemption，HDE）”政策批准了英国公司研制的 ^{90}Y 玻璃微球在美国上市，适用证为不可手术切除的肝细胞癌，但需要每年递交临床使用报告。在积累了充分的循证医学证据后，^{90}Y 玻璃微球于 2021 年 3 月在美国正式获批，用于治疗不可手术切除的肝细胞癌。2001 年，Gray 等发表的Ⅲ期临床试验结果表明，在结直肠癌肝转移（colorectal liver metastases，CRLM）患者中氟尿苷肝动脉灌注化疗（hepatic artery infusion chemotherapy，HAIC）联合 ^{90}Y 树脂微球 TARE，可显著地提高治疗应答率并延长患者的无进展生存期。基于该研究结果，美国 FDA 于 2002 年 3 月批准了 ^{90}Y 树脂微球在美国上市，适应证为不可手术切除的结直肠癌肝转移。^{90}Y-TARE 在国外已经有 20 多年的发展历史，并已经被欧洲肝脏研究学会（European Association for the Study of the Liver，EASL）、欧洲肿瘤内科学会（European Society for Medical Oncology，ESMO）、美国国立综合癌症网络（National Comprehensive Cancer Network，NCCN）等机构发布的指南推荐作为治疗原发性肝癌及结直肠癌等肝转移瘤的方式之一。虽然 ^{90}Y-TARE 还未被国内的指南列入肝癌的标准治疗方式，但 2021 年以来中国大陆已开展 ^{90}Y 玻璃微球、^{90}Y 树脂微球 TARE 治疗原发性肝癌，福建省肿瘤医院于 2022 年 7 月 29 日开展这项新技术。

一、放射性核素 ^{90}Y

^{90}Y 是一种发射纯 β 射线的放射性核素，与周围物质相互作用后会产生电离与激发等效应，将其射线的能量部分或全部转移给周围组织，并通过直接和间接作用使生物活性的大分子结构和功能受到损害，从而达到治疗疾病的目的。此外，^{90}Y 与周围物质相互作用后会产生韧致辐射，可用于术后 SPECT（单光子发射计算机体层摄影）韧致辐射显像。^{90}Y 所产生射线具有能量高（最高能量达 2.27MeV，平均为 0.94MeV）、组织穿透距离短（在软组织中最大穿透距离为 11mm，平均为 2.5mm）、半衰期短（2.67d、64.2h）的特点。射线能量在 8d 内释放达 87%，2W 内达 95%，有效放射可持续 7 个半衰期（18d 左右）。肝细胞癌的倍增时间为 41d，故 ^{90}Y 可在肝癌细胞倍增之前达到最大的能量释放及肿瘤治疗效应。^{90}Y 稳定性好，无危害性的衰变后产物，^{90}Y 生物相容性好，能与载体稳定结合（具体见表 8-3-1）。

表 8-3-1 ^{90}Y 与其他常 见放射性治疗核素物理特性的比较

核素特点	^{90}Y	^{131}I	^{177}Lu	^{166}Ho
射线类型	纯 β 射线	β 射线、γ 射线	β 射线、γ 射线	β 射线、γ 射线
β 射线最大能量 /MeV	2.27	0.61	0.50	1.84
γ 射线能量 /MeV	—	0.36	0.21	1.38
β 射线组织穿透距离 /mm	2.50	0.80	0.67	2.20
半衰期	2.67 d	8.04 d	6.73 d	26.80 h

续表

核素特点	^{90}Y	^{131}I	^{177}Lu	^{166}Ho
临系应用	肝恶性肿瘤、神经内分泌肿瘤	Graves 病、分化型甲状腺癌	神经内分泌肿瘤、转移性前列腺癌、关节炎	关节炎、肝恶性肿瘤、冠状动脉支架再狭窄

二、^{90}Y 微球

^{90}Y 微球由放射性核素 ^{90}Y 和微球组成。目前使用的 ^{90}Y 微球主要有两种：^{90}Y 树脂微球（SIR-spheres）和 ^{90}Y 玻璃微球（theraspheres）。这两种微球的物理特性及其效应有所差别（表 8-3-2）。首先，^{90}Y 树脂微球直径 20~60 μm，比重较小，约为 1.6，能更好地在人体血液中悬浮，到达肿瘤血管末端，从而更有选择性地针对肿瘤进行放射性栓塞治疗；^{90}Y 玻璃微球直径 20~30 μm，比重较大，约为 3.6，容易沉积在人体血管壁而无法对肿瘤部位进行更细致的放射性栓塞治疗。其次，^{90}Y 树脂微球的单位放射性活度较低，每个微球加载 50Bq 的剂量，每次治疗所需的微球数更多，能更全面、均匀地覆盖肿瘤，同时对肿瘤血管有一定的栓塞作用；而 ^{90}Y 玻璃微球每个微球加载约 2500Bq 的剂量，治疗的栓塞效应较低。再次，^{90}Y 树脂微球的注入速度较慢，在注入过程中可进行血管造影确认导管的位置；^{90}Y 玻璃微球的注射速度快，虽然可减少手术时间，但术中无法进行血管造影辅助定位。最后，^{90}Y 树脂微球可降解，而 ^{90}Y 玻璃微球不可降解。目前尚无大规模的随机对照研究比较两种 ^{90}Y 微球的临床应用差异，小规模的研究结果表明两种 ^{90}Y 微球除了每次介入手术注射数量和载药的剂量不同外， 在临床疗效及安全性方面并无明显差异。

表 8-3-2　^{90}Y 微球的种类及特性

	^{90}Y 树脂微球	^{90}Y 玻璃微球
放射性核素纯度	纯度为 99.99% 的 ^{90}Y	存在办衰期长的放射性核素，如 ^{60}Co(5.27 年)、^{152}Eu (13.60 年) 和 ^{154}Eu (8.80 年)
粒径 /mm	20~60	20~30
比重 /mg·dL^{-1}	1.6	360.0
每球活度 /bp	40~70	2500
每瓶含有的微球数量	(40.0~80.0)×106	(1.2~8.0)×106
每瓶活度 /Gbp	3	20
栓塞效应	中等	轻微
肿瘤覆盖率	充分	不充分
导管选择性插入位置	选择项进入肿瘤	选择性进入肝段

续表

	^{90}Y 树脂微球	^{90}Y 玻璃微球
剂量	通过测试肝脏和肿瘤体积以及肺分流比进行剂量学计算	固定，分流到肺部的活动百分化
注射速度	缓慢	快速
可视性	术中 DSA 辅助定位	不可视
FDA 认证类型	PMA	HDE
RCT 公布的结果	HCC: 6 个	HCC: 0 个
	mCRC: 10 个	mCRC: 1 个

三、适应证与禁忌证

1. 适应证

^{90}Y-TARE 的适应证主要有：①早期符合肝移植标准的肝癌，在等待肝移植前的桥接治疗。②超出米兰标准的肝癌患者，采用 ^{90}Y-TARE 治疗获得肝移植机会。③中晚期肝癌的姑息治疗。④不可切除的肝内胆管癌。⑤放射性肝段切除术，缩小肝内肿瘤，在手术切除前增加未来肝残余体积（FLR），桥接肝移植。

2. 禁忌证

^{90}Y-TARE 的禁忌证主要有：① ECOG 评分 > 2 分。②预期生存期 < 3 个月。③血液学指标为血红蛋白 < 90g/L、绝对中性粒细胞计数 < 1500/mm^3、血小板计数 < 50 × 10^9/L。④肝功能严重障碍，包括严重黄疸、肝性脑病、难治性腹水或肝肾综合征等，Child-Pugh 分级 C。⑤肾功能障碍，肌酐 > 176.8 μ mol/L 或者肌酐清除率 < 30mL/min。⑥无法纠正的凝血功能障碍。⑦合并活动性肝炎或严重感染。⑧肝动脉血管解剖结构异常，或存在严重的不可纠正的肝动脉 - 门静脉瘘、肝动脉 - 肝静脉分流。⑨肺分流百分数（lung shunt fraction，LSF）超过安全阈值（ > 20%），或单次肺部辐射剂量超过 30Gy，或累计肺部辐射剂量超过 50Gy。⑩不可纠正的肝动脉 - 胃肠道动脉分流。⑪对比剂过敏。⑫孕妇、哺乳期妇女。

四、^{90}Y-TARE 治疗流程

（一）^{90}Y-TARE 团队的要求

^{90}Y-TARE 的团队是由介入科、核医学科、肿瘤外科、肿瘤内科、放疗科、影像科、病理科等专家组成的多学科诊疗团队。团队成员的专业能力应具备以下几点：① MDT 制定癌症患者的综合治疗策略。②可进行经动脉导管介入治疗。③熟悉 ^{90}Y 剂量计算。④可进行相关影像学检查。⑤具备 ^{90}Y 微球的保存及使用资质。⑥监测辐射安全性。

（二）患者术前评估

1. 实验室检查

^{90}Y-TARE 治疗前，应监测并了解患者的一些实验室检查指标水平，包括血常规、肝肾功能电解质、凝血功能、血清肿瘤标志物等。

2. 影像学检查

（1）MRI 或 CT：所有患者治疗前应对肝脏进行 MRI 或 CT 三期增强检查评估肿瘤和肝脏情况。

（2）肝动脉 ^{99m}Tc- 大颗粒聚合人血清白蛋白（^{99m}Tc-MAA）显像（LSF）：肿瘤血管系统的一个特殊的特征是瘤内动 - 静脉瘘或动静脉分流形成，高肝 - 肺分流在肝细胞癌或转移性肝癌患者中最为常见。在肝 - 肺分流存在的情况下，一定比例的 ^{90}Y 微球会绕过肝毛细血管，最终进入肺毛细血管网。由于肺组织对辐射敏感，在有相当大肝 - 肺分流的情况下使用 ^{90}Y 微球会增加放射性肺炎的风险。因此，在制定治疗计划时，肝 - 肺分流的检测及量化对于确保手术的安全性以及计算肺部的辐射剂量至关重要。由于 ^{99m}Tc-MAA 颗粒的大小与 ^{90}Y 微球的大小非常相似，在 ^{90}Y-TARE 治疗前 2 周以内用与 ^{90}Y 微球大小相当的 ^{99m}Tc-MAA 颗粒模拟实际治疗过程。在诊断性血管造影时，通过肝导管将 ^{99m}Tc-MAA 注射至选定的血管，可以通过 SPECT 检查来评估肝 - 肺分流。

3. 动脉造影

^{90}Y-TARE 治疗前应进行全面的动脉造影，包括腹腔动脉造影、肠系膜上动脉造影、膈动脉造影及选择性肝动脉造影。其目的的主要是：①用来评估肿瘤的血供来源、肝脏血管解剖结构和目标区域的灌流特征。②对所有肝外供血血管进行保护性栓塞以避免放射微球在肝外沉积，其中包括胃十二指肠动脉、胃右动脉和其他肝外供血血管。③最终确定注射 ^{90}Y 微球最合适的导管留置位置。由于被保护性栓塞的血管有可能通过侧支循环进行血流重建，所以建议预防性栓塞的时间与放射微球注射的时间间隔不能太长，最好不超过 2 周。同时，预防性栓塞后，^{90}Y 微球输注前再次行动脉造影也是非常必要的，以确保预防性栓塞的非靶血管保持闭塞。

4. 放射性活度计算

核医学科的 SPECT/CT 扫描，能准确计算 ^{99m}Tc-MAA（模拟 ^{90}Y）的剂量。肝 - 肺分流需要减少剂量，如果肝 - 肺分流低于 10%，则不需要减少剂量；如果肝 - 肺分流为 10%~15%，则剂量减少 20%；如果肝 - 肺分流为 15%~20%，则剂量减少 40%。如果肝 - 肺分流大于 20%，则不推荐 ^{90}Y-TARE 治疗。

5. 其他

^{90}Y-TARE 治疗前还应完善心电图、肺功能等检查，以评估患者的心肺功能。

（三）放射性 ^{90}Y 微球注入

在注入放射性微球过程中需注意注射的速度与压力，避免放射性微球反流及异位栓塞。鉴于两种 ^{90}Y 微球的区别，建议采用不同的输注和监测技术确保是最理想的给药方式给药，并将给药过程中主要由于逆流导致潜在并发症的可能性降至最低。^{90}Y 玻璃微球含 2500Bq/ 粒微球，一般患者仅需注射 1 百万 ~2 百万粒微球，而此数量的 ^{90}Y 玻璃微球不足以起到明显的肝动脉栓塞作用，所以处方剂量瓶内的微球可以全部注射。^{90}Y 树脂微球含约 50Bq/ 粒微球，一般情况下患者平均治疗剂量含 40 百万 ~60 百万粒微球，此数量的微球可起到肝动脉栓塞效应，当目标肝动脉血流减慢时应停止注射。

术中及术后放射防护注意事项：在血管造影室内负责给药的操作人员的工作区域地面上应粘贴铺巾，在踏板上覆盖塑料罩，以防止放射性污染。所有操作人员建议佩戴双层手套、双层鞋套和护目镜。注射人员必须始终位于装有 ^{90}Y 微球的注射装置后面。参与治疗人员均应远离与输出管相连的导管。取出导管后，所有其他潜在的污染物（如剂量瓶的出口管、三通阀、连接输出管的微导管、针头、手套、纱布、止血钳和铺巾）按照放射性污染物处置。注射和冲洗的导管、注射器及导管鞘不属于放射性污染物，不需要按照放射性污物处置。但是在常规处置前应检查其放射性。手术结束时和离开血管造影室前，所有人员必须检查鞋套的放射性。手术结束且所有污染物和患者转移出造影室之后，检查血管造影室的放射性污染。

由于 ^{90}Y 的辐射范围小、半衰期短，大部分能量在 1W 内释放，患者的表面辐射剂量范围通常为 4~12 × 10^{4}Sv/h，无论是门诊患者还是住院患者，在治疗剂量范围内不需要特殊的防护措施。

（四）^{90}Y-TARE 的不良反应和并发症

^{90}Y-TARE 的不良反应是指治疗后出现的非特异性临床症状或实验室检查指标异常，临床上将上述异常称为放射性栓塞后综合征。其症状包括腹痛、发热、恶心、呕吐、疲劳、纳差等，还可出现肝功能异常，症状大多轻微且能在数日内自愈，但部分患者的症状可持续长达 2W，治疗措施主要为对症处理[3]。

并发症是指非靶血管栓塞所引起的组织器官放射性损伤，包括急性放射形损伤和慢性放射性损伤，受损部位常为肝外组织器官。常见的急性放射性损伤包括上消化道放射性损伤、放射性胰腺炎和胆囊炎、放射性肺炎等。慢性放射性损伤又称为迟发性毒性反应（治疗后 30~90d），具体表现常为肝功能异常，伴有肝纤维化或肝硬化、腹水、门静脉高压和静脉曲张，如果肝功能指标永久性升高，则称为放射性肝病。完善的术前准备可使胃肠道溃疡、胰腺炎等并发症控制在 5% 以下，症状较重时应考虑禁食、胃肠减压、使用质子泵抑制剂等治疗方法。此外，严格遵守肺部辐射剂量低于可接受限值（＜ 30Gy）可使放射性肺炎发生率低于 1%。尽管放射性肝病总体发生率低于 4%，但仍是潜在的严重放射性损伤疾病，常见于术前合并有肝功能不全的患者[4]。

五、^{90}Y-TARE 在 HCC 中的研究进展

（一）^{90}Y-TARE 用于 HCC 的姑息治疗

1. ^{90}Y-TARE 单独治疗

^{90}Y-TARE 在 HCC 不同分期患者的治疗中均有应用。2011 年，Sangro 等在一项真实世界研究（n=325）中，评估不适合手术切除、TACE 或系统治疗的 HCC 患者经 ^{90}Y-TARE 的生存情况及安全性，结果显示，巴塞罗那临床肝癌分期（BCLC）为 A、B、C 期的患者，中位生存期分别达到 24.4、16.9、10.0 个月，安全性良好，仅 6.1% 的患者出现 3 级以上不良反应[5]。该研究提示 ^{90}Y-TARE 可为 HCC 各期患者提供一定的生存获益。基于该研究结果，^{90}Y-TARE 于 2012 年首次被纳入欧洲肿瘤内科学会（ESMO）HCC 指南推荐，用于前期 TACE 治疗失败、肝功能良好、大血管侵犯但无肝外转移的 HCC 患者。

TACE 是中期 HCC 患者的首选治疗方式。Kolligs 等在一项前瞻性、随机对照研究中比较了 ^{90}Y-TARE 与 TACE 的疗效和安全性，^{90}Y-TARE 组患者平均接受 1 次治疗，TACE 组患者平均接受 3.4 次治疗，结果显示，相较于 TACE 组，^{90}Y-TARE 组的客观缓解率更高，治疗相关不良反应更少，两组患者的生活质量均无显著改变[6]。

晚期 HCC 患者一线标准的系统治疗为索拉非尼。Vilgrain 等和 Chow 等分别于 2017 年和 2018 年发表了两项Ⅲ期随机对照研究（SARAH，法国，n=459；SIRveNIB，亚太地区，n=360）的结果，比较了 ^{90}Y-TARE 和索拉非尼治疗中晚期 HCC 患者的有效性和安全性，两项研究结果均显示，^{90}Y-TARE 组患者的中位 OS 与索拉非尼组无显著差异；SIRT 组的 ORR 显著更高（SARAH，19.0%

对比 12.0%，$P=0.04$；SIRveNIB，16.5% 对比 1.7%，$P < 0.001$），3 级以上不良反应显著更少，生活质量更高。提示 ^{90}Y-TARE 针对晚期 HCC 在缓解疾病的同时有助于改善患者的生活质量，基于上述研究，2018 年 ESMO 肝癌指南推荐 ^{90}Y-TARE 用于病灶局限于肝脏、肝功能良好的 HCC 患者[7-8]。

部分 HCC 患者还有门静脉血栓（portal vein thrombosis，PVT），此类患者易伴有门静脉高压。由于 TACE 具有栓塞作用，其治疗 PVT 患者易引起急性肝衰竭或门静脉胃底静脉曲张出血。^{90}Y 微球由于栓塞效应较小，用于 HCC 伴 PVT 患者相对安全。Kulik 等[9]在一项Ⅱ期研究中分析了 ^{90}Y 玻璃微球 TARE 在不可切除 HCC 伴或不伴 PVT 患者中的安全性和有效性（$n=108$），结果显示，ORR 为 42.2%，无 PVT、伴分支 PVT 和伴主干 PVT 的患者中位 OS 分别为 467.0d、304.0d 和 133.5d；所有患者未出现放射性胃炎或肺炎。基于该研究，^{90}Y-TARE 于 2011 年首次被纳入美国 NCCN 肝胆管癌指南，推荐用于不可手术 HCC 患者的局部治疗。

2. ^{90}Y-TARE 联合系统治疗

^{90}Y-TARE 可诱导 HCC 肿瘤微环境中的免疫激活，其与免疫治疗可能存在协同作用，能增强免疫治疗的效果[10]。Zhan 等回顾性分析 ^{90}Y-TARE 联合免疫检查点抑制剂（ICI）治疗 HCC 的安全性（$n=26$），发现在随访初期 30d 内无患者死亡，无 3 级或 4 级肝胆相关不良反应，或免疫治疗相关不良反应，2 例患者在治疗后 1~3 个月出现肝胆相关不良反应[11]。在 2020 年美国临床肿瘤学会（ASCO）年会上公布的一项Ⅱ期研究（$n=40$）中，^{90}Y-TARE 联合纳武利尤单抗治疗亚洲晚期 HCC 患者，ORR 为 30.5%，相较于既往研究中纳武利尤单抗单药治疗有明显提高。目前，不少 ^{90}Y-TARE 联合免疫治疗的临床试验正在开展中。

此外，^{90}Y-TARE 还可联合索拉非尼治疗，延长部分 HCC 患者的生存期。Ricke 等[12]开展了一项前瞻性、随机对照的Ⅱ期研究，比较了索拉非尼联合 ^{90}Y-TARE 与索拉非尼单独治疗 HCC 患者的生存情况，虽然该研究未达到改善总人群 OS 的主要终点，但在亚组分析中发现，对于非肝硬化 HCC、≤ 65 岁的 HCC 及非乙醇性 HCC 亚组患者，索拉非尼联合 ^{90}Y-TARE 治疗后 OS 显著延长。该研究为索拉非尼联合 ^{90}Y-TARE 治疗的获益人群探索提供了方向。

（二）^{90}Y-TARE 用于 HCC 的转化治疗

大多数肝癌发现时已处于晚期不可切除的状态。转化治疗的目的是使肿瘤缩小降期，为患者提供接受根治性治疗的机会。Pardo 等[13]在一项国际多中心真实世界研究中（$n=100$），评估了 SIRT 辅助基线伴有高危因素（高血压、糖尿病、心脏病等并发症）者手术切除或移植的安全性，经 ^{90}Y-TARE 后行肝切除和肝移植的患者中 24% 和 7% 的患者出现 3 级术后并发症和任何等级的肝功能衰竭，术后 90d 的存活率达 96%，进行肝切除和肝移植的患者，中位 OS 分别超过 38.2 和 43.9 个月。提示 ^{90}Y-TARE 有望作为手术高风险人群的辅助治疗，提高这一人群的肝切除或安全移植的概率，为患者带来长期生存获益。

因切除范围较大而导致剩余肝脏体积过小引起的剩余肝功能不全，是影响根治性切除的主要原因。Fernández-Ros 等[14]分析了 83 例肝脏肿瘤患者接受 ^{90}Y-TARE 后的肝脏体积变化，在治疗 10~26 周时，剩余肝体积占总肝体积之比 < 40% 的患者显著减少（29.4% 对比 56.6%，$P < 0.001$），15 例患者接受了肝切除或移植。提示 ^{90}Y-TARE 作为肝切除术前的转化治疗，可使剩余肝体积代偿性增大，提高 HCC 的可切除性，改善术后肝功能。

对于可接受肝移植的患者，由于供肝短缺，患者等待期较长，容易出现肿瘤进展而失去肝移植的机会。桥接治疗的目的是控制肿瘤进展，让患者顺利渡过等待期、接受肝移植。Salem 等[15]人发表的一项Ⅱ期研究比较了 ^{90}Y-TARE 与 TACE 作为 HCC 移植前桥接治疗的效果，研究发现，^{90}Y-TARE 组患者的疾病进展时间（time to disease progression，TTDP）显著长于 TACE 组（> 26.0 个月对比 6.8 个月，*P*=0.0012）；对于处在移植等待期的患者，^{90}Y-TARE 和 TACE 治疗分别使 87% 和 70% 的患者成功接受了肝移植。基于该研究，2018 年 ESMO 肝癌指南推荐 ^{90}Y-TARE 可替代 TACE 用于等待肝移植患者小肿瘤的治疗，防止患者因肿瘤进展而失去肝移植的机会。

（三）^{90}Y-TARE 用于 HCC 的放射性肝段切除

近年来，随着 ^{90}Y-TARE 技术的发展，其应用范围不断扩大。对于局限于 2 个肝段内的 HCC，向肝段输送高剂量的 ^{90}Y 微球，杀死肿瘤及其周围正常肝组织，可达到与手术切除类似的效果，该治疗方式亦被称为放射性肝段切除（radiation segmentectomy，RS）。^{90}Y 微球 RS 为拒绝接受肝切除，或因肝功能不足、剩余肝脏体积不足等原因不适合手术切除的患者提供了新的根治性治疗选择。

2011 年，Riaz 等[16]首次报道了 ^{90}Y 玻璃微球治疗 HCC 患者的疗效和安全性（*n*=84），患者肿瘤接受的中位放射剂量为 1214Gy，结果显示，59% 的患者肿瘤应答，81% 的患者肿瘤坏死；中位 OS 为 26.9 个月，中位 TTP 为 13.6 个月；安全性良好，仅 9% 的患者出现 3/4 级不良反应。

部分 HCC 患者病灶为单发且直径 < 5cm，但因为肿瘤位置等因素影响，不能进行手术或射频消融治疗。针对此类患者，Vouche 等[17]进行了一项多中心研究（*n*=102），分析 ^{90}Y-TARE 的有效性，结果显示，肿瘤完全缓解率达 47%，部分缓解率达 39%；中位 TTP 为 33.1 个月；32% 的患者经 ^{90}Y-TARE 治疗后进行了肝移植；中位 OS 为 53.4 个月。该研究为 ^{90}Y-TARE 成为该类患者有效的治疗手段奠定了基础。

Lewandowski RJ 等[18]报道一项回顾性研究，其将单发肝癌直径 ≤ 5cm、无血管侵犯或肝外转移、不适合经皮穿刺消融术、肝功能 Child-Pugh A 级的 70 名患者纳入研究，采用 ^{90}Y 玻璃微球 TARE 剂量 > 190Gy，中位生存期为 6.7 年，中位进展时间为 2.4 年，1 年、3 年、5 年的总生存率分别为 98%、66%、57%。其中直径 ≤ 3cm 的亚组（*n*=45），1 年、3 年、5 年的总生存率分别为 100%、82%、75%，并且显著长于肿瘤大于 3cm 的亚组（*P*=0.026）。

Biederman 等[19]开展一项回顾性研究，针对肿瘤直径 < 3cm 的孤立性、不可切除早期肝癌，对比 ^{90}Y-TARE（*n*=235）和 TACE 联合微波消融治疗（*n*=417）的效果，采用倾向性匹配分析，每组 121 名患者，结果显示两种疗法的 CR 率（82.9% 对比 82.5%）、OS（30.8 个月对比 42.7 个月）及 TTP（11.1 个月对比 12.1 个月）均无显著差异，并发症发生率（4.9% 对比 8.9%，*P*=0.046）提示 ^{90}Y-TARE 可提供与 TACE 联合微波消融治疗相当的疗效。

六、展望

20 余年的临床探索为 ^{90}Y-TARE 在肝癌中的疗效和安全性提供了临床证据。基于近年来不断增加的临床获益证据，^{90}Y-TARE 已被国际指南推荐用于不可手术 HCC 患者的姑息治疗或转化治疗，成为肝癌患者重要的治疗选择。鉴于 ^{90}Y-TARE 作为手术新辅助治疗及与免疫治疗等联用时展现出良好的安全性，以 ^{90}Y-TARE 为基础的联合疗法有望成为未来研究趋势。此外，随着 ^{90}Y 微球剂量计算模型的不断优化，与靶向、免疫治疗的联合成为研究的热点，为肝癌患者带来治疗希望。

案例分析：李xx，男，43岁。2021-7-14因"'结肠癌'术后2年余，多程治疗后1月余"就诊于福建省肿瘤医院。2020-5-23行"腹腔镜辅助乙状结肠癌根治术"，术后病理（S2004621）："部分降结肠ESD切除术后根治术"切除标本提示（降结肠）黏膜ESD术后改变，黏膜层及肌层未见明确癌组织残留，黏膜缺损区肉芽组织增生伴多核巨细胞反应，浆膜层见癌浸润，浆膜层及浆膜外软组织脉管内见癌栓，寻及癌结节（5枚），标本上、下切缘及另送切缘均未见肿瘤组织累及，肠周淋巴结（2/12）见癌组织转移。基因检测：KRAS、NRAS、BRAF、PIK3CA野生型，MSS，PDL1未表达。2020年6月腹部CT提示肝多发转移，于2020-6-12至2020-9-20予FOLFOX方案化疗8周期。肝转移进展，于2020-11-5至2021-3-3予"FOLFIRI"方案化疗8周期，配合西妥昔单抗800mg靶向治疗8次，总体疗效评价PR。于2021-3-18至2021-5-12予"卡培他滨1.5 po bid d1~d14 q3w"化疗3周期，疗效评价PD。2021-5-27至2021-7-21予方案"伊立替康320mg+卡培他滨1.5 po bid d1~d14+贝伐珠单抗400mg q3w"治疗3周期。2021-8-6行超声引导下肝脏肿瘤微波消融术，术顺。2021-10-27至2022-5-26予"卡培他滨1.5 po bid d1~d14+贝伐珠单抗400mg q3w"治疗10周期。2022-6-30复查CT提示肝内转移灶较前增大（图8-3-1），疗效评价PD。

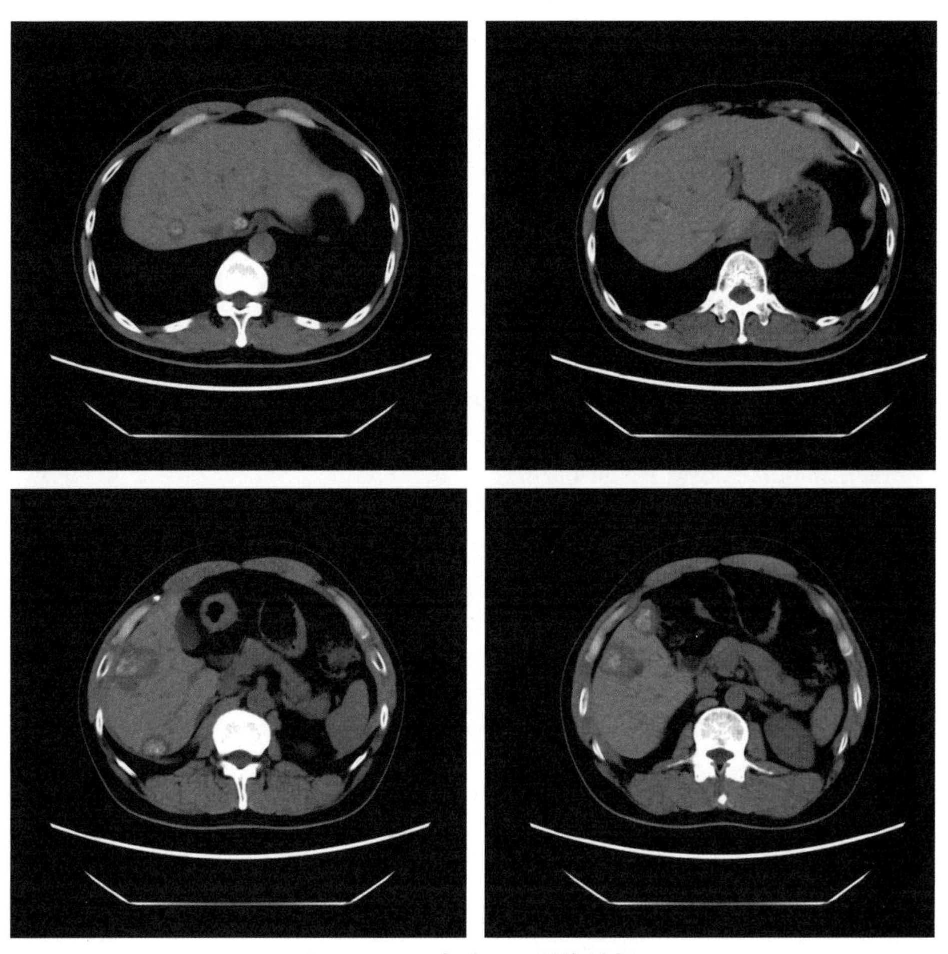

图8-3-1　复查CT影像结果

MDT讨论，拟行TARE。于2022-7-18行TARE治疗前计划（99mTc MAA试验+SPECT/CT），经计算，LSP 2.81%，TNR 4.67，可行TARE治疗。于2022-7-29行TARE（图8-3-2）。

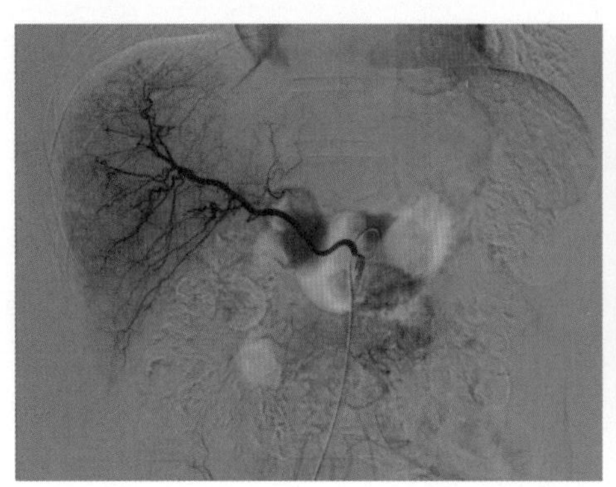
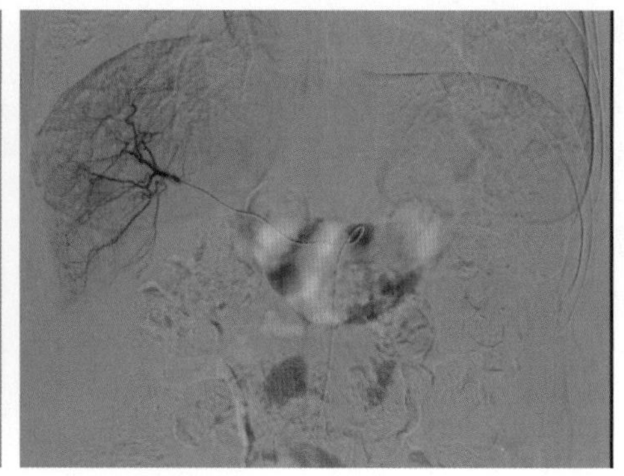

图 8-3-2　TARE 术中影像

术后当天复查 PET-CT 提示肝右叶 5 枚转移灶位于放射性浓聚区域，病灶不同程度摄取；其余正常肝组织以及视野内肝外组织，未见异常放射性浓聚（图 8-3-3）。

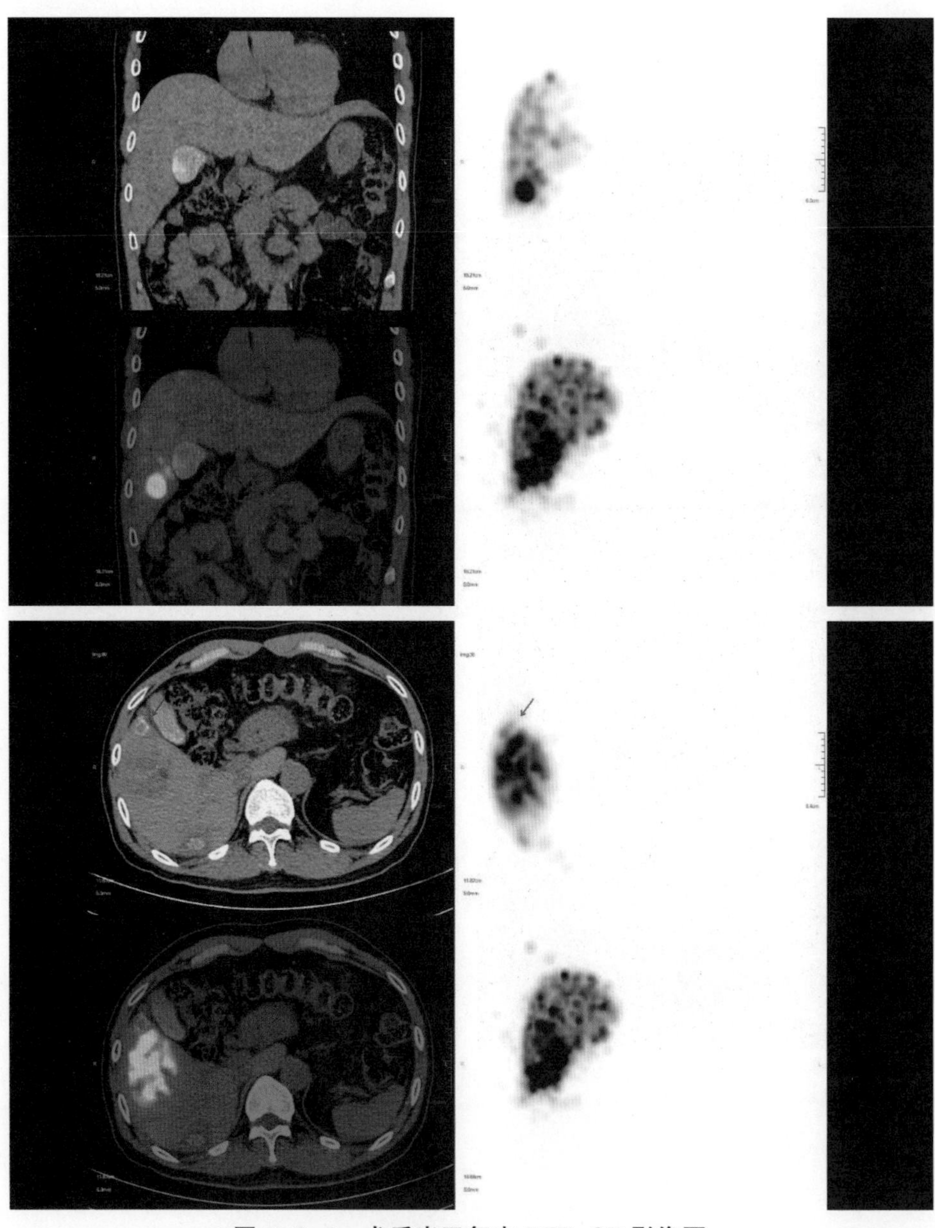

图 8-3-3　术后当天复查 PET-CT 影像图

TRAE 术后 1 月，2022-8-29 复查肝脏 MRI 提示肝多发转移瘤较前缩小，部分病灶仅边缘少许强化（图 8-3-4）。疗效评价：PR。

2022-11-26 复查肝转移 CT：肝转移灶较前缩小，强化明显减低；左肝较前增大（图 8-3-5）。于 2023-11-30 行“右半肝切除术 + 左尾状叶切除术”。

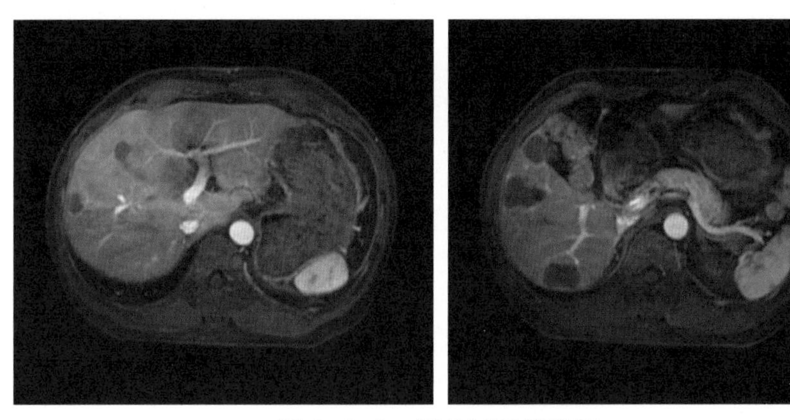

图 8-3-4　复查 MRI 影像图

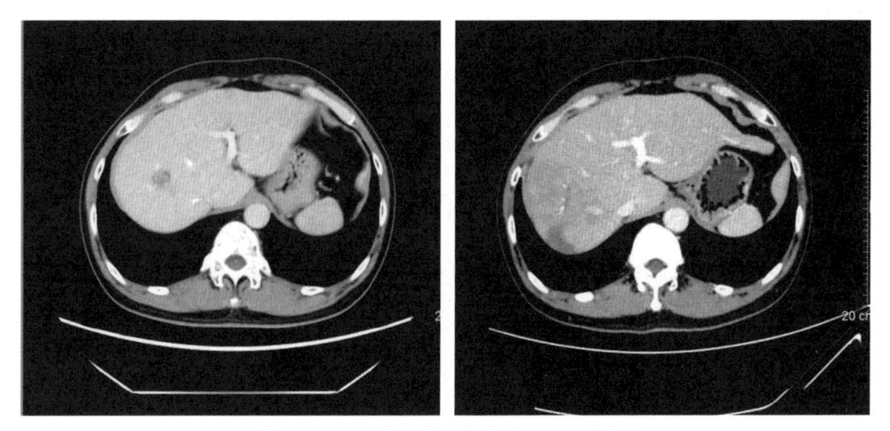

图 8-3-5　复查肝转移 CT 影像图

参考文献

[1] 牛娜，林岩松 .⁹⁰Y 微球选择性内放射治疗在肝细胞癌中的应用及研究进展 [J] . 中国癌症杂志，2021, 31(5):428-434.

[2] LEUNG T W, LAU W Y, HO S K, et al. Determination of tumour vascularity using selective hepatic angiography as compared with intrahepatic-arterial technetium-99m macroaggregated albumin scan in hepatocellular carcinoma [J] . Cancer Chemother Pharmacol, 1994, 33 Suppl: S33-S36.

[3] RIAZ A, AWAIS R, SALEM R. Side effects of yttrium-90 radioembolization [J] .Front Oncol,2014,29, 4:198.

[4] 中国临床肿瘤学会核医学专家委员会，北京市核医学质量控制和改进中心 . 钇 -90(^{90}Y) 微球选择性内放射治疗原发性和转移性肝癌的中国专家共识 [J] . 中华肝病杂志，2021, 29(7): 648-658.

[5] SANGRO B, CARPANESE L, CIANNI R, et al. Survival after yttrium-90 resin microsphere

radioembolization of hepatocellular carcinoma across Barcelona clinic liver cancer stages: a European evaluation [J] . Hepatology, 2011, 54(3): 868-878.

[6] KOLLIGS F T, BILBAO J I, JAKOBS T, et al. Pilot randomized trial of selective internal radiation therapy vs chemoembolization in unresectable hepatocellular carcinoma [J] . Liver Int, 2015,35(6): 1715-1721.

[7] VILGRAIN V, PEREIRA H, ASSENAT E, et al. Efficacy and safety of selective internal radiotherapy with yttrium-90 resin microspheres compared with sorafenib in locally advanced and inoperable hepatocellular carcinoma(SARAH): an open-label randomised controlled phase 3 trial [J] . Lancet Oncol, 2017,18(12): 1624-1636.

[8] CHOW P K H, GANDHI M, TAN S B, et al. SIRveNIB: selective internal radiation therapy versus sorafenib in Asia-Pacific patients with hepatocellular carcinoma [J] . J Clin Oncol, 2018, 36(19): 1913-1921.

[9] KULIK L M, CARR B I, MULCAHY M F, et al. Safety and efficacy of ^{90}Y radiotherapy for hepatocellular carcinoma with and without portal vein thrombosis [J] . Hepatology, 2008, 47(1): 71-81.

[10] CHEW V, LEE Y H, PAN L, et al. Immune activation underlies a sustained clinical response to yttrium-90 radioembolisation in hepatocellular carcinoma [J] . Gut, 2019, 68(2): 335-346.

[11] ZHAN C, RUOHONIEMI D, SHANBHOGUE K P, et al. Safety of combined yttrium-90 radioembolization and immune checkpoint inhibitor immunotherapy for hepatocellular carcinoma [J] . J Vasc Interv Radiol, 2020, 31(1): 25-34.

[12] RICKE J, KLÜMPEN H J, AMTHAUER H, et al. Impact of combined selective internal radiation therapy and sorafenib on survival in advanced hepatocellular carcinoma [J] . J Hepatol, 2019, 71(6): 1164-1174.

[13] PARDO F, SANGRO B, LEE R C, et al. The post-SIR-spheres surgery study(P4S): retrospective analysis of safety following hepatic resection or transplantation in patients previously treated with selective internal radiation therapy with yttrium-90 resin microspheres [J] . Ann Surg Oncol, 2017, 24(9): 2465-2473.

[14] FERNANDEZ-ROS N, SILVA N, BILBAO J I, et al. Partial liver volume radioembolization induces hypertrophy in the spared hemiliver and no major signs of portal hypertension [J] . HPB (Oxford), 2014, 16(3): 243-249.

[15] SALEM R, GORDON A C, MOULI S, et al. ^{90}Y radioembolization significantly prolongs time to progression compared with chemoembolization in patients with hepatocellular carcinoma [J] . Gastroenterology, 2016, 151(6):1155-1163.

[16] RIAZ A, GATES V L, ATASSI B, et al. Radiation segmentectomy: a novel approach to increase safety and efficacy of radioembolization [J] . Int J Radiat Oncol Biol Phys, 2011,79(1): 163-171.

[17] VOUCHE M, HABIB A, WARD T J, et al. Unresectable solitary hepatocellular carcinoma not amenable to radiofrequency ablation: multicenter radiology-pathology correlation and survival of radiation segmentectomy [J] . Hepatology, 2014, 60(1): 192-201.

[18] LEWANDOWSKI R J, GABR A, ABOUCHALEH N, et al.: Radiation segmentectomy: Potential

curative therapy for early hepatocellular carcinoma [J] . Radiology 287:1050-1058, 2018.

[19] BIEDERMAN D M, TITANO J J, BISHAY V L, et al. Radiation segmentectomy versus TACE combined with microwave ablation for unresectable solitary hepatocellular carcinoma up to 3 cm: a propensity score matching study [J] . Radiology, 2017, 283(3):895-905.

（作者：胡育斌）

第四节　消融治疗

消融治疗是在医学影像设备（如 CT、超声、MRI 等）引导下，经皮穿刺肿瘤，通过物理或化学手段作用于肿瘤组织，使肿瘤组织坏死、灭活，从而达到原位毁损肿瘤的目的。

临床上常用的消融治疗主要包括基于物理手段的热消融、冷冻消融，基于化学手段的无水乙醇消融等。热消融包括射频消融（radiofrequency ablation， RFA）、微波消融（microwave ablation，MWA）、激光消融术（laser ablation）和高强度聚焦超声（high-intensity focused ultrasound，HIFU）。冷冻消融（cryoablation）包括氩氦刀冷冻消融、液氮冷冻消融。

消融治疗具有操作简便、微创、精准、高效、可重复治疗等优点，该技术广泛开展改变了传统外科手术治疗理念，为肝脏等实体肿瘤治疗提供有效的临床解决方案，应用前景广阔[1]。

一、射频消融

射频消融（RFA）是目前治疗实体瘤应用最广泛的消融技术，其原理是将射频电极穿刺入肿瘤组织中，在 200~650kHz 的高频交变电流作用下，肿瘤组织内的离子相互摩擦、碰撞而产生热生物学效应，局部温度可达 60~120℃，当组织被加热至 60℃以上时，可引起细胞凝固性坏死，RFA 的消融体积取决于局部射频消融产生的能量传导与循环血液及细胞外液间的热对流。

RFA 是肝癌微创治疗常用的消融方式，其优点是操作方便、住院时间短、疗效确切、消融范围可控性好，特别适用于高龄、合并其他疾病、严重肝硬化、肿瘤位于肝脏深部或中央型肝癌的病人。对于能够手术的早期肝癌病人，RFA 的无瘤生存率和总生存率类似或略低于手术切除，但并发症发生率低、住院时间较短[2]。对于单个直径≤ 2cm 的肝癌，有证据显示 RFA 的疗效与手术切除类似，特别是位于中央型的肝癌[3-4]。RFA 治疗的技术要求是肿瘤整体灭活和具有足够的消融安全边界，并尽量减少正常肝组织损伤，其前提是对肿瘤浸润范围的准确评估和卫星灶的识别。因此，治疗前精确的影像学检查很有必要。

一项评价小肝癌手术对比射频消融疗效的开放标签、随机对照、多中心的Ⅲ期临床试验（SURF 试验）[2]，肝内病灶≤ 3 个，病灶最大直径≤ 3cm，2009~2015 年期间入组 308 例患者，合格患者在手术组和 RFA 组分别为 150 例和 152 例，组间基线因素无显著差异。在两组中，90% 的患者为孤立性病灶。SURF 试验结果：5 年 OS 率手术组 74.6% 对比 RFA70.4%，两组之间无显著差异；5 年 RFS 率手术组 54.7% 对比 50.5%，两组之间无显著差异。SURF 研究显示，手术切除对比 RFA 治疗小肝癌（≤ 3cm 和最多 3 个结节）的 5 年 OS 率和 RFS 率无统计学差异。2022 版 BCLC 指南指出，≤ 2cm 的早期肝癌，如果不适合肝移植，首选治疗方法是消融，消融和手术切除具有相似的存活率[4]。

二、微波消融

微波消融（MWA）一般采用 915MHz 或 2450MHz 两种频率。在微波电磁场的作用下，肿瘤组织内的水分子、蛋白质分子等极性分子产生极高速振动，造成分子之间的相互碰撞、相互摩擦，在短时间内产生高达 60~150℃的高温，从而导致细胞凝固性坏死。

近年来 MWA 应用比较广泛，在局部疗效、并发症发生率以及远期生存方面与 RFA 相比都无显著差异[5-6]。其特点是消融效率高、所需消融时间短、能降低 RFA 所存在的“热沉效应”[7]。利用温度监控系统有助于调控功率等参数，确定有效热场范围，保护热场周边组织，避免热损伤，提高 MWA 消融安全性。至于 MWA 和 RFA 这两种消融方式的选择，可以根据肿瘤的大小、位置，选择更适宜的消融方式。

三、冷冻消融

冷冻消融利用超低温造成肿瘤细胞不可逆冻伤而杀灭肿瘤组织，有效治疗温度为 -40~-180℃。当组织温度低于 -40℃时，冷冻消融通过冰晶形成和渗透压休克破坏细胞；当冷冻组织细胞时，细胞代谢崩解。随着温度进一步降低，细胞外冰晶开始形成，导致细胞外高渗，引起细胞内液外渗和细胞脱水。解冻时，渗透梯度逆转，使细胞外液流入，导致细胞肿胀，细胞膜破裂[8]。

1963 年，Cooper 首先将冷冻消融应用于临床，20 世纪 80 年代，以液氮作为冷媒的消融术开始应用于肝脏、前列腺等实体肿瘤的治疗；20 世纪 90 年代起，氩氦冷冻系统研制成功并用于临床，它采用针状冷冻器，利用氩气快速制冷，可使探针头处温度下降至 -140℃，而氦气可使靶组织温度从 -140℃缓慢复温至 20~40℃，通过这种温度梯度的变化可以导致：①靶组织蛋白质变性。②细胞内外渗透压改变和“结冰”效应造成细胞裂解。③微血管栓塞引起组织缺血坏死等。氩氦冷冻系统的快速冷冻速率及复温性能优于液氮冷冻器。冷冻治疗肿瘤的主要作用机制为冷冻对靶组织的物理性杀伤灭活，冷冻引起微血管收缩、血栓形成导致微血管栓塞，冷冻消融导致肿瘤细胞破裂及诱导特异性与非特异性的抗肿瘤免疫反应。

冷冻消融治疗的路径有经皮、经腹腔镜及开腹 3 种方式，其中影像引导经皮入路应用最多。影像引导下的冷冻消融具有创伤小、消融边界清晰、费用低、重复性好的优点。

（一）肝癌冷冻消融的适应证和禁忌证

1. 适应证

肝癌冷冻消融的适应证主要有：①肝癌直径≤ 5cm，或 3~5 个肿瘤、最大直径≤ 3cm。②原发性小肝癌拒绝外科手术者，或单发肿瘤外科手术后发现切缘有残余或复发者。③转移性肝癌病灶超过 3 个无法外科切除，且原发部位肿瘤能够得到有效治疗者。④无血管、胆管和邻近器官侵犯。⑤肝功能分级 Child-Pugh A 或 B 级，或经保肝治疗达到该标准。⑥不能手术切除的直径＞ 5cm 的单发肿瘤或直径＞ 3cm 的多发肿瘤，可行姑息性消融或与经导管动脉栓塞化疗等其他治疗方法联合治疗。

2. 禁忌证

肝癌冷冻消融的禁忌证有：①一般情况差（ECOG > 2 分），或合并重要脏器如心、脑、肝、肾等严重功能障碍者。②肿瘤巨大或呈弥漫性生长。③肝功能分级 Child-Pugh C 级，经保肝治疗无法改善。④肝门部肿瘤，紧靠胆管主干或主支，有门静脉主干、一级分支或肝静脉癌栓。⑤活动性感染，尤其是胆系合并感染者。⑥不可纠正的凝血功能障碍及严重血象异常，有严重出血倾向者。⑦神志不清或精神障碍者。⑧有其他部位转移瘤无法得到有效治疗的患者。

（二）肝癌冷冻消融的相关要点

1. 冷冻消融的引导方式

冷冻消融的引导方式有超声引导、CT 引导及 MRI 引导，这三种引导方式的优缺点具体如下。

（1）超声引导。超声引导是一种方便、高效的引导方式，能够提供实时的引导与监控，冷冻时冰球表面呈强回声伴清晰声影，复温后消融区域呈不均匀回声增强，边界欠清。但其引导与监控易受肝脏质地、肥胖、回声盲区等影响，部分患者应用受限。

（2）CT 引导。CT 引导是比较常用的引导方式，具有较高的空间分辨率。其具有定位精确度高，可以进行三维重建，便于选择穿刺路径，避免重要结构的损伤的优势。CT 在冷冻消融过程中能够清晰显示冰球范围，利于消融范围的监测。但 CT 的软组织分辨率欠佳，导致部分肝脏病灶显示不清，影响术前、术中定位的准确性。另外 CT 导致的电离辐射损伤也是其弊端之一。

（3）MRI 引导。肝脏多模态 MRI 具有软组织分辨率高、多序列成像、功能成像及特殊对比剂成像的优势，在术中定位直径≤ 2.0cm（尤其是≤ 1.0cm）的肝癌方面具有显著优势。MRI 任意方位成像的能力使术者更容易设计避开膈肌、胃肠道等重要结构，安全的穿刺入路，并且利于术中多个方位监控消融范围，减少肝脏相邻器官冷冻损伤导致的并发症。不足之处是 MRI 手术中器械必须具有 MRI 兼容性，价格相对昂贵，同时成像时间相对较长。

2. 操作步骤

冷冻消融的具体操作步骤如下：①根据病变的部位、大小选择合适的体位，可使患者采取仰卧、侧卧或斜位，俯卧位较少应用。②行超声、CT 或 MRI 扫描，对比术前影像资料，必要时进行强化扫描，明确病变位置，设计穿刺路径及确定皮肤穿刺点并标记。③术中实时监测患者血压、血氧饱和度、心率和心电图等。④手术区域备皮、消毒、铺巾。⑤麻醉方案可以选择局部麻醉或联合静脉镇痛、静脉麻醉、硬膜外麻醉或全身麻醉等。⑥在无菌生理盐水中行低温冷冻探针测试，确保系统运行正常。⑦依据病变的部位、大小及形态，合理选择冷冻探针的数目，多针组合时按照 1.5~2.0cm 间距适型排列。⑧在影像设备的引导下，采用步进式穿刺，将单根或多根低温冷冻靶向探针准确穿刺至病灶内，并再次行影像学扫描确认探针处于目标位置。⑨开启氩气低温冷冻治疗，冷冻过程中应用影像设备动态监测消融范围，可灵活调整消融针功率，使冰球覆盖超过病灶边缘 1cm 以上且不损伤毗邻的重要组织，冷冻通常持续 12~15min 后，开启氦气进行复温 3~5min，重复冷融治疗过程共两次。⑩治疗结束后进行全面肝脏扫描，检测是否存在出血、肿瘤破裂等并发症。

3. 注意事项

在进行冷冻消融治疗时应注意如下几个要点：①设计进针路径时，应注意避开肋骨、胃、肠及胆囊等结构，避免术中冷冻能量沿探针传递损伤空腔脏器，导致胆瘘及肠瘘。②如果冷冻治疗应用 CT 或 MRI 进行术中引导及监控，则术前应锻炼患者呼吸配合，每次扫描时屏气幅度一致，平静呼气末状态下屏气最常应用。③包膜下肝癌，穿刺路径设计应经过部分正常的肝组织，减少肿瘤破裂出血及腹腔内播散的机会。④治疗近膈顶的肝癌，尽可能经肋膈角下方进针，避免探针经过肋膈角、膈肌损伤肺组织，且冷冻过程中注意控制消融范围，必要时采取水隔离技术，勿伤及膈肌。⑤靠近腹壁的病灶进行冷冻治疗，应在体表穿刺点敷温水囊，避免冻伤腹壁和皮肤。⑥靠近胆囊及胃肠道的病变冷冻治疗时，术中监控病变，使冷冻冰球外缘勿达到胆囊和胃肠，防止冻伤后穿孔。⑦靠近大血管的病变进行手术时，需应用较多数目的冷冻探针，因大血管能够迅速带走冷冻能量，使形成的冷冻冰球较小，影响治疗效果。⑧直径 3~5cm 但影像学检查显示边界不清呈浸润性生长的病灶，冷冻消融范围应相应扩大，超过病变显示范围 1.5cm 以上。⑨直径 > 5cm 的病灶，可通过多针穿刺和多点布针的方法尽可能适形、全面地消融病灶，也可根据情况行姑息性治疗，部分灭活肿瘤、减轻肿瘤负荷或延缓病情进展，以延长患者生存时间和提高生存质量。

4. 术后处理

冷冻消融的术后处理需兼顾以下几个方面：①穿刺部位加压包扎，保温，卧床 24h。②多功能心电监护仪实时监测生命体征变化。③禁食 24h，给予保肝、止血及营养支持等治疗。

（三）并发症防治

肝癌冷冻消融治疗的不良反应主要有术后寒战发热、肝区疼痛、血清酶升高和血小板减少等，并发症包括感染、出血、胸腔积液、皮肤冻伤、肋间神经损伤、冷休克、胆瘘和肠瘘、肝功能衰竭等。充分术前准备、严格操作规范、准确定位与穿刺及术中动态监控是减少并发症发生率的重要方法。

1. 不良反应

寒战发热、肝区疼痛、轻氨酶升高和血小板减少等不良反应经过对症处理多能短期内恢复正常。

2. 感染

主要有肝脓肿、穿刺点感染等。可通过严格无菌操作，术后应用抗生素等预防感染。

3. 腹腔内出血

腹腔内出血常有腹胀、腹痛，严重时有冷汗或血压下降及休克症状。原因主要是肿瘤较为表浅，穿刺后肿瘤破裂，或者患者凝血功能差，肝脏穿刺点出血。可通过严格掌握适应证，对肝硬化凝血功能差的患者，纠正后再治疗，术前、术后常规给予血凝酶等止血药物肌内或静脉注射等进行预防。

4. 皮肤冻伤

冷冻治疗肝脏周边靠近肝包膜的病变较易出现皮肤冻伤，其发生的原理是冷冻过程中的能量沿探针传递对穿刺位点的皮肤和腹壁造成冻伤。在多针冷冻同一病灶时应注意拉开皮肤进针点的间距，避免多枚探针沿同一位点进针造成能量叠加从而加重冻伤。另外在体表穿刺点敷温水囊也能够减少冷冻的能量对皮肤和腹壁的冻伤。

5. 胸腔积液

肝肿瘤冷冻治疗常出现右侧反应性的胸腔积液，尤其是冷冻治疗近膈顶的病灶。持续时间过长、反复出现的胸腔积液可于抽液引流后行胸膜粘连术。

6. 肋间神经损伤

肋间神经损伤可出现进针侧腹部疼痛，可应用止痛药物对症处理。

7. 冷休克

冷休克较少出现，必要时静脉或肌内注射地塞米松，并给予变温毯复温治疗。

8. 胆瘘、肠瘘

靠近胆囊及胃肠道的病变冷冻治疗时，术中监控病变使冷冻冰球外缘勿达到胆囊和胃肠，且术后禁食 24h。术前穿刺路径的设计，严禁经过胃、胆囊及肠道。

9. 肝功能衰竭

出现肝功能衰竭的主要原因是治疗前肝硬化程度严重，肝功能差，或者发生严重并发症（如感染、出血等）。基于此，应严格掌握冷冻消融的适应证，明确肝功能 Child-Pugh C 级、大量腹水、严重黄疸等病例均为禁忌证，术后注意预防其他并发症的发生，预防感染，积极进行保肝治疗。

（四）疗效评价

推荐在消融后 1 个月左右，复查动态增强 CT 或 MRI，或超声造影，以评价消融效果。消融效果可分为：①完全消融，经动态增强 CT 或 MRI 扫描，或超声造影随访，肿瘤消融病灶动脉期未见强化或 MRI 多模态与功能成像显示肿瘤组织灭活，提示肿瘤完全坏死。②不完全消融，经动态增强 CT 或 MRI 扫描，或超声造影随访，肿瘤消融病灶内动脉期局部有强化，提示有肿瘤残留。完全消融后应定期随访复查，通常情况下每隔 2~3 个月复查超声、MRI 或 CT，以便及时发现可能的局部复发病灶和肝内新发病灶，利用消融微创安全、简便和易于反复实施的优点，有效地控制肿瘤进展。

射频消融、微波消融、冷冻消融各有优势，在临床实践中要合理选择消融方式，取长补短，以达到满意的治疗效果。对于直径 ≤ 3cm 的肿瘤，3 种消融方式均获得良好的治疗效果。而对于直径 > 3cm，尤其是 > 5cm 的肿瘤，MWA 因其消融时间短、消融范围广，明显优于其他 2 种消融方式，且 MWA 受到血流灌注的影响小，更加适合治疗邻近大血管的肿瘤。而冷冻消融形成的“冰球”边界清晰，易于监测，可应用于邻近危险脏器的肿瘤。冷冻消融较少引起局部疼痛，对于肿瘤距离肝包膜 ≤ 1 cm 或有骨转移引起骨质破坏的肿瘤患者，冷冻消融明显优于 MWA 和 RFA。但冷冻消融在治疗过程中消耗患者血小板，对于凝血功能差的患者，应避免使用冷冻消融。RFA 电极的适形性好，可以通过调节消融电极来保护邻近脏器。

四、HIFU

HIFU 是利用超声波的可穿透性及可聚焦性特点，将低能量超声波通过体外发射体内聚焦的方式，使焦点处病灶产生凝固性坏死，而焦点外由于能量较低对通过的组织并无损伤，从而实现无创治疗[9]。

HIFU 治疗原理主要有热效应、机械效应、空化效应。热效应目前认为是 HIFU 作用的主要机制，高能声波在焦点处聚焦能够使焦点温度在 1.0s 内升高至 60~100℃，使组织细胞蛋白质发生凝固性坏死。机械效应是指组织细胞随声波相位的变化出现快速振动导致细胞稳定性的破坏，引起细胞膜穿孔、DNA 等大分子变性，使细胞死亡。空化效应是随着声场周期性变化，声波在不同介质中引起微小气泡迅速膨胀、收缩，随着气泡振动的进行，其内部温度、压力升高，最终气泡破溃对周围组织产生损伤。

HIFU 主要用于治疗失去手术机会的晚期胰腺癌患者。其可缓解胰腺癌患者的疼痛、改善生活质量，提高生存率[10]。HIFU 与化疗、放疗具有协同增效作用。近期有研究显示 HIFU 可促进临床免疫反应和提高肿瘤对免疫治疗效果的敏感性[11]。未来 HIFU 可与化疗、放疗、靶向治疗、免疫治疗等联合治疗晚期胰腺癌，值得期待。

案例分析 1：患者周 X，女，78 岁。诊断：原发性肝癌（CNLC Ⅰa 期、BCLC A 期）；慢性心功能不全；2 型糖尿病。病灶位于肝Ⅱ段，肝包膜下、心脏旁，大小 3.0cm × 2.9cm（图 8-4-1）。

患者高龄，合并慢性心功能不全、糖尿病，

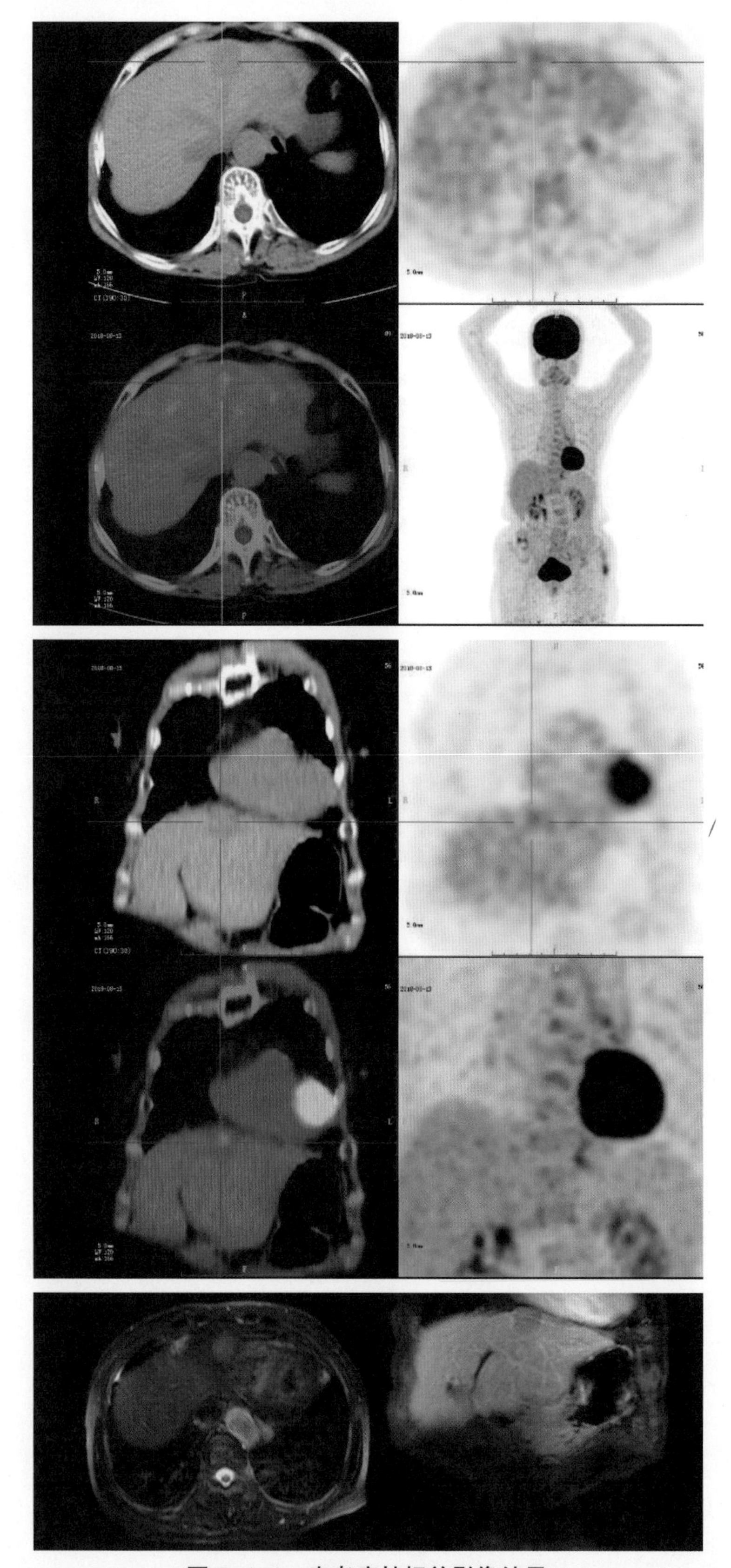

图 8-4-1 患者病灶相关影像结果

外科手术切除风险大。患者及家属拒绝外科手术切除。于2019-8-3行CT引导下肝癌微波消融治疗，具体CT图可见图8-4-2。

术后2月复查肝脏MRI，肿瘤完全灭活（图8-4-3）。疗效评价：CR。患者已随访3年，目前肝癌经微波消融治疗后，仍完全坏死。

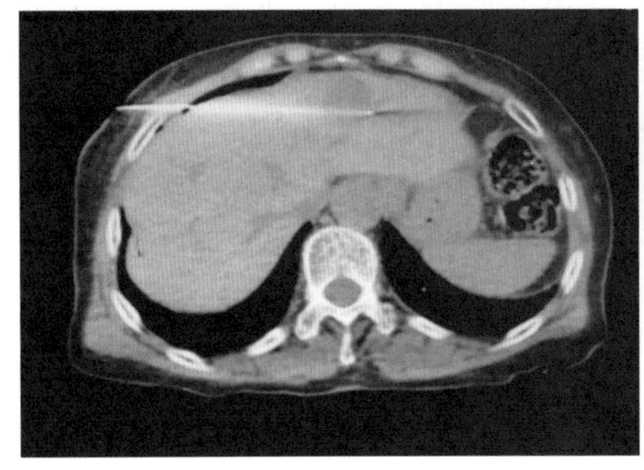
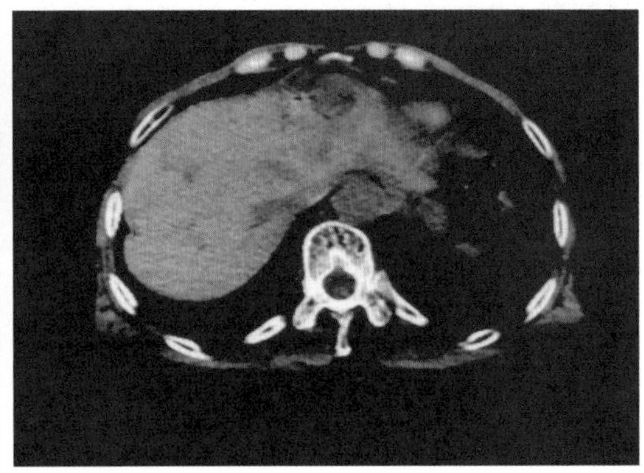

图8-4-2 微波消融术中CT影像

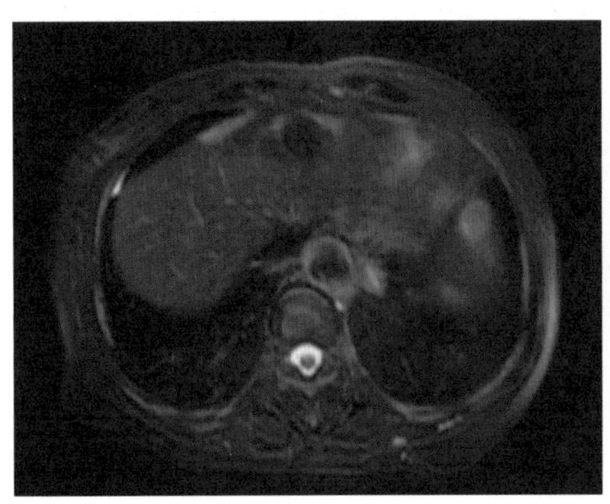
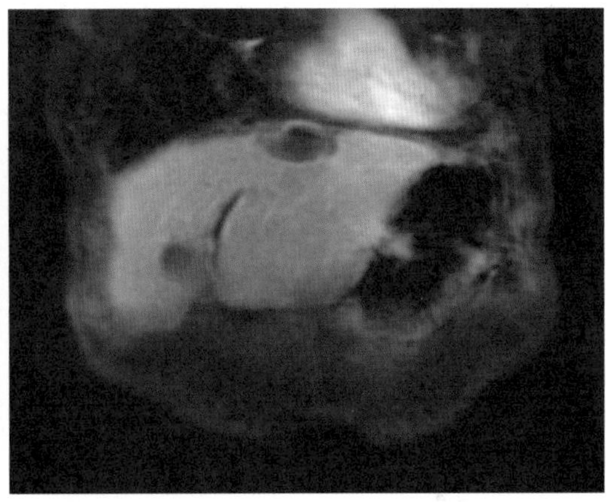

图8-4-3 术后2月复查MRI影像

案例分析2：患者张xx，男，48岁。诊断肝癌12年，切除术后经介入治疗，肝尾状叶复发，直径1cm。肝癌复发病灶位于尾状叶，紧邻下腔静脉、门静脉，手术切除难度高、创伤大（图8-4-4）。患者及家属选择微波消融治疗。

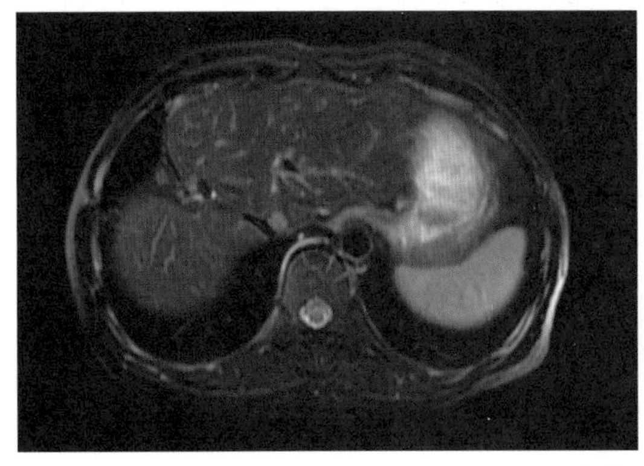
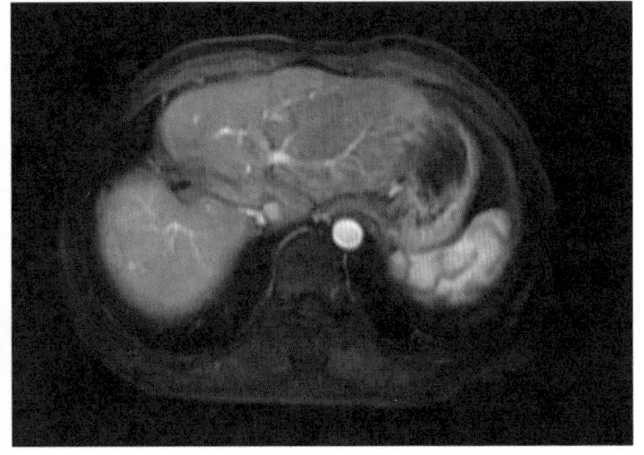

图8-4-4 患者病灶相关影像结果

2019-5-6行CT引导下肝癌微波消融治疗（图8-4-5）。

术后2月复查MRI提示肝内病灶完全坏死（图8-4-6）。

术后3年复查MRI提示肝内病灶完全坏死（图8-4-7）。疗效评价：CR。

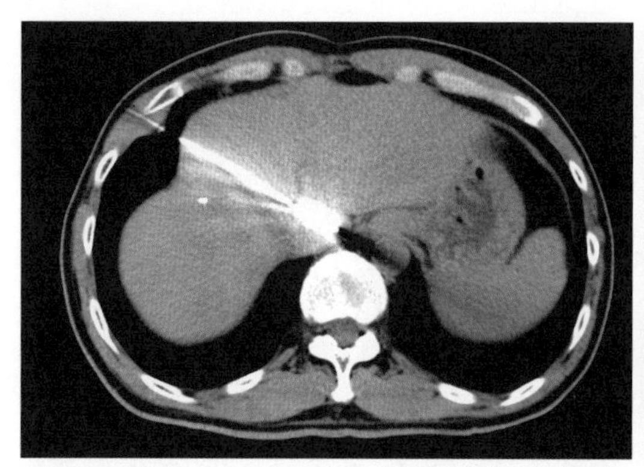
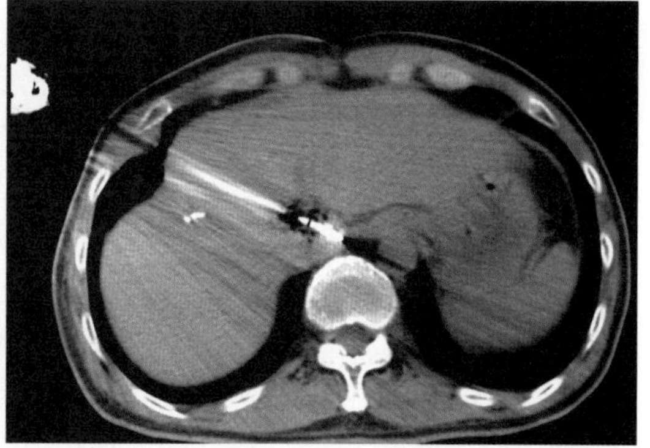

图 8-4-5　微波消融术中 CT 影像

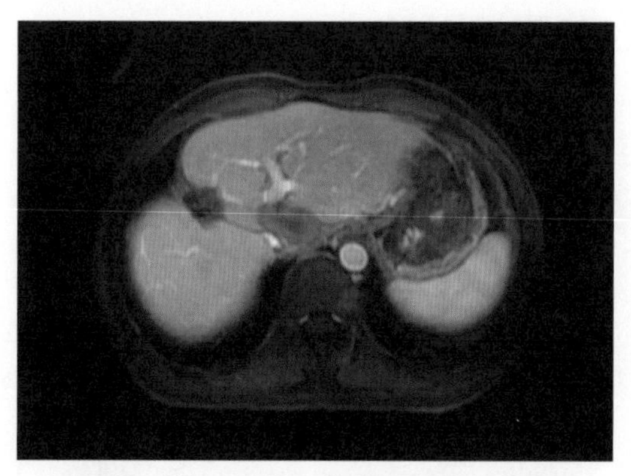

图 8-4-6　术后 2 月复查 MRI 影像

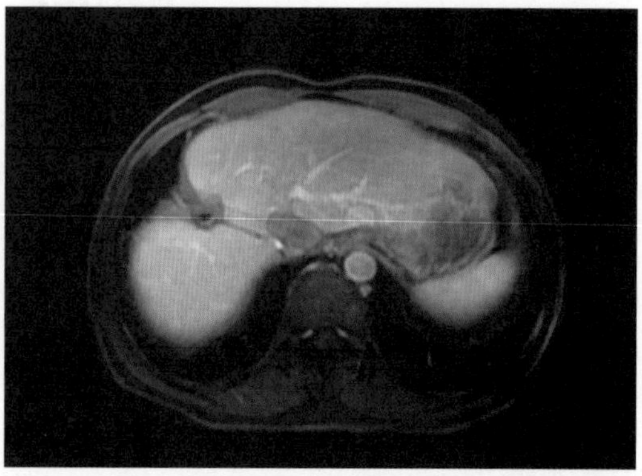

图 8-4-7　术后 3 年复查 MRI 影像

案例分析3：患者朱x，男，43岁。早期肝癌消融术后1年，2021-7-10复查MRI提示肝Ⅷ段复发，直径0.7cm（图8-4-8）。拟行TACE，序贯RFA。

因病灶小，CT扫描很难发现，故计划先行TACE治疗，碘油标记小肝癌，择期行射频消融。

2021-7-15行TACE，术中DSA造影，右肝可见两枚小结节状肿瘤染色（图8-4-9）。

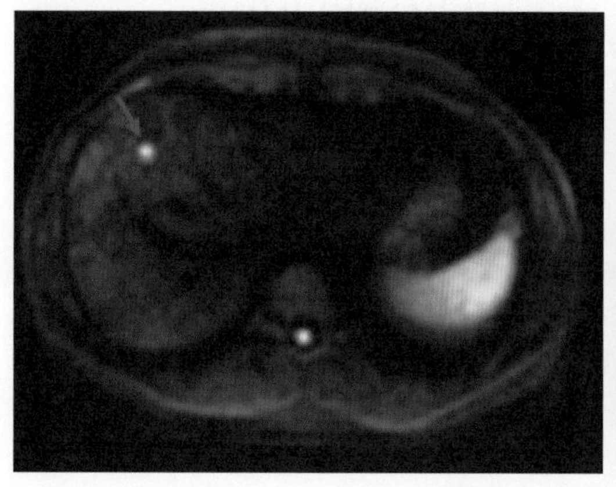
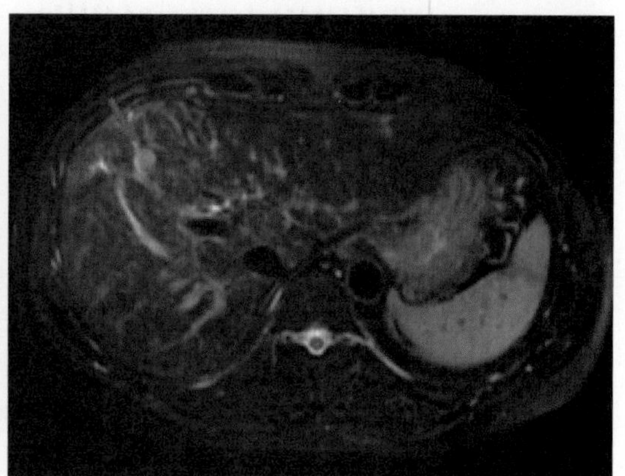

图 8-4-8　复查 MRI 影像

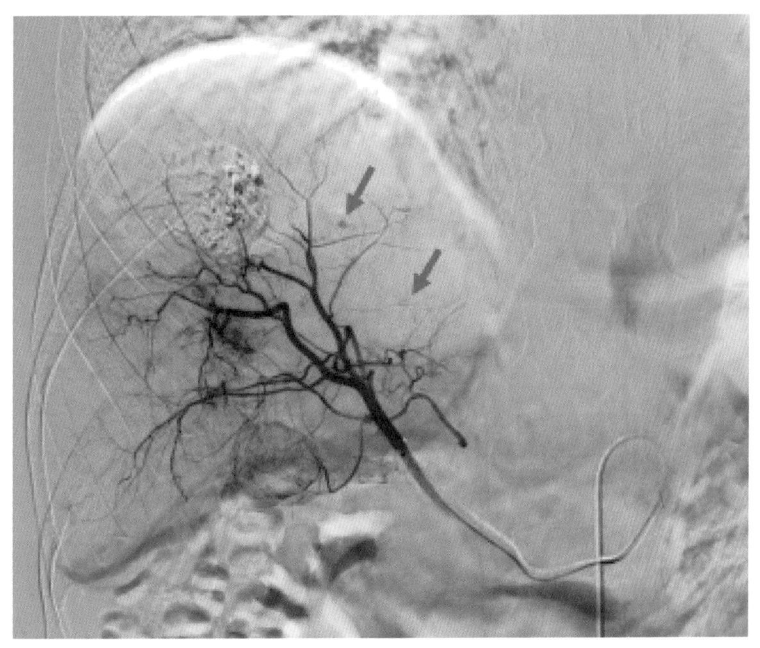

图 8-4-9　TACE 术中 DSA 造影影像

TACE 术后 3 周复查 CT 提示右肝两枚结节状碘油沉积灶，考虑肝内复发小肝癌（2 个），见图 8-4-10。

2021-8-18 行 RFA。术后随访 3 年，肝癌完全灭活。疗效评价：CR。

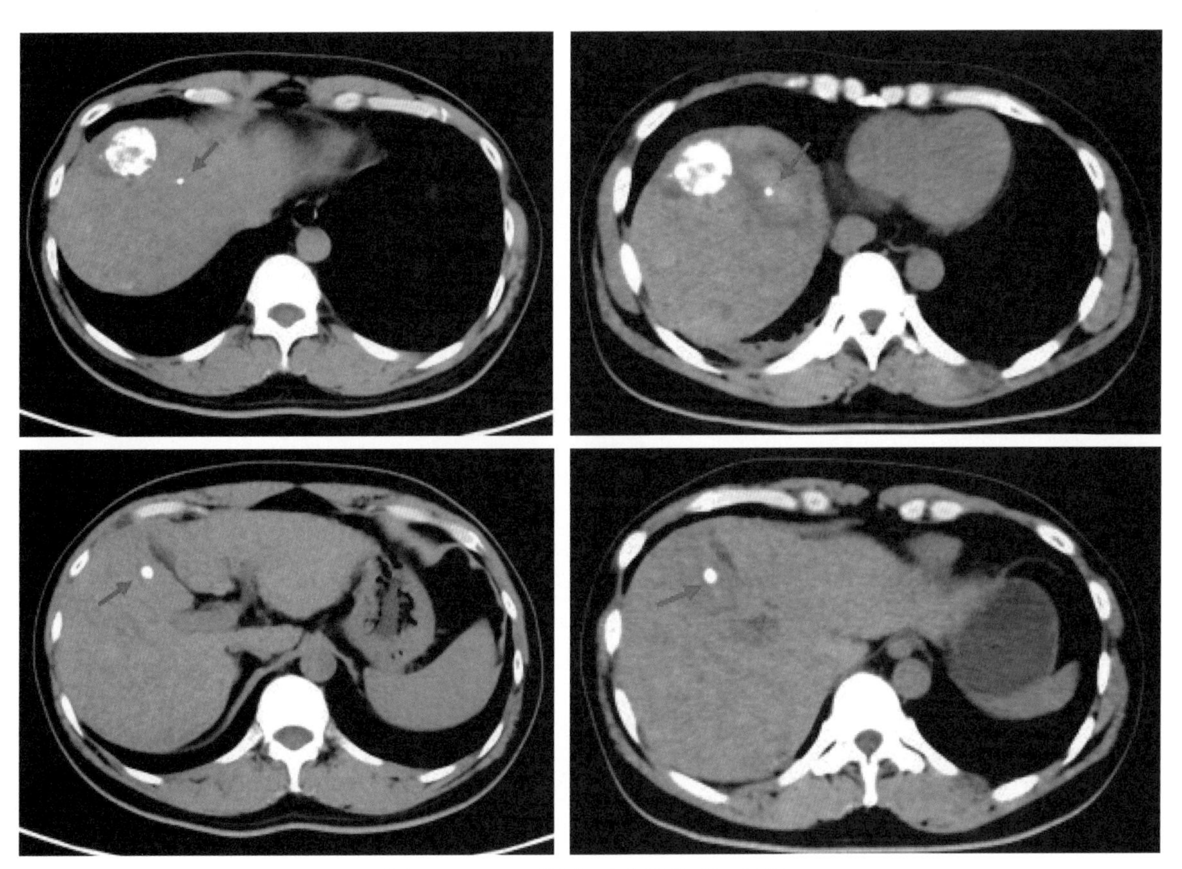

图 8-4-10　术后 3 周复查 CT 影像

参考文献

[1] 中国抗癌协会肿瘤介入学专业委员会，上海市抗癌协会实体肿瘤聚焦诊疗专业委员会 . 影像导引肝脏恶性肿瘤多模态消融治疗技术专家共识 [J] . 介入放射学杂志，2018, 27(7): 603-607.

[2] KUDO M, HASEGAWA K, KAWAGUCHI Y, et al. A multicenter randomized controlled trial to evaluate the efficacy of surgery versus radiofrequency ablation for small hepatocellular carcinoma (SURF trial): Analysis of overall survival [J] . Journal of Clinical Oncology, 2021, 39(15_suppl): 4093.

[3] PENG Z W, LIN X J, ZHANG Y J, et al. Radiofrequency ablation versus hepatic resection for the treatment of hepatocellular carcinomas 2cm or smaller: a retrospective comparative study [J] . Radiology, 2012, 262(3): 1022-1033.

[4] REIG M, FORNER A, RIMOLA J,et al. BCLC strategy for prognosis prediction and treatment recommendation Barcelona Clinic Liver Cancer (BCLC) staging system. The 2022 update [J] .J Hepatol, 2022, 76(3):681-693.

[5] VIETTI V N, DURAN R, GUIU B, et al. Efficacy of microwave ablation versus radiofrequency ablation for the treatment of hepatocellular carcinoma in patients with chronic liver disease: a randomised controlled phase 2 trial [J] . Lancet Gastroenterol Hepatol, 2018, 3(5): 317-325.

[6] TAN W, DENG Q, LIN S, et al. Comparison of microwave ablation and radiofrequency ablation for hepatocellular carcinoma: a systematic review and meta-analysis [J] .Int J Hyperthermia, 2019, 36(1): 264-272.

[7] 柳明，刘超，李成利，等 . 影像引导肝癌的冷冻消融治疗专家共识（2020 版）[J] . 中国医刊，2020, 55(5):489-492.

[8] WIJLEMANS J W, DE GREEF M, SCHUBERT G, et al. A clinically feasible treatment protocol for magnetic resonance guided high intensity focused ultrasound ablation in the liver [J] . Invest Radiol,2015,50(1): 24-31.

[9] SOFUNI A, ASAI Y, MUKAI S, et al. High-intensity focused ultrasound therapy for pancreatic cancer [J] . J Med Ultrason (2001), 2022 (5): 12.

[10] DÍAZ-ALEJO J F, GONZÁLEZ G I, EARL J. Ultrasounds in cancer therapy: A summary of their use and unexplored potential [J] .Oncol Rev, 2022, 16(1):531.

（作者：胡育斌）

第五节　碘 125 粒子置入术

碘 125 粒子（^{125}I）具有相对较长的物理半衰期，半衰期为 59.4 天，主要产生 γ 射线，能量为 27~35 KeV，3 个半衰期后释放约 94% 能量，组织穿透距离仅为 1.7 cm，比 X 射线光子能量高、波长更短，穿透能力更强。碘 125 粒子杀伤肿瘤机制为产生 γ 射线和 X 射线直接损伤肿瘤细胞 DNA，并可产生自由基二次损伤肿瘤细胞 DNA，使肿瘤细胞快速死亡或产生突变，同时其射线可使肿瘤血管纤维化和闭塞，肿瘤发生缺血性坏死。

放射性粒子置入治疗在手术引导方法上可选择 CT 引导、超声引导、超声内镜引导、手术中置入等，其中 CT 引导是最常用的方法。

一、肝癌的碘 125 粒子置入治疗

（一）在早期肝癌中的应用

早期肝癌首选手术切除、肝移植、消融等根治性治疗。对于无法行以上根治性治疗的患者，如病灶临近大血管或肝门区，手术切除难度大，消融治疗残留率高的部位，可行碘 125 粒子置入内放射治疗。

碘 125 粒子置入内放射治疗还可作为手术切除、消融治疗的联合治疗手段，以提高肿瘤根治率，降低肿瘤复发率。外科手术中结合碘 125 粒子置入，可有效减少术后复发，提高患者生存率。一项随机对照试验研究[1]，治愈性肝切除联合术中切缘碘 125 粒子置入对比单纯手术切除，术后肿瘤复发时间分别为 60 个月、36.7 个月，术后复发率分别为 35.3%、70.6%，总体生存时间分别为 63.6 个月、38.9 个月，联合组术后 1、3、5 年生存率高于单纯手术切除术组（P=0.026）。一项前瞻性随机对照试验研究[2]，RFA 联合碘 125 粒子置入与单纯 RFA 治疗直径≤ 3cm 肝癌患者相比，联合组术后 1、3、5 年复发率较低（P=0.004），术后 1，3，5 年生存率较高（P=0.003）。

（二）在中晚期肝癌中的应用

TACE 联合碘 125 粒子置入治疗肝癌可提高晚期 HCC 患者的临床反应，延长生存期。近期一项荟萃分析[3]，共纳入 9 项 RCT 研究，TACE 联合碘 125 粒子置入组对比单纯 TACE 组的 CR（P ＜ 0.00001）、ORR（P ＜ 0.00001） 和 DCR（P ＜ 0.00001）均显著更高；联合治疗组的总生存期显著延长（P ＜ 0.0001），6 个月（P=0.0002）、1 年（P ＜ 0.0001）、3 年 OS 率（P=0.0003）也较单纯 TACE 治疗显著提高。

（三）在肝癌伴门静脉癌栓中的应用

门静脉癌栓是肝细胞癌的特征性恶性征象之一。肝癌发展过程中常侵犯门静脉，门静脉癌栓的发生率为 44.0%~62.2%。肝癌伴门静脉癌栓患者预后较差，未经治疗者中位生存期仅为 2.7~4 个月。

随着介入联合放射治疗、靶向治疗、免疫治疗等综合性治疗手段的应用，针对门静脉分支癌栓的治疗取得了一定的进步，但门静脉主干癌栓的治疗效果仍很差，且治疗十分棘手。

门静脉癌栓提示肝癌组织已突破门静脉血管壁进入门静脉腔内，发生血行转移的机会大大增加，是影响肝癌生存期的独立预后因子。肝癌合并门静脉癌栓都归为巴塞罗那分期 BCLC C 期，

但癌栓累及范围与病变严重程度和治疗方式的选择密切相关。根据门静脉癌栓的累及程度，日本肝癌研究会将门静脉癌栓分为VP1~VP4型[4]，而程树群等将其分为I0~Ⅳ型[5]。这两种分型方法对传统的肝癌伴门静脉癌栓治疗，包括手术切除、TACE、放射治疗等，有较大的指导意义。

门静脉癌栓累及门静脉1级分支和主干时，会对门静脉血流动力学产生严重影响，主要表现有：①癌栓阻塞段远端门静脉血流仅依靠有限开放的侧支血管，肝内门静脉灌注不足，会造成或加重肝功能衰竭。②癌栓近端门静脉血流入肝受阻，部分患者的肿瘤同时侵犯门静脉和肝动脉，肝内动脉门静脉瘘形成，入肝血流淤滞甚至呈离肝血流，肝前门静脉压力明显增加，门静脉侧支循环大量开放，食管胃底静脉丛和痔静脉丛等高危静脉丛迂曲扩张，血流量增加，这增加了消化道大出血的风险。③肝前型门静脉高压可同时导致患者肠道瘀血和腹泻。因此，有效处理门静脉癌栓，开通闭塞的门静脉血管对提高肝癌合并门静脉癌栓的效果至关重要。

近年来，肝癌伴门静脉癌栓患者的TACE、HAIC、放射治疗、靶向治疗、免疫治疗均取得了不小的进步。但这些治疗方法均不能即时开通闭塞的门静脉，无法即刻恢复正常肝组织门静脉血流灌注，因此在治疗过程中患者往往发生消化道出血、肝衰竭等，大大影响治疗效果。

复旦大学附属中山医院颜志平教授于2007年开创性应用门静脉支架联合放射性碘125粒子条治疗门静脉主干癌栓，取得了良好的效果。门静脉支架置入可即时开通门静脉血流，恢复正常肝组织门静脉血流灌注，降低门静脉压力；同时碘125粒子条的有效辐射范围可覆盖门静脉腔内癌栓，而对周围脏器放射性损伤小。粒子条沿支架呈线性排列，基于契合癌栓沿脉管延续生长的生物学特性，能有效杀伤癌栓组织，阻止癌栓向支架内生长，保持支架长久通畅。

近年来，门静脉支架联合放射性碘125粒子条置入在门静脉癌栓介入治疗中取得显著疗效。不少研究证实TACE联合碘125粒子置入治疗肝癌伴门静脉癌栓的效果明显优于单纯TACE治疗。一项回顾性研究表明[6]，TACE联合碘125粒子置入对比单纯TACE治疗肝癌伴门静脉主干癌栓，联合组对比TACE组的ORR（52.4%对比4.0%，$P<0.001$）、DCR（85.7%对比32.0%，$P<0.001$）；联合组的中位OS优于TACE组（9.8个月对比5.2个月，$P=0.024$）；多因素分析显示，联合组的死亡风险显著降低（风险比为0.444，$P=0.020$）。另一项回顾性研究显示[7]，80例肝癌合并门静脉癌栓患者，48例接受单纯TACE，32例行门静脉^{125}I粒子联合TACE治疗，联合治疗组中位生存期优于单纯TACE（14.8个月对比7.6个月，$P<0.05$）。近期一项荟萃分析[8]，共纳入7项研究，共1018例患者，其中602例患者接受了TACE和碘125粒子门静脉支架置入，对照组416例患者接受了TACE和门静脉支架置入。荟萃分析表明，碘125粒子支架提高了6个月和12个月的支架通畅率（$P<0.001$），也提高了6个月、12个月和24个月的生存率（$P<0.001$）。

鉴于目前的研究进展，《中国原发性肝癌诊疗指南（2022年版）》指出：①对肝癌伴门静脉癌栓病人，在TACE基础上可以使用门静脉内支架置入术联合碘125粒子条或碘125粒子门静脉支架置入术，可有效处理门静脉主干癌栓；②采用碘125粒子条或直接穿刺置入碘125粒子治疗门静脉一级分支癌栓。

2020年，复旦大学附属中山医院提出了门静脉癌栓的介入分型（图8-5-1），有助于指导临床制定个体化的介入治疗策略，使患者获益，值得临床推广[9]。未来针对肝癌合并门静脉主干癌栓，采用TACE或HAIC+门静脉支架联合放射性碘125粒子条+靶向、免疫治疗的综合治疗模式是发展方向之一。

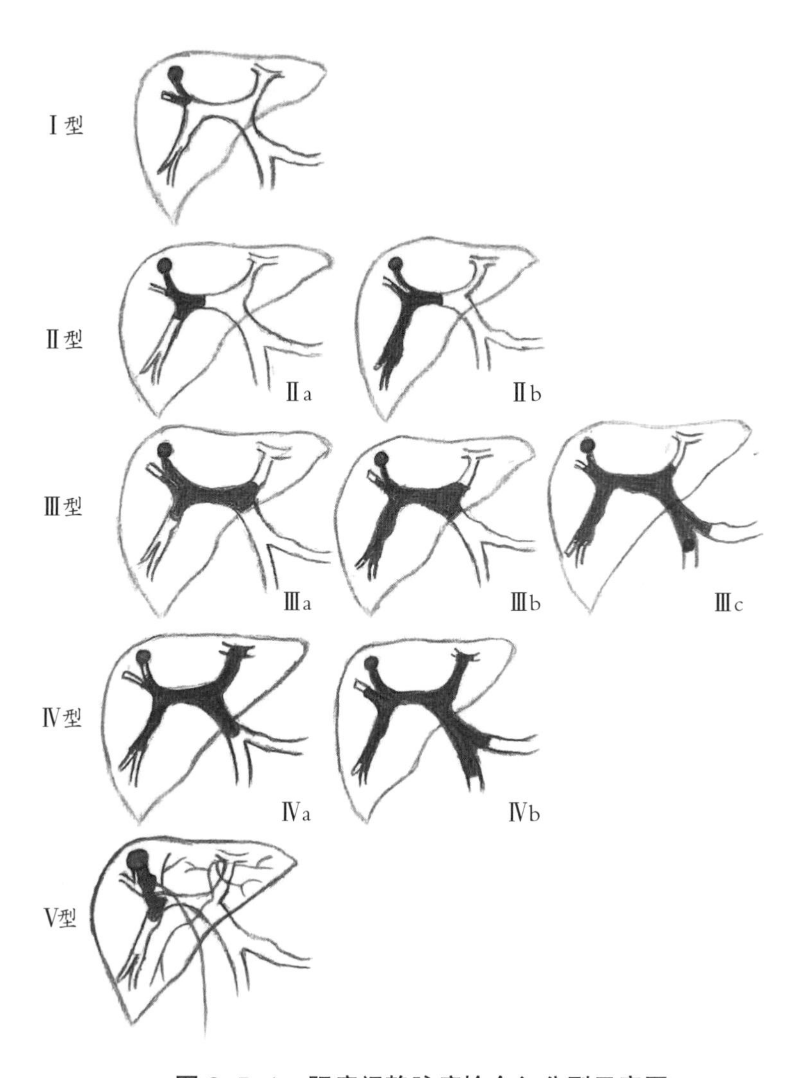

图 8-5-1　肝癌门静脉癌栓介入分型示意图

注：Ⅰ型为癌栓局限于2级及2级远端分支。Ⅱ型为癌栓侵犯一侧的1级分支，包括Ⅱa型、Ⅱb型；Ⅱa型为癌栓侵犯一侧的1级分支，远端存在通畅的2级分支；Ⅱb型为癌栓侵犯一侧的1级分支，远端无通畅的2级分支。Ⅲ型为癌栓侵犯至对侧的1级分支及门静脉主干，包括Ⅲa、Ⅲb、Ⅲc型；Ⅲa型为癌栓侵犯至对侧的1级分支及门静脉主干，同侧存在通畅的1~2级分支；Ⅲb型为癌栓侵犯至对侧的1级分支及门静脉主干，同侧不存在通畅的1~2级分支；Ⅲc型为癌栓侵犯至对侧的1级分支及门静脉主干，累及脾静脉及肠系膜上静脉，同侧不存在通畅的1~2级分支。Ⅳ型为左右两侧1~2级分支完全受侵，延续至门静脉主干，甚至脾静脉和肠系膜上静脉，包括Ⅳa型、Ⅳb型；Ⅳa型为左右两侧1~2级分支完全受侵，延续至门静脉主干，未侵及脾静脉和肠系膜上静脉；Ⅳb型为左右两侧1~2级分支完全受侵，延续至门静脉主干，并侵及脾静脉和肠系膜上静脉。Ⅴ型为门静脉癌栓合并肝动脉门静脉瘘。

二、胆管癌的碘125粒子置入治疗

近期，有基础研究提示，碘125粒子照射胆管癌细胞会抑制癌细胞增殖，诱导凋亡、自噬和内质网应激，增加碘125对癌细胞的杀伤作用[10]。

在临床工作中，部分不可切除的胆管癌患者，可从碘125粒子置入治疗中获益。有研究对比了1974~2011年体外放疗与体外放疗+近程放疗治疗不可切除的肝外胆管癌共1326个病例，联合近程放疗可显著延长中位生存期达2个月[11]。

此外，在恶性梗阻性黄疸的治疗方面，胆管支架联合碘125粒子置入治疗能够有效地推迟支架再狭窄发生的时间，低剂量、近距离的放射源能够有效地灭活靶组织，进而控制病变，延长患者的生存期[12]。Wang 等[13]发现晚期胆管癌采用自膨式金属支架联合导管加载碘 125 粒子近距离放疗优于传统姑息性手术治疗。

三、胰腺癌的碘 125 粒子置入治疗

为了提高胰腺癌患者的生存和生活质量，放射性粒子肿瘤内置入近距离放射治疗胰腺癌的方法首先应用于无法手术切除的胰腺癌患者，疗效确切，可以有效地缩小肿瘤体积，缓解疼痛，提高生存率和改善患者的生活质量[14]。研究表明[15]，约 79.4% 患者在碘 125 粒子置入术后 2~7 d 疼痛得到有效缓解，提高了患者的生活质量。碘 125 粒子置入联合化疗效果明显优于单纯化疗。

（一）原理

胰腺癌组织属于乏氧性肿瘤，对常规放疗不敏感。碘 125 粒子具有相对较长的物理半衰期，对于胰腺癌这种有较快生长速度的肿瘤比较适用，能持续释放 γ 射线，可持续破坏肿瘤细胞的 DNA 合成，从而阻止肿瘤细胞增殖。

（二）适应证与禁忌证[16]

1. 适应证

碘 125 粒子置入治疗胰腺癌的适应证为：①胰腺癌转移灶及局部转移淋巴结。②预计生存期 > 3 个月，不能手术切除者。③不愿意和（或）因其他伴随疾病不能接受根治性手术者。④预计生存期 < 3 个月，为缓解持续性上腹及腰背部疼痛可慎重选择本治疗。⑤胰腺肿瘤切除术中残留病灶和（或）瘤床位置。⑥原发胰腺肿瘤最大直径 > 6.0cm 者应慎重选择肿瘤减荷。

2. 禁忌证

碘 125 粒子置入治疗胰腺癌的禁忌证为：①临床有明确证据证明胰腺肿瘤已广泛转移。②多器官功能衰竭者。③胰腺癌合并急性期胰腺炎症者。④合并凝血功能障碍，经药物治疗，不能改善者。⑤合并严重糖尿病，经降糖治疗，血糖仍高于 16.7mmol/L 者。⑥合并菌血症、脓毒血症者，不能接受放射粒子置入治疗。

（三）治疗计划系统

对于放射治疗的具体剂量，目前没有统一的标准，最佳的治疗剂量目前国内外尚未达成共识。一般情况下推荐在手术切除后，辅助放射治疗的剂量为 46~50Gy，不能手术切除的患者放射治疗剂量为 50~60Gy。国内推荐的放射性粒子置入治疗胰腺癌的匹配周缘剂量为 110~160Gy。国外报道最小周边剂量推荐为 136.6Gy[17]。

设计依据：通过 CT 及超声等影像，了解胰腺病灶的大小、形态，与周边组织器官如胰管、十二指肠、胃、门脉等的关系。通过 PET-CT 了解胰腺肿瘤病灶功能范围。设计原则：治疗计划系统（TPS）设计穿刺途径避开重要的血管、神经、淋巴引流区。辐射覆盖胰腺肿瘤病灶功能范围。尽量辐射均匀，粒子分布均匀。

（四）围手术期处理

碘 125 粒子置入的围术期处理内容包括：术前准备、手术操作、术后观察及处理，具体情况如下。

1. 术前准备

碘 125 粒子置入术的术前准备工作主要有：①胰腺恶性肿瘤合并梗阻性黄疸者，建议先行 PTCD、ERCP 等手术解除胆管梗阻。同时予以保肝、退黄、改善凝血功能等治疗，使患者可以承受麻醉、手术治疗。②术前常规应用生长抑素 2~3 天，3 mg 肌肉注射，1 次 / 天。③其余术前准备与普通外科手术术前常规准备相同。④ ^{25}I 粒子准备，术后辐射防护准备。

2. 手术操作

CT 引导是放射性粒子治疗不可切除胰腺癌较为常用的引导方式。穿刺点表皮局麻后，在 CT 全程监控下进行操作，发现问题可以及时干预，可以有效地减少手术并发症，安全性相对较高。患者一般取仰卧位，腹正中线贴标记针，CT 扫描确定病变位置、进针点、进针角度、进针深度。常规消毒，打开穿刺包，带无菌手套，取 5ml 注射器逐层麻醉。取粒子置入穿刺针沿定位点按计划角度进针到计划深度，行 CT 平扫，确定进针角度、进针深度，再次缓慢进针到计划深度，再次 CT 平扫，按此步骤，分步进针，确定进针到理想位置，按治疗计划系统在病变内每间隔 1cm 置入 1 粒放射性粒子，然后按前步骤再调整方向及层面，在不同层面均匀置入粒子。待粒子分布满意后，退出粒子置入穿刺针，按压约 5min，记录置入粒子数目，再次 CT 平扫，确定无出血、无粒子移位等并发症，术毕，观察并询问患者是否有不适。术中如果发现粒子置入不均匀或者遗漏可立即补植，操作过程中避开大血管和胰管。

3. 术后观察及处理

碘 125 粒子置入术后应观察患者一般生命体征，有无腹痛、腹胀，大便颜色等情况。24h 内复查血尿淀粉酶、血脂肪酶，粪便常规及粪便隐血。

术后处理：术后禁食 6h。如穿刺途径经过肝、胃、十二指肠等，术后预防性用抗生素 1~3 天。用胃肠道黏膜保护剂、抑制胃酸分泌药物 1 周。术后预防性应用生长抑素 3 天，3mg 肌肉注射，1 次 / 天。术后还可予止痛、止血、抑制胰酶分泌、营养支持等处理。

（五）常见并发症

胰腺癌的碘 125 粒子置入术常见的并发症有：胰瘘、胃肠道症状、术后腹腔积液、粒子移位、感染、大出血、乳糜瘘，具体情况如下。

1. 胰瘘

胰瘘为穿刺过程中损伤胰管所致。穿刺过程中应避免损伤主胰管。常规处理原则：禁食，胃肠减压，使用抑制胰酶分泌药物，营养支持等，多可治愈。

2. 胃肠道症状

术后可出现腹胀、恶心、呕吐、食欲减退，甚至胃瘫等胃肠道症状，持续时间长，并因为 ^{125}I 粒子辐射区域距离胃、十二指肠较近可能引起放射性炎症。针对胃肠道症状并发症常以预防为主，在制定 TPS 时应注意控制辐射范围及处方剂量。当出现上述症状时可使用胃肠道黏膜保护剂、胃肠动力药及胃酸抑制剂治疗，症状可在短时间内缓解。

3. 术后腹腔积液

出现术后腹腔积液常见病因：①营养状况差，合并有低蛋白血症。②粒子造成肿瘤及周围组织产生放射性炎症从而导致腹腔积液。③肿瘤组织放射性水肿压迫门静脉引起回流不畅，导致门静脉压力增高产生腹腔积液。出现术后腹腔积液的常规处理：予以充分营养支持及生长抑素治疗，腹腔积液可缓慢吸收。

4. 粒子移位

粒子可能迁移至肝、肺等部位，是发生在穿刺后释放过程中，粒子误入门静脉、下腔静脉所致，大多无需特殊处理。

5. 感染、大出血、乳糜瘘

感染、大出血、乳糜瘘临床少见，对症处理后一般可治愈。对于大出血，建议进行出血动脉栓塞止血术。

（六）CT 引导下 3D 打印模板辅助穿刺技术

目前，CT 引导下 3D 打印模板辅助穿刺技术应用越来越广泛，不仅使得术后置入粒子的实际剂量分布与术前计划剂量几乎相当，而且使得靶区剂量适形度得到提高，使得剂量分布更为精确，有效地缩短手术时间。但是3D打印模板辅助的粒子置入存在诸多问题有待解决[18]：①模板复位困难。②运动器官不易操作。③在较长的模板制作过程中肿瘤本身可生长变大或因其他辅助治疗而变小，进而需改变之前制订的治疗计划，而模板不能术中改变治疗计划。④对于位置较深的肿瘤由于穿刺路径较远，针道容易产生偏移，副损伤可能性随之加大。⑤价格较高等。

案例分析1：患者傅x，男，2018-5-2因"'肝癌'术后4周，发现肝内复发"就诊福建省肿瘤医院。经过多次TACE联合微波消融治疗后，肝内病灶完全灭活。2019-10-21复查MRI提示VI段新增病灶，约1.5cm×1.4cm（图8-5-2）。考虑肿瘤复发，诊断为原发性肝癌（Ia期）术后复发介入治疗、微波消融治疗后复发；乙型肝炎肝硬化。病灶位于下腔静脉、门静脉右支，肝右静脉之间。病灶位于肝门区，TACE栓塞效果不好，因受周边大血管的血流影响，消融治疗很可能不彻底而导致肿瘤残留，同时消融治疗引起大出血及胆管损伤风险高。病灶深在，外放射治疗需经过较多的肝脏组织，引起放射性肝损伤的风险较大。经过讨论，建议行碘125粒子置入术。

2019-10-25肝癌碘125粒子置入术（图8-5-3）。TPS计划系统计算剂量后，共置入碘125放射性粒子33粒，粒子活度0.68mCi。

2019-12-27复查MRI提示肝VI段病灶完全坏死（图8-5-4）。疗效评价：CR。目前已随访近3年，肝癌病灶经碘125粒子置入术后仍无活性。

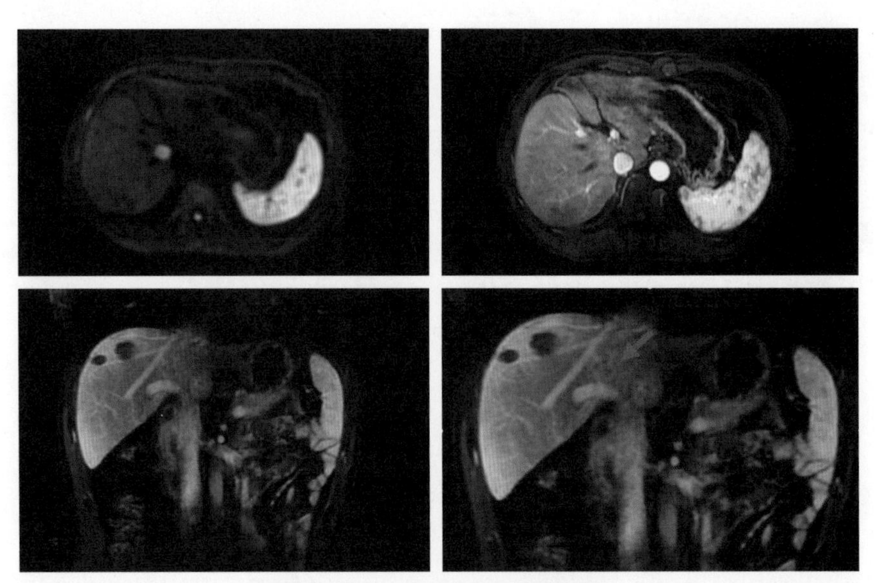

图8-5-2　复查MRI影像图

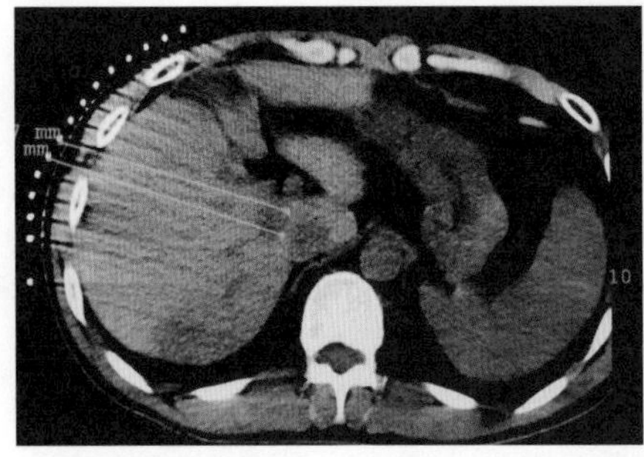

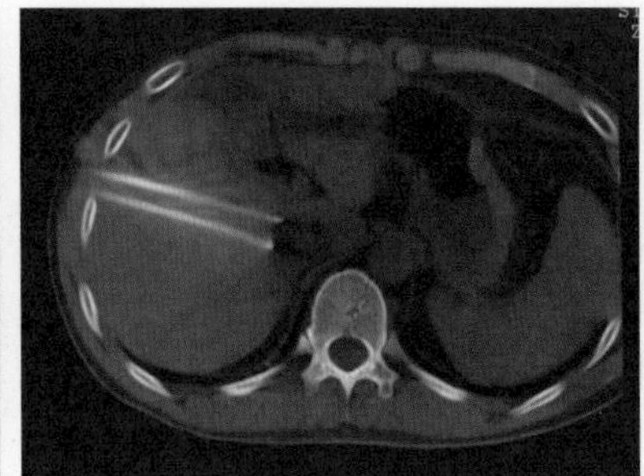

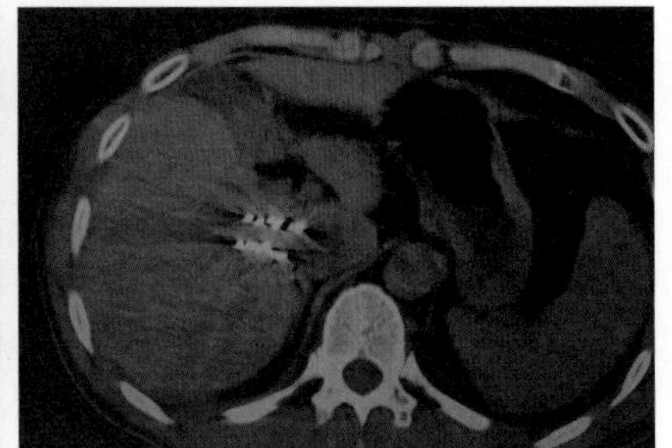

图8-5-3　肝癌碘粒子置入术术中影像图

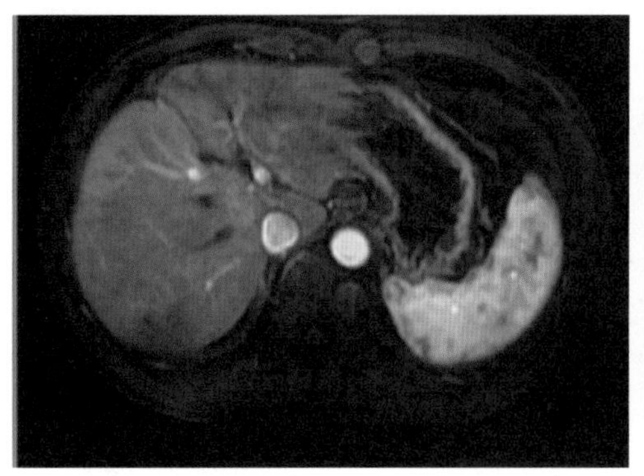
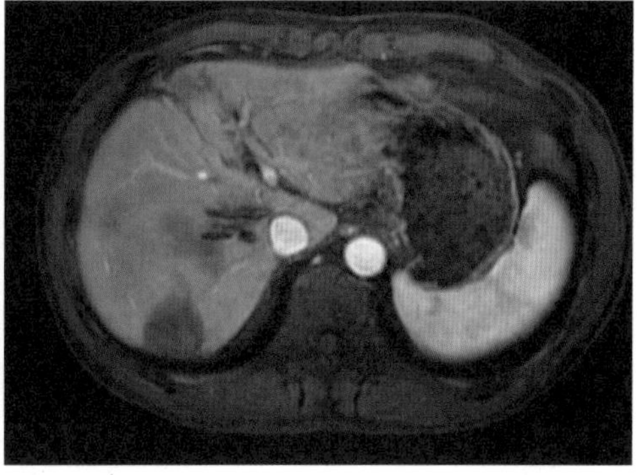

图 8-5-4　复查 MRI 影像图

案例分析 2：患者许 xx，男，64 岁，2020-8-10 因“肝癌术后 15 年，肝内复发介入治疗后 13 天”就诊福建省肿瘤医院。此前，就诊外院时因体力状况较差、肝功能 Child-Pugh C 级，行 2 次 HAIC 治疗。入院 ECOG 1 分，肝功能 Child-Pugh B 级、8 分。诊断：原发性肝癌术后复发伴门静脉主干、右支及左支部分癌栓、腹腔淋巴结转移（Ⅲb 期、BCLC C 期），具体可见图 8-5-5。经 MDT 讨论，制订治疗方案：患者右肝巨块型肝癌伴 Vp4 型、程氏Ⅲ型门静脉癌栓，先行门静脉支架 + 碘 125 粒子条置入术，术后体力状况及肝功能改善后，再行 DEB-TACE+ 靶向和（或）免疫治疗。

2020-8-13 行门静脉支架置入 + 碘 125 粒子条置入术，穿刺入路：门静脉左支分支（图 8-5-6）。

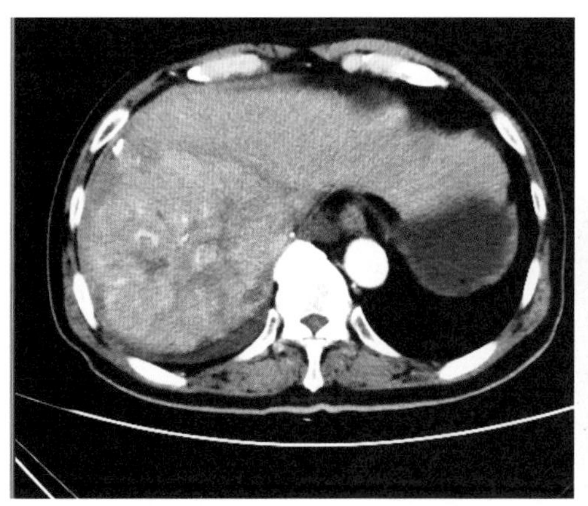
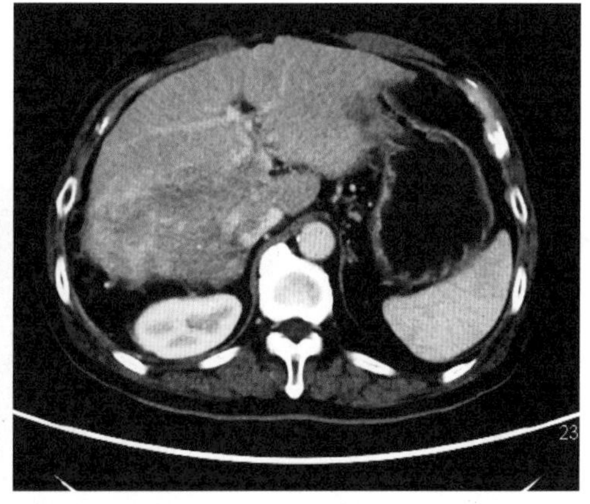

图 8-5-5　患者病灶相关影像

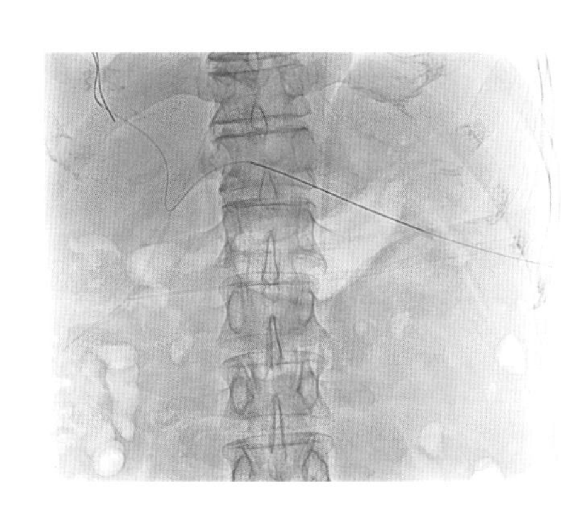
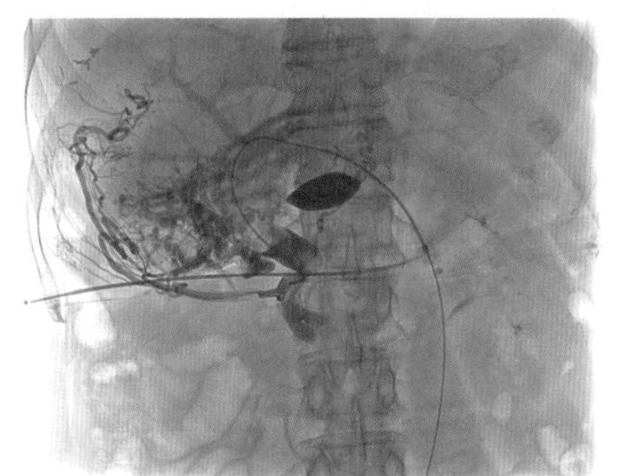
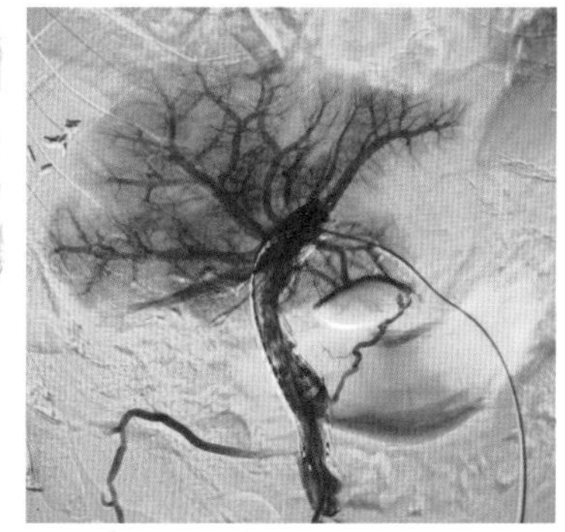

图 8-5-6　术中影像图

门静脉支架 + 碘 125 粒子条置入术后 2 周，2020-8-10 复查 CT 提示支架通畅，门脉左支血流灌注明显增加，左肝代偿增生（图 8-5-7）。患者肝功能及体力状况均得到改善，复查肝功能恢复到 Child-Pugh A 级、6 分，ECOG 0 分，获得抗癌治疗机会，后续行多次 TACE、消融，靶向联合免疫治疗。

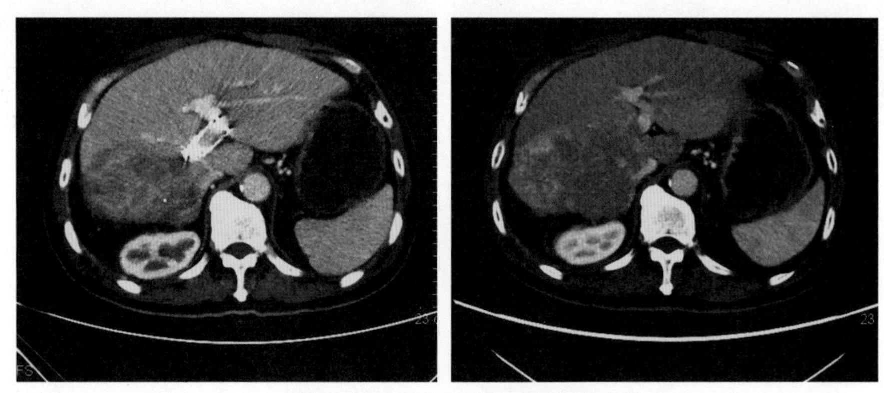

图 8-5-7　复查 CT 影像图

案例分析 3：患者魏 xx，女，64 岁。2018-7-23 因“眼黄、尿黄 1 月，发现‘肝占位’5 天，发热 1 天”入院。2018-7-24 查肝功能 Child-Pugh B 级（TBIL 237.2 μmol/L，DBIL 139.5 μmol/L，IBIL 97.7 μmol/L）、CA199 2833U/mL。2018-7-24 在超声引导下行肝穿刺活检术、PTCD 术。肝穿刺活检病理报告：（肝）腺癌，结合免疫组化，符合胆管细胞癌。2018-7-25 PET-CT：肝门区高代谢灶并肝内胆管扩张，最大截面 2.1cm × 1.7cm，考虑胆管癌不能除外（图 8-5-8）。诊断：肝胆管细胞癌（AJCC 第 8 版 T1N0M0 I 期）、梗阻性黄疸。

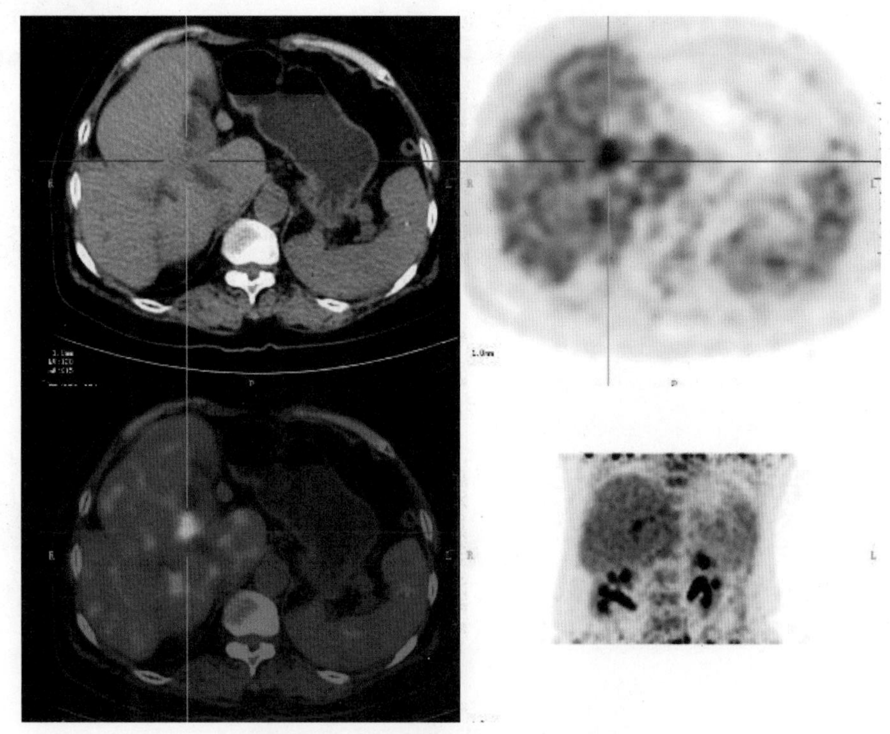

图 8-5-8　患者 PET-CT 影像图

经 MDT 讨论，患者及家属拒绝外科手术切除及全身化疗，建议先采用胆管支架 + 碘 125 粒子条置入术解除黄疸，再行碘 125 粒子置入术治疗。于 2018-8-2 行胆管支架 + 碘 125 粒子条置入术，2018-8-7 在 CT 引导下行经皮肝穿刺碘 125 粒子置入术（图 8-5-9）。随访 4 年，疗效评价：CR。

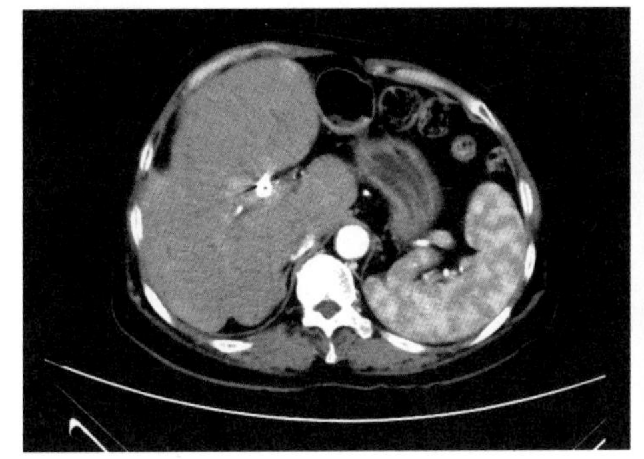
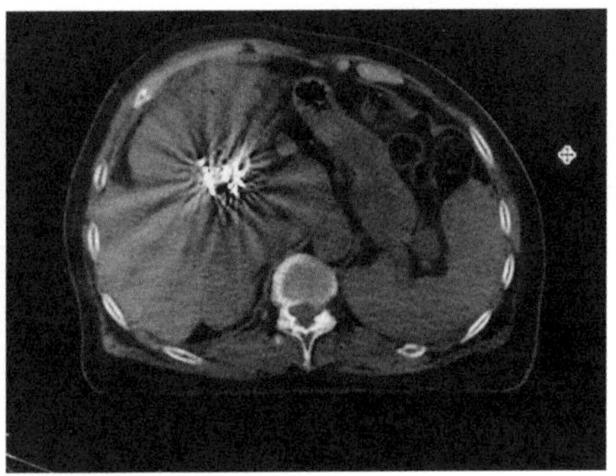

图 8-5-9　术中 CT 引导图

参考文献

[1] CHEN K, XIA Y, WANG H, et al. Adjuvant iodine-125 brachytherapy for hepatocellular carcinoma after complete hepatectomy: a randomized controlled trial [J] . PLoS One, 2013, 8: e57397.

[2] CHEN K, CHEN G, WANG H, et al. Increased survival in hepatocellular carcinoma with iodine-125 implantation plus radiofrequency ablation: a prospective randomized controlled trial [J] . J Hepatol, 2014, 61: 1304-1311.

[3] JU-PAN H, YI-BING S, YU-FEI F, et al. I-125 seeds insertion with TACE for advanced HCC: a meta-analysis of randomized controlled trials [J] .Minim Invasive Ther Allied Technol, 2022, 2: 1-8.

[4] CALVET X, BRUIX J,GINÉS P,et al. Prognostic factors of hepatocellular carcinoma in the west: a multivariate analysis in 206 patients [J] . Hepatology, 1990, 12(4 Pt 1):753-760 .

[5] 程树群，吴孟超，程红岩，等 . 原发性肝癌癌栓分型的探讨 [J] . 中国现代普通外科进展，2003, 6(3): 171-173 .

[6] WANSHENG W, CHEN W, JIAN S, et al. Integrated I-125 Seed Implantation Combined with Transarterial Chemoembolization for Treatment of Hepatocellular Carcinoma with Main Portal Vein Tumor Thrombus [J] . Cardiovasc Intervent Radiol, 2021, 44(10): 1570-1578.

[7] 杨亮，顾玉明，徐浩，等 . 门静脉 ^{125}I 粒子条联合肝动脉化疗栓塞治疗原发性肝癌合并门静脉癌栓的疗效 [J] . 中华肝胆外科杂志，2019, 25(12): 885-889.

[8] WANSHENG W, CHEN W, JIAN S, et al. Integrated I-125 Seed Implantation Combined with Transarterial Chemoembolization for Treatment of Hepatocellular Carcinoma with Main Portal Vein Tumor Thrombus [J] . Cardiovasc Intervent Radiol, 2021, 44(10):1570-1578.

[9] 瞿旭东，张雯，张巍，等 . 肝细胞肝癌门静脉癌栓介入分型及其临床应用价值 [J] . 中国临床医学，2020, 27(1): 44-49.

[10] LEI Z, WEI C, JIAN-HUA B, et al. Iodine-125 induced cholangiocarcinoma cell death is enhanced by inhibition of endoplasmic reticulum stress-mediated protective autophagy [J] .Neoplasma, 2022, 10: 211102N1556.

[11] BOOTHE D, HOPKINS Z, FRANDSEN J, et al. Comparison of external beam radiation and brachytherapy to external beam radiation alone for unresectable extrahepatic cholangio- carcinoma [J] . J Gastrointest Oncol, 2016, 7(4): 580-587.

[12] 胡小四，庞青，刘会春，等．经皮胆道支架联合导管载入式 ^{125}I 粒子治疗局部进展期肝外胆管癌的疗效评价与预后因素分析 [J]．介入放射学杂志，2019, 28(4): 369-375.

[13] WANG Y, MAN Z R, HU X S, et al. Percutaneous biliary stent with intraluminal brachytherapy versus palliative surgery in the management of extrahepatic cholangiocarcinoma [J] . Int J Clin Oncol, 2021, 26(5): 933-940.

[14] JIANG P, LIU C, WANG J, et al. Computed tomography (CT) -guided interstitial permanent implantation of (125) I seeds for refractory chest wall metastasis or recurrence [J] . Technol Cancer Res Treat, 2015, 14(1) :11-18.

[15] LIU B, ZHOU T, GENG J, et al. Percutaneous computed tomography-guided iodine-125 seeds implantation for unresectable pancreatic cancer [J] . Indian J Cancer, 2015, 52(Suppl 2): e69-e74.

[16] 中国癌症研究基金会介入医学委员会，中国介入医师分会介入医学与生物工程委员会，国家放射与治疗临床医学研究中心．晚期胰腺癌介入治疗临床操作指南（试行）(第五版) [J]．临床放射学杂志，2021, 40(5): 832-843.

[17] PERETZ T, NORI D, HILARIS B, et al. Treatment of primary unresectable carcinoma of the pancreas with I-125 implantation [J] . Int J Radiat Oncol Biol Phys, 1989, 17(5): 931-935.

[18] 吴维霞，周志刚，邢明泉．CT 引导下 ^{125}I 放射性粒子植入术在不可切除胰腺癌治疗中的应用现状及展望 [J]．中华临床医师杂志（电子版），2018, 12(3): 181-184.

（作者：胡育斌）

第六节　门静脉栓塞术

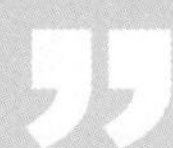

中国多数肝癌新发患者为中晚期[1]。2017 年，一项对中国 6241 例肝癌患者的真实世界研究显示，早期肝癌（BCLC A 期）仅占 28.9%，此类患者可获得手术切除机会，而 69.8% 的患者处于中晚期（BCLC C 期占 53.6%，BCLC B 期占 16.2%），中晚期肝癌患者初始治疗时即丧失手术

机会。

手术切除、肝移植、消融治疗是目前公认的肝癌三大根治性治疗方法。但受限于肝脏供体来源、移植免疫排斥、术后并发症等原因，肝移植尚未普及。消融治疗的应用受限于肿瘤的大小、数目、部位。目前，肝手术切除仍是肝癌最常用的根治性方法。但是术后剩余肝脏体积（future liver remanat，FLR）过少是造成术后肝功能衰竭和围术期死亡等并发症的重要因素，限制了肝癌手术切除的进行，从而使部分早中期肝癌患者失去手术的机会。

目前，中晚期肝癌经过积极的介入治疗、放射治疗、靶向治疗、免疫等综合治疗，越来越多患者肿瘤明显坏死、缩小，从而获得转化手术切除的机会。但不少患者因为 FLR 不足而未能及时转化手术切除，最终因为靶向、免疫治疗药物耐药导致肿瘤进展。

有哪些方法可以让 FLR 增大，从而使初始不可手术切除的患者获得手术切除机会呢？目前主要有门静脉栓塞术（portal vein embolization，PVE）、门静脉结扎术（portal vein ligation，PVL）、联合肝脏离断及门脉结扎的分次肝切除术（associating liver partition and portal vein ligation for staged hepatectomy，ALPPS）。

PVE 是通过选择性栓塞门静脉的分支，更改门静脉血流，术后使肝脏非栓塞侧肝叶的门静脉血流供应及血压增加，非栓塞侧肝叶代偿性增生，FLR 增大，而栓塞叶萎缩的介入微创手术。PVE 可减少肝脏大部切除术后并发症，亦可使部分因 FLR 不足而不能直接接受手术切除的患者获得手术机会，扩大了肝脏手术切除的指征而被广泛应用于临床。

一、PVE 的发展史

19 世纪，James Cantlie 首次发现肝血管闭塞后使对侧肝叶肥大[2]。1920 年，Rous 等通过家兔动物实验，观察到结扎家兔一侧门静脉分支后，结扎侧肝叶萎缩、对侧肝叶肥大增生。1975 年，Honjo 等报道了对肝细胞癌患者行门静脉结扎术（PVL）。1984 年，Makuuchi 等首次报道 PVE[3]。1986 年，Kinoshita 等首次应用 PVE 限制动脉栓塞治疗无效的原发性肝癌患者门静脉癌栓的蔓延，却发现未栓塞侧肝叶增生。1987 年，术前选择性门静脉右支栓塞术开始被应用于拟行扩大右半肝切除术的肝转移瘤患者。随后，1990 年 Makuuchi 首次在 1 例肝门部胆管癌患者行肝大部切除术前采用 PVE，以促进预保留肝叶的增生，取得意想不到的效果。20 世纪 90 年代，主要在日本及法国开展术前 PVE。近年来国内外应用日益增多，目前肝切除术前PVE 因其能扩大手术切除的指征，增加手术的安全性，减少术后并发症在临床得到进一步推广。

二、PVE 的原理

门静脉占肝脏血供的 75%，肝脏氧供的 50%，由肠系膜静脉和脾静脉汇合而成。门静脉血富含促进肝细胞生长的物质，包括肝细胞生长因子（hepatocyte growth factor，HGF）、表皮生长因子（epidermal growth factor，EGF）、血管调节因子、激素、胰岛素及各类营养物质，这些物质是肝细胞肥大增生的基础。在正常人中，门静脉血液优先分布于右肝（占门静脉血流的 68%），但左肝内门静脉血流在饭后也有显著增高，提示左肝有“功能性储备”。选择性的 PVE 可使肝内门静脉血流重新分布，增加了未栓塞侧肝脏门静脉的血流量及血压，从而促进未栓塞侧肝脏代偿性增生。有研究表明 PVE 术后 1 天，未栓塞侧的门静脉血流速度明显加快，此后逐渐减慢，但术后 14 天流速仍明显高于术前，肝脏的增生速度与门静脉血流流速的加快呈正相关，门静脉血流动力学改变可能是刺激肝脏增生的因素之一。

肝再生是一个复杂的过程，PVE 后的确切病理生理情况尚不清楚[4]。目前多数研究认为肝细胞复制是 PVE 术后引起肝脏增生的主要方式。通常情况下，肝脏仅有 0.0012%~0.01% 的肝细胞处于更新状态，但 PVE 术后诱导其复制的刺激因子 HGF、上皮细胞生长因子、转化生长因子 α、肿瘤坏死因子 α 和白介素 -6 等表达增加，可使 7%~14% 的肝细胞参与复制。转录因子 Stat 3、核因子 -KB 等参与调节生长有关的基因表达。DNA 合成在 24~72h 内逐渐开始。肝细胞以克隆方式扩增，这种高度活跃的增殖状态可持续 2 周，导致细胞数量增多，并由肝细胞核的密度增高证实。同时，动物实验发现在未栓塞叶 HGF、有丝分裂指数、DNA 合成、线粒体数量和功能均增高。HGF 作为最重要、最强有力的肝细胞再生刺激因子，具有促进肝细胞分裂的效果，HGF 的增高主要是由于 PVE 术后肝脏灭活 HGF 的能力下降。血液中的 HGF 含量升高，可激发未栓塞侧肝叶的再生。

PVE 术后栓塞侧的肝叶肿胀充血，无明显坏死征象，1~3d 后被栓塞的门静脉分支内可有暗红色血栓出现；显微镜下栓塞和非栓塞肝的原有结构无显著改变，栓塞叶肝细胞萎缩，窦状隙增大明显，可见肝细胞凋亡、以包绕 Glisson 包膜为特征的局灶性坏死和轻微炎性反应，门静脉管壁破坏且管腔内可见栓塞剂。在未栓塞叶，肝细胞体积增大，增生明显，可见大量双核肝细胞和有丝分裂相。再生的肝细胞早期形态幼稚，然后逐渐分化成熟，最后，失去正常形态的组织结构逐渐朝正常的小叶、小管样结构恢复。

三、PVE 技术

PVE 手术均在影像学设备引导下进行，主要应用 DSA、彩超及腹腔镜。PVE 的实施途径有以下 3 种：①超声引导下经皮经肝穿刺门静脉入路。②开腹手术直视下经回结肠静脉入路插至门静脉。③对于大量难治性腹水，无法经皮经肝穿刺门静脉入路者，可采用经颈静脉入路后经肝静脉穿刺门静脉途径进行 PVE。

超声引导下经皮经肝穿刺入路行 PVE 更微创、安全，因此最为常用。超声引导下经皮经肝穿刺 PVE 根据穿刺方法的不同，可分为同侧入路（穿刺的门静脉分支与栓塞的肝脏在同侧）、对侧入路（穿刺的门静脉分支在非栓塞侧的肝脏）。这 2 种方法各有优缺点，需要根据患者的病情及门静脉解剖情况来合理选择最佳的穿刺入路。同侧入路的主要优点是避免 FLR 组织的穿刺插管损伤，但同侧途径有穿刺经过肿瘤组织的潜在危险，这理论上有可能引起肿瘤转移、穿刺道难以止血，且当导管鞘拔出后，栓塞剂易游走而可能造成余肝的栓塞。对侧入路的主要优点是便于门静脉分支插管及栓塞剂的输送，同时也降低潜在的栓塞剂移位的危险，缺点是穿刺路径经过未栓塞侧肝脏，可能损伤 FLR 而导致后续丧失外科手术的机会。

四、PVE 的栓塞材料

PVE 常用的栓塞剂种类很多，可单用也可以联合使用。常用的栓塞材料有氰基丙烯酸酯（n-butyl-2-eyanoacrylat，NBCA）、微粒（如 PVA 颗粒、微球）、弹簧圈、明胶海绵、无水酒精和纤维蛋白胶等。这些栓塞材料各具优缺点：NBCA 栓塞效果完全，不可逆，但 NBCA 是液体栓塞剂，X 线透视下不可视，应用时可能发生反流而引起异位栓塞；NBCA 与碘油采用合适比例混合，X 线透视下可视，有利于精准栓塞，可产生快速可靠的肝脏再生，缩短 PVE 与肝切除术之间的时间间隔，但是 NBCA 可导致炎症反应加重，引发门静脉炎导致门静脉纤维化，增加手术难度，部分患者还可造成其他肝段的非特异性栓塞；PVA 与弹簧圈合用，PVA 用于栓塞远端小的门静脉，弹簧圈用于栓塞近端较大的门静脉，效果佳，但弹簧圈价格高昂；明胶海绵在栓塞后 2 周容易发生栓塞的静脉再通，余肝的增生效果差；无水酒精能导致强烈的凝固性坏死和引发门静脉纤维化、内皮细胞坏死，再通率低，余肝增生率高，且价格低廉，容易获得，但因 X 线透视下不可视，操作难度大、风险高，注射后剧烈疼痛使患者耐受性差。

理想的 PVE 栓塞剂应具有 X 线透视下可视性、栓塞的彻底性和栓塞的持久性。X 线透视下可视性有利于精准栓塞，有利于掌握栓塞程度，避免异位栓塞等并发症。栓塞的彻底性是指彻底栓塞门静脉分支及末梢，有效地促进栓塞侧肝叶的萎缩和残肝的增加，以免栓塞后再通及侧支循环形成，导致 FLR 不足。栓塞的持久性是避免栓塞的门静脉分支再通，为肝组织的增生争取足够长的时间。

目前，在栓塞材料的选择上尚未达成一致意见。欧洲主要应用 NBCA，美国主要应用微球，日本主要应用无水酒精和纤维蛋白胶。目前各国正致力于研制易于操作、能够持久栓塞效果、防止产生栓塞再通、最终可获得更快更好的肝脏增生效果的栓塞材料。

五、FLR 的估测

肝脏 CT 增强检查是测量肝脏体积的基本手段，便于识别各期的血管标识相应的肝段，将各层体积相加便可计算出全肝体积（total liver volume，TLV）和剩余肝脏体积（FLR）。FLR 为未来肝残余体积（FLRV）和全肝体积（TLV）与肿瘤体积差值的百分比。

目前，有两种计算方法来推算 TLV。第一种是计算出全肝体积，然后减去肿瘤的体积，便得到正常肝的总体积。这种方法具有两个缺陷：①当患者有 2 个以上肿瘤时，计算肿瘤体积时易出现较大的误差。②当存在血管癌栓、慢性肝病和胆管扩张时，它不能准确地计算出正常全肝体积。另一种方法是根据患者体表面积（body surface area，BSA）来测算，称为理论全肝体积，公式是：$TLV = 1267.28 \times BSA - 794.41$。

六、PVE 术后肝增生模式

PVE 术后肝叶的体积增生，术后 2~4 周就会显著发生，并且可以延续到肝切除术后，绝大多数患者未栓塞叶出现 33%~63.3% 的增生肥大。一些因素应该可以对肝增生起到积极的影响，例如较小的 FLR、更轻的肝硬化水平以及 PVE 术前的化疗栓塞。在动脉化疗栓塞 2~3 周后行 PVE 可促进肝脏增生，不仅是因为动脉化疗栓塞阻止了 PVE 后肿瘤生长，也是因为动脉化疗栓塞封闭了可能限制增生的动脉分流。

PVE 后肝再生经历以下三种模式：①初期快速增生，时间约为 PVE 后的第 1 个月内。②慢速增生期，时间约为 PVE 后的第 2 个月内。③更慢的增生期，时间可持续至 1 年左右。正常肝脏增生较为迅速，2 周内的增生速度为 12~21cm^3/d，4 周内的增生速度为 11cm^3/d，4 周后达平台期；肝硬化患者的肝增生速度较低，2 周内增生速度为 9cm^3/d，3~5 个月达到肝再生的平台期。

七、PVE 的适应证及禁忌证

（一） PVE 的适应证

PVE 的适应证目前并无统一的标准，目前一般认为：①凡单发或多发的位于肝的一侧，癌体积较大或位置较特殊的原发性肝癌、转移性肝癌、肝门部胆管癌和胆囊癌，为达到根治目的需要肝大部切除或扩大肝切除者。②由于肝切除后 FLR

不足，将出现肝功能衰竭等相关并发症的患者。关于判断指标，现临床采用的方法如下：①对于肝功能正常者，FLR ＜ 25%。②对于慢性肝病，FLR ＜ 40%，已行全身化疗超过 1 年者或动脉内化疗超过半年者，FLR ＜ 30%[5]。

（二）PVE 的禁忌证

关于 PVE 的禁忌证主要有：① FLR 侧存在肿瘤；②严重门静脉高压症；③门静脉主干癌栓；④ FLR 侧门静脉癌栓；⑤ FLR 胆管扩张（如为胆管梗阻可于术前引流）；⑥心、肺、肝、肾功能不全；⑦无法纠正的凝血功能障碍。

八、PVE 的并发症

PVE 并发症发生率较低，主要并发症包括经皮经肝穿刺过程中造成的气胸、被膜下血肿、动静脉瘘、假性动脉瘤、胆管出血，以及门静脉血栓形成、感染、肝脓肿等。大多数情况下，PVE 对肝功能的影响小，且多为一过性的肝损伤，约半数的患者肝功能没有改变，谷丙转氨酶、谷草转氨酶、血清胆红素于 1~3d 达到最高，常小于基础值的 3 倍，7~10d 内恢复到术前水平，白蛋白、球蛋白水平常无明显改变。同侧法与对侧法行 PVE 的并发症发生率相似。

九、PVE 疗效的预测因素

PVE 疗效的潜在预测因素包括栓塞相关因素、患者特征、背景肝病、术前肝功能评分、肿瘤相关因素、化疗、栓塞材料的选择、栓塞的肝段范围、联合的治疗方法等治疗因素。

荟萃分析显示[6]，PVE 术后的增生反应与栓塞前 FLR 体积呈负相关：PVE 前 FLR 越小，PVE 后 FLR 增生越大。当计划进行三分切除术时，通常进行具有额外栓塞段 4（S4）的右 PVE（RPVE）。

化疗对肝脏有潜在的副作用，最显著的是非肿瘤性肝实质损伤，称为肝窦阻塞综合征（sinusoid obstruction syndrome，SOS）。接受≥ 6 周期奥沙利铂为主化疗方案的患者 SOS 发生率较高。SOS 患者的增生反应较低（11/42，26.2%），FLR 增加 16.8%，而无 SOS 患者的 FLR 增加 55.6%[7]。然而有的研究认为奥沙利铂为基础的新辅助化疗与非奥沙利铂为基础的新辅助化疗方案相比，显示出类似的增生反应。

目前，PVE 的栓塞材料尚无标准推荐，但越来越多的研究显示采用 NBCA 的患者，PVE 术后 FLR 的增生具有优势。NBCA 联用（或不联用）Amplatzer 对比 PVA 联用（或不联用）弹簧圈治疗的患者，PVE 术后 FLR 增生反应更高。与 PVA 联用（或不联用）弹簧圈相比，NBCA 栓塞后的增生程度在统计学上显著高于 PVA 联用（或不联用）弹簧圈。BestFLR 试验是一项单中心、前瞻性、随机对照试验，对比在肝癌患者 PVE 术中采用 NBCA 加碘化油、PVA 颗粒加弹簧圈的疗效[8]。结果显示 NBCA 加碘化油组（n=30）与 PVA 颗粒加弹簧圈组（n=30）相比，肝脏体积增加更快、更好，在 PVE 术后 14 天和 28 天，增生分别为 46% 对比 30%（P ＜ 0.001）、57% 对比 37%（P ＜ 0.001）。NBCA 加碘化油组、PVA 颗粒加弹簧圈组中分别有 87%、53% 的患者实现了肝切除术。BestFLR 试验证实进行门静脉栓塞术，使用 NBCA 加碘化油优于 PVA 颗粒加弹簧圈。上海东方肝胆外科医院一项单中心、前瞻性、非随机对照的对比研究[9]，比较不同栓塞材料的 PVE 与 ALPPS 对 FLR 增长速率的影响，共 126 例因 FLR 不足导致无法切除的肝细胞癌或肝胆管细胞癌患者，将其分为 4 组：ALPPS 组及分别采用 NBCA、微球、明胶海绵作为栓塞材料的 PVE 组。各组的手术切除例数及二期手术切除率分别为：ALPPS 组 38 例（99.4%），NBCA 组 32 例（76.2%），微球组 10 例（83.3%），明胶海绵组 20 例（60.6%）。ALPPS 组、NBCA 组、微球组、明胶海绵组的 FLR 增长速率分别为 15.1mL/d、10.0mL/d、8.5mL/d、3.7mL/d。使用 NBCA 作为栓塞材料的 PVE 其 FLR 增长速率高于微球，且这两种栓塞材料的栓塞效果均优于明胶海绵。

如果栓塞区域更广泛，FLR 体积将增加更多。与仅栓塞右肝的患者相比，额外栓塞肝 IV 段的患者的增生程度更高。

与单纯 PVE 相比，序贯 TACE 和 PVE 患者的 FLR 体积显著增加[10-12]。

十、PVE 与 PVL 的对比

PVE 与 PVL 原理相同，但 PVE 有以下优点：①局部麻醉下采用经皮经肝穿刺入路的方式，无需全麻下开腹手术，更微创、安全、经济。②栓塞门静脉末梢，而非结扎门静脉一级分支，不容易形成门静脉侧支循环，栓塞更彻底，疗效更确切。

十一、PVE 与 ALPPS 的对比

ALPPS 相比 PVE，FLR 增生更高，可以提高手术切除率[13-14]。但 ALPSS 的手术死亡率和并发症发生率更高，主要是两个肝断面的存在导致胆漏和感染[15]。此外，ALPPS 在肝癌领域仍然存在争议[16]。

十二、PVE 的缺陷

虽然 PVE 是一种安全有效地促进剩余肝体积增生的手术方式，并且可以扩大肝癌病人的手术指征，85.3% 的患者可以在 PVE 后进行手术切除，已广泛应用到临床，但是其仍然具有一定的缺陷。首先，PVE 对 FLR 的诱导时间比较长，从而导致患者等待根治性手术的时间延长，等待期间部分肿瘤病人可能因为疾病的进展失去手术机会。此外，部分 PVE 患者术后会出现 FLR 增生不充分的现象，有研究报道 14.7% 的患者由于 FRL 肥大或肿瘤进展不足而不适合手术切除[17]。

PVE 的应用仍存在许多问题：① PVE 患者的选择尚无统一标准。② PVE 理想栓塞材料的研究。③ PVE 与现行肝癌治疗手段如肝动脉栓塞化疗术、靶向治疗、免疫治疗等的联合应用等都需要深入的研究。

案例分析 1：患者戴 xx，男性，59 岁。2022-1-12 因“体检发现‘肝占位’3 天”就诊于福建省肿瘤医院。既往史：2018-6 因“胆囊结石”行“胆囊切除术”。2022-1-13 MRI 提示肝多发占位，大者约 15.4cm × 10.6cm，考虑原发性肝癌并门脉右支癌栓；肝内胆管轻度扩张；肝硬化，少量腹水（图 8-6-1）。诊断为原发性肝癌伴门静脉右支癌栓（CNLC Ⅲ a 期、BCLC C 期）、慢性乙型肝炎后肝硬化。MDT 讨论制定治疗方案：先行 HAIC，联合靶向、免疫治疗，争取后续转化手术切除。

2022-1-18 至 2022-3-24 共行 4 次 HAIC（HAIC 治疗方案（图 8-6-2）：洛铂 30mg 泵 2h，雷替曲塞 4mg 泵 2h），其间联合仑伐替尼、信迪利单抗治疗。其间 DSA 造影提示肿瘤逐步退缩，肿瘤标志物进行性下降。

2022-4-18 MRI 提示原发性肝癌较前进一步退缩，最大约 6.3cm × 4.6cm（图 8-6-3）。

MDT 讨论，患者右肝病灶及门静脉右支癌栓明显退缩，左肝未见病灶，争取右半肝手术切除。但左肝体积小，患者有肝硬化背景，FLR < 40%，FLR 不足限制了手术切除，建议先行 PVE，后续 FLR 达标后再行手术切除。

2022-4-28 行 PVE，采用 NBCA 联合碘化油栓塞（1 ∶ 4）方案，术中影像见图 8-6-4。

2022-6-14 复查 CT 提示右肝病灶进一步退

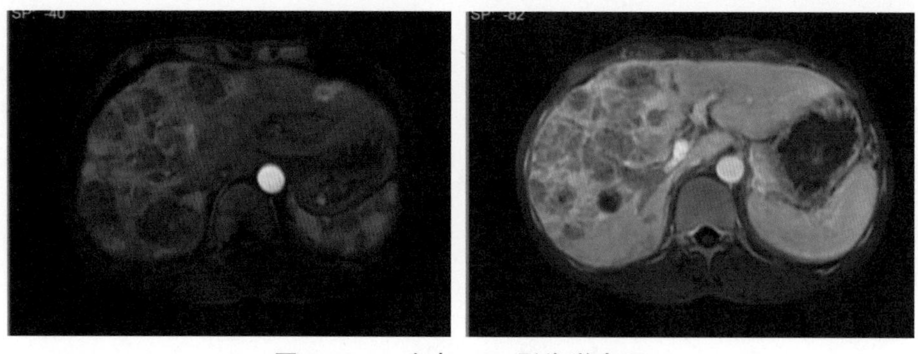

图 8-6-1　患者 MRI 影像学表现

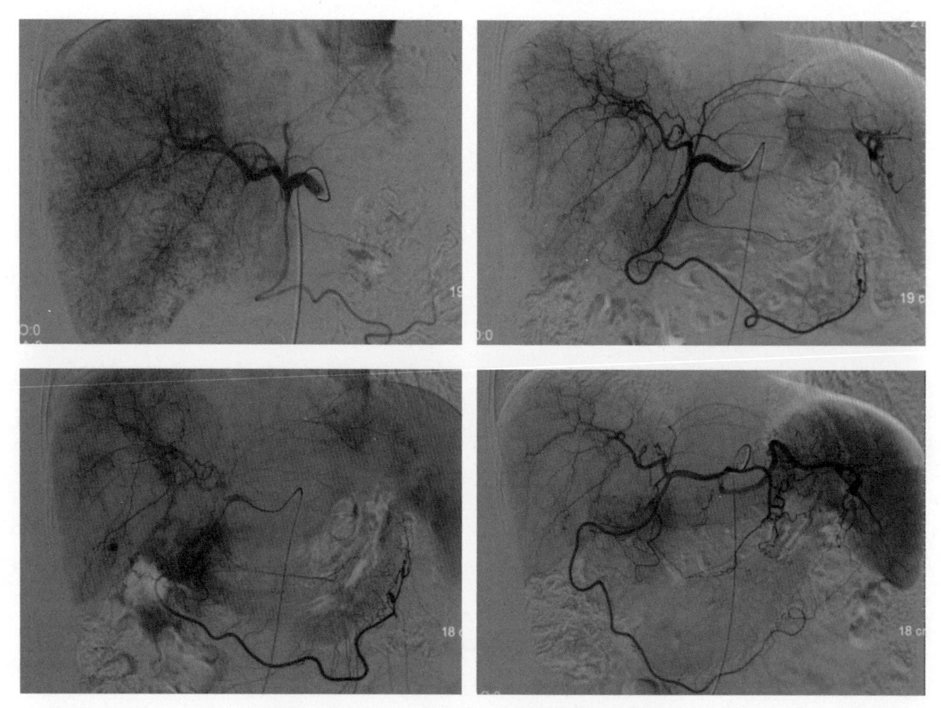

图 8-6-2　4 次 HAIC 术中相关影像

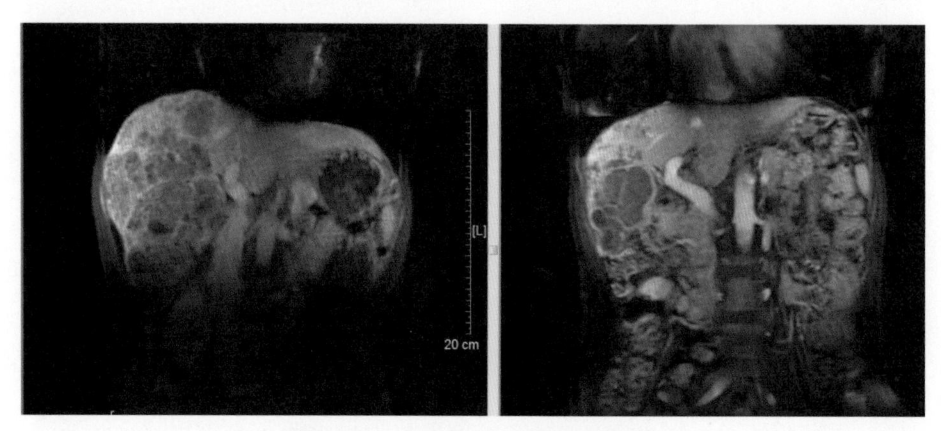

图 8-6-3　患者 MRI 影像学表现

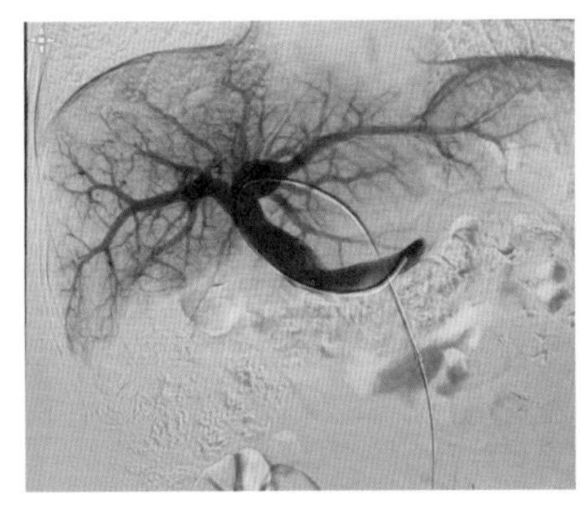
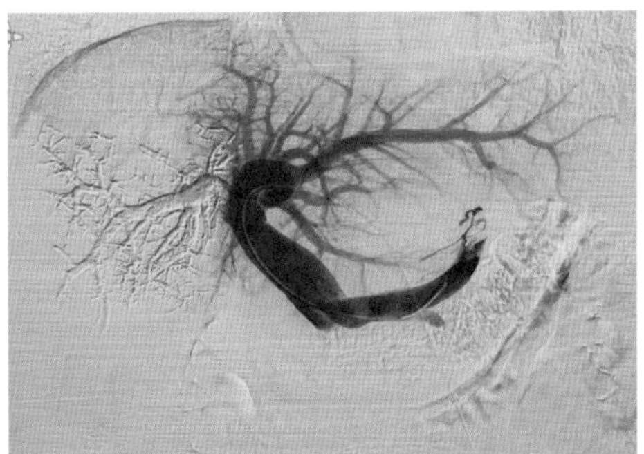
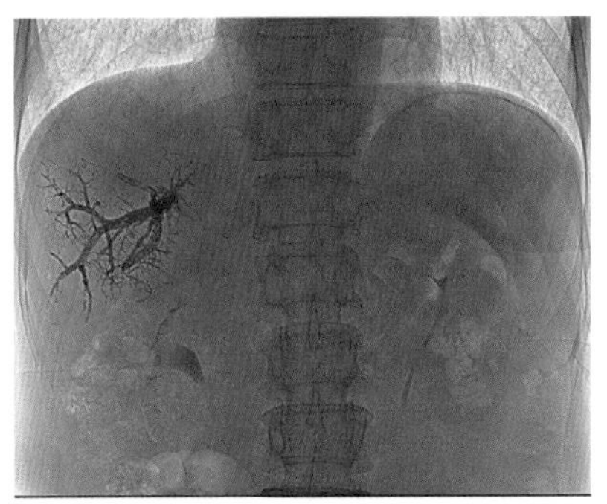

图 8-6-4　患者术中相关影像

缩，左肝体积较前增大（图 8-6-5）。

经计算，PVE 术后 6 周，FLR 达 40.8%。原发性肝癌伴门静脉右支癌栓（CNLC Ⅲ a 期、BCLC C 期）的患者经过介入联合靶向、免疫治疗后右肝肿瘤体积逐步缩小，行 PVE 术后左肝 FLR 增大，获得了根治性手术切除的机会。患者及家属选择继续仑伐替尼联合信迪利单抗的治疗。2023-3-21 复查肝脏 MRI 示肝内病灶未见强化，左肝较前增大（图 8-6-6）。疗效评价：CR。

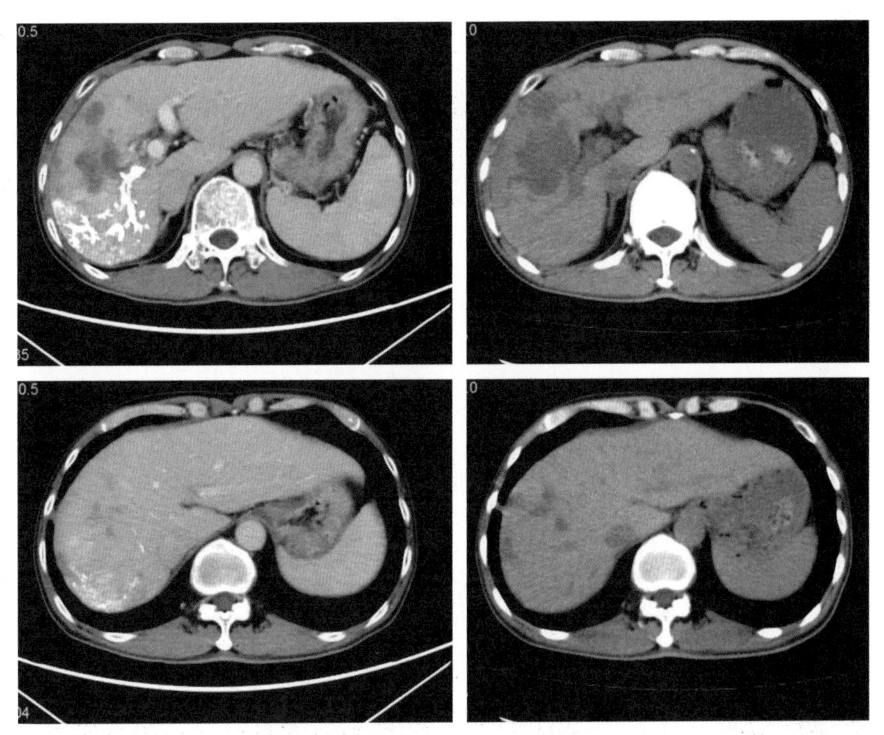

图 8-6-5　患者复查 CT 影像

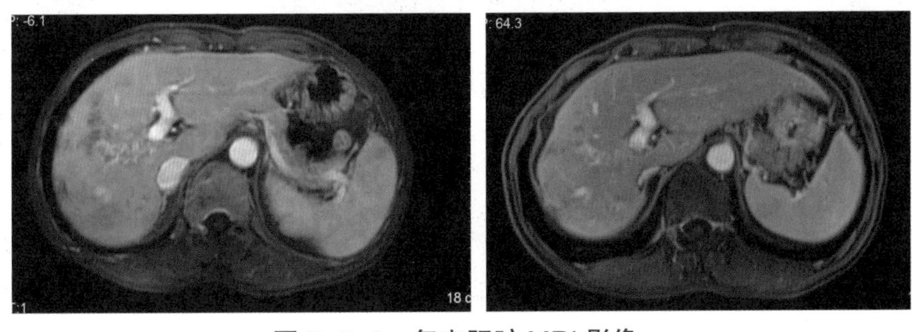

图 8-6-6　复查肝脏 MRI 影像

案例分析 2：患者陈 xx，男性，68 岁。2021-11-4 因“发现‘肝占位’4 天”就诊于福建医科大学孟超肝胆医院。既往史：乙肝病史 11 年，诊断肝硬化 6 年。2021-11-12 肝脏 CT 提示肝右叶占位性病变，考虑巨块型肝细胞癌（16.4cm × 12.1cm × 17.5cm）；肝硬化，脾大，少量腹水（图 8-6-7）。诊断为原发性肝癌（CNLC Ib 期、BCLC A 期）、慢性乙型肝炎后肝硬化。MDT 讨论，患者右肝巨块型肝癌，FLR 36%（433.75/1204.9cm^3），制定治疗方案：先行 TACE 联合 HAIC，联合仑伐替尼靶向治疗，后续转化手术切除。

2021-11-15 行 TACE［碘油 10mL+ 表阿霉素 30mg、8Sphere 微球（100~300μm）2 瓶、明胶海绵颗粒（350~560um）0.5 瓶］联合 HAIC（右肝动脉予奥沙利铂 100mg 泵 2h+ 左亚叶酸钙 300mg 泵 2h+5-FU 3000mg 泵 46h）治疗，见图 8-6-8。2021-11-20 开始予仑伐替尼 8mg qd，2021-11-22 开始予卡瑞利珠单抗 200mg q2W。

2021-12-15 复查肝脏 CT 提示右肝病灶较前缩小，大小约 14.5cm × 10.2cm × 13.7cm（图 8-6-9）。

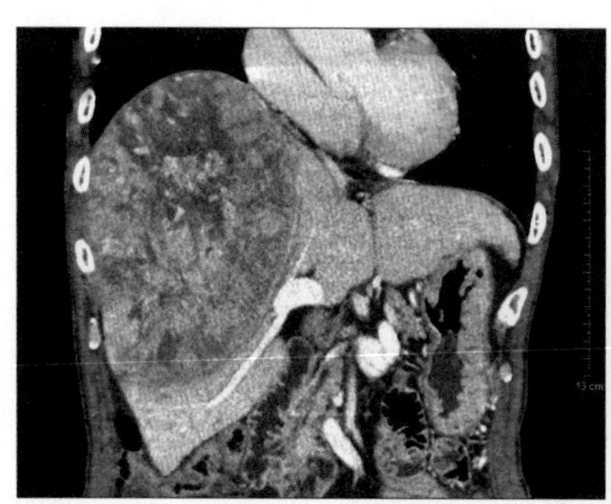
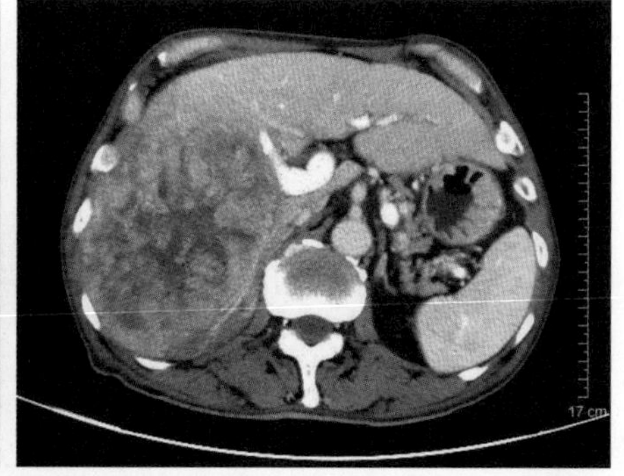

图 8-6-7　患者肝脏 CT 影像

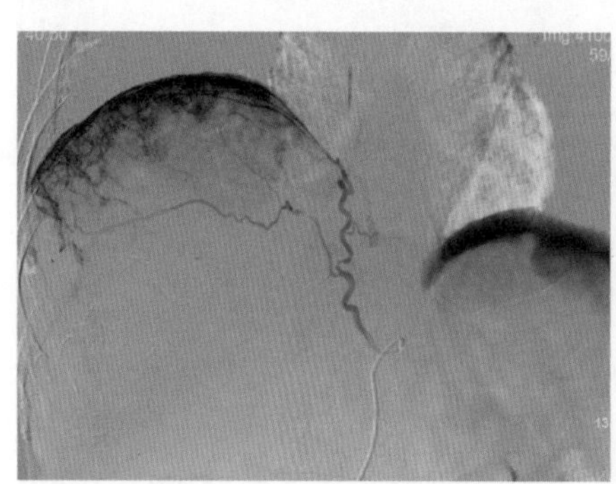
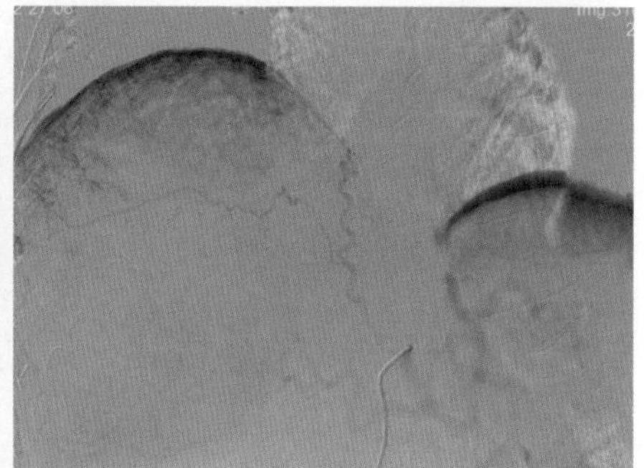

图 8-6-8　患者术中相关影像

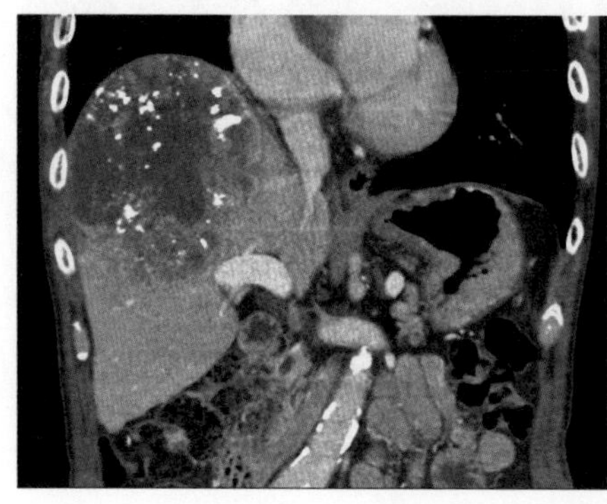
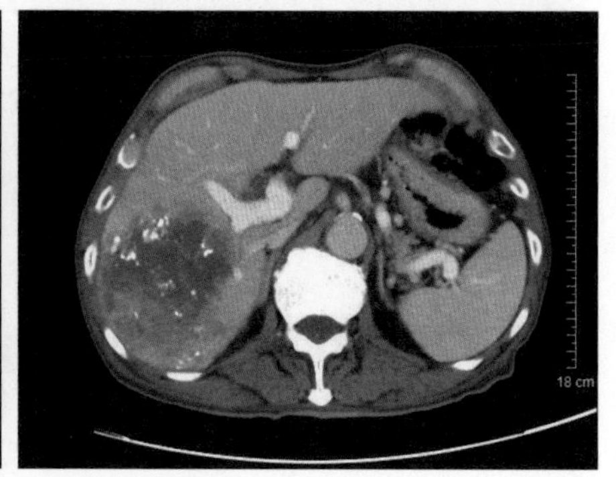

图 8-6-9　复查肝脏 CT 影像

MDT 讨论，患者右肝病灶明显退缩，左肝未见病灶，争取右半肝手术切除。但左肝体积小，患者有肝硬化背景，FLR < 40%，FLR 不足限制了手术切除，建议先行 PVE，后续 FLR 达标后再行手术切除。2021-12-23 行 PVE，采用 NBCA 联合碘化油栓塞（1 ∶ 3）方法，2021-12-29 行第 2 次 TACE 联合 HAIC 治疗（图 8-6-10）。

2022-2-22 复查 CT 提示右肝病灶进一步缩小，左肝体积增大（图 8-6-11）。FLR 45%（547.44/1204.9cm^3）。

2022-2-24 行右半肝手术切除。于 2022-4-1 复查 CT，具体结果见图 8-6-12。

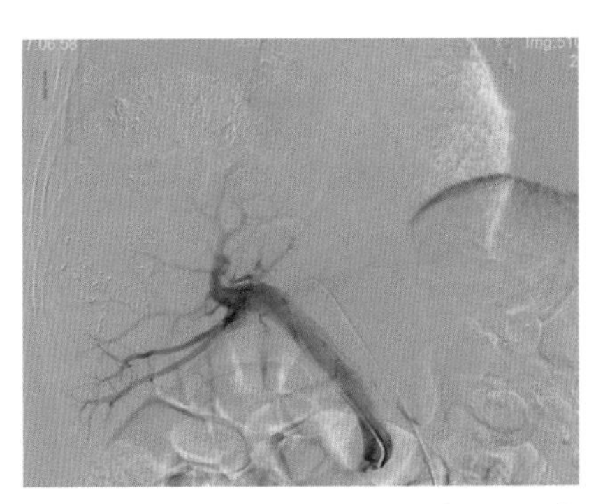
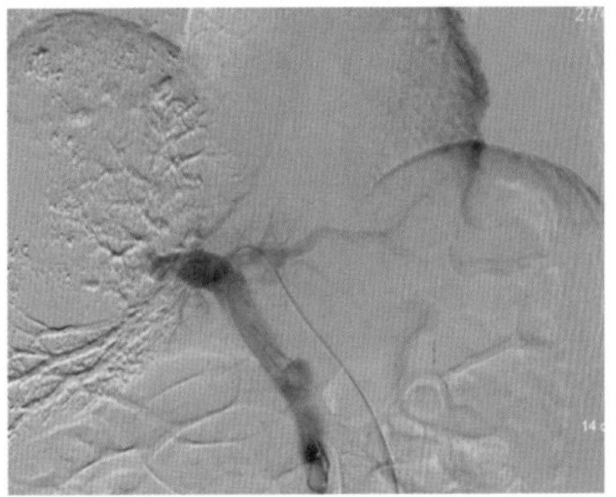

图 8-6-10　患者术中相关影像

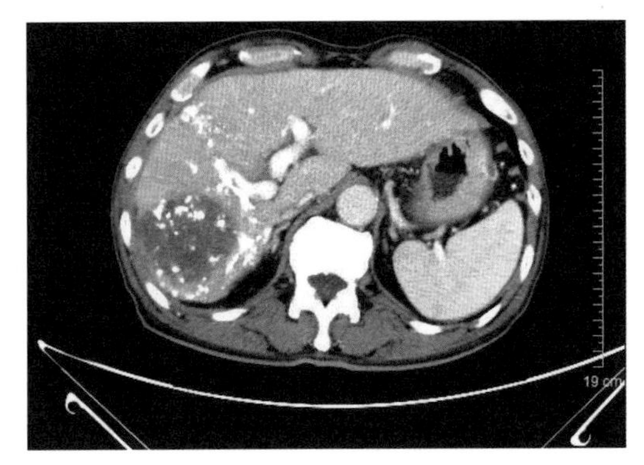

图 8-6-11　复查 CT 影像

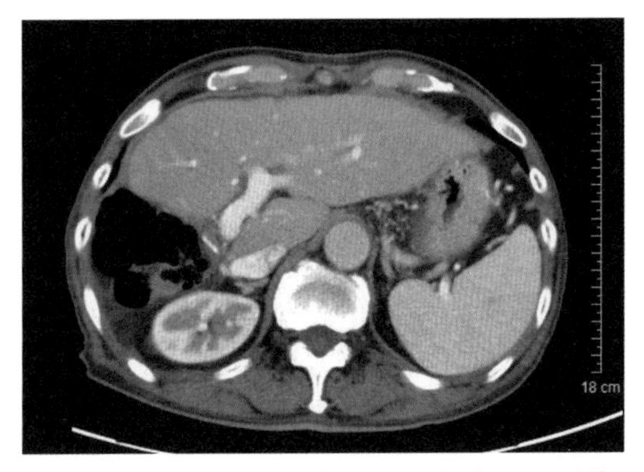

图 8-6-12　患者右半肝术后复查 CT 影像

参考文献

[1] CHEN W, ZHENG R S, BAADE P D, et al. Cancer statistics in China, 2015 [J] . CA Cancer J Clin, 2016, 66(2):115-132.

[2] CANTLIE J. On a new arrangement of the right and left lobes of the liver [J] . J Anat Physiol, 1898, 32:4-10.

[3] MAKUUCHI M, et al. Preoperative transcatheter embolization of the portal venous branch for patients receiving extended lobectomy due to the bile duct carcinoma [J] . J Jpn Pract Surg Soc, 1984,45(12):1558-1564.

[4] LE ROY B, DVPRE A, GALLON A, et al. Liver hypertrophy: underlying mechanisms and promoting procedures before major hepatectomy [J] . J Visc Surg, 2018, 155(5):393-401.

[5] LOFFROY R, FAVELIER S, CHEVALLIER O, et al. Preoperative portal vein embolization in liver cancer: indications, techniques and outcomes [J] . Quant Imaging Med Surg 2015, 5(5):730-739.

[6] SOYKAN E A, AARTS B M, LOPEZ-YURDA M, et al. Predictive Factors for Hypertrophy of the Future Liver Remnant After Portal Vein Embolization: A Systematic Review [J] . Cardiovasc Intervent Radiol, 2021 Sep, 44(9):1355-1366.

[7] NARITA M, OUSSOULTZOGLOU E, CHENARDMP, et al. Sinusoidal obstruction syndrome compromises liver regeneration in patients undergoing two-stage hepatectomy with portal vein embolization[J]. Surg Today, 2011, 41(1):7-17.

[8] LUZ J H M, GOMES F V, COSTA N V, et al. BestFLR trial: liver regeneration at CT before major hepatectomies for liver cancer-a randomized controlled trial comparing portal vein embolization with n-butyl-cyanoacrylate plus iodized oil versus polyvinyl alcohol particles plus coils [J] . Radiology, 2021, 299(3):715-724.

[9] 倪俊声，李曜，葛乃建，等．ALPPS 与采用不同栓塞材料 PVE 对肝再生及手术切除率影响研究［ J ］．中国实用外科杂志，2021, 41(9):1043-1048,1055.

[10] TERASAWA M, ALLATD M A, GOLES N, et al. Sequential transcatheter arterial chemoembolization and portal vein embolization versus portal vein embolization alone before major hepatectomy for patients with large hepatocellular carcinoma: an intent-to-treat analysis [J] . Surgery, 2020, 167(2):425-431.

[11] YOO H, KIM J H, KO G Y, et al. Sequential transcatheter arterial chemoembolization and portal vein embolization versus portal vein embolization only before major hepatectomy for patients with hepatocellular carcinoma [J] . Ann Surg Oncol, 2011, 18(5):1251-1257.

[12] PIARDI T, MEMEO R, RENARD Y, et al. Management of large hepatocellular carcinoma by sequential transarterial chemoembolization and portal vein embolization: a systematic review of the literature [J] . Minerva Chir, 2016, 71(3):192-200.

[13] SANDSTRÖM P, RØSOK B I, SPARRELID E, et al. ALPPS improves resectability compared with conventional two-stage hepatectomy in patients with advanced colorectal liver metastasis: results from a Scandinavian multicenter randomized controlled trial (LIGRO trial) [J] . Ann Surg, 2018, 267:833-840.

[14] MORIS D, RONNEKLEIV-KELLY S, KOSTAKIS I D, et al. Operative results and oncologic outcomes of associating liver [J] . World J Surg, 2018, 42(3): 806-815.

[15] JUN W Z, HAN C H, JIN B, et al. Safety, feasibility, and efficacy of associating liver partition and portal vein ligation for staged hepatectomy in treating hepatocellular carcinoma: a systematic review [J] . Ann Transl Med, 2020, 8(19):1246.

[16] LAU W Y. Associating liver partition and portal vein ligation for staged hepatectomy (ALPPS) and its further developments in the last decade [J] . Hepatobiliary Surg Nutr, 2019,8:258-259.

[17] ESPOSITO F, LIM C, LAHAT E, et al. Combined hepatic and portal vein embolization as preparation for major hepatectomy: a systematic review [J] . HPB (Oxford), 2019, 21(9):1099-1106.

（作者：胡育斌）

第七节　肝胆胰腺癌相关门静脉高压症的介入治疗

门静脉高压症是门静脉系统循环受阻或血流量增加所致的以门静脉压力升高、脾肿大、脾功能亢进、食管胃静脉曲张（gastroesphageal varices，GOV）、肝性脑病、食管胃静脉曲张破裂出血（esophagogastric variceal bleeding，EVB）呕血和腹水为特点的临床综合征，是肝硬化最为常见的并发症之一。门静脉正常压力为13~24cmH_2O（1cmH_2O=0.1kPa）。

根据门静脉血流阻力增加的部位，将门静脉高压症分为肝前、肝内和肝后三型，其中肝内型门静脉高压症又可分为窦前、窦后和窦型。在我国，肝炎后肝硬化是肝内窦型和窦后型门静脉高压症的最常见病因。而肝内窦前型门静脉高压症的主要病因是血吸虫病。肝前型门静脉高压症的常见病因是肝外门静脉血栓或癌栓形成、先天性畸形（闭锁、狭窄或海绵样变等）和外在压迫（转移癌、胰腺炎等）。肝后型门静脉高压症的常见病因包括巴德-吉亚利综合征（Budd-Chiari syndrome，BCS）、缩窄性心包炎、严重右心衰竭等。

肝胆胰腺癌相关门静脉高压症临床上常常被忽略，长期以来，多数对于肝胆胰腺癌及其合并的门静脉高压症的治疗观点过于分离，甚至认为两者毫不相干。忽略了门静脉高压症对于患者病情以及癌症相关治疗的影响。所以本文从肝胆胰腺癌相关门静脉高压症的病因、诊断以及治疗特别是介入治疗等方面进行一一阐述。

一、常见病因

（一）肝硬化

肝硬化是肝胆胰腺癌相关门静脉高压症发生的最常见的病因。原发性肝癌往往合并肝炎、肝硬化，肝细胞癌（hepatocellular carcinoma，HCC）合并肝硬化者高达70%~90%[1]。随着肝硬化进展，肝小叶中心纤维化阻碍血流进入肝静脉，同时，肝窦狭窄致肝血管阻力增高，门静脉血流受阻最终导致门静脉高压症的发生。

（二）动-门静脉瘘

HCC的血供主要来源于肝动脉，瘤体内存在着大量动静脉短路，血流由高压力的肝动脉直接注入门静脉系统，使门静脉压力显著升高，导致门静脉高压症。

（三）门静脉癌栓形成

HCC的生物学行为决定癌组织易于侵犯门静脉，门静脉癌栓的形成，特别是门静脉主干癌栓形成，使得门静脉血流回流障碍，导致脾静脉、肠系膜上静脉血流淤滞，形成门静脉高压。

（四）肿瘤直接压迫

HCC的肿瘤病灶的膨胀性生长可以直接压迫门静脉主干导致门静脉回流障碍出现门静脉高压；胰腺癌压迫脾静脉导致脾静脉狭窄、脾静脉血栓形成，出现脾大、胃静脉曲张、伴或不伴食管静脉曲张，即左侧门静脉高压。

（五）其他

肝叶切除后或肝动脉栓塞化疗可造成短暂的门静脉压力升高[2]。肝胆胰腺癌术后造成的医源性门静脉 / 脾静脉狭窄，可导致门静脉 / 脾静脉血栓形成，进而出现门静脉高压症或左侧门静脉高压症。

二、重要的辅助检查

由于肝胆胰腺癌相关门静脉高压症病因复杂，故明确病因对于疾病的诊治意义重大。除了一些常见的实验室检查指标如血常规、肝功能、凝血功能、肿瘤标志物、肝炎病毒指标、肝炎病毒载量等，建议完善下列辅助检查。

（一）上腹部彩超

了解门静脉系统情况：血流方向，血流量，有无门静脉或脾静脉的血栓或癌栓形成，以及肿瘤、腹水情况等。

（二）上腹部 / 全腹 CT 平扫 + 增强

临床上常常忽视了完善增强 CT 的检查，通过增强 CT 可以发现是否有动 – 门静脉瘘，准确评估门静脉和 / 或下腔静脉血栓或癌栓情况，评估肿瘤对于门静脉和 / 或下腔静脉的压迫程度。

（三）纤维胃镜检查

直视下观察食管胃静脉曲张的程度和范围，评估静脉曲张破裂出血的危险性，且可用于测量曲张静脉的压力，了解有无门静脉高压性胃病，并可进行预防和治疗出血。

（四）凝血功能

特别是 D- 二聚体和纤维蛋白原的检查可以提示是否有血栓形成可能。

（五）肝静脉压力梯度测定

对于有条件的单位，可行肝静脉压力梯度（hepatic venous pressure gradient，HVPG）测定，这是目前门静脉高压症危险分层的最佳指标，可作为治疗选择和疗效评估的指标。其正常值是 3~5mmHg（1mmHg=0.133kPa），平均 4mmHg。HVPG 等临床意义可见表 8-7-1。

表 8-7-1　HVPG 与门静脉高压危险分层

HVPG 数值	临床意义
HVPG ＞ 5mmHg	肝窦性门静脉高压
HVPG ≥ 10mmHg	临床显著性门静脉高压，可发生静脉曲张
HVPG ＞ 12mmHg	可发生 EVB
HVPG ≥ 16mmHg	患者死亡风险增高
HVPG ≥ 20mmHg	常规药物联合内镜治疗的失败率及 1 年病死率更高，提示预后不良

三、肝胆胰腺癌相关门静脉高压症的介入治疗

由于癌与门静脉高压症二者并非独立存在且病因复杂，不能简单照搬肝硬化门静脉高压症指南对这些患者进行治疗，应在明确病因的基础上进行个体化的治疗。故本书也在根据病因分类的同时结合临床问题介绍相关的介入治疗。

（一）肝硬化

1. 部分脾动脉栓塞术

部分脾动脉栓塞术（partial splenic embolization，PSE）是指在通过选择性栓塞脾动脉分支（多为脾中下级分支），使得栓塞的脾脏远端血供中断，组织缺血梗死，最终使该部组织皱缩。正常脾脏组织缩小，吞噬作用减低，使外周血像升高，脾功能亢进得以纠正，同时还可以降低门静脉压力，降低上消化道出血的发生率（图 8-7-1）。

既往通过系统研究和 Meta 分析发现对于合并显著性门静脉高压的肝癌患者，外科术后肝功能失代偿的发生率以及 3 年、5 年死亡率显著增加[3]。对于部分合并门静脉高压、脾功能亢进的中期肝癌患者，PSE 联合 TACE 治疗对比单纯 TACE 可以显著提高疗效[4]。

故对于合并肝硬化、脾功能亢进的肝癌患者，如因血小板或白细胞过低影响肝癌的进一步治疗，可以行 PSE 改善脾功能亢进，同时降低食管胃静脉曲张破裂出血的风险，改善肝癌患者的预后。

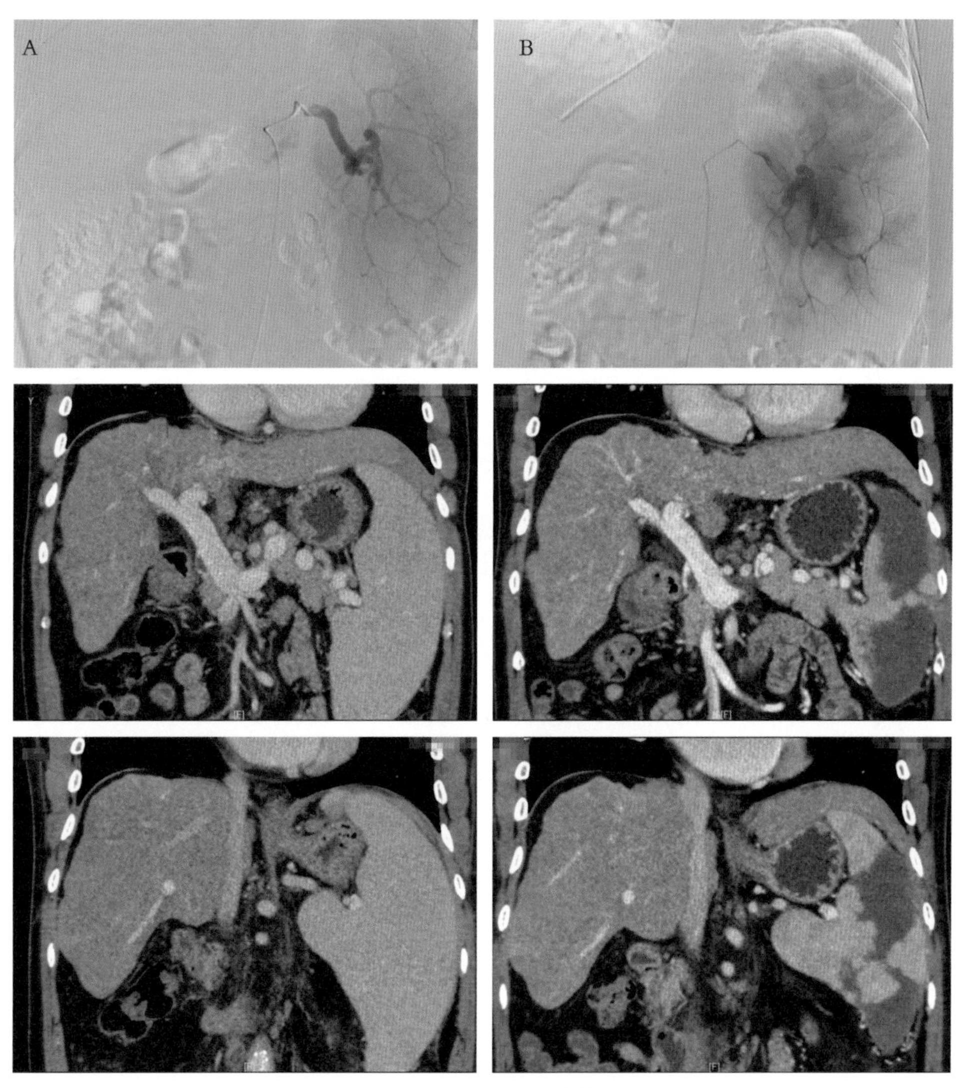

图 8-7-1　部分脾动脉栓塞术

注：A 为 PSE 术前脾动脉造影显示脾动脉各分支；B 为 PSE 术后即可脾动脉造影示脾脏中下极动脉栓塞效果佳；C、E 为术前 CT 冠状位重建，显示脾脏明显增大；D、F 为术后 4 个月 CT 冠状位重建，显示脾脏特别是中下极栓塞后脾脏梗死，脾脏较前明显缩小。血小板计数从术前 21×10^9/L 升高至术后 4 个月的 83×10^9/L。

2. 经颈内静脉肝内门体分流术

经颈内静脉肝内门体分流术（transjugular intrahepatic portosystem shunt，TIPS）是一项介入放射学治疗技术。它是以颈内静脉为穿刺入口，在DSA引导下由肝静脉/下腔静脉穿刺进入肝门静脉，通过置入支架在肝静脉/下腔静脉与门静脉之间建立人工分流通道，使门静脉血流直接分流到下腔静脉，从而降低门静脉压力，达到治疗静脉曲张破裂出血、顽固性腹水等门静脉高压症的目的。

有观点认为肝癌患者不宜行TIPS治疗，其实是对相关指南的误解，根据“AASLD实践指南：TIPS在门静脉高压管理中的作用”，仅将肿瘤位于分流道上的情形列为TIPS治疗的相对禁忌证，对于肿瘤没有位于分流道上并且具有曲张血管出血二级预防、顽固性腹水等情况，均为TIPS治疗的适应证[5]。

根据“BAVENO Ⅶ门静脉高压共识更新——门静脉高压的个体化治疗”，EV、GOV1和GOV2急性出血，符合以下任一标准，应在72h（理想情况下在24h内）内优先行TIPS（pTIPS）：Child-Pugh C级 < 14分，或Child-Pugh B级 > 7分伴初次内镜下有活动性出血，或HVPG > 20 mmHg[6]。

因此，大多数学者对于肝癌合并肝硬化、门静脉高压症患者行TIPS的原则为越是早期的肿瘤，只要充分具备TIPS适应证，建议尽早行TIPS。对于肿瘤治疗可起到很好的辅助作用，可以显著提高患者对于肿瘤治疗的耐受性。

3. 经静脉球囊闭塞逆行栓塞术

1996年，Kanagawa等首次报道了经静脉球囊闭塞逆行栓塞术（balloon-occluded retrograde transvenous obliteration，BRTO）治疗肝硬化门脉高压导致的胃静脉曲张破裂出血的疗效。其用球囊导管阻塞门体系统流出静脉，然后将硬化剂注射到曲张静脉中。静脉进入的常见部位是股静脉或颈内静脉。将阻塞球囊保持在原位数小时，以确保在曲张的静脉内有足够的硬化剂停留，并避免硬化剂回流到全身或门静脉血管中引起异位栓塞。

BRTO用于肝癌患者治疗有2个主要的临床适应证：①伴有自发性分流的胃静脉曲张出血。②难治性肝性脑病。同时要注意其禁忌证包括严重凝血功能障碍（通常与肝功能衰竭相关）、脾静脉血栓形成、门静脉血栓形成和不受控制的食管静脉曲张破裂出血（图8-7-2）。

根据“BAVENO Ⅶ门静脉高压共识更新——门静脉高压的个体化治疗”，对于GOV2、IGV1和异位静脉曲张患者的治疗，BRTO已被证实是安全有效的，可视为内镜治疗或TIPS的替代方法。但是仍要注意BRTO术后同样存在门静脉压力升高、腹水增加、新发食管静脉曲张等问题[6]。

4. 经皮经肝曲张静脉栓塞术

经皮经肝曲张静脉栓塞术（percutaneous transhepatic variceal embolization，PTVE）是通过经皮穿刺肝内门静脉分支进而将导管置入门静脉侧支的曲张静脉完成栓塞，对于肝癌合并门静脉高压症所致的上消化道出血具有较快的止血作用，短期效果明显。但其不能够降低门静脉压力，易继发其他侧支静脉破裂出血及门静脉系统血栓形成。现在常在TIPS治疗时候联合PTVE，可达到迅速止血、降低肝性脑病发生率。单纯PTVE常用于无法开展TIPS、内镜止血效果不佳的急性出血患者的过渡治疗。

（二）肝动脉-门静脉瘘

肝癌并肝动脉-门静脉瘘时肝动脉血流直接进入门静脉，导致门静脉血流量增加，门静脉高压升高。这种门静脉压力升高不像肝硬化时的缓慢升高，而是急剧升高，更容易引起食管胃静脉曲张破裂出血或腹水形成。一旦发生，内科止血

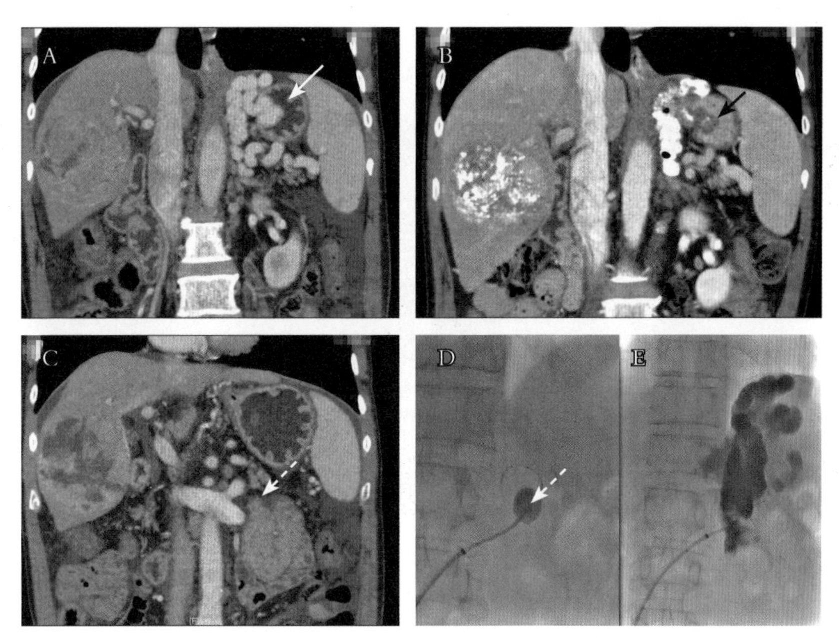

图 8-7-2　肝癌合并胃曲张静脉（胃肾分流）破裂出血行 BRTO

注：A 为 CT 冠状位可见右肝肝癌病灶，胃曲张静脉（白色实线箭头）形成；B 为 BRTO 术后复发胃曲张静脉内血栓形成（黑色实线箭头）；C 为 CT 冠状位显示胃肾分流的肾静脉端（白色虚线箭头）；D 为 DSA 透视下用球囊导管封堵胃肾分流的肾静脉端；E 为 DSA 透视下以聚桂醇泡沫硬化剂封堵曲张静脉。

效果差；其他常用的止血方法，如内镜下食管静脉下段静脉套扎或硬化剂注射、PTVE 等，仅仅处理出血点或中间环节，未对门静脉高压进行根本治疗，并不能解决其出血原因，同样止血效果欠佳。此时如行 TIPS 治疗由于回心血量急剧增加，心衰的发生率明显增高。故一旦发现明显肝动脉－门静脉瘘导致的门静脉高压，治疗原则为封堵瘘口、降低门静脉高压。封堵瘘口可在最短时间内改善门静脉高压并控制出血，为肝脏肿瘤的后续治疗争取时间。

治疗方法建议行 TAE，选择弹簧钢圈或大粒径的聚乙烯醇颗粒封堵瘘口，不建议直接行 TACE 治疗，碘油乳剂可通过瘘口进入门静脉系统造成误栓。

（三）门静脉癌栓形成

对于门静脉癌栓合并门静脉高压症胃食管静脉曲张破裂出血的患者，无 TIPS 绝对禁忌证时，建议尽早行 TIPS 治疗。随着碘 125（^{125}I）粒子在肝癌中的使用，TIPS 联合 ^{125}I 粒子链治疗（图 8-7-3）可以控制分流道上的门静脉癌栓，支架通畅时间更长。控制出血、腹水后，为肝癌患者后续局部或系统治疗提供机会。

（四）肿瘤直接压迫

如果能够通过手术在根治肿瘤的同时解除肿瘤压迫是最佳的治疗方案；如果在无法手术切除或无法根治的情况下，对于门静脉的压迫可行经皮肝门静脉支架置入。

对于脾静脉狭窄，脾动脉栓塞和经肝脾静脉支架置入可使部分患者获益。脾动脉栓塞的目的是实现部分栓塞，减少流向脾脏的血流量，同时维持其免疫功能[7]。直接压迫使得门静脉主干或脾静脉狭窄，如无法行手术切除肿瘤时可以行门静脉支架或脾静脉支架置入改善门静脉或脾静脉狭窄，可以明显降低门静脉压力，改善门静脉高压症。

肝胆胰腺癌相关门静脉高压症病因复杂，有时候合并多种病因，如肝硬化合并肝癌动－门静脉瘘，所以治疗上需要有机地将各种治疗方法联合，如 TIPS 联合 PSE、TIPS 联合 TAE、PTVE 联合 PSE 等。治疗上仍有许多需要进一步深入研究的问题。

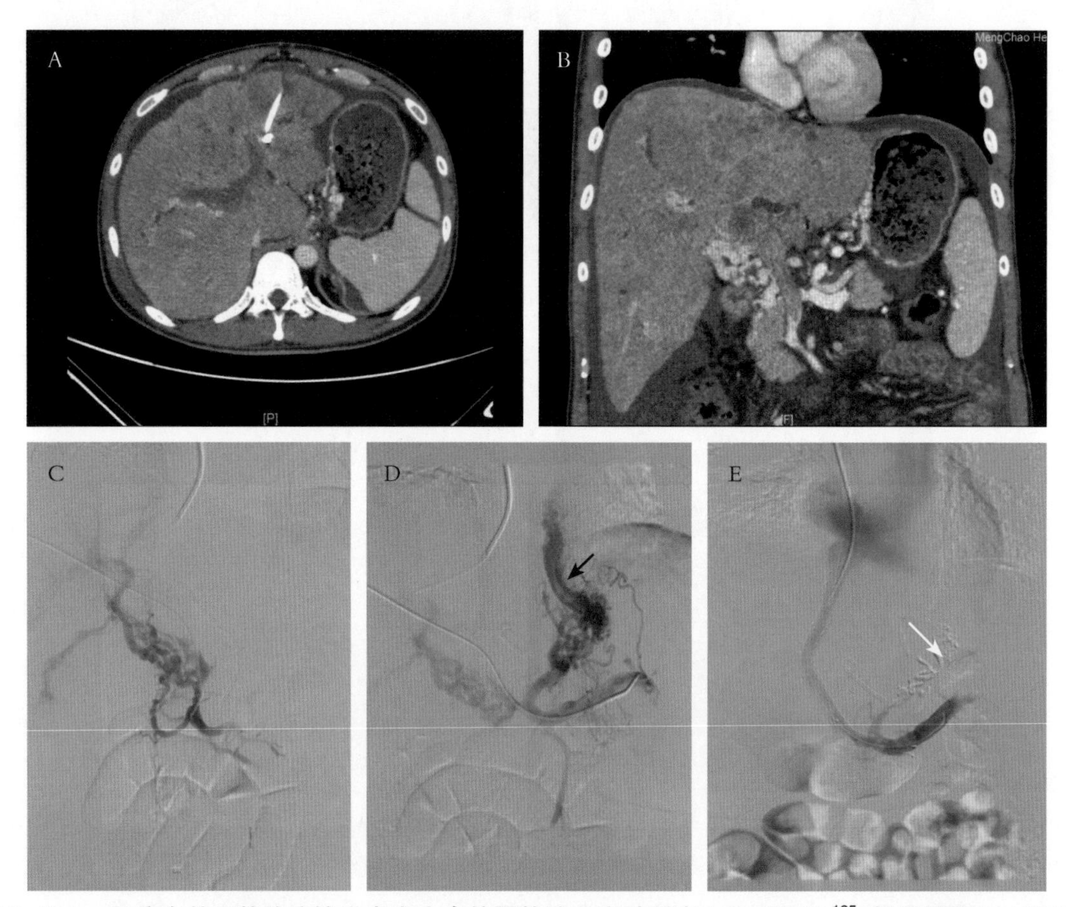

图 8-7-3 肝癌合并门静脉癌栓患者发生食管胃静脉曲张破裂出血行 TIPS+^{125}I 粒子链置入 +PTVE

注：A、B 为术前 CT 增强示门静脉主干及左右支癌栓形成，可见胃冠状静脉胃静脉曲张；C 为经皮肝门静脉穿刺肠系膜上静脉造影示门静脉主干及左支未见显影，肠系膜上静脉形成侧支血管供应右肝；D 为经皮肝门静脉穿刺脾静脉造影示胃冠状静脉发出食管胃曲张静脉（黑色箭头）；E 为 TIPS+^{125}I 粒子链置入 +PTVE 术后是曲张静脉栓塞效果良好（白色箭头），TIPS 支架及粒子链位置良好，分流道血流通畅。患者术后 3 天大便转黄，消化道出血停止。

参考文献

[1] 迟天毅，毛一雷 . 肝癌合并门脉高压症的术前评估和手术规划 [J] . 肝胆外科杂志，2017，25：323-325.

[2] 王卫东 . 肝癌合并门静脉高压症的诊治现状 [J] . 世界华人消化杂志，2018, 26（24）：1429-1433.

[3] BERZIGOTTI A,REIG M,ABRALDES J G, et al. Portal hypertension and the outcome of surgery for hepatocellular carcinoma in compensated cirrhosis: a systematic review and meta-analysis [J] . Hepatology,2015,61(2):526-536.

[4] HUANG J H, GAO F, GU Y K,et al. Combined treatment of hepatocellular carcinoma with partial splenic embolization and transcatheter hepatic arterial chemoembolization [J] . World J Gastroenterol,

2007,13(48):6593-6597.

[5] BOYER T D, HASKAL Z J, American Association for the Study of Liver Diseases. The role of transjugular intrahepatic portosystemic shunt (TIPS) in the management of portal hypertension: update 2009 [J]. Hepatology, 2010, 51 (1) : 306.

[6] FRANCHIS R,BOSCH J,GARCIA-TSAO G,et al.Baveno VII - Renewing Consensus in portal hypertension [J] . J Hepatol, 2022, 76(4):959-974.

[7] KOKABI N, LEE E, ECHEVARRIA C, et al. Sinistral portal hypertension: presentation, radiological findings, and treatment options-a case report [J] . J Radiology Case Rep, 2010, 4(10):14-20.

（作者：李灵）

第八节　肝胆胰腺癌相关恶性梗阻性黄疸的介入治疗

恶性梗阻性黄疸（malignant obstructive jaundice，MOJ）是由于恶性肿瘤的浸润、压迫导致肝内或肝外胆管梗阻，使得胆汁排出障碍，导致出现腹胀、皮肤巩膜黄染，血清胆红素升高、胆管感染等临床表现的一组疾病。MOJ 的常见病因包括胰腺癌、胆管癌、胆囊癌、原发性肝细胞癌和恶性肿瘤腹腔淋巴结转移。MOJ 病人确诊时多数已经是肿瘤中晚期，全身情况较差，临床情况复杂，其中 80%~90% 的病人已经失去手术机会[1-2]。可以手术切除的病人，术前行胆管穿刺引流降低血清胆红素可以提高手术安全性，降低术后并发症的发生率[3]。

MOJ 介入治疗的主要目的是解除梗阻、引流胆汁，从而达到改善病人生活质量、延长病人生存时间的目的。下面我们将 MOJ 相关的主要介入技术（内镜下介入技术在相应章节中介绍，这里不包含）及进展进行逐一介绍。

一、胆管引流术

经皮肝穿刺胆管引流（percutaneous transhepatic biliary drainage, PTBD）与经皮肝穿刺胆管造影引流术（percutaneous transhepatic cholangiography drainage，PTCD）临床上常将二者混淆，实际二者并不完全相同。二者相同点是都在影像引导下穿刺扩张的肝内胆管后置入胆管引流管。不同点是 PTCD 时进行 DSA 下胆管造影，可以进一步明确胆管的梗阻情况，利用导丝引导至合适胆管位置放置引流管并通过引流管头端成袢固定，减少脱管或引流不畅的发生率，故 PTCD 较 PTBD 置管并发症少，引流管脱管率低；PTBD 对设备要求低，无需 DSA 引导和其他耗材，费用相对较低，对于术前降黄行短期引流的病人 PTBD 可能是一个性价比更优的选择。

引流管将胆汁引流到体外称为外引流。如上述 PTCD 可以选择引流管的放置位置，行 PTCD

时可以利用导丝进入肠腔，放置内外引流管可以使胆汁引流至肠腔，改善患者的消化功能，避免胆盐和电解质的过度丢失。内外引流最大不足是市面上的内外引流管并无抗反流功能，肠内容物易反流至引流管内并通过内外引流管的肝内侧孔进入肝内胆管，继发胆管感染甚至肝脓肿。故有学者设计了新型内外胆管引流管，具备抗反流功能，可以将胆汁外引流后在体外再回输至肠道内从而减少感染发生[4]，但仍在临床上推广。

二、胆管支架置入术

无法行根治性手术的 MOJ 病人，胆管支架置入是一种有效的姑息治疗手段，通过经皮肝穿刺肝内胆管，导丝通过胆管狭窄段后，置入胆管支架将胆管狭窄段撑开达到解除胆管梗阻的目的。镍钛合金或不锈钢材质制成的自膨式金属支架（self-expandable metal stent，SEMS）是最常用的胆管支架,胆管支架多使用裸支架而非覆膜支架，原因有以下几点：①带膜支架位置放置不当，有可能堵塞胆囊管、胰管、胆管分支。②费用较高，支架通畅率和通畅时间较裸支架并无差异。③多支胆管梗阻且不通畅时，裸支架只要靠贴在一块即可，而覆膜支架则不行。

常使用的 SEMS 直径为 8mm，也有学者报道中使用 6mm 或 10mm 直径支架，MOJ 行单纯胆管支架置入支架的中位通畅时间是 2~9 个月[5-7]。支架堵塞的主要原因是胆汁泥沙状淤积、菌栓形成及支架相关的内膜增生导致支架内狭窄。胆管支架置入后仍需放置 PTCD 引流管，术后 24~48h 封闭 PTCD 引流管，封闭引流管后至少 2 周，如无不适可以拔除 PTCD 管。

三、介入联合治疗

为了能更长时间解除胆管梗阻，延长胆管支架通畅时间，许多学者进行了大量工作。随着 ^{125}I 粒子和腔内射频装置在临床的应用，介入联合治疗特别是联合 ^{125}I 粒子链置入能同时杀伤肿瘤，配合 PTCD 引流或胆管支架可以提高疗效。

（一）PTCD 联合 ^{125}I 粒子置入

单纯 PTCD 对 MOJ 病因并没有治疗作用，对 MOJ 病因治疗只能采取其他非介入治疗手段如 HAIC、TACE、外放疗、系统化疗、靶向治疗和免疫治疗等。

^{125}I 粒子应用于临床之后，利用导管将 ^{125}I 粒子制作成链，经 PTCD 引流管置入 ^{125}I 链的方法开始应用于临床。初期有学者直接在胆管外引流管内置入 ^{125}I 粒子链于胆管狭窄病变处（图 8-8-1），经治疗的病人在生存期内均未再发生 MOJ，但因粒子链无法固定，容易发生粒子链脱出，损伤周围正常组织。随后有学者为了防止粒子链脱出，设计了可以携带 ^{125}I 粒子链的 PTCD 引流管，使得 PTCD 引流联合 ^{125}I 粒子链治疗 MOJ 方法更加可靠，且有学者设计的引流管 ^{125}I 粒子链可以前后移动或更换，胆管通畅后可以连同 ^{125}I 粒子链一并拔除，做到无 ^{125}I 粒子残留[8]。但是这种方法仍存在不足，首先需长期携带引流管，其次胆汁外引流导致胆汁丢失，对患者生活质量有一定的影响。

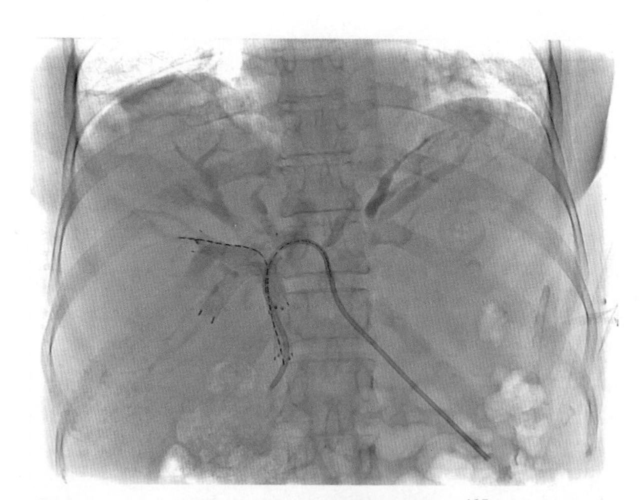

图 8-8-1 左侧 PTCD 引流管内置入 ^{125}I 粒子链对肿瘤行内放疗

（二）胆管支架联合 ^{125}I 粒子链置入

胆管支架的应用克服了外引流的缺点，近似生理性胆汁引流，不会引起水电解质紊乱，但如上述，支架没有抗肿瘤作用，肿瘤可通过支架网眼长入支架或是向支架两端生长，使支架再次阻塞。联合 ^{125}I 粒子链置入可以抑制肿瘤生长和胆管内膜增生[9]，可以达到引流胆汁及抑制肿瘤生长的双重效果。目前国内最常见的还是利用双导丝技术将胆管支架和 ^{125}I 粒子链先后在合适位置释放[10]，支架将粒子链固定在支架和胆管壁之间（图 8-8-2）；还有一些未广泛在临床使用的放射性胆管支架包括利用放射性材料制作成的胆管支架、放射性粒子以胆管支架为载体形成“胆管支架捆绑式放射性粒子”、局部覆有放射膜的管腔支架等。

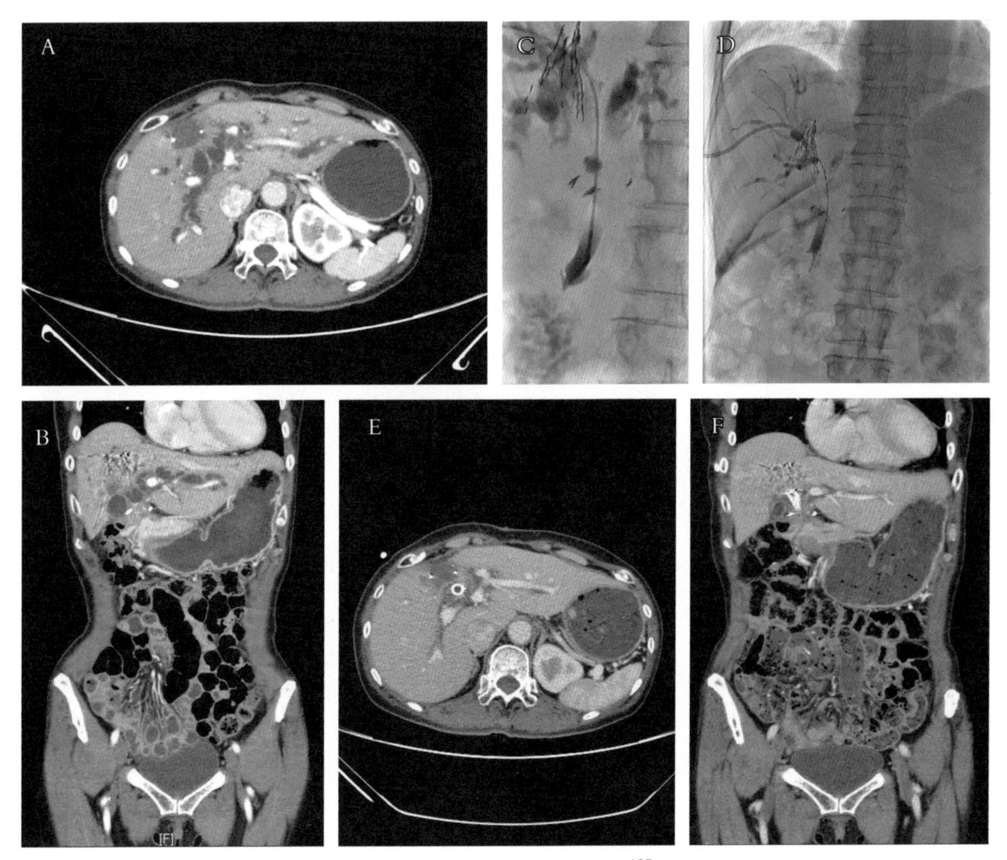

图 8-8-2 肝癌伴梗阻性黄疸行胆管支架 +^{125}I 粒子链置入 +PTCD

注：A、B 所示 CT 横断面和冠状位均提示肝总管梗阻、左右肝胆管扩张；C 所示 DSA 引导下导管超选进入胆总管造影示胆总管下段未见狭窄；D 所示应用双导丝技术置入胆管支架和 ^{125}I 粒子链，术后 1 周胆红素由术前 190μmol/L 降至 49μmol/L；E、F 所示术后 1 月复查 CT 示肝总管及左右肝胆管扩张明显减轻。

（三）胆管支架联合腔内导管射频消融

随着射频消融技术在肿瘤治疗方面的迅速发展，腔内导管射频消融技术已广泛应用于胆管肿瘤的腔内治疗。其原理是利用射频消融导管产生加热区，使胆管腔内肿瘤产生凝固坏死。有学者报道利用胆管支架引流联合腔内射频消融治疗胆管恶性梗阻 18 例，均成功接受射频消融治疗，胆管引流成功率为 100%，3、6、12 个月支架通畅率分别为 87%、64%、25%，6、12 个月生存率分别为 67%、50%，结果令人满意[11]。腔内导管射频消融技术联合胆管支架治疗 MOJ，先对肿瘤进行消融，而后置入胆管支架，较单纯胆管支架置入支架通畅时间更长，但是与 ^{125}I 粒子链对比其不足之处是无法持续地对肿瘤产生杀伤作用。

从既往文献报道看，胆管支架联合 ^{125}I 粒子链的胆管支架中位通畅时间更长，最长可达接近 11 个月，但由于未见对照研究，故明确二者孰优孰劣需要进一步的临床研究来证实。

总的来说，MOJ 的介入治疗应根据病因、黄疸程度和梗阻部位，个体化选择合适的治疗方案。同时需注意术后并发症，如行内外引流或胆管支架越过十二指肠乳头的病人要注意术后胆管感染的风险。近几年随着 ^{125}I 粒子的应用，胆管支架联合 ^{125}I 粒子链由于其解除梗阻时间长、恢复胆汁分泌生理通道以及并发症较少，发展迅速，可能成为不可手术 MOJ 的标准治疗方案。还有一些新的治疗手段，但由于发展时间较短，尚缺乏大样本量随机对照试验结果，故其疗效仍待更深一步的研究。随着医疗技术发展，相信会有更多新型、有效的介入治疗方法应用于 MOJ 治疗。

参考文献

[1] BISMUTH H, CASTAING D, TRAYNOR O. Resection or palliation: priority of surgery in the treatment of hilar cancer [J]. World J Surg, 1988,12(1):39-47.

[2] PU L Z, SINGH R, LOONG C K, et al. Malignant Biliary Obstruction: Evidence for Best Practice [J]. Gastroenterol Res Pract, 2016,2016:3296801.

[3] MOOLE H, BECHTOLD M, PULI S R. Efficacy of preoperative biliary drainage in malignant obstructive jaundice: a meta-analysis and systematic review [J]. World J Surg Oncol, 2016, 14(1): 182-193.

[4] 赵中伟. 一种防反流胆道内外引流导管：CN203749989U [P]. 2014-04-04.

[5] GAMANAGATTI S, SINGH T, SHARMA R, et al. Unilobar Versus Bilobar Biliary Drainage: Effect on Quality of Life and Bilirubin Level Reduction [J]. Indian J Palliat Care, 2016,22(1):50-62.

[6] ZHANG X, WANG X, WANG L, et al. Effect of covered self-expanding metal stents compared with multiple plastic stents on benign biliary stricture: A meta-analysis [J]. Medicine (Baltimore), 2018,97(36):e12039.

[7] SON R C, GWON D I, KO H K, et al. Percutaneous unilateral biliary metallic stent placement in patients with malignant obstruction of the biliary hila and contralateral portal vein steno-occlusion [J]. Korean J Radiol, 2015,16(3):586-592.

[8] 焦德超，周学良，韩新巍，等. 新型一体化可携带 ^{125}I 粒子胆道内外引流管的设计与临床应用 [J]. 介入放射学杂志，2019, 28 (3) :252-257.

[9] LIU Y, LIU J L, CAI Z Z, et al. A novel approach for treatment of unresectable extrahepatic bile duct carcinoma:design of radioactive stents and an experimental trial in healthy pigs [J]. Gastrointest Endosc,2009,69:517-524.

[10] ZHOU W, FU Y M, YANG Z Q, et al. Study of Percutaneous Stent Placement with Iodine-125 Seed Strand for Malignant Biliary Obstruction [J].Cardiovasc Intervent Radiol, 2019, 42: 268-275.

[11] 吴军，潘亚敏，王田田，等. 胆道支架引流联合腔内射频消融治疗胆道恶性梗阻 [J]. 第二军医大学学报，2013, 34(3)：33-36.

（作者：李灵）

第九节　EUS 在肝胆胰恶性疾病诊治中的应用

超声内镜（EUS）应用于临床已经 30 多年，自问世以来，已发展成为一种公认的可以使内镜无法直接接触的解剖部位显像，并能够获取组织进行病理诊断的重要内镜检查方法。随着线阵式尤其是纵轴式彩色 EUS 的发展，除诊断作用外，EUS 出现了兼具微创治疗的重大功能变革，进入了 EUS 诊断和治疗新阶段，打破了消化道管壁的壁垒，为液体积聚、胰胆管以及其他临近消化道的腔性结构创建了通道。EUS 引导的穿刺在临床越来越受欢迎，其治疗技术要优于经皮穿刺引流和常规手术治疗。目前，EUS 在肝胆胰恶性疾病诊治中的应用主要体现在以下几个方面。

一、EUS 引导胆管造影和胆管引流术

由于空腹时胆汁具有声窗作用，体表超声对胆囊壁病变的诊断准确性较低，体表超声对远端胆总管的观察常常受腹部脂肪及肠气干扰而显示不佳，虽然目前有 MRCP 等技术，但诊断仍有一定困难。EUS 具有独特的优势，可以清晰显示病变的回声、来源等，EUS 可早期发现胆总管内的微小肿瘤。并且彩色多普勒和细针抽吸活检的纵轴 EUS 问世后，可对病变进行穿刺活检，对病变性质做出更准确的诊断，也可在 EUS 引导下对胆总管进行穿刺造影来了解胆总管狭窄程度等。近年来随着技术的发展胆管内超声（IDUS）在胆管系统恶性疾病的诊断中也发挥了越来越重要的作用。

胆管梗阻是临床常见的疾病，常由胆管良性狭窄、胆总管结石及胆管肿瘤等引起，内镜逆行胰胆管造影术（endoscopic retrograde cholangiopancreatography，ERCP）由于创伤小、恢复快等优点，是目前解决胆管梗阻的首选治疗方法。但即使由经验非常丰富的内镜医师操作，ERCP 仍有 3%~10% 的失败率，且有一小部分患者因存在解剖结构变异、十二指肠乳头以上消化道梗阻、消化道重建的情况，十二指肠镜不能到达十二指肠乳头而无法行 ERCP 术，或者无法进行乳头插管继续 ERCP 治疗等。经皮肝穿刺胆管引流（percutaneous transhepatic biliary drainage，PTBD）一直是 ERCP 失败后的补救措施，对于无法手术切除的高位恶性胆管梗阻或无法耐受手术者均可适用，已成为一种姑息性治疗恶性胆管梗阻的有效方法之一。但 PTBD 常可导致胆管出血、腹腔及肝包膜下出血、胆汁渗漏及继发胆汁性腹膜炎、酸碱平衡失调及水和电解质紊乱等并发症的发生，且容易受肝内胆管扩张情况的限制。

近年来，线阵式超声内镜的出现使得介入性 EUS 技术获得迅猛发展，超声内镜引导胆管引流术（endoscopic ultrasonography-guided biliary drainage，EUS-BD）准确率高，具有较高的成功率及较低的并发症发生率，是一种颇具应用前景的 ERCP 治疗失败后胆管梗阻的治疗方法。

1996 年，由 Wiersema[1] 首次报道了超声内镜引导下胆管穿刺造影术，从此开启了 EUS 引导下胆管介入治疗。EUS 引导下胆管穿刺造影术是专门针对胆管的内镜超声引导下细针穿刺的一种技术。2001 年，Giovannini[2] 等首次报道了将 EUS-BD 作为 ERCP 治疗失败情况下的一种引流方案。EUS-BD 是在超声内镜引导下将穿刺针刺入胆管，再经穿刺针将导丝置入狭窄的胆管，经扩张器扩张后，将引流管置入胆管狭窄处，从而引流达到解除胆管狭窄梗阻的目的，是一种应用

超声内镜对胆管狭窄进行内引流治疗的技术，也是目前侵入性最小的引流方式。一项纳入 469 例患者的 Meta 分析[3]结果显示，与 PTBD 相比，EUS-BD 在治疗恶性梗阻性黄疸患者方面具有术后并发症发生率低、术后再手术干预率低、住院时间短、费用低等优点，而在技术成功率和临床有效率方面两者无明显差异。EUS 引导下胆管造影和胆管引流技术已应用于临床，并取得较好的疗效，是治疗 ERCP 失败后胆管梗阻的成功率高、并发症少的治疗方式。

EUS-BD 目前在临床上较常用于恶性梗阻性黄疸。恶性梗阻性黄疸是临床上上腹部癌症或者转移性癌症常见的并发症，可发生于胰头癌、壶腹部癌、肝门部胆管癌等疾病，若不及时处理，会延迟肿瘤治疗、降低生活质量、增加死亡率等[4]。成功的胆管引流可以显著改善恶性梗阻性黄疸患者的预后。ERCP 联合胆管支架置入是恶性梗阻的标准治疗方式。但是在一些由于恶性肿瘤侵袭十二指肠患者中导致插管困难，ERCP 失败率可达 7%[5]。这些患者往往会选择传统的 PTBD，成功率为 87%~100%[6]，但是其主要缺点是导管外引流，患者认为影响美观，可接受度低，且常伴随一些并发症如气胸、肝动脉损伤、胆管损伤、肝脓肿等，降低患者的生活质量。EUS-BD 适用于 ERCP 失败的不可切除的恶性胆管梗阻，可以在 ERCP 失败后立即进行，通过胃或十二指肠扫查胆管，确定穿刺部位后通过穿刺针进行穿刺，再通过穿刺针置入导丝，用扩张器扩张后，将支架或其他引流装置放置在胃或十二指肠与胆管之间，以达到引流目的（图 8-9-1）。按穿刺路径可以分为经胃肝内穿刺路径和经十二指肠肝外穿刺路径。肝外入路时，可通过十二指肠壁进入胆管，并可进行半覆膜支架的胆总管十二指肠吻合术（CDS）或经乳头行超声内镜引导对接术（endoscopic ultrasound-guided rendezvous technique， EUS-RV）。肝内入路时，从胃进入肝左叶，并通过顺行或 EUS 会合技术经乳头放支架，或经肝胃吻合术（HGS）放置半覆膜支架。手术入路的选择取决于患者的解剖结构、基础疾病和胆管狭窄的位置。其成功率约为 90%[6]。

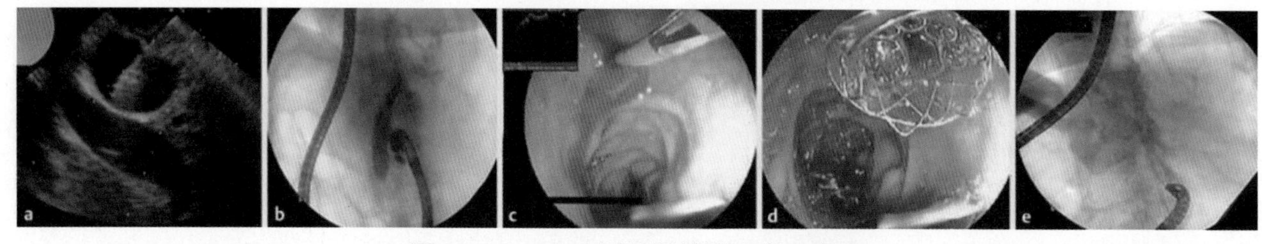

图 8-9-1　EUS 引导胆管引流术示意图

注：来自 FABBRI C, et al. EUS-guided biliary drainage... biliary obstruction: a case series [J]. Endoscopy, 2011.

关于支架的选择：在 EUS-BD 这项技术刚开始发展时，较多的研究者都使用了塑料支架，但是自膨式金属支架（SEMS）的使用正变得越来越流行。SEMS 又可以进一步分为完全覆膜、部分覆膜及非覆膜。对于非覆膜 SEMS，发生移位的概率可能较低，但可能发生胆漏；对于全覆膜 SEMS，发生胆漏的概率很低，但可能阻塞小的胆管分支，支架移位的风险较高；对于部分覆膜的 SEMS，它是全覆膜和未覆膜 SEMS 的组合，理论上，如果支架放置准确，可以在保持支架位置的同时减少胆漏的发生。Khashab[11]等进行了一项关于 EUS-HGS 与 EUS-CDS 的国际多中心研究，结果表明，接受塑料支架置入术的患者比金属支架置入术的不良事件更为普遍（43% 对比 13%）。胆管炎、胆瘘、腹膜炎、支架移位等发生率更高与使用塑料支架有关，金属支架的不良事件要少。

目前的研究[12]证实虽然塑料支架价格便宜，但支架通畅时间短，可能发生移位的概率较高，而且，如果穿刺瘘道较大时，发生胆漏的概率较高；虽然 SEMS 更加昂贵，但通畅率更高，出现并发症的风险及再干预率较低。目前，对于良性疾病行 EUS-BD 者建议使用塑料支架或全覆膜金属支架，对于恶性疾病行 EUS-BD 者均建议使用金属支架，这可能会对不良事件发生率以及技术成功率和手术时间产生影响，至于选择何种金属支架，应根据患者具体情况选择。

另外，EUS 引导胆囊穿刺引流术（EUS-GBD）在临床上也广泛应用，ESGE[9]推荐在对于无法手术的远端胆管恶性梗阻患者，当 ERCP 和 EUS-BD 术均失败且胆囊管显示清晰时，可以采用 EUS-GB 作为补救治疗措施。而且 EUS-GB 适用于胆囊疾病伴晚期恶性肿瘤或严重器官衰竭的手术高风险的患者，其不良事件发生率和需要再介入的概率均低于 PTGB。且对于镜经十二指肠乳头胆囊引流效果欠佳的患者，ESGE 也强烈推荐 EUS-GB 取代经壶腹胆囊引流。研究证实[12]EUS-GB 术后胆囊灌洗对改善急性胆囊炎有效。并且通过 EUS-GB 术后形成的瘘道进入胆囊，可以进行放大内镜等观察，能更加清晰直接地对胆囊黏膜进行放大、染色、活检等操作。

Nennstiel[7]等回顾性分析了 2000 多例 PTBD 患者，发现 40% 的患者术后出现胆管炎、导管闭塞、脱位等引流相关并发症，而与 EUS-BD 相关的并发症发生率仅约为 17%。EUS-BD 的主要优点还在于它可以与 ERCP 治疗失败者在同一个位置完成，避免了反复干预，保证了恶性梗阻的及时引流，并可以提前进行放化疗。叶诚等[8]Meta 分析结果表示 EUS-BD 患者住院时间较 PTBD 缩短，因为 PTBD 相关并发症发生率高及 PTBD 术后再干预率更高，使住院时间延长。总体而言，PTBD 患者住院费用较高。2022 年欧洲消化内镜学会（ESGE）颁布的治疗性超声内镜指南[9]中也强烈推荐，在消化内镜中心具备相应专业技术的情况下，对 ERCP 失败的远端胆管恶性梗阻患者首先采用 EUS-BD 而不是 PTBD。并且对于远端恶性梗阻无法外科手术的患者初次引流也可以行 EUS-BD。即使是良性胆管疾病，有正常消化道解剖结构的患者在第 2 次 ERCP 失败后也建议采用 EUS-BD 治疗。Fabbri[10]等曾报道 16 例胆胰恶性肿瘤行 ERCP 引流失败患者均成功通过 EUS-BD 置入自体膨胀式金属支架，无一例患者出现并发症及操作相关死亡，并且均无内镜二次干预。操作中为了获得更多的稳定性，在床侧护士的帮助下，探头沿纵轴放置在十二指肠球部显示胆管，评估肠壁与狭窄上方胆管的距离后，在实时超声和彩色多普勒成像引导下采用 19 号针（EUSN-19-T; Cook Endoscopy，Winston-Salem，North Carolina，USA）进行穿刺。穿刺后，抽取胆汁，注射碘造影剂以获得胆管造影和置入 0.035 英寸导丝，在易于到达十二指肠乳头的患者中一般多使用会师术。导丝经乳头进入十二指肠腔后，用圈套器套住，用超声内镜拉出，然后使用十二指肠镜置入半覆膜自膨式金属支架（PCSEMS）。对于因十二指肠狭窄导致无法到达乳头的患者，或当导丝没有通过乳头进入十二指肠腔时，可进一步行胆总管十二指肠吻合术或肝胃吻合术。

1. 适应证及禁忌证

EUS-BD 的适应证：ERCP 失败，或因胃肠道梗阻或外科手术导致解剖变异，或先天畸形等造成无法常规乳头插管的患者。

EUS-BD 的禁忌证：凝血功能异常（INR > 1.5）或血小板减少症（PLT < 50000/mL），以及血液动力学异常无法麻醉患者。

2. 术前准备

EUS-BD 术前需完善的准备工作为：①操作前需充分告知患者及家属该操作的必要性及可能存在的风险，签署知情同意书。②患者术前完善心电图、胸片、血常规、生化、凝血功能等检查，排除严重的心肺功能障碍。③术前行麻醉风险评估排除麻醉禁忌证。④有使用影响凝血功能的药物（阿司匹林、华法林、氯吡格雷）需停药1周。⑤术前预防性使用抗生素。⑥术前禁食8小时；⑦排除造影剂过敏。

3. 器械准备

EUS-BD的器械准备包括：设备、穿刺针、导丝、扩张器、引流管，具体情况如下。

（1）设备：彩色多普勒线阵超声内镜、超声主机、有透视功能的X线机、高频点发生器。

（2）穿刺针：引流治疗使用可通过导丝的19G穿刺针。

（3）导丝：导丝一般采用ERCP时使用的软导丝，建议无涂层导丝更安全，如Boston的黄斑马导丝。

（4）扩张器：主要用于瘘管的扩张，目前有非电凝类和电凝类两种。非电凝类包括7~10Fr胆管扩张探条及扩张球囊；电凝类包括针型切开刀和管型囊肿切开刀，可通过高频电切将针道扩大成瘘管。

（5）引流管：引流管包括塑料支架及金属支架，可根据位置和内镜条件选择，塑料支架推荐采用双猪尾型塑料支架，金属支架推荐选择双喇叭口全覆膜自膨式金属支架。

4. 操作方法

根据肝内外胆管扩张情况、胃出口梗阻情况及十二指肠降部通畅情况，EUS-BD可有三种途径，操作医师应结合患者病情特点选择最合适的治疗方式，具体情况如下。

（1）超声引导下经胃或十二指肠胆管穿刺引流术。超声引导下经胃或十二指肠胆管穿刺引流术又称跨壁引流术，使用彩色多普勒线阵超声内镜在胃内或十二指肠球部可清晰显示胆总管，确定与扩张胆管最合适的路径，在EUS和多普勒监测下用19G穿刺针行胆管穿刺，拔出针芯，抽吸胆汁确定进入胆管内，注射造影剂在X线下显示胆管并了解胆管狭窄情况，送入导丝，推出穿刺针，在导丝引导下使用胆管扩张探条、球囊或切开刀等扩张瘘管，最后在X线下沿导丝置入塑料支架或金属全覆膜支架，确定支架位置良好即可。EUS引导下经胃胆管穿刺引流主要适用于其他治疗失败的姑息性高位胆管恶性梗阻患者，EUS引导下经十二指肠胆管穿刺引流术主要适用于姑息性下段胆管的恶性梗阻患者。

（2）经肝内或肝外胆管通过导丝穿过乳头再会合技术。经肝内或肝外胆管通过导丝穿过乳头再会合技术又称为超声内镜引导下胆管会师技术。使用超声内镜探查到扩张的胆管，在EUS和多普勒监测下用19G穿刺针行胆管穿刺，拔出针芯，抽吸胆汁确定进入胆管内，注射造影剂在X线下显示胆管并了解胆管狭窄情况，送入导丝至胆管内，在X线监测下推送导丝至远端，若导丝可通过胆管狭窄段进入十二指肠，则更换为十二指肠镜，引导导丝通过内镜器械孔道，行ERCP及引流治疗。常适用于ERCP失败且十二指肠镜及导丝可到达乳头的患者；如果导丝无法插过乳头，则选择跨壁引流术。

（3）超声引导下顺行胆管置管引流术。超声内镜引导下顺行胆管置管引流术是使用超声内镜探查到扩张的胆管，在EUS和多普勒监测下用19G穿刺针行胆管穿刺，拔出针芯，抽吸胆汁确定进入胆管内，注射造影剂在X线下显示胆管并了解胆管狭窄情况，送入导丝至胆管内，在X线监测下推送导丝至远端，导丝可通过胆管狭窄段进入十二指肠乳头，沿着导丝行探条或气囊扩张穿刺口及狭窄的胆管后，在X线下用导丝引导将支架横跨狭窄段胆管，确定支架位置良好即可。该技术适用于无法找到乳头或手术改道后的患者。

5. 术后处理

术后嘱卧床休息，密切观察生命体征情况，术后常规予止血、抑酸、抗炎等处理，观察有无发热、腹痛、出血等并发症发生。若无明显不适，可逐渐从流质饮食开始进食。

6. 并发症及处理

（1）出血。少量渗血可使用止血药物或是行内镜下治疗，若出现较大量出血，内科保守治疗无效时，可根据情况行外科或者介入治疗。

（2）胆瘘、胆汁性腹膜炎。其是最凶险的并发症，尤其对支架放置失败的患者而言。当患者术后出现腹痛不缓解、感染征象逐渐加重，需考虑胆瘘可能，当患者出现腹膜刺激症状时，需考虑胆汁性腹膜炎可能。常见原因有支架移位、胆管穿孔、胆汁从瘘口与支架间漏出或从半覆膜金属支架的非覆膜部分漏出等。出现上述情况时需尽早完善腹部CT检查，予禁食、补液、抗感染治疗，尽早行内镜检查，必要时调整支架位置或重新置入支架。如出现胆汁性腹膜炎表现，可根据具体情况行B超引导下穿刺引流或急诊外科手术治疗。

（3）发热。如患者术后出现发热，应明确病因，对感染性发热可选择应用广谱、高效抗生素。

（4）气腹。常为穿刺时暂时形成的瘘口造成，常不太严重，保守治疗可好转。但需密切关注有无腹膜刺激症状。

（5）支架移位。支架移位可发生在引流术后任何时间。早期发生（术后30天内）的支架移位因局部窦道尚未完全形成，可出现胆瘘，甚至胆汁性腹膜炎样的表现。后期出现者因局部窦道形成，常表现为胆管梗阻的相应症状，如黄疸复升、肝功能异常、急性胆管炎等，可行腹部CT检查明确诊断。早期发生者，需予禁食、补液、抗感染治疗，尽早行内镜检查，必要时转外科手术治疗。晚期发生者，可再次行内镜下支架置入或行PTBD。

（6）支架堵塞。常表现为黄疸复升、肝功能损害加重，甚至出现急性胆管炎样表现，此时要考虑支架堵塞的可能，应尽早行内镜检查明确诊断。对于行跨壁引流术者，可尝试疏通支架，如不成功，可选择拔除原支架，沿瘘管重新置入支架，或再次行超声内镜下胆管穿刺引流术，或行PTBD术。对于EUS-RV者，可尝试疏通支架，如不成功，可拔除原支架，并进行新支架置入，或行PTBD术。对于EUS-AG者，也可再次行超声内镜下胆管穿刺引流术，不成功可行PTBD术。

（7）急性胰腺炎。常见于EUS-RV者，其他引流术式也可发生。此时需按胰腺炎处理。

（8）急性胆管炎。常为胃肠道内容物通过支架反流所造成的反流性胆管炎，不排除合并其他并发症可能，可应用广谱、高效抗生素，必要时内镜检查。

二、EUS引导胰管造影及胰管引流术

胰管高压常常是由于胰管阻塞导致胰液引流不畅引起，胰管阻塞的病因可以是胰管先天畸形、胰腺占位、胰管结石等良恶性胰腺疾病。目前ERCP被推荐为治疗胰管高压的首选治疗方式，因其能够进行胰管结石取出、狭窄扩张等，从而达到胰管通畅引流减压的目的。尽管ERCP具有创伤小、成功率高的优点，仍有约5%的病例因存在胰管扭曲断裂、壶腹部病变、胰腺完全阻塞或手术等造成消化道重建而无法行ERCP治疗。这类病人可能选择外科手术胰空肠吻合或经皮介入引流来达到胰管减压的目的，但外科手术存在创伤大、成功率低、并发症高等问题。因此，无法行ERCP的病人或者ERCP失败患者如何进行胰管减压一直是困扰医师的一大难题。随着EUS的快速发展及设备的进步，EUS引导下穿刺引流技术也逐渐被应用。1995年，Harada率先成功行EUS引导下胰管造影术，之后超声内镜引导胰

管引流术（endoscopic ultrasound-guided pancreatic drainage，EUS-PDD）逐渐在临床上应用并推广。其主要适用于ERCP治疗胰腺肿瘤、胰管结石、胰管狭窄或胰管手术后狭窄失败而进行的替代治疗，从而避免了如外科手术和经皮介入引流等有创性操作，特别是对于那些因手术而改变解剖结构的患者，如Whipple术后胰空肠吻合口或胰胃吻合口狭窄引起的急性反复胰腺炎或者慢性胰腺炎造成的主胰管狭窄，而需行ERCP引流而失败的患者。目前主要有EUS引导下胰管造影后的超声内镜引导对接术（EUS-RV）和顺行胰管引流术2种术式，一般主张优先选择对接术，通过超声内镜联合十二指肠镜利用导丝通过十二指肠乳头或吻合口，实现胰液引流。而胰管支架置入是在EUS实时引导下，穿刺针穿刺进入扩张的胰管，随后置入胰管支架引流胰液。超声内镜引导的胰管穿刺部位，一般选择通过胃体通道，在直观稳定的状态下能进入胰管。

1. 适应证及禁忌证

EUS-PDD的适应证：ERCP失败导致的胰管高压，如慢性胰腺炎有胰管结石或狭窄者，胰十二指肠术后吻合口狭窄，胃肠梗阻或术后消化道结构改变导致十二指肠镜无法到达乳头，胰腺分裂症，胰管离断综合征等。

EUS-PDD的禁忌证：血流动力学不稳定或严重心肺功能障碍，凝血功能异常（INR > 1.5），严重血小板减少症（PLT < 50000/mL），胰管多节段狭窄。

2. 患者术前准备

EUS-PDD术前需完善的准备工作为：①操作前需充分告知患者及家属该操作的必要性及可能存在的风险，签署知情同意书。②患者术前完善心电图、胸片、血常规、生化、凝血功能等检查，排除严重的心肺功能障碍。③术前行麻醉风险评估排除麻醉禁忌证。④有使用影响凝血功能的药物（阿司匹林、华法林、氯吡格雷）需停药1周。⑤术前预防性使用抗生素。⑥术前禁食8小时。⑦术前1小时使用蛋白酶抑制剂预防急性胰腺炎。⑧排除造影剂过敏。

3. 器械准备

EUS-PDD的器械准备包括：设备、穿刺针、导丝、扩张器、引流管，具体情况如下。

（1）设备：彩色多普勒线阵超声内镜、超声主机、有透视功能的X线机、高频点发生器。

（2）穿刺针：穿刺针的选择需综合考虑胰管的扩张情况、胰腺实质纤维化程度、引流方式的不同等。若胰管扩张 > 5mm或需要透壁支架置入，通常使用可通过大口径的19G穿刺针。

（3）导丝：导丝的选择也需要同穿刺针一样综合考虑。较柔软、弹性好的导丝由于硬度不够，在经导丝进行器械交换时存在困难，同时也较难保持导丝位置。因此推荐使用不容易扭曲成圈，并且容易通过乳头及狭窄段的硬的、亲水性好的导丝。

（4）扩张器：主要用于针道的扩张，与推送力量、胃壁厚度、胰腺实质纤维化程度等都有关系。目前有非电凝类和电凝类两种，非电凝类包括扩张探条、扩张球囊、扩张导管（直径从5~12Fr逐渐扩张）、ERCP插管导管；电凝类包括电热导管等，但因电烧灼更易出现胰腺炎、胰瘘、出血及穿孔等并发症，所以尽量避免使用电热导管扩张针道，以减少烧灼引起的相关并发症。

（5）引流管：引流管包括塑料支架及金属支架，大多以塑料支架为主，可根据位置和内镜条件选择，塑料支架推荐采用单猪尾或双猪尾型塑料支架，它比直的塑料支架更不容易移位。也有不少医师选择金属支架，金属支架推荐选择全覆膜自膨式金属支架。

4. 操作方法

EUS引导胰管穿刺，注射造影剂显示胰管造影，沿着穿刺针置入导丝后行进一步操作。根据操作方法分为逆行性和顺行性两大类。

（1）逆行性引流。EUS 扫查确认胰管位置，避开血管，选择最短路径的穿刺点，将 19G 穿刺针刺入胰管内，拔出针芯，回抽胰液确定在胰管中，注射造影剂观察胰管的形态、狭窄程度和扩张情况，置入导丝，导丝经乳头或吻合口进入小肠后，保持导丝不动，拔出超声内镜，更换十二指肠镜，使用圈套或钳子将导丝从十二指肠镜引出至体外，经导丝支架逆行放置胰管内，支架一端位于胰管内，一端位于肠腔内。该技术又称为超声内镜引导对接术（EUS-RV）。

（2）顺行性引流。整个过程全部在线阵超声内镜下完成，支架可直接经胃肠道放置至胰管内。其又分为两种：一是经乳头或胰肠吻合口引流，主要适用于导丝可顺利通过乳头或胰肠吻合口患者。EUS 扫查确认胰管位置，避开血管，选择最短路径的穿刺点，将 19G 穿刺针刺入胰管内，拔出针芯，回抽胰液确定在胰管中，注射造影剂观察胰管的形态、狭窄程度和扩张情况，置入导丝，导丝经乳头或吻合口进入肠腔，循导丝进行探条、或球囊扩张针道，再将支架沿着导丝置入，支架远端位于肠腔内，近端位于胃腔内。二是 EUS 引导下透壁引流，该技术适用于导丝无法通过胰管狭窄段或无法通过十二指肠乳头或吻合口的患者。EUS 扫查确认胰管位置，避开血管，选择最短路径的穿刺点，将 19G 穿刺针刺入胰管内，拔出针芯，回抽胰液确定在胰管中，注射造影剂观察胰管的形态、狭窄程度和扩张情况，置入导丝于胰管内，循导丝使用探条、球囊扩张针道，沿着导丝置入支架。支架一端位于胰管内，一端位于胃或者肠腔内。根据穿刺位置不同又可分为 EUS 引导下胰管胃吻合术、EUS 引导下胰管十二指肠吻合术、EUS 引导下胰管空肠吻合术。一般选择通过胃体通道，在直观稳定的状态下能轻松地进入胰管，因此以 EUS 引导下胰管胃吻合术最为常用。

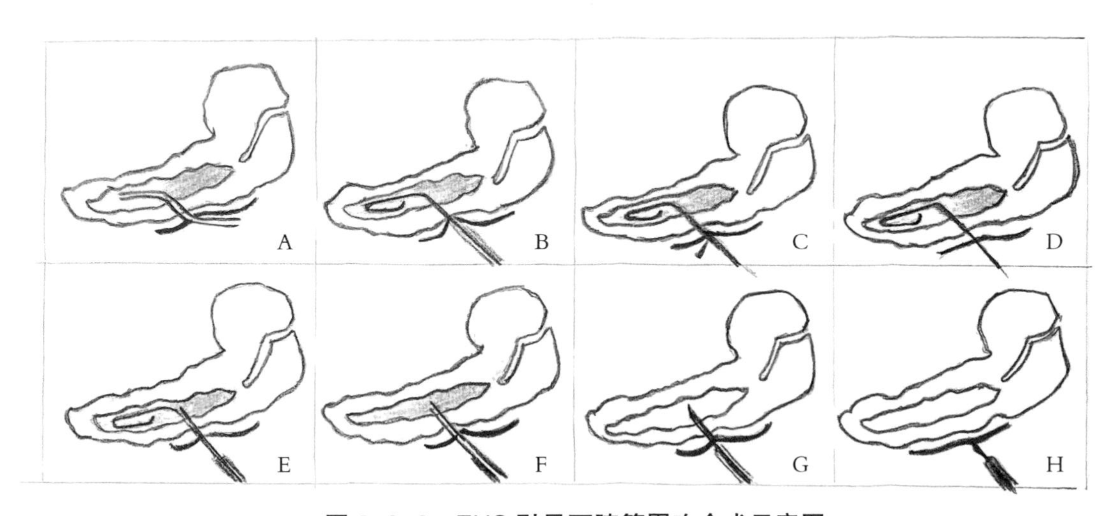

图 8-9-2　EUS 引导下胰管胃吻合术示意图

注：A 为胰管完全梗阻及近端扩张的胰管；B 为穿刺针刺入胰管；C 为拔除针芯，注射造影剂；D 为置入导丝使导丝在胰管内盘圈；E 为留置导丝，拔除超声内镜；F 为循导丝电热导管插入；G 为电热导管扩张针道；H 为置入支架。来自《消化超声内镜学（第 3 版）》。

5. 术后处理

术后嘱卧床休息，密切观察生命体征，术后予以止血、抑酸、抑酶、抗炎等处理，观察有无发热、腹痛、呕血、黑便等并发症发生。术后复查 CT 评估支架位置及胰管情况。

6. 并发症及处理

EUS-PDD 常见严重并发症有胰腺炎、胰液漏、出血、穿孔等。Yen-I Chen[13] 等做了一项关于对比 Whipple 术后行 EUS-PDD 及肠镜辅助下逆行胰管造影（e-ERP）治疗术后并发症的国际多中心研究。该研究表明，EUS-PDD 操作成功率可达到 92.5%（37/40），而 e-ERP 仅 20% 成功率，但术后不良事件如出血、胰腺炎、胰腺漏等在 EUS-PDD 组更常见（35% 对比 2.9%，$P < 0.001$）。然而，所有不良事件均被分为轻度或中度，两组手术时间、住院时间比较，差异无统计学意义。

三、EUS 引导腹腔神经丛阻滞术

胰腺癌是一种死亡率高的恶性肿瘤，但早期症状不典型造成早期诊断困难，发现的时候往往是晚期。顽固性腹痛是胰腺癌晚期最常见的并发症。晚期胰腺癌的癌性腹痛十分常见，并且疼痛程度剧烈，造成患者身体及精神饱受折磨。胰腺癌疼痛的三大主要原因是神经源性炎症、神经侵犯及胰管高压。如何控制肿瘤导致的疼痛是无法手术的晚期胰腺癌患者首要解决的目标。传统的镇痛药物为阿片类药物，由于其不良反应大，容易依赖成瘾，药效低等局限性，不适合推广使用。

传导疼痛的内脏神经一般经腹腔神经丛在腹腔神经节换元后向脊髓相应节段投射，上行传导产生疼痛。可通过阻断神经传导通路上的神经冲动的传导来缓解癌性腹痛。近年来，腹腔神经节阻滞术引起了临床的高度重视。腹腔神经节位于腹主动脉前侧方，一般在脊椎 L1 水平，它分为左、右两部分，与腹腔干根部关系相对固定，左神经节一般位于腹腔干起始部下方 9mm，右神经节一般位于腹腔干起始部下方 6mm。传统腹腔神经丛阻滞术可通过 CT、X 线或体表超声引导下进行穿刺操作。随着 EUS 及其穿刺技术的发展，在 EUS 下可较准确地对腹腔神经节进行定位，器械和穿刺针较 CT 引导下的穿刺更接近神经节，且具有穿刺距离少、损伤和并发症少，操作简单，患者易于接受等优点，腹腔神经丛阻滞术可有效地缓解患者疼痛，因此超声内镜引导腹腔神经丛阻滞术（endoscopic ultrasound-guided celiac plexus block，EUS-CPB）成为近代的最推荐的胰腺癌镇痛方式。EUS-CPB 是在 EUS 引导下对腹腔神经节区注射局麻药物、神经破坏剂、类固醇类药物，通过毁损、阻滞神经丛来中断神经痛觉通路，从而达到止痛的目的。其在对胰腺癌患者行超声内镜引导细针穿刺抽吸术（endoscopic ultrasound-guided fine needle aspiration，EUS-FNA）检查时可一并完成腹腔神经丛阻滞，简单方便耗时短。

Wiersema 等[10]对 30 例 EUS-FNA 下确诊胰腺癌的患者行 EUS-CPB，79%~88% 的患者疼痛得到了缓解，82%~91% 患者止痛药使用剂量明显减少。目前认为 EUS-CPB 治疗最适于晚期胰腺癌的顽固性腹痛，是晚期胰腺癌镇痛中安全、有效且经济的方案，可以大大减轻疼痛及减少止痛药的使用，改善患者的生活质量。针对胰腺炎导致的腹痛，EUS-CPB 治疗效果不如胰腺癌显著。对于慢性胰腺炎等需要行 EUS-CPB 者，常使用局麻药联合糖皮质激素进行阻滞；而对于胰腺癌等恶性肿瘤，需要长期止痛，常用无水酒精联合糖皮质激素进行阻滞，从而达到最理想的止痛效果。文献报道 EUS-CPB 与麻醉药物应用对比：EUS-CPB 在缓解胰腺癌疼痛方面是安全、有效的（结果来源于 8 项研究 283 例研究病例）[14]，且总有效缓解比例为 80.1%（74.5%~85.2%）。应用乙醇进行 EUS-CPB 安全及有效（5 项研究 119 例研究病例）[15]：汇集总疼痛缓解比例为 72.5%。最近一项包括 50 例进展期胰腺癌患者的 RCT[16]，采用随机分组对早期应用 EUS-CPB 及常规疼痛治疗疗效进行了对比，发现 3 个月后 EUS-CPB 组疼痛缓解效果优于常规治疗组。相对于阿片类药物，EUS-CPB 在 4 个月及 8 个月时仍有缓解疼痛效果，且明显减少了阿片类药物消耗（$P < 0.00001$）。EUS-CPB 与 CT 引导下 CPB 比较：研究发现[17]，EUS-CPB 患者的镇痛使用量明显减少，且不会出

现 CT 引导下后径路 CPB 引起的背痛，EUS-CPB 的价格也较 CT 引导下便宜。此外 EUS-CPB 避免了 CT 引导下后径路注射时常需左右两侧分别穿刺阻滞的做法，简化了操作程序，减轻了患者痛苦，降低治疗的危险性。

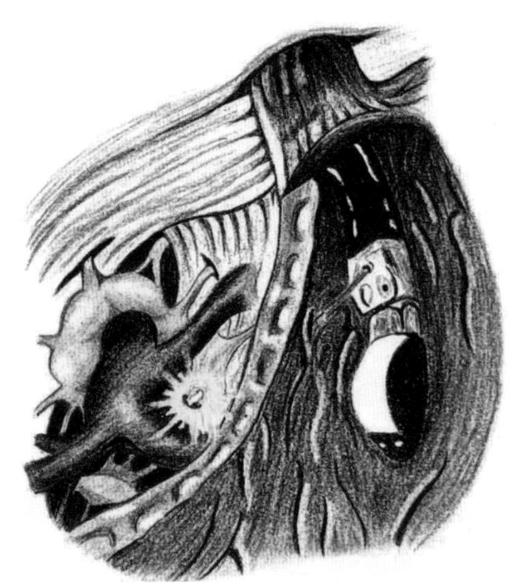

图 8-9-3　EUS-CPB 示意图

注：来自《消化超声内镜学（第 3 版）》。

1. 适应证及禁忌证

EUS-CPB 的适应证：由胰腺癌引起的顽固性腹痛，其他无法手术的恶性腹腔肿瘤或转移性肿瘤保守止痛效果不佳，伴有持续顽固性腹痛的慢性胰腺炎患者。

EUS-CPB 的禁忌证：尚未确诊的腹痛患者，有凝血功能异常，存在腹腔感染，因手术等原因局部解剖关系改变，无法耐受内镜检查的患者。

2. 术前准备

EUS-CPB 术前需完善的准备工作为：①操作前需充分告知患者及家属该操作的必要性及可能存在的风险，签署知情同意书。②患者术前完善心电图、X 线胸片、血常规、生化、凝血功能等检查，排除严重的心肺功能障碍。③术前行麻醉风险评估排除麻醉禁忌证。④术前禁食 8 小时。⑤术前应用抗凝剂。

3. 器械准备

EUS-CPB 的器械准备包括：超声内镜、穿刺针、阻滞剂，具体情况如下。

（1）超声内镜：采用彩色多普勒线阵式超声内镜。

（2）穿刺针：常用的穿刺针大多为 19~25G，也有 EUS-CPB 专用穿刺针，它的头端带有侧孔，侧向针孔位于针尖后方 5mm 处，注射时药物可从侧孔向四周弥散，有利于药物分布于腹腔神经丛。

（3）阻滞剂：常用的阻滞剂包括局部麻醉药、神经破坏剂及类固醇类药物 3 种。局部麻醉药常用 2% 利多卡因注射液或 0.25% 丁卡因注射液、0.5% 布比卡因注射液，局部麻醉药是通过抑制神经节功能，使其疼痛介质的合成和释放过程障碍，并且可以引起动脉扩张，改善胰腺微循环，从而达到止痛的效果，注射后可迅速起效，但持续时间短暂，作用消失快。神经破坏剂一般是使用无水乙醇，通过酒精的组织凝固和神经纤维脱髓鞘作用，可以破坏神经丛，中断痛觉神经传导通路，这种神经毁损是难以恢复的，可以实现长期止痛，作用持久，由于酒精注射后短时间内会出现剧烈疼痛，所以可与局部麻醉药联合使用，在注射酒精前先注射布比卡因 10mL，然后再注射无水乙醇，这样患者更容易耐受。类固醇类药物，如糖皮质激素具有抗炎作用，可减轻局部炎症渗出，抑制炎性介质的释放，也可以产生较持久的止痛效果。但使用糖皮质激素后有感染的风险，需预防性使用抗生素，并且不适合已有感染的患者。

4. 操作方法

患者左侧卧位，静脉麻醉，建立静脉通路液体支持，监测生命体征，插入超声内镜显示腹腔干起始部，将穿刺针充满生理盐水后将穿刺针刺入，采用单侧法（注射点为腹腔干与腹主动脉根部）或双侧法（注射点为腹腔干根部，向左或向右旋转探头，直到腹腔干根部在屏幕上刚刚消失，但腹主动脉仍然显示的位置），回抽无回血后，注射药物，在超声内镜上可见到高回声云雾。在退针时用生理盐水冲洗针道保证阻滞剂完全进入体内。注射后由于血管扩张可短暂出现血压下降，可适当补充血容量。操作完成后，留观 2 小时需严密监测观察患者生命体征情况，观察有无并发症出现，直至患者清醒。

5. 术后处理

术后密切观察患者的生命体征 2~4h，注意观察有无并发症的发生，并检测患者疼痛评分。

6. 并发症及处理

EUS-CPB 可能会出现的并发症主要有：直立性低血压、腹泻、感染、胃轻瘫、低氧血症、神经源性疼痛、气胸等。截瘫是腹腔神经丛阻滞最严重的并发症，经典的 CT 等引导下的后径路阻滞中发生率约 1%，主要认为是注射后阻滞剂向后扩散损伤脊髓滋养血管导致脊髓坏死所致，但 EUS-CPB 是前径路，发生率较低，极少造成截瘫。EUS-CPB 术后并发症发生率低，且大多数并发症短暂且轻微，很少出现生命危险，所以该技术还是安全有效的。

四、EUS 引导细针注射术

超声内镜引导细针注射术（endoscopic ultrasound-guided fine needle injection，EUS-FNI）是在 EUS-FNA 的基础上发展而来，这一技术的出现使得超声内镜更多地进入了介入性内镜领域。EUS 引导下的穿刺技术具有位置精确、穿刺路径短、副反应少等优点，应用彩色多普勒显示病变周边血管血流情况，可以减少血管损伤，局部注射的方式实现精准治疗，减少药物剂量，减轻药物毒性反应。

EUS-FNI 通过穿刺针对消化道及其毗邻器官肿瘤进行局部注射酒精、化疗药物和其他抗肿瘤药物达到治疗效果；而 EUS 引导下肿瘤内联合注射肿瘤坏死因子 -α（TNF-α）和 5-FU 化疗为消化系统肿瘤治疗提供了新的疗法，也为中晚期胰腺癌的治疗提供了新思路。胰腺癌起病隐匿，早期症状不明显，诊断的时候往往是中晚期，容易失去手术的最佳时机。超声引导下穿刺技术可以实现路径小、减少并发症的优点。局部治疗的目的是延长生存期，改善胰腺癌患者的生活质量。

胰腺癌的注射是 EUS-FNI 肿瘤注射治疗的经典代表，由于胰腺位置隐蔽，其余影像学手段引导下的瘤体治疗往往路径较长，风险较大，超声内镜引导下瘤体穿刺在不同给药途径中具有独特的优势，已成为胰腺癌瘤体注射治疗的最重要手段。注射药剂包括化疗药物、无水乙醇、免疫制剂、新型基因治疗制剂等。文献报道其操作成功率接近 100%，与细针穿刺活检诊断技术能力相当。然而，其临床治疗成功率在不同化疗及生化特性药物治疗方案中差异较大[18]。

1. 适应证及禁忌证

EUS-FNI 的适应证：失去手术机会或术后复发的消化道及其周围的恶性肿瘤，肿瘤全身化疗的辅助治疗，肿瘤的术前标记等。

EUS-FNI 的禁忌证：有心肺等疾病不能耐受内镜检查者，凝血功能障碍，对注射药物过敏者，消化道重建超声内镜无法通过者。

2. 术前准备

EUS-FNI 术前需完善的准备工作为：①操作前充分告知患者及家属该操作的必要性及可能存在的风险，签署知情同意书。②术前完善心电图、胸片、血常规、生化、凝血功能等检查，排除严重的心肺功能障碍。③术前行麻醉风险评估排除麻醉禁忌证。④有使用影响凝血功能的药物（如阿司匹林、华法林、氯吡格雷）需停药 1 周。⑤术前禁食 8 小时。⑥术前建立静脉通路；⑦排除造影剂过敏等。

3. 器械准备

EUS-FNI 的器械准备包括：内镜、穿刺针，具体情况如下。

（1）内镜：选择彩色多普勒纵轴式穿刺超声内镜。

（2）穿刺针：用于超声内镜引导下注射的穿刺针同 EUS-FNA，有 19G、22G、25G 等，目前有出现注射专用针，主要特点是包含侧孔，可使注射药物均匀分布。根据注射部位、方式及药物来综合选择合适的穿刺针。

4. 操作方法

EUS-FNI 可将药物直接注入靶器官内，在恶性肿瘤中，可以进行局部注射化疗药物行局部化疗，也可以行免疫治疗、基因治疗、射频治疗等，具体如下。

（1）化疗药物治疗：常用的化疗药物包括丝裂霉素、5-FU、吉西他滨等，对于无法切除的肿瘤有一定疗效，但如何保持药物在瘤体内的持续高浓度和有效作用仍是治疗中的难题。

（2）免疫治疗：胰腺癌免疫治疗是指进行树突状细胞的注射，树突状细胞是 T 细胞免疫反应中重要的抗原呈递细胞，肿瘤细胞的免疫逃逸状态其中一个原因就是瘤内树突细胞的失活或缺乏，树突状细胞可以诱导 CD4 阳性辅助性 T 细胞和 CD8 阳性细胞毒性 T 细胞介导抗肿瘤免疫反应。

（3）基因治疗：目前的研究认为目的基因并非一定要整合入肿瘤细胞的基因组中，单纯在细胞中转入目的基因亦能通过基因产物的暂时性表达发挥基因治疗作用，但这一方式的治疗需在病灶部位直接注射携带目的基因的载体而达到将目的基因较多的转入细胞的目的，因而超声内镜下的注射治疗是消化道及毗邻肿瘤基因治疗的重要手段。

（4）EUS 引导下病毒溶瘤治疗：溶瘤病毒科通过在胰腺癌细胞中的持续无限复制，从而裂解肿瘤细胞，并与 P53 晚期出核途径有关，导致细胞的凋亡或对化疗药物敏感。为了避免溶瘤病毒受到人体自身免疫的清除，使用 EUS 引导下穿刺注射入靶组织是最直接有效的。

（5）EUS 引导下肿瘤标记技术：通过 EUS 引导下向肿瘤组织中注射金属标记粒子，来帮助肿瘤定位放疗，可以减少周边组织损伤，提高放疗效果。也可通过 EUS-FNI 将墨汁作为染料注射入微小的肿瘤病灶中，来帮助手术过程中对肿瘤的判断，为手术创造条件。

5. 术后处理

术后禁食 12~24 小时，密切观察生命体征，术后予抑酸、止血、预防性抗感染及营养支持治疗。注意观察有无出血、穿孔及过敏等反应。

6. 并发症及处理

EUS-FNI 的并发症主要包括：①与操作相关的并发症，如出血、穿孔、感染等。②与注射药物相关的并发症，如过敏反应、免疫原性反应。若发生相关的并发症，可对症进行处理。

五、EUS 引导放射性碘粒子植入术

在超声内镜引导的介入治疗尚未广泛开展之前，放射性粒子内植入治疗肿瘤主要有三种途径：①模板种植。②体表 B 超和 CT 等引导下种植。③术中种植。放射性粒子植入治疗提高了肿瘤的治疗效果，为实体肿瘤患者提供了新的治疗方式，提供了生存机会。放射性粒子组织间植入治疗已经被广泛应用于前列腺癌、乳腺癌等。放射性粒子的植入，使得靶器官持续暴露于弱 γ 射线照射，从而使得肿瘤组织消融来达到治疗的目的。对于进展期胰腺癌患者，在术中或者体表 B 超及 CT 引导下放射性粒子植入治疗来控制肿瘤的生长，已经被认为是控制胰腺肿瘤有效的治疗方式。2000 年后，随着 EUS 技术的日趋成熟，EUS-FNA 逐步成为诊断腹腔内实体肿瘤，尤其是胰腺占位

性病变的有效手段。基于超声内镜和细穿刺针为载体，使经EUS的细针穿刺植入粒子理论上成为可能。超声内镜引导下的细针穿刺技术目前已经比较成熟，以此为载体，行放射性粒子的肿瘤内植入治疗，相当于EUS引导下近距离放射治疗，它具有定位准确、避开胰管血管等重要结构、粒子空间分布更均匀、创伤小、并发症发生率低及适用于一般状况差无法耐受手术治疗等优点。由于^{125}I粒子的放射能量较低，可使肿瘤周围的正常组织损伤降到最低，所以^{125}I粒子是最适合的放射性粒子植入材料。

1. 适应证及禁忌证

EUS引导放射性碘粒子的适应证：原发性恶性肿瘤如胰腺癌，腹膜后肿瘤等，不接受手术治疗的患者，术后孤立性肿瘤转移灶，全身放疗效果不佳的腹腔肿瘤等。

EUS引导放射性碘粒子的禁忌证：有严重心肺功能障碍无法耐受内镜检查者，有凝血功能异常，存在腹腔感染，因手术等原因局部解剖关系改变，恶性肿瘤广泛转移，碘过敏者。

2. 术前准备

EUS引导放射性碘粒子植入术术前完善的准备工作为：①操作前需充分告知患者及家属该操作的必要性及可能存在的风险，签署知情同意书。②患者术前完善心电图、胸片、血常规、生化、凝血功能等检查，排除严重的心肺功能障碍。③术前行麻醉风险评估排除麻醉禁忌证。④有使用影响凝血功能的药物（如阿司匹林、华法林、氯吡格雷）需停药1周。⑤术前禁食12小时。⑥术前20~30分钟服用祛泡剂。⑦排除碘过敏。

3. 器械准备

EUS引导放射性碘粒子植入术的器械准备包括：超声设备、穿刺针、专用计算机等，具体情况如下。

（1）超声设备：彩色多普勒线阵超声内镜、超声主机。

（2）穿刺针：放射性粒子直径约0.8mm，选用相对直径大的19G或18G穿刺针。

（3）通过专用计算机确定治疗方案：EUS扫查显示胰腺肿瘤形态，并由电脑采集，通过EUS专用的计算机放射治疗计划系统程序，确定放射性粒子的数量、植入位置和植入剂量。可通过计算机程序模拟粒子在肿瘤内的分布，在EUS图像上计算任意一点的剂量，使EUS引导下粒子种植的效果最佳。

4. 操作方法

对病灶进行EUS扫查判断肿瘤病灶的位置、形态、大小、与周边血管及组织脏器的情况。确定最佳穿刺位置和确定穿刺路径，打开彩色多普勒显示血管情况，避开血管、胰管及重要脏器，插入穿刺针至瘤体内，放射性粒子通过释放装置由浅后深（从瘤体远端距边缘约0.5cm开始植入，间隔1cm，每排间距保持1cm），依次植入，平均每个针道植入3~4枚。术后2天复查腹部平片，观察放射性粒子的分布情况，有无发生移位等。

5. 术后处理

术后处理和普通胃镜检查相同，密切观察患者生命体征情况，注意观察有无并发症的发生。术后2天复查腹部平片，观察放射性粒子的分布情况，有无发生移位等。

6. 并发症及处理

放射性粒子可使周围组织发生放射性坏死，从而引起一系列并发症的发生。常见的并发症有：①胰瘘，胰腺癌粒子植入治疗最常见的并发症是胰瘘的发生，主要是由放射性粒子损伤胰管导致，因此在EUS引导下粒子植入过程中应避开胰管。胰瘘发生后一般采用抑制胰液分泌的药物行保守治疗即可。②胃肠道反应，放射性粒子植入后可发生不同程度的胃肠道反应，包括恶心、呕吐等。主要是由于胰腺距离胃十二指肠距离近，放射性粒子有可能损伤胃、十二指肠引起放射性炎症，严重者可造成溃疡形成引起消化道出血。③感染和腹腔脓肿，放射性粒子会发生放射损伤引起组织坏死等，可术后使用抗生素预防处理。④乳糜瘘，在穿刺过程中，穿刺针伤及淋巴管，可造成乳糜外漏。

Sun 等[15]在 15 例无法手术的胰腺癌患者中行超声引导下 ^{125}I 粒子植入，术后 3 个月复查，有 4 例肿瘤得到部分缓解，3 例得到轻微缓解。另一项研究[16]对 22 例患者行 ^{125}I 粒子植入术，术后联合全身化疗，平均随访 9.3 个月，患者的腹痛症状显著改善。

^{125}I 粒子是最适合的放射性粒子植入材料，主要因为其较低的放射能量，从而使肿瘤周围的重要正常组织的损伤降到最低。然后 ^{125}I 粒子也有其不利因素，^{125}I 粒子的半衰期较长、剂量率较低，难以控制倍增时间较短的肿瘤。目前推荐粒子治疗后 1 个月建议加外放疗，剂量 35~50Gy。由于术中和术后病理重新分期，建议放疗后加全身化疗，化疗方案可采用吉西他滨加顺铂，共 4~6 个周期。

六、EUS 引导射频消融术

射频消融（RFA）是一种新兴的肿瘤原位介入治疗技术，其基本原理是将射频消融电极插入病灶内，当射频发生器发出高频电磁波时，电极周围组织中的离子、蛋白质及水分子等极性分子震荡、摩擦产热使局部温度高达 80~120℃，从而达到使组织发生不可逆的热凝固变性、坏死的目的。除了直接热毁损作用外，RFA 还能激活患者体内的肿瘤特异性 T 淋巴细胞、巨噬细胞，使之发挥协同的抗肿瘤作用。射频消融已广泛应用于肝癌、乳腺癌、甲状腺癌等恶性肿瘤。近年来，中晚期胰腺癌的患者也开始使用射频消融来治疗，但主要是在术中，或者是 CT 及体表 B 超引导下穿刺进行。CT 或体表 B 超引导下穿刺射频消融由于穿刺距离远，容易损伤周围的脏器及血管，并发症多，具有一定的局限性。随着 EUS-FNA 技术的发展及超声内镜引导射频消融术（endoscopic ultrasound-guided radiofrequency ablation，EUS-RFA）针的研发，已有多项研究证实通过超声内镜对靶肿瘤进行消融的技术是可行和有效的，让超声内镜引导射频消融技术得以开展。

EUS-RFA 是将 RFA 与实时超声内镜技术相结合，具有距离病灶近、操作可视化、创伤小、安全性高等优点，逐渐已应用于临床。EUS-RFA 主要用于经病理证实的无远处转移、无法手术切除的晚期胰腺癌；直径大于 1cm 的胰腺神经内分泌肿瘤、胰腺囊性肿瘤等。

1. 适应证及禁忌证

EUS-RFA 的适应证：已经病理确诊的失去手术机会的无远处转移的晚期胰腺癌患者，不能耐受手术切除的胰腺癌患者，不愿意行手术治疗的胰腺神经内分泌肿瘤或囊性肿瘤患者。

EUS-RFA 的禁忌证：有严重心肺功能障碍无法耐受内镜检查者，有凝血功能异常，存在腹腔感染，因手术等原因局部解剖关系改变，恶性肿瘤广泛转移。

2. 术前准备

EUS-RFA 术前完善的准备工作为：①操作前充分告知患者及家属该操作的必要性及可能存在的风险，签署知情同意书。②术前完善心电图、X 线胸片、血常规、生化、凝血功能等检查，排除严重的心肺功能障碍。③术前行麻醉风险评估排除麻醉禁忌证。④有使用影响凝血功能的药物（如阿司匹林、华法林、氯吡格雷）需停药 1 周。⑤术前禁食 8 小时。⑥术前预防性使用广谱抗生素。⑦术前建立静脉通路等。

器械准备

EUS-RFA 的器械准备包括：超声设备、穿刺针、射频发射器、RFA 电极针，具体情况如下。

（1）超声设备：彩色多普勒线阵超声内镜、超声主机。

（2）穿刺针：根据电极针的直径大小来选择，一般选用 19G 或 22G。

（3）射频发生器：目前有美国 RITA 1500X 射频发生器、德国 ERBE VIO-200S、VIO-200D、VIO-200D 高频电发生器、韩国 STARmed VIVA 射频发生器。可根据不同的需求设定不同的功率参数。

（4）RFA 电极针：RFA 电极针可分为单极导管和双极导管。单极导管需经单级射频连接线与射频发生器相连接，常见的有 Habib EUS-RFA 电极针。它比较纤细柔软，需在穿刺针的针道内才能置入病灶。双极导管包括德国 ERBE 的 CTP 电极针及韩国 STARmed 公司的 RFA 电极针，两者前端都很尖利，无需从穿刺针道置入，可直接经 EUS 工作孔道置入，且具有冷却系统。

4. 操作方法

超声内镜插入后，对病灶进行全方位扫查，评估病灶的位置、大小及与周围组织的毗邻关系。使用彩色多普勒观察避开血管，选择最佳穿刺点，在 EUS 引导下，将穿刺针避开血管、胰管刺入病灶内，使针尖尽量接近病灶最远端，针芯顶出，推出穿刺过程中进入针道的组织和液体，拔出针芯，置入 Habib EUSRFA 电极针至穿刺针针尖处，保持 RFA 针在病灶内不动，回撤穿刺针 2~3cm 使 RFA 针前端电极完全裸露在病灶内，高频电发生器设置好开始消融（单极模式，功率 10W，效果 4，消融时间 2min，然后再予功率 15W，效果 4，消融时间 2min）。消融电极在 EUS 下显示为线状高回声带，消融时电极高回声带周围的低回声病灶内会逐渐形成椭圆形的高回声区，消融结束后将电极退回穿刺针内后共同退针，冷却 1min 后根据需要在前一针道旁 1~1.5cm 处再次进针，重复上述消融过程，消融结束后将穿刺针连同 RFA 针共同拔出，观察穿刺点有无出血。如使用 CTP 针或者 SRARmed 公司的 RFA 电极针则无需穿刺针，可直接经 EUS 活检孔道置入并刺入病灶内进行射频消融。可根据病灶大小行多次多针道射频消融治疗。

5. 术后处理

术后密切监测患者的生命体征，予以制酸、抑酶及预防性抗感染处理，观察有无并发症的发生。术后复查 EUS 或 CT 进行病灶的评估。

6. 并发症及处理

1999 年，Goldberg 等[17]率先对 13 只活体猪进行胰腺 EUS-FNA 治疗，术后 CT 示猪胰腺内有圆形的低密度区斌，病理证实为凝固性坏死，并且无严重并发症发生，认为 EUS-RFA 用于胰腺消融是安全、可行的。2012 年起开始有学者将 EUS-RFA 用于晚期胰腺癌患者的临床治疗。Arcidiacono 等[18]率先对 22 例晚期胰腺癌患者进行了 EUS-RFA，其中 16 例操作成功，6 例因消融电极针未能穿透胃肠壁或胰腺而失败。术后 CT 见胰腺癌灶内有液化坏死，因组织水肿仅 6 例能清晰显示消融后的肿瘤边界，这 6 例患者术后肿瘤体积较前缩小，术后平均生存期 6 个月，均无严重并发症，3 例术后血清淀粉酶升高，但无胰腺炎表现，1 例穿刺处少量出血，予止血夹成功止血，2 例出现黄疸，1 例出现十二指肠狭窄，1 例出现胰周囊肿，后自行吸收。Arcidiacono 等首次提出，与传统的胰腺癌 RFA 方法相比，EUS-RFA 是一种可行、微创、安全的方法，能减少对血管、胆管的损伤，且能缩小瘤体，对不能切除的胰腺癌患者有治疗价值。EUS-RFA 为胰腺肿瘤的治疗提供了新的手段，但由于操作难度大，不良反应较多，目前尚未在临床广泛推广。

参考文献

[1] WIERSEMA M J, WIERSEMA L M. Endosonography-guided celiac plexus neurolysis [J] . Gastrointest Endosc, 1996, 44(6): 656-662.

[2] GIOVANNINI M, MOUTARDIER V, PESENTI C, et al. Endoscopic ultrasound-guided bilioduodenal anastomosis: a new technique for biliary drainage [J] . Endoscopy, 2001, 33(10): 898-900.

[3] WANG Y, LYU Y, LI T, et al. Comparing Outcomes Following Endoscopic Ultrasound-Guided Biliary Drainage Versus Percutaneous Transhepatic Biliary Drainage for Malignant Biliary Obstruction: A Systematic Review and Meta-Analysis [J] . J Laparoendosc Adv Surg Tech A, 2022,32(7):747-755.

[4] TSUYUGUCHI T, TAKADA T, MIYAZAKI M, et al. Stenting and interventional radiology for obstructive jaundice in patients with unresectable biliary tract carcinomas [J] . J Hepatobiliary Pancreat Surg, 2008, 15(1): 69-73.

[5] COTÉ G A, SINGH S, BUCKSOT L G, et al. Association between volume of endoscopic retrograde cholangiopancreatography at an academic medical center and use of pancreatobiliary therapy [J] . Clin Gastroenterol Hepatol, 2012, 10(8): 920-924.

[6] LYU Y, LI T, CHENG Y, et al. Endoscopic ultrasound-guided vs ERCP-guided biliary drainage for malignant biliary obstruction: A up-to-date meta-analysis and systematic review [J] . Dig Liver Dis, 2021, 53(10): 1247-1253.

[7] NENNSTIEL S, WEBER A, FRICK G, et al. Drainage-related Complications in Percutaneous Transhepatic Biliary Drainage: An Analysis Over 10 Years [J] . J Clin Gastroenterol, 2015, 49(9): 764-770.

[8] 叶诚，苗龙，王正峰，等 . EUS-BD 与 PTBD 治疗恶性梗阻性黄疸疗效的 meta 分析 [J] . 中国普外基础与临床杂志，2019, 26（2）: 192-199.

[9] VAN D M S W, VAN W R, BRONSWIJK M, et al. Therapeutic endoscopic ultrasound: European Society of Gastrointestinal Endoscopy (ESGE) Guideline [J] . Endoscopy, 2022, 54(2): 185-205.

[10] FABBRI C, LUIGIANO C, FUCCIO L, et al. EUS-guided biliary drainage with placement of a new partially covered biliary stent for palliation of malignant biliary obstruction: a case series [J] . Endoscopy, 2011, 43(5): 438-441.

[11] KHASHAB M A. EUS-Guided Gastroenterostomy Vs Duodenal Stenting for the Palliation of Malignant Gastric Outlet Obstruction [J] . Gastroenterol Hepatol (N Y), 2019, 15(6): 323-325.

[12] ANDERLONI A, BUDA A, VIECELI F, et al. Endoscopic ultrasound-guided transmural stenting for gallbladder drainage in high-risk patients with acute cholecystitis: a systematic review and pooled analysis [J] . Surg Endosc, 2016, 30(12): 5200-5208.

[13] CHEN Y I, LEVY M J, MOREELS T G, et al. An international multicenter study comparing EUS-guided pancreatic duct drainage with enteroscopy-assisted endoscopic retrograde pancreatography after Whipple surgery [J] . Gastrointest Endosc, 2017, 85(1): 170-177.

[14] PULI S R, REDDY J B, BECHTOLD M L, et al. EUS-guided celiac plexus neurolysis for pain due to chronic pancreatitis or pancreatic cancer pain: a meta-analysis and systematic review [J] . Dig Dis Sci,

2009, 54(11): 2330-2337.

[15] KAUFMAN M, SINGH G, DAS S, et al. Efficacy of endoscopic ultrasound-guided celiac plexus block and celiac plexus neurolysis for managing abdominal pain associated with chronic pancreatitis and pancreatic cancer [J] . J Clin Gastroenterol, 2010, 44(2): 127-134.

[16] SALEH A, SULTAN A, HAMMOUDA M A, et al. Value of Adding Dexmedetomidine in Endoscopic Ultrasound-Guided Celiac Plexus Neurolysis for Treatment of Pancreatic Cancer-Associated Pain [J] . J Gastrointest Cancer, 2021, 52(2): 682-689.

[17] GRESS F, SCHMITT C, SHERMAN S, et al. A prospective randomized comparison of endoscopic ultrasound- and computed tomography-guided celiac plexus block for managing chronic pancreatitis pain [J] . Am J Gastroenterol, 1999, 94(4): 900-905.

[18] HO K Y, BRUGGE W R, EUS 2008 Working Group. EUS 2008 Working Group document: evaluation of EUS-guided pancreatic-cyst ablation [J] . Gastrointest Endosc, 2009, 69(2 Suppl): S22-27.

[19] MATTHES K, MINO-KENUDSON M, SAHANI DV, et al. EUS-guided injection of paclitaxel (OncoGel) provides therapeutic drug concentrations in the porcine pancreas (with video) [J] . Gastrointest Endosc, 2007, 65(3): 448-543.

[20] CHANG K J, NGUYEN P T, THOMPSON J A, et al. Phase I clinical trial of allogeneic mixed lymphocyte culture (cytoimplant) delivered by endoscopic ultrasound-guided fine-needle injection in patients with advanced pancreatic carcinoma [J] . Cancer, 2000, 88(6): 1325-1335.

[21] IRISAWA A, TAKAGI T, KANAZAWA M, et al. Endoscopic ultrasound-guided fine-needle injection of immature dendritic cells into advanced pancreatic cancer refractory to gemcitabine: a pilot study [J] . Pancreas, 2007, 35(2): 189-190.

[22] HECHT J R, FARRELL J J, SENZER N, et al. EUS or percutaneously guided intratumoral TNFerade biologic with 5-fluorouracil and radiotherapy for first-line treatment of locally advanced pancreatic cancer: a phase I/II study [J] . Gastrointest Endosc, 2012, 75(2): 332-338.

[23] HU Y H, TUO X P, JIN Z D, et al. Endoscopic ultrasound (EUS)-guided ethanol injection in hepatic metastatic carcinoma: a case report [J] . Endoscopy, 2010, 42 Suppl 2: E256-257.

[24] HANNA N, OHANA P, KONIKOFF F M, et al. Phase 1/2a, dose-escalation, safety, pharmacokinetic and preliminary efficacy study of intratumoral administration of BC-819 in patients with unresectable pancreatic cancer [J] . Cancer Gene Ther, 2012, 19(6): 374-381.

[25] HECHT J R, BEDFORD R, ABBRUZZESE J L, et al. A phase I/II trial of intratumoral endoscopic ultrasound injection of ONYX-015 with intravenous gemcitabine in unresectable pancreatic carcinoma [J] . Clin Cancer Res, 2003, 9(2): 555-561.

（作者：陈洋洋　许炎钦　徐丽霞　钟世顺）

第十节　ERCP 在肝胆胰恶性肿瘤诊治中的应用

一、胆管恶性梗阻的定义和表现

恶性胆管梗阻主要是指由胆管癌、胆囊癌、胰腺癌等胆胰恶性肿瘤及一些转移性肿瘤导致胆管阻塞，引起胆汁排出不畅、胆汁淤积而致的一组以腹痛、黄疸为主要临床表现的疾病。在临床上一般均以梗阻性黄疸和（或）胆管炎为主要表现。

二、ERCP 在胆管恶性梗阻的诊断及治疗作用

随着影像学的发展，超声内镜、MRI 等技术为胆胰疾病的诊断提供了更加无创的方法，通常可确立诊断。对于恶性胆管狭窄如胆管癌，经腹壁超声、腹部 CT 和 MRCP 可发现胆管扩张伴或不伴狭窄或肿物，其中 MRCP 在诊断上更有优势。对于胆管癌引起的恶性胆管梗阻，MRCP 的敏感度达 77%~86%、特异度 63%~98%[1]。内镜逆行胰胆管造影术（endoscopic retrograde cholangiopancreatography，ERCP）诞生于 1968 年，距今已有 50 余年的历史。ERCP 作为二线检查手段，在上述检查仍不能确诊或已确诊需要介入治疗时使用，不建议单纯进行 ERCP 诊断[2]。MRCP 在诊断各种胆管狭窄方面的特异度和敏感度略低于 ERCP，但差异无统计学意义[3-4]。ERCP（手术示意图见图 8-10-1）可对胰胆管进行实时、动态的观察，是诊断胰胆管疾病的金标准。对于病因难以确定的胆管狭窄，ERCP 具有较高的诊断价值。MRCP 对于胆管狭窄的阴性预测值低，对于高度怀疑有胆管疾病而 MRCP 阴性的患者，仍推荐行 ERCP 检查[1, 5]。

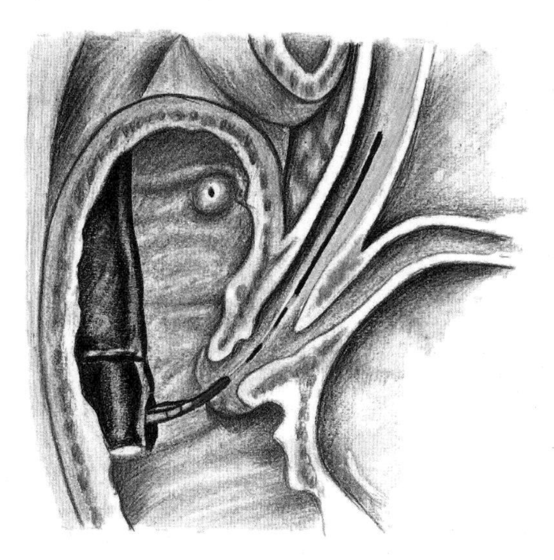

图 8-10-1　ERCP 操作示意图

ERCP 还可以获得组织学或细胞学证据，这对于恶性胆管狭窄的诊断非常重要。胆管狭窄通过细胞刷检获得细胞学诊断的敏感度不足 30%，X 线引导下胆管活检的诊断敏感度约为 40%，细胞学检查联合组织活检阳性率可提高到 40%~70%，诊断特异度可高达 100%[6-7]。X 线引导下胆管活组织检查的缺点是操作不便、费时、不能精确控制方向、只能获得狭窄下缘的组织、需要特殊的活检钳、发生并发症的概率高于细胞刷检。荧光原位杂交（fluorescence in situ hybridization，FISH）、流式细胞学染色体检查以及 DNA 检测等新的检查方法可能提高细胞学检测的水平。细胞刷检前后抽吸胆汁进行细胞学检查也能显著提高胆管恶性狭窄的诊断率[8-9]。ERCP 联合胆道镜检查在评估难以诊断的胆管狭窄方面优于单独使用 X 线引导下胆管活组织检查。Shah 等[10]的一项多中心研究中发现 SpyGlass 的恶性胆管梗阻诊断特异性 100%，敏感性 85%，通过 SpyGlass 直视观察黏膜及血管形态可进行胆管良恶性狭窄的鉴别，

如图 8-10-2。Navaneethan 等[11] 在一篇纳入了 10 个研究包含 456 例患者的系统综述中，总结了 SpyGlass 诊断恶性胆管梗阻的敏感度和特异度分别为 60.1% 和 98%。因此，SpyGlass 诊断恶性胆管梗阻的敏感度较胆管刷检更高。

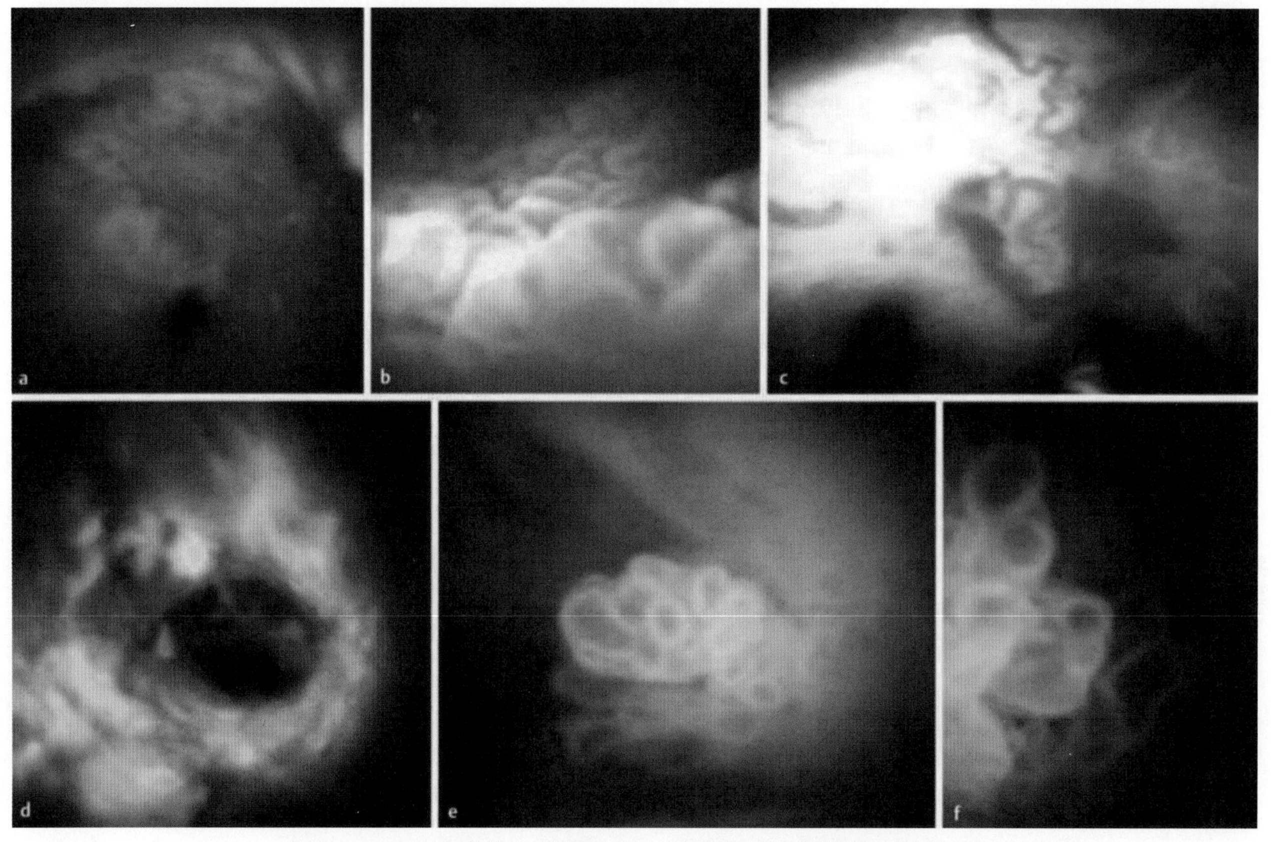

图 8-10-2 数字化、单操作者、导管内胰胆管镜检查的结果

注：a 为良性狭窄出现同心圆样改变；b 为良性狭窄出现粗颗粒黏膜改变；c 为胆管癌可出现扩张、扭曲的肿瘤血管；d 为胆管癌可出现伴随肿瘤血管的浸润性狭窄；e 为胰腺导管内乳头状黏液性肿瘤可出现绒毛状肿块；f 为 IPMN 表现为鱼卵样改变。图来源 SHAH R J, RAIJMAN I, BRAUER B, et al. Performance of a fully disposable, digital, single-operator cholangiopancreatoscope［J］. Endoscopy, 2017, 49(7): 651-658.

共聚焦激光显微内镜在鉴别胆管良恶性狭窄方面具有潜在价值，但在常规临床实践中尚未得到认可。胆管内超声（IDUS）是在 ERCP 时利用高频超声换能器提供胆管和周围结构的实时横截面成像，可用于难治性狭窄和恶性肿瘤的分期的辅助诊断，诊断胆管恶性狭窄的敏感度和特异度均在 85% 左右[12]。在 ERCP 操作过程中通过使用更小的微探头，可观察组织表面形态学结构和细胞，甚至亚细胞水平，提高了普通白光内镜的病理诊断速度和准确性，达到了实时“光学活组织检查”的目的。探头式激光共聚焦显微内镜（probe-based confocal laser endomicroscopy, pCLE）可以通过十二指肠镜对胰胆管系统进行观察，该过程需要 ERCP 导管或胆道镜进行引导。国内的一项回顾性研究也证实了 pCLE 可用于性质不明胆管狭窄的鉴别诊断，以及探头式共聚焦激光显微内镜在胆管狭窄中的诊断价值[13]，良恶性胆管狭窄在探头式共聚焦激光显微内镜下可呈现出不同图像，具体见图 8-10-3。国外有多项前瞻性研究评估了 pCLE 在不明原因胆管狭窄中的诊断作用，均显示 pCLE 对恶性胆管狭窄诊断具有较高的灵敏度和阴性预测值。该技术对鉴别良恶性胆管狭窄有潜在价值，但组织学改变与不同病因的胆管狭窄之间的关联仍需进一步研究明确。

恶性胆管梗阻的患者早期诊断困难，临床确诊一般为晚期，基本失去手术根治性切除的机会，故胆管引流减压、退黄为其后期治疗的关键，经皮肝穿刺胆管引流术是唯一的选择，其创伤大，临床耐受率低，患者的生活质量降低。近年来，随着消化内镜技术的快速发展，ERCP 在胆管恶性梗阻的治疗中发挥着越来越重要的作用，现已广泛应用于胆胰肿瘤的姑息治疗。其主要目的在于引流胆汁、缓解胆管梗阻。从早期胆管支架置入术为主要手术方式，并已逐渐开展内镜下射频消融、腔内光动力治疗以及内放疗等新技术。与外科“减黄”手术相比，内镜支架置入术和外科“减黄”手术的成功率相同。虽然两者都没有降低死亡率，但内镜支架组患者的治疗空间更大，成本更低。

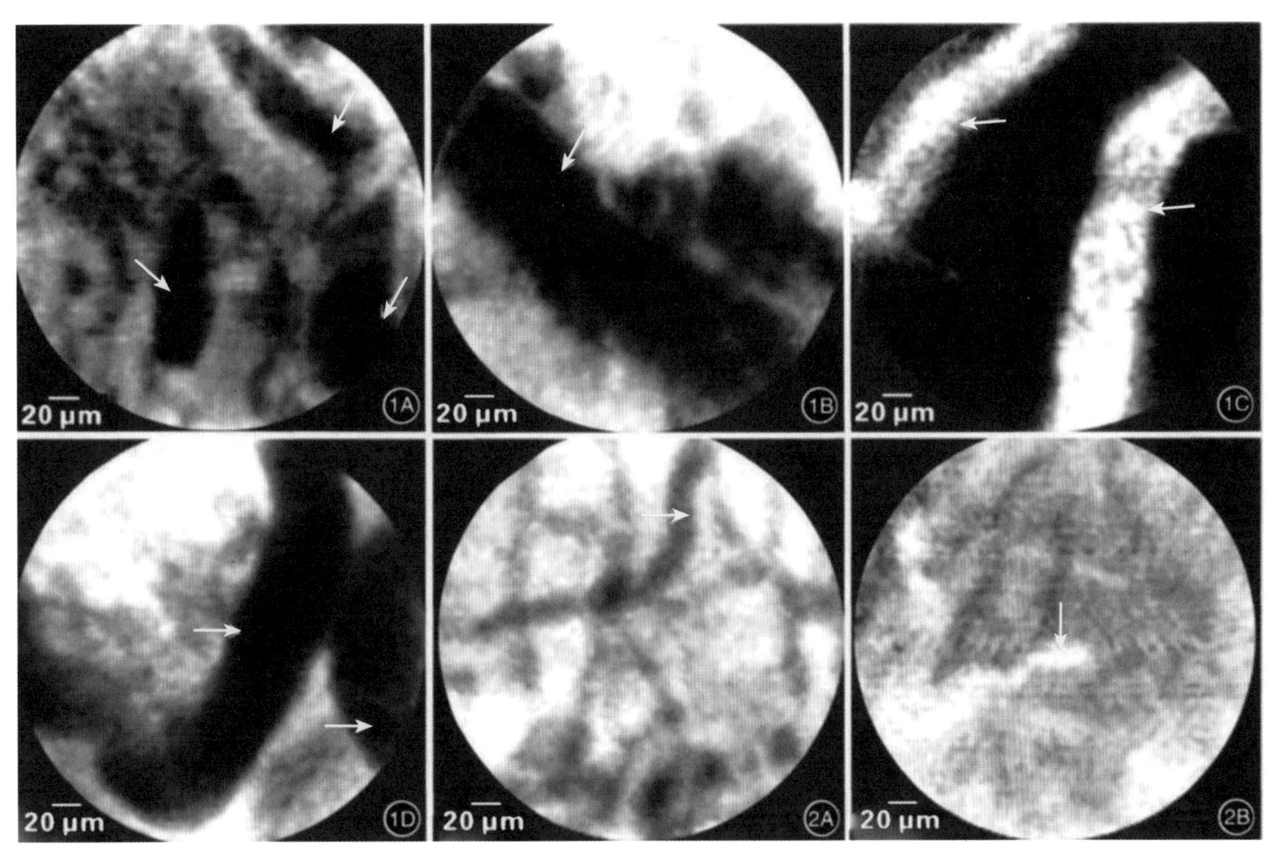

图 8-10-3　良恶性胆管狭窄的探头式共聚焦激光显微内镜图像

注：恶性胆管狭窄（1A~1D），1A 为探头式共聚焦激光显微内镜（pCLE）下可见黑色团块（箭头所示）；1B 为 pCLE 下可见黑色条带增粗＞ 40pm（箭头所示）；lC 为 pCLE 下可见粗大的白色条带宽度＞ 20 µm（箭头所示）；1D 为 pCLE 下可见绒毛状和腺体等上皮结构（箭头所示）。良性胆管狭窄（2A~2B），2A 为探头式共聚焦激光显微内镜（pCLE）下可见纤细的黑色条带宽度＜ 20 µm（箭头所示）；2B 为 pCLE 下可见血管直径＜ 20 µm（箭头所示）[13]。

三、ERCP 在胆管癌的应用价值

（一）胆管癌的概述

胆管癌（cholangiocarcinoma）是一种起源于胆管上皮细胞且具有较高恶性程度的肿瘤，其发生位置遍布于毛细胆管至胆总管。胆管癌是仅次于肝细胞癌的恶性肿瘤，近 40 年来其发病率显著上升。胆管癌有几种不同的分类方法，最近的美国癌症分期联合委员会第八版将胆管癌分为肝内胆管癌和肝外胆管癌。根据解剖学上的特点还可进一步细分为三类：肝内、肝门部和远端胆管癌。肝内胆管癌主要指位于肝内二级及以上胆管上皮来源的恶性肿瘤；肝外胆管癌包括肝门部胆管癌和远端胆管癌，占胆管癌80%以上。胆囊管是肝门部胆管癌和远端胆管癌的解剖学标记，发生于胆囊管开口以上至左、右肝管起始部之间的黏膜上皮恶性肿瘤为肝门部胆管癌（perihilar cholangiocarcinoma，pCCA），也称Klatskin瘤。胆囊管汇合部到胆总管下端的恶性肿瘤则定义为远端胆管癌（distal cholangiocarcinoma，dCCA）。胆管癌和肝细胞癌生物学行为不同，大多数肿瘤沿胆管壁浸润性生长而非放射状生长形成肿块，具有侵犯周围血管、神经、淋巴组织的特点，出现临床表现时多数已进展至中晚期，失去根治性手术机会，预后差，中位生存期不足24个月。就形态学而言，肿瘤的生长模式包括胆管内生型、胆管外生型、浸润型，部分肿瘤生长有混合性特点。组织病理上，95%以上的胆管癌为腺癌，其他罕见的病理类型有鳞状上皮癌、腺鳞癌等。对于高度怀疑恶性且可能行外科手术或肝移植的患者，内镜方面的检查或治疗应该和外科及移植团队共同商议后决定，因为内镜操作存在引起肿瘤种植从而失去移植机会的风险。

（二）ERCP在胆管癌的诊断价值

胆管癌早期无典型临床表现，检查方法主要依靠超声、CT、MRCP、ERCP等，但确诊依赖于组织病理学检查[14]。ERCP通过最直接的胆管造影，可完整观察到肝内外胆管，准确了解肿瘤部位和范围，具有良好空间分辨率，但是因为并发症和胆管感染的发生未被推荐用于肝外胆管癌的诊断。同时由于不能显示高度梗阻以上的胆管，对肝门部以上胆管肿瘤的诊断价值有限。ERCP除了通过最直接的胆管造影成像，还可直接将细胞刷插入胆管狭窄处采集标本，行细胞学检查，对狭窄进行定性诊断。因此，可联合细胞学、活检病理学和内镜下细针抽吸技术诊断胆管癌。现已有应用内镜荧光检查法引导的胆管内活检术，可使诊断更为精确。

目前仅有20%的肝外胆管癌在诊断时还可进行手术切除，绝大部分患者发现时已属晚期，预后差，5年生存率小于20%，同时多达15%的肝门部疑似胆管癌经手术组织病理证实为良性。Korc等[15]研究发现，刷检细胞学诊断特异度为100%，敏感度约为50%。ERCP同样具有很强的组织学诊断特异性和不错的敏感度，Chen等[16]研究指出，肝外胆管癌活检的敏感度约为54%，特异度约为100%。

1. 胆道镜在胆管癌的应用价值

单纯的胆管造影、断层影像检查有时难以确定病变的性质，而传统的胆管细胞刷以及透视下胆管活检的阳性率较低，难以满足临床需求。经口胆道镜可以直接观察胆管壁黏膜的变化，并实施直视下精确活检，为不明原因胆管狭窄的诊断提供帮助。但是，传统的经口胆道镜由一根母镜和一根子镜组成，并需要2位有经验的操作者来配合操作，过程繁琐，器械昂贵且容易损坏，这很大程度上限制了它在临床上的广泛应用。近年来出现的SpyGlass数字式经口胆道镜（以下简称SpyGlass）可以从普通十二指肠镜钳道内直接插入胆管，单人即可完成操作，相对简便，图像质量也有较大提高，可清晰显示胆管内黏膜形态，而且有独立的活检通道，可以采用专用的活检钳（spybite）进行直视下活检。其外鞘管径为3.3mm，设有1个钳道（直径1.2mm），1个光纤通道（1mm）及两个冲洗通道，外鞘管的头端可进行四方向调节，可进行胆胰管内的显像，同时进入胆胰管可对病变行直视下活组织检查，同时还可利用SpyGlass系统进行其他检查和治疗（图

8-10-4）。Draganov 等[17]在一项前瞻性研究中比较了 SpyGlass 活检和传统胆管细胞刷对胆管癌诊断的敏感性，发现 SpyGlass 对于内生型胆管癌的敏感性达到 66%，明显优于胆管细胞刷，但对于外生型胆管癌优势不明显。根据文献报道[18]新型 SpyGlass 系统用于区分胆管恶性病变和良性病变的准确率为 80%~89%。将病变图像按以下 5 方面进行分类（图 8-10-5）：增生性改变、血管性改变、平坦或凹陷性改变、质地评估、有无结石形成。其中增生性改变分为颗粒样增生、绒毛样增生、结节样或肿块样增生；血管性改变分为细小规则血管、粗大血管、不规则血管；平坦或凹陷性改变分为表面粗糙不规整、表面糜烂、表面溃疡；质地分为是否松脆且易出血；结石分为有无合并结石形成。恶性病变通常呈现特征性改变，例如扩张迂曲的“肿瘤血管”、附壁结节或肿物、浸润性或溃疡性狭窄、乳头状或颗粒状黏膜隆起等。胆道镜下直视活检也可提高诊断率，已有系列报道其对胆管癌的诊断率可达 90% 以上[19]。Chen 等[20]发现 61% 的胆管癌患者中可以发现肿瘤血管，而在良性胆管梗阻患者均未发现肿瘤血管，在胆管造影的同时可进行 SpyGlass 直视观察并活检，如图 8-10-4。国内自主研发的“eyeMax 洞察”胰胆成像系统在 2021 年 11 月获准上市，具有更高的图像质量，并且在人体工程学、稳定性、附件及工作孔道等方面进行了重要改进，相关的全国多中心临床研究也在开展中，既往相关个别病例的应用中也取得了不错的效果，目前有待多中心前瞻性研究证实其安全性及有效性。

2. 胆管内超声在胆管癌的应用价值

胆管内超声（IDUS）是在 ERCP 时利用高频超声换能器提供胆管和周围结构的实时横截面成像，可用于辅助诊断难治性狭窄和恶性肿瘤的分期。对于疑似胆管癌的患者，可以通过同时进行 ERCP 和 IDUS 获得更多信息[12]。胆管恶性病变可表现为管壁结构破坏、不规则增厚、低回声浸润、胆管外层高回声杂乱断裂声像、周围淋巴结增大及血管浸润等特征（图 8-10-6）。与标准 EUS 相比，IDUS 对于肝门胆管癌分期更准确，IDUS 联合胆道镜对于肝门肿瘤分期的准确率达 95%~100%[21]。在一项研究中，对 379 例疑似胆管恶性狭窄的患者行 ERCP 治疗，IDUS 对胆管恶性狭窄诊断的敏感性和特异性为 98%[22]。另一项包含 193 名患者的单中心研究中，IDUS 对近端胆管狭窄诊断的准确率更高（98.1% 对比 82.7%，P=0.006）[23]。对于可疑恶性胆管狭窄采用超声内镜引导下细针穿刺活

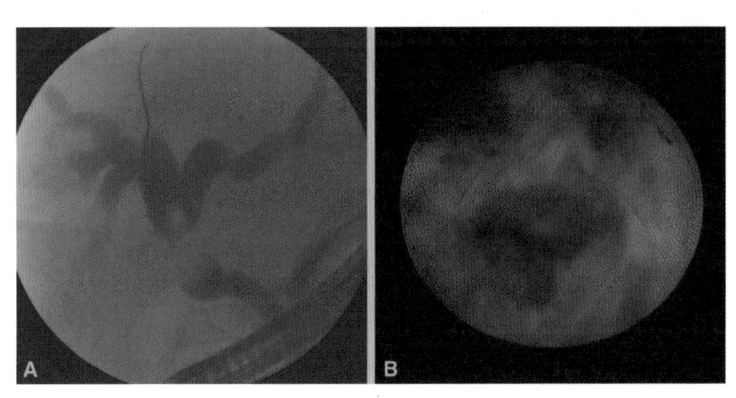

图 8-10-4　一例恶性胆管狭窄 SpyGlass 操作过程

注：A 为操作 SpyGlass 同时，进行胆管内造影，出现不确定性质的充盈缺损图像；B 为造影充盈缺损的对应的 SpyGlass 内窥镜图像，SpyGlass 引导的活检钳活检证实为胆管癌。图来源 CHEN Y K，PLESKOW D K. SpyGlass single-operator peroral cholangiopancreatoscopy system for the diagnosis and therapy of bile-duct disorders: a clinical feasibility study（with video）［J］. Gastrointest Endosc，2007，65（6）：832-841.

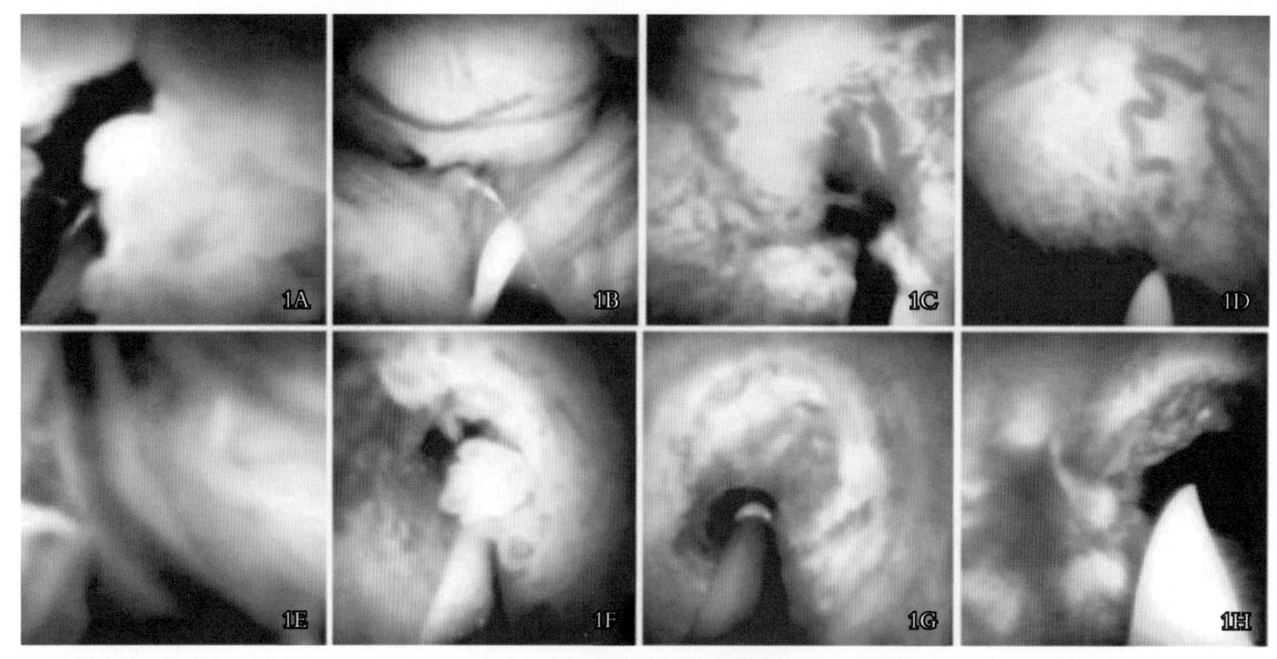

图 8-10-5　胆管恶性狭窄在胆道镜下常见表现

注：1A 为绒毛样增生；1B 为肿块样增生（伴粗大血管）；1C 为结节样增生（伴不规则血管）；1D 为不规则血管；1E 为粗大血管；1F 为表面粗糙，质地松脆易出血；1G 为表面糜烂；1H 为表面溃疡。图来源夏明星，吴军，叶馨，等. 新型 SpyGlass 经口胆道镜对性质不明胆管狭窄的诊断价值[J]. 中华消化内镜杂志，2020，37(10)：722-726.[18]

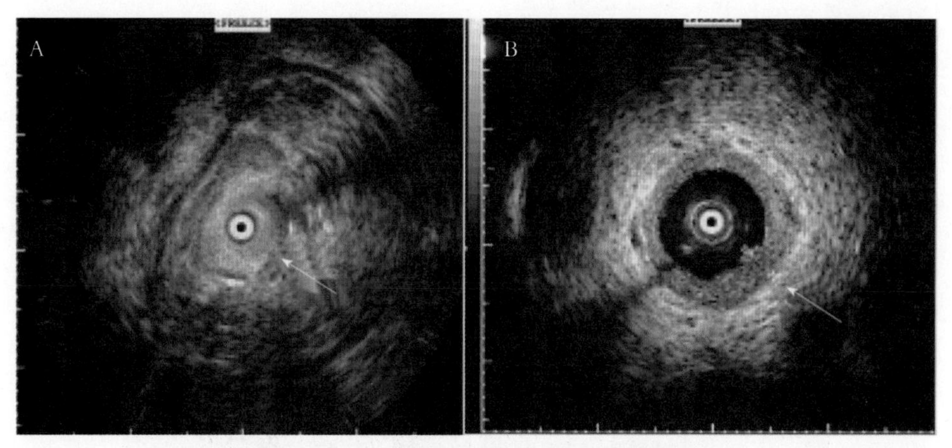

图 8-10-6　典型的良性和恶性胆管狭窄

注：A 为良性胆管狭窄，表现为边缘光滑的均质高回声病变（箭头所示）；B 为胆管壁增厚和边缘不规则的恶性狭窄（箭头所示）。图来源 MEISTER T, HEINZOW H S, WOESTMEYER C, et al. Intraductal ultrasound substantiates diagnostics of bile duct strictures of uncertain etiology [J]. World J Gastroenterol, 2013, 19 (6): 874-881.

组织检查（EUS-FNA）也有较高的敏感度和特异度，部分患者在 ERCP 前行 EUS 或者 EUS-FNA 有助于疾病的诊断。EUS 与 ERCP 联合应用可以提高恶性胆管狭窄的诊断效能，EUS-FNA 的敏感度为 53%~89%、特异度可达 100%[24]。对于疑似恶性胆管狭窄，EUS 比经腹超声、腹部 CT 或 MRCP 具有更高的敏感性和特异性，EUS-FNA 可用于组织学诊断和肿瘤分期[25]。

3. 激光共聚焦显微内镜在胆管癌的应用价值

激光共聚焦显微内镜（confocal laser endomicroscope, CLE）在 ERCP 和 EUS 期间提供细胞学的实时图像。

pCLE 能在胆管内进行实时组织病理学检查，可对恶性肿瘤患者进行早期诊断，改善患者预后，同时有助于排除胆管恶性肿瘤，减少不必要的手术切除及频繁的长期随访。CLE 主要有 2 种系统，一种是 Pentax 显微内镜系统的整合式 CLE（endoscope-integrated CLE，eCLE），另一种是 Cellvizio 显微内镜系统基于探针的探头式 CLE（probe-based CLE，pCLE），后者独立的微探头可通过大多数内镜的附件通道[26]。cholangioflex 共聚焦微探头是专用于 ERCP 术中的 pCLE 检查（图 8-10-7），其外径为 0.94mm，可经由十二指肠镜或胆道镜的附件通道或导管插入胆管，经静脉注射 1~5mL 10% 荧光素钠后，将微探头直接置于胆管狭窄或其他可疑病变处，尽可能垂直于黏膜表面进行观察。该微探头与激光扫描仪及共聚焦处理器相连接，可提供胆管壁黏膜表面及黏膜下一定深度（40~70μm）的组织结构和功能的实时在体显微图像，包括上皮细胞、血管密度及动态血流等，以便发现肿瘤性新生血管，即时判断胆管狭窄的性质，这一点在离体组织细胞学检查中无法实现。同时，可对 pCLE 中观察到的可疑病灶进行靶向活检，有利于克服 ERCP 术中鉴别胆管狭窄性质的常规诊断方法检出率较低的问题，因此，pCLE 被视为胆道镜和组织细胞学检查的重要补充[27]。

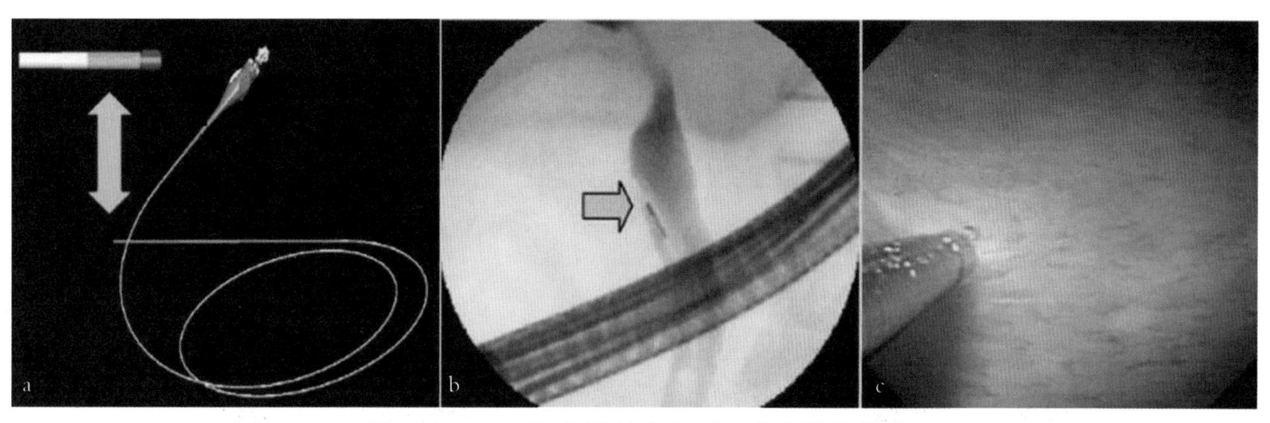

图 8-10-7　pCLE 及其在 ERCP 术中的示意图

注：a 为基于探针的探头式 CLE，探针尖端具有放大效果；b 为在透视引导下可见的激光共聚焦显微内镜探头，探头尖端在透视下表现为黑色，共聚焦探头通过标准的内镜逆行胰胆管造影导管进入胆管；c 为贴附在胆总管黏膜上的 pCLE 探针的胆管镜图像。图来源 MEINING A, SHAH R J, SLIVKA A, et al. Classification of probe-based confocal laser endomicroscopy findings in pancreaticobiliary strictures［J］. Endoscopy, 2012, 44(3)：251-257.

2012 年 Meining 等[28]人制定了 pCLE 鉴别良恶性胆管狭窄的分类标准（Miami 分类），并通过一项多中心研究来检验，高度提示胆管恶性肿瘤的图像特征包括：粗大的白色条带 > 20μm）、粗大的黑色条带（ > 40μm）、黑色团块、上皮结构（绒毛状和腺体）或荧光素渗漏；正常胆管图像特征为薄黑带和薄白带（ < 20μm），具体见图 8-10-8。进一步分析表明，将两种或两种以上图像标准结合使用，可显著提高恶性胆管狭窄诊断的灵敏度和阳性预测值，但同时降低了诊断的特异度。使用多个图像标准鉴别良恶性胆管狭窄的准确性仍需要大样本前瞻性研究进一步验证。一项大型多中心前瞻性研究[29]利用 Miami 标准对 89 例同时接受 ERCP 和 pCLE 的患者（61 例为性质不明胆管狭窄的患者）进行研究，发现 pCLE 具有较高的敏感度和阴性预测值，这一结果提示 pCLE 可以减少重复采样，延长后续采样的时间间隔（如果 pCLE 显示良性）。该项研究受到美国胃肠内镜学会指南的支持，证实了 CLE 是区分良恶性胆管狭窄的有用工具。另有研究将 CLE 与胆管镜结合起来，指出其诊断的准确性从 78% 提高至 82%[30]。为提高胆管狭窄分类的特异度并降

低反应性改变（慢性炎症、支架相关的改变或之前的内镜手术）相关的假阳性率，Caillol 等[31]提出了与良性炎症改变相关的诊断标准（Paris 分类，如图 8-10-9）。Paris 分类以 Miami 分类标准为基础，增加了良性炎性狭窄的 4 个图像特征：血管充血、黑色带鳞片的颗粒样改变、腺体间隙增大和网状结构增粗。Paris 分类提高了 pCLE 诊断良性炎性狭窄的准确性。其作为一种新兴的成像技术，仍需要大样本前瞻性研究数据进一步验证其诊断标准及诊断实用性，同时应加强对内镜医师的相关培训，提高内镜医师间对图像解释的一致性，从而更好地将这项新技术应用于临床。

（三）ERCP 在胆管癌的治疗价值

1. 经内镜鼻胆管引流术

经内镜鼻胆管引流术（ENBD）应用于临床

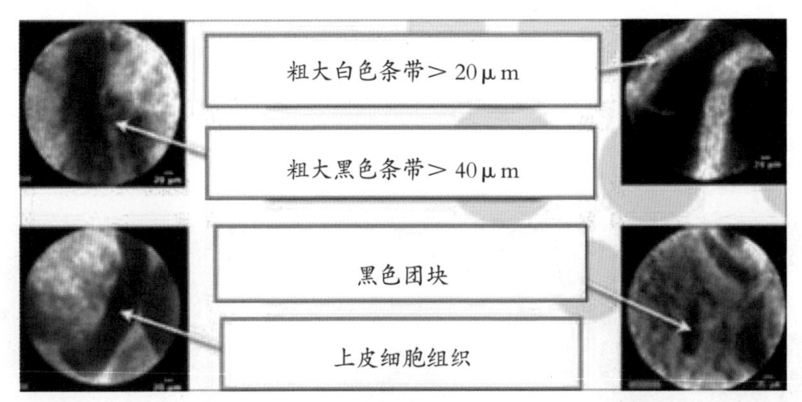

图 8-10-8　Miami 分类

注：图片来自 MEINING A, SHAH R J, SLIVKA A, et al. Classification of probe-based confocal laser endomicroscopy findings in pancreaticobiliary strictures［J］. Endoscopy, 2012, 44(3): 251-257.

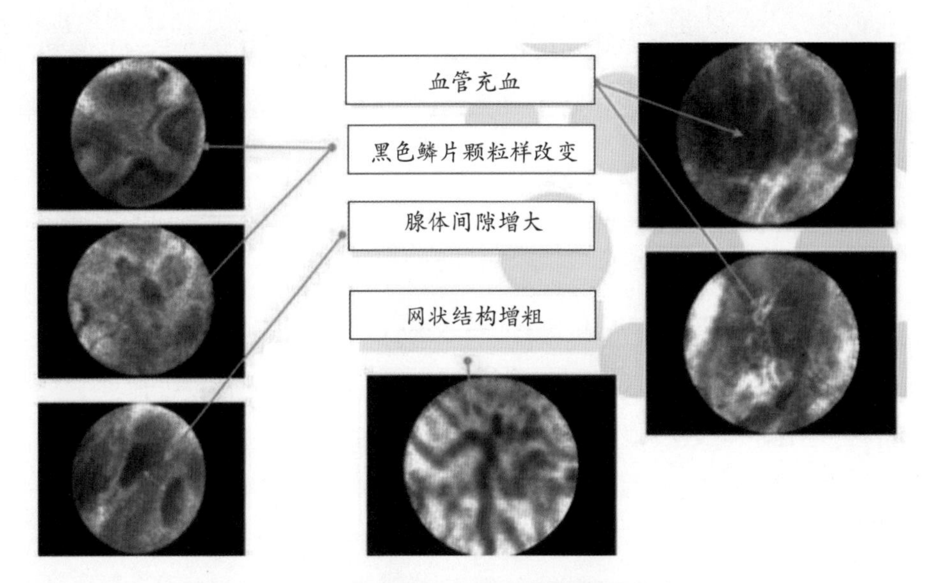

图 8-10-9　Paris 分类中的炎症标准

注：图片来自 CAILLOL F, FILOCHE B, GAIDHANE M, et al. Refined probe-based confocal laser endomicroscopy classification for biliary strictures: the Paris Classification［J］. Dig Dis Sci, 2013, 58(6): 1784-1789.

已有30余年，操作简便，易掌握，已成为胆管梗阻减黄的主要技术之一。ENBD前先常规行ERCP，了解病变性质和部位，然后用扩张探条逐级扩张至鼻胆管可通过，在X线监视下沿导丝置入鼻胆管。ENBD是在ERCP基础上发展起来的一种内镜胆管外引流术，主要用于胆管梗阻性病变的临时引流，可有效降低胆管压力，可有效预防和治疗胆管感染，缓解梗阻性黄疸，能够明显减少ERCP术后胰腺炎（PEP）、急性胆管炎的发生[32]。常见适应证有：①手术前短时间减压引流。②合并化脓性胆管炎。③胆管引流区域十分有限的病例或治疗效果难以判断，用以试验性引流。治疗方案尚未确定，可用作过渡治疗[33]。

在恶性肿瘤中，以十二指肠乳头癌的引流成功率最高，达100%；而高位胆管癌插管成功率较低，主要是因为导丝难以通过梗阻部位。以下情况应慎用ENBD：①合并严重食管静脉曲张。②贲门撕裂出血。③小儿或意识不清、不能配合者。④不能耐受咽部异物及鼻黏膜损伤者。ENBD会给部分患者带来咽部不适，长期引流可能导致胆汁丢失、水电解质紊乱及营养不良，因而应作为临时性引流措施，一般放置时间不宜超过1个月，否则应改用其他内引流方式，少数特殊情况，可酌情延长使用时间。

2. 内镜下胆管内塑料支架引流术

内镜下胆管内塑料支架引流术（endoscopic retrograde biliary drainage，ERBP）是内镜治疗胆管狭窄的常用方式。通常采用聚乙烯等材料制成，外径5~12Fr，长度3~20cm，根据病变范围及位置选用，近端放置在狭窄段以上，远端通常留在十二指肠乳头外。可通过单根或多根支架（图8-10-10）进行引流或支撑治疗。然而，对于高位肝内胆管梗阻的病例，如引流区域非常有限时应慎用ERBP，否则可能导致严重胆管感染。ERBP有可能发生支架阻塞、移位、断裂及支架导致的肠道损伤等。一般塑料胆管支架的平均通畅期在3~6个月，塑料支架一旦发生阻塞，应考虑及时更换，有条件者也可每3~6个月定期更换。

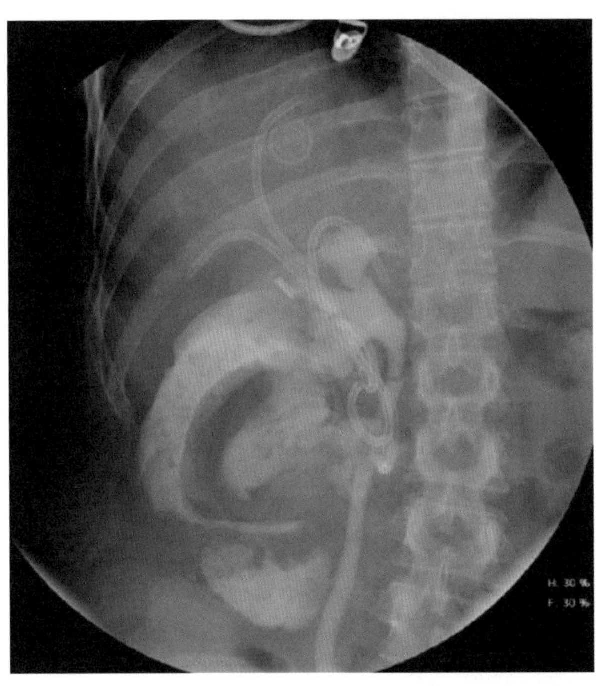

图8-10-10　透视下可见三枚双猪尾内塑料胆管支架

注：图来源2020年出版，作者Dong Ki Lee，*Advanced ERCP for Complicated and Refractory Biliary and Pancreatic Diseases*[34]。

3. 自膨式金属胆管支架

金属胆管支架（图8-10-11）主要用于无法根治性切除的恶性胆管狭窄或梗阻的治疗[35]。胆管内癌栓或腔内浸润性生长的肿瘤，由于容易发生支架腔内生长阻塞，自膨式金属胆管支架（self-expanding metallic stent，SEMS）治疗效果较差，应慎用；高位胆管梗阻，肝内2级以上分支已经受侵，也不宜留置金属支架。非覆膜或部分覆膜自膨式金属支架在放置一定时间后，活性组织可通过网眼长入支架腔内并可能导致支架被包埋，从而使其无法经内镜下拔除[36-37]。

自膨式金属支架治疗恶性胆管狭窄具有长期通畅、高引流率、低并发症的特点。支架的长度选择应根据病变的长度及其部位决定，支架两端应适当超出狭窄段。合并胆囊肿大的患者慎用覆膜支架，以免胆囊管梗阻引发胆囊感染。金属支架治疗的并发症有：①支架阻塞。②由肿瘤组织长入、超出支架或坏死组织阻塞等引起。③支架端部损伤肠壁或胆管壁。④长期支架留置会导致胆泥沉积及结石形成[38-39]。⑤覆膜支架可发生移位或滑脱。

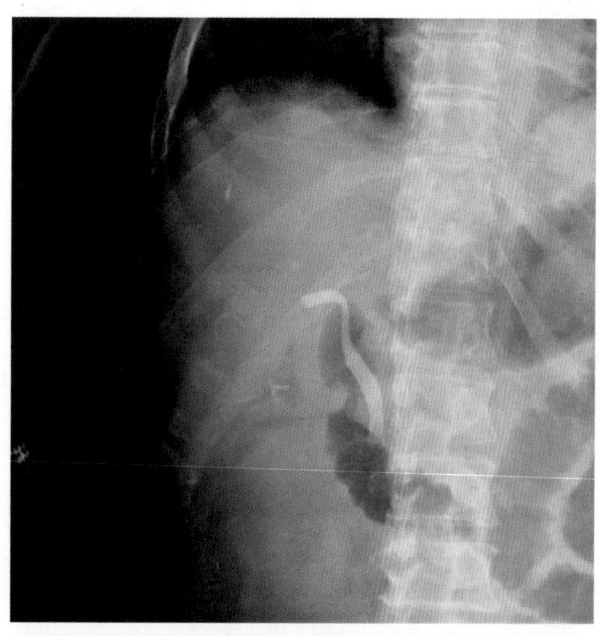

图 8-10-11 透视下可见右肝内胆管处自膨式金属支架

注：图来源 2020 年出版，作者 Dong Ki Lee，*Advanced ERCP for Complicated and Refractory Biliary and Pancreatic Diseases*。

4. 光动力学疗法和射频消融术

光动力学疗法（photodynamic treat，PDT）和射频消融术（radiofrequency ablation，RFA）可用于不可切除胆管癌的姑息治疗。PDT结合胆管支架置入已被用于不能切除的胆管癌的姑息性局部治疗。PDT的肿瘤杀伤作用局限于肿瘤表层的4~4.5mm深度。因此，肿块型和大的导管内乳头状生长型可能在PDT中效果较差。由于PDT能量传递的深度有限，PDT的适应证可能是：①导管周围浸润型，无血行转移，无论其有无淋巴结转移。②表浅的导管内生型。③术后切缘为R1[40]。

PDT的禁忌证包括：①卟啉症。②近期使用光敏剂。③严重的血细胞减少症。④存在严重的肝肾功能障碍[41]。研究还发现，PDT具有抗肿瘤免疫作用，避免放化疗抵抗问题，PDT不仅使肿瘤细胞凋亡，而且能诱导自噬现象，进一步增强PDT对癌细胞的杀伤效果。ERCP介导PDT能更准确定位胆管癌，只照射病变部位，对无光照位置的正常组织几乎不造成损伤，故不会造成肝门部肝实质及血管的损伤。2013年Zhou[42]等首次报道胆道镜介导的PDT可有效地治疗高度异型增生的胆管癌，如图8-10-12。后续其他学者开展的随机对照研究表明，采用PDT治疗可大幅提升肝门部胆管癌患者的中位生存期。研究表明，仅行支架引流的肝门部胆管癌患者中位生存期为3个月，PDT可达16个月。而在一个长期随访的研究中发现，PDT联合化疗比单独PDT的生存期更长[43]。故ERCP介导PDT不仅能有效延长患者的生存期，而且能改善胆汁引流并降低胆红素水平，提高生活质量。根据PDT治疗胆管癌的病理生理机制可知，其疗效与活性氧（ROS）的生成有关。目前光敏剂接受光照后ROS生成效率有限，研究指出纳米级光敏剂具有小尺寸效应，不仅水溶性更强和理化性质更稳定，且细胞膜穿透力和靶向聚集效应增加，可提高ROS生成效率。因此，纳米级光敏剂保留传统PDT微创和双重靶向杀伤肿瘤优点的同时，拥有更小的组织损伤性。纳米级光敏剂可能是未来ERCP介导PDT技术治疗胆管癌的新形式，需要更多基础及临床实验研究。

RFA的物理基础是射频电流和高频交流电，它会引起局部离子的振动，从而产生受控的摩擦热来破坏目标组织。RFA最早应用于肝脏肿瘤的治疗，后随着ERCP技术的发展，出现了可应用于内镜下的RFA导管。为了将能量输送到目标组织，必须在狭窄部位进行ERCP选择性胆管插管并放置RFA探针，有时RFA导管可经皮置入。它的缺点之一是在临近大血管的病变进行治

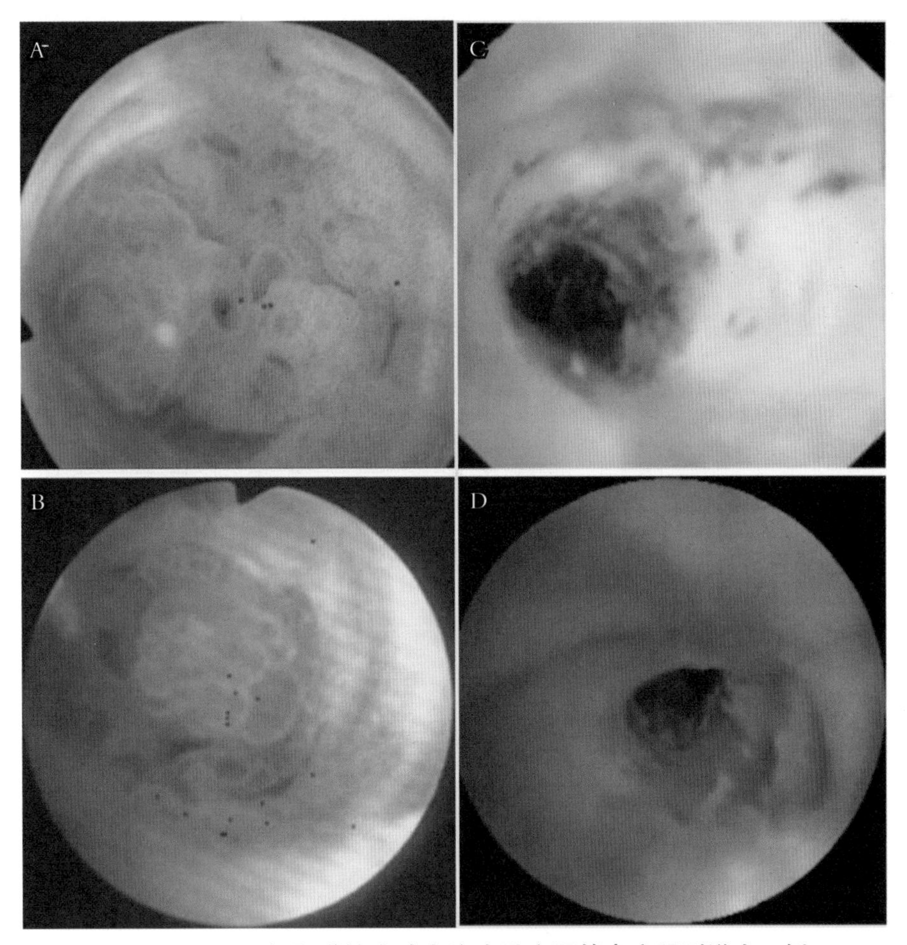

图 8-10-12　经胆道镜光动力治疗重度胆管高度异型增生一例

注：A 为光动力处理前（PDT）；B 为 PDT 后十分钟；C 为 PDT 后两周；D 为 PDT 后三个月[42]。图来源 ZHOU J J, XIONG L, LI Q L, et al. Photodynamic therapy for high-grade dysplasia of bile duct via a choledochoscope［J］. World J Gastroenterol, 2013, 19(33): 5590-5592.

疗时可能出现"热沉降效应"，血液流动会带走邻近血管区域射频消融产生的热量，进而影响边缘肿瘤组织的消融彻底性。目前有两种用于胆管内的 RFA 探针：Habib EndoHPB（Boston Scientific Corporation，America）和 ELRA（Taewoong Medical，Korea），如图 8-10-13 所示。Habib EndoHPB 由一个工作长度为 180cm 的 8Fr 导管组成，可以通过直径≥ 3.2mm 的内镜工作通道钳道。它可以与多种常用发生器搭配使用，如 RITA 1500X 射频发生器（angiodynamics，NY）或 ERBE 外科电发生器（surgical technology group，UK）。ELRA 由一个探针长度为 18mm 的 7Fr 导管组成，它有多个双极电极可以提供线性消融，因此不需要接地垫。RFA 已被用于放置胆管支架前或作为金属支架闭塞的治疗。因此，理论上 RFA 可以破坏肿瘤组织，改善恶性狭窄，防止支架长入或过度生长，延长支架的通畅。然而，对于闭塞的金属支架的 RFA 仍存在一个问题，即 RFA 能量可能会导致金属支架本身的损伤，从而影响支架的功能、可回收性等特性以及之后的通畅度。由于胆管内 RFA 装置脆性较大及存在对附近组织热损伤的潜在风险，RFA 更适合用于远端胆管病变。ERCP 引导下射频消融治疗晚期胆管癌可成为新的选择。相对于 PDT 来说，内镜下 RFA 治疗简便、经济、可重复。

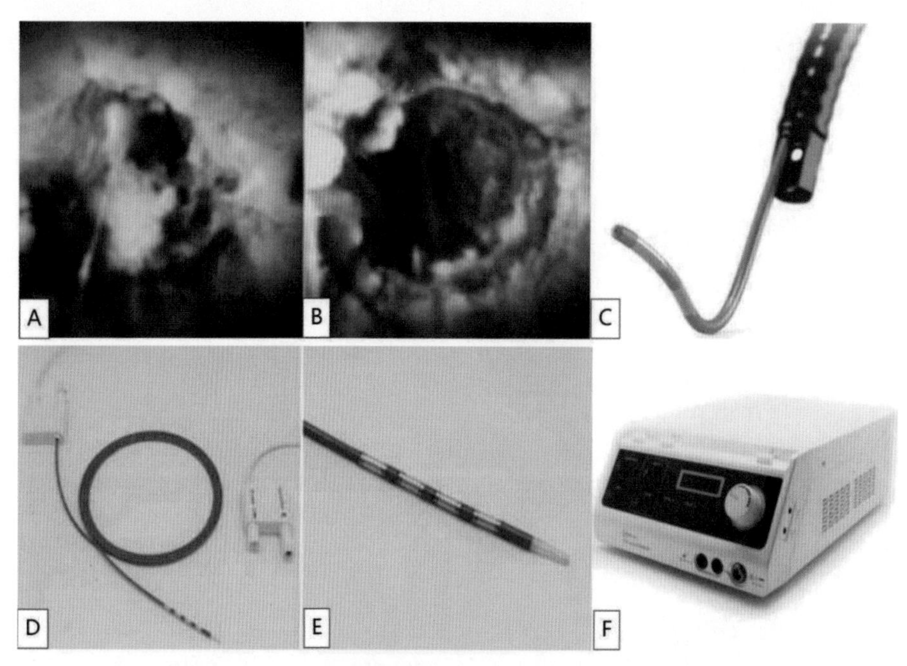

图 8-10-13 胆管射频消融内镜图像及设备示意图

注：A 为 1 例无法手术的远端胆管癌患者 RFA 消融前的 SpyGlass 图像（图像由波士顿科学公司提供）；B 为 1 例无法手术的远端胆管癌患者 RFA 消融后的 SpyGlass 图像；C 为可以通过十二指肠钳道的 Habib™ HPB 射频消融导管（图片来自 Boston Scientific Corporation，美国）；D 为 ELRA™ RFA 探针——工作长度为 175cm 的 7Fr 双极器件（图片来自 Taewoong Medical，韩国）；E 为探头的远端有一个前导尖端和四个圆周不锈钢电极（四环外观），远端和近端电极之间的距离可以是 18mm 或 33mm，从而适合狭窄的长度；F 为 VIVA COMBO 发生器，属于射频消融装置的一部分（图片来自 Taewoong Medical，韩国）。

（四）不同部位的胆管恶性肿瘤的治疗要点

1. 肝门部胆管恶性肿瘤相关狭窄的治疗

尽管外科手术和肝移植仍是肝门部恶性肿瘤唯一的治愈手段，但由于疾病的进展、肿瘤的转移，以及伴随疾病而导致大多数患者都不适合手术和移植。在既往相关研究中，诊断为肝门部胆管癌的患者中只有一半被认为适合手术切除或肝移植。对于不能切除的肝门部恶性肿瘤并出现梗阻的患者，以 ERCP 为主导的内镜治疗缓解症状的作用变得至关重要。

术前引流方式的选择

肝门部胆管癌预后极差，手术是唯一根治的手段，但大多数患者就诊时已处于不可切除或伴有胆管炎、胆红素过高以及残肝体积不足等情况，需要行胆管引流术。同时梗阻性黄疸可能继发急性胆管炎、肝肾功能衰竭和凝血功能障碍等[44]。胆管系统的减压对于预防胆管炎，防止肝功能的进一步恶化，以及缓解高胆红素血症相关症状非常重要[45]。

伴有急性胆管炎及存在严重瘙痒症和（或）临近肝肾衰竭的肝门部胆管癌患者应使用术前胆管引流，但术前胆管引流可增加术后感染的风险和手术相关并发症如胆管出血、胆管炎和肿瘤性播散等[46]。术前胆管引流在伴有急性胆管炎的肝门部胆管癌患者中作用是明确的，但因为相关并发症，术前常规使用胆管引流存在争议。

一旦决定实施胆管引流，接下来的问题就是选择引流的方法。传统上，有两种胆管引流的方法，经内镜（ERCP）和经皮经肝穿刺胆管引流术（PTBD）。尽管以前在外科手术中也实施胆管引流，但这种方式因临床效果差而被放弃。手术主要的胆管引流方式是胆肠吻合术，与内镜支架置入术比较其术后死亡率和手术相关并发症增加，住院时间延长。在不能切除的肝门部胆管癌患者中，经皮和内镜下支架置入与手术胆管旁路引流相比是更有效和微创的方法[47]。

经皮方法的优点是可以精确选择引流的肝叶。理论上，这种方法可以降低胆管炎的发生率，但会导致穿刺部位的疼痛。同时由于PTBD途径引流需要经皮穿刺胆管，术中有可能造成门静脉甚至是肝动脉的损伤，出血是经皮穿刺引流最主要的并发症之一。另外由于穿刺部位会有少量胆汁渗漏，肿瘤细胞有可能经窦道转移甚至导致腹腔播散从而影响外科手术患者远期预后。

尽管应用ERCP实施内镜减压的方法已是公认的一线手段，但其在引流作用上的地位并非没有争议，内镜和经皮的两种引流方式都各有利弊。在内镜下经肝引流更加符合人体的生理特点，同时能够综合使用多种手段对梗阻部位进行腔内超声检查或者活检以明确占位性质，并判断肿瘤侵犯胆管的范围为后续治疗提供依据。但是由于传统的ERCP引流过程中常常需要大量使用造影剂并且放置塑料支架，导致了十二指肠液的反流，因此术后胆管炎的发生率居高不下。既往文献报道ERCP术后胆管炎的发病率在40%左右，并且疾病分期越晚术后胆管炎的发生率越高。因此为避免胆管炎对手术的不利影响，外科医师在手术前通常不建议行ERCP途径减黄。日本学者研究发现[48]，ERCP鼻胆管引流是肝门部胆管癌的最佳选择，研究分为支架组、鼻胆管组、PTBD组3组（共128例），支架组易堵塞，PTBD组易造成严重血管损伤及肿瘤播散，鼻胆管组以上并发症最低。欧洲胃肠道内镜协会（European Society of Gastrointestinal Endoscopy，ESGE）指出，与ERCP组相比，PTBD组患者术后并发症更多，且长期随访发现，PTBD组患者5年生存率更低（30%对比46%），PTBD组患者更易发生腹膜转移，特别是长时间（超过60d）携带PTBD管的患者[49]。

1975年，法国的Bismuth-Corlette对肝门部胆管癌进行的分型（图8-10-14）现已被广泛使用，实际临床中应根据患者本身情况进行选择，通常在Bismuth Ⅰ和Ⅱ型肝门部胆管癌患者中，ERCP成功率较高；而在Bismuth Ⅲ和Ⅳ型肝门部胆管癌患者中，ERCP胆管梗阻缓解成功率较低，术后胆管炎发生率较高[50]，因此在此类患者中，可优先选择PTBD。

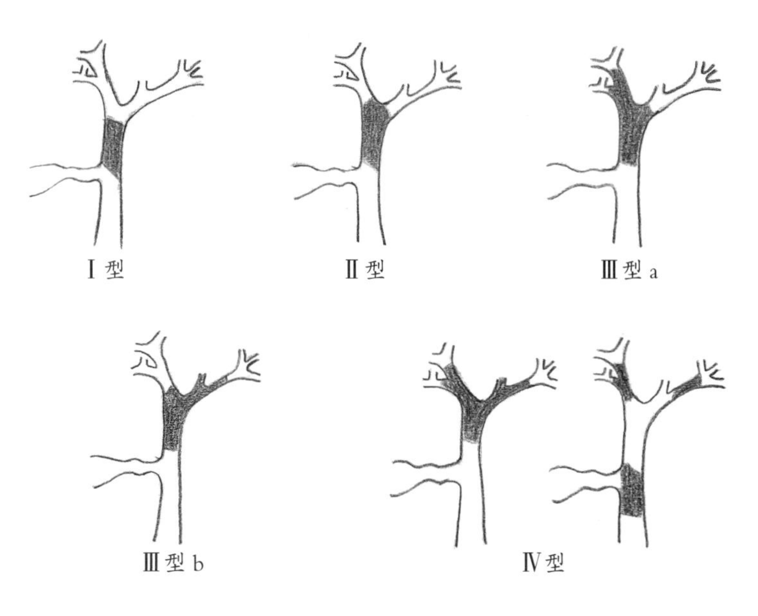

图 8-10-14　Bismuth-Corlette 分型

支架置入的选择

在决定放置胆管支架，以达到胆管减压的目标之后，下一步就是选择何种支架。目前用于胆管癌引流有两种胆管支架可供选择：塑料支架（PSs）和自膨胀金属支架（SEMSs）。

一般认为塑料支架的价格较为便宜，然而由于支架阻塞和细菌生物膜形成风险更高，而需要常规进行更换支架，以保持支架的持续通畅。塑料支架对于近端狭窄更容易进行放置，常用的支架尺寸是 10Fr 及更小的直径，有带侧翼的直头支架和防止移位的猪尾支架。

金属支架又称为自膨式金属支架（SEMS），分为三种：覆膜、半覆膜和裸支架，一般认为可维持更久，但是价格也更为昂贵。裸支架置入之后，可能会因肿瘤长入，而无法拔除。覆膜金属支架虽然通过覆膜避免了肿瘤长入，但同时也增加了移位风险。理论上，与 PS 的 5~10 Fr（1 French=1/3mm）管腔相比，SEMS 有更大的管腔（6~10mm）。而且与 PS 相比，SEMS 可能有几个优势，如延长支架的通畅时间，不需要多次放置或更换，以及减少住院时间。同样，系统回顾和 Meta 分析针对肝门部胆管梗阻比较了塑料支架和 SEMS，其包含了 10 项研究，结果发现 SEMS 引流成功率更高，并发症发生率更低，通畅时间更长，整体生存时间也更长。

影响胆管支架选择的因素包括：①预期寿命。②是否存在远处转移。③恶性狭窄的原因、部位、长度。④胆管直径。⑤胆囊管肿瘤的部位累及胰管。⑥未来的治疗方案。对于胆管引流支架类型的选择有不同的建议。一些专家认为如果患者的预期生存时间超过 3 个月，则应该接受 SEMS 引流；少于 3 个月则塑料支架更合理。其他还有建议最初应该置入塑料支架（以确保可以通过内镜的方法获得适当的引流），再次 ERCP 塑料支架可更换为 SEMS。然而，如果狭窄累及了胆管树的二级分支，且近端胆管无明显扩张，则 SEMS 不是理想的选择，因为胆管二级分支可能因 SEMS 的径向力压迫而闭塞。这种情况，我们建议放置有多侧孔的双猪尾支架以利于二级分支的胆管引流。

选择单侧还是双侧引流

肝门部恶性梗阻的处理具有挑战性，因为狭窄刚好位于肝左、右管分叉处。由于解剖的特点，肝门部狭窄可能导致肝左叶和肝右叶的双侧胆管梗阻。故很多人提出疑问是否需要双侧引流才不会导致一个肝叶萎缩（图 8-10-15）。最近的一项研究表明不伴肝功能损害的患者，只需要引流超过肝脏 33%，而肝功能受损的患者需要引流超过 50%。在加拿大[51]完成的一项研究，观察单侧和双侧胆管引流的效果，回顾性分析显示肝门部胆管狭窄的患者，双侧胆管引流比单侧引流生存时间更长。双侧胆管都不通畅的患者只接受单侧引流的预后很差。

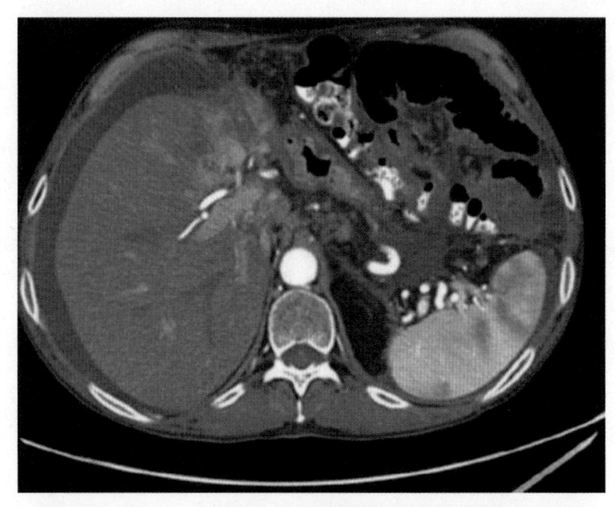

图 8-10-15　一例右肝内胆管塑料支架置入术后 CT 图像

注：图像可见患者肝左叶萎缩。图来源 2020 年出版，作者 Dong Ki Lee, *Advanced ERCP for Complicated and Refractory Biliary and Pancreatic Diseases*。

对于引流方式的选择，应该根据个体化选择单侧还是双侧引流，还可根据狭窄的部位（基于 Bismuth-Corlette 分型）和可引流的肝脏容积指导治疗。在 Bismuth Ⅰ型肝门部胆管癌患者中，普遍认为只需置入单根支架；然而对于 Bismuth Ⅱ ~ Ⅳ

型肝门部胆管癌患者，双侧还是单侧引流尚未达成共识；进展期 Bismuth Ⅲ ~ Ⅳ型的肝门部胆管癌可采用经皮支架置入、PTBD 或 EUS-BD。因此需要根据患者引流的肝脏体积大小决定是单侧引流、双侧引流或多段支架置入。在尝试胆管引流之前，需要通过非侵入性影像方法评估胆管的缩窄情况及异常解剖结构。国内学者[52]引入了 IQQA-Liver（intelligent / interactive qualitative and quantitative analysis，美国 EDDA 公司）肝脏 CT 影像解读分析系统有助于精准引流，重建肿瘤与胆管的三维空间结构，寻找最合适的引流区域并计算引流区域肝脏体积大小，使得引流区域的肝脏体积大于 40% 标准肝体积，如 1 叶肝脏体积较小无法满足要求，则引流 2 叶肝脏从而达到充分引流的目的。与传统 ERCP 引流方法不同，该方法明确了引流肝叶，可以最大限度减少造影剂的使用。根据该中心的相关经验，由于该肝脏体积占比较大，可以优先引流右前叶和右后叶肝脏，如肿瘤以侵犯右肝为主导致右肝管完全闭塞，则可以考虑以引流左肝为主，必要时配合支架多支引流。一般肝右叶占肝体积的 55%~60%，而左叶和尾叶分别覆盖肝体积的 30%~35% 和 10%。引流超过 50% 肝体积的情况通常需要 1 个以上支架，应用双侧支架还是多段支架取决于个人解剖结构。理想的效果是，不论是双侧支架还是单侧支架，最好引流超过 50% 的肝脏容积。如果单侧放置支架，要注意造影剂只能注入放支架这一侧的胆管。

有两种广泛接受的双 SEMS 放置方法：支架内支架和支架旁支架。支架内支架的方法（也称为“Y”形支架）中，先放置一个支架（由于角度较大，通常先放置于左肝管），然后通过第一个支架的网孔放置第二个支架进入另一个胆管(图 8-10-16）。这种方法的优点是它可达到生理引流并且只需较小的空间便可过度扩张胆管；主要缺点是进行套叠放置的技术较为困难，以及很难调整放置后的支架。支架旁支架的方法中两个 SEMS 分别并排放入左右肝管，类似于双管。这种方法的优点是更容易放置；缺点是需要适当扩张的胆管，但是过度扩张会导致相关并发症发生率增加（剧烈疼痛、急性胆囊炎和门静脉闭塞），具体见图 8-10-17。相关研究表明两组在技术成功、功能成功或并发症方面没有显著差异，但并排支架的支架通畅率更高[53]。另外一项研究同样显示，两种放置方式之间没有显著差异，支架通畅率也没有差异[54]。总之，采用支架内支架还是支架旁支架放置应由临床医生决定，在决定任何方法前应考虑的因素包括解剖学、狭窄的位置、临床医生的偏好和可用的工具。

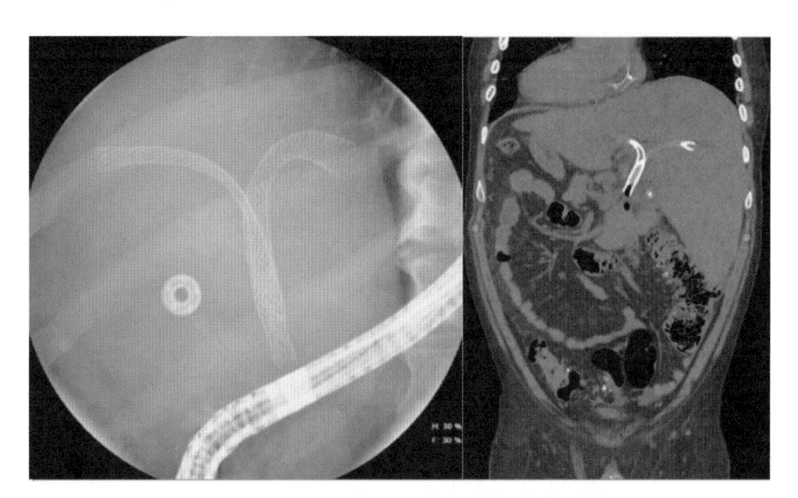

图 8-10-16　支架内支架的放置方法

注：图来源 2020 年出版，作者 Dong Ki Lee, *Advanced ERCP for Complicated and Refractory Biliary and Pancreatic Diseases.*

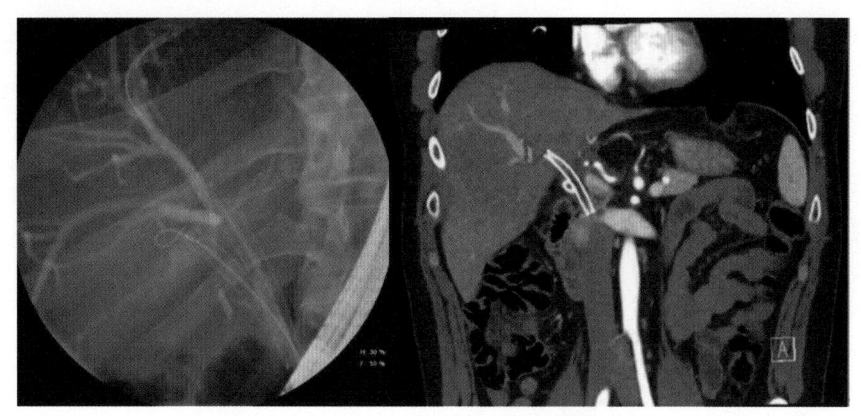

图 8-10-17　支架旁支架的放置方法

注：图来源 2020 年出版，作者 Dong Ki Lee, *Advanced ERCP for Complicated and Refractory Biliary and Pancreatic Diseases.*

恶性肝门部狭窄置入 SEMS 治疗，金属支架的末端是高于壶腹还是低于壶腹也是一个关键问题。高于壶腹的优势是不需要行十二指肠乳头括约肌切开，完整的奥迪括约肌可能降低胆管炎的发生率。一项研究[55]对比 SEMS 放置于奥迪括约肌上方和跨越奥迪括约肌，结果显示 SEMS 放置于奥迪括约肌上方的并发症发生率更低，包括 ERCP 术后胰腺炎。而支架通畅时间和放置成功率没有差异。

2. 远端胆管癌相关狭窄的治疗

可切除的远端胆管癌相关 ERCP 治疗

对于可切除的肝外胆管恶性肿瘤无需进行常规术前引流减黄，基于该操作易导致肿瘤肝内或肠道内播散，且术后并发症明显增多。然而，在合并感染、肝肾功能明显恶化的患者中需进行术前引流。术前进行内镜下胆汁引流将增加菌血症、真菌易位、术后败血症及伤口感染的风险，同时可能增加住院时间和总费用。一项（包含 4 项术前 PTCD 与直接手术对比和 1 项术前内镜下胆汁引流与直接手术对比）Meta 分析[56]显示，术前胆汁引流和直接外科手术相比，发病率、病死率和并发症发生率之间无明显差异，并且术前进行内镜下胆汁引流会增加住院时间和费用。但由于纳入的研究质量的影响，该结论的证据强度较低。一项多中心的随机试验[57]中，106 例患者随机分配至术前胆汁引流 4~6 周治疗，另 96 位患者诊断后 1 周内直接行手术治疗，研究结果显示直接手术组严重并发症发生率 39%，术前引流组则为 74%，总住院时间在两组间无差异。

不可切除的远端胆管癌 ERCP 治疗

因胆管不可切除恶性肿瘤导致梗阻的患者，尤其是对于诊断和治疗决策尚未决定的患者，初始置入支架应选择塑料支架或自膨式覆膜金属支架。自膨式覆膜金属支架被推荐应用于可行新辅助化疗的患者[58]。覆膜金属支架可保持更好的通畅率，但不应该放置于胆囊管之上，避免发生术后胆囊炎。置入裸支架时不需行乳头切开，但乳头切开有利于复杂的支架置入操作[59]。置入覆膜金属支架需行乳头切开，以减少术后胰腺炎的发生。

但是由于非覆膜金属支架存在内镜下取出困难、增加手术技术难度等缺点，在未评估肿瘤能否手术切除之前不应置入非覆膜金属支架。如果初始的塑料支架阻塞，对于预期生存时间超过 6 个月的患者，建议更换金属支架。同时亚太共识建议在预计生存期大于 3 个月的姑息患者中放置 SEMS。大部分使用塑料支架的胆管恶性狭窄病例至少需要更换支架 1 次。金属支架较塑料支架有较多的优点，金属支架的通畅率明显高于塑料支架（12 个月对比 3 个月）。对于生存期超过 6 个月的患者，置入金属支架者行ERCP的次数更少、住院时间更短、并发症更少[60-61]。其他研究也显示对于生存期超过6个月的患者，金属支架的成本效益更佳，而塑料支架对于生存期较短的患者更有益。肿瘤长入金属支架的网眼内将造成胆管梗阻，对比问题可以通过在金属支架腔内置入塑料支架或者金属支架解决[2]。RFA同样适合肝外胆管恶性肿瘤的治疗，可保持更长的支架通畅时间和延长患者生存时间[62]。当跨越壶腹部放置大口径金属支架时，患者有因十二指肠内容物反流而发生胆管炎或支架功能障碍的风险，如图8-10-18。

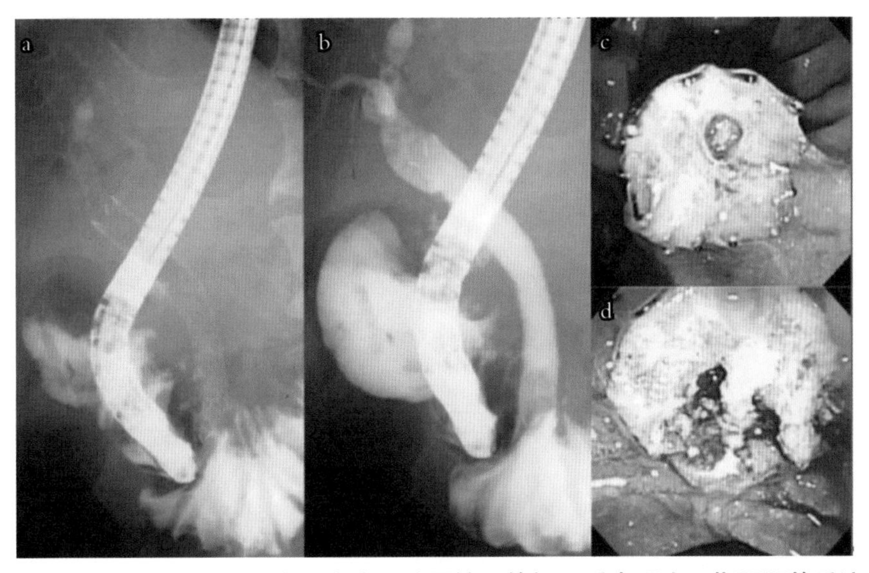

图8-10-18 置入金属支架治疗远端恶性胆管梗阻后出现十二指肠胆管反流

注：a为置入金属支架治疗远端恶性胆管梗阻后将造影剂注入十二指肠第二部分；b为造影剂十二指肠胆管反流；c和d为胆泥和食物残渣引起胆管梗阻复发的病例，一般认为胆泥和食物残渣由十二指肠胆管反流引起。

目前，应用于胆管癌的支架置入技术已经成熟，而在进行胆管充分引流的基础上，为了减少相关并发症如反流、移位等问题，一些新型的支架被开发，防移位支架（图8-10-19）、抗反流金属支架（图8-10-20）放射性支架、化疗药物洗脱支架、PDT等其他治疗技术可望改善其预后。相信随着内镜技术的日臻成熟，ERCP将在胆管癌的治疗上发挥更大的作用。

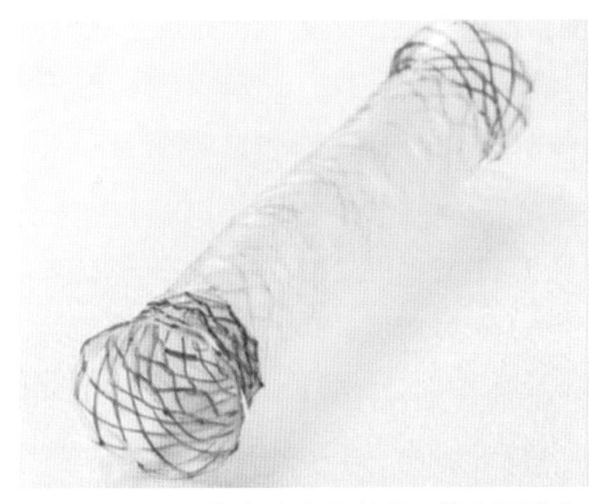

图8-10-19 带有防移位喇叭口的全覆膜自膨胀金属支架

注：图片来源于http：//www.stent.net。

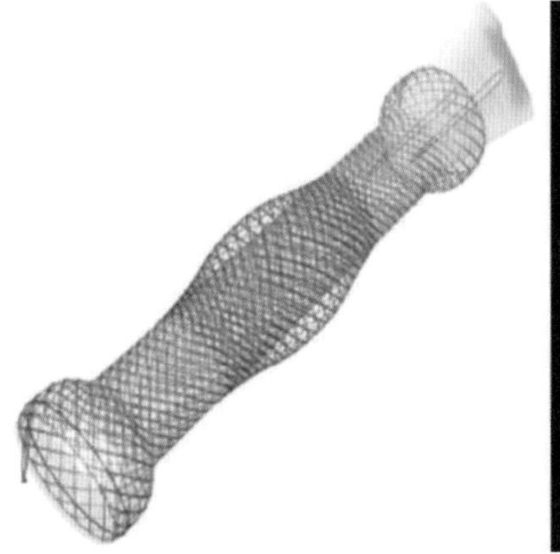

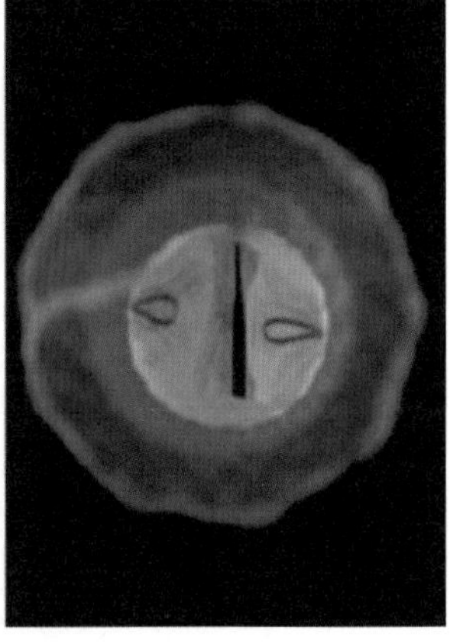

图8-10-20 全覆膜抗反流自膨式金属支架

注：在支架的末端附有防反流瓣，以防止肠道内容物回流。图片来源于http：//www.stent.net。

四、ERCP 在胰腺癌的应用价值

（一）胰腺癌概述

近 20 年来，胰腺癌发病率逐渐增高趋势明显，与其他恶性疾病不同，其起病隐匿，恶性程度高。中国国家癌症中心 2017 年统计数据显示，胰腺癌位列我国男性恶性肿瘤发病率的第 7 位，女性第 11 位，占恶性肿瘤相关病死率的第 6 位[63]。与胰腺癌发生相关的危险因素有肥胖、2 型糖尿病及吸烟等。5%~10% 的胰腺癌病人具有遗传易感基因[64]。该病预后甚差，症状出现后平均存活不到1年，不治疗的病例仅生存4~6个月，根治术后平均生存 10~20 个月，5 年生存率仅为 0.4%~4%。胰腺癌具有早期诊断困难、手术切除率低、术后易复发转移等临床特点，临床诊治极具挑战性。根据肿瘤部位、大小、受累器官及其严重程度，胰腺癌病人的临床表现包括上腹或背部疼痛、恶心、腹胀、黄疸、新发糖尿病、体重减轻及大便性状改变等，偶见以急性胰腺炎为主要表现的病人。上述症状均无特异性，部分病人亦可无任何临床症状，发现多为晚期，待出现症状确诊时，仅有 10% 的癌灶局限于胰腺，90% 已有转移，晚期的胰头癌会造成其周边 4 根主要管道梗阻（胆总管、胰管、门静脉、十二指肠）产生相应症状，其中胆总管梗阻以产生阻塞性黄疸最多见。

（二）ERCP 在胰腺癌的诊断价值

胰腺癌最常见的 ERCP 表现是主胰管近端狭窄与远端扩张。主胰管狭窄中断或移位，胰腺实质区出现粗大不均的腺泡影，对比剂滞留，胰液对比剂有充盈缺损或分支胰管移位；胰头癌压迫主胰管和胆总管时，可显示扩张的双管征。ERCP 并不能直接显示肿瘤病变，其主要依靠胰管的改变及胆总管的形态变化对胰腺癌做出诊断，对胆管下端和胰管阻塞或有异常改变者有较大价值。一些特殊的 ERCP 征象，如双管征、软藤征，这些征象对胰腺癌有特异性诊断价值[65]。但对于不侵及胰管的肿瘤和胰尾部较小的肿瘤无诊断价值。

1. 经 ERCP 细胞病理学诊断

采用 ERCP 插管至胰胆管内收集胆汁、胰液，进行胰胆管内细胞刷检或钳夹活检组织，然后行胰液及胆汁相关脱落细胞学检查或病理学诊断。尤其对于无法手术的梗阻性黄疸患者，可以一次完成减黄操作及病理与细胞学检测，应当作为无手术指征伴梗阻性黄疸患者的首选处理手段。但 ERCP 下活组织检查及细胞学刷检的敏感度与特异度并不能令人满意，效果尚有待于进一步提高。

2. ERCP 联合胰胆管内超声检查诊断

ERCP 下 IDUS 是一种能够获得高分辨率的胰胆管图像的技术方法，探头可以获得 360°的扫描，并且可以较为容易的在不进行乳头切开的情况下插入胆胰管。具有较高的敏感度，与胰胆管内活组织检查联合应用能够更准确地探及病变处管壁以及活检钳部位，使得组织获取部位更为准确，从而提高诊断的敏感度。

（三）ERCP 在胰腺癌的治疗价值

单纯的诊断性 ERCP 操作已不推荐作为胰胆系统疾病的诊断首选，而更多的是进行治疗性 ERCP 操作过程中进行胰胆管造影诊断。胰腺癌 ERCP 诊治作用流程见图 8-10-21。

1. ERCP 用于胰腺癌术前减黄的治疗

胰腺癌压迫胆管狭窄导致的胆汁淤积理论上会增加手术治疗后的并发症发生率，导致术后高致死率及致残率，术前引流亦可以提高肝脏的合成功能，提高内源性毒素的清除以及改善消化道黏膜功能，从而有助于手术的顺利进行。而有手术指征的胰腺癌患者术前减黄治疗需要谨慎考虑，有随机对照实验的研究结果表明，在手术可接受

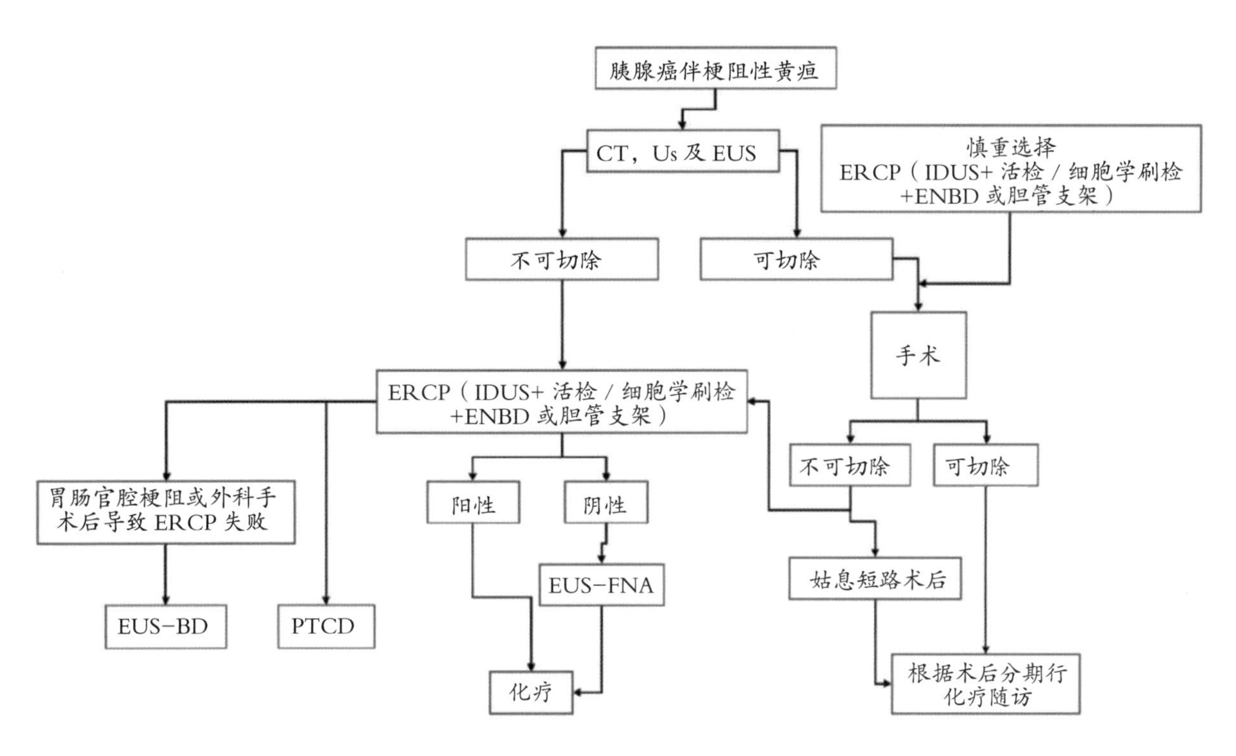

图 8-10-21　胰腺癌 ERCP 诊治作用流程图

注：图片来源《胰腺癌诊疗规范（2018 年版）》[65]。

的黄疸范围内（≤ 250 μmol /L），直接手术的患者术后效果要优于术前应用胆管支架进行前减黄处理的患者。减黄尽量应用鼻胆引流管减黄，或可取出胆管支架，避免使用不可取出的裸金属支架。因此应当严格掌控术前引流减黄者的适应证选择，术前减黄适应证如下[65]。

（1）伴有发热，败血症，有较明显的胆管炎等症状，需要术前改善相关症状者。

（2）对症状严重，瘙痒及化脓性胆管炎患者。

（3）各种原因导致手术延误者。

（4）需要术前放化疗患者。

2. ERCP 在无手术指征胰腺癌治疗中的作用

80% 以上的胰腺癌患者初诊时因为局部侵犯进展或是远处转移而不能行根治性手术治疗，因此胰腺癌患者的姑息治疗显得特别重要，其目标是缓解症状、改善生活质量。晚期胰腺癌患者 70%~80% 会出现胆管梗阻症状，晚期胰腺癌姑息治疗主要目的是为胆管减压。相对于 PTBD，内镜下胆管引流虽然有插管失败、胰腺炎等风险，但成功置管引流的机会更大，支架定位更准确，较少发生出血、胆漏等危险，总体并发症发生率较低。一般而言，推荐 ERCP 为姑息性胆管引流的首选方法，只有当不具备 ERCP 条件、操作失败或内镜治疗效果不佳时才考虑采用 PTBD。基于疗效及成本效益分析，建议对于预期生存 < 3 个月的患者应用塑料胆管支架置入，而对于预期生存 ≥ 3 个月应用金属胆管支架置入，在支架置入前必要时可先行鼻胆引流管减压引流。十二指肠受压狭窄或浸润狭窄是引起消化道不全或完全性梗阻的主要原因，胆管和胰管引流恢复后可行十二指肠金属内支架置入术来维持消化道通畅。联合应用胆管、胰管、十二指肠内支架治疗的办法目前已成为晚期胰腺癌姑息治疗的主要方法。解除相应部位的梗阻后，再给予适当的放化疗、微波治疗或生物治疗等，可明显延长患者的生存期，同时可有效地改善胰腺癌终末期生存质量[66]。

五、ERCP 在壶腹部癌的应用价值

（一）壶腹部癌概述

壶腹部癌包括 Vater 壶腹周围 2cm 范围以内的恶性肿瘤，可起源于十二指肠乳头及乳头附近的黏膜、壶腹内的黏膜、胰管及胆总管十二指肠壁间部黏膜上皮，主要包括壶腹癌、十二指肠乳头癌及胆总管下端癌。散发多见，也可伴有遗传背景，如家族性腺瘤病[67]，TP53、Kras 是最常见的突变，也是预后独立预测因子[68]，约占胃肠道恶性肿瘤的 0.5%[69]。壶腹部癌因起源不明、发病率低、周围解剖结构复杂，加之在生物学特性、生存率等方面存在较大差异，所以一直是临床和病理学研究的难点[70]。壶腹部肿瘤多发生于壶腹，常波及胆胰管开口，影响胆汁及胰液排出，多数患者的首发症状为进行性加重的梗阻性黄疸。

（二）ERCP 在壶腹部癌的诊断价值

ERCP 是诊断壶腹部癌的重要手段，其优势在于可直视十二指肠乳头，对于怀疑十二指肠乳头病变者可切取活组织检查，并能提供直接清晰的胰胆管影像。ERCP 对十二指肠乳头区有浸润的壶腹癌的诊断准确率几乎可达 100%，而极少有假阴性和假阳性。它的实际确诊率较 B 超和 CT 高。而对于没有乳头侵犯但怀疑壶腹癌的患者还可以在 ERCP 下行乳头括约肌切开后进行深部活检以明确诊断。Dacha 等[71]报道，与单纯 ERCP 相比，ERCP 同时切取活组织检查对壶腹部病变有更高的诊断率，而且不增加穿刺后并发症的发生率。

（三）ERCP 在壶腹部癌的治疗价值

壶腹周围癌的传统治疗方法为外科手术，包括 Whipple 术和经十二指肠大乳头切除术。Whipple 术创伤大，术后并发症多，存在各种消化道瘘及术后大出血等风险。近年来随着内镜技术的发展，内镜治疗在一些选择的病例中，可替代外科治疗。壶腹周围癌患者通常在晚期才被诊断出来，不适合手术治疗。在这些病人中，恶性十二指肠梗阻常并发胆管梗阻，当其恶性肿瘤进展时，需要胆管介入，进行引流治疗。

1. 内镜下乳头切除术

内镜下乳头切除术（endoscopic papillectomy，EP）使用标准十二指肠镜进行，其方式类似于黏膜病变的圈套息肉切除术，包括整块切除和分段切除。术中需联合 ERCP 和 EUS 对病变进行精确的评估，以提高治愈率。整块切除使用圈套器电切或电凝完整切除大乳头。分段切除适用于整块切除后仍有残留肿瘤组织，或切除后复发患者的再次治疗。所有切除的标本均应立即取出，以防落入远端肠道内，并均行病理学检查，以判断切缘情况，决定是否需要进一步治疗。内镜下乳头切除适用于早期壶腹部肿瘤，即 Tis 和 T1a 期。

一项日本研究发现，185 例内镜下治疗壶腹部肿瘤（包括腺瘤和 Tis、T1 期腺癌）患者 5 年内均未见复发，因此提出可适当扩大内镜下壶腹部肿瘤治疗的适应证[72]。日本另一项研究回顾了 2007~2018 年壶腹部肿瘤切缘阳性患者随访情况，随访 57.1~133.8 个月，21 例患者仅有 4 例肿瘤复发，且无一例患者出现与壶腹部肿瘤相关性死亡[73]。上述研究提示，早期壶腹部肿瘤内镜下乳头切除临床疗效令人满意，在复发率和生存时间方面等于甚至优于外科手术。对于 T1 期以上患者，内镜下乳头切除术也适用于高龄，或无手术条件，或拒绝手术患者的姑息治疗，可改善患者症状并延长生存时间。而且对于术后随访发现病变复发者可再次经内镜切除病变组织或 APC 治疗。因此经内镜十二指肠乳头切除术对于不能耐受手术或不愿手术的早期十二指肠乳头癌患者具有微创、可重复手术等优势。随着内镜技术的不断发展及内镜医师操作技术的进步，纤维十二指肠镜在十二指肠乳头癌的治疗方面会有更为广阔

的前景。内镜下治疗和外科治疗孰优孰劣，目前还需要进一步的大规模、前瞻性的长期随访研究来验证。

2. 内镜下胆管支架置入

胆管支架适用于壶腹部肿瘤术前减黄或姑息治疗，术前减黄仅可使用塑料支架或鼻胆管引流。对于预计生存期大于 6 个月的患者，推荐使用金属支架，可保持通畅率及减少再干预的次数。金属支架功能丧失多由于支架阻塞，如肿瘤生长、胆泥沉积所致，覆膜金属支架易移位和滑脱。对于壶腹部恶性肿瘤来说，首次建议使用裸支架，如果出现支架功能丧失，可清除支架内胆泥或肿瘤后再置入新的覆膜金属支架。

3. 内镜下消融术

肿瘤消融是指使用各种物理能量包括氩等离子、激光、光动力疗法（PDT）、电凝、射频消融（RFA）、微波消融等对肿瘤组织进行摧毁，从而达到治疗肿瘤的目的。在壶腹部肿瘤中，对于不能或不愿接受手术的患者来说，RFA 是一项非常有前景的替代技术，其具有操作简单、疗效确切、可反复消融，并发症少等优点。一项法国多中心前瞻性研究表明，对于内镜下乳头切除后有肿瘤残余的壶腹部肿瘤患者来说，70% 的患者在 1 次 RFA 治疗后随访 1 年内无复发[73]。Hu 等[74]对 23 例无法手术的壶腹癌患者研究发现，接受 RFA 治疗后 9 例患者肿瘤消失，9 例患者肿瘤减小一半以上，累积平均生存时间达 1081d；现存 12 例患者中，6 例患者不需要胆管支架引流，典型病例如图 8-10-22。上述两个研究提示，ERCP 下 RFA 是早期壶腹癌乳头切除术后复发的补救治疗，其效果与手术相当；在无法手术的患者中，RFA 能明显减少甚至完全消除肿瘤，大幅提高和延长患者的生存质量和生存时间，也是晚期壶腹癌非常有效的治疗方法。

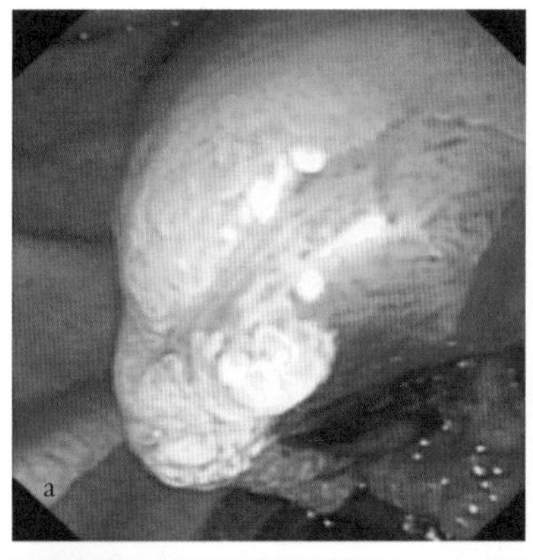

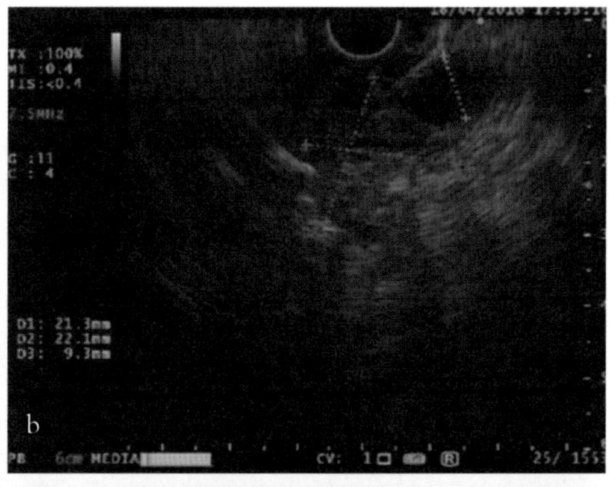

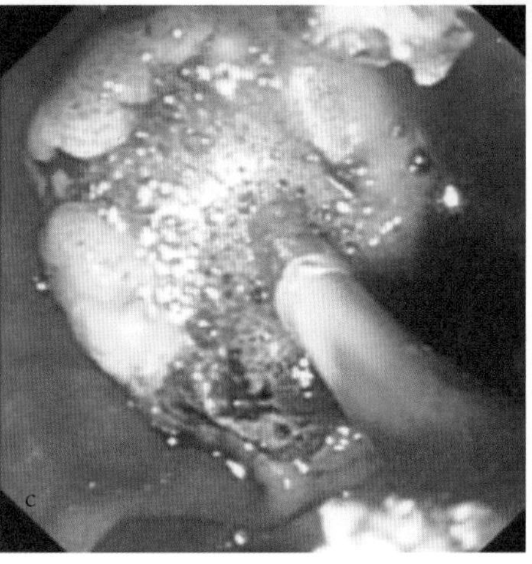

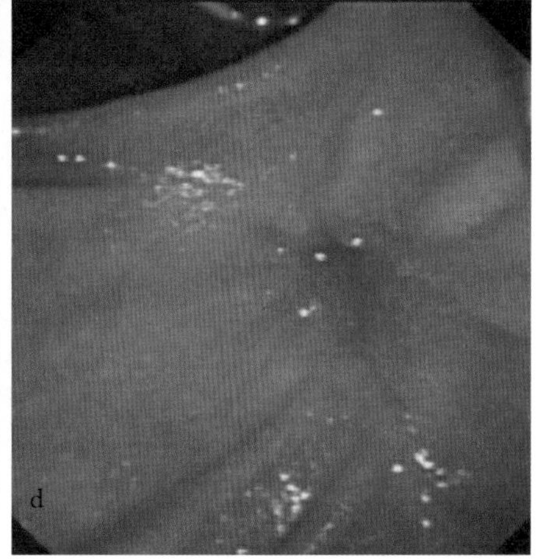

图 8-10-22　一例患有梗阻性黄疸和冠状动脉疾病的 69 岁男性患者接受 RFA 治疗经过

注：a 为术前内镜检查发现壶腹部有一隆起溃疡型病变，组织学证实为腺癌；b 为超声内镜显示在 Vater 壶腹处有一大小为 21mm×22mm 的低回声肿块，伴有胆管扩张；c 为给予内窥镜射频消融直至病灶发白；d 为 2 个月复查胃镜可见病变消失，无需进一步行胆管支架置入术。图来源 HU B, SUN B, GAO D J, et al. Initial Experience of ERCP-Guided Radiofrequency Ablation as the Primary Therapy for Inoperable Ampullary Carcinomas [J]. Dig Dis Sci, 2020, 65(5): 1453-1459.

针对十二指肠壶腹部的治疗，内镜医生和外科医生应该是一个团队，根据疾病性质的不同来选择适合患者的治疗方案。通过内镜下病变活检、内镜逆行胰胆管造影、超声内镜检查等多种手段进行术前综合评估，对十二指肠壶腹部病变进行准确诊断和分期，是确定最佳治疗方法的必要条件。对于不适合手术的姑息治疗患者，ERCP 也可起到引流作用。

总之，ERCP 被誉为内镜中的皇冠，是一项对操作者要求很高的技术，同时也是一项并发症较高的内镜技术。除了传统的胆胰管造影、鼻胆管引流术、胆胰管支架置入术，ERCP 技术快速更新，单人操作胆管镜、共聚焦、射频消融、光动力的应用前景广阔，ERCP 相关的治疗在胆管恶性肿瘤疾病的诊断治疗均有不可替代的作用。

参考文献

[1] SUTHAR M, PUROHIT S, BHARGAV V, et al. Role of MRCP in Differentiation of Benign and Malignant Causes of Biliary Obstruction [J] . J Clin Diagn Res, 2015,9(11):TC08-TC12.

[2] 李鹏，王拥军，王文海．中国 ERCP 指南（2018 版）[J]．中华内科杂志，2018, 57（11）：772-801.

[3] DOMAGK D, WESSLING J, REIMER P, et al. Endoscopic retrograde cholangiopancreatography, intraductal ultrasonography, and magnetic resonance cholangiopancreatography in bile duct strictures: a prospective comparison of imaging diagnostics with histopathological correlation [J] . Am J Gastroenterol, 2004, 99(9):1684-1689.

[4] HEKIMOGLU K, USTUNDAG Y, DUSAK A, et al. MRCP vs. ERCP in the evaluation of biliary pathologies: review of current literature [J] . J Dig Dis, 2008, 9(3):162-169.

[5] RAHMAN R, JU J, SHAMMA'S J, et al. Correlation between MRCP and ERCP findings at a tertiary care hospital [J] . W V Med J, 2010,106(5):14-19.

[6] JAILWALA J, FOGEL E L, SHERMAN S, et al. Triple-tissue sampling at ERCP in malignant biliary obstruction [J] . Gastrointest Endosc, 2000,51(4 Pt 1):383-390.

[7] NAVANEETHAN U, NJEI B, LOURDUSAMY V, et al. Comparative effectiveness of biliary brush cytology and intraductal biopsy for detection of malignant biliary strictures: a systematic review and meta-analysis [J] . Gastrointest Endosc, 2015,81(1):168-176.

[8] LINDBERG B, ENOCHSSON L, TRIBUKAIT B, et al. Diagnostic and prognostic implications of DNA ploidy and S-phase evaluation in the assessment of malignancy in biliary strictures [J] . Endoscopy, 2006,38(6):561-565.

[9] MORENO L L E, KIPP B, HALLING K C, et al. Advanced cytologic techniques for the detection of malignant pancreatobiliary strictures [J] . Gastroenterology, 2006, 131(4):1064-1072.

[10] SHAH R J, RAIJMAN I, BRAUER B, et al. Performance of a fully disposable, digital, single-operator cholangiopancreatoscope [J] . Endoscopy, 2017,49(7):651-658.

[11] NAVANEETHAN U, HASAN M K, LOURDUSAMY V, et al. Single-operator cholangioscopy

and targeted biopsies in the diagnosis of indeterminate biliary strictures: a systematic review [J] . Gastrointest Endosc, 2015,82(4):608-614.

[12] ITO Y, SHIBUTANI S, EGAWA T, et al. Utility of Intraductal Ultrasonography as a Diagnostic Tool in Patients with Early Distal Cholangiocarcinoma [J] . Hepatogastroenterology, 2015,62(140):782-786.

[13] 方晓焱，金杭斌，楼奇峰，等 . 探头式共聚焦激光显微内镜在胆管狭窄中的诊断价值 [J] . 中华消化内镜杂志，2021,38(3):205-209.

[14] 郭学刚，王向平 . 内镜逆行胰胆管造影术新进展 [J] . 中华消化杂志，2019,（6）:370-372.

[15] KORC P, SHERMAN S. ERCP tissue sampling [J] . Gastrointest Endosc, 2016,84(4):557-571.

[16] CHEN W M, WEI K L, CHEN Y S, et al. Transpapillary biliary biopsy for malignant biliary strictures: comparison between cholangiocarcinoma and pancreatic cancer [J] . World J Surg Oncol, 2016,14:140.

[17] DRAGANOV P V, CHAUHAN S, WAGH M S, et al. Diagnostic accuracy of conventional and cholangioscopy-guided sampling of indeterminate biliary lesions at the time of ERCP: a prospective, long-term follow-up study [J] . Gastrointest Endosc, 2012,75(2):347-353.

[18] 夏明星，吴军，叶馨，等 . 新型 SpyGlass 经口胆道镜对性质不明胆管狭窄的诊断价值 [J] . 中华消化内镜杂志，2020, 37（10）: 722-726.

[19] SHAH R J, LANGER D A, ANTILLON M R, et al. Cholangioscopy and cholangioscopic forceps biopsy in patients with indeterminate pancreaticobiliary pathology [J] . Clin Gastroenterol Hepatol, 2006,4(2):219-225.

[20] CHEN Y K, PLESKOW D K. SpyGlass single-operator peroral cholangiopancreatoscopy system for the diagnosis and therapy of bile-duct disorders: a clinical feasibility study (with video) [J] . Gastrointest Endosc, 2007,65(6):832-841.

[21] KIM H M, PARK J Y, KIM K S, et al. Intraductal ultrasonography combined with percutaneous transhepatic cholangioscopy for the preoperative evaluation of longitudinal tumor extent in hilar cholangiocarcinoma [J] . J Gastroenterol Hepatol, 2010,25(2):286-292.

[22] MEISTER T, HEINZOW H S, WOESTMEYER C, et al. Intraductal ultrasound substantiates diagnostics of bile duct strictures of uncertain etiology [J] . World J Gastroenterol, 2013, 19(6):874-881.

[23] CHEN L, LU Y, WU J C, et al. Diagnostic Utility of Endoscopic Retrograde Cholangiography/ Intraductal Ultrasound (ERC/IDUS) in Distinguishing Malignant from Benign Bile Duct Obstruction [J] . Dig Dis Sci, 2016,61(2):610-617.

[24] WEILERT F, BHAT Y M, BINMOELLER K F, et al. EUS-FNA is superior to ERCP-based tissue sampling in suspected malignant biliary obstruction: results of a prospective, single-blind, comparative study [J] . Gastrointest Endosc, 2014, 80(1):97-104.

[25] CURCIO G, GRANATA A, BARRESI L, et al. EUS-FNA versus ERCP-based tissue sampling: can intraductal aspiration improve ERCP diagnostic accuracy in suspected malignant biliary obstruction [J] . Gastrointest Endosc, 2014, 80(2):365.

[26] WALLACE M B, FOCKENS P. Probe-based confocal laser endomicroscopy [J] . Gastroenterology, 2009,136(5):1509-1513.

[27] SMITH I, KLINE P E, GAIDHANE M, et al. A review on the use of confocal laser endomicroscopy in the bile duct [J] . Gastroenterol Res Pract, 2012,2012:454717.

[28] MEINING A, SHAH R J, SLIVKA A, et al. Classification of probe-based confocal laser endomicroscopy findings in pancreaticobiliary strictures [J] . Endoscopy, 2012,44(3):251-257.

[29] MEINING A, CHEN Y K, PLESKOW D, et al. Direct visualization of indeterminate pancreaticobiliary strictures with probe-based confocal laser endomicroscopy: a multicenter experience [J] . Gastrointest Endosc, 2011,74(5):961-968.

[30] 闻珺，李涛，龚彪．共聚焦激光显微内镜在胆胰疾病中的应用现状 [J] . 中华消化内镜杂志，2017，34（10）：748-752.

[31] CAILLOL F, FILOCHE B, GAIDHANE M, et al. Refined probe-based confocal laser endomicroscopy classification for biliary strictures: the Paris Classification [J] . Dig Dis Sci, 2013,58(6):1784-1789.

[32] LIN H, LI S, LIU X. The safety and efficacy of nasobiliary drainage versus biliary stenting in malignant biliary obstruction: A systematic review and meta-analysis [J] . Medicine (Baltimore), 2016,95(46):e5253.

[33] MUKAI S, ITOI T, BARON T H, et al. Indications and techniques of biliary drainage for acute cholangitis in updated Tokyo Guidelines 2018 [J] . J Hepatobiliary Pancreat Sci, 2017,24(10):537-549.

[34] DONG K L. Advanced ERCP for Complicated and Refractory Biliary and Pancreatic Diseases [M] . Springer, 2020.

[35] BLERO D, HUBERTY V, DEVIÈRE J. Novel biliary self-expanding metal stents: indications and applications [J] . Expert Rev Gastroenterol Hepatol, 2015,9(3):359-367.

[36] HIRDES M M, SIERSEMA P D, HOUBEN M H, et al. Stent-in-stent technique for removal of embedded esophageal self-expanding metal stents [J] . Am J Gastroenterol, 2011,106(2):286-293.

[37] OMODEO M, MALAGA I, MANAZZONI D, et al. Insertion of fully covered self-expanding metal stents in benign biliary diseases [J] . Rev Esp Enferm Dig, 2018,110(1):30-34.

[38] LI S Y, KIM C W, JEON U B, et al. Early infectious complications of percutaneous metallic stent insertion for malignant biliary obstruction [J] . AJR Am J Roentgenol, 2010,194(1):261-265.

[39] WAGH M S, Chavalitdhamrong D, Moezardalan K, et al. Effectiveness and safety of endoscopic treatment of benign biliary strictures using a new fully covered self expandable metal stent [J] . Diagn Ther Endosc, 2013,2013:183513.

[40] LEE T Y, CHEON Y K, SHIM C S. Current status of photodynamic therapy for bile duct cancer [J] . Clin Endosc, 2013,46(1):38-44.

[41] TOMIZAWA Y, TIAN J. Photodynamic therapy for unresectable cholangiocarcinoma [J] . Dig Dis Sci, 2012,57(2):274-283.

[42] ZHOU J J, XIONG L, LI Q L, et al. Photodynamic therapy for high-grade dysplasia of bile duct via a choledochoscope [J] . World J Gastroenterol, 2013,19(33):5590-5592.

[43] HONG M J, CHEON Y K, LEE E J, et al. Long-term outcome of photodynamic therapy with systemic chemotherapy compared to photodynamic therapy alone in patients with advanced hilar cholangiocarcinoma [J] . Gut Liver, 2014,8(3):318-323.

[44] GOUMA D J, COELHO J C, FISHER J D, et al. Endotoxemia after relief of biliary obstruction by internal and external drainage in rats [J] . Am J Surg, 1986,151(4):476-479.

[45] SEWNATH M E, KARSTEN T M, PRINS M H, et al. A meta-analysis on the efficacy of preoperative biliary drainage for tumors causing obstructive jaundice [J] . Ann Surg, 2002,236(1):17-27.

[46] SAKATA J, SHIRAI Y, WAKAI T, et al. Catheter tract implantation metastases associated with percutaneous biliary drainage for extrahepatic cholangiocarcinoma [J] . World J Gastroenterol, 2005,11(44):7024-7027.

[47] SALEEM A, BARON T H, GOSTOUT C J. Large-diameter therapeutic channel duodenoscope to facilitate simultaneous deployment of side-by-side self-expandable metal stents in hilar cholangiocarcinoma [J] . Gastrointest Endosc, 2010,72(3):628-631.

[48] KAWAKAMI H, KUWATANI M, ONODERA M, et al. Endoscopic nasobiliary drainage is the most suitable preoperative biliary drainage method in the management of patients with hilar cholangiocarcinoma [J] . J Gastroenterol, 2011,46(2):242-248.

[49] DUMONCEAU J M, TRINGALI A, PAPANIKOLAOU I S, et al. Endoscopic biliary stenting: indications, choice of stents, and results: European Society of Gastrointestinal Endoscopy (ESGE) Clinical Guideline - Updated October 2017 [J] . Endoscopy, 2018,50(9):910-930.

[50] RERKNIMITR R, KLADCHAROEN N, MAHACHAI V, et al. Result of endoscopic biliary drainage in hilar cholangiocarcinoma [J] . J Clin Gastroenterol, 2004,38(6):518-523.

[51] TAKAHASHI E, FUKASAWA M, Sato T, et al. Biliary drainage strategy of unresectable malignant hilar strictures by computed tomography volumetry [J] .World J Gastroenterol, 2015,21(16): 4946-4953.

[52] 王轶， 张翔， 贺奇彬， 等 . 精准经内镜逆行胰胆管引流术在肝门部胆管癌术前减黄中的应用 [J] . 中华消化内镜杂志 , 2021，38（8）: 619-623.

[53]NAITOH I, HAYASHI K, NAKAZAWA T, et al. Side-by-side versus stent-in-stent deployment in bilateral endoscopic metal stenting for malignant hilar biliary obstruction [J] . Dig Dis Sci, 2012,57(12):3279-3285.

[54] KIM K M, LEE K H, CHUNG Y H, et al. A comparison of bilateral stenting methods for malignant hilar biliary obstruction [J] . Hepatogastroenterology, 2012,59(114):341-346.

[55] COSGROVE N, SIDDIQUI A A, ADLER D G, et al. A Comparison of Bilateral Side-by-Side Metal Stents Deployed Above and Across the Sphincter of Oddi in the Management of Malignant Hilar Biliary Obstruction [J] . J Clin Gastroenterol, 2017,51(6):528-533.

[56] FANG Y, GURUSAMY K S, WANG Q, et al. Pre-operative biliary drainage for obstructive jaundice [J] . Cochrane Database Syst Rev, 2012(9):CD005444.

[57] VAN DER G N A, RAUWS E A, VAN E C H, et al. Preoperative biliary drainage for cancer of the head of the pancreas [J] . N Engl J Med, 2010,362(2):129-137.

[58] DUMONCEAU J M, TRINGALI A, BLERO D, et al. Biliary stenting: indications, choice of stents and results: European Society of Gastrointestinal Endoscopy (ESGE) clinical guideline [J] . Endoscopy, 2012,44(3):277-298.

[59] BANERJEE N, HILDEN K, BARON T H, et al. Endoscopic biliary sphincterotomy is not required for transpapillary SEMS placement for biliary obstruction [J] . Dig Dis Sci, 2011,56(2):591-595.

[60] SODERLUND C, LINDER S. Covered metal versus plastic stents for malignant common bile duct stenosis: a prospective, randomized, controlled trial [J] . Gastrointest Endosc, 2006,63(7):986-995.

[61] MOSS A C, MORRIS E, LEYDEN J, et al. Do the benefits of metal stents justify the costs? A systematic review and meta-analysis of trials comparing endoscopic stents for malignant biliary obstruction [J] . Eur J Gastroenterol Hepatol, 2007,19(12):1119-1124.

[62] YANG J, WANG J, ZHOU H, et al. Efficacy and safety of endoscopic radiofrequency ablation for unresectable extrahepatic cholangiocarcinoma: a randomized trial [J] . Endoscopy, 2018,50(8):751-760.

[63] CHEN X, YI B, LIU Z, et al. Global, regional and national burden of pancreatic cancer, 1990 to 2017: Results from the Global Burden of Disease Study 2017 [J] . Pancreatology, 2020,20(3):462-469.

[64] HU C, HART S N, POLLEY E C, et al. Association Between Inherited Germline Mutations in Cancer Predisposition Genes and Risk of Pancreatic Cancer [J] . JAMA, 2018,319(23):2401-2409.

[65] 国家卫生健康委员会 . 胰腺癌诊疗规范（2018 年版）[J] . 中华普通外科学文献（电子版）, 2019,13(4):253-262.

[66] 杨卓，麻树人 . 常见胆胰疾病经内镜逆行胰胆管造影诊治技巧 [J] . 临床肝胆病杂志，2012,28（2）:84-87.

[67] ASGE Standards of Practice Committee, Chathadi KV, Khashab MA, et al. The role of endoscopy in ampullary and duodenal adenomas [J] . Gastrointest Endosc, 2015,82(5):773-781.

[68] Pea A, Riva G, Bernasconi R, et al. Ampulla of Vater carcinoma: Molecular landscape and clinical implications [J] . World J Gastrointest Oncol, 2018,10(11):370-380.

[69] ITO K, FUJITA N, NODA Y, et al. Diagnosis of ampullary cancer. Dig Surg, 2010,27(2):115-118.

[70] PERYSINAKIS I, MARGARIS I, KOURAKLIS G. Ampullary cancer--a separate clinical entity [J] . Histopathology, 2014,64(6):759-768.

[71] DACHA S, CHAWLA S, LEE J E, et al. Endoscopic retrograde cholangiopancreatography with ampullary biopsy vs ERCP alone: a matched-pairs controlled evaluation of outcomes and complications [J] . Gastroenterol Rep (Oxf), 2017,5(4):277-281.

[72] YAMAMOTO K, ITOI T, SOFUNI A, et al. Expanding the indication of endoscopic papillectomy for T1a ampullary carcinoma [J] . Dig Endosc, 2019,31(2):188-196.

[73] SAKAI A, TSUJIMAE M, MASUDA A, et al. Clinical outcomes of ampullary neoplasms in resected margin positive or uncertain cases after endoscopic papillectomy [J] . World J Gastroenterol, 2019,25(11):1387-1397.

[74] HU B, SUN B, GAO D J, et al. Initial Experience of ERCP-Guided Radiofrequency Ablation as the Primary Therapy for Inoperable Ampullary Carcinomas [J] . Dig Dis Sci, 2020,65(5):1453-1459.

（作者：胡嘉庆　钟世顺）

第九章

肝癌的硼中子俘获治疗

第一节　概述

肝癌除非在早期诊断并在转移前切除，否则预后极差，很难通过手术、化疗、靶向治疗或放疗治愈，因此，需要探索新的治疗方法。放射治疗在肿瘤治疗中的作用得到越来越广泛的认可，数据显示，至少有 50% 的肿瘤患者需要进行放射治疗[1]。随着医学及生物物理学的不断发展，肝癌已从传统无选择性的X射线及 γ 射线的放射治疗，发展到现在具有一定纵向能量选择的质子及重离子放射治疗，这也降低了放疗的副作用。并且，具有细胞级别精准杀灭肿瘤的硼中子俘获疗法（boron neutron capture therapy，BNCT）已面世，其具有毒副作用更小的优势。迄今为止，BNCT已被应用于治疗多种癌症，包括多形性胶质母细胞瘤、胶质瘤、恶性脑膜瘤、肝癌、头颈部肿瘤、肺癌、结肠癌、黑色素瘤、甲状腺癌、肝癌、胃肠道癌和乳腺外佩吉特病等，取得了良好的初步效果[2-3]。因此，BNCT也有可能成为肝癌治疗的一种替代方案。

（作者：杜开新　陈炬辉）

第二节　BNCT 介绍

一、BNCT 的原理

硼中子俘获治疗（boron neutron capture therapy，BNCT）是一种新型的靶向放射治疗，其原理是将对肿瘤有特异性亲和力的 ^{10}B 化合物（硼携带剂）注入人体，经热中子束局部照射使聚集在肿瘤组织中的 ^{10}B 与热中子发生核反应，^{10}B 在俘获热中子后，将会变为处于激发态的 ^{10}B（图 9-2-1），在此过程中产生的重粒子 ^{7}Li 和具有高能射线的 α 粒子，使肿瘤细胞 DNA 断键而死亡。反应释放的 ^{7}Li 粒子的射程为 4~5μm，α 粒子的射程为 9~10μm（图 9-2-2）。而肿瘤细胞的直径一般小于 10μm，所以，该方法的辐射杀伤范围仅局限于肿瘤细胞内（图 9-2-3），对肿瘤周围的正常组织伤害很小，相当于是一种二元靶向性癌症治疗技术[4]。

$$^{1}n+^{10}B \longrightarrow [^{11}B] \longrightarrow ^{7}Li+^{4}He+2.79MeV \quad 6.3\%$$

$$^{1}n+^{10}B \longrightarrow [^{11}B] \longrightarrow \left.\begin{cases} ^{7}Li+^{4}He+2.31MeV \\ ^{7}Li+\gamma+0.48MeV \end{cases}\right\} 93.7\%$$

图 9-2-1　硼原子的核反应，伴随高能射线的产生

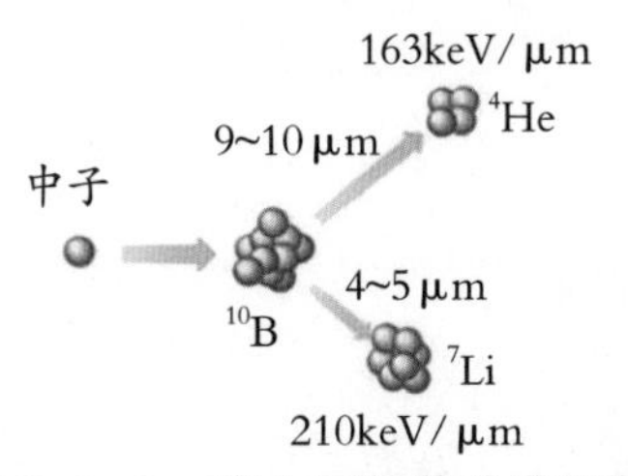

图 9-2-2　硼中子俘获治疗机制

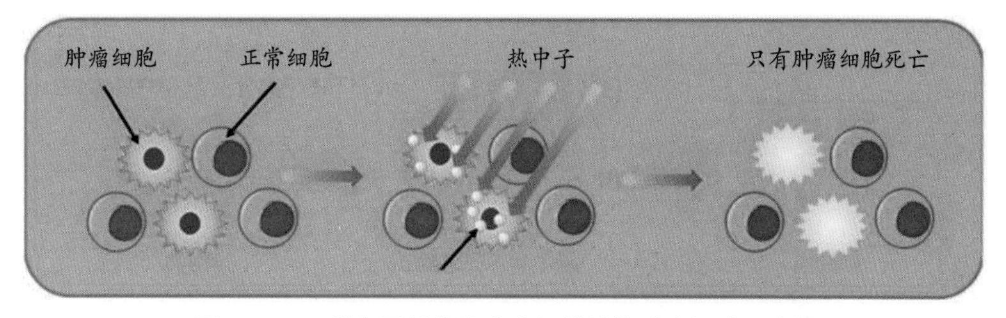

图 9-2-3　硼中子俘获治疗选择性杀伤肿瘤细胞示意图

二、BNCT 的优势

与传统放射治疗相比，BNCT 具有以下几个方面的优势[5]：①含硼药物在肿瘤细胞中特异性聚集，热中子被肿瘤细胞中的 ^{10}B 俘获发生核裂变反应而杀灭癌细胞，尤其是对于弥散型肿瘤靶向性更强，定位更为精确，且克服了运动肿瘤定位困难的问题。②放射治疗需要氧气来增强生物辐射的效果，但恶性肿瘤细胞的侵袭性增殖非常快，导致局部缺氧，影响治疗的效果，而 BNCT 发生核裂变反应释放的 α 粒子和 ^{7}Li 不依赖于氧气，因此在富氧和缺氧环境中对肿瘤细胞具有相同的杀伤能力[6]。③化疗和放疗对处于增殖周期的肿瘤细胞有作用，但对 G0 期的肿瘤细胞不敏感，然而，α 粒子和 ^{7}Li 可杀伤各个阶段的肿瘤细胞，不依赖于细胞周期；④中子发生俘获反应后，释放出的粒子射程短，与细胞的直径相当，故能更加确保在不伤害周围正常组织的前提下杀死肿瘤细胞。

三、BNCT 的中子源介绍

在 BNCT 治疗中，需要用超热中子对肿瘤部位进行外照射。早期，BNCT 的研究主要是基于大型反应堆的中子源，无法建在人口密集的医院，以至于未能成为医院常规肿瘤治疗的手段之一[7]。如表 9-2-1 所示，是世界范围内使用反应堆中子源进行 BNCT 临床研究的分布情况[8]。

表 9-2-1　世界上基于反应堆中子源的 BNCT 临床治疗情况

反应堆名称	患者人数（硼药）	治疗的肿瘤
KURR、JRR-4（日本）	617（BSH/BPA）①	恶性脑肿瘤、头颈部肿瘤、黑色素皮肤癌、肝癌、肺癌等
BMRR（美国）	99（BPA）	恶性脑肿瘤
MITRR（美国）	42（硼砂 / 硼酸 /BPA）	恶性脑肿瘤、黑色素瘤（手足和脑）
FIR-1（芬兰）	＞350（BPA）	恶性脑肿瘤、头颈部肿瘤
R2-0（瑞典）	52（BPA）	恶性脑肿瘤
TRIGA（意大利）	2（BPA）	转移肝癌（肝脏离体治疗）
HFR（荷兰）	22（BSH）	恶性脑肿瘤、恶性黑色素瘤脑转移
LVR-15（捷克）	5（BSH）	恶性脑肿瘤
RA-6（阿根廷）	7（BPA）	黑色素皮肤癌
THOR（中国）	34（BPA）	复发性头颈部肿瘤

续表

反应堆名称	患者人数（硼药）	治疗的肿瘤
1HN1（中国）	4（BPA）	黑色素皮肤癌
合计	≈ 1234	

注：BSH 为十一氢硫基十二硼化钠；BPA 为 4- 硼-L- 苯丙氨酸。

BNCT 经过这 20 多年的发展，基于加速器中子源的中子能谱可以提供更高超热中子通量的中子，更加适合深部肿瘤的治疗，同时可以安装在医院内，具有更好的应用前景。自从 2009 年日本建造第一台采用回旋加速器技术的 BNCT 以后，全世界范围内有多家研究机构开始开发各种类型的加速器（见表 9-2-2）。

表 9-2-2　世界上加速器 BNCT 设备研制情况

机构（国家）	加速器	靶材	机构（国家）	加速器	靶材
中国科学院高能物理研究所（中国）	射频四极	Li	京都大学（日本）	回旋	Be
厦门弘爱医院（中国）	静电式	Li	南东北医院（日本）	回旋	Be
兰州大学（中国）	射频四极	Li	关西 BNCT 医院（日本）	回旋	Be
中国科学院原子能科学研究院（中国）	回旋	Be	国立癌症中心（日本）	射频四极	Li
BINP 研究院（俄罗斯）	静电式	Li	江户川医院（日本）	射频四极	Li
INFN 研究院（意大利）	射频四极	Be	筑波大学 / 高能所（日本）	射频四极	Be
伯明翰大学（英国）	高频电压	Li	大阪大学（日本）	静电式	Li (液)
IBA 公司（比利时）	高频电压	Li	名古屋大学（日本）	高频电压	Li
NRC 核研究中心（以色列）	射频四极	Li (液)	北海道大学（日本）	回旋	Be
TAE 公司（美国）	静电式	Li	CNEA 研究院（阿根廷）	静电式	Li

基于加速器的 BNCT 主要以静电加速器、射频直线加速器和回旋加速器 3 种类型为主。静电加速器的特点是能量较低（ < 3MeV），但是可以达到较高流强，一般使用锂靶作为靶材料。射频直线加速器的 BNCT 可以达到的能量范围比较广，使用锂靶或铍靶作为靶材料，根据不同的靶材料需调整加速器的能量。使用锂靶的加速器，能量大都在 2.5~3.5MeV，平均束流流强大都超过 10mA。使用铍靶的加速器，能量大都需要超过 5 MeV，由于单台的射频四极加速器难以达到这个能量，所以需要在其后再加一台漂移管直线加速器，可以在很短的长度上迅速提高质子能量到 10MeV 左右。基于回旋加速器的 BNCT[9]，使用能量 30MeV 束流流强约为 1mA 的质子束轰击铍靶，由铁、铅、铝、钙氟化物和富含 ^{6}LiF 的过滤器来过滤并缓和快速中子，通过蒙特卡罗程序优化处理得到 12cm × 12cm 的中子束。由于中子能量较高所以可能面临残余辐射的问题，需要防止快中子和伽马射线的污染。

四、BNCT 的硼转运药物

在 BNCT 治疗的过程中，^{10}B 的分布情况直接决定了治疗效果。在中子源提供稳定中子照射的同时，需要尽可能提高肿瘤组织内 ^{10}B 的浓度。因此，高效安全的靶向硼药是保证 BNCT 治疗疗效的关键。根据既往的研究结果，总结出硼药需要满足的几个重要条件[4]：①药物本身具有低细胞毒性，可迅速从正常组织和血液中清除的特点。②能在肿瘤细胞中稳定保留时间足够长，能够满足中子线照射的治疗时间。③肿瘤组织中的 ^{10}B 浓度要达到 20ppm 以上，每个肿瘤细胞中至少含 10^9 个 ^{10}B 原子，或每克肿瘤组织至少含 20μg 的 ^{10}B 原子。④肿瘤组织中的 ^{10}B 浓度可能要达到正常组织 ^{10}B 浓度的 2.5 倍以上。

当前，应用于 BNCT 研究的硼药可分为以下几类：①十一氢巯基十二硼化二钠（BSH）。②对二羟苯丙氨酸硼（BPA）。③硼化核苷（nucleosides）。④硼化碳水化合物（carbohydrates）；⑤含磷硼化合物。⑥硼化卟啉（porphyrins）。⑦硼化荷尔蒙衍生物。⑧脂质体。⑨硼化树状大分子和树状聚合物等。其具体的化学结构如图 9-2-4 所示，根据硼转运药物的载体类型可分为 3 类：含硼小分子、含硼复合物和含硼纳米颗粒[10-14]。在这些载体中，最令人感兴趣的发展方向是靶向硼递送剂，分为主动靶向运输和被动靶向运输。一种是将硼药与肿瘤细胞的各种靶向分子（比如核苷、肽、蛋白质、卟啉或抗体）结合，另一种是硼药和纳米材料进行组合，利用纳米材料的增强渗透和滞留效应，使含硼化合物能进入肿瘤细胞内。

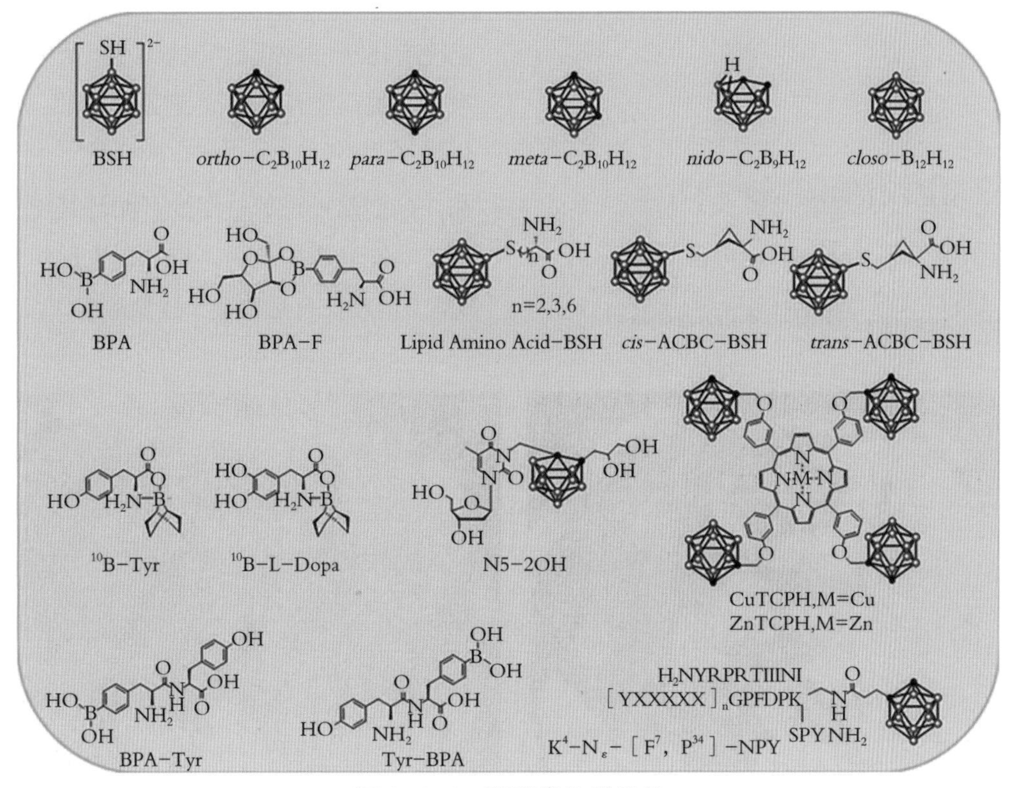

图 9-2-4　硼药的化学结构

注：硼药的结构主要是碳硼烷，包括：核苷、卟啉、氨基酸和肽结合的碳硼烷。

目前，FDA 批准用于临床研究的硼药只有硼酸钠（BSH）[15]和硼苯丙氨酸（BPA）[16]。BSH 是第一个临床应用的含硼药物，由 Hatanaka 等学者合成后于 1968 年首次用于胶质瘤的 BNCT 治疗[17]。虽然 BSH 最早被应用于临床研究，但由于 BSH 肿瘤摄取和滞留较低，其中的无机硼原子还有一些毒性问题，限制了其临床应用普及[18-19]。BPA是一种苯丙氨酸类似物，主要通过细胞膜表面的L型氨基酸转运蛋白1（LAT-1）转运至肿瘤细胞，该蛋白在恶性肿瘤细胞表面过度表达。因此，BPA可以通过LAT-1通路特异性进入肿瘤细胞并聚集。临床试验表明，BPA对肿瘤细胞的亲和力优于BSH，且没有明显的毒性[20]。因此，目前临床试验更多的是选择含有有机硼基团的BPA。近期，Nomoto T等日本科学家通过将BPA与聚乙烯醇结合，产生了PVA-BPA复合物，成功提高了肿瘤细胞内的BPA浓度，也延长了BPA在肿瘤细胞内部的滞留时间，从而确保有足够的时间通过热中子辐照诱发 ^{10}B发生核反应，并将肿瘤细胞杀死[21]。

综上所述，除了BPA和BSH目前可以在临床中使用，其他的第三代含硼药物目前还处在研究阶段。

五、BNCT治疗肝癌的相关研究

到目前为止，专门针对肝癌进行BNCT治疗的临床研究很少，大部分皆为临床前的基础研究，而使用人体的临床试验只有少数几个案例报道。

2001年12月，意大利的Zonta等[22]专家在世界上首次对患者的离体肝脏进行了热中子照射。该团队首次对结肠癌广泛转移的肝脏进行热中子照射，创新性地实施“卸肝—照射—装肝”的治疗模式，即先手术卸下有许多转移瘤病灶的肝脏，在体外对肝脏进行BNCT治疗，最后，实施自体肝移植将肝脏装回体内。2003年7月，再次对一个无法切除和无法治愈的肝转移瘤直肠癌患者进行这种模式的治疗。这两个患者目前均已死亡，其中，1例患者生存期长达44个月，生存质量良好，最终死于肠癌广泛转移，另外1例患者术后33天死于扩张性心肌病，心功能衰竭。这2例人体试验证实了，病变的肝脏在均匀的中子场中照射是有效的。肿瘤出现明显的坏死，即使是亚临床转移灶也可能得到根治性治疗（图9-2-5），肝脏也没有出现肝硬化的症状，对于长期存活的患者来说，提高生活质量是至关重要的。这2例患者出现了“照射后综合征”的症状，生化均出现紊乱，虽然是可逆的，但也可能是其中一位患者死于心功能衰竭的诱因。这个现象提示我们在进行BNCT治疗前有必要做一些预防工作。

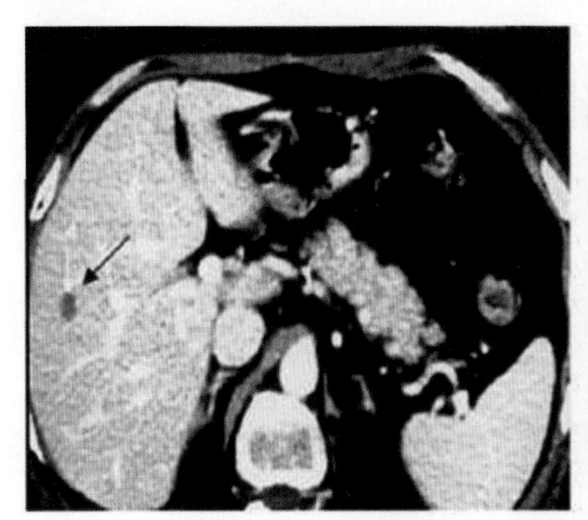
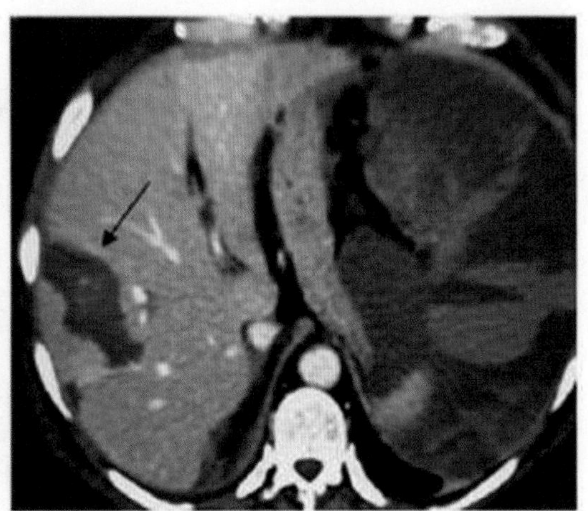

图9-2-5　CT扫描提示肿瘤BNCT治疗后出现坏死（箭头）

Suzuki等[23]学者于2003年进行了BNCT应用于肝癌的动物实验研究，建立老鼠的肝癌模型，从肝动脉注入BSH（75mg/kg）/碘油乳剂（0.3mL/kg），在给药后1、6和12小时测量肿瘤、肝脏和血液中的硼浓度。发现6h后通过中子俘获射线照相法测得肿瘤、肝脏的 ^{10}B 浓度分别为197.3ppm和14.9ppm，证实了BSH/碘油乳剂可选择性地富集在肝肿瘤细胞上。如图9-2-6和9-2-7所示，5A是肝脏肿瘤的HE染色，肿瘤的边界清晰可见。5B棕色的区域是BSH富集的结果，形状基本和肿瘤相似，提示 ^{10}B 可选择性地集中在肝肿瘤细胞上。这个动物试验验证了动脉内注射BSH/碘油乳剂可选择性地将高浓度 ^{10}B 递送至肝肿瘤细胞上，为下一步肝癌的BNCT治疗打下了坚实的理论基础。基于上述的动物研究结果，Suzuki等[24]学者开始进行肝癌的人体临床试验，进一步验证BSH/碘油乳剂运用于肝肿瘤进行BNCT治疗的可行性。该试验入组了2例原发性肝细胞癌的患者，使用3束超热中子束分别于患者的前、后、右侧进行照射。研究结果表明，3个超热中子束分别射入患者的前、后和右侧，BSH/碘油乳剂可以将热中子更好地分布到整个肝脏，使肝右叶肿瘤治疗增益系数最高（图9-2-8）。由此可见，从剂量学角度来看，用BSH/碘油乳剂来进行BNCT治疗，并采用3个方向的超热中子束来照射治疗肝多发肿瘤效果更佳。

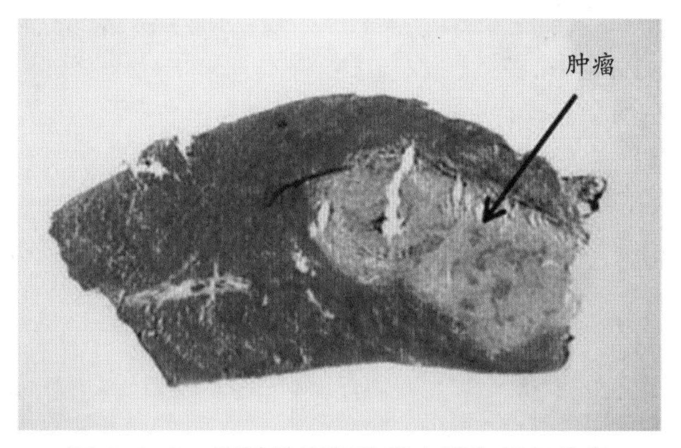

图9-2-6　肝脏肿瘤切片苏木精和伊红染色

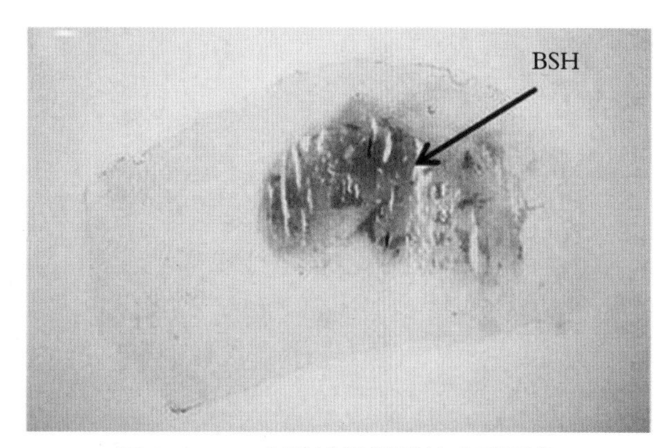

图9-2-7　中子捕捉摄影的宏观图像

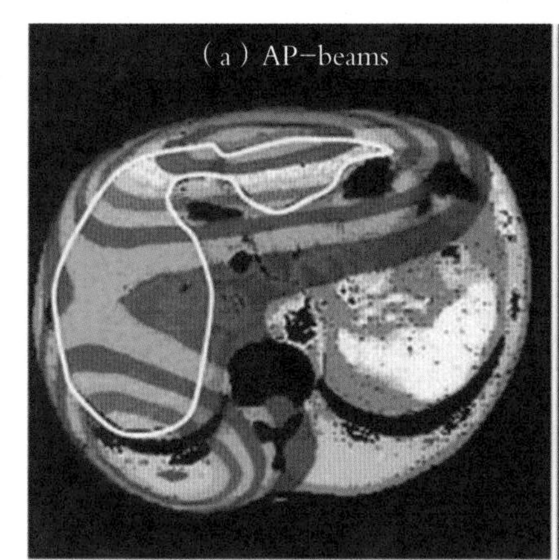

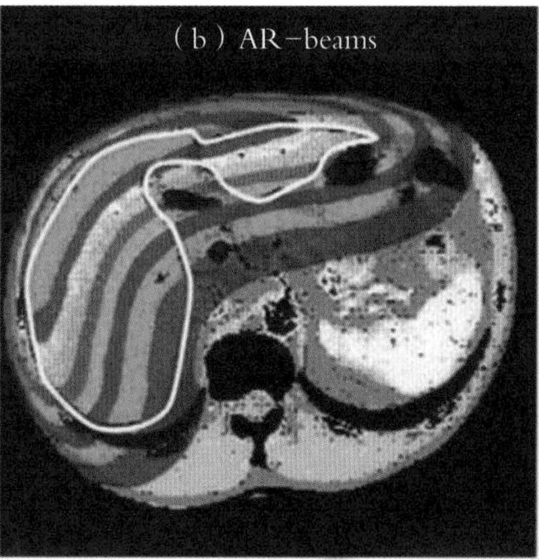

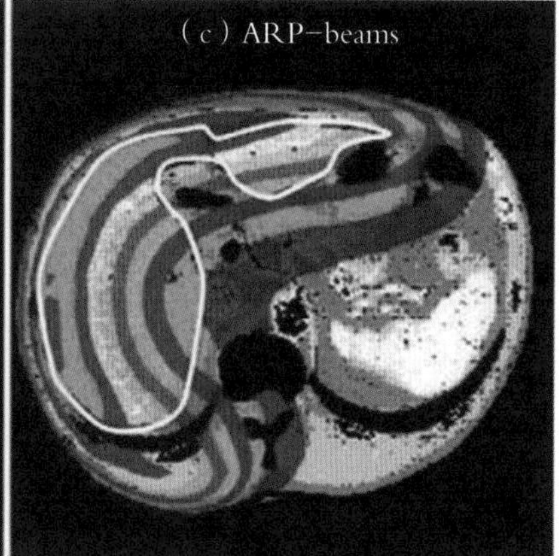

图9-2-8　前束（a）、中束（b）和后束（c）照射肝脏的热中子分布情况

注：肝脏的轮廓为白实线。用洗色法表示了热中子通量的分布显示如下：100%蓝，90%~100%绿，80%~90%红，70%~80%白，60%~70%黄，50%~60%洋红，40%~50%青色，30%~40%蓝色，20%~30%绿色，10%~20%红色，0~10%白色。

2007年，Minoru Suzuki等学者报道了一名患有多发性肝细胞癌的60岁男性患者，参加了一项用BNCT治疗多发性肝肿瘤的研究[25]。这位患者同时患有Child-Pugh B级肝硬化伴肝功能受损。该患者接受了肝右叶肿瘤的BNCT治疗以及肝左叶肿瘤的动脉栓塞化疗。在治疗和治疗后的随访期间，除了暂时性的温度升高至 38.38℃，以及 AST 和 ALT 高于 200 IU/L，未观察到其他与 BNCT 相关的严重不良反应。肝右叶进行 BNCT 照射的剂量峰值和平均值分别为 4.9Gy-Eq 和 2.7Gy-Eq，肝左叶基本在超热中子束照射的范围外（图 9-2-9）。治疗前肿瘤和治疗结束 1 个月后复查进行对比，接受 BNCT 治疗的肿瘤大小保持稳定，而接受动脉栓塞治疗的肿瘤呈增大进展；治疗后 3.5 个月复查，接受 BNCT 治疗的肿瘤进展（图 9-2-10）。在接受 BNCT 治疗后 10 个月死于肝癌进展引起的肝功能障碍。这例肝癌患者接受了 BNCT 治疗，证实了 BNCT 治疗肝癌的可行性。在这项初步研究中，由于缺乏实时测量肿瘤中的 ^{10}B 浓度，无法估计递送到肝脏肿瘤的硼药剂量。BNCT 引起的肝毒性与剂量反应的关系，可能需要进一步的 BNCT 治疗多发性肝肿瘤的 I 期和 II 期研究来揭示。

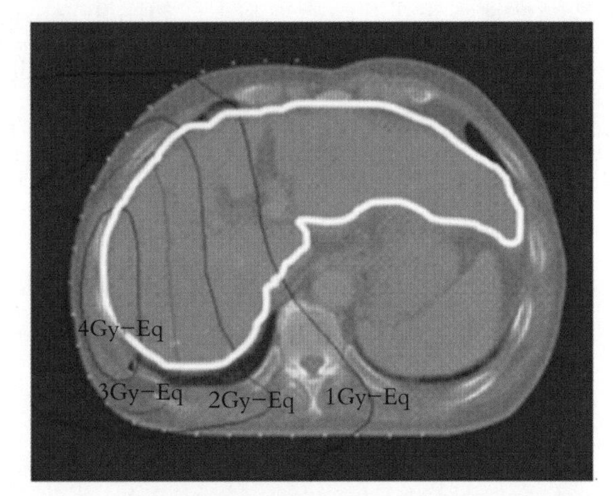

图 9-2-9　肝右叶接受超热中子束照射的等剂量分布图

注：肝左叶基本在超热中子束照射的范围外。

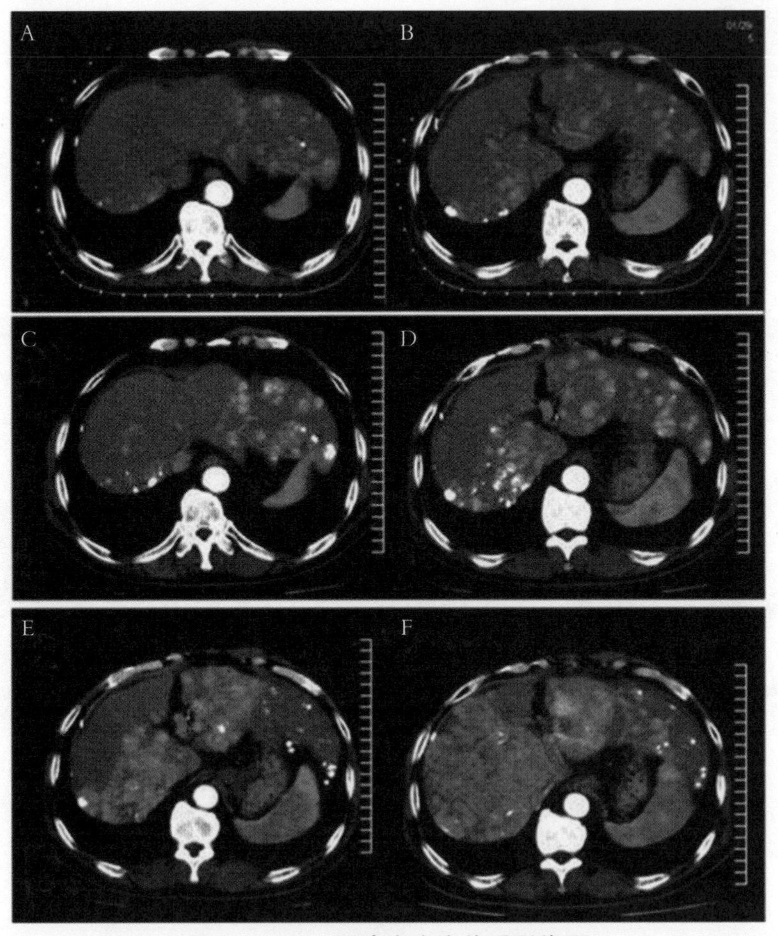

图 9-2-10　肝肿瘤治疗前后影像图

注：A 和 B 治疗前的 CT 影像显示肝脏多发的肝细胞癌。C 和 D 治疗一个月后，显示肝右叶肿瘤无进展，使用动脉栓塞治疗的肝左叶肿瘤较前增大。E 为 3.5 个月后复查，显示肝右叶肿瘤进展。F 为 8 个月后复查，显示肝右叶肿瘤在弥漫性浸润生长。经 BNCT 治疗后，肝右叶的肝硬化情况没有变化。

Yanagie 等[26]学者报道了一名63岁的男性肝左叶多发肝癌，于2011年接受了BNCT治疗，通过往动脉内输注10BSH-WOW（一种特制的水乳混合液），使10BSH-WOW能聚集到肝左叶病变处。热中子束的辐照时间设定为肝脏的限制剂量5.0Gy-Eq（图9-2-11）。BNCT治疗后3个月内肿瘤区域的大小保持稳定（图9-2-12），并且没有观察到BNCT的副作用。该患者在最初的随访复查中被认为病情稳定，但后来在肝左叶出现多个结节以及肺转移性病变。BNCT治疗后7个月，最终死于肺炎。这项研究结果表明，10BSH-WOW可用作肝癌BNCT治疗的新型硼药。

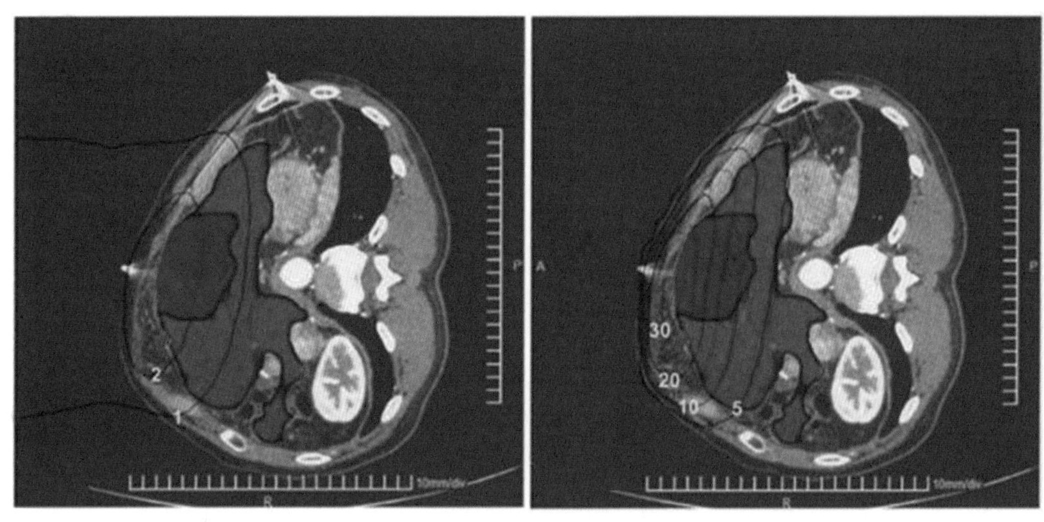

图9-2-11　超热中子束照射左肝叶肿瘤的二维剂量分布情况

注：剂量上限为输送到正常肝组织的剂量。剂量下限为肿瘤接受的剂量。红色区域为肿瘤组织；蓝色区域为正常肝组织。

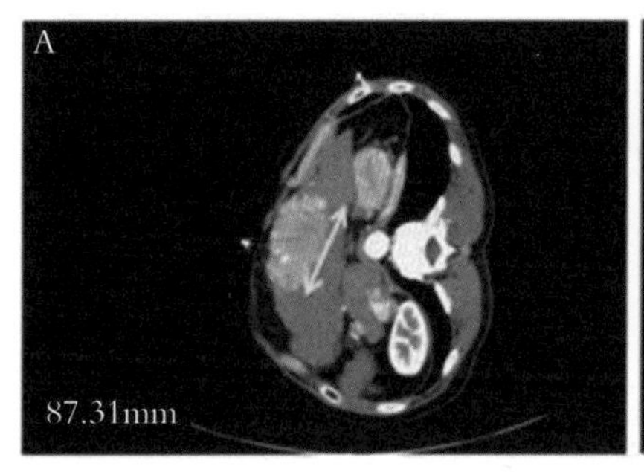

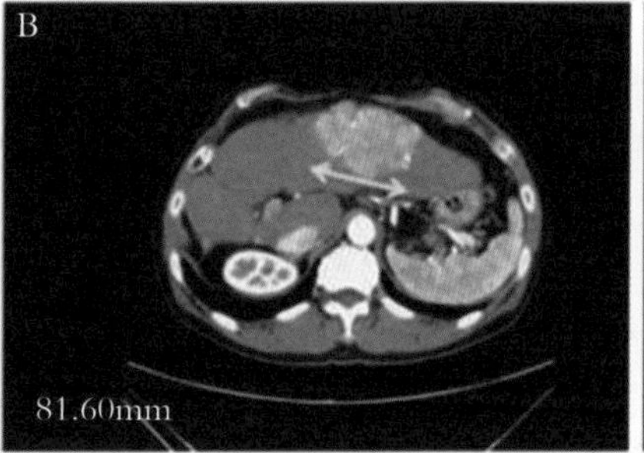

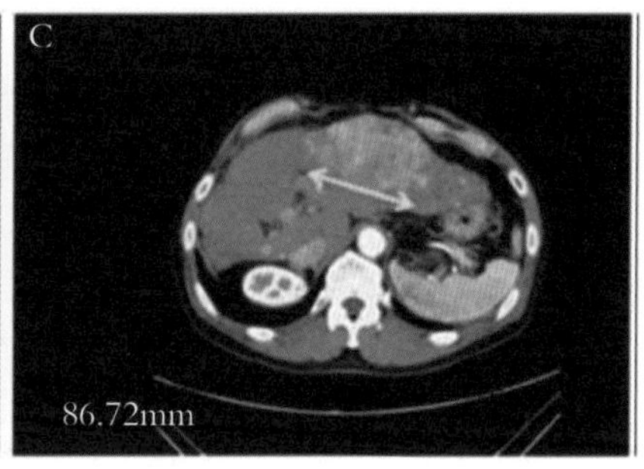

图9-2-12　肝癌治疗前后的CT图像

注：A为治疗前的CT图像，显示肝左叶的大肝癌结节；B为治疗一个月后复查的CT图像，提示肿瘤较前缩小；C为BNCT治疗后3个月进行随访的CT图像，提示肿瘤增大到接近治疗前水平。

六、BNCT的局限性

BNCT在肝癌治疗方面尚存在一些问题，中子穿透组织的能力差，随着深度加深剂量衰减快，这是深度肿瘤治疗效果受到影响的重要原因之一。因此，有学者探索手术卸肝进行BNCT治疗后再将肝装回体内，但具有很大的风险。肝癌对硼药的摄取规律暂无明确的数据，大部分均为临床前的基础研究，尚需要进行前瞻性的人体临床试验，得出可靠的数据来指导临床治疗，并建立相应的治疗规范。IAEA[11]于2001年建立了中子束参数，提出了要求并制定使用规范，随着加速器型的中子源项目不断更新，IAEA的技术标准也需要定期进行修订。目前，已有一些新型的硼药提示对肝癌有效，除了已通过审批的BSH和BPA，还需要推进对第三代硼药的临床运用。

BNCT学科历史悠久，但因涉及核物理等高精尖技术，需要核物理学、化学制药、肿瘤学、临床医学、影像学、计算机科学等多学科合作，限制了其研究的广泛开展。而随着我国对肿瘤生物学认识的不断加深，以及药物肿瘤靶向研究能力的不断增强，都为BNCT研发攻关提供了前所未有的坚实基础。

参考文献

[1] KAGEJI T, NAGAHIRO S, MIZOBUCHI Y, et al. Boron Neutron Capture Therapy (BNCT) for Newly-Diagnosed Glioblastoma: Comparison of Clinical Results Obtained With BNCT and Conventional Treatment [J] . J Med Invest, 2014, 61:254-263.

[2] BILSKI P, BUDZANOWSKI M, OCHAB E, et al. Dosimetry of BNCT beams with novel thermoluminescent detectors [J] .Radiation Protection Dosimetry, 2004, 1(1-4):623.

[3] BILSKI P, GOLNIK N, OLKO P, et al. Improved dosimetry for BNCT by activation foils, modified thermoluminescent detectors and recombination chambers [J] . Nukleonika, 2004, 49(2): 51-56.

[4] WANG S, ZHANG Z, MIAO L, et al. Boron Neutron Capture Therapy: Current Status and Challenges [J] . Frontiers in oncology, 2022, 12: 788770.

[5] GOODMAN J H, YANG W, BARTH R F, et al. Boron Neutron Capture Therapy of Brain Tumors: Biodistribution, Pharmacokinetics, and Radiation Dosimetry Sodium Borocaptate in Patients With Gliomas [J] . Neurosurgery, 2000, 47:608-621.

[6] YONG Z, SONG Z, ZHOU Y, et al. Boron neutron capture therapy for malignant melanoma: first clinical case report in China [J] . Chin J Cancer Res, 2016 , 28(6):634-640.

[7] HARLING O K, RILEY K J. Fission reactor neutron sources for neutron capture therapy-a critical review [J] . J Neurooncol, 2003, 62(1-2):7-17.

[8] 傅世年 , 梁天骄 , 陈和生 . BNCT 中子源的研发现况与展望 [J] . 科学通报 , 2022, 67(14): 1471-1478.

[9] TANAKA H, SAKURAI Y, SUZUKI M, et al. Improvement of dose distribution in phantom by using epithermal neutron source based on the Be(p,n) reaction using a 30 MeV proton cyclotron accelerator [J] .Appl Radiat Isot, 2009, 67: S258-261.

[10] MOSS R L. Critical review, with an optimistic outlook, on Boron Neutron Capture Therapy (BNCT) [J] . Applied Radiation & Isotopes, 2014, 88:2-11.

[11] ZHU Y, YAN K C, LUO J, et al. Iridium(I)-salicylaldiminato-cyclooctadiene complexes used as catalysts for phenylborylation [J] . Journal of Organometallic Chemistry, 2007, 692(20):4244-4250.

[12] HAWTHORNE M F, LEE M W. A Critical Assessment of Boron Target Compounds for Boron Neutron Capture Therapy [J] . J Neuro-Oncol, 2003, 62:33-45.

[13] MICAH, JOHN, LUDERER, et al. Advancements in Tumor Targeting Strategies for Boron Neutron Capture Therapy [J] . Pharm Res, 2015, 32:2824-2836.

[14] LESNIKOWSKI Z J, PARADOWSKA E, OLEJNICZAK A B, et al. Towards New Boron Carriers for Boron Neutron Capture Therapy: Metallacarboranes and Their Nucleoside Conjugates [J] . Bioorg Med Chem, 2005, 13:4168–4175.

[15] SNYDER H R, REEDY A J, LENNARZ W J. Synthesis of Aromatic Boronic Acids. Aldehydo Boronic Acids and a Boronic Acid Analog of Tyrosine [J] . Journal of the American Chemical Society, 1958, 80(4): 835.

[16] YANAGIE H, OGATA A, Sugiyama H, et al. Application of Drug Delivery System to Boron Neutron Capture Therapy for Cancer [J] . Expert Opin Drug Del, 2008, 5:427–443.

[17] SOLOWAY A H, HATANAKA H, DAVIS M A. Penetration of Brain and Brain Tumor. VII. Tumor-Binding Sulfhydryl Boron Compounds [J] . Journal of Medicinal Chemistry, 1967, 10(4):714–717.

[18] VENHUIZEN J R. INEEL BNCT research program: Annual report, 1996 [J] . Office of Scientific & Technical Information Technical Reports, 1997.

[19] KOO M S, OZAWA T, SANTOS R A, et al. Synthesis and Comparative Toxicology of a Series of Polyhedral Borane Anion-Substituted Tetraphenyl Porphyrins [J] . Journal of Medicinal Chemistry, 2007, 50(4):820–827.

[20] CANO W G, SOLARES G R, Dipetrillo T A, et al. Toxicity associated with boronophenylalanine and cranial neutron irradiation [J] . Radiation Oncology Investigations, 1995, 3:108–118.

[21] NOMOTO T, INOUE Y, YAO Y, et al. Poly(vinyl alcohol) boosting therapeutic potential of p-boronophenylalanine in neutron capture therapy by modulating metabolism [J] . Sci Adv, 2020, 6(4):eaaz1722.

[22] ZONTA A, PINELLI T, PRATI U, et al. Extra-corporeal liver BNCT for the treatment of diffuse metastases: What was learned and what is still to be learned [J] . Applied Radiation and Isotopes, 2009, 67(7–8): S67–S75.

[23] SUZUKI M, MASUNAGA S, KINASHI Y, et al. Intra-arterial administration of sodium borocaptate (BSH)/lipiodol emulsion delivers B-10 to liver tumors highly selectively for boron neutron capture therapy: experimental studies in the rat liver model [J] .Int J Radiat Oncol Biol Phys, 2004, 59: 260–266.

[24] SUZUKI M, SAKURAI Y, MASUNAGA S, et al. Dosimetric study of boron neutron capture therapy with borocaptate sodium (BSH)/lipiodol emulsion (BSH/ lipiodol-BNCT) for treatment of multiple liver tumors [J] . Int J Radiat Oncol Biol Phys, 2004, 58(3):892–896.

[25] SUZUKI M, SAKURAI Y, HAGIWARA S, et al. First attempt of boron neutron capture therapy (BNCT) for hepatocellular carcinoma [J] . Japanese Journal of Clinical Oncology, 2007, 37(5): 376–381.

[26] YANAGIE H, HIGASHI S, SEGUCHI K, et al. Pilot clinical study of boron neutron capture therapy for recurrent hepatic cancer involving the intra-arterial injection of a 10BSH-containing WOW emulsion [J] . Applied Radiation and Isotopes, 2014, 88: 32–37.

（作者：杜开新　陈炬辉）

第十章

纳米刀消融治疗

第一节 纳米刀的消融原理

纳米刀是一种全新的肿瘤消融技术，它通过释放高压脉冲在肿瘤细胞上形成纳米级永久性穿孔，破坏细胞内平衡，使细胞快速凋亡。纳米刀在2011年10月获美国FDA批准应用于临床，同时还获得了欧盟CE认证。

纳米刀消融技术又称为不可逆电穿孔技术（irreversible electroporation，IRE），是利用1500V/cm脉宽50~100μs脉冲间隔1s（或心电同步）的高压脉冲作用于肿瘤组织产生20~50A的电流，电流击穿肿瘤细胞膜形成纳米级不可逆电穿孔，使靶细胞（癌细胞）凋亡。细胞凋亡后，体内吞噬细胞将细胞碎片吞噬掉，治疗区域逐步被正常组织所取代。该治疗技术对组织的消融具有不损伤血管壁、神经、胆管、肠管、胰管等结构的特性，适合于临近脉管结构分布复杂的肿瘤的消融技术。

IRE技术用于肿瘤治疗研究可以追溯到20世纪90年代末，由于技术限制，该技术于21世纪初才真正用于实验。2004年，Rubinsky等[1]开始了应用IRE技术治疗肝癌的研究，首先证明IRE在体外可杀死人肝癌细胞。Davalos等将IRE引入消融领域后，一系列的IRE技术应用于细胞和动物的实验研究相继完成。2006年，Edd等[2]首先在正常大鼠肝脏完成了IRE消融实验，证明了消融区内细胞死亡，肝实质显示缺血性损伤，同时产生免疫学反应，提出上述改变是非热性消融的结果。2007年，Al-Sakere等[3]首先将IRE消融应用于动物肿瘤模型，采用小鼠C57B1/6肉瘤移植模型，评价IRE对近5mm肿瘤的作用，结果显示IRE能引起体内肿瘤模型的非致热性消融，引起了细胞凋亡。随后，许多学者分别从小动物到大动物的正常组织器官[4-6]和肿瘤模型[7-8]进行了IRE技术的研究和评估，证明了IRE是一种有效的肿瘤消融技术。

继动物实验取得令人鼓舞的结果后，IRE技术于2012年获得美国FDA批准用于实体肿瘤消融，已经有很多IRE治疗肝癌[9-11]、胰腺癌[12-13]、肾癌[14-15]及前列腺癌[16]的报道。我国CFDA也于2015年批准IRE技术用于肝癌治疗，全国多家医院报道[17-19]完成了IRE肝癌和胰腺癌消融手术，证实该方法为胰腺癌消融有效的手段。

随着临床应用的不断深入，国内外陆续报道了纳米刀临床试验结果。2015年美国肝胆外科martin教授发表在ann surgery上的关于200例局部晚期胰腺癌先化疗，后续开腹IRE消融多中心研究，显示OS中位生存期达到24.7个月；2017年Narayannan教授等放射介入专家，发表50例经皮穿刺CT引导下的局部晚期胰腺癌IRE消融，中位生存期达到27个月；2018年leen等发表论文显示经皮IRE消融治疗胰腺癌的中位生存期为27个月，严重并发症很少，没有与治疗相关死亡病例报道，病人平均住院时间为2天；2019年8月hoolland等报告6家医院肝胆外科医生联合开展的一项多中心对照研究——开腹IRE消融治疗局部晚期胰腺癌，包括美国五家医院和台湾一家医院在内共152例患者。研究是对化疗4个周期后病情稳定的患者行IRE消融手术，结果显示中位生存期达到30.7个月，局部复发率6%，1例纳米刀消融相关性死亡。

纳米刀消融的优势

（1）消融时间短：治疗直径约3cm的实体

肿瘤时，纳米刀一般只需要 90 个 100ms 的超短脉冲。一组治疗时间不到 1 分钟，因此即使有 3 个或者 4 个相互重叠的消融区，全程的消融时间也不会超过 5 分钟。治疗结束后，如果身体状态好，当天或者第二天即可出院。

（2）治疗区域的血管、神经等重要组织得以保留：纳米刀消融技术的另一个特点是它能够保护消融区内的重要的组织结构。所有经过纳米刀治疗的肝组织中，其重要结构如肝动脉、肝静脉、门静脉、肝内胆管均得到良好的保护，而传统的消融方式以升温或降温的方式让蛋白质发生变性，各类蛋白质和 DNA 均被破坏，以上的结构便会遭到破坏而无法修复。

（3）不受热池效应影响：纳米刀的消融主要是通过电脉冲击穿细胞膜，在此过程中，不会产生能量，也不会受到其他外界温度的影响。而传统的热消融或冷消融，一旦消融区域内存在较大血管，其热量便会被血流带走，导致周边消融不彻底，容易造成复发。而纳米刀则很好地避免了这个问题。

（4）治疗彻底，治疗边界清晰，便于临床判断及评估：纳米刀的另一个优势是不管肿瘤所处的位置、尺寸、大小以及形状，它都能对肿瘤进行完整消融，如上文所述，无论肿瘤是靠近血管的还是形状不规则，或者是大肿瘤都能对其进行彻底的消融。此外，纳米刀消融区边界清晰，划界厚度仅为 1~2 细胞单元。去治疗区和非治疗区域泾渭分明，因此，对纳米刀的有效性、治疗结果以及后续追踪都能进行更准确的判断和评估，而其他像射频或微波消融方式，均会在消融区边缘出现“灰色区域”，即消融区的最外围区域上还有大范围没有被完全灭活的肿瘤细胞，这是造成日后肿瘤复发的隐患之一，而纳米刀不存在这一问题。

（5）治疗区域可恢复正常功能：传统的消融模式是通过温度让组织发生蛋白变性，继而出现凝固性坏死。坏死后整个消融区里的组织结构便不复存在，无法再恢复正常功能，相反，纳米刀则是诱导肿瘤细胞出现凋亡。机体把凋亡识别为正常的细胞死亡过程，然后通过细胞吞噬作用将凋亡组织清除掉，促进正常组织的再生与修复。

（6）效果过程可实时监控：纳米刀治疗能够通过超声、CT 和 MR 进行影像导航和监控，在影像设备的辅助下，可以对纳米刀探针的定位标靶区域的消融过程，以及最终消融区的大小进行实时监控，而且影像中消融边界的精确度可与组织学上的精确度相媲美。用超声或 CT 监控到的消融区与病理分析中测量真实的消融区的尺寸偏差仅有几毫米。由此可见，纳米刀消融的影像监控的精确度非常高。影像中还能清楚显示未消融的残余癌症细胞，于此医生能够对其再次进行消融。另外，实时监控还可以让医生观察到消融区周围组织的变化，从而推断出并发症出现的可能性，保障病人的安全以及有助于其术后快速恢复。

（7）纳米刀可适应更多复杂的病情：传统的消融治疗中，一旦肿瘤靠近大血管、靠近胆管，胰管、肝门静脉等危险区域则无法进行治疗，另外，对于前列腺肿瘤或者脊柱附近的肿瘤，消融容易导致神经受损而发生瘫痪、性功能丧失等情况。由于纳米刀不损及胆管和神经，对于以上情况均能进行安全有效的治疗，对于这类患者具有不可替代的作用。

参考文献

[1] RUBINSKY B. Irreversible electroporation in medicine [J] . Technology in cancer research & treatment, 2007, 6(4): 255-259.

[2] EDD J F, HOROWITZ L, DAVALOS R V, et al. In vivo results of a new focal tissue ablation

technique: irreversible electroporation [J] . IEEE Transactions on Biomedical Engineering, 2006, 53(7): 1409-1415.

[3] Al-SAKERE B, ANDRÉ F, BERNAT C, et al. Tumor ablation with irreversible electroporation [J] . PloS one, 2007, 2(11): e1135.

[4] BOWER M, SHERWOOD L, LI Y, et al. Irreversible electroporation of the pancreas: definitive local therapy without systemic effects [J] . Journal of surgical oncology, 2011, 104(1): 22-28.

[5] DEODHAR A, MONETTE S, SINGLE J G W, et al. Percutaneous irreversible electroporation lung ablation: preliminary results in a porcine model [J] . Cardiovascular and interventional radiology, 2011, 34(6): 1278-1287.

[6] LEE E W, WONG D, PRIKHODKO S V, et al. Electron microscopic demonstration and evaluation of irreversible electroporation-induced nanopores on hepatocyte membranes [J] . Journal of Vascular and Interventional Radiology, 2012, 23(1): 107-113.

[7] GUO Y, ZHANG Y, KLEIN R, et al. Irreversible electroporation therapy in the liver: longitudinal efficacy studies in a rat model of hepatocellular carcinoma [J] . Cancer research, 2010, 70(4): 1555-1563.

[8] KIM H B, SUNG C K, BAIK K Y, et al. Changes of apoptosis in tumor tissues with time after irreversible electroporation [J] . Biochemical and biophysical research communications, 2013, 435(4): 651-656.

[9] NIESSEN C, BEYER L P, PREGLER B, et al. Percutaneous Ablation of Hepatic Tumors Using Irreversible Electroporation: A Prospective Safety and Midterm Efficacy Study in 34 Patients [J] . Journal of Vascular & Interventional Radiology, 2016, 27(4): 480-486.

[10] WICHTOWSKI M, NOWACZYK P,KOCUR J, et al. Irreversible electroporation in the treatment of locally advanced pancreas and liver metastases of colorectal carcinoma [J] . Contemporary Oncology, 2016, 20(1): 39-44.

[11] LYU T, WANG X, SU Z, et al. Irreversible electroporation in primary and metastatic hepatic malignancies: A review [J] . Medicine, 2017, 96(17): e6386.

[12]SALVATORE P, ROBERTO S, ROBERTO G, et al. Role of local ablative techniques (Radiofrequency ablationand Irreversible Electroporation) in the treatment of pancreatic cancer [J] . Updates Surg, 2016, 68(3): 307-311.

[13] MICHAEL D， KLUGER, IRENE E, et al. Single-Institution Experience with Irreversible Electroporation for T4 Pancreatic Cancer: First 50 Patients [J] . Ann Surg Oncol, 2016, 23(5): 1736-1743.

[14] NARAYANAN G, DOSHI M H. Irreversible Electroporation (IRE) in Renal Tumors [J] . Current Urology Reports, 2016, 17(2): 1-7.

[15] ROBERT C G, MARTIN, ERIC S, et al. Intra-operative Anesthesia Management in Patients Undergoing Surgical Irreversible Electroporation of the Pancreas, Liver, Kidney, and Retroperitoneal Tumors [J] . Anesth Pain Med, 2015, 5(3): e22786.

[16] JOHANN J W, FABIAN K, SVEN S, et al. Irreversible Electroporation of Prostate Cancer: Patient-Specific Pretreatment Simulation by Electric Field Measurement in a 3D Bioprinted Textured Prostate Cancer

Model to Achieve Optimal Electroporation Parameters for Image-Guided Focal Ablation [J] . Cardiovasc Intervent Radiol, 2016, 39(11): 1668-1671.

[17] 张肖，肖越勇，何晓锋，等 . CT 引导下经皮纳米刀消融术在不可切除胰腺肿瘤中的临床应用 [J] . 中国介入影像与治疗学 , 2015, 12(10): 583-587.

[18] 时昌立，丁广成 . 纳米刀消融术在不可切除胰腺癌中的临床应用研究 [J] . 中华普通外科杂志，2017, 32(4): 355-356.

[19] 牛立志，曾健滢，梁冰，等 . 不可逆电穿孔消融治疗胰腺癌的安全性及近期疗效观察 [J] . 介入放射学杂志 , 2016, 25(3): 225-230.

（作者：付殿勋　陈炬辉）

第二节　纳米刀的组成部分

纳米刀又称为陡脉冲治疗仪。由主机、脚踏开关、电源线和一次性使用探针耗材组成（图 10-2-1）。主机由 LCD 显示器、用户输入设备、发生器及其上面的探针接口、USB 接口、内置存储等部分组成。显示器为触摸屏显示器；用户输入包括键盘和触控板两部分；探针接口最多有 6 个输出口，最多接 6 根探针，最少需要 2 根探针，每个输出口都有可编程的自动开关；能量输送脚踏开关为双重脚踏开关，通过连线连接于发生器前面的专用插孔，双重脚踏开关用于激活脉冲输送；USB 接口用于下载、导出患者的手术数据；内置存储是一个用于存放电缆线、说明书及脚踏开关的边袋。电气安全方面有紧急制动按钮，按下后，从内部断开与电极连接器的连接，可以在不从患者身上移走电极的情况下终止手术，断开后，电源部件存储的能量就会被释放。紧急制动按钮旁有指示灯，当停止按钮指示灯发亮时，表明停止按钮已经关闭，此时，手术可以开始。如果灯不亮，说明停止按钮正在使用中，此时设备处于一个安全模式，要进行手术，必须关掉紧急制动按钮。设备底部有 4 个轮子，便于移动位置。纳米刀于 2015 年获得国家药品监督管理局（National Medical Products Administration，NMPA）三类医疗器械注册证。

电极探针由 AngioDynamics 公司提供，与 NanoKnife 陡脉冲治疗仪发生器一起使用。探针为直径 19G 的套管针，双极探针具有 15cm 和 25cm 两种长度规格，用 1 支探针可以产生更小范围的消融。所以一个手术可以只用 1 支双极探针就可以完成。单电极探针具有 15cm 和 25cm 两种长度规格。完成一个手术至少需要 2 支探针。探针配有垫片用于探针平行固定（图 10-2-2），探针的最大穿刺深度为 15cm 或 25cm。根据消融软组织区域大小的不同，最多可以在一个手术中使用 6 支探针。根据发生器软件指引，为了覆盖更大的范围，可能在每个手术后需要重新调整探针的位置。

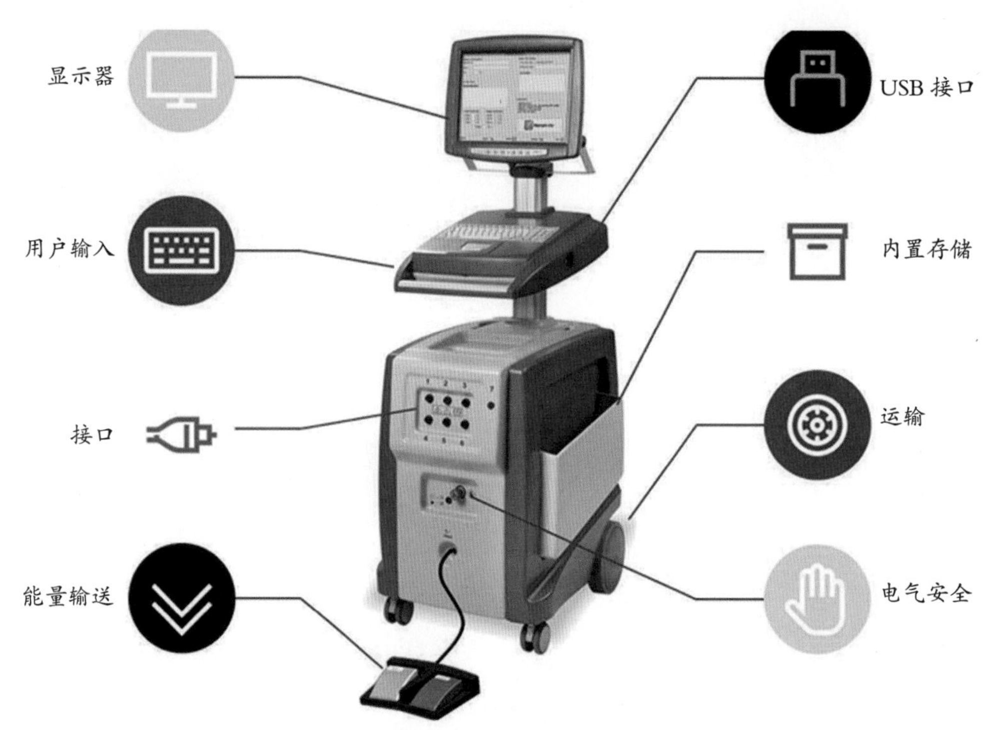

图 10-2-1　纳米刀各部分组成图示

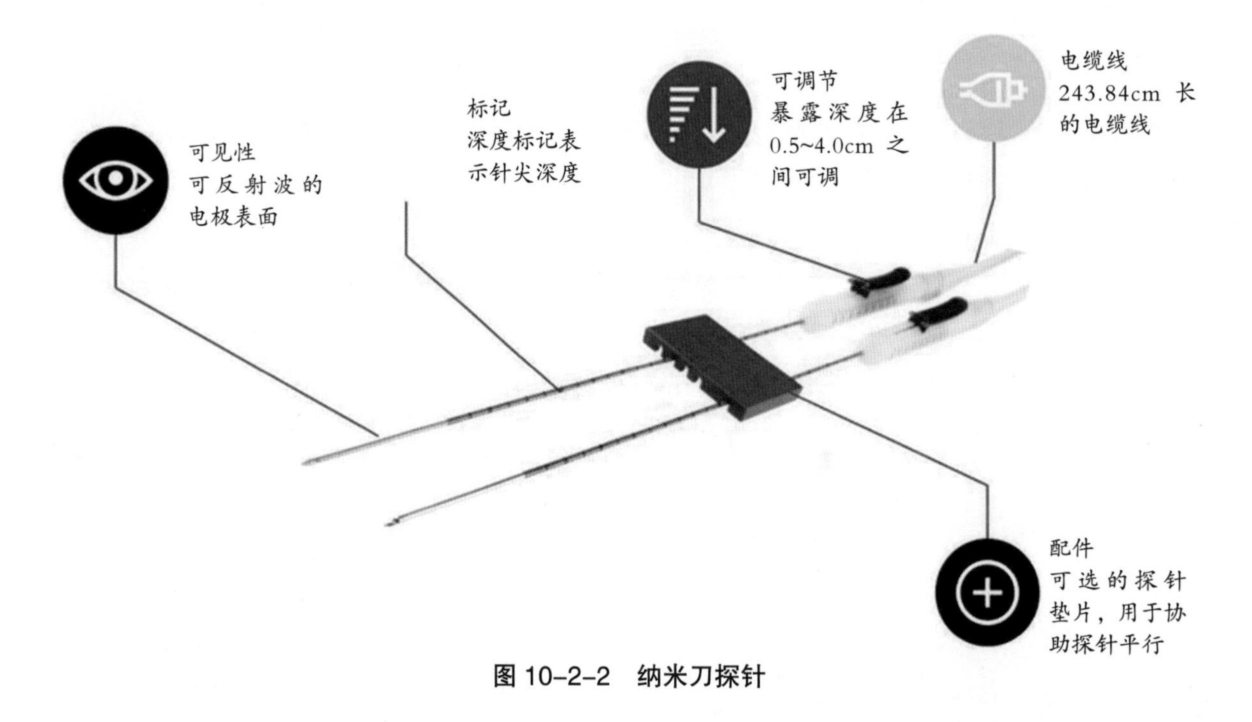

图 10-2-2　纳米刀探针

纳米刀还有一个重要的配属设备为心电监护仪（图 10-2-3），为发射电脉冲时用到的心电同步装置。同步装置能够识别到心电图 R 波上升斜率，并给纳米刀设备输送一个信号，纳米刀设备在等待 50μs 后输送一个能量脉冲。能量脉冲必须在心室不应期内输送（图 10-2-4）。

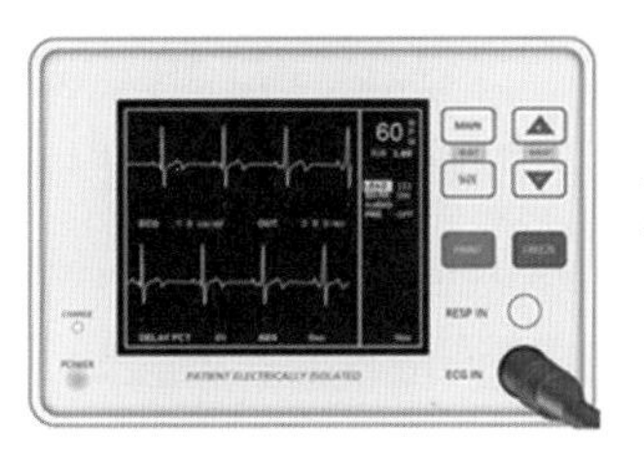

AccuSync 72
仅在美国使用

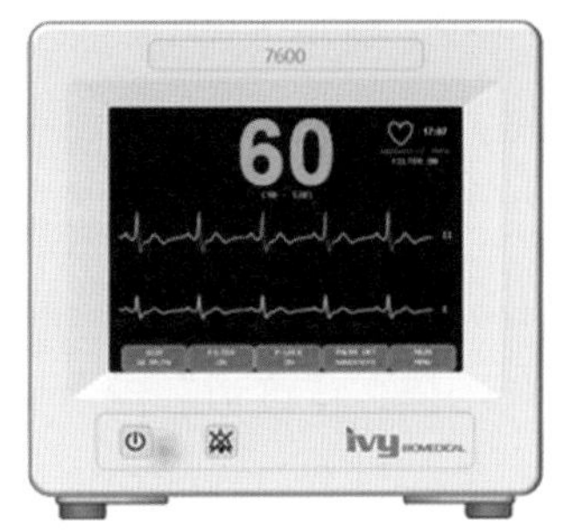

lvy Biomedical 7600
在美国以外地区使用

通过 BNC 电缆
线连至纳米刀
设备后面板上

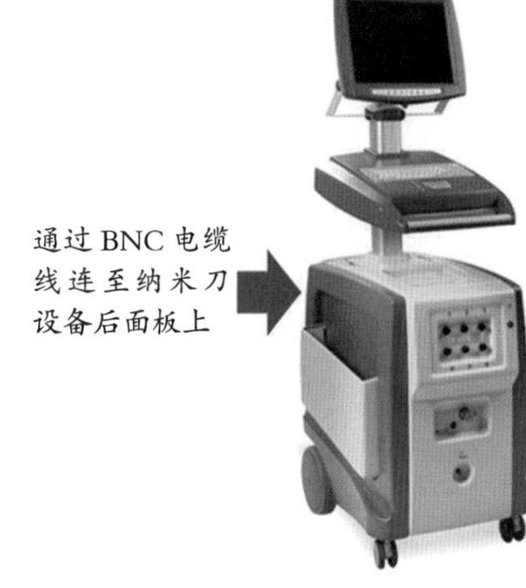

图 10-2-3　同步心电监护仪

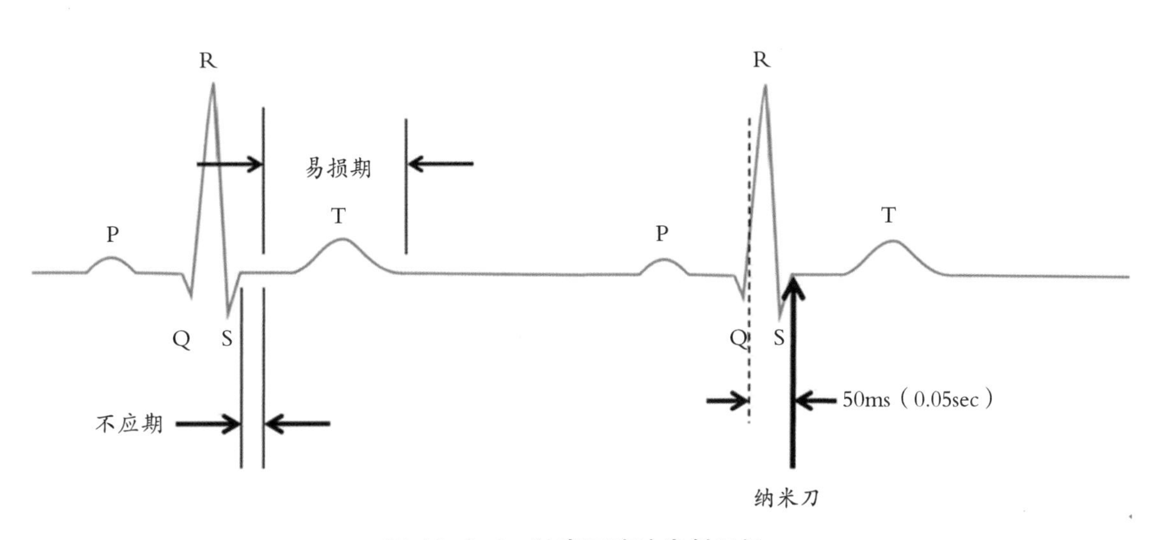

图 10-2-4　纳米刀脉冲发射区间

（作者：付殿勋　陈炬辉）

第三节　纳米刀的使用流程

纳米刀操作流程包括：信息录入、探针信息、布针、脉冲发生等几个过程。

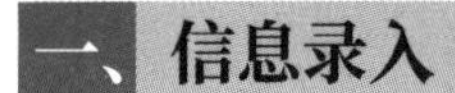

一、信息录入

信息录入可以通过发生器的键盘、触控板、

触摸界面来输入信息，也可以通过单击鼠标、接触板按钮或用手直接触摸屏幕来进行选择。录入患者的ID号、姓名、年龄、一般临床情况简介（包括临床适应证、拟治疗病灶的长度、宽度及深度，拟治疗要达到的区域的长、宽、深度信息和脉冲定时等）。病例信息包括操作日期及操作者姓名及病例备注等。患者的ID号码是唯一一个必须填写的“强制性”字段，如果该字段没有填写，系统将不允许用户继续进行操作。如果用户忘记输入患者的ID号码就按入下一个界面，就会出现“Patient ID is Required”弹出窗口。选择“OK”并返回信息屏幕输入信息。只有把病人的ID号码输入系统才能进行下一步操作。脉冲定时控制包含了3个单选按钮，可以让用户选择90ppm、240ppm，或者心电图同步（默认设置）来设置脉冲的时间。腹腔和胸腔的消融首选心电图同步。也可以选择90ppm，但是可能会增加心律失常的风险。腹腔和胸腔消融绝对不可以使用240ppm，因为它会显著增加心律失常的风险。临床数据部分（Clinical data）的临床适应证（Clinical indication）是一个可选字段，用于收集临床信息。在信息界面上需要完成病变区（Lesion zone）、靶点域（Target zone）、边缘区（Margin）和脉冲定时控制这4方面的信息。病变区（cm）弹出窗口，可以允许用户设置病变区的长度、宽度和深度。这三者的默认设置都是1.0cm，要改变病变区的设置，可以打开长度字段，通过键盘输入一个新的值，或者使用键盘上的向上或向下箭头输入，或者使用弹出窗口上的向上或向下箭头进行输入，从而改变其长度值。宽度值和深度值也可以用同样的方法进行输入设置。当病变区设置并保存好后，系统会根据边缘区而自动设置目标区的尺寸大小；边缘区是病变区和靶点区之间的距离，边缘区值也可以用病变区值的设置方法来进行设置，选择“OK”保存修改，选择“删除”返回原来的值。病例信息部分包含了手术的日期和时间，这些信息是自动设置的。医生的名字和病例记录可选择性填写；导航栏包括：退出“Exit”、导出数据“Export”、关于“About”、设置“Settings”及下一步“Next”等（图10-3-1）。完成信息填

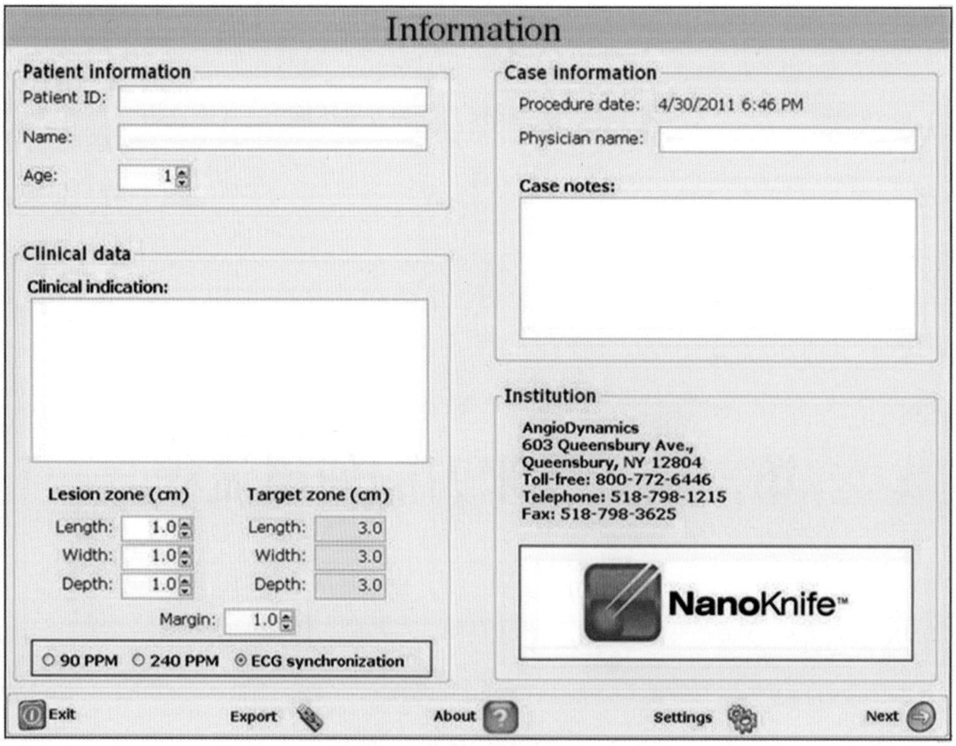

图10-3-1　信息录入

写部分后，选择下一步按钮继续进入探针选择界面选择消融探针类型配置。

二、探针信息

探针选择界面包括探针的类型及数目、预览窗格、连接状态及导航栏。探针类型有8个不同的选项可供选择，即单根双极探针（Bipolar probe）、两根探针排列（Two probe array）、三根探针排列（Three probe array）、四根探针排列（Four probe array）、五根探针排列（Five probe array）、六根探针排列（Six probe array）、六根探针暴露长度10mm排列（Six probe array 10mm）、六根探针暴露长度15mm排列（Six probe array 15mm）等类型。每个单选按钮显示探针布置的侧视图、俯视图和预期消融尺寸图。

操作者不能选择探针数多于连接到发生器的有效探针数的探针配置。如果操作者计划进行一个手术，但没有具体确切的手术配置方案，可以选择预览按钮，进入布针操作界面，就会显示一个预览模式（注意：预览按钮只有在没有探针连接到发生器时才可用）。当操作者在预览模式中进行手术配置，操作者可以保存消融配置并返回到探针选择界面，或者操作者可以回到探针选择界面，选择一个不同的探针阵列。同时，在预览模式中，系统不允许操作者移动到脉冲发生界面（布针操作界面上的下一步按钮是不可用的）。用户要回到探针选择界面,连接所需的探针数目，然后单击下一步按钮进入布针操作界面。探针连接状态可以显示连接到发生器的探针的位置和数目，发生器可以决定探针是否有效并是否可用于手术。操作者可以通过选择探针号码，来选择用于手术的指定的探针。探针数字要与发生器的前侧的端口相对应，所选择的有效探针至少有一支是单电极探针，否则操作者将不能进入下一个界面。一旦连接后，系统将会用5秒钟来对探针进行验证确认，如果探针是有效的，它将会有8个小时的工作时间，8小时过后就会失效。一旦探针已经激活，即使探针还有效，也不可以用于其他系统。

圆圈显示蓝色表明单电极探针已经连接激活并且是有效的。圆圈显示绿色表明单电极标准探针已经连接并且是有效的。圆圈显示红色表明探针是无效的或者已经过期。圆圈显示灰色表明探针还没有连接到发生器上。至少要有2支单电极消融探针连接到发生器上，其中一支必须是有效的单电极探针，操作者才能进入下一个界面。一旦确定了所需探针的配置，探针相应编号与配置相匹配，且单电极探针已经连接，选择下一步按钮从而进入布针操作界面。如果操作者没有连接单电极探针，就想进入下一个界面，就会出现一个写着“探针选择错误 - 没有选择单电极探针（No Activation Probe Selected）”弹出警告窗口。操作者就应该连接一支有效的单电极探针（蓝色把手）从而进入下一个界面。操作者连接的探针数量可以多于选择的探针数量。在这种情况下，操作者要通过激活探针左边的复选框来选择使用哪一支探针。导航栏包括：后退“Back”、设置“Settings”、关于“About”及下一步“Next”等（图10-3-2）。

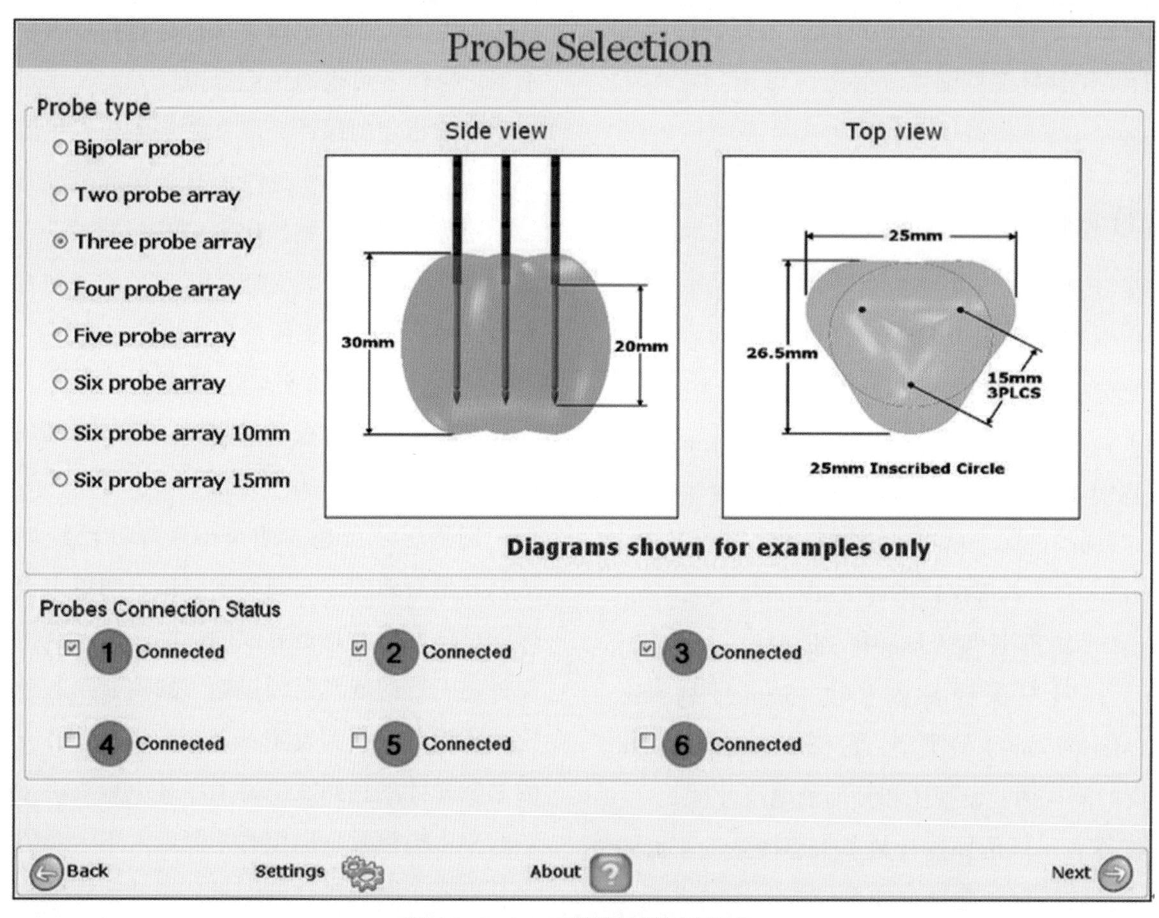

图 10-3-2　三根探针选择信息

三、布针

布针页面包括：布针网格、参数表、停止与暴露（Probe Dock And Exposure）及导航栏组成。布针网格指用户移动探针图标以输入探针间距，显示估计消融区与靶病灶大小；参数表显示脉冲参数，允许用户修改数值；停止与暴露栏允许用户在不返回探针选择界面的情况下断开探针连接；导航栏包括：后退“Back”、设置“Settings”、关于“About”及下一步“Next”等（图 10-3-3）。以 3 根探针为例，左半面显示布针网格，右半面显示 3 根探针两两之间互为正负极形成的电场参数，1 和 2，2 和 3，3 和 1，它们之间的距离不同，所需要的电压值不同。如 1 和 2 之间，1 为正极，2 为负极，1 和 2 之间的距离为 2cm，则需要电压为 3000V，脉宽为 90μs，脉冲数为 70 个，电场强度为 1500 V/cm；2 和 3 之间，2 为正极，3 为负极，1 和 2 之间的距离为 1.9cm，则需要电压为 2850V，脉宽为 90μs，脉冲数为 70 个，电场强度为 1500 V/cm。

参数表可以显示选择的探针阵列配置的消融手术参数，也可以自定义特定的消融手术参数。一个消融手术包含了 2 支探针之间传递的一系列电子脉冲序列。消融分布图的每一行表示单个探针对的设置。发生器自动设置默认消融手术参数，该参数显示在电子表格上。操作者可以改变这些设置。通过选择编辑按钮使界面处于编辑模式，用户可以改变消融分布图上所显示的值。一旦处于编辑模式，通过点击或用触感屏幕来选择一个单元格时，会出现一个对话框，单元格就可以更改。在对话框里，操作者可以使用键盘或触感屏幕来输入一个值，然后选择 OK 按钮确认这个新值。

电子表格上的灰色单元格是计算值，不允许操作者对其进行编辑（当处于非编辑模式时，所有的单元格都会显示灰色）。橙色单元格表示发生器处于达到 3000V 的最大电压输出状态，或者探针之间的距离≥ 2cm。淡蓝色单元格表示发生器处于最低电压输出状态，为 500V。白色单元格表示里面的值是可以更改的。

参数表下面有个编辑（Edit）按钮，点击它时，调整距离按钮（Adjust Dist）就会激活，点击 Adjust Dist，然后弹出针距调整器窗口，将所需的探针之间的距离输入到针距调整器中的白色框里，就可以调整探针间的距离。输入所需数值后，选择 OK 按钮，关闭探针调整器并返回布针操作界面。布针网格上的探针会自动移动，反映出通过针距调整器在消融分布图上所进行的更改。完成编辑后单击应用（Apply）按钮。如果操作者不选择“应用”按钮而想进入另一个页面，就会出现“Error”提醒框。选择 OK，然后单击应用按钮。

添加（+）或删除（-）行按钮可以让用户在消融分布图上添加或删除行。点击消融分布图下面的编辑（Edit）按钮，激活添加（+）或删除（-）行按钮，单击选择需要删除的行，其背景就会从灰色变成蓝色，选择（-）按钮删除行，点击“是（Yes）”按钮确认删除，完成后点击应用（Apply）按钮。相反，如果操作者想在消融分布图中增加一行，点击加号（+）按钮，重新编辑行值，完成后点击应用（Apply）按钮。当删除一行后，手术区可能无法完全覆盖病变区，请检查布针网格，查看是否出现消融区空隙——消融区里面的黑色轮廓。基于探针位置和选择的电压，消融区空隙可能很大也可能很小，有时消融区空隙可能只是消融区里面的一个黑点，移动探针或增加电压可以填补消融区空隙大小。增加行的过程由探针配置所决定，该配置是之前在探针选择界面里选择的配置。

Volts/cm 默认设置框，可以允许用户通过上 / 下箭头来改变 Volts /cm 的设置，得到所需要的值。基于被消融组织的类型，通过选择相邻的单选按钮，Volts /cm 查找可以允许操作者选择“线性（Linear）”或“非线性（Non-Linear）”查找。把线性改变成非线性模式后，观察消融区和脉冲配置表的改变。线性的默认设置是 1500V/cm。线性可以用等式“距离 × 伏特 / 厘米 = 手术电压”表示，该设置适用于多数软组织手术；非线性查找根据距离来使用表格查找电压。主要是使用 10mm 的 6 探针阵列和 15mm 的 6 探针阵列。

在探针停止与暴露（Probe Dock And Exposure）界面，连接和移除探针单选按钮可将探针从发生器中断开或重新连接到发生器上，点击移除探针可以将探针从发生器上移走，暴露深度表格可用于设置每支探针的暴露深度。暴露深度范围为 0~4cm。选择“cm”列上的单元格会出现一个弹出框。用键盘或触感屏幕都可以改变值的大小，完成后选择 OK 按钮。

注意：①在放置探针之前，设置探针到达消融区所要求的深度。②探针应用到消融区，复制网格上的探针设置。③确保将所有的探针都插入消融组织规定的深度。④核实探针的放置和网格上的探针配置是一致的。⑤编辑推荐的探针布局与实际探针布局相匹配。观察预期的消融区域。⑥连接探针到发生器前侧上的相应电极连接器，核实其连接是正确的。⑦如果在手术期间，需要将探针从发生器上断开（如将患者移动通过 CT 机时），可以选择 UnDock 探针单选按钮，将探针从发生器上断开，当探针需要重新定位时，该特性可以允许操作者将探针从发生器上移走而不会发生错误，如果当 dock 探针单选按钮选择后，而探针没有被连接，系统就会回到探针选择界面上。⑧探针的数量和发生器上所注明的数量相对应是非常重要的，这样当连接器插入后，手术就可以按照预定程序进行，当布针界面设置完成后点击“Next”进入下一界面。

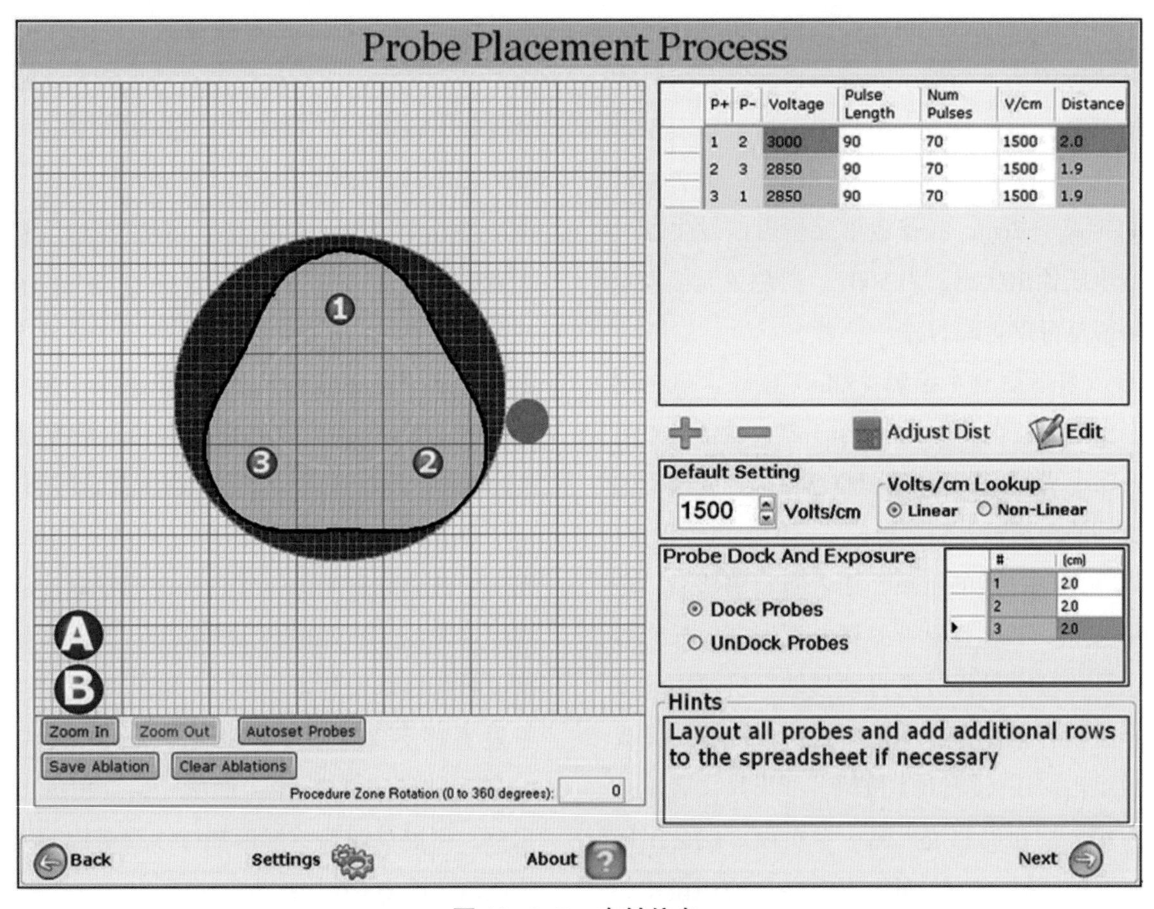

图 10-3-3　布针信息

四、脉冲发生

脉冲发生界面（图 10-3-4）主要负责消融的递送。它包含了 2 个子界面，手术参数界面（Procedure Parameters）和结果图界面（Result Graphs），从手术参数界面到结果图界面，屏幕下面部分是不变的。在其中的任何一个界面都可以开始或终止一个消融手术。在消融手术期间，操作者可以在这 2 个界面上切换。默认界面包括：参数表（Procedure Parameters）、运行部分（Run Section）、充电部分（Charge Section）及导航栏。导航栏包括：后退“Back”、数据导出“Export”、关于“About”、新的探针选择“New Probe Selection”及新的患者“New Patient”等（图 10-3-4）。进度条（Pulse Progress）显示脉冲参数和脉冲进度；中止按钮（Abort Delivery）用于停止脉冲输送，相当于一个暂停按钮；信息框显示探针和高电流警告信息；充电进度条显示脉冲输送期间纳米刀设备的实际电压；电压（Procedure Voltage Results）和电流（Procedure Current Results）显示脉冲的电压和电流值脉。

参数表显示脉冲参数和脉冲进度；运行部分为准备、控制和开始脉冲输送，根据消融进程的状态，它显示一系列的控制和信息；充电部分显示纳米刀设备的实际电压；输送测试脉冲按钮（Deliver test pulse）可以输送一个低压测试脉冲到消融位点，确定电极间的电气通路在操作阻抗范围内。探针测试完成后，如果测试脉冲是成功的，发生器会自动给电容器充电，达到所需的手术电压。充电条可以通过从下到上逐步填充蓝色条，表明电容器上的电压状态。这可能需要 30~40s。当电容器充满电后，状态面板会显示

“设备准备好了，请按下左脚踏开关来启动设备（Device ready. Press LEFT footpedal to ARM the device）”。系统将会启动并且出现信息框提示“设备已准备好发送脉冲，请按下右脚踏开关（Device ready to deliver pulse. Press RIGHT footpedal）”。在状态面板开始倒数 10s。在倒计时完成前按下右脚踏开关开始手术。手术开始时，就会听见一段长的“哔哔”声。手术进行过程中，可以听到每组脉冲的双重“哔哔”声。手术完成后，可以听到一段长的双重“哔哔”声。

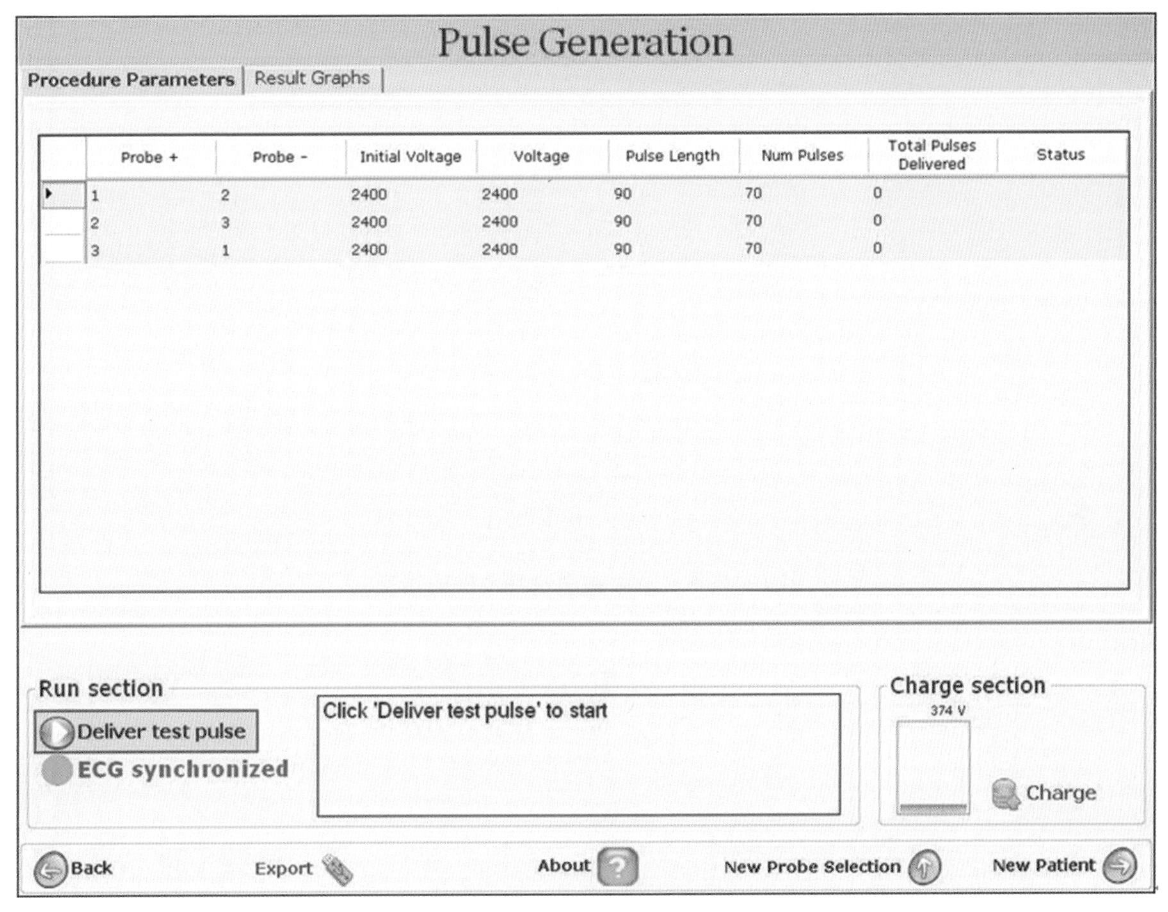

图 10-3-4　脉冲发生界面

在消融输送过程中，手术参数界面将显示输送的总脉冲数(Total Pulse Delivered),状态(Status)显示消融总序列的脉冲完成百分比。当序列全部完成时，它会显示 100%。如果手术终止，它会显示已经完成的序列和被终止的序列。脉冲进展（Pulse Progress）会显示一个有条形指示器的弹出界面（图 10-3-5）。脉冲进展界面在结果图界面也是可用的，终止按钮在脉冲输送过程中是可用的，所以操作者可以随时终止手术。

要进入结果图界面，需选择界面左上角的“结果图”选项。结果图界面包括手术过程中的所有脉冲的手术电压结果图和手术电流结果图。手术电压结果图显示手术中测得的每个脉冲的电压波形，手术电流结果图显示手术中测得的每个脉冲的电流波形（图 10-3-6）。如果光标悬停在图上或者在图上缓慢移动，就会出现一个显示相关脉冲序列的弹出框。在图的任何一个位置单击左键，可以放大光标停放位置上的相应的脉冲。

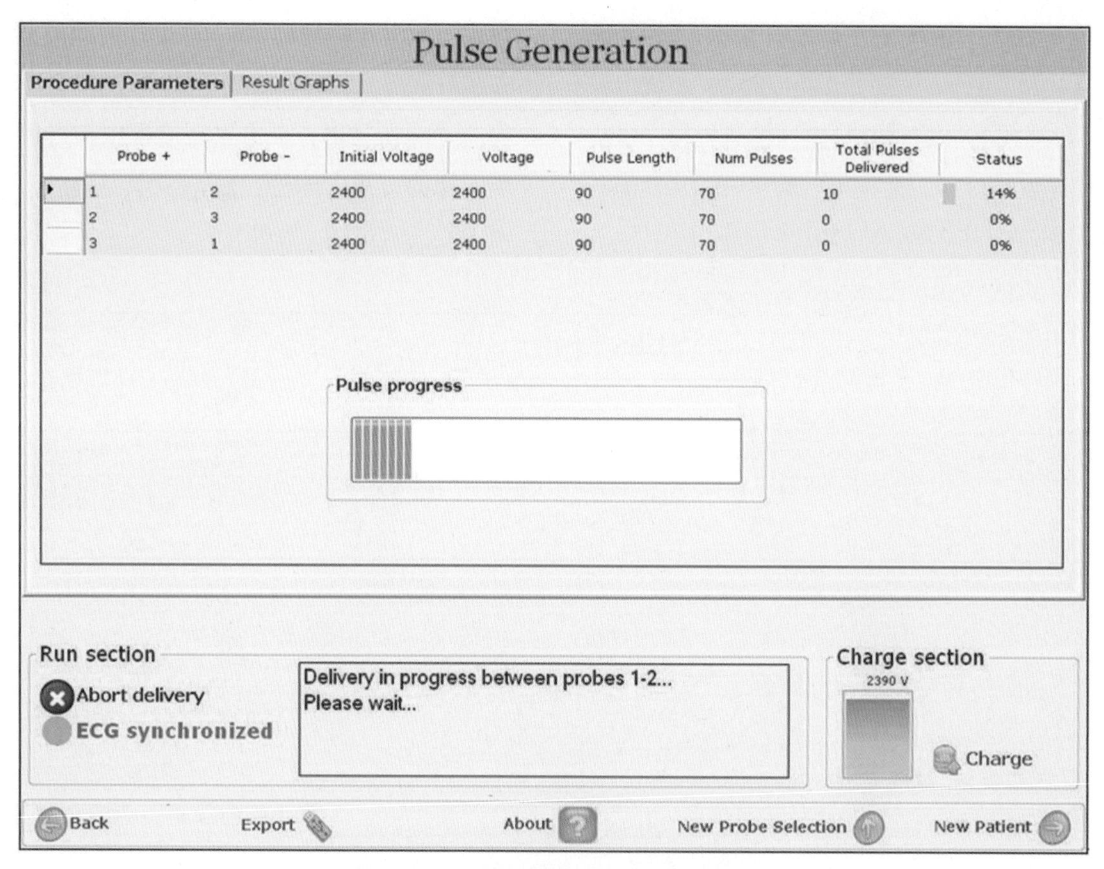

图 10-3-5　脉冲输送过程及进展情况

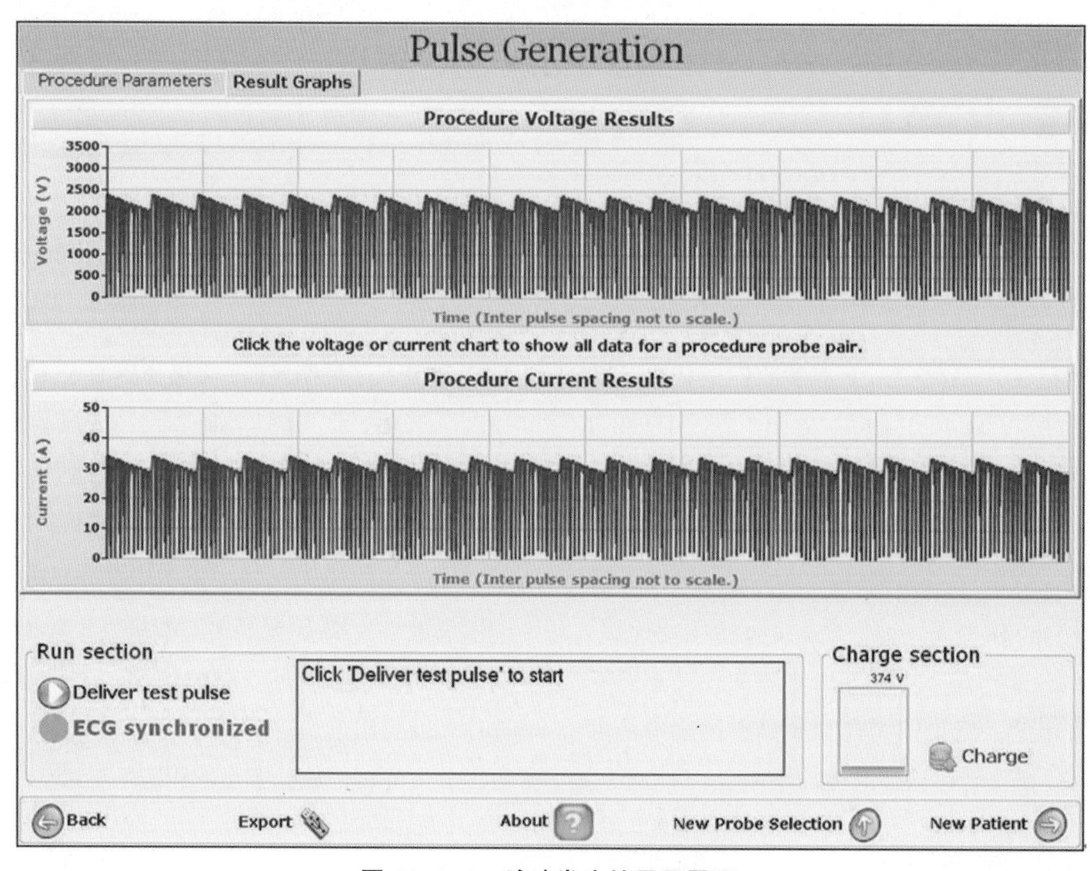

图 10-3-6　脉冲发生结果子界面

手术完成后，首先，会产生一个声音指示：长的双重“哔哔”声。然后在状态面板上就会出现信息“Delivery completed”，表明手术已经完成。最后，一个弹出界面显示信息“Export procedure files to USB？”可以选择“是”按钮或者“否”按钮。选择“是”按钮，将出现一个“导出”对话框，选择文件夹和USB端口位置；选择“否”按钮，将关闭弹出窗口，并给电容器再充电（图10-3-7）。

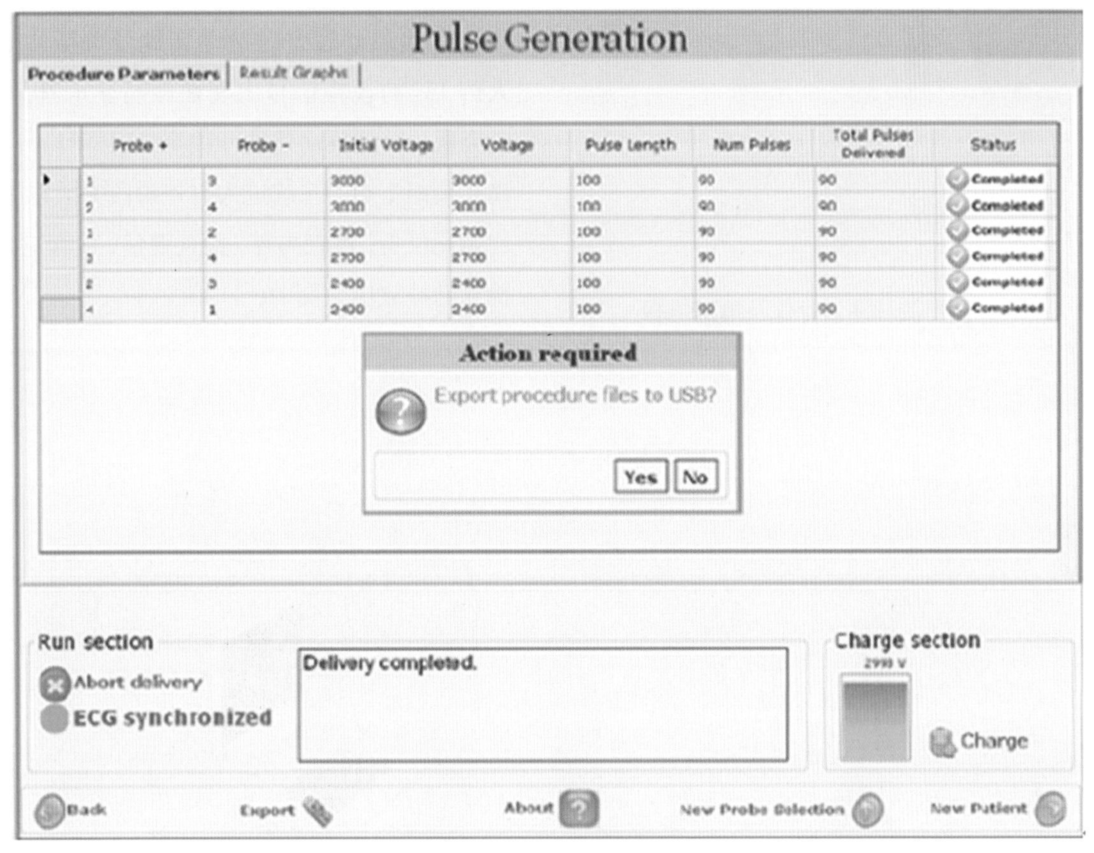

图10-3-7　消融结束

（作者：付殿勋　陈炬辉）

第四节　陡脉冲治疗仪的国内进展

2015年以来，国内有两家企业已推出了陡脉冲治疗仪，其中由上海远山医疗科技有限责任公司自主研发的“陡脉冲治疗仪”，已获得国家三类医疗器械注册证，其治疗效果和系统稳定性与进口的同类设备一致（图10-4-1）。

国产陡脉冲治疗仪性能指标如下：①脉冲治疗电压峰值+/-（1000~3000）V。②子脉冲宽度70~100μs。③脉冲前沿上升时间小于200μs。④脉

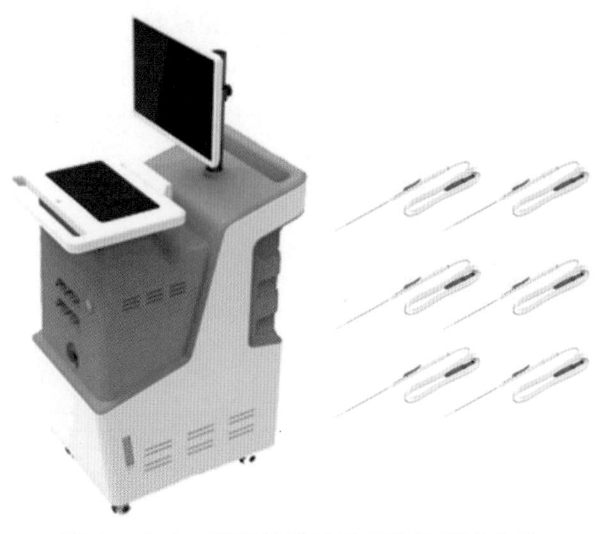

图 10-4-1　国产陡脉冲治疗仪及消融电极

冲后沿下降时间小于 1μs。⑤重复频率为 0.1~10Hz（或 R 波同步）。⑥拥有 6 电极阵列输出。⑦输出电压为 3000V，在负载电阻 150Ω 的条件下，可连续输出 10 个脉冲，电压衰减小于 5%。⑧具备电压电流动态实时反馈监测。

开始启动设备时旋动钥匙开关至“II”档，大约 15s 的视频信号出现在液晶显示器，软件启动完成；继续旋动钥匙开关至“III”档，下位机、高压模组上电，系统进入自检阶段完成以下工作：初始化设备，检查内存，检查通信，检查电容充电，检查脉冲放电（图 10-4-2）。

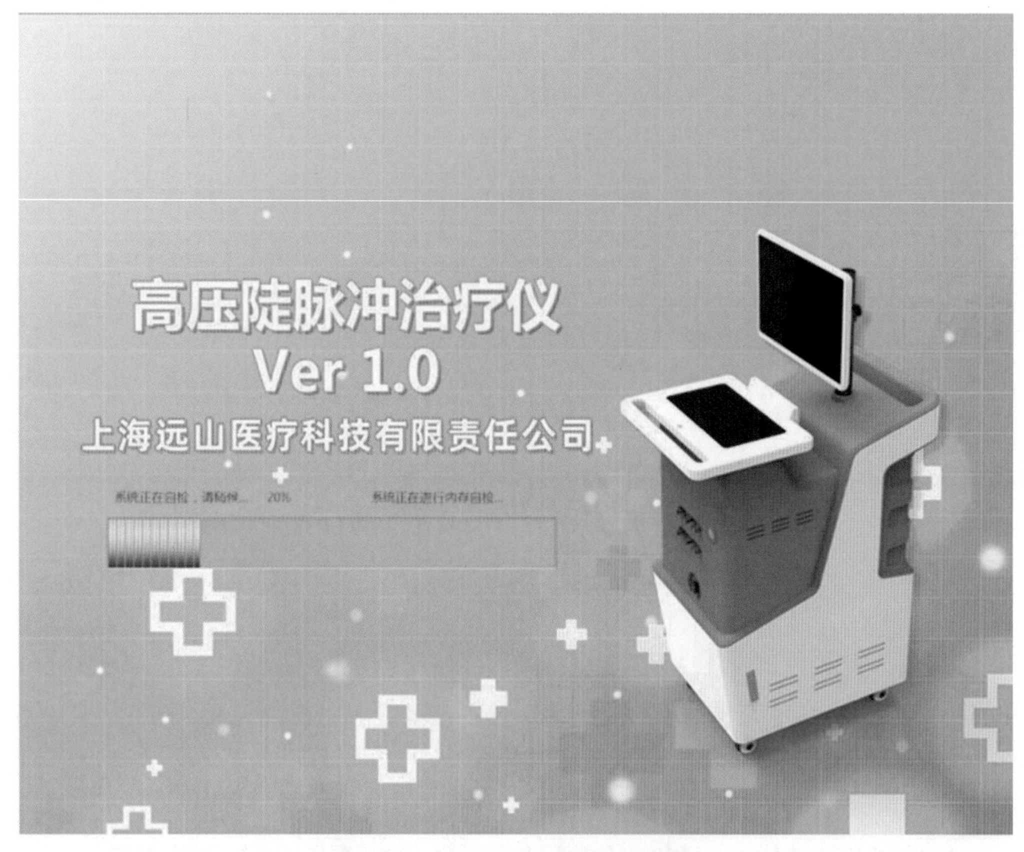

图 10-4-2　系统启动自检界面

系统完成初始化设置后，首先，进入病人信息输入系统界面，完成病人基本信息、病人病例信息和病人临床信息录入工作。然后，进入探针选择界面，用户依据消融病灶情况选择消融探针的数量和配置，选择探针组合放电的电极，并可选择放电方向，可选择的探针组合数不大于设定的探针组合总数。最后，点击继续，进入脉冲参数设置，需要设置的脉冲参数包括电极编码、放电电极的极间电压、脉冲宽度、脉冲个数、脉冲组数、探针间距和放电脉冲间延时等（图 10-4-3）。基于被消融组织的类型及手术规划要求，用户可选择“线性”或“非线性”状态。选

Alpmed
远山医疗
高压陡脉冲治疗仪 Ver 1.0
脉冲参数设置界面
脉冲参数设置
电极编码 输出电压 脉冲宽度 脉冲个数 脉冲组数 探针间距
1(+)→2(-) 3000 70 10 10 2
1(+)→3(-) 3000 70 10 10 2
1(+)→4(-) 3000 70 10 10 2
1(+)→5(-) 3000 70 10 10 2
1(+)→6(-) 3000 70 10 10 2
放电脉冲间延时（MS）
800
探针距离与电压间关系
Volts/cm: 1500
线性
非线性
线性度应用
返回
完成
继续

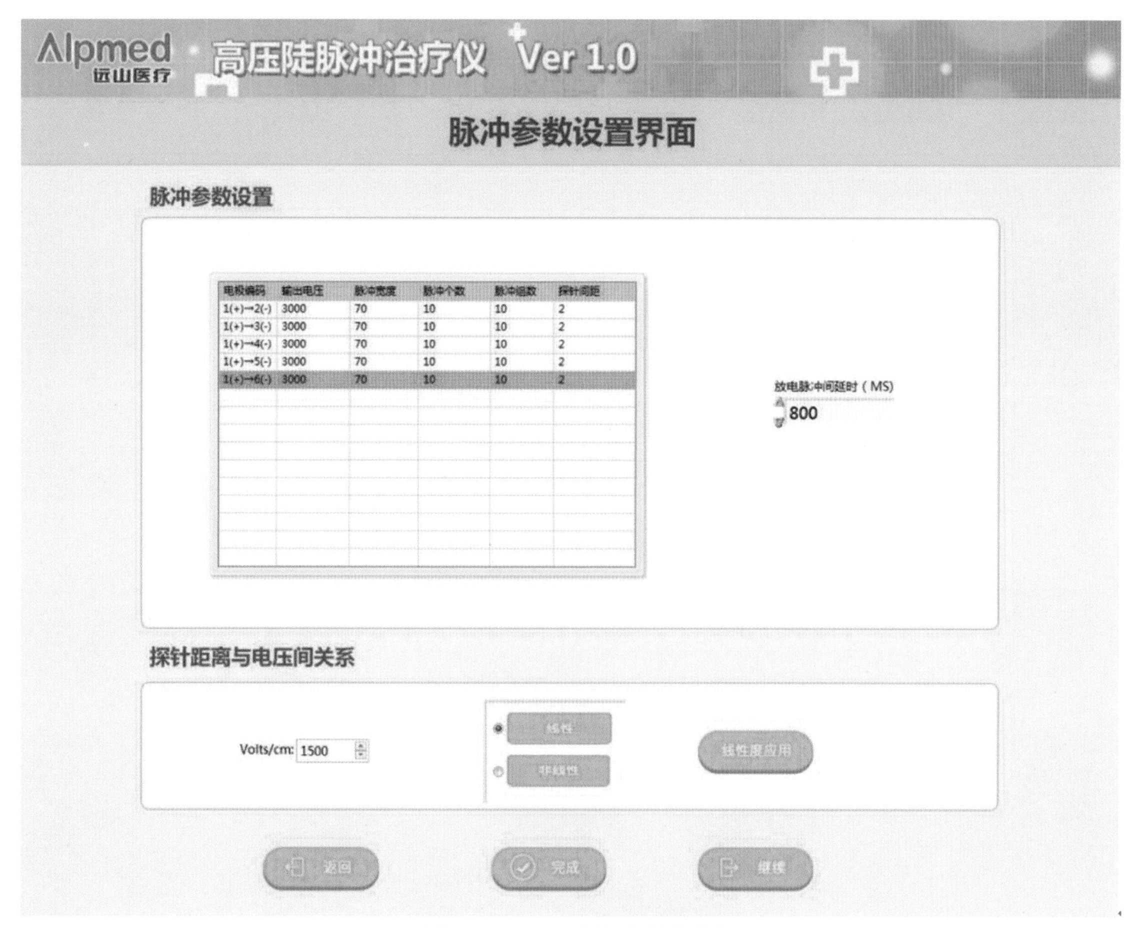

图 10-4-3　脉冲参数设置

择“线性”状态后系统会依据探针间距直接设置输出电压，而“非线性”状态下系统可以根据用户的经验设置各电极间放电的电压。

完成所有设置后，系统将进入放电界面（图 10-4-4），放电界面主要包括治疗的准备、控制和运行。根据治疗进程的状态，它显示一系列的控制和信息。脉冲测试按钮可以提供一个低压测试脉冲到消融位点，确定电极间的电气通路相对于阻抗在操作范围内。系统默认的放电状态为“心电同步”状态，在外接心电监护仪发送触发信号后系统释放一个脉冲。通过左脚踏开关启动设备后，在 10s 内按下右脚踏开关开始放电。手术进行过程中，可以听到每组脉冲的警示音。手术完成后，仪器发出一段长的双重警示音。放电进程采用实时显示，每个脉冲的放电电压和电极间电流实时显示在屏幕上，操作者可以随时掌握治疗进程。系统内置了自我保护程序，当极间电流值大于 50A 时，系统将自动终止手术。

放电进程界面中有 2 个进度条，其中短进度条表示当前消融电极组完成放电的百分比，长进度条表示消融脉冲总序列的完成百分比。当总序列全部完成后它会显示 100%。在治疗过程中，设备的显示系统会在运行选项的信息提示框中实时显示电容充、放电情况，当前放电电极对的脉冲参数及放电次序。

为了保证手术的安全性，手术医生可以随时通过按下“脉冲中止按钮”停止手术过程，以防发生各种可能的危险事件。当手术过程被意外终止时，显示系统会在“进度状态栏”中显示出已完成部分的百分比。当确认故障排除后，重启脚踏开关，手术将继续进行；当系统进入“中止脉冲”后选择“结束”选项，放电过程将自行结束。

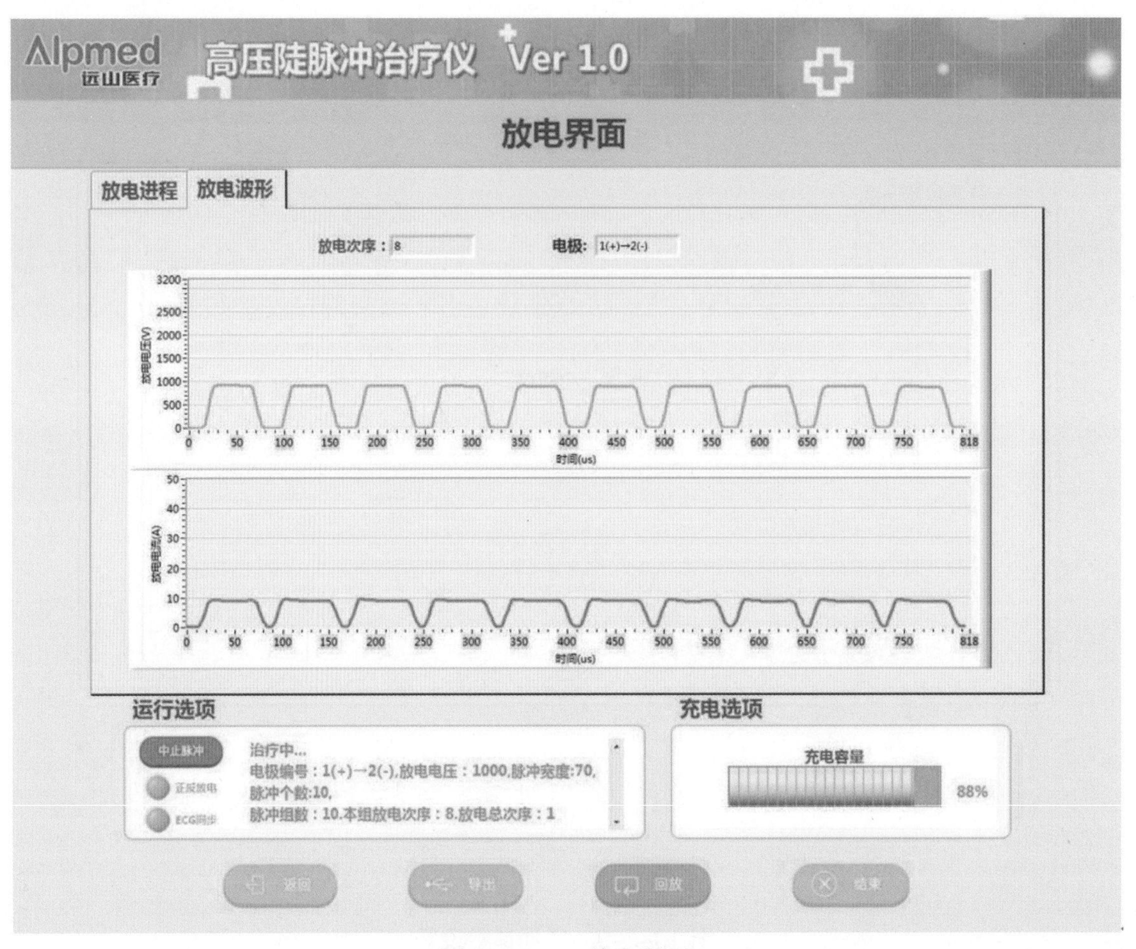

图 10-4-4 放电界面

（作者：付殿勋 陈炬辉）

第五节 纳米刀的临床应用

（1）病例 1：胰腺癌纳米刀消融术。

患者女，86 岁，查体发现胰腺新发肿物，近期明显增大。入院后查增强 CT：胰尾占位性病变 5cm × 4cm × 2cm（图 10-5-1）。综合考虑患者身体情况及病灶包绕腹腔干血管分支，决定使用纳米刀消融术进行治疗（图 10-5-2），手术过程顺利，术后患者无异常（图 10-5-3），三个月后复查，消融主体未见强化（图 10-5-4）。

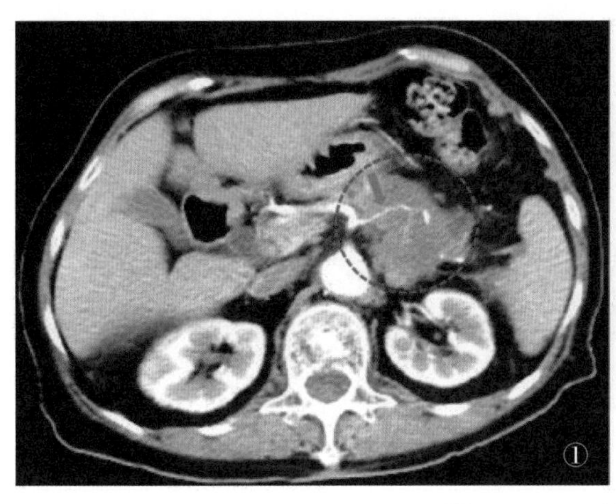

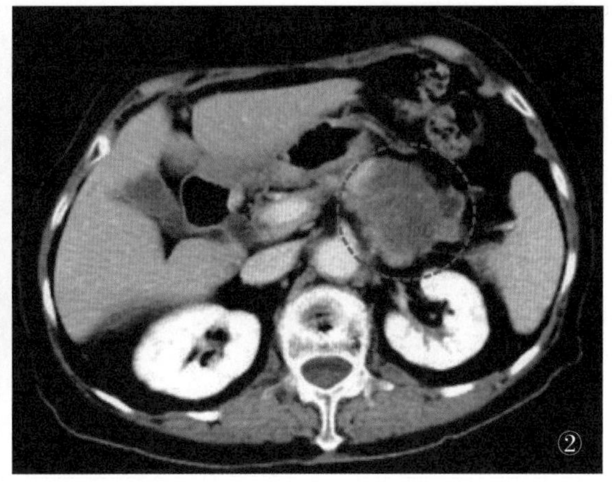

图 10-5-1　胰尾占位性病变

注：①为增强 CT 动脉期，胰尾病灶呈中等强化（红圈）长径约 4cm，病灶包绕腹腔干血管分支（蓝箭头）。②为胰尾病灶强化程度较低，与周围胰腺实质形成对比。

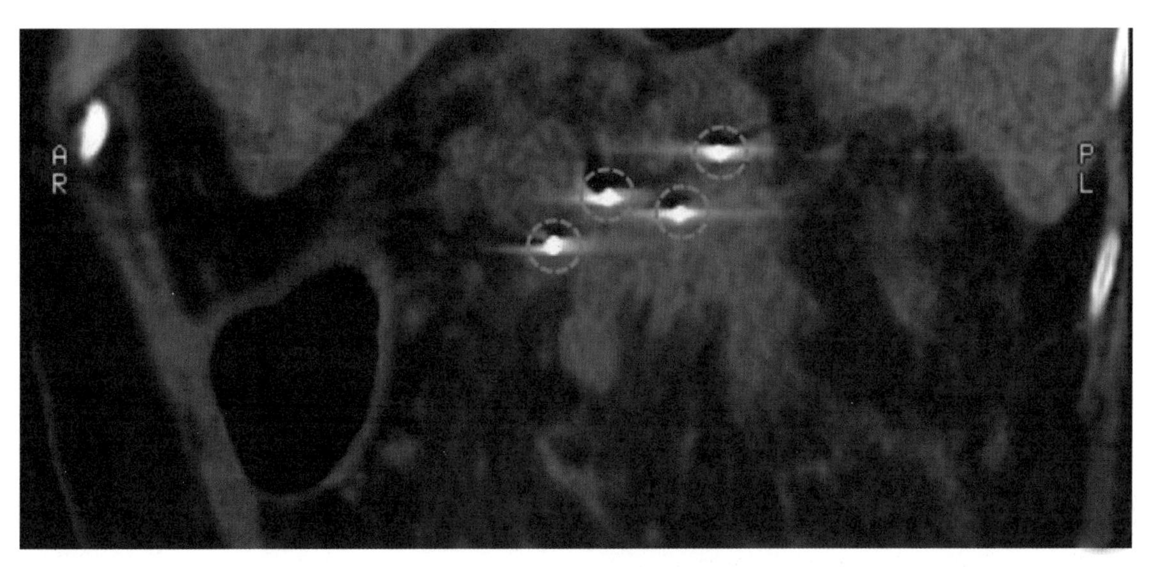

图 10-5-2　电极消融针布置

注：为纳米刀消融术中腹部 CT 重建，四根电极消融针菱形排列，针尖呈四个高强化点（蓝圈），完全包绕病灶。

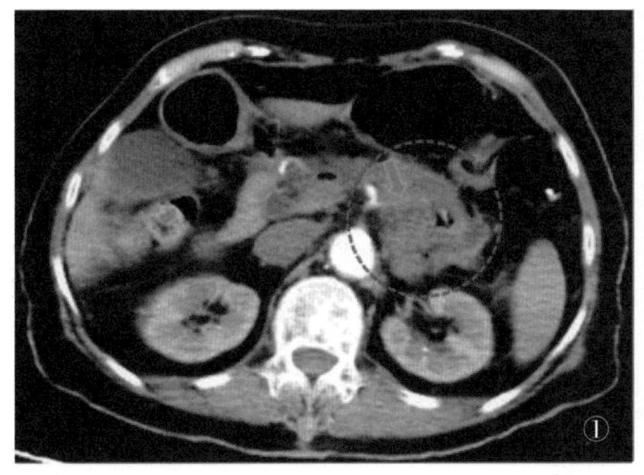

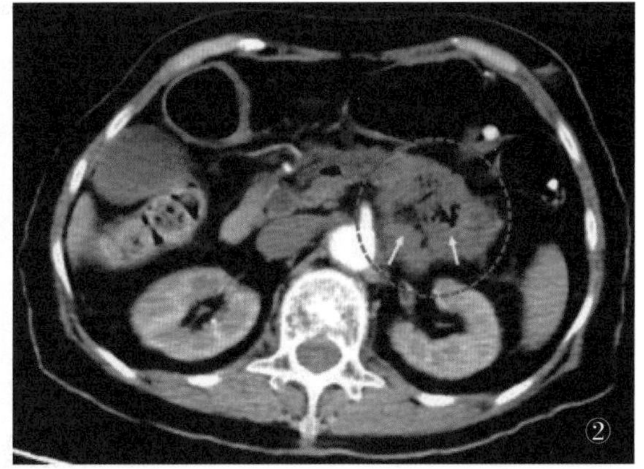

图 10-5-3　纳米刀术后病灶

注：①为纳米刀消融术后即时腹部增强 CT 检查，病灶内腹腔干分支血管（蓝箭头）依稀可见。②为病灶消融完全、未见强化改变，并见气化（黄箭头）。

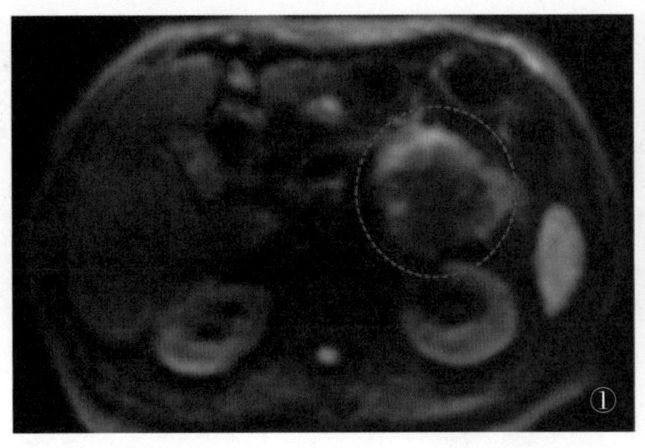
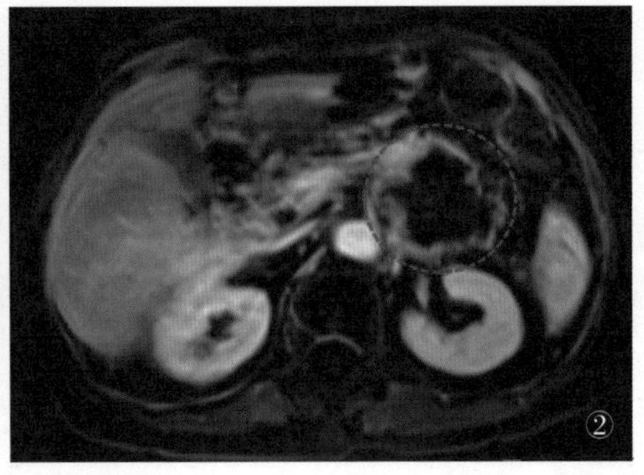

图 10-5-4　纳米刀术后复查

注：①为纳米刀消融术后 3 个月腹部 MRI 检查，胰尾病灶（红圈）DWI 序列呈低信号。②为病灶主体未见强化改变。

（2）病例 2：肝门部恶性肿瘤纳米刀消融术。

患者女，76 岁，因肝门占位性病变长径约 4cm 入院。考虑病灶解剖位置复杂，紧邻门静脉左支、肝静脉和下腔静脉（图 10-5-5），常规消融风险过大，决定使用纳米刀消融术进行治疗（图 10-5-6、图 10-5-8），手术过程顺利，术后患者

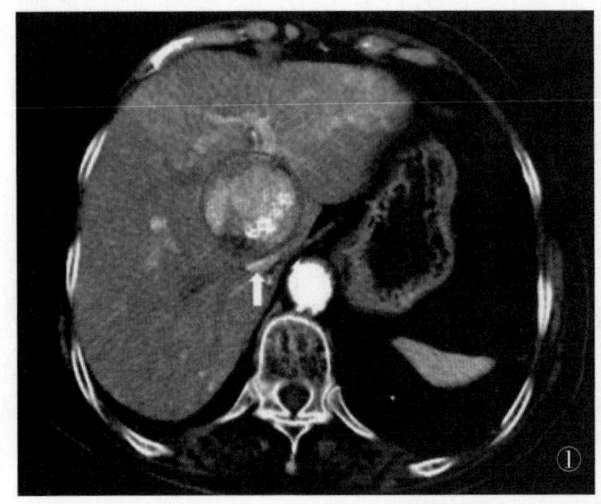
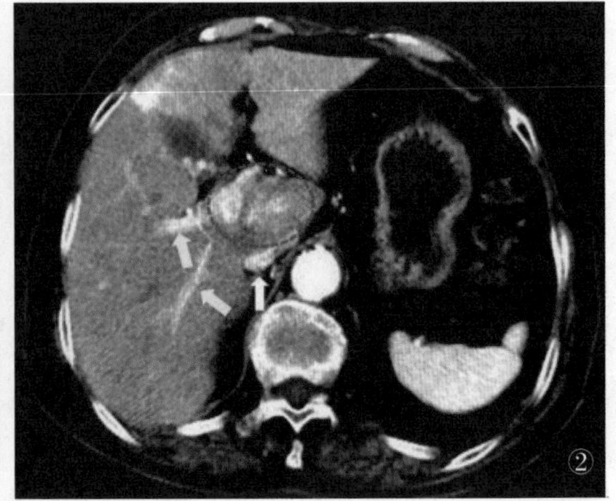

图 10-5-5　肝门部占位性病变

注：①为腹部增强 CT 动脉期，肝门部病灶（红圈）长径约 4cm，呈明显强化。病灶紧邻门静脉左支（蓝箭头）。②为肝门部病灶紧邻肝静脉（黄箭头）及下腔静脉（白箭头）。

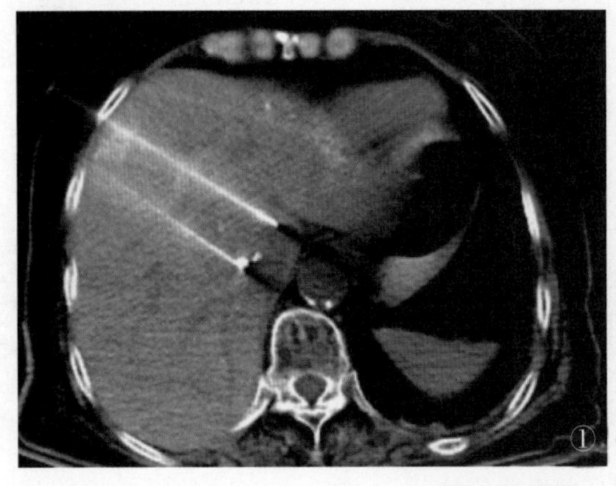
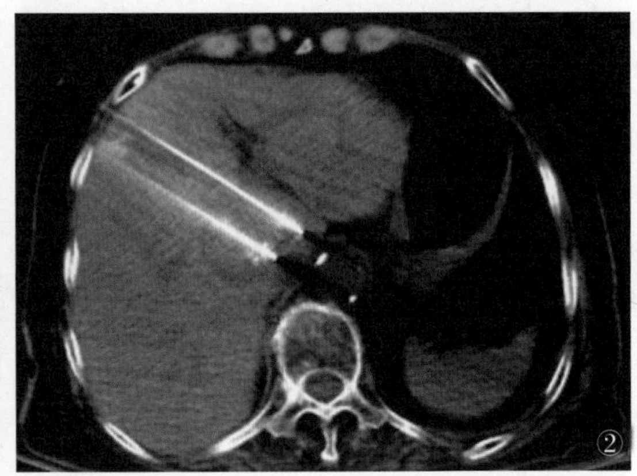

图 10-5-6　电极消融针入针

注：①为纳米刀消融术中腹部 CT 平扫，两根消融针，针体相互平行。②为另两根消融针位于①两针下方，与上方两针平行排列，四针任意两两平行，包绕病灶。

无异常，三个月后复查，消融病灶未见强化且范围较前缩小修复，门静脉左支、肝静脉及下腔静脉通畅（图 10-5-7）。

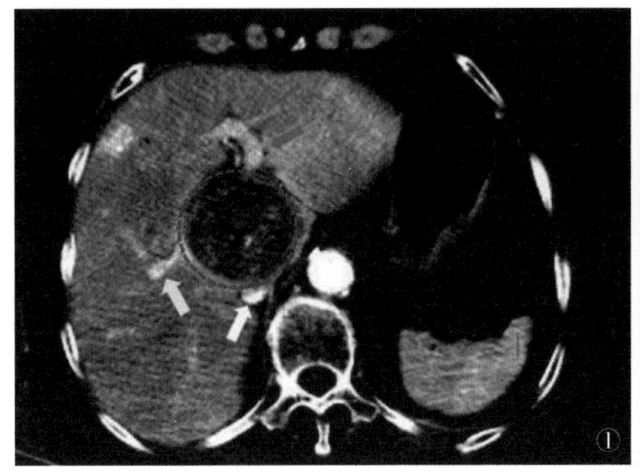

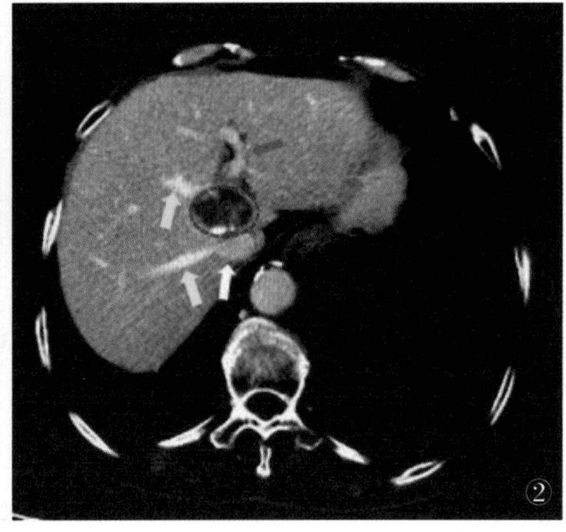

图 10-5-7　纳米刀术后病灶

注：①为纳米刀消融术后即时腹部增强 CT 检查，病灶消融完全、未见强化改变，病灶周围门静脉左支（蓝箭头）、肝静脉（黄箭头）及下腔静脉（白箭头）通畅。②为纳米刀消融术后 3 个月腹部增强 CT 检查，原病灶区未见强化改变，范围较前缩小修复；门静脉左支（蓝箭头）、肝静脉（黄箭头）及下腔静脉（白箭头）通畅。

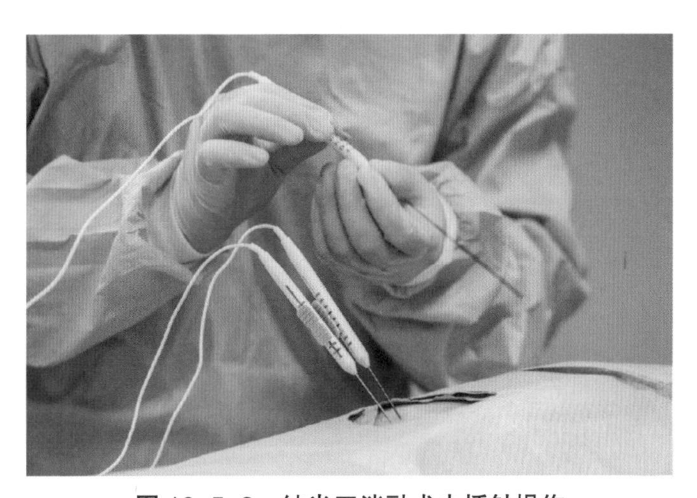

图 10-5-8　纳米刀消融术中插针操作

注：为纳米刀消融操作，电极消融针经皮穿刺至定点部位，尾部与主机相连，释放脉冲进行治疗。

（作者：付殿勋　陈炬辉）

第十一章

肝胆胰恶性肿瘤预后及预测进展

第一节　肝细胞癌预后及预测进展

由于很多肝细胞癌（hepatocellular carcinoma，HCC）患者诊断发现时已处于晚期，生物标志物是肿瘤患者临床管理的关键组成部分，有助于生存改善和优化临床干预，因此 HCC 更加需要生物标志物。对于 HCC 患者而言，迫切需要的生物标志物类型主要包括：风险分层和早期筛查、预后评估和系统治疗响应预测。

一、HCC 的生物标志物与预后的相关性

（一）AFP 及 AFP 异质体比值

甲胎蛋白（alpha fetoprotein，AFP）是来自胚胎干细胞的一种糖蛋白，在胎儿肝脏中合成，正常人血清中含量不超过 20μg/L，但当肝细胞发生癌变时，AFP 在血清中的含量会迅速增高，因此被认为是一种肿瘤标志物，用于肝癌的诊断，当 AFP 值 >400μg/L 时，提示肿瘤体积较大，并已侵入门静脉，对提示预后有一定的临床价值[1]。AFP 可分为 AFP-L1、AFP-L2 和 AFP-L3 三种异质体，研究显示其中异质体比值（AFP-L3）占 AFP 的比例越高提示肿瘤恶性程度越高。

（二）异常凝血酶原

肝细胞在缺乏维生素 K 时，依赖维生素 K 的凝血因子（Ⅱ、Ⅶ、Ⅸ、Ⅹ）合成障碍从而形成无凝血功能的异常凝血酶原。HCC 患者常有异常凝血酶原升高，其对原发性肝癌的诊断价值优于 AFP，并且在 AFP 不升高的 HCC 患者中仍然具有较好的诊断价值。术前高异常凝血酶原（≥ 40mAU/mL）是 HCC 患者的不良预后和术后复发的独立影响因素，另外还有研究显示异常凝血酶原与静脉癌栓及肿瘤恶性度有关可能是其能够反映预后情况的主要原因。

（三）β- 连环蛋白

β- 连环蛋白（β-catenin）可通过与细胞表面的 E- 钙黏蛋白的膜内段结合成复合物，再和细胞骨架的肌动蛋白结合，从而介导细胞和细胞间的黏附，同时还参与 Wnt 信号转导通路，在细胞增殖、胚胎发育、细胞修复和肿瘤形成等过程中发挥重要的作用。在正常人的肝脏组织中，β-catenin 表达于细胞膜下的细胞与细胞连接处，而在肝癌组织中，β-catenin 主要表达于核上，因此，β-catenin 的异常转位则表明肝癌呈恶化趋势[2]。有研究表明，β-catenin 可刺激肿瘤细胞增生，降低肿瘤细胞的黏附作用，从而促进肿瘤的发生、发展，β-catenin 水平的高低与肝癌的预后呈负相关，即 β-catenin 水平越高预后越差[3]。

（四）细胞间黏附分子 -1

细胞间黏附分子 -1（intercelluar adhesion molecule-1，ICAM-1）是一种跨膜糖蛋白，主要在细胞膜表面的黏蛋白和血管内皮表面表达。ICAM-1 在原发性肝癌细胞中的高表达可降低肿瘤细胞间的黏附力，与浸润的淋巴细胞结合后脱离原有位置进入血液循环，在血管内着床形成转移灶。80%~96.2% 的原发性肝癌细胞中 ICAM-1 表达为阳性，而正常肝细胞为阴性，说明在肝癌组织中 ICAM-1 的表达可能与肝癌的临床诊治、转移及预后有一定的相关性[4]。

（五）PTEN 基因

PTEN 基因（phosphatase and tensin homologue deleted on chromosome ten gene，PTEN gene）可通过焦点黏附激酶去磷酸化，抑制细胞周期蛋白 D1 积累和促进细胞周期抑制因子 P27KIP1 的表达，使细胞周期停滞在 G~S 期，G 期细胞数目增多，S 期细胞数目减少，从而参与细胞调控，抑制肿瘤细胞的浸润和转移[5]。研究发现，在人类多种肿瘤中均有发现 PTEN 基因的杂合性丢失或突变，PTEN 基因的表达与肿瘤的发生、发展和预后有一定关系[6]。所以 PTEN 可作为原发性肝癌肿瘤转移及预后的检测指标。

（六）转化生长因子

转化生长因子（transforming growth factor，TGF）是一种分泌蛋白质，分为转化生长因子 -α 和转化生长子 -β。TGF-α 的超表达可诱导肝细胞增殖形成肝癌，有研究表明，原发性肝癌血清中的 TGF-α、TGF-β1 水平显著高于正常人血清中的 TGF-α 水平，TGF-α、TGF-β 中 TGF-β1 与 AFP 联合对原发性肝癌的诊断、转移有重要意义。

（七）血管内皮因子

血管内皮生长因子（vascular endothelial growth factor，VEGF）有的是直接作用于血管内皮细胞，有的是间接地通过其他的辅助细胞（如 T 细胞）来诱导血管生成，对肝癌的发生发展及预后有重要意义[7]。VEGF 在肝癌组织中表达显著高于正常组织。肝癌细胞为满足自身对氧和营养的需求，可诱导 VEGF 的大量分泌并与其受体血管内皮生长因子受体（VEGFR）结合，促进新血管的形成。VEGF 与其受体 VEGFR 与肝癌的生成、浸润及转移、预后密切相关[8]。

（八）基质金属蛋白酶

基质金属蛋白酶（matrix metalloproteinase，MMP）可分为胶原酶、基质溶解素、明胶酶、膜型基质金属蛋白酶以及其他五个亚类。MMP 是细胞外基质降解过程中必不可少的酶，在正常组织中，MMP 表达极少，但在炎症因子、生长因子等的刺激下，其表达量会上升。MMP 能破坏肿瘤细胞侵袭的组织学屏障，在肿瘤侵袭转移中起关键性作用，有研究显示恶性肿瘤中 MMP-1 高表达与预后相关。原发性肝癌细胞中 MMP 的表达类型和正常细胞无差别，但在表达量上存在较大差异，还有研究表明，MMP-13 在原发性肝癌患者血清中有显著增高，说明 MMP-13 可能参与了肿瘤的发生、浸润与转移[9]。

（九）骨桥蛋白

骨桥蛋白（osteopontin，OPN）是一种分泌型钙结合磷酸化糖蛋白，存在于人体多种组织细胞中，尤其是恶性转化的上皮细胞，并参与细胞信号转导、黏附、运动、化学趋化、细胞存活等生物学过程。一线 Meta 分析结果显示[10]，OPN 的表达水平与肝癌患者的总生存期（HR=1.58，$P < 0.001$）和无疾病进展生存时间（HR=1.67，$P < 0.001$）均呈负相关，与 OPN 低表达的肝癌患者相比，高表达 OPN 的患者的总生存期和无疾病进展生存时间更短[10]。

（十）循环基因和细胞类标志物[11]

1 microRNAs

由于循环标志物便于获取而成为 HCC 预后判断的首选标志物。HCC 患者的外周血循环遗传标志物如 AFP mRNA、TGFβ1 mRNA 和 IGF-Ⅱ mRNA 等用于监测远端转移或 HCC 术后复发。microRNAs 稳定地表达于血清和尿液中，成为新的无创早期检测和 HCC 预后的生物标志物。最近有研究表明用包含 6 种 RNA 在内的 microRNA 模型能准确鉴别出 HCC 患者，受试者工作特征曲线下面积为 0.89，特异度为 84%，敏感度为 82%。

2 循环肿瘤细胞

循环肿瘤细胞（circulating tumor cell，CTC）已作为预测肿瘤复发和转移的有前途的候选标志物。有研究表明上皮细胞黏附分子 CTC 阳性可作为肝癌术后的预后指标。但它们的临床有效性依然需要验证。

（十一）术前国际标准化比值及纤维蛋白原

为防止由于凝血功能障碍在进行有创检测及治疗时对患者造成伤害，凝血功能检测已成为入院患者常见的检测指标，包括凝血酶原时间 PT、国际标准压比值 INR 及纤维蛋白原 FIB。笔者研究发现，术前 INR、FIB 是 HBV 感染病史的 HCC 患者术后的独立预后因素[12]。

（十二）碱性磷酸酶

碱性磷酸酶（ALP）是广泛分布于各脏器的水解酶，主要存在于肝脏、胆囊和肾脏，其共有 6 种同工酶，其中第 1、2、6 种来自肝脏，第 4 种产生于胎盘及癌细胞，在原发性和继发性肝癌中 ALP 均明显升高。多项 HCC 预后的多因素分析发现，术前 ALP 较高（＞120U/L）患者预后较差，死亡风险明显增加[12]。

（十三）谷氨酰转肽酶

谷氨酰转肽酶（GGT）在成人肾脏内最多，其次为胰和肝。胚胎期则以肝内最多，在肝内主要存在于肝细胞浆和肝内胆管上皮中。急性肝炎、慢性活动性肝炎及肝硬化失代偿时 GGT 轻中度升高，在原发性肝癌时，肝内合成亢进，GGT 水平明显升高。术前高 GGT 水平是 HCC 患者的不良预后指标[12]。

二、HCC 治疗预测相关的生物标志物

美国食品药品监督管理局（FDA）批准索拉非尼用于 HCC 治疗长达 10 年后，多达 5 种新的系统治疗药物展示出良好的临床获益，包括酪氨酸激酶抑制剂 TKI 和阿替利珠单抗 + 联用等。尽管免疫检查点抑制剂 nivolumab 和 pembrolizumab 在Ⅱ期试验中肿瘤反应接近 20%，但Ⅲ期试验未能达到其主要终点，提示需要预测 ICIs 治疗响应的生物标志物，以确定对这种异质性肿瘤的精准治疗。

（一）生物学标志物在靶向治疗的疗效预测

肝癌是一种分子发病机制较为复杂的实体瘤，其发生发展涉及多条信号通路的失调，与多种基因变异有关[13-14]。COSMIC Database 资料显示，西方人群肝癌基因变异谱中 8 个基因人群频率超过 5%，主要集中在基因组不稳定性、永生化和 Wnt 等信号轻导通路上。GenomiCare 资料显示，中国人群中有 20 多个基因变异频率超过 5%，主要集中在基因组不稳定性、血管生成、细胞周期失控、生长因子、PI3K-AKT-mTOR 等信号通路。HCC 累积了包括基因突变和染色体畸变在内的体细胞 DNA 的改变。

（1）血管内皮生长因子 A（VEGFA）：预测靶向药物疗效的一项单基因对靶向药物疗效的回顾性临床队列研究，探讨了肝癌患者 VEGFA 扩增与索拉非尼治疗敏感性的关系[15]。在未接受索拉非尼治疗的患者中，VEGFA 扩增（n =14）对比 VEGFA 无扩增（n=96）在 OS 上差异无统计学意义（P ＞ 0.05），而在接受索拉非尼治疗的患者中，VEGFA 扩增（n=7）对比 VEGFA 无扩增（n=7）有明显的生存获益（中位 OS 未达到对比 10 个月，P=0.029），这意味着 VEGFA 对肝癌患者整体的预后并不是一个敏感的生物学标志物，但是 VEGFA 扩增的患者可能对索拉非尼治疗敏感性更好。

（2）PI3K-mTOR 信号通路：2019 年，*Clinical*

Cancer Research 发表的一篇研究，应用 NGS 前瞻性探索了晚期肝癌靶向治疗中具有预后预测作用的生物学标志物[15]。其中共纳入 81 例接受索拉非尼治疗的晚期肝癌患者，通过分析其基因测序结果，发现 PI3K-mTOR 信号通路激活与较低的疾病控制率（8.3% 对比 40.2%），较短的中位 PFS（1.9 个月对比 5.3 个月）及中位 OS（10.4 个月对比 17.9 个月）相关，提示 PI3K-mTOR 信号通路突变患者，索拉非尼疗效较差。

（3）成纤维细胞生长因子（FGFs）：在染色体 11q13 区域的 FGF3、FGF4、FGF19 这几个基因，位于同一条染色体的相同区域上，会出现 1 个或以上基因同时扩增，是 HCC 患者较高频的突变基因。2 项小样本的回顾性研究表明，肝癌患者 FGF3/FGF4 扩增对索拉非尼治疗具有敏感性，同时肝癌患者 FGF19 扩增在索拉非尼治疗完全缓解患者的检出频率（2/6，33.3%）较非完全缓解患者（2/39，5.1%）明显增高，提示 FGF3/FGF4/FGF19 基因扩增的 HCC 患者，接受索拉非尼的疗效会更好[16-17]。

（4）CTNNB1 基因：在二线靶向治疗方面，2019 年的一篇文献回顾性分析了 17 例接受瑞戈非尼治疗的患者的基因测序结果，探索与瑞戈非尼疗效相关的生物学标志物。通过对 17 例（7 例部分缓解患者和 10 例疾病进展患者）接受瑞戈非尼治疗的患者肿瘤组织 NGS 基因测序结果进行分析，在 10 例疾病进展患者中有 3 位检测到 CTNNB1（Wnt 通路中编码 β-catenin 蛋白）突变，而在部分缓解患者中均未发现。这一小样本的研究提示，CTNNB1 突变可能与瑞戈非尼疗效呈负相关，而 VEGFA 扩增则相反。

（二）生物学标志物在免疫治疗疗效预测和药物选择中的应用

目前的研究表明肝细胞癌即使联合免疫治疗，ICIs 的 ORR 也仅为 30%，有效的预测标志物不仅能精准捕获治疗受益群体，还可以让非获益群体免受不必要的药物毒性反应。

目前免疫治疗常用的疗效预测有效标志物包括 PD-L1 表达、肿瘤突变负荷 TMB、染色体异倍性和基因签名。Wnt 信号转导通路激活被认为是 HCC 患者对 ICIs 耐药的生物标志物。

1. PD-L1 表达

肿瘤细胞 PD-L1 表达越高，免疫治疗疗效越好，这个结论在多个癌种中都是得到证实的。纳武利尤单抗治疗晚期肝癌 Checkmate040 临床研究的亚组分析结果，在 PD-L1 表达 ≥ 1% 亚组中 26% 患者观察到客观反应，而在 PD-L1 表达 < 1% 的亚组中只有 19% 的患者观察到客观反应[18]。同样在 Checkmate459 Ⅲ期临床研究中，PD-L1 ≥ 1% 患者对比 PD-L1 < 1% 患者的 ORR 为 28% 和 12%，均提示 PD-L1 高表达的患者，接受免疫治疗的 ORR 更高[19]。但是目前 PD-L1 在肝癌中的阳性标准及临床意义仍存在争议。

2. 肿瘤突变负荷

肿瘤突变负荷（Tumor Mutation Burden,TMB）可用于评价帕博利珠单抗在治疗初期或经治的晚期实体瘤患者的有效性。2020 年 6 月，美国 FDA 批准了帕博利珠单抗同于肿瘤突变负荷高（TMB ≥ 10 个突变 /Mb）的泛实体瘤治疗，该批准是基于Ⅱ期 KEYNOTE-158 试验结果通过的，TMB 也因此成为第 2 个帕博利珠单抗免疫治疗“不限癌种”的生物学标志物。这项多中心、多队列、非随机、开放标签的篮子试验共纳入了 11 个癌种的 1050 例患者，经过近 1 年的随访，在高 TMB 组的患者中，ORR 为 30.3%，完全缓解率为 4.0%，部分缓解率为 26.3%，而低 TMB 组的肿瘤患者的 ORR 仅为 6.7%[20]。但是该试验中并没有肝癌队列，TMB 于肝癌免疫治疗中的疗效预测价值仍值得我们进一步的探究。

3. DNA 错配修复

DNA 错配修复（mismatch repair，MMR）基因经转录翻译后可表达相应的错配修复蛋白，MMR 分为错配修复功能缺陷（defcient mismatch repair，dMMR）和错配修复功能完整（profcient mismatch repair，pMMR）。任意一个 MMR 蛋白（MLH1/MSH2/MSH6/PMS2）表达缺失可造成细胞的错配修复功能缺陷，DNA 复制过程中因碱基错配丧失修复功能而造成累积，引起微卫星不稳定（microsatellite instability，MSI）的发生，从而增加了肿瘤发生的风险。MSI 分为高度不稳定（microsatellite instability-high，MSI-H）、低度不稳定（microsatellite instability-low，MSI-L）和稳定（microsatellite stability，MS-S）；dMMR 等同于 MSI-H，pMMR 则等同于 MSI-L 或 MS-S。对帕博利珠单抗治疗 MSI-H/dMMR 的实体瘤患者疗效的 5 项非对照单臂的临床试验进行研究，共纳入 149 例 15 种不同类型的晚期肿瘤患者，研究结果表明，患者 ORR 为 39.6%，48 例患者获得部分缓解，11 例患者获得完全缓解，其中缓解时间达到 6 个月以上的患者超过了 78%[21]。根据这项研究结果，2017 年 5 月美国 FDA 批准了帕博利珠单抗的适应证是作为二线或二线后方案治疗 MSI-H/dMMR 的实体肿瘤。

4. Wnt/β-catenin 通路

2019 年，发表在 *Clinical Cancer Research* 的研究发现 Wnt/β-catenin 通路改变对免疫治疗能否获益有提示作用[22]。研究者对 127 例接受全身治疗的晚期肝癌患者的肿瘤样本进行二代基因测序，在接受 ICIs 治疗的 27 例可评估患者中，10 例 Wnt 信号转导通路突变的患者均在首次影像学评估时疾病进展，而 17 例无 Wnt 信号转导通路改变的患者对免疫治疗均有一定治疗反应，其中有 9 例患者病情持续稳定≥ 4 个月或更好，Wnt 信号转导通路突变者中位 PFS 小于无 Wnt 信号转导通路突变者（2.0 个月对比 7.4 个月），突变者中位 OS 小于无突变者（9.1 个月对比 15.2 个），提示 Wnt/β-catenin 通路活化与肝癌患者对 ICIs 耐药相关。

三、小结

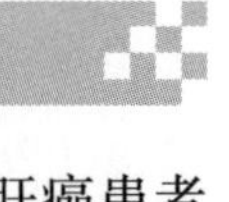

目前，靶向药物和免疫治疗是晚期肝癌患者最主要的治疗选择，同时 ICIs 联合靶向抗血管生成药物治疗成为了肝癌临床研究的热点，随着研究者们对肝癌的基因分子图谱和疾病发展过程中驱动基因及基因组改变的进一步认识，对靶点基因和相关信号通路不断探索，寻找对疗效预测和患者预后均有临床意义的生物学标志物，精准筛选出靶向和免疫治疗获益人群，必将为提高肝癌患者的生存带来更多的希望和选择。

参考文献

[1] 谢康珍，杨玉秀．肝细胞肝癌早期诊断肿瘤标志物的研究进展［J］．中国实用医刊，2015, 42(5): 116-118.

[2] 赵鹏，莫钦国．肝癌术后复发转移标志物的研究进展［J］．中国癌症防治杂志，2010, 2(1): 64-67.

[3] 李汛．肿瘤标志物对早期原发性肝癌的诊断价值与研究进展［J］．肝癌电子杂志，2014(3): 41-45.

[4] 熊枝繁，刘菊，曹仕琼，等．肝细胞肝组织 ICAM-1 及血清 sICAM-1 水平变化的临床意义［J］．实用医学杂志，2006, 22(3): 274-276.

[5] 辛艳春 . 原发性肝癌早期诊断研究进展 [J] . 中国中医药咨讯 , 2011, 3(22): 495.

[6] 程跃 , 蒋军辉 , 施小东 , 等 . PTEN 基因对人膀胱癌细胞系 BIU-87 化疗敏感性影响的研究 [J] . 现代实用医学 , 2010, 22(4): 369-371.

[7] 钟嘉伟 . 细胞因子与蛋白类标志物在原发性肝细胞癌诊断、疗效评估及复发、转移中的意义 [J]. 江西医药 , 2012, 47(7): 634-637.

[8] 杨素丽 , 谢风 . 肿瘤标志物检测应用于原发性肝癌的研究进展 [J] . 中国实验诊断学 , 2015, 19(11): 1981-1982.

[9] 陈华江 , 王杰军 . 基质金属蛋白酶的结构及其调节机制 [J] . 国外医学 (肿瘤学分册) , 2001, 28(1): 20-23.

[10] 张鑫 , 袁琪 , 高鹏程 . 骨桥蛋白的表达与肝癌预后相关性的 meta 分析 [J] . 中国普外基础与临床杂志 , 2019, 26(6): 711-718.

[11] 杨贵敏 , 赵运胜 , 王春华 , 等 . 肝细胞癌肿瘤标志物的研究进展 [J] . 临床肝胆病杂志 , 2018, 34(1): 199-203.

[12] 文夏杰 , 姚明解 , 张玲 , 等 . 实验室常见检测指标对肝细胞癌预后预测价值的思考 [J] . 临床肝胆病杂志 , 2018, 34(7): 1395-1398.

[13] VOGEL A, CERVANTES A, CHAU I, et al. Hepatocellular carcinoma:ESMO Clinical Practice Guidelines for diagnosis, treatment and follow-up [J] . Ann Oncol, 2019, 30(5): 871-873.

[14] BENSON A B, D'ANGELICA M I, ABBOTT D E, et al. Guidelines Insights: Hepatobiliary Cancers, Version 2. 2019 [J] . J Natl Compr Canc Netw, 2019, 17(4): 302-310.

[15] HORWITZ E, STEIN I, ANDREOZZI M, et al. Human and Mouse VEGFA Amplified Hepatocellular Carcinomas Are Highly Sensitive to Sorafenib Treatment [J] . Cancer Discovery, 2014, 4(6): 730-743.

[16] ARAO T, UESHIMA K, MATSUMOTO K, et al. FGF3/FGF4 amplification and multiple lung metastases in responders to sorafenib in hepatocellular carcinoma [J] . Hepatology, 2013, 57(4): 1407-1415.

[17] KAIBORI M, SAKAI K, ISHIZAKI M, et al. Increased FGF19 copy number is frequently detected in hepatocellular carcinoma with a complete response after sorafenib treatment [J] . Oncotarget, 2016, 7(31):49091-49098.

[18] KUDO M, MATILLA A, SANTORO A, et al. Checkmate040:nivolumab(NIVO) in patients with advanced hepatocellular carcinoma(aHCC) and Child-Pugh B(CPB) status [J] . J Clin Oncol, 2019, 37(Suppl 4): 327.

[19] SANGRO B, PARK J W, CRUZ C M D, et al. A randomized, multicenter, phase 3 study of nivolumab vs sorafenib as firstline treatment in patients(pts) with advanced hepatocellular carcinoma(HCC): CheckMate-459 [J] . J Clin Oncol, 2016, 34 (Suppl 15): 4147.

[20] MARABLLE A, FAKIH M, LOPEZ J, et al. Association of Tumor Mutational Burden with Outcomes in Patients with Select Advanced Solid Tumors Treated with Pembrolizumab in KEYNOTE-158 [J] . Ann Oncol, 2019, 30(Suppl 5): 475-532.

[21] LEMERY S, KEEGAN P, PAZDUR R. First FDA Approval Agnostic of Cancer Site-When a

Biomarker Defnes the Indication [J] . N Engl J Med, 2017, 377(15): 1409-1412.

[22] HORWITZ E, STEIN I, ANDREOZZI M, et al. Human and Mouse VEGFA-Amplifed Hepatocellular Carcinomas Are Highly Sensitive to Sorafenib Treatment [J] . Cancer Discovery, 2014, 4(6): 730-743.

（作者：郑艳）

第二节　胆管癌的预后及预测进展

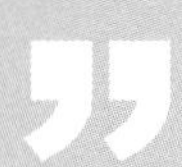

胆管癌中肝门部胆管癌占 50%，肝外胆管癌占 40%，肝内胆管癌占比不到 10%。胆管癌的治疗从化疗阶段已开始向靶向及免疫治疗领域进行探索。临床上急需发现对肿瘤的早期诊断、治疗选择和预后判断有重要意义的生物标志物。

一、胆管癌的生物标志物与预后的相关性

血清中或组织中生物标志物

1. 糖类抗原和癌胚抗原

糖类抗原（CA19-9）和癌胚抗原（CEA）是临床上比较常用的消化道肿瘤检测指标。Loosen 等检测 190 例经外科手术确诊胆管癌患者的 CEA 和 CA19-9 均明显升高，并且与原发性硬化性胆管炎相比也明显升高，CEA 和 CA19-9 诊断胆管癌的截断值为 1.85μg/L 和 78.9U/mL，同时发现相比 CA19-9，CEA 升高能更早预测恶性胆管肿瘤，是胆管癌的独立预测因子[1]。

2. miRNA

miRNA 是一类长度为 22~24 个核苷酸的小单链 RNA，由 DNA 转录产生，不翻译成蛋白质 RNA，在细胞分化凋亡、生物发育、疾病等方面发挥重要作用，是胆管癌预后的监测指标。有学者[2]发现胆管癌患者的 miRNA-221、miRNA-21、miRNA-195、miRNA-192、miR-483-5P、miR-505-3P、miR-874 等均升高，证实其可作为胆管癌晚期的监测指标。上海交通大学医学院附属瑞金医院消化内科张玲等从 The Cancer Genome Atlas（TCGA）数据库下载数据[3-4]，通过与癌旁组织进行比较共筛选出差异表达的信使 RNA（messenger RNA，mRNA）3538 个、长链非编码 RNA（long noncoding RNA，lncRNA）1434 个和微 RNA（microRNA，miRNA）68 个。生存分析发现，COL18A1-AS1、LINC00261、NEXN-AS1、SCRN1 和 SLC6A1-AS1 基因对胆管癌预后具有预测价值，上述基因低表达患者的生存率均显著高于高表达患者。

3. 细胞因子

细胞因子 IL-1、IL-2、IL-6、IL-17 等均与肿瘤的发展和预后相关。Andersen 等[5]人评估了 IL-6 和 YKL-40 与 CA19-9 在姑息化疗前后的预后价值，并在小鼠中研究了 IL-6R 抑制联合吉西他滨是否可延长化疗敏感期。该研究纳入了 6 个临床试验（2004~2017 年）的 452 位晚期（局部晚期或转移性）BTC 丹麦患者。姑息化疗前后检

测了血清 CA19-9、IL-6 和 YKL-40 的水平。采用单变量和多变量 Cox 模型分析了候选生物标志物与 PFS 和 OS 的相关性。结果显示在晚期 BTC 患者中，CA19-9、IL-6 和 YKL-40 治疗前高水平和治疗过程中水平升高都与较短的 PFS 和 OS 相关。IL-6 可提供独立的预后信息，与肿瘤位置和血清 CA19-9 水平无关。ROC 分析显示，IL-6 和 YKL-40 可预测非常短的 OS（< 6 个月），而 CA19-9 最适合预测 OS 超过 1.5 年的患者的 OS。根据结果得出结论[6]：血清 IL-6 和 YKL-40 是胆管癌的潜在新型预后生物标志物。IL-6 可提供独立的预后信息，可能优于 CA19-9。

4. 黏蛋白

黏蛋白（mucin，MUC）可作为胆管癌预后的重要标志物，5 项实验检测 249 例手术后患者组织中的 MUC4，发现 MUC4 升高的胆管癌患者生存期明显缩短。组织中 MUC5AC 升高者更易发生淋巴结转移和生存期缩短[7]。

5. RAS 基因

与胆管癌关联的 RAS 基因以 K-RAS 为主，其次则是 N-RAS。Isa 等采取 PCR-RELP 对 50 例肝内胆管癌 K-RAS 基因开展检测得出，存在 K-RAS 基因突变患者 20 例（40.0%），K-RAS 基因点突变与胆管癌生物学行为紧密关联，提示 K-RAS 基因点突变可能是评定该疾病预后的一项独立性因素[8]。

6. p53 基因

p53 为一种重要的抑癌基因，其野生型可通过诱导细胞凋亡阻止肿瘤发生发展，而 50% 以上恶性肿瘤中存在的 p53 基因突变，使 p53 失去对细胞生长、凋亡和 DNA 修复的调控作用，由抑癌基因转变为癌基因，反而促进肿瘤的发生发展。p53 基因突变为胆管癌不良预后因素之一。p53 在胆管癌胆汁标本中有着十分高的特异性，可应用于早期辅助诊断胆管癌，为临床治疗提供有利依据[9]。

7. NAT2 基因

NAT2 即 N- 乙酰基转移酶 -2，是大多数哺乳动物体内参与Ⅱ相乙酰化反应的代谢酶，对芳香胺类及杂环类物质的活化和 / 或灭活及某些药物的代谢过程起着重要的作用。NAT2 因为其基因多态性与肿瘤发生风险密切相关而受到广泛关注。编码 NAT2 的基因位于第 8 对染色体的短臂 2 区 2 带 (8p22) 上，NAT2 的多态性就是由此区决定的。目前已在此区发现了 11 个单核苷酸多态性 (SNPs)，包括 7 个错义和 4 个静息取代。根据乙酰化代谢能力不同，可将 NAT2 分为快乙酰化型和慢乙酰化型两种表型。M1、M2、M3 是 NAT2 基因最主要的三种突变基因，会导致酶的活力下降，称为慢乙酰化等位基因。陈熙昀[10]等基于基因芯片技术初步探讨 NAT2 与晚期胆管癌预后的相关性，结果显示 NAT2 突变型患者疾病控制率 (76.19%) 显著高于野生型 (35.29%)，有统计学差异，侧面反映了 NAT2 突变型患者预后较好，NAT2 野生型患者可能从常规化疗中获益有限，可考虑将免疫治疗或免疫治疗联合小分子 TKI 靶向治疗提前至一线治疗地位，为临床药物治疗选择提供新的思路。

8. 细胞信号传导通路

Ras-MAPK 信号传导通路是胆管癌生物学最主要的传导通路之一，已在一些研究中报道。例如，Sia 和他的同事对 119 例胆管癌患者的基因表达谱进行分析，筛选出了两组不同的基因标签，分别为增殖类和炎症类。炎症型 ICC 占 ICC 的 38%，其特征为通过 IL-10、IL-4、IL-6 等多种细胞因子和 STAT3 激活促炎信号通路。增殖型 ICC 占 ICC 的 62%，其特征为通过受体酪氨酸激酶（RTK）激活癌信号通路。驱动 RTK 功能障碍的主要突变类型是功能获得性突变（EGFR）、RTK 的过表达、基因组扩增（EGFR，MET）、染色体重排以及激酶结构域复制的组成性激活。炎症型和增殖型ICC的临床表型有几个重要的差异。例如，增殖型ICC肿瘤更可能是低分化至中分化，而炎症型肿瘤更可能是高分化。增殖型和炎症型ICC的生存分析表明，增殖型ICC患者的复发时间较短（15个月对比37个月，P=0.03），中位生存期较低（24.3对比47.2，P=0.048）。

复旦大学附属中山医院樊嘉院士、中科院上海药物所周虎研究员、中科院分子细胞科学卓越创新中心高大明研究员等，合作分析了262例肝内胆管癌（ICC）患者的肿瘤组织中TP53、KRAS、FGFR2、IDH1/2、BAP1等主要驱动突变，对蛋白质组和磷酸化蛋白质组的影响。研究[11]发现，FGFR2的融合和突变可能通过激活Rho GTPase通路来促进ICC发展，其部分融合蛋白衍生肽具有较强免疫原性，是潜在免疫抗原靶点。通过降维分析，团队找到了可特异性区分4个亚型［炎症（S1）、间质（S2）、代谢（S3）、分化（S4）］的标志物，并通过试验证实了其用于临床样本分型的可能性。最终，科研人员确定HKDC1和SLC16A3是ICC预后相关的生物标志物。

9. ERBB2突变

2014年在国际上首次提出胆囊癌的ERBB2/ERBB3突变型与非突变型分子分型，ERBB2/ERBB3突变型患者的预后较差[12]。

10. TTK表达

研究表明胆囊癌组织TTK表达水平明显低于正常组织，对于胆囊癌本身，较高的TTK表达水平与较长的生存时间相一致。提示TTK可以作为胆囊癌预后生物标记物[13]。

二、胆管癌治疗预测相关的生物标志物

胆管癌的靶向治疗[14]是针对肿瘤发生、发展中的关键靶点，通过特异性结合致癌位点干预信号转导，从而选择性地诱导肿瘤细胞坏死、凋亡或被免疫细胞吞噬。近年来，随着ICC基因图谱研究和对其分子病理机制认识的深入及该病靶向治疗的研究的进展，我们认识到胆管癌特定靶点的突变具有一定的预测疗效的作用。

（一）FGFR2融合

前期临床研究显示PanFGFR抑制剂（如BGJ398、erdafitinib、derazantinib）或非选择性酪氨酸激酶抑制剂纳替尼（ponatinib）和帕唑帕尼（pazopanib）对肝内胆管癌有效。

（二）BRAF V600E突变

约5%的胆管癌存在BRAF V600E突变，BRAF抑制剂Vemurafenib的Ⅱ期临床试验报道了有限的肿瘤应答，而BRAF抑制剂（dabrafenib）和MEK抑制剂（trametinib）联用则展示了良好的效果，肿瘤应答率为41%。

（三）IDH1/2热点突变

在ICC中观察到的IDH1/2热点突变是目前临床试验中检测的治疗靶点。Cellulo数据显示SRC抑制剂达沙替尼降低了IDH1/2突变CCA细胞的增殖。最近一项Ⅲ期随机对照试验显示，Ivosidenib增加了IDH1突变型CCA患者的无进展生存。

（四）BRCA1/2或BAP1突变

BRCA1致病性突变的携带者患胆管癌的风险是未携带者的17.4倍，BRCA2致病性突变的携带者患食管癌的风险是未携带者的5.6倍。此外，携带BRCA1或BRCA2致病性突变的个体患胃癌的风险分别为未携带者的5.2倍和4.7倍。这一研究近日发表于*JAMA Oncology*。研究人员基于同源重组修复缺陷机制开发的聚腺苷二磷酸核糖聚合酶（PARP）抑制剂，与BRCA1和BRCA2突变之间存在“合成致死”效应，在多种肿瘤中都发

挥了显著的治疗效果[15-17]。由此可见，BRCA1/2或BAP1突变是PARP抑制剂潜在治疗靶点。

（五）ERBB2扩增/突变

ERBB2扩增/突变是HER2抗体潜在治疗靶点。有研究表明[15]，对于ERBB2/ERBB3非突变型不可切除性胆囊癌患者，采用mFOLFIRINOX方案化疗，效果优于传统GEMOX方案。

此外，部分CCA患者存在错配修复缺陷和微卫星不稳定，是免疫治疗的潜在获益人群。

三、小结

得益于高通量测序的进步及精准诊疗理念的推广，目前BTC的治疗模式日新月异，但仍需要更多临床实验及数据支持。希望更全面的基因组分析可以帮助临床医生更好地理解患者的分子变异规律，为进一步的临床诊疗策略打下坚实的基础，让靶向、免疫、联合等治疗模式在BTC中取得更多突破性进展。

参考文献

[1] LOOSEN S H, RODERBURG C, KAUERTZ K L. CEA but not CA19-9 is an independent prognostic factor inpatients under go ingresection of cholangiocarcinoma [J] . Sci Rep, 2017, 7(1): 16975.

[2] LOOSEN S H, LURJE G, WILTBERGER G, et al. Serum levels of miR29, miR-122, miR-155 and miR-192 are elevated inpatients with cholangiocarcinoma [J] . PLoSOne, 2019, 14(1): e0210944.

[3] MEIJER L L, PUIK J R, TYSL L, et al. Unravelling the Diagnostic Dilemma: A Micro RNA Panel of Circulating MiR-16 and MiR-877 as A Diagnostic Classifierfor Distal Bile Duct Tumors [J] . Cancers(Basel), 2019, 11(8).

[4] 张玲，邹多武. 生物信息学分析筛选胆管癌新候选基因及其意义 [J] . 中国医学前沿杂志（电子版）. 2020, 12(7): 123-128.

[5] HOGDALL D, LARSEN O F, JOHANSEN A Z, et al, Serum IL6 as a Prognostic Biomarker and IL6R as a Therapeutic Target in Biliary Tract Cancers [J] . Clin Cancer Res, 2020, 26(21): 5655-5667.

[6] ZAROGOULIDIS P, YARMUS L, DARWICHE K, et al. Interleukin-6cytokine: amultifunction alglycoprotein for cancer [J] . Immunome Res, 2013, 9(62): 16535.

[7] KASPRZAK A, ADAMEK A. Mucins: the Old, the New and the Promising Factorsin Hepatobiliary Carcinogenesis [J] .Int J Mol Sci, 2019, 20(6): 1288 .

[8] 董晨光，王世明，苏文博. 肿瘤标志物联合检测在肝门胆管癌诊断中的研究进展 [J] . 中国当代医药，2015, 22(5): 17-19.

[9] 刘瑞杰，程树杰. 胆管癌的血清学诊断进展 [J] . 临床合理用药，2011, 4(9C): 133-134.

[10] 陈熙昀，陶晨洁，娄成，等. 基于基因芯片技术初步探讨NAT2与晚期胆管癌预后的相关性 [J] . 现代肿瘤医学，2022, 28(23): 4128-4135.

[11] LIANGQ D. Proteogenomic characterization identifies clinically relevant subgroups of intrahepatic cholangiocarcinoma [J] . Cancer Cell, 2022, 40(1): 70-87.

[12] LI M, ZHANG Z, LI X, et al. Whole-exome and targeted gene sequencing of gallbladder carcinoma identifies recurrent mutations in the Erb Bpathway [J] . Nat Genet, 2014,46(8): 872-876.

[13] 谢源 . TTK 可以作为胆囊癌预后生物标记物 [D] . 北京：北京协和医学院 , 2017.

[14] ACHER A W, PARO A, ELFADALY A, et al. Intrahepatic Cholangiocarcinoma: A Summative Review of Biomarkers and Targeted Therapies [J] . Cancers (Basel), 2021, 13(20): 5169.

[15] LAMARCA A, PALMER D H, WASAN H S, et al. Second-line FOLFOX chemotherapy versus active symptom control for advanced biliary tract cancer (ABC-06): a phase 3, open-label, randomised, controlled trial [J] . Lancet Oncol, 2021, 22(5): 690-701.

（作者：郑艳）

第三节　胰腺癌预后及预测进展

胰腺癌是全球肿瘤相关死亡的第 7 大主要原因，在发达国家中因其导致的死亡人数更多。胰腺导管腺癌是最常见的胰腺癌亚型，在所有胰腺癌病例中约占 85%。全球死亡率与发病率一致，说明这类肿瘤的预后极差。无论处于胰腺癌何种阶段，患者都迫切需要可靠的预后或预测性生物标志物。

一、胰腺癌的生物标志物与预后的相关性

（一）血清中或组织中实验室或分子生物标志物 *

1. 胰岛素样生长因子 2 mRNA 结合蛋白 3

胰岛素样生长因子 2 mRNA 结合蛋白 3（IMP3）是一种细胞表面糖蛋白，在正常胰腺导管上皮细胞中不表达，因此，可作为灵敏度高、特异性强的生物标志物，用于区分良性和恶性胰腺癌的上皮细胞[1]。该生物标志物可能对胰腺细胞癌的迁移、侵袭和细胞黏附有影响。通过 IHC 免疫组织化学染色发现 IMP3 表达，与胰腺导管腺癌的不良预后相关[2]。

2. S100 Calcium Binding Protein P

S100 Calcium Binding Protein P（S100P）是一种用于胰腺癌诊断的生物标志物，具有灵敏度高、特异性强的特点。它参与了胰腺细胞的增殖、存活、运动和侵袭。在胰腺上皮内瘤进展为侵袭性腺癌的过程中，S100P 的表达水平上调。这一生物标志物还可以用来区分阳性胰腺癌和阴性胰腺内分泌肿瘤。

3. MUC1

MUC1 又名上皮膜抗原（EMA）、CD227 或 episialin。在正常细胞中，MUC1 在上皮细胞顶部形成一层屏障，起到保护和调节作用。在胰腺癌中，MUC1 高表达与不良预后相关[3]。

4. 间皮素

间皮素（MSLN）在胰腺癌细胞表面表达，可

* 本文参考了艾博抗（Abcam）公司《肿瘤标志物》中胰腺癌生物标志物的相关资料。

能对细胞黏附有影响。它是胰腺癌诊断和预后的生物标志物，有作为免疫疗法靶标的可能。胰腺癌中的MSLN表达与肿瘤的高侵袭性和患者的不良预后相关[4]。

5. SMAD4

SMAD4又名DPC4或MADH4。作为肿瘤抑制因子，SMAD4在TGF-β的下游抑制细胞生长、促进细胞凋亡。因此，SMAD4功能缺失可能致癌。免疫组织化学染色（IHC）中的SMAD4表达缺失与生存率低相关，可能是提示胰腺癌不良预后的生物标志物[5]。

6. 拓扑异构酶IIα

拓扑异构酶Ⅱα（TOP2A）在蛋白质合成与DNA复制中会剪切双链DNA螺旋。该酶过表达会诱导肿瘤的发生和进展[6]。TOP2A过表达与肿瘤转移及患者生存期短相关，因此，TOP2A[7]被视为提示胰腺癌的预后生物标志物。

7. CEACAM1

CEACAM1又名CD66、胆汁糖蛋白、BGP或C-CAM。CEACAM1是一种细胞黏附分子，在腺癌及胰腺导管内瘤变中表达[8]。由于CEACAM1在早期实体瘤的上皮细胞内的表达明显下调，所以最初被视为肿瘤抑制因子；最近，有研究提出，将CEACAM1作为恶性肿瘤进展和转移扩散的生物标志物[9]。

8. 胸苷酸合酶

正常情况下，该酶会促进线粒体胸苷酸生物合成的从头合成通路。它是胰腺癌治疗中5-氟尿嘧啶（5-FU）的靶点。胸苷酸合酶已被视为胰腺癌患者完成切除术后预后向好的生物标志物[10]。

9. REG3A

Regenerating Gene Protein 3A（REG3A）是一种钙依赖性蛋白，在出现炎症或损伤时会促进胰岛生长。作为一种新型的胰腺癌发展的生物标志物，REG3A在胰腺癌中的作用与炎症相关胰腺癌发展有关。在早期胰腺癌中，IHC通常可见REG3A高表达，因此REG3A或可作为胰腺导管腺癌的辅助诊断和预后因子[11]。

10. P-糖蛋白

P-糖蛋白（p-glycoprotein）是一个ATP依赖型药物外排泵，可以将药物和毒素泵出胞外。胰腺肿瘤和胰腺导管腺癌都与p-glycoprotein表达上调相关。这一新型胰腺癌生物标志物的表达水平与患者预后向好相关。

11. Kras

Kras作用于EGFR下游，且单一氨基酸的替代就会导致激活型突变。在胰腺癌中，Kras突变发生在肿瘤早期，且存在于90%的肿瘤中，与不良预后相关[12]。

12. 表皮生长因子受体

表皮生长因子受体（EGFR）又名HER1或c-erb-B1。作为生长因子受体酪氨酸激酶家族的一员，IHC显示EGFR在胰腺癌中过表达。EGFR在前列腺IHC中表达上调，与晚期疾病、患者生存率低及出现转移相关，因此，抑制EGFR已成为胰腺癌治疗干预的焦点[13]。

13. 拓扑异构酶I

这种酶对基因组的稳定性非常重要，可移除DNA超螺旋结构。作为胰腺癌的一种治疗策略，已有多种抑制剂将拓扑异构酶I作为靶点。在约一半的胰腺癌病例中，拓扑异构酶I过表达。它已成为多种临床研究的IHC生物标志物，用于监测患者对胰腺癌疗法的应答；同时，它也是监测胰腺癌发展的一种新型生物标志物[14]。

14. RRM1

RRM1可以催化相应的核糖核苷酸还原为脱氧核苷酸，进行DNA合成。在胰腺癌中对RRM1

进行 IHC 检测可以预测患者对化疗的应答[15]。RRM1 在胰腺癌中高表达，或可作为预后向好的生物标志物。

15 Claudin 4

Claudin 4 在多数胰腺癌（无论是早期病变还是晚期病变）中过表达。Claudin 4 的 IHC 检测旨在为浸润性胰腺癌的新型疗法提供靶点。在胰腺癌早期病变中检测 Claudin4 的结果显示，Claudin 4 的 IHC 检测对胰腺癌的早期诊断和预后具有潜在效益[16]。

（二）血液中肿瘤 DNA 可作为胰腺癌的预后标志物

从胰腺癌患者的血液样品中分离出的循环肿瘤 DNA（ctDNA）与不良结果相关。

法国巴黎的索邦大学胃肠病学和消化肿瘤科的 Jean-Baptiste Bachet 博士和同事，将这项研究发表在临床癌症研究中。这是一项前瞻性研究[17]，收集胰腺癌患者的血液样本，目的是识别基于血液的生物标志物，以克服肿瘤样本用于研究有限可用性的挑战。

在这项研究中，研究人员分析了 135 例胰腺癌患者的血液样本，31 例为可切除肿瘤，36 例患有局部晚期疾病（LA），68 例有转移性疾病（M）。他们从血浆样品中提取 DNA，并使用特定的 NGS 分析方法来检测低等位基因频率突变。他们还筛选所有血浆样品确定胰腺癌三个最常见的 KRAS 突变，除了几个其他突变外，都通过基于液滴的数字 PCR（dPCR）确定。

在多变量分析中，ctDNA 的存在是晚期疾病患者的独立预后生物标志物，并且与疾病的阶段和肿瘤分化的程度相关。在 104 例晚期疾病患者中，50 例有可检测的 ctDNA（LA，17%; M，65%）。在中位随访 34.2 个月后，76 例死亡。在没有可检测的 ctDNA 的患者中，总生存期（OS）为 19 个月，而在具有 ctDNA 的患者中为 6.5 个月。

当患有晚期疾病的患者基于 ctDNA 中的突变频率分组为三分位数时，与总生存期有显著的剂量反应关系：最低三分位数的患者为 18.9 个月，中间患者为 7.8 个月，最高三分位数为 4.9 个月。

在 31 例可切除疾病患者中，6 例有可检测的 ctDNA。中位随访 33.3 个月后，23 例发生疾病复发，其中 13 例死亡。在没有可检测的 ctDNA 的患者中生存期为 17.6 个月，而在具有 ctDNA 的患者中为 4.6 个月；总生存期分别为 32.2 个月、19.3 个月。

研究证实了使用 NGS 分析方法检测胰腺癌患者的 ctDNA 的可行性。还证实了晚期胰腺癌中检测 ctDNA 的存在强预后价值。但还需要在前瞻性临床试验中确认这些结果，根据治疗期间发生的动态生物学变化来更好地评估此生物标志物的预测价值。

（三）miRNA

2007 年，Bloomston 等首次报道[18]，胰腺癌患者中 6 种 miRNA（miR-452、miR-105、miR-518a-2、miR-187 和 miR-30a-3p）表达水平升高者，其生存时间较普通患者更长（超过 2 年）。在另一项研究中[19]，作者用显微切割的方法从 56 例胰腺癌手术样本中分离出胰腺癌细胞，并在检测其中 4 种 miRNA（miR-200、miR-155、miR-203 和 miR-205）的表达水平后发现，此 4 种 miRNA 表达水平高者生存期较短，并且此组患者的肿瘤相关死亡事件的发生率相比于其他患者升高了 6.2 倍。一项关于 14 种胰腺癌细胞系 E-cadherin 和 miR-200c 关系的研究[20]，其将 99 例行胰腺癌切除术患者的 miR-200c 水平进行检测，发现 miR-200c 表达水平高的患者其生存率较其他 8 者高。另有研究结果显示[21]，肿瘤组织中高表达的 miR-21 和低表达的 miR-34a 及 miR-30d 是经胰腺癌切除术患者的独立预后因素，与淋巴结侵犯、肿瘤大小及临床病理分期无关。此外，在胰腺癌组织中，同时出现高表达 miR-212、miR-675 及低表达 miR-148a、miR-187 和 let-7g 的胰腺癌患者的手术后总生存期较短，且与患者的性别、年龄和是否行手术后化疗等因素均无关。

（四）血清和组织中的 tsRNAs

国内一项研究显示[22]，血清和组织中的 tsRNAs 表达谱可作为 PC 诊断和预后生存评估的新型生物标志物。该研究于 2021 年 7 月发表在 *Molecular Cancer*，IF：15.302。该研究证明血清 tRF-Pro-AGG-004 和 tRF-Leu-CAG-002 是具有前景的新的生物标志物，可以用于 PC 的早期诊断。肿瘤组织中 tRF-Pro-AGG-004 和 tRF-LeuCAG-002 的原位杂交（ISH）评分可以作为预测患者术后生存时间的生物标志物（图 11-3-1）。该研究揭示了血清中循环 tsRNAs 的存在形式、来源及生物学功能，为 PC 的诊断和治疗提供了新的思路。与此同时，该研究提示 tsRNAs 也能够在循环系统中稳定存在，且丰度远高于 miRNA。但循环 tsRNAs 在 PC 中的诊断价值和生物学功能尚不清楚。

同时，外泌体与 tsRNA 也有一定关系，外泌体是一种膜结合载体，其直径为 30~100nm，由大多数细胞类型分泌，存在于各种类型的体液中，包括血浆、血清、尿液和唾液里。其中，microRNA、环状 RNA（circRNA）和长链非编码 RNA 已显示出作为诊断或预后生物标志物的巨大潜力[23-24]。

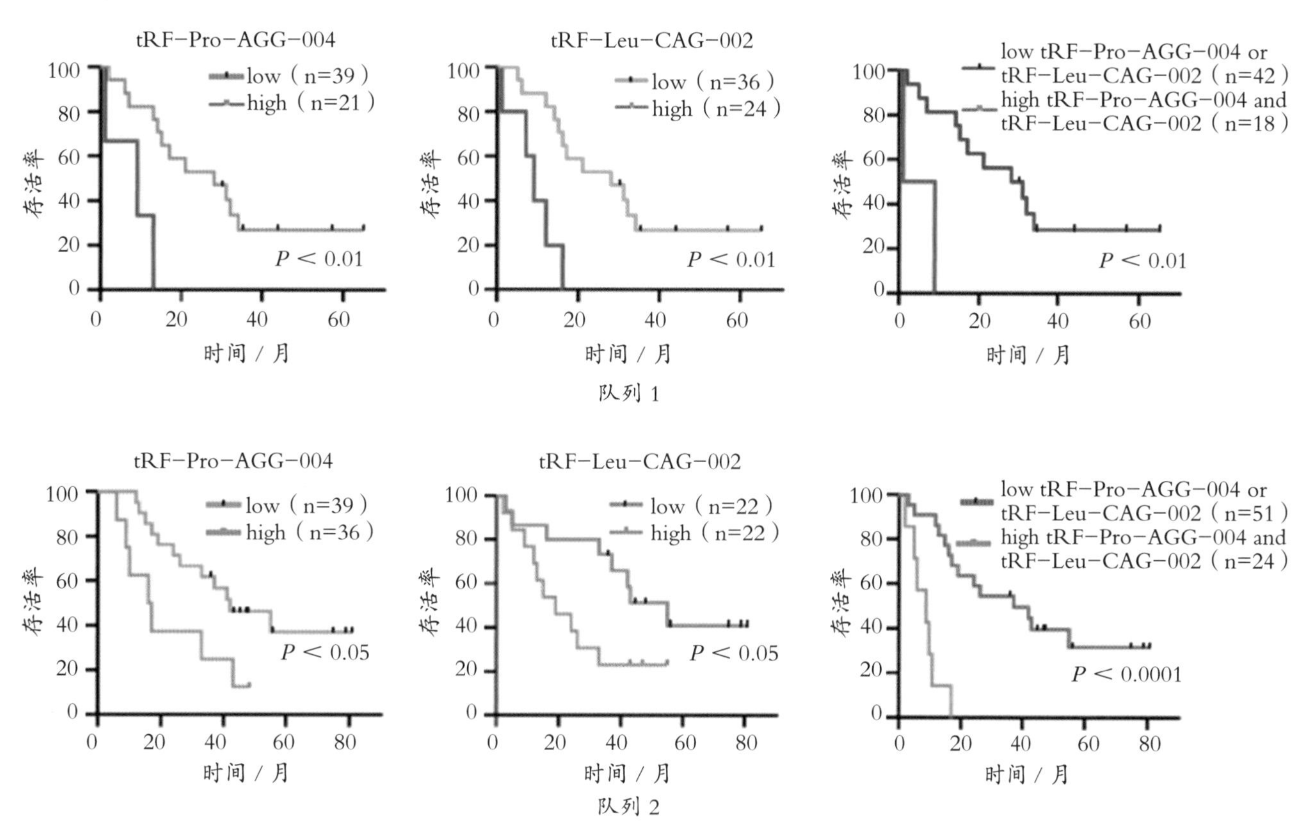

图 11-3-1　基于 tRF-Pro-AGG-004 和 tRF-Leu-CAG-002 的 ISH 评分，以及合并 tRF-Pro-AGG-004 和 tRF-Leu-CAG-002 的两个队列 PC 患者 Kaplan-Meier 总生存曲线

注：tRF 为 tRNA 衍生片段；Pro 为脯氨酸；AGG 为精氨酸；Leu 为亮氨酸；CAG 为谷氨酰胺；low 为 ISH 评分低；high 为 ISH 评分高。

好的肿瘤标志物必须同时满足以下几个条件，即敏感性高，特异性强，检测方法简单，易于操作和推广，经济上能普及。尽管目前的研究结果显示，以 tsRNA 为代表的非编码 RNA 在胰腺癌诊断方面具有较为光明的应用前景，但是距离广泛应用于临床实践还有很长的路要走。

（五）基因相关性标记物

胰腺癌的发生是一个多基因参与的复杂过程。胰腺癌相关的基因突变主要发生在 KRAS、TP53、CDKN2A 和 SMAD4 四个基因中。既往研究发现，在胰腺癌发生的早期阶段，即可检测到 KRAS 和 TP53 突变的存在，这表明它们在胰腺癌的发生发展中起着重要作用。吴喆[25]等研究者通过 cBioPortal 数据库，获得 KRAS 基因表达和临床信息，并结合癌症基因组图谱（TCGA）数据库中 185 例胰腺癌患者的完整生存期信息，采用 Kaplan-Meier 法分析 KRAS 变异与胰腺癌患者的预后关系。结果显示在胰腺癌 20063 个突变基因中，KRAS 位居第 1 位，还发现 KRAS 基因的异常表达与胰腺癌患者的生存期、疾病 / 无进展期显著相关（P=0.035，P=0.050）。

二、胰腺癌治疗预测相关的生物标志物

（一）PD-1、TMB、DMMR/MSI-H

程序性细胞死亡受体 1（PD-1）等免疫检查点抑制剂也是精准治疗研究的重要方向。研究显示[26, 27]，肿瘤突变负荷（TMB）与 PD-1 治疗后的客观缓解率呈正相关。错配修复缺陷（dMMR）可以导致高度微卫星不稳定（MSI-H）和突变负荷升高。所以 dMMR 相关基因（MLH1、MSH2 等）突变以及 MSI-H 的胰腺癌患者可能从 PD-1 抑制剂的治疗中获益。KEYNOTE-158II 期临床试验结果也证实了这一点[28]，试验中胰腺癌亚组的客观缓解率为 18.2%。

（二）同源 DNA 修复基因突变

约 24% 的胰导管腺癌（pancreatic ductal adenocarcinoma，PDAC）中发生 HDR 基因（homologous DNA repair，HDR）突变，主要包括 BRCA1、BRCA2、ATM、PALB2 等基因。BRCA 基因胚系突变是合成致死效应的理想靶标。多聚腺苷二磷酸核糖聚合酶［Poly（ADP-ribose）polymerase，PARP］抑制剂可以抑制 PARP 对 DNA 单链的损伤修复作用，发挥合成致死效应，促进肿瘤细胞的凋亡。POLO 试验研究[29]了奥拉帕利（PARP 抑制剂）对 BRCA 胚系突变的转移性胰腺癌患者生存结局的影响，研究结果证实奥拉帕利显著提高了患者的无进展生存期（PFS）（7.4 个月对比 3.8 个月，P=0.004），但两组间总体生存期（OS）无显著差异。即便如此，该研究结果也提示部分 BRCA 胚系突变是转移性胰腺癌患者可能获益于奥拉帕利的治疗的预测指标。

（三）肿瘤相关成纤维细胞亚群

胰腺癌被称为“癌症之王”，恶性程度极高，是预后最差的恶性肿瘤之一。近年来，发病率在国内外均呈明显上升趋势，但目前缺乏有效治疗手段。免疫治疗在其他许多肿瘤治疗中取得了很好的疗效，但在胰腺癌中效果不佳，其机制与目标人群尚不明确。既往研究表明，胰腺癌间质可能是导致胰腺癌对多种药物，特别是免疫治疗不敏感的重要原因，而 CAF 是胰腺癌间质中最主要的细胞成分，可能是影响免疫治疗疗效的重要因素。

近日，上海交通大学医学院附属仁济医院肿瘤科、上海市肿瘤研究所（癌基因与相关基因国家重点实验室）教授王理伟团队与仁济医院干细胞研究中心研究员薛婧团队合作，研究人员通过单细胞测序技术解析了胰腺癌临床组织样本中的

各种细胞成分，鉴定出一种全新的肿瘤相关成纤维细胞（CAF）亚群（命名为 meCAF）。进一步分析发现该亚群细胞的糖酵解能力异常升高，并通过交互作用影响肿瘤细胞及 T 细胞的糖代谢，最终影响胰腺癌免疫治疗疗效，进而筛选出可预测胰腺癌免疫治疗疗效的生物标志物。相关研究成果在线发表于《细胞发现》[30]。

专家表示，这项研究成果有望更精准地筛选免疫治疗的目标人群，提高胰腺癌免疫治疗效果，并为解决胰腺癌免疫治疗耐药提供新的靶点及思路。

（四）新型生物标志物

新型生物标志物或能预测某些胰腺癌患者对 CD40 免疫疗法产生反应。2021 年初，一项刊登在国际杂志 *JCI Insight* 上的研究报告中[31]，来自宾夕法尼亚大学等机构的科学家们通过研究发现，血液中的炎症因子或能作为一种新型生物标志物来帮助识别对免疫刺激药物 CD40 激动剂无反应的恶性胰腺癌患者。

CD40 激动剂的目的就是通过激活抗原呈递细胞（比如树突细胞）来刺激 T 细胞 BTC 分化增殖并增强抗肿瘤巨噬细胞的活性，从而推动免疫系统发挥功能。文章中，研究人员分析了来自 22 名胰腺导管腺癌（PDAC）患者机体的血液样本，来阐明患者接受化疗免疫疗法后机体中的免疫学机制，研究者在 8 天时间里观察到了大多数患者机体中 B 细胞、单核细胞和树突细胞的减少及 CD4+ T 细胞的激活。总体的生存结局与患者在治疗前血液中可测量的特征（系统性炎症）直接相关; 系统性炎症的特征是外周血液中中性粒细胞、炎性细胞因子（IL-6 和 IL-8）和急性期反应物的增加，同时这也是胰腺癌和其他癌症类型的已知症状；研究者指出，在使用 CD40 激动剂和吉西他滨治疗前出现系统性炎症的患者的中位数总生存期为 5.8 个月，而无炎症患者的中位数总生存期则为 12.3 个月。

研究结果表明，吉西他滨化学疗法或能消除单核细胞和树突细胞，这两种细胞是促进 T 细胞免疫反应的基础。同时最新研究发现支持了这样一个事实，即炎症似乎会使得免疫系统处于一个不利地位，从而阻断免疫疗法正常发挥作用。

三、小结

在肝胆胰腺癌中，探索免疫治疗生物标记物预测疗效的基础研究和临床试验仍然有限，目前尚不能明确哪些生物标记物可以有效预测免疫治疗的效果。肿瘤标志物的研究仍存在诸多挑战：①肿瘤标志物作为反映肿瘤信息和特点的标志，检测灵敏度和准确度有待优化。②肿瘤标志物检测技术及平台有待优化，如不同 NGS 检测平台间结果不一致，有些尚缺乏标准化方案。③基于肿瘤大数据的发展，通过大样本数据积累，借助 AI 技术、云计算的发展，有望加快肿瘤标志物研究进程。相信通过越来越多的科研，能发现更多有效的可预测预后和疗效的肿瘤标志物，并应用于肿瘤临床实践，帮助临床医生早期诊断、指导治疗、评估疗效与预后，以制订个体化精准诊疗方案，提高肿瘤诊治医疗质量和患者生存质量，充分实现精准医学时代的要求。

参考文献

[1] HAN L, PATEL C. Utility of IMP3 Immunohistochemistry in the Distinction of Pancreatic Adenocarcinoma and Chronic Pancreatitis [J] . American Journal of Clinical Pathology, 2014, 142(1): A225.

[2] PASILIAO C C, CHANG C W, SUTHERLAND B W, et al. The involvement of insulin-like growth

factor 2 binding protein 3 (IMP3) in pancreatic cancer cell migration, invasion, and adhesion [J] . BMC Cancer, 2015, 15: 266.

[3] NATH S, DANESHVAR K, ROY L D et al. MUC1 induces drug resistance in pancreatic cancer cells via upregulation of multidrug resistance genes [J] . Oncogenesis, 2013, 2(6): e51.

[4] INAGUMA S, WANG Z, LASOTA J, et al. Comprehensive immunohistochemical study of mesothelin (MSLN) using different monoclonal antibodies 5B2 and MN-1 in 1562 tumors with evaluation of its prognostic value in malignant pleural mesothelioma [J] . Oncotarget, 2017, 8(16): 26744-26754.

[5] SHUGANG X, HONGFA Y, JIANPENG L, et al. Prognostic Value of SMAD4 in Pancreatic Cancer: A Meta-Analysis [J] . Transl Oncol, 2016, 9(1): 1-7.

[6] Pei Y, Yin X, and Liu X. TOP2A induces malignant character of pancreatic cancer through activating β-catenin signaling pathway [J] . Biochim Biophys Acta Mol Basis Dis, 2018, 1864(1): 197-207.

[7] ZHOU T, WANG Y, QIAN S, et al. Over-expression of TOP2A as a prognostic biomarker in patients with glioma [J] . Int J Clin Exp Pathol, 2018, 11(3): 1228-1237.

[8] SIMEONE D M, JI B, BANERJEE M, et al. CEACAM1, a novel serum biomarker for pancreatic cancer [J] . Pancreas, 2007, 34(4): 436-443.

[9] CALINESCU A, TURCU G, NEDELCU R I, et al. On the Dual Role of Carcinoembryonic Antigen-Related Cell Adhesion Molecule 1 (CEACAM1) in Human Malignancies [J] . Immunol Res, 2018, 2018: 7169081.

[10] GUO Y M, ZHU M, YU W W. Prognostic significance of thymidylate synthase expression in pancreatic adenocarcinoma: A meta-analysis [J] . Mol Clin Oncol, 2015, 3(1): 121-124.

[11] LIU X, WANG J, WANG H, et al. REG3A accelerates pancreatic cancer cell growth under IL-6-associated inflammatory condition: Involvement of a REG3A-JAK2/STAT3 positive feedback loop [J] .Cancer Lett, 2015, 362(1): 45-60.

[12] LEE J, JANG K T, KI C S, et al. Impact of epidermal growth factor receptor (EGFR) kinase mutations, EGFR gene amplifications, and KRAS mutations on survival of pancreatic adenocarcinoma [J] . Cancer, 2007 , 109(8): 1561-1569.

[13] OLIVEIRA C M, NEWMAN W G, SIRIWARDENA A K. Epidermal Growth Factor Receptor in Pancreatic Cancer [J] .Cancers (Basel), 2011, 3(2): 1513-1526.

[14] HEESTAND G M, SCHWAEDERLE M, GATALICA Z. Topoisomerase expression and amplification in solid tumours: Analysis of 24, 262 patients [J] . Eur J Cancer, 2017, 83: 80-87.

[15] AOYAMA T, MIYAGI Y, MURAKAWA M, et al. Clinical implications of ribonucleotide reductase subunit M1 in patients with pancreatic cancer who undergo curative resection followed by adjuvant chemotherapy with gemcitabine [J] . Oncol Lett, 2017, 13(5): 3423-3430.

[16] KOJIMA T, KYUNO D, SAWADA N. Targeting claudin-4 in human pancreatic cancer [J] . Expert Opin Ther Targets, 2012, 16(9): 881-887.

[17] PIETRASZ D, PÉCUCHET N, GARLAN F, et al. Plasma Circulating Tumor DNA in Pancreatic

Cancer Patients Is a Prognostic Marker [J] .Clin Cancer Res, 2017, 23(1): 116-123.

[18] BLOOMSTON M, FRANKEL W L, PETROCCA F, et al. MicroRNA Expression Patterns to Differentiate Pancreatic Adenocarcinoma From Normal Pancreas and Chronic Pancreatitis [J] . Jama, 2007, 297(17): 1901-1908.

[19] HUMEAU M，TOR RISANIJ，CORDELIER P. miRNA in clinical practice：pancreatic cancer [J] . Clin Biochem, 2013, 46(10-11): 933-936.

[20] YU J, OHUCHIDA K, MIZUMOTO K, et al. MicroRNA, hsa-miR-200c, is an independent prognostic factor in pancreatic cancer and its upregulation inhibits pancreatic cancer invasion but increases cell proliferation [J] . Molecular Cancer, 2010, 9(1): 169.

[21] SCHU LTZ N A, ANDERSEN K K, ROSLIND A, et al. Prognostic microRNAs in cancer tissue from partients operated for pancreatic cancer—five microRNAs in a prognostic index [J] .World J Surg, 2012, 36(11): 2699-2707.

[22] JIN F, YANG L, WANG W, et al. A novel class of tsRNA signatures as biomarkers for diagnosis and prognosis of pancreatic cancer [J] . Mol Cancer, 2021, 20(1): 95.

[23] 黄尚校，黄剑锋，黄昌杰 . 微小 RNA 在胰腺癌中的研究进展 [J] . 中国临床医生杂志，2020, 48(7): 781-783.

[24] 何日升，徐艺，崔云甫 . 环状 RNA 及其在胰腺癌中的研究进展 [J] . 腹部外科，2021, 34(2): 154-158.

[25] 吴喆，韩璐 . KRAS 基因在胰腺癌中的临床意义分析 [J] . 湖北科技学院学报（医学版），2020, 34(5): 392, 398-401.

[26] TOPALIAN S L, TAUBE J M, ANDERS R A, et al. Mechanism-driven biomarkers to guide immune checkpoint blockade in cancer therapy [J] . Nat Rev Cancer, 2016, 16(5): 275-287.

[27] LE D T, DURHAM J N, SMITH K N, et al. Mismatch repair deficiency predicts response of solid tumors to PD-1 blockade [J] . Science, 2017, 357(6349): 409-413.

[28] MARABELLE A, LE D T, ASCIERTO P A, et al. Efficacy of Pembrolizumab in Patients With Noncolorectal High Microsatellite Instability/ Mismatch Repair-Deficient Cancer: Results From the Phase II KEYNOTE-158 Study [J] . J Clin Oncol, 2020, 38(1): 1-10.

[29] GOLAN T, HAMMEL P, RENI M, et al. Maintenance Olaparib for Germline BRCA-Mutated Metastatic Pancreatic Cancer [J] . N Engl J Med, 2019, 381(4): 317-327.

[30] YU W, YIYI L. Single-cell analysis of pancreatic ductal adenocarcinoma identifies a novel fibroblast subtype associated with poor prognosis but better immunotherapy response [J] . Cell Discoveryvolume7, 2021, 7(1): 36.

[31] MAX M, WATTENBERG,VERONICA M, et al. Systemic inflammation is a determinant of outcomes to CD40 agonist-based therapy in pancreatic cancer patients [J] . JCI Insight, 2021, 6(5): e145389.

（作者：郑艳）

下　篇

PART 2

第十二章

肝胆胰腺癌多学科诊疗

第一节　肝胆胰腺癌多学科诊疗的现状和发展

一、多学科诊疗概述

多学科诊疗（multi-disciplinary treatment，MDT）模式，是以患者为中心、以多学科专业人员为依托，为患者提供科学诊疗服务的模式，具体通过 MDT 病例讨论会的形式开展。MDT 的一般特征是“三个固定”：由 2 个或 2 个以上相关学科的专家组成固定的团队，在固定的时间、地点，通过相对固定的诊疗程序，针对特定的患者或某种疾病，经过共同讨论，制定出符合疾病特点、适合患者病情的诊疗方案。这种多学科专家共同讨论，为患者制定个性化的诊疗方案，尤其适用于肿瘤的诊疗。在肿瘤专业的 MDT 模式中，由外科、放疗科、肿瘤内科、妇科、影像科等专家组成 MDT 团队，第一时间综合分析患者病情并做出综合评估，统筹兼顾目前涉及的所有治疗手段，共同制定科学、合理、规范的治疗方案。

这种以病人为中心的多学科整体诊疗模式，是根据个体对经验医学的掌握和对指南的认识，能有效地解决医院“专”与“全”的矛盾，解决传统专科团队结构诊治没有标准化的问题，具有随机性、临时性、局限性的特点。MDT 使传统的个体式经验性医疗模式转变为现代小组协作规范化的决策模式，由此推动全面、专业、规范化的诊治策略与合理化医疗资源整合配置。

MDT 模式下，患者就诊时，将传统的“一对一”的专家模式转换为“多对一”的 MDT 诊疗模式，充分体现了“以患者为中心”的诊疗理念。通过 MDT，可大大减少患者的等候时间，使患者在最短的时间内获得最佳的诊疗方案。同时，MDT 还可提高患者单位时间的诊治效率，从根本上降低医疗费用。Gardner 等的研究表明，MDT 模式可使胰腺癌患者的平均确诊时间由 29.5 天缩短至 7.7 天，总住院时间明显缩短。MDT 是优质、高效、便捷的医疗服务模式，为构建和谐的医患关系提供了良好的保障，可大大提高患者的就诊满意度。

MDT 模式根据病人病情的需要，不同专业背景的专家可为病患量身定做诊治方案，能更好地为不同层次需求的患者服务，改善患者的临床预后，一定程度上缓解医患矛盾。

MDT 模式能拓展专科医师视野，提升医院业务水平。21 世纪的医学飞速发展，专科医师在提高本专业水平的同时难以兼顾其他学科的发展。MDT 提供了一种多学科交互、医技与临床紧密结合的对话机制。通过参加 MDT 讨论，各专科医师可加深对多种疾病的认识，了解其他学科在同种疾病上的最新进展，提高医院对疑难病、罕见病的确诊率，拓宽诊疗思路，同时也全面提升了医院的业务水平。

MDT 模式能促进医院科研发展，MDT 会诊的众多罕见或特殊病例，为临床研究提供了难得的病例资料。不同学科相互交叉融合所产生的思想碰撞，也往往是科研创新的源泉。Van laethem 等人认为，MDT 可完善病例资料，提高患者入组率，从而为手术、化疗和放疗等一些临床相关性研究提供帮助。对于依靠现有治疗方案不能获得满意疗效的患者，国内外指南均推荐在 MDT 基础上尽量参加临床研究。例如虽然目前胰腺肿瘤的发病率呈上升趋势，但其整体发病率仍较低，对其流行病学和病因学的研究需大样本数据和资料的支持。通过 MDT 完整收集每例胰腺肿瘤患者的病例资料，积累临床数据，可为后续的科研奠定基础。

MDT 模式符合医学模式改变的要求：从“生物医学模式”以“疾病”为中心、以“治愈疾病”为目标，逐渐过渡到 MDT 模式以“病人”为中心，成为更加符合“生物—心理—社会”的基本医学模式。肿瘤专业 MDT 的广泛开展，是新医学模式在临床的积极实践。

二、MDT 模式的发展

1941 年，美国的 MD 安德森就开展早期的 MDT 工作，其主要形式是肿瘤病例讨论会（tumor board conference)，即医生对自己所诊疗的肿瘤病例进行分享与交流，为同事提供临床的经验与教训，并成为该院的重要特色。

1965 年，美国加利福尼亚州儿童发展中心，首次在乡村地区针对智障儿童开展了多学科咨询诊所，由传统的专科医生向患者提供单向服务的医疗工作模式，转变为以患者为中心的 MDT 模式，凸显多学科合作在现代医学实践中的重要性。

1995 年，英国政府在白皮书中指出了传统专科肿瘤诊疗的不足，并将实行 MDT 作为关键的改革措施，推动了英国传统医疗模式开始向以患者为中心的 MDT 模式转变。1996 年，英国在改善乳腺癌预后指南中列出了 MDT，在之后出台的癌症指南中，MDT 被视为诊疗恶性肿瘤过程中的重要环节。至 2002 年，英国 90% 的结直肠癌患者均参加过一次或多次 MDT 讨论。2007 年，英国出台了关于肿瘤 MDT 的法律文件，确立了 MDT 在肿瘤诊疗中的法律地位。2008 年，《美国国立综合癌症网络结直肠癌临床实践指南》（2008 版）指出所有初诊结直肠癌的患者，必须经过 MDT 讨论后才可接受检查和治疗。对于怀疑或确诊的同时性腺癌，还要求包括 1 名肝胆和肺转移瘤切除方面有丰富经验的外科专家参与 MDT。目前在法国、英国等国家，MDT 模式已经成为医院医疗体系的重要组成部分，由国家强制实行。随着分子检测的不断普及，尤其是高通量分子诊断如 NGS（next generation sequencing）等的临床应用，2012 年底开始，MD 安德森的 MDT 加上了分子诊断内容，有分子病理亚专科代表参加，更进一步提升了 MDT 的含金量。

为了提高医疗质量，2007 年，我国部分医院开始对 MDT 模式的探索。当时的中华人民共和国卫生部在 2010 年开始组建全国肿瘤规范化诊疗委员会，并不断推出肿瘤诊疗规范，提倡恶性肿瘤患者应采用多学科综合治疗模式。国内很多大型医院早已打破以治疗手段分科的旧机制，建立起以病种为单位的“一站式”多学科诊治中心。多学科诊疗平台可以实现各科资源和优势的最大化整合，提高诊治质量，从根本上降低医疗费用，大大改善患者就医体验。

2013 年， MDT 模式写入我国《结直肠癌肝转移诊断和综合治疗指南（V2013）》，指南建议所有结直肠癌肝转移患者均应接受 MDT 治疗模式。

中华人民共和国国家卫生健康委员会发布《肿瘤多学科诊疗试点工作方案（2018~2020 年）》，要求试点医院重点要将个体化医学、精准医学、快速康复理念融入肿瘤的诊疗，通过建立肿瘤多学科诊疗标准化操作流程，加强对医务人员和患者的宣教，提高肿瘤诊疗的水平和效率。为病人提供科学、适宜的治疗方案，改善肿瘤患者的生存质量。方案提出肿瘤多学科诊疗质量控制指标，包括肿瘤诊治规范性、MDT 运行情况、MDT 病例治疗效果和通过卫生经济学进行评估。

我国幅员辽阔，存在地区发展不均衡、诊疗资源差异显著的现状，因此肿瘤的规范化诊疗十分重要，要提高不同地区肿瘤诊疗的同质化、标准化、规范化水平。例如国家癌症中心成立肿瘤质控专委会，并委派樊嘉院士担任肝癌单病种质控中心主任，着眼于提高全国东西南北中、多层次、多基层医疗机构的肝癌诊断及治疗水平，旨在全面提高我国肝癌诊疗的规范化和同质化水平。

MDT的作用和价值，需建立在每一个科室的力量比较均衡的基础之上。只有当每个科室能够跟上学科前沿的发展，能够给患者提供有价值的诊治意见时，这种MDT模式才是非常有效的。但是，当前我国的医疗资源比较集中在大型的医疗中心，在这里开展MDT比较容易；相比较而言，部分省级、地市级医院医疗资源相对较弱，本身的科室结构不太完善，这样的情况下，可尝试开展远程的会诊中心，与大型医疗中心进行对接。这不仅是在现有情况下开展MDT的一种可行性方案，也有助于地方性MDT诊疗水平的提高。随着信息化的进一步推进和网络的普及，传统的MDT方式也有着极大的发展，距离不再成为障碍，异地，甚至多地的MDT会诊也开始变得方便快捷。由条件好的大型肿瘤防治中心牵头，其他医院加盟，形成以技术为支撑和纽带的肿瘤专科联盟，通过远程医疗平台开展远程会诊、教学查房等，可以极大地推进各中心区的MDT的开展及提高水平。

三、我国学科诊疗组织的实施过程和发展

（一）MDT的形式和开展

MDT模式是指以患者为中心、以多学科专业人员为依托，为患者提供科学诊疗服务的模式，CSCO等指南均强调MDT诊疗模式的重要性，并对MDT学科构成、成员的条件等进行定义。

1. MDT的构成

MDT主要由讨论专家、MDT病例讨论会主席、协调员三者构成，具体如下。

讨论专家

讨论专家一般由副主任医师及以上职称人员担任，可分为“核心成员”和“扩展成员”。前者包括诊断类（医学影像、病理等）和治疗类（外科、内科、放疗、介入等），后者包括麻醉、护理、心理、康复、临床药学、营养等。讨论专家应当具备团队精神，尊重同行发言，善于合作，善于学习，能够及时掌握本领域的最新进展和诊疗指南。相同专业的讨论专家，最好设置A角和B角，保证每次讨论有相关专业的意见，见图12-1-1。

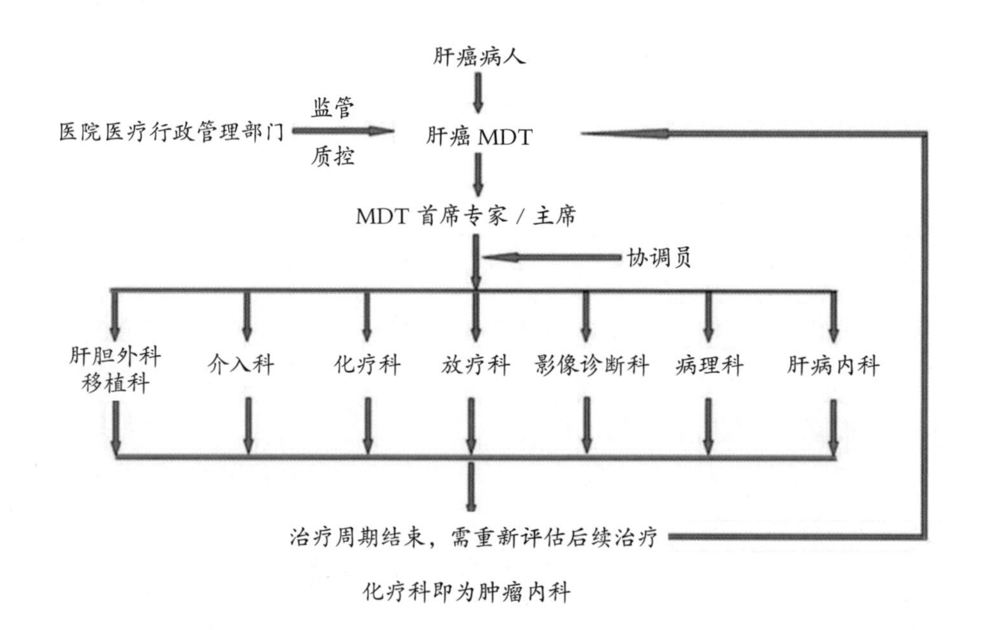

图12-1-1　MDT实施流程图

MDT 病例讨论会主席

MDT 病例讨论会主席主要负责 MDT 的发起和讨论总结，在病例讨论结束前不能先入为主地对讨论的病例做出结论，具体有以下职责。

（1）确保所有需要讨论的病例能够及时进行讨论，必要时根据病情缓急，调整讨论优先次序。

（2）确保 MDT 所有成员能围绕主题参与讨论并发言。

（3）确保 MDT 所有成员充分交流，营造专业的讨论气氛。

（4）确保以循证医学为依据和以病人为中心的 MDT 治疗方案产生。

（5）MDT 讨论既是科学的诊疗方式，也是好的学习方式，MDT 病例讨论会主席需要在讨论中做到两者兼顾。

（6）在治疗方案产生后，明确落实执行人员，并在会议纪要中记录。

协调员

协调员是 MDT 规范高效运行的必要组成人员，具体有以下职责。

（1）安排 MDT 病例讨论会。

（2）收集病人资料。

（3）准备必要的设备设施。

（4）负责撰写 MDT 病例讨论会的会议纪要。

（5）追踪 MDT 治疗方案的落实情况和执行效果，及时反馈。

2. 场所和设施要求

为确保 MDT 的顺利开展，需对 MDT 病例讨论会的场所及技术后设备有如下要求。

（1）场所要求：① MDT 病例讨论会议室应设在安静的场所。②房间大小和布局适宜，确保所有与会成员都有座位，并能够面对面交流（可采用“U”形或圆桌会议室）。

（2）技术和设备要求：①具备投影设备和放射影像播放设备。②配备可以浏览活检或手术标本的病理照片和既往病例资料的设备。③可连接医院 PACS 系统。④有条件单位，还可配备视频对话设备（如视频会议）以及与场外人员分享讨论资料的设备。

3. MDT 病例讨论会的组织

应根据需求定期或不定期地举行 MDT 病例讨论会，避免与核心成员临床工作时间冲突，拟讨论病例的主管医师须出席会议。

（1）会前准备：①明确病例讨论的原因和目的。②制定 MDT 讨论病例标准。③准备的临床资料至少包括必要的诊断信息（如病理和影像等）、临床信息（包括既往史、合并症、心理状态和治疗情况等）、患者和家属对诊疗的观点等。

（2）会中组织：① MDT 病例讨论会参会人员签到。② MDT 病例讨论会主席主持会议，参会人员围绕讨论病例充分发言。③协调员使用信息系统记录会议意见（包括诊疗决策过程以及不明确或存在分歧的问题），记录内容标准化、可备份。

（3）会后工作：①及时（同日或次日）与患者和家属沟通 MDT 诊疗建议。②确保 MDT 治疗方案在临床实施。③确保 MDT 病例讨论会参会人员能及时了解 MDT 治疗方案的执行情况。④若患者需要转诊时，按照 MDT 达成共识的转诊制度转诊患者。⑤完成 MDT 病例讨论会数据录入工作。

（二）MDT 模式发展的挑战和探索

1. MDT 模式的困难和挑战

MDT 在现代医学中扮演重要的角色，提高了临床的诊治效率，但与此同时也面临着困难和挑战，具体如下。

（1）保障 MDT 进行的时间、地点、参与人数等，并确保参与人员能自由表达自己的意见。

（2）MDT 之后，对患者的治疗、生存期、恢复情况等进行追踪和评估，以了解 MDT 的效果。

（3）医疗行为的复杂性，决定医疗决策

需要和政策、法规、患者具体情况对MDT存在具有争议的环节，比如讨论时病人是否在场、诊断报告如何出具、责任人 、门诊收费标准的制定等上述因素导致MDT决策执行层面的困难。

（4）MDT模式推广需要如何吸引更高端的人才，主动参与，医生个人能力持续提升。

（5）与传统治疗方法相比，MDT的人均治疗成本更高，在中国现行的医疗收费制度下很难弥补MDT模式所增加的治疗成本。

2. MDT模式的探索

对于MDT模式目前所面临的困难和挑战，可以从以下方法中寻求突破。

（1）MDT团队内部机制需要优化。郭荣平教授等认为，MDT团队建设，可以分成两种模式：一种为“联邦制”，以单病种划分的科室为核心团队，配备各种治疗方式专业的医生，通常是“一人多能”，以MDT讨论为工作常态的模式，可以较好地保证患者治疗的延续性和依从性，较适用于肿瘤专科医院；另一种可称为“邦联制”，由按治疗方式划分的多科室组成，由病种首席专家担任召集医生，定期或不定期开展多学科、多科室的MDT会诊，由于是利用已成熟的治疗分科体系，组建相对比较容易，较适合综合性医院或少数病情极为复杂、合并症较多、涉及专业科室较广的患者。具体选择哪种方式，可以因地制宜。

（2）郭亚兵教授认为肝癌MDT团队建设需要注重“四率”：①会诊率，对于需要行MDT会诊的患者，能够实现多少比例进行MDT管理，这是MDT团队质控的指标之一。②执行率，当MDT团队给出治疗建议后，患者能够执行多少，这与患者最终的疗效有很大关联。③随访率，MDT管理中患者的随访和反馈是对团队治疗意见的直接评价，随访情况是最终的疗效考核。④完成率，评价MDT团队的工作量不能仅仅关注会诊人数，而是需要看总体MDT需求基数下的完成率，例如1000需会诊人数中完成100人，与100需要会诊人数中完成50人是远远不同的。

（3）肝癌MDT平台建设中需要关注不同科室专家的时间性和空间性的协调，在这一基础上，再做到标准化，对频率、时长和流程进行相应规定。肝癌MDT团队如何做到固定的专家、固定的专业在固定的时间、固定的地址进行MDT，这是团队建设之初会遇到的问题。郭亚兵教授团队的经验是降低时间和空间要求标准，并依托网络和技术平台，采用线上与线下结合的形式打破空间的束缚，利用各位专家的碎片化时间，打破时间上的约束。同时，结合不同技术平台，线上模拟看病历、阅片等，达到肝癌的MDT会诊要求。

四、有关MDT的思考

上面介绍了MDT的形成和发展的过程，虽然MDT的形式不断完善，运作机制不断优化，但是也存在许多有待解决的问题，例如，MDT工作的实质是什么？

要回答上述问题，首先，我们需要明确目前主流的临床分期存在明显的不足，比如AJCC TNM分期主要依据解剖学的特点，涵盖了肿瘤原发灶、淋巴结和转移部位信息，但无法全面描述出肿瘤治疗决策中涉及的主要因素：肿瘤的特征、患者的个体化特征和治疗的可及性（图12-1-2）。

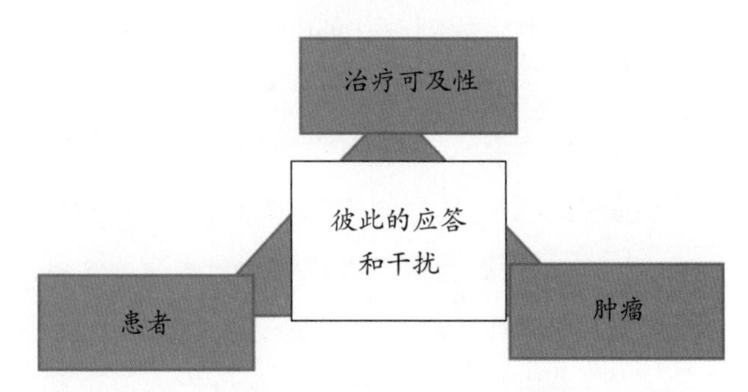

图12-1-2　肿瘤治疗中涉及的主要因素，以及彼此的应答和干扰

目前，治疗水平在不断提高，治疗中患者的耐受性和肿瘤的应答，在整体治疗评估和决策中所占比重越来越大，这些工作是传统的专家模式难以驾驭的。所以MDT的实质是以MDT为平台，结合影像组学、多维度检测、高精准的局部治疗策略，使得一些在传统分期模式中被分为Ⅳ期的患者通过积极的系统治疗，并配合局部治疗，进入无瘤状态，获得像Ⅲ期患者一样的生存期。例如结直肠癌肝多发转移的患者，按照AJCC TNM进行分期为Ⅳ期，如果仅于最佳支持治疗，预计生存期为9个月；选择姑息治疗模式，预计生存期可以延长到2年左右；在MDT平台，能够得到科学的评估及合理的统筹系统治疗和局部治疗，切除原发肿瘤和肝转移病灶，进入无瘤状态，5年生存率达到50%。

五、小结与展望

MDT模式的核心理念是多维度精准评估病情，结合肿瘤学科最新进展，制定与个体特征最为匹配的诊疗方案，改善肿瘤患者预后的效果。目前治疗前的评估还主要依赖于传统指标构成标准的临床分期，并将该临床分期与传统治疗方法进行匹配，指导规范化诊疗。但近些年来生物大数据、多组学技术、生物检测技术、人工智能和深度学习技术的飞速发展，为精准评估带来了新的补充和更多的选择，随着与治疗相关的各种手段不断提高、治疗策略进步，也带来MDT决策模式的不断变革。以生物分子标志物指导的个体化治疗为导向的临床试验刚刚起步，转化治疗的方法多种多样，组合也层出不穷，无较高级别的循证医学证据证实哪一种治疗方案最佳，这一直困扰临床决策。因此，多学科团队的密切协作至关重要，需要针对病人的情况或治疗团队自身的手段和经验制订个体化的治疗方案。所以，一方面要注重在现有证据的基础上，加强多学科协作模式下患者的个体化评估，制订最佳的个体化治疗方案；另一方面要充分发挥大型中心的优势，准确把握新技术和新理论的发展方向，有效整合基础、转化、临床研究的知识，积极开展多中心、前瞻性的临床试验或真实世界研究，帮助患者进入与其肿瘤生物学匹配的治疗的临床研究中，这样才能为患者带来更大生存效益。

参考文献

[1] GARDNER T B, BARTH R J, ZAKI B I, et al. Effect of initiating a multi-disciplinary care clinic on access and time to treatment in patients with pancreatic adenocarcinoma [J]. J Oncol Pract, 2010, 6(6): 288-292.

[2] VAN L J L,VERSLYPE C, LOVANNA J L, et al. New strategies and designs in pancreatic cancer research:consensus guidelines report from a European expert panel [J].Ann Oncol, 2012, 23(3): 570-576.

（作者：林锦源　简锦亮　高炜　高晨杨）

第二节　肝细胞癌多学科诊疗

一、肝细胞癌诊疗现状

全球范围内，肝癌的发病率在所有癌症中居第6位，肝癌死亡病例数高居第2位。我国更是肝癌大国，原发性肝癌是目前我国第4位常见恶性肿瘤及第2位肿瘤致死病因，严重威胁人们的生命和健康。原发性肝癌主要包括肝细胞癌（hepatocellular carcinoma，HCC）、肝内胆管癌（intrahepatic cholangiocarcinoma，ICC）和混合型肝细胞癌-胆管癌（combined hepatocellular-cholangiocarcinoma，cHCC-CCA）三种不同病理学类型，三者在发病机制、生物学行为、病理组织学、治疗方法以及预后等方面差异较大，其中HCC占75%~85%、ICC占10%~15%。本节中的“肝癌”仅指HCC。

我国的肝癌患者多有乙型肝炎等慢性肝病的背景，导致肝脏储备功能差，对治疗耐受性差；常有严重的肝硬化、门静脉高压、食管-胃底静脉曲张等并发症；而肝癌起病隐匿，多数患者在诊断时已经处于中、晚期，在抗肿瘤时需要同时兼顾背景肝病及其并发症的处理，治疗棘手且预后恶劣。另一方面，近年来，肝癌系统治疗和局部治疗技术手段的发展，例如靶向药物（如仑伐替尼、瑞戈非尼等）、免疫治疗药物（如PD-1单抗、PD-L1单抗等）、立体定向放疗（SBRT）技术、质子放疗技术、肝动脉灌注化疗（HAIC）等治疗手段的更新，使肝癌的治疗，更精准、更高效，患者的耐受性更好。更多的手段，可以联合或者在不同时间上交替或续贯使用，这种加法策略，使得肝癌的治疗选择更加多样化，任何单一治疗技术的进步，带来的治疗理念不断进展，可能给整体治疗模式带来变革，并通过治疗模式的改进，进一步放大患者的生存效益[1]。

二、MDT的组织和实施

（一）MDT的组织

如何在临床诊疗中，通过精准诊断、系统动态地全面评估病情（临床表现、生物学行为、对治疗的反应以及预后等方面）、结合每个相关学科的最新进展（新技术、新药物、新策略等），制订出最佳的综合治疗策略，是临床诊疗决策面临的巨大挑战。这需要我们打破以治疗方法为基础的分科体制模式，开展有组织、成系统的多学科诊疗模式。

多学科诊疗模式，是以患者为中心、以多学科专业人员为依托，为患者提供科学诊疗服务的模式，具体通过MDT病例讨论会形式开展。CSCO等指南均强调MDT诊疗模式的重要性，并对MDT学科构成、成员的条件等进行定义。MDT学科构成主要包括：肝胆外科（普外科）、肿瘤内科、超声科（特诊科）、介入治疗科、病理科、影像科、放疗科等。在具体执行中，可以根据病例诊疗中涉及的其他学科，临时邀请相应学科（中医科、感染科、呼吸科等）的专家参与讨论，确保病情的全面评估，确保每种有效的治疗手段的合理实施。MDT成员要求高年资主治医师及以上，能够较好地掌握本专业知识，在MDT讨论中，做到强强联合。

MDT团队内部机制需要优化。郭荣平教授等认为，MDT团队建设，可以分成两种模式：

一种为“联邦制”，通常是“一人多能”，以MDT讨论为工作常态的模式，可以较好地保证患者治疗的延续性和依从性；另一种可称为“邦联制”，由按治疗方式划分的多科室组成，由病种首席专家担任召集医生，开展多学科、多科室的MDT会诊。相比MDT模式成熟较早的胃肠道肿瘤、乳腺肿瘤等病种，肝癌综合治疗有其特殊性：首先，肝癌患者多数有着肝病背景，有肝硬化等并发症、呈现“一人三病”的特点，多数情况下针对肿瘤的治疗受到肝病背景和肝脏功能的制约，个体化治疗十分重要，肝癌单一手段的治疗效果并不令人满意，需要多学科联合治疗贯彻始终；其次，不同分期的肝癌与不同的治疗手段并非一一对应的，外科、介入科、放疗科、内科、超声科等不同治疗科室收治的患者适应证有着非常大的重叠，这种状况容易造成肝癌的治疗“各自为战”的情况，不利于多学科团队之间的相互合作。针对以上的情况，采用“联邦制”的MDT团队搭建模式，以外科为核心，每位外科医生都能熟练掌握做血管介入、消融、化疗、靶向治疗等多种治疗技术，具体选择哪种方式，可以因地制宜。

肝癌MDT平台建设中需要关注不同科室专家的时间性和空间性的协调；在这一基础上，再做到标准化，对于频率、时长和流程进行相应规定。肝癌MDT团队如何做到固定的专家、固定的专业在固定的时间、固定的地址进行MDT，这是团队建设之初会遇到的问题。郭亚兵教授团队的经验是降低时间和空间要求标准，并依托网络和技术平台，采用线上与线下结合的形式打破空间的束缚；利用各位专家的碎片化时间，打破时间上的约束；同时，结合不同技术平台，线上模拟看病历、阅片等，达到肝癌的MDT会诊要求[2]。

MDT讨论内容包括：①弥漫性/多发性HCC内放射治疗等特殊治疗。②主诊医师认为需要潜在可切除的Ⅱb及Ⅲa期治疗MDT者［如诊治有困难的早期肝癌或小肝癌（＜5cm）不宜手术切除或RFA者，或HCC免疫治疗后出现局部治疗困难或争议者］、有必要行术前外放射、TACE使肿瘤降期、出现严重免疫相关不良反应的处理、推荐进入临床研究者、拟行肝移植的HCC等情况。

由于近年来，新技术、新策略的不断涌现，为肿瘤科医生提供了更高的平台，同时信息更新速度越来越快，也对临床医生的学习能力、创新能力提出了更高的要求。通过MDT讨论，以病人为中心、以疗效为目的、以循证医学为依据，根据治疗的可及性，制订最佳的治疗方案；也可以通过MDT讨论，更加广泛地学习了解其他相关领域的新进展，实现高效学习，不断提高诊疗水平，开展跨学科的临床研究。总之，通过多学科诊疗（MDT）模式，打破了以传统科室和技术平台为中心的旧模式，真正做到以患者为中心，发挥各个专科科室的特长。肝癌MDT不仅仅是患者的需求，也是医生的需求。

（二）MDT的实施

在临床诊疗实践中，可通过精准诊断、系统动态地全面评估病情（临床表现、生物学行为、对治疗的反应以及预后等方面）、结合每个相关学科的最新进展（新技术、新药物、新策略等），制订出最佳的综合治疗策略。就需要进行科学决策的模型，个人认为结合《原发性肝癌诊疗指南（2022年版）》中国肝癌临床分期与治疗路线图需要考虑一下要素。

1. 明确诊断

明确诊断，是MDT模式下科学决策的前提和核心。在肝病背景下，具有典型肝癌影像学特征（快进快出）的肝占位性病变，符合肝癌临床诊断标准的患者，通常不需要进行以诊断为目的的肝病灶穿刺活检，特别是对于具有外科手术指征的肝癌患者。能够手术切除或准备肝移植的肝癌患者，不建议术前行肝病灶穿刺活检，以减少肝肿瘤破裂出血、播散风险。对于缺乏典型肝癌影像学特征的肝占位性病变，肝病灶穿刺活检可获得明确的病理诊断。肝病灶穿刺活检可以明确病灶性质及肝癌分子分型，为明确肝病病因、指导治疗、判断预后和进行研究提供有价值的信息；故应根据肝病灶穿刺活检的患者受益、潜在风险以及医师操作经验综合评估穿刺活检的必要性。讨论诊断目的是为了强调：①诊断并评估肝病背景，判断治疗耐受性。②诊断并评估基础肝病的并发症，如乙肝后肝硬化，是否有门脉高压，是否有出血风险。③初治患者进入 MDT 讨论前，需要多学科专家，常规梳理诊断依据，确认诊断，病情进展或者复发的患者，要排除第二种肿瘤可能。因为原发性肝癌主要包括肝细胞癌（HCC）、肝内胆管癌（ICC）和混合型肝细胞癌 - 胆管癌（cHCC-CCA）三种不同的病理学类型。而 HCC 的生物学行为、诊疗策略与 ICC 和 cHCC-CCA 不同；另外肝脏是其他肿瘤最常见的转移部位之一。从上述多维的诊断过程中，将重要的信息提取出来，构成相应诊断的过程，才可能据此在 MDT 讨论中，与相应的治疗手段进行匹配和组合，如图 12-2-1 所示。

肝癌的分期对于治疗方案的选择、预后评估至关重要。国外有多种分期方案，如：BCLC、TNM、JSH 和 APASL 等。结合中国的具体国情及实践积累，依据患者体力活动状态（performance status，PS）、肝肿瘤及肝功能情况，建立中国肝癌的分期方案（China liver cancer staging, CNLC），包括：CNLC Ⅰa 期、Ⅰb 期、Ⅱa 期、Ⅱb 期、Ⅲa 期、Ⅲb 期、Ⅳ期，具体分期方案描述见图 12-2-1。

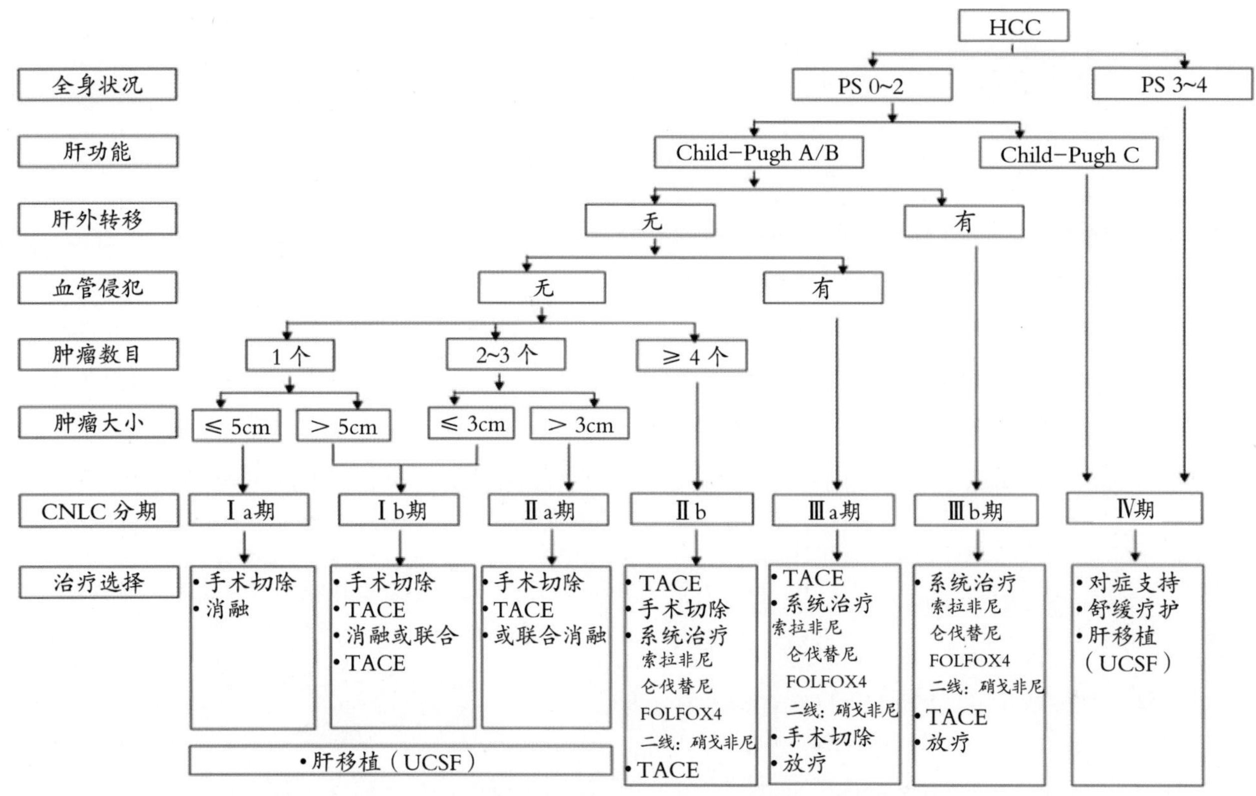

图 12-2-1 中国肝癌临床分期（CNLC 分期）及治疗路线图[3]

注：系统抗肿瘤治疗包括一线治疗为阿替利珠单抗 + 贝伐单抗、信迪利单抗 + 贝伐单抗类似物；多纳非尼、仑伐替尼、索拉非尼、FOLFOX4 等。二线治疗为瑞戈非尼、阿帕替尼、卡瑞利珠单抗、替雷利珠单抗等。

2. 具体实施

早期肝癌［主要是按照中国肝癌分期（CNLC）所分的Ⅰa期、Ⅰb期和部分Ⅱa期］适合于手术切除、局部消融、肝移植等根治性治疗，其中位生存期可＞5年。但是，我国大多数肝癌病人在初诊时已属于中晚期（CNLC的Ⅱb期、Ⅲa期和Ⅲb期）。根据BRIDGE研究的调查结果显示，我国64%的肝癌病人在初诊时为CNLC-Ⅱ期和CNLC-Ⅲ期［对应巴塞罗那肝癌临床分期（BCLC）为B期和C期］[3]，中位生存期为2年左右。绝大多数中晚期病人已不宜首选手术切除，而应接受以非手术局部治疗和系统治疗为主的治疗。基于既往的大宗病例的数据，中晚期肝癌（CNLC-Ⅱb、CNLC-Ⅲa、CNLC-Ⅲb期）手术后总体生存虽然不令人满意，但在缺乏其他有效的治疗手段的情况下，手术切除仍可以使部分患者获益。当前系统抗肿瘤治疗与综合治疗取得了长足进步，系统抗肿瘤治疗和/或局部治疗控制肿瘤的效果可以为中晚期肝癌患者行根治性切除、降低术后复发和改善预后提供更多可能。因此，对中晚期肝癌患者直接行手术切除的策略需要重新认识。探索中晚期肝癌以手术为主的综合治疗新策略已成为MDT讨论关注的重点。

一般而言，新辅助治疗是对于可切除病人的术前治疗，其目的是改善病人的肿瘤学效果（包括生存质量和远期生存预后）。转化治疗是将不可切除肝癌转为可切除肝癌，然后切除肿瘤。其中，如何界定“不可切除肝癌”是核心。肝癌不可切除的原因可分为两个层次：一个层次是外科学意义上的不可切除，包括病人全身情况不能承受手术创伤、肝功能不能耐受、剩余肝体积（FLR）不足等（简称为外科学不可切除）；另一个层次是技术可切除，但切除以后不能获得比非手术治疗更好的疗效（简称为肿瘤学或生物学不可切除）。前者几乎没有争议，标准也基本固定；而后者是个动态的、较有争议的标准。如今，不可切除肝癌则定义为外科学不可切除，相应地，转化治疗的主要目标就是消除影响外科学不可切除的因素。需要指出的是，转化治疗与新辅助治疗在内涵上存在交叉。转化治疗包括将外科学意义上的不可切除转化为外科学意义上的可切除，也包括将切除后疗效较差的病人（CNLC-Ⅱb和CNLC-Ⅲa期）转化为切除后疗效更好的病人（即肿瘤学意义上的转化）。国内许多研究中心已积累了肝癌转化治疗的经验。初步研究结果显示，转化治疗是改善中晚期肝癌病人生存的重要途径。晚期肝细胞癌转化治疗主要包括以下两个内涵：①向外科可切除性的转化。②向肿瘤学获益的转化。晚期肝细胞癌转化治疗主要包括以下两条路径：①将晚期肿瘤降期以获得根治性手术机会。②在转化治疗有效但影像学随访不能进一步获益时，适时叠加实施局部治疗或外科切除，以消除肿瘤异质性对预后的潜在影响。但转化治疗及其相关领域仍存在许多亟待解决的临床和科学问题。总体来看，当前关于晚期肝细胞癌转化治疗的各类研究报道相对较少，可能有以下两个原因：①晚期肝细胞癌病情复杂，进展迅速，治疗难度大，转化效率低。②现有的转化治疗策略适用人群选择性高、治疗过程复杂、机构依赖性大，无法实现高效成功转化。在上述两个不可切除因素中，如果存在一个不可切除因素，消除不可切除因素的难度应低于同时存在两个不可切除因素，这类肝癌可视为“潜在可切除肝癌”，即肝内病灶属于外科学可切除的Ⅱb、Ⅲa期肝癌（即肿瘤范围较局限），或外科学不可切除的Ⅰa、Ⅰb、Ⅱa期肝癌（主要是FLR不够，或者切缘不够）。这类肝癌相对于其他不可切除肝癌具有更多转化为可切除的可能性。因此，对于潜在可切除肝癌，可采用较为积极的转化策略，包括高强度、多种治疗模式联合等，以争取在短期内获得肿瘤的缩小和降期，或使FLR增大，最终获得根治性治疗的机会。而对于其他不可切除肝癌，则应该兼顾病人的生命质量和生存期、治疗费用等，选择合适的抗肿瘤治疗方式。

转化切除是中晚期肝癌治疗的阶段性目标，实现长期生存才是最终的目标。转化后切除的预期价值是基于早期肝癌切除后疗效的推论和既往回顾性研究的结果，实际上，这个推论是需要被证明或者深入研究的。我们也应在转化成功后的病人中探索其他治疗方式的价值[4-5]。

目前，转化治疗的方法多种多样，组合也层出不穷，无较高级别的循证医学证据证实哪一种治疗方案最佳。因此，多学科团队的密切协作至关重要，需要针对病人的情况或治疗团队自身的手段和经验制订个体化的治疗方案 ，但是总体趋势是联合治疗转化率高于单一治疗，局部联合系统治疗有效率高于局部联合局部治疗或者靶向联合免疫治疗。如果从目标为导向的治疗策略看，转化治疗的目的是为了实现手术的根治性切除，获得更高的转化率。因此，今后可能需要在病人体质和肝肾功能允许下尽可能采用最高强度的联合治疗方案，如 HAIC 联合小分子 TKI 靶向治疗联合免疫检查点抑制，或者 TACE+ 放疗联合小分子 TKI 靶向治疗联合免疫检查点抑制等方案[4-7]。

三、不足和展望

手术切除仍是实现肝细胞癌（HCC）根治和获得长期生存的最重要手段。由于 HCC 病人初诊为中、晚期比例高达 70%~80%，病情复杂，有效治疗措施少，预后差，晚期肝细胞癌具有恶劣的肿瘤生物学行为，使得单一应用局部治疗、系统治疗或手术治疗存在局限性，难以达到根治效果，更不能使患者获得长期生存效益。因此，提高晚期肝细胞癌的治疗效果，为其争取根治性手术机会对提升 HCC 总体预后意义重大。源于降期治疗的升级，转化治疗应运而生，为晚期肝细胞癌的治疗开辟了新的探索方向，特别是近年来 ICIs 联合 AATDs 展现出了令人鼓舞的治疗效果。展望未来，依托于多学科诊疗团队的共同决策，基于 ICIs 联合 AATDs 方案，或叠加其他适用的局部治疗形成进一步的立体治疗方案，有望大大提高转化治疗的可行性和转化成功率，使更多晚期肝细胞癌患者再次获得外科根治性手术机会，收获长期生存效益。总之，系统与局部治疗的多维度联合、多模式序贯显示出了可喜的转化成功率。然而，由于发展时间尚短，诸多问题有待继续深入探索，包括转化治疗方案的优化、效果评价、手术时机把握、安全性管理、超进展（HPD）和术后复发防治等。HCC 转化治疗应以全局观和整体思维将多维度联合、多模式序贯、多学科高度一体化的“三多”理念高度融入并贯穿于病人疾病全程管理的系统化战略，在该原则指导下力求实现高度个体化、精准化治疗。

参考文献

[1] 董晓锋，杨英豪，张燕，等．原发性肝癌治疗现状及 MDT 治疗模式的探讨 [J]．肝脏，2021, 26(3): 262-265.

[2] 广东省抗癌协会肝癌专业委员会．肝癌多学科综合治疗团队建立——广东专家共识 (1) [J]．临床肝胆病杂志，2014, 30(11): 1112-1115.

[3] 中华人民共和国国家卫生健康委员会．原发性肝癌诊疗指南（2022 年版）[J]．肿瘤防治研究，2022, 49(3): 251-276.

[4] 中国抗癌协会肝癌专业委员会转化治疗协作组．肝癌转化治疗中国专家共识（2021 版）[J]．中华消化外科杂志，2021, 20(6): 600-616.

[5] 孙惠川，谢青，荚卫东，等 . 肝癌转化治疗中国专家共识（2021 版）[J] . 中国实用外科杂志，2021, 41(6): 618-632.

[6] 宋天强，刘雅月 . 原发性肝癌转化治疗及其维持治疗策略 [J] . 中国实用外科杂志，2021, 41(3): 269-272.

[7] 陈亚进 . 肝癌转化治疗现状与思考 [J] . 中国实用外科杂志，2021, 41(3): 253-256, 261.

（作者：林锦源　简锦亮　高炜　高晨杨）

第三节　胆管细胞癌多学科诊疗

一、胆管细胞癌诊疗现状

胆管细胞癌（cholangiocarcinoma，CCA）又称为胆道癌，是一类高度异质的恶性肿瘤，发病率在全球范围内呈上升趋势，在西方国家约占所有消化道肿瘤的 3%，占肝胆恶性肿瘤 10%~15%，CCA 在亚洲发病率更高，尤其是东南亚，约为 87.7/100000。胆管恶性肿瘤（biliary tract carcinoma，BTC）是由胆管系统上皮细胞引起的恶性肿瘤，组织学主要为腺癌，根据部位可分为胆囊癌、肝内胆管癌和肝外胆管癌，三者之间具有不同的分子生物学特征。周军和陈俊等人提出肝内胆管癌应该依据分子和病理特征分为小胆管型癌和大胆管型癌。小胆管型癌是胆管末端发生的癌症，其发生的性质即病因、发病机制和影像学特征类似于肝细胞癌，预示着治疗有可能向肝细胞癌靠近；大胆管型癌靠近肝门部，发生在次级肝胆管的癌症，肝外胆管癌又分为肝门部癌、近端癌、远端癌，大胆管型癌可能类似于肝门部的胆管上皮细胞癌；三个部位癌症因胚胎起源、生物学行为和临床病例特征不同，导致其高度异质性。即使同一类型的胆管癌，其生物学特性也大不相同。以肝内胆管癌为例，其在临床特点、细胞起源、大体病理及分子病理学方面均有异质性：①临床特点的异质性，影响肝内胆管癌发生的危险因素较多，在我国肝胆管结石相关性肝内胆管癌发生率较高，其次为肝炎相关性肝内胆管癌，而西方发达国家的肝内胆管癌多为肝炎相关性或与硬化性胆管炎相关。CA19-9、CA242、AFP 等血清学标志物在肝内胆管癌患者中均有可能升高，但均缺乏特异性。②大体病理与细胞起源的异质性，日本肝癌研究组将肝内胆管癌分为肿块型、管周浸润型和管内生长型。细胞起源不同可能与肝内胆管癌大体分型及临床特点相关，肝细胞、肝干细胞起源的肝内胆管癌多发展为肿块型，肝炎病毒感染往往是这类肝内胆管癌的高危因素；管周腺体起源的肝内胆管癌与胆管结石密切相关，更多发展为管周浸润型或混合型，更易发生脉管侵犯、淋巴结转移等行为。③分子病理的异质性，肝内胆管癌的发生与多个基因位点突变相关，其中以异柠檬酸脱氢酶 1/2、ARID1A 和 TP53 突变最常见。Sia 等根据分子学特征将肝内胆管癌分为增殖型与炎症型两类，增殖型主要是致癌信号通路（RAS、MAPK 和 MET）的激活、KRAS 和 BRAF 的突变，与患者不良预后相关；后者以炎症信号通路激活、细胞因子过表达和 STAT3 激活为特征。因此，明确上述问题，有利于以后的分层和治疗[1-2]。

手术是唯一可能根治性治愈胆管恶性肿瘤的手段，根治性切除后，肝内胆管癌、肝门部胆管癌和远端胆管癌的 5 年生存率分别达到 20%~43%、9%~18% 和 20%~30%，根治性切除是提高生存率的最重要因素。对于不能手术切除的病例，可以考虑化疗、内放射治疗和各种引流手段，尽量延长患者生存时间。但是胆管恶性肿瘤多数起病隐匿，早期症状不明显，超过 65% 的 CCA 被发现时往往处于中晚期，常伴有淋巴结转移、肝转移、远处转移或由于肝功能较差及术前评估剩余肝体积（future liver remnant，FLR）不足而无法行手术切除，5 年生存率约为 5%，预后极差。局部治疗，尤其是外科治疗在肿瘤根治和梗阻等减症治疗中，起关键作用；用相应的综合治疗来达到降期、转化的目的，可能获得手术治愈的机会。转化治疗指通过化疗、放疗、靶向治疗、免疫治疗等多种措施，使技术或肿瘤学上初始不可切除或边界可切除，向手术根治性切除转换，向肿瘤学获益转化。现有系统疗法主要为化学治疗，但临床疗效极为有限，主要归因于其基因组，表观遗传和分子水平上的高度异质性。而靶向治疗和免疫治疗的出现，为胆管系统肿瘤的治疗开辟了新路径。在过去的几年里，人们对胆管系统肿瘤的复杂性进行了深入的探索，并开发了可能有助于改善患者预后的新型疗法。这更需要通过 MDT，综合使用现有治疗手段，结合胆管系统肿瘤领域的最新研究进展，增加生存获益的机会。

二、MDT 的组织和实施

（一）MDT 的组织

多学科诊疗模式，是以患者为中心、以多学科专业人员为依托，为患者提供科学诊疗服务的模式，具体通过 MDT 病例讨论会形式开展。CSCO 等指南均强调 MDT 诊疗模式的重要性，并对 MDT 学科构成、成员的条件等进行定义。MDT 学科构成主要包括：肝胆外科（普外科）、消化内科其他相关学科（营养科、心理科、肿瘤内科、介入科、内分泌科）、影像科、病理科、放疗科、肝病科（感染科）、超声科（特诊科）等。在具体执行中，可以根据病例诊疗中涉及的其他学科，临时邀请相应学科（中医科、感染科、呼吸科等）的专家参与讨论，确保病情的全面评估，确保每种有效的治疗手段的合理实施。MDT 成员要求高年资主治医师及以上，能够较好地掌握本专业知识，在 MDT 讨论中，做到强强联合。

（二）MDT 的实施

胆管肿瘤系统的治疗水平，较其他消化腺肿瘤滞后，常合并胆管梗阻的急症，所以 MDT 的诊疗重点有所不同。MDT 讨论内容：①偶然发现胆囊癌。②分期腹腔镜。③主诊医师认为需要 MDT 者、Ib~ Ⅲ a 期的新辅助化疗使肿瘤降期。④胆管引流的决定、诊治有困难或争议。⑤出现黄疸的处置。⑥推荐进入临床研究者、复杂胆管感染的处置等。

胆管肿瘤恶性程度高，治疗难度大，胆管恶性肿瘤领域的研究热点多，发展方向散乱。在国内，胆管恶性肿瘤的诊疗首先面临着规范化的问题。相对于其他大瘤种，胆管肿瘤患者的数量较少，因此开展大样本量的临床研究比较困难。在这种前提下，胆管恶性肿瘤的诊疗更加需要多中心、多学科的规范化合作。其次，胆管恶性肿瘤的精准治疗也是一大挑战。细分胆管肿瘤人群的时候，特定患者的数量可能会非常少，这就需要国内胆管肿瘤专家和各个中心团结协作，可以通过院内、院外 MDT 形式，具体通过线上和线下结合的办法，凝聚共识，收集病例，才有可能实现胆管肿瘤精准治疗。

化学治疗是 CCA 治疗的基石，2021 年的《中国临床肿瘤学会（CSCO）胆道恶性肿瘤诊治指南》中，没有严格区分新辅助化疗及转化治疗的差异，统一定义为术前新辅助化疗，也未明确其适应证。新辅助化疗能缩小原发灶及转移的淋巴结，提高 R0 切除率，对于无法切除的局部晚期肿瘤，新辅助治疗可使局部进展的胆管癌降期为可切除，改善病人的预后。目前，国内在研的药物除脂质体伊立替康外，细胞毒性药物的研发在胆管肿瘤中已到了一个瓶颈期，很难克服。同时，由于梗阻性黄疸、肝功能 Child-pugh 及 PS 评分、晚期患者局部症状相对明显、营养状态等问题的影响使得细胞毒性药物的临床研究中纳入符合标准的患者受到极大限制。所以，对新辅助治疗的潜在效用仍存在争议，因为 CCA 对单一转化治疗方案反应较差，目前多考虑采用多种治疗方案联合用于转化治疗。随着 NGS 检测的开展，对胆管癌生物学行为研究的深化，化疗、靶向药物和免疫检查点抑制剂等药物的有机联合，将给术前治疗带来希望。

近年来，随着新理论、新技术、新方法及新热点的不断涌现，胆管肿瘤正逐渐被突破，其中靶向药物的治疗作用尤为突出。CCA 在分子病理学方面的异质性决定了其靶向治疗作用靶点的多样性，例如异柠檬酸脱氢酶（IDH1/2）突变率在 10%~20%，BAP1 突变率为 27.5%，FGFR2 融合基因突变率为 12.5% 更多见于小胆管型癌，而 KRAS、SMAD4 等多见于大胆管型癌，PIK3CA 突变率 17.1% 和 ERBB2 突变率 24.4% 多见于胆囊癌。

目前胆管肿瘤靶向药物进展主要包括两类：精准靶点和多靶点抑制剂。在精准靶点方面，针对 FGFR 突变、IDH 突变、HER2、DDR 通路等的靶向治疗研究正在火热开展；与此同时，多靶点抑制剂作用于多条信号通路，同样在胆管肿瘤治疗中展现出巨大潜力。相信随着基础研究和临床试验的进展，会为 CCA 治疗带来更多新的突破。因此，未来胆管肿瘤治疗的重点应该是靶向治疗药物的寻找、抗体偶联药物、免疫治疗的临床研究。虽然目前在胆管肿瘤中检测到很多相关基因，但并未提示其与预后的关系。因此，目前还没有明确肝内胆管癌、肝外胆管癌以及胆囊癌有哪些特异性或差异性特别明显的生物标志物，后续还需要相关的大样本基因检测或权威性的全外显子测序来告诉临床医生。很多相关基因突变在预后分析中并未体现出其意义，我们对分子生物学诊断的认识还不深，治疗领域目前也没有很好的靶点设计的药物，但是胆管肿瘤驱动基因的研究、分子分型的滞后，没有迟滞以这些分子事件为精准靶点进行逐个击破的进程。

免疫疗法的运用已初见成效，现有研究表明免疫疗法能提高晚期 CCA 患者的免疫功能、改善生存质量，并且有一定程度的生存获益。然而目前研究大多局限于小样本，缺乏大样本、高质量的前瞻性随机对照试验数据支持。随着精准医学时代的到来以及从分子层面对 CCA 的深入认识，针对不同人群、不同亚型的 CCA 患者选择特异性治疗方案是未来靶向及免疫疗法的关键所在。而多种免疫疗法联合运用或者免疫疗法联合化疗、靶向治疗等多种治疗方式亦是未来的研究重点。

胆管癌对外放疗不敏感，单纯的放射治疗很少应用。相比之下，术后辅助放疗和新辅助治疗中偶有应用。Jarnagin 等不推荐胆管恶性肿瘤行术后常规辅助放疗，但对存在术后高危局部复发因素的肝门部胆管癌术后患者（如 R1 切除或局部淋巴结转移者）可预防性地进行放疗[3]。

当然也有学者认为，放射治疗对局部病灶，包括引起胆管梗阻、具有压迫症状的胆管肿瘤或局限性病灶或术后残留病灶有很好的姑息治疗作用。这方面的研究虽然相对较少，但是在2021年的《中国临床肿瘤学会（CSCO）胆道恶性肿瘤诊治指南》修订中，马宏教授指出有循证医学证据支持放射治疗是胆管肿瘤局部治疗不可或缺的手段，尤其是对于手术R1或R2切除者Ⅰ级推荐术后辅助放疗、Ⅱ级推荐R0切除+患者术后辅助放疗（2A类证据），胆管引流退黄以后，局部需要很好的治疗措施，而全身治疗药物的疗效有限，局部放射治疗尤其是SBRT则有很好的局部控制作用。

联合转化治疗是目前发展的方向，CCA的发生和发展是多途径、多因素作用的结果，特别是晚期或转移患者,单一治疗方案的效果往往不佳。为提高CCA由不可切除转化为可切除的成功率并改善预后，采用两种或两种以上方案联合转化治疗或成为未来一段时间的主要研究方向[4]。

目前较多的联合转化治疗方案是联合放化疗。Sumiyoshi等报告了最初不可行根治性切除的7例肝内胆管癌、8例肝门部胆管癌患者资料，经口服S-1联合50Gy放疗，11例转化为可切除肿瘤并行根治性切除术；其中9例手术切缘阴性，11例手术患者的中位生存期达37个月，提示联合转化治疗能够较好地提高CCA的转化率及延长患者生存时间。一项研究中，经过钇-90放射栓塞联合化疗无法手术切除的45例巨大肝内胆管癌患者，有8例接受根治性切除术，研究结束时5例患者仍存活。2020年一篇系统综述报道了27例不可切除的肝内胆管癌患者接受化疗栓塞、放疗栓塞或二者联合的转化治疗，截至最后随访时有23例患者存活。

近年来，化疗联合靶向或免疫治疗的报道亦逐渐增多，为联合转化治疗提供了新的思路。Dreyer等报告了化疗与靶向治疗联合转化治疗的病例资料，3例晚期肝内胆管癌患者接受吉西他滨+奥沙利铂后改用伊立替康+氟尿嘧啶联合舒尼替尼治疗，病情稳定后停药3周并行右半肝切除术+肝脏4段切除。日本一项一期临床试验采用化疗与免疫治疗（尼鲁单抗）联合治疗不可切除BTC，30例患者中位总生存期为15.4个月，中位无进展生存期为4.2个月。尽管已有较多关于联合转化治疗的文献报道，但具体何种联合转化方案能使哪类亚型患者获益，还需大样本、多中心的高质量临床研究证明。

也有学者认为目前的临床研究趋势倾向于采用细胞毒性药物+多靶点抗血管生成药物的治疗方案，并在此基础上选择性配合ICIs治疗。如ICIs联合CISGEM或GEMOX、ICIs联合多靶点抗血管生成TKIs，非常可喜的是看到国内多项ICIs联合化疗或放疗的Ⅱ期临床研究正在进行中。细胞毒性药物方面，NAPOLI-1研究已经证明了脂质体伊立替康+5-FU或亚叶酸钙在基于吉西他滨方案治疗失败后的转移性胰腺癌患者中的有效性，2021 ASCO年会上有一项相对重要的研究——NIFTY研究（abstract 4006），该Ⅱ期研究显示，脂质体伊立替康联合5-FU和亚叶酸钙二线治疗转移性胆管癌延长OS 3.3个月（8.6个月对比5.5个月，*HR*=0.63，*P*=0.0349），PFS延长5.7个月（7.1个月对比1.4个月，*HR*=0.56，*P*=0.0019）。

国产阿帕替尼、安罗替尼和索凡替尼是多靶点抗血管生成药物。阿帕替尼与卡瑞利珠单抗联合的“双艾”方案、安罗替尼与替雷利珠单抗联合应用的临床研究正在进行中。预计这些方案将是胆管肿瘤治疗的一个方向，也是胆管肿瘤治疗的一个希望所在。我们参与的全球Ⅲ期TOPAZ-1研究正在进行患者招募，该研究将PD-L1单抗度伐利尤单抗联合常用的GP方案作为晚期胆管癌的一线治疗。国内徐建明教授主导的索凡替尼作为晚期不可切除的胆管癌二线治疗与卡培他滨头对头比较的Ⅲ期临床对照试验（NCT03873532）已经结束，期待数据分析结果。

KEYNOTE-966是一项随机、双盲、安慰剂对照的Ⅲ期研究设计，研究对象为帕博利珠单抗联合 GC 治疗晚期胆管癌患者。该研究纳入未接受过系统治疗的转移或不可切除的局部 CCA 患者 788 例，随机将患者（n=788）分为帕博利珠单抗 + 吉西他滨 + 顺铂组和安慰剂 + 吉西他滨 + 顺铂组。主要终点为 PFS、盲化独立中心评审（blinded independent central review，BICR）、OS，次要终点为肿瘤 ORR。目前已取得一些阳性结果，相信未来联合治疗将成为胆管癌的主要探索趋势之一。

虽然以 PD-1/PD-L1 抗体为主的免疫检查点抑制剂在 CCA 治疗中有一定成效，但目前仍面临客观应答率低及耐药等问题，如何选择目标人群，免疫联合治疗的时机把控，如序贯治疗、间断治疗、持续治疗和介入的间隔时间均需要进一步探索。同时，包括 PD-1/PD-L1 在内的免疫抑制通路信号的研究。

肝功能转化和 FLR 转化是 CCA 转化治疗的一部分，BTC 往往引起梗阻性黄疸，其血清胆红素升高，会导致胃肠道、肾脏、心血管及肝功能的损害，增加手术并发症的发生率。对于梗阻性黄疸患者，推荐行术前减黄，减黄后可结合保肝利胆药物，如腺苷蛋氨酸等促进肝功能恢复，从而使因肝功能损害而无法手术的患者具备手术条件。对于术前评估 FLR 不足而无法手术的患者，可选择门静脉栓塞（portal vein embolization，PVE）或联合肝脏分隔和门静脉结扎的二步肝切除术（associating liver partition with portal vein ligation for staged hepatectomy，ALPPS）。有文献报道，FLR < 40% 是多数肝门部胆管癌行 PVE 的指征。PVE 在转化治疗中最大的问题是等待肝脏生长时间过长（1~3 个月甚至更长），这期间可能出现疾病进展。另外，还发生穿刺相关并发症（血管损伤、胆管损伤和感染）和栓塞相关并发症（栓塞物质脱落与迁移、栓塞段肝实质梗死和近端静脉血栓形成）等风险。ALPPS 的优点在于可在 1~2 周内使肝脏增生 1 倍左右，但需要在短期内进行两次手术，使手术风险增加。一项研究结果显示，BTC 患者接受 ALPPS，术后 90d 病死率高达 48%，故应严格把握适应证，并通过改良手术方式降低手术风险。单纯放疗用于不可切除 BTC 的效果不佳，其往往与化疗联合应用。除此之外，化疗还可与靶向治疗、免疫治疗甚至天然抗癌药物（如紫杉醇）联合用于 BTC 的转化治疗。

转化治疗的评估及效果预测。目前 BTC 转化治疗的方案及报道逐渐增多，但转化的成功率仍有待提高。虽然多数患者经转化治疗预后优于姑息性治疗，但 5 年生存率仍较低，还需要不断改进治疗方案、规范治疗流程，并对转化治疗的效果及其对预后的影响等有相应的评估和预测手段。转化治疗效果的预测 CCA 的高度异质性导致不同患者经过转化治疗后的获益程度存在很大差别。目前尚缺少 BTC 转化治疗效果预测的参数，MDT 讨论时，我们可从其他消化系统恶性肿瘤的研究中获取参考。

转化治疗后手术时机选择与手术效果预测目前尚无有关 BTC 转化后手术时机的报道，参照局部进展期胰腺癌转化治疗的经验，待肿瘤缩小病情稳定后再行根治性手术治疗或更换转化治疗方案；当转化治疗成功、符合手术指征后应直接行根治性切除术。

不同肿瘤分期预示了肿瘤患者不同的预后，但接受转化治疗的患者几乎均属于 AJCC 分期Ⅳ期，无法简单根据分期判断预后。Tian 等人建立了一个应用肝内胆管癌免疫学标记（ISiCC）的预后模型，采用 LASSO Cox 法筛选出 CD3p、CD57P、CD45RAP、CD66bT 和 PD-L1 等 5 个对总生存期预测价值最高的免疫学标记，并根据 7 个预后指标验证了 ISiCC 预后模型对可切除肝内胆管癌患者的总生存期具有较好的预测性能[5]。Tsilimigras 等人对 826 例行手术切除的肝内胆管癌患者通过聚类分析分为 3 类：第一类肿瘤较小（肿瘤最大直径中位数 4.6cm）、中位 CA19-9 水平和中性粒细胞与淋巴细胞比值（neutrophils lymphocytes ratio，NLR）分别为 40.3 U/mL 和 2.6；第二类肿瘤较大（肿瘤最大直径中位数 9.0cm）、中位 CA19-9 水平和 NLR 分别为 72.0U/mL 和 2.7；第三类肿瘤中等大小(肿瘤最大直径中位数6.2cm)，CA19-9 水平最低（中位数 26.2U/mL），但 NLR 最高（中位数 13.5）；3 类中位总生存时间分别为 60.4 个月、27.2 个月、13.3 个月[6]。汤朝晖等基于贝叶斯网络的研究建立了进展期胆囊癌根治性切除术的生存预测模型，并证实了其可以用于进展期胆囊癌的生存预测。目前 BTC 的转化治疗方案仍以化疗为主，效果并不理想，联合转化治疗是在无特异性治疗方案下增强转化治疗效果的“无奈之举”。欲从根本上提升转化治疗效果最终还需明确肿瘤的发生发展机制，制定针对肿瘤特点的特异性转化治疗方案。对于 BTC 这类高度异质性的肿瘤，联合转化治疗是现今的重要发展方向，进一步寻找精准化转化治疗方案将成为研究主流[7]。

三、不足和展望

近年来胆管癌发病率越来越高，由于早期诊断率低，全身治疗仍是主要治疗的手段。通过新辅助化疗或与局部治疗的联合，结合先进的外科技术，使更多的病人得到了二次切除的机会，并使其生存期得到延长。随着精准外科时代的到来及二代测序技术在胆管癌中的广泛应用，对于胆管癌基因层面的认知已经越来越深入，大大拓宽了未来新辅助治疗的研究方向，与此同时免疫治疗的加入也为局部晚期胆管癌病人的治疗带来更多希望。虽然目前新辅助治疗在胆管癌中的应用仍存在争议：如手术时间选择、新辅助治疗方案选择及肝移植等，但是未来新辅助治疗的道路必将告别荒漠时代，有望为更多晚期胆管癌提供更多的治愈机会。

参考文献

[1] 袁家佳，薛冉，王小娟，等. 胆道系统肿瘤药物治疗的临床问题和进展 [J]. 药学进展，2021, 45(1): 14-26.

[2] 汤朝晖，于小鹏，童焕军，等. 从异质性角度看胆道恶性肿瘤的转化治疗 [J]. 中华外科杂志，2021, 59(4): 260-264.

[3] JARNAGIN W R，RUO L，LITTLE S A，et al. Patterns of initial disease re- currence after resection of gallbladder carcinoma and hilar cholan- giocarcinoma: implications for adjuvant therapeutic strategies [J]. Cancer, 2003, 98(8): 1689-700.

[4] 沈顺利，彭宝岗. 胆道恶性肿瘤多学科综合诊治 [J]. 中国实用内科杂志，2012, 32(3): 171-174.

[5] TIAN M, LIU W, TAO C,et al.Prediction of overall survival in resectable intrahepatic cholangiocarcinoma: ISICC-applied prediction model [J].Cancer Sci, 2020, 111(4): 1084-1092.

[6] TSILIMIGRAS D I, HYER J M, PAREDES A Z, et al.A novel classification of intrahepatic cholangiocarcinoma phenotypes using machine learning techniques: an international multi-institutional analysis [J].Ann Surg Oncol, 2020, 27(13): 5224-5232.

[7] 汤朝晖，耿智敏，陈晨，等. 基于贝叶斯网络的进展期胆囊癌生存预测模型多中心临床研究 [J]. 中华外科杂志，2018, 56(5): 342-349.

（作者：林锦源　高锦亮　高炜　高晨杨）

第四节　胰腺癌多学科诊疗

一、胰腺癌诊疗现状

胰腺癌是高度恶性的消化系统肿瘤，预后极差，5 年总体生存率仅约 6%，是所有统计肿瘤中，5 年生存率最低的肿瘤。在世界范围内，胰腺癌发病率和死亡率逐年增高，尤其是欧美发达国家。自 2014 年起，胰腺癌已成为欧洲唯一死亡率增高的恶性肿瘤，预计到 2030 年其死亡率将升至第 2 位，仅次于肺癌。中国胰腺癌发病率和死亡率增幅高于世界平均水平，尤其是中心城市和沿海发达地区。胰腺癌具有三高四低（高发病率、高死亡率、高复发转移率；低早期诊断率、低切除率、低药物有效率、低 5 年生存率）的特点，因此又被称为“癌中之王”。根据胰腺癌组织血管浸润及远处转移情况，可将胰腺癌分为可切除胰腺癌、可能切除胰腺癌、局部进展期胰腺癌和转移性胰腺癌。根治性手术是目前治疗胰腺癌的最有效方法，对于可切除胰腺癌和可能切除胰腺癌，进行根治性手术切除，是目前可能治愈胰腺癌的唯一方法，对于可切除胰腺癌，一些现代肿瘤学原则，如标准的扩大区域淋巴结清扫、动脉优先入路、胰腺全系膜切除等提高了局部的根治性，并减少了局部肿瘤的复发率；对于交界性可切除胰腺癌和局部进展期胰腺癌，可先行新辅助化疗后再考虑手术切除。有文献报道，对于局部进展期胰腺癌，约 30% 患者经新辅助化疗后转化为可切除性胰腺癌，这类患者生存时间显著优于不可切除的患者。对于伴随肝脏寡转移的胰腺癌患者，近期两项荟萃分析比较了手术治疗和单纯化疗对患者预后的影响：①单纯肝转移的胰腺癌患者手术治疗 1、3、5 年的生存率分别为 40.9%、13.3%、2.9%，远高于未接受手术治疗的患者。②经转化治疗后手术切除的患者的中位生存期为 23~56 个月，显著高于仅接受化疗患者（11~16.4 个月）[1]。

但长期以来围绕手术形态学，努力进行手术根治的研究成果给患者带来的生存效益仍不尽人意，即使行了根治性的 R0 切除，80% 的患者也会呈现局部复发或远处转移。因为胰腺癌是一种系统性疾病，治疗模式逐步由“surgery first'”向以外科为主的多学科团队诊疗模式转变，以为患者提供最优的个体化治疗方案。准确的术前评估是制订个体化诊疗方案的基础，目前胰腺癌的术前评估已从解剖和形态学为主的评估逐步向围绕生物学特性的多维度精准评估模式转变。胰腺癌治疗难度大，诊治方案目前尚难以达到完全标准化，存在很多争议之处。因此，过去仅靠单一学科主导的诊疗模式已不能满足胰腺疾病当前的诊疗需要，而传统的综合诊治体系亦存在随意性强、延误治疗时间等弊端。相比之下，近年来提出的多学科诊疗模式（multidisciplinary team，MDT）则可针对每个患者的具体病情，同时结合各个相关专业的临床经验，制订出对患者最佳的诊治方案。目前 MDT 在一些欧美发达国家已成为胰腺肿瘤诊治的重要方式，在国内也进入了快速发展阶段。胰腺癌诊疗模式迫切需要从专家个体的综合治疗决策向 MDT 模式过渡。

二、MDT 的组织和实施

（一）MDT 的组织

多学科诊疗（multi-disciplinary team，MDT）

模式，是以患者为中心、以多学科专业人员为依托，为患者提供科学诊疗服务的模式。根据患者的临床症状、发病和就诊时间，结合患者的基础健康状况、肿瘤分期和进展情况、病理类型，个体化地应用现有的多学科、多种有效治疗手段，以最适当的经济费用取得最好的治疗效果，同时最大限度地改善患者的生活质量。MDT强调以患者为中心，提供规范化、系统性的最优诊疗方案。肿瘤诊治的MDT模式既是个体化治疗与精准医学的延伸和发展，亦是整合医学的一种具体体现。Johns Hopkins医院的研究发现，对于胰腺癌患者的MDT诊疗改变了近1/4患者的初始诊治方案。MD Anderson癌症中心的MDT诊疗可使胰腺癌手术患者的5年生存率提高至27%。自2011版胰腺癌NCCN指南至今，MDT被明确列入了胰腺癌的标准化诊治流程中，并逐渐成为了流程中的关键环节[2-3]。

MDT模式具体是通过MDT病例讨论会的形式开展。CSCO等指南均强调MDT诊疗模式的重要性，并对MDT学科构成、成员的条件等进行定义。MDT学科构成主要包括：胰腺外科（肝胆胰外科或普外科）、肿瘤介入科、核医学科、消化内科、超声科、肿瘤内科、营养科、分子检验科、放射治疗科、疼痛科、放射诊断科、内分泌科、病理科等，可以根据病例诊疗中涉及的其他学科，临时邀请相应学科（中医科、感染科、呼吸科等）的专家参与讨论，确保病情的全面评估，确保每种有效的治疗手段的合理实施。MDT成员要求高年资主治医师及以上，能够较好地掌握本专业知识，在MDT讨论中，做到强强联合。

《中国胰腺癌多学科综合治疗模式专家共识》（2020版）最特别之处在于提出了胰腺癌互联网+MDT（eMDT）模式：

（1）提出了eMDT可分为3种形式：医院内形式、大医院间的联合形式、不同层级医院间的联合形式。

（2）提出了确保eMDT的健康运行需要尽快完善的制度：①相关法律法规的制定。②医保支付政策的支持。③高端医疗专家团队的合理、合规和有效管理。④适应eMDT的管理模式的建立。⑤AI等技术的不断创新和逐步完善。⑥eMDT大数据的管理、整合与共享，完善上下级医院间一对一信息的互联互通。⑦医患沟通与相关伦理法规等。

（3）提出了eMDT的具体实施要求：①原则上应遵循现实版MDT的原则、规章制度和要求，也应随时对eMDT新技术、新模式的特点进行必要的调整。②必须强调各院级间的组织和协调的重要性。③原则上应遵循谁提交病例、谁负责的原则，包括诊治计划的实施，疗效及不良反应的评估、监管、信息资料的随时反馈，患者的沟通和解释工作等。eMDT作为智能医学的一部分，必定助力医学的发展和进步，但作为新兴事物仍需进一步的探索和逐步完善[4]。

MDT讨论内容：①临界可切除患者。②需要特殊新辅助、辅助及转化性化、放疗的患者。③主管医师认局部晚期患者的患者需要MDT。④胰腺头颈部肿瘤伴有梗阻性黄疸患者。⑤单一部位转移，可与原发灶同时切除患者。⑥因医学原因不能耐受手术的可切除。⑦存在多发转移或营养障碍或疼痛的患者。⑧患者仅肿瘤标志物升高的术后患者等。

（二）MDT的实施

1. MDT在胰腺癌诊疗中的作用

胰腺癌诊疗应高度重视MDT的作用，推荐有条件的单位尽可能进行胰腺癌MDT。MDT实施过程中由多个学科专家共同分析患者的临床症状、体征、影像、病理、分子检测等资料，对患者的体能状态、疾病诊断、分期、侵犯范围、发展趋向和预后等做出全面的评估，并根据国内外治疗规范、指南、循证医学证据等，结合现有的治疗手段，制定科学、合理的诊疗计划，积极应用手术、化疗、放疗、介入以及分子靶向药物等手段进行综合治疗，以期达到治愈或控制肿瘤，延长生存期和提高生活质量的目的。

胰腺癌患者常具有以下特点：①营养不良，胰腺具有外分泌和内分泌两方面的重要功能，因此胰腺癌患者 80% 具有消化和吸收障碍等导致的营养不良，以及血糖调节异常。②疼痛，胰腺癌具有嗜神经性，患者常出现疼痛。③黄疸，胰腺癌常以梗阻性黄疸为首发临床表现。④炎症，胰腺癌常同时伴有 HBV 感染和 / 或胆管感染病史。因此，在 MDT 过程中，应同样重视肿瘤介入科、营养科、内分泌科、疼痛科和消化科的参与。

考虑到胰腺癌手术的复杂性，建议胰腺癌的首次诊断和手术治疗应在一定规模的胰腺癌诊治中心进行（胰腺癌手术量至少 20 台 / 年）。

胰腺癌放疗的技术含量高，提高放疗剂量可改善局部控制率和生存率，建议胰腺癌放疗应在有高质量影像诊断技术、图像引导调强放疗系统或立体定向放射治疗技术的放疗中心进行。

2. MDT 在胰腺肿瘤诊治中的重要价值

提高胰腺肿瘤的早期诊断率

胰腺肿瘤起病隐匿、难以早期发现是影响胰腺肿瘤患者预后的重要因素。以胰腺癌为例，随着近年来胰腺手术水平不断提高，胰腺手术相关死亡率不断下降，然而胰腺癌的 5 年生存率仍没有显著提高，其根本原因在于胰腺癌的早期诊断仍然困难。有研究表明，临床分期为 IA 或 B 期的胰腺癌患者，5 年生存率可达 30%，远高于其他临床分期的胰腺癌患者，MDT 可整合外科、消化科、肿瘤科、放射科和病理科等专家的学术优势，是迄今在高危人群中筛选出胰腺癌患者的最佳方案。以此为基础，可提高胰腺肿瘤的早期诊断率，从而为更多的患者提供手术机会，改善胰腺肿瘤患者的预后。

目前胰腺癌早期确诊主要依靠侵袭性操作获得病理学诊断，病理学诊断是开展化疗的重要依据，国内外指南均建议应在新辅助治疗前获得细胞学或组织学诊断。但胰腺位置深，且肿瘤组织中间质成分较多，部分患者存在反复穿刺结果阴性的情况。对此，2019 年中国临床肿瘤学会制定的胰腺癌诊疗指南中指出，可以通过 MDT 讨论慎重做出临床诊断。而 NCCN 指南则指出，患者在穿刺阴性的情况下应重复穿刺，多次穿刺阴性可考虑其他活检方式。考虑病理学诊断的必要性及国内医疗环境现状，《中国胰腺癌新辅助治疗指南（2020 版）》坚持认为新辅助治疗前应获得病理学诊断，超声内镜引导的细针穿刺抽吸是指南推荐的胰腺癌的首选活检方式，具有诊断准确率高、并发症发生率低的特点。但细针穿刺抽吸仅能少量取样，越来越无法满足术前评估对活检组织信息量的要求。有研究结果显示，超声内镜引导的穿刺活检的诊断准确率更高，而并发症未明显增加，取材质量更能满足对组织形态学和基因组学等分析的要求。目前多数临床实践指南和共识均推荐首选多排螺旋 CT 检查进行肿瘤术前分期，腹腔镜检查能够弥补影像学检查对微小转移灶和腹腔播散灶检出率低的缺点，尤其是联合腹腔超声检查更有助于发现隐匿病灶，必要时还可进行组织活检。对于高危患者，可通过腹腔镜联合腹腔超声检查进一步提高肿瘤分期的准确度，避免不必要的手术。

针对胰腺癌取材难、异质性高的特点，发展新的、改进的非侵入性诊断策略对胰腺癌的早期发现、治疗决策、监测和预后具有重要意义。实时液体活组织病理学检查（以下简称液体活检）是一种从科学和临床角度均令研究者感兴趣的新兴辅助手段，包括检测循环肿瘤细胞（circulating tumor cells，CTCs）、循环肿瘤 DNA（circulating tumorDNA，ctDNA）和外泌体。循环生物标志物由肿瘤及其转移灶所释放，可远距离反映疾病状态，代表病人整体肿瘤负担的分子情况。液体活检优势明显，体现在：①取材方式微创或无创，易于贯穿病程始终，实时为患者提供监测及疗效信息。②与单点组织活检相比，液体活检承载的生物信息来源更加多元，涵盖多数肿瘤克隆，更能反映肿瘤全貌。未来10年，液体活检作为最具前景的胰腺癌早诊早治手段，有望在以下方面形成突破。

（1）深化对胰腺癌生物学本质的研究，找到更为确切的分子靶点，一方面提高主流技术如循环肿瘤细胞、循环肿瘤 DNA 及外泌体的检测特异度和灵敏度；另一方面基于整体观点，将检测靶点从癌细胞本身进一步拓展到其他生物学信息来源，如肿瘤外基质、免疫细胞及分子水平 microRNA 或代谢产物等。同时扩大检测范围，除血液外，将尿液、胰液、胆汁、粪便等多样化生物学信息载体作为检测对象，获得多方面信息。

（2）利用人工智能技术将大量生物学资料和影像学数据、临床实验室和病理学数据，以及海量基因检测结果进行整合，通过深度机器学习算法建模，构建出一整套能有效指导胰腺癌早期诊断和鉴别诊断的预后预测模型。

（3）个体化选择液体活检方法，优先考虑临床应用场景，依据不同瘤种、不同个体及检测灵敏度和检测周期，匹配不同检测平台的特点进行综合考虑。

（4）开发先进仪器，提高检测质量，降低检测费用，进一步增加临床实用性；并扩大临床数据规模，产、医、研多方面合作，制定统一的行业标准和临床共识，指导临床实践[5-6]。

术前精准评估

手术是胰腺肿瘤患者的主要治疗手段，术前精准评估，能增加手术机会，降低手术并发症的发生率。

由于胰腺肿瘤解剖位置的复杂性，术前准确的可切除性评估及手术方案的制定对提高手术切除率、改善患者预后具有重要意义。NCCN 指南明确提出胰腺癌可切除性评估应由大型医疗中心 MDT 共同决定。Desai 等研究表明，MDT 是胰腺癌患者获得精准术前评估的最佳途径，可使更多患者获得手术机会，同时降低术后并发症的发生风险。Lennon 等对于胰腺囊性肿瘤的研究表明，MDT 使超过 30% 的患者改变了最初的治疗方案。胰腺神经内分泌肿瘤的手术治疗方案亦建议经由 MDT 讨论制定。例如可切除性的综合评估，胰腺癌的可切除性是一个较宽泛的概念，通常指胰腺癌获得手术根治性切除的可能性。一直以来，胰腺癌可切除性的评价标准主要参考美国 NCCN 指南中推荐的术前影像学信息对肿瘤形态学进行评估，但随着胰腺肿瘤诊疗水平和理念的进步，其弊端逐步显露。一方面，形态学的可切除性并不具备普适的判断价值，很多定义为交界性可切除甚至局部进展的肿瘤，在一些经验丰富的中心技术上可以切除；另一方面，此标准未考虑肿瘤的生物学特性，而单纯基于形态学的判断标准更易使外科医师产生手术干预的冲动。在 2017 版关于边界可切除胰腺导管腺癌定义和标准的国际共识中，国际胰腺病协会对传统的形态学可切除性评估体系进行了讨论和补充，提出除了形态学外，还应在生物学和患者基础状况两方面对可切除性进行综合评估[7]。其中生物学交界可切除的判断标准为存在可疑淋巴结转移或远处转移的临床证据，或 CA19-9 > 500U/mL；基础状况交界可切除则指美国东部肿瘤协作组（Eastern Cooperative Oncology Group，ECOG）体能状态评分≥2分。MD 安德森癌症中心亦提出了一套基于形态解剖学（A）、生物学（B）、患者基础状态（C）的综合分类方法，将患者相应分为交界可切除 -A（BR-A）、交界可切除 -B（BR-B）、交界可切除 -C（BR-C）三类。BR-A 指无严重并发症，无可疑胰腺外肿瘤侵犯证据，经影像学评估形态学符合交界可切除的患者。BR-B 指无严重并发症，形态学符合交界可切除，但存在可疑胰腺外肿瘤侵犯的证据，具体指标包括：①有情况不明的肝脏病灶。②在正常胆红素水平下，CA19-9 ≥ 1000U/mL。③经活检证实有局部淋巴结转移。BR-C 则指高龄（≥ 80 岁）、一般状态较差（ECOG 评分≥ 2 分）或伴有严重合并症。营养状况和腰背疼痛在胰腺癌的术前评估中应受到重视。术前营养不良在初诊的胰腺癌患者中较常见，会增加患者胰瘘等并发症的发生风险，并影响预后。此外，由于胰腺癌是一种高度嗜神经性的肿瘤，侵犯了腹膜后相关神经丛，患者往往出现背部疼痛的症状。因此，疼痛情况也一定程度上反映了肿瘤的生物学行为，剧烈或顽固的腰背疼痛是患者无法获得 R0 切除和生存预后不良的预测因素。基于目前指南和共识推荐的内容，临床上应首先评估患者状态，如患者存在难以改善的一般情况或无法纠正的并发症，则首选内科或支持治疗。若患者一般状态较差但潜在可逆，则应先纠正一般状况后重新评估。如果患者一般情况适合手术，形态学符合可切除的标准且无生物学交界可切除的情况，则患者获得 R0 切除的概率大，考虑首选手术根治性切除；但若患者存在生物学交界可切除的指标，如高 CA19-9、可疑胰外转移、严重腰背疼痛等，则应考虑先接受新辅助治疗。如患者经形态学评估为交界可切除，即使是广泛而彻底的局部手术也难以获得肿瘤学根治，故目前提倡此类患者首选新辅助治疗[7-8]。

影响胰腺癌预后的因素众多且复杂，王成锋等认为主要包括肿瘤、宿主和诊治团队三大因素。例如肿瘤因素：应充分认识 TNM 分期的局限性。研究发现，从胰腺正常导管细胞进展到胰腺导管腺癌约 11.7 年，上下可波动 3.1 年；从形成癌到发生转移约 6.8 年，上下可波动 3.4 年；从发生转移到死亡约 2.7 年，上下可波动 1.2 年。基于解剖学研究发现，微小胰腺癌（< 1cm）和小胰腺癌（1~2cm）切除后 5 年生存率分别为 100% 和 60%。两者 5 年生存率差异如此之大，其原因是小胰腺癌已发生微转移。现普遍应用基于解剖学和影像学发现的 TNM 分期，在外科可干预的Ⅰ和Ⅱ期中，T1a 期（< 1cm）仅占 1% 左右，T1b 期（1~2cm）占 4%，T2 期约占 15%。研究证实，约 19% 的 T1 和 T2 期胰腺癌实际已有转移（亚临床转移）。而且，较早 TNM 分期和“未发现转移”的可切除胰腺癌，经各种方式干预后的中位生存期仅为 15~23 个月，低于已发生转移胰腺癌 2.7 年的自然生存期。上述研究表明，现存 TNM 分期标准对比实际情况有明显低估临床分期的可能，基于 TNM 分期指导临床实践有可能使局部治疗过度且全身治疗不足，其疗效必然是不理想的。因此，必须强调现行 TNM 分期的局限性，TNM 分期仅作为临床实践的参考，而非决定性因素。实际上，胰腺癌的发生发展必须满足两个基本条件：其一，自身和外在因素的不断累积导致正常细胞演变成癌细胞；其二，自身免疫力的下降导致癌变的细胞逃脱了自身免疫的监控（免疫逃逸）。胰腺癌的预后取决于肿瘤的生物学行为和就诊时的临床分期，这是不争的事实。但宿主和肿瘤是一个整体，其预后既取决于肿瘤本身，更取决于宿主，尤其是宿主的免疫力和营养水平。因此，胰腺癌新的分期应该把宿主和肿瘤因素作为一个整体去考虑。把胰腺癌发生发展以及影响预后的两大条件之一——宿主的免疫状态排除在指导治疗和评估预后的分期因素之外，这显然是不科学的。为了规避 TNM 分期的局限性，众多学者进行了有益的探索。临床指标或传统标志物如 TNM 分期、CA19-9、CA125、C 反应蛋白与白蛋白（CRP/Alb）的比值、Alb 水平等在评估胰腺癌预后方面的价值已有大量研究。随着诊断技术的不断发展，很多新型标志物也不断涌现，比如循环肿瘤 DNA（ctDNA）水平等。鉴于新的基因组技术可以提高对癌症进展和（或）转移风险的评估能力，Yang 等人提出一个改进的分期系统“TNMB”（B 代表血液检测），初始分类包括

B0（ctDNA 未检出）或B1（ctDNA 检出）。B分期适用于大多数癌症，且与肿瘤部位无关。随着研究的不断积累，B分期可以细化到对ctDNA进行定量，并可给出有临床意义的阈值。2019年，Lee等人发现手术前ctDNA阳性患者与阴性组相比，复发风险显著增加，复发风险比为4.1。而且，术后ctDNA阳性患者的复发率也高于阴性组，分别为100%和45.5%，风险比为5.4[3]。

3. 新辅助治疗策略和效果的评估

胰腺癌的新辅助治疗有一段失败的历史，直至2011年FOLFIRINOX方案以31%的有效率和11.0个月的中位生存期才为其带来了新的曙光。之后新辅助治疗的地位不断提升，可切除胰腺癌的新辅助治疗也逐步进入讨论范围。新辅助治疗的作用主要包括消灭微小转移灶、退缩肿瘤生物学边界、提高R0切除率，并可使患者以更好的体力状态接受相对足量、足疗程的系统治疗，使治疗效果最大化。但目前胰腺癌新辅助治疗的有效率较低，患者多对放化疗不敏感，故新辅助治疗会让大部分患者承受不必要的治疗，或由于延误手术时机而失去根治切除的机会。因此，评估新辅助治疗策略的理想目标应是对可能获益的个体采取最有效的个体化治疗方案，而对无法获益的人群及时进行手术等其他治疗措施。根据NCCN指南，对于形态学交界可切除的患者首选新辅助治疗；对一般情况良好的局部进展患者亦建议于化疗转化治疗后评估是否有手术机会，如果存在后续手术治疗，亦被称为新辅助治疗；对于形态学可切除患者，虽然有随机对照研究证据提示新辅助治疗优于直接手术，但尚不足以支撑常规在可切除患者中开展新辅助治疗，仍建议形态学可切除胰腺癌患者首选手术治疗。但如患者存在术后复发转移的高危因素：①CA19-9水平极高。②肿瘤最大直径较大。③区域淋巴结肿大。④体重大幅度下降。⑤严重疼痛，则推荐行新辅助治疗。

在药物选择方面，NCCN指南推荐对BRCA1/2突变，患者采用含铂类的方案进行新辅助治疗，此外无其他指导意见。可见目前胰腺癌新辅助治疗的指征还较为粗放，治疗方案的选择和制定等也远未形成共识。发掘更加精准的基因、分子等生物学标志物是解决当前困境的关键。有研究者提出，超声内镜弹性应变率比值可反映胰腺癌间质和纤维化程度，并预测吉西他滨联合白蛋白结合型紫杉醇方案在胰腺癌患者中的有效性；还有研究者分析了经过吉西他滨联合白蛋白结合型紫杉醇方案新辅助治疗后，手术标本中富含半胱氨酸的酸性分泌蛋白（secreted protein acidic and rich in cysteine，SPARC），发现新辅助治疗有效的患者，肿瘤组织中SPARC表达水平更高，提示SPARC是吉西他滨联合白蛋白结合型紫杉醇方案新辅助治疗效果的预测标志物。我国学者研究发现，对于同时具有癌胚抗原阳性、CA125阳性、CA19-9 ≥ 1000U/mL的“三阳性”胰腺癌患者，即使接受根治性手术，其1年生存率也接近0，与不能手术的局部晚期患者无差异，提示肿瘤恶性度高且存在胰腺外转移，建议对于此类患者可直接行新辅助治疗。上述研究结果可对新辅助治疗方案的选择提供参考，但其证据水平不足以指导临床实践，要进一步做到精准评估，需对以生物学标志物为导向的高质量临床试验进行研究，此方面的研究是未来的重点。

然而，由于肿瘤细胞存在异质性，不同胰腺癌患者对于包括化疗、靶向治疗及免疫治疗的辅助治疗方案敏感性存在差异，医师经验性地制定辅助治疗方案可能导致辅助治疗效果不理想，精准医学理念的到来为解决这一问题带来了希望，对胰腺癌患者科学地进行药物筛选，制订个体化辅助治疗方案将成为未来胰腺癌综合治疗的主流模式。构建合理的肿瘤模型是实现药物精准筛选的前提，近年来通过获取患者的胰腺癌组织并置入免疫缺陷小鼠体内，建立的胰腺癌人源性肿瘤组织异种移植模型（PDX），可以完整地保留原代肿瘤的遗传特性、组织病理学等特点，成为药物筛选的理想模型之一，除此之外PDX模型在基础研究中对于探索胰腺癌发生、发展机制也有着重要的意义。

胰腺癌PDX模型主要可分为皮下肿瘤种植动物模型及原位肿瘤种植动物模型。皮下肿瘤种植动物模型的优势在于:操作相对简单,成瘤率较高。原位肿瘤种植动物模型需要术者有一定的操作基础，且成瘤率相对较低，但是原位模型具有与原始肿瘤相似的肿瘤微环境，可以更为真实地模拟肿瘤在人体内的状态。Erstad等人在研究中发现，使用相同数量的胰腺癌细胞建立的皮下肿瘤种植动物和原位肿瘤种植动物模型，原位肿瘤生长速度较皮下肿瘤生长速度更快，应用FOLFIRINOX［奥沙利铂+伊立替康（也可不联用伊立替康）+5-氟尿嘧啶+亚叶酸钙］方案进行化疗后，原位肿瘤对化疗的效果优于皮下肿瘤，这可能是由于两种模型之间的微环境差异导致。此外，还有少量研究对胰腺癌转移模型的建立进行了初步探索，Golan等人将2例胰腺癌患者的胰腺癌细胞分别通过尾静脉注射入两组免疫缺陷小鼠体内，8周后发现其中一组小鼠体内的胰腺及肺出现大量的转移灶，另一组小鼠肺中出现转移性结节，胰腺中并未发现肿瘤组织。对于胰腺癌转移模型的建立方法，仍需要进一步完善。上述胰腺癌PDX模型使用的是免疫缺陷小鼠，尚无法模拟人体内免疫系统功能，因此，对于治疗胰腺癌的免疫治疗药物的筛选存在一定阻碍。人源化小鼠模型的成熟为解决这个问题带来了可能性，该模型是通过将人类造血干细胞移植到有免疫缺陷的小鼠体内，进而使小鼠具备部分人类免疫系统功能，它是研究人类免疫系统功能的重要动物模型。值得注意的是，已有研究完成了利用人源化小鼠构建了肿瘤PDX模型，肿瘤细胞能够在人源化免疫小鼠体内生长，并实现了对部分免疫检查点抑制剂的治疗效果和不良反应进行评估，但是尚未发现人源化胰腺癌PDX模型的相关报道。胰腺癌PDX模型的建立目前主要依赖于手术切除的胰腺癌组织，此种方法获得的胰腺癌组织较多，小鼠成瘤率较高。但是对于无法手术的晚期胰腺癌患者，也有学者尝试了通过穿刺和收集肿瘤相关腹水来获得胰腺癌细胞，但此种方法的造模成功率相对较低，时间消耗更长。

4. 新辅助治疗效果的评估

影像学结合实体肿瘤疗效评价标准（response evaluation criteria in solid tumours，RECIST）是当前评估胰腺癌新辅助治疗效果的主要方式，但其往往无法准确反映确切的疗效。胰腺癌基质丰富且肿瘤细胞成分比例低，即便药物能有效杀灭肿瘤细胞，影像学上肿瘤体积的缩小亦可能并不明显，甚至表现为肿瘤进展，但新辅助治疗后出现“假性进展”的比例一般超过10%。此外RECIST标准，在泛实体肿瘤的评估中简便易行，但对胰腺癌的术前评估则显得过于粗放。2012年有研究者报道129例接受新辅助治疗的交界可切除胰腺癌患者中，仅15例（12%）术前判断为部分缓解，但实际R0切除率高达66%。另一项欧洲多中心研究结果显示，新辅助治疗后CT检查图像所示的血管侵犯程度与R0切除率无关。因此，CT影像在判断新辅助治疗效果方面的准确率有限且易低估治疗效果。若患者的CT影像表现为肿瘤体积缩小、肿瘤与周围血管关系改善，则强烈提示新辅助治疗有效、手术R0切除率高；若CT影像仅表现为肿瘤略有缩小，也可考虑为新辅助治疗有效的表现；如CT影像表现难以判断，则可考虑行PET-CT检查，SUV值较前下降>50%则提示新辅助治疗有效。在标志物方面，目前主要依赖CA19-9这一传统指标。对ACCORD11/PRODIGE4试验数据的二次分析发现，接受以FOLFIRINOX或吉西他滨作为新辅助治疗方案的患者中，治疗第8周CA19-9较治疗前下降的患者超过20%，较其他患者具有更高的客观缓解率（44% 对比 22.9%）。另有文献报道，CA19-9 < 200U/L 是新辅助治疗患者进行手术探查的指征，但也有研究者提出，在新辅助治疗的患者中，CA19-9 降至正常水平（35U/mL）提示预后良好。总之，新辅助治疗期间即使 CT 影像上未显示肿瘤明显退缩，一旦 CA19-9 大幅下降也往往提示治疗有效，此时可考虑手术切除。对于 Lewis 抗原阴性或黄疸的患者，可考虑治疗前先评估癌胚抗原和 CA125 的基线水平，将治疗过程中癌胚抗原和 CA125 的变化作为判断疗效的依据[9]。

5. 挑战与进展

胰腺癌的术前评估要向“精准”靠拢，目前主要面临以下几个问题：①胰腺肿瘤的异质性高，目前穿刺活检所获得的组织数量和质量难以满足更多分析的需求，亦无法反映肿瘤特征的真实全貌。②胰腺癌对放化疗和靶向治疗不敏感，且易产生耐药性，即使组织病理学和分子生物学指标提示适合某种治疗，肿瘤也未必表现出敏感性。对于新辅助治疗的效果评估，一般需要在治疗数个周期后，故急需寻找可靠性好、准确度高、实时灵活的指标，以实现对治疗效果和肿瘤生物学行为变化的动态追踪。③目前仅在 BRCA1/2 突变患者中采取含铂类新辅助化疗方案具有比较可靠的证据支持，如检测到其他突变或分子特征，如何解读检测结果并选择下一步治疗方案并非易事。④各类药物对胰腺癌的疗效依然有限，限制了新辅助治疗的提升空间。⑤将胰腺癌细分为各分子亚型后，各亚组病例数少，加之成本效益等原因，限制了在单中心开展高质量临床研究的可行性。新兴的生物检测技术、人工智能、转化医学创新平台等为解决上述挑战提供了突破口。以液体活检和影像组学技术为例，其不但能提供更加精准和个体化信息，而且有助于填补当前传统方法缺乏时效性的缺陷。液体活检技术的标志物主要包括循环肿瘤 DNA、循环肿瘤细胞、外泌体等。与肿瘤组织活检相比，液体活检的创伤小，标本可以是血液或其他体液，可进行无创检测，能更全面地反映肿瘤的整体异质性特征，避免了组织活检过程中的偏倚。影像组学为胰腺癌的精准术前评估提供了全新的工具，配合深度学习技术和人工智能算法，可从全新的角度为胰腺癌的评估提供精准信息。这些无创检测胰腺癌患者组织学特征和基因表型的方法，为胰腺癌的个体化治疗带来了全新的探索方向。整合生物样本库、多组学技术、药物筛选、临床试验信息的精准医疗转化医学研究平台则给未来胰腺癌个体化治疗的研究提供了新的模式。

三、总结与展望

实现精准术前评估指导下的个体化治疗，制订与个体特征最为匹配的诊疗方案，是改善胰腺癌预后的方向。虽然目前胰腺癌的术前评估还主要依赖传统指标，但近些年来飞速发展的生物大数据、多组学技术、人工智能和深度学习技术及不断涌现的各类全新标志物，均为胰腺癌精准术前评估带来新的补充和更多的选择。目前新技术、新标志物在胰腺癌精准评估中的潜力远未得到充分发掘，以生物分子标志物指导的个体化治疗为导向的临床试验刚刚起步。此时，一方面要注重在现有证据的基础上，加强多学科协作模式下患者的个体化术前评估，制订最佳的个体化治疗方案；另一方面要充分发挥大型胰腺中心的优势，准确把握新技术和新理论的发展方向，有效整合基础、转化、临床研究的信息，在充分揭示胰腺癌分子特征的同时，积极开展多中心、前瞻性的临床试验或真实世界研究，帮助患者进入与其肿瘤生物学匹配的治疗的临床研究，为胰腺癌的术前精准评估提供高质量的循证医学证据，才能为胰腺癌患者带来更大生存效益。

参考文献

[1] 周雨，孔瑶，陈汝福．胰腺癌精准术前评估的现状及挑战［J］．中华外科杂志，2022, 60(1): 22-26.

[2] 崔铭，廖泉，赵玉沛。胰腺肿瘤的多学科诊疗模式［J］．中华内分泌外科杂志，2017, 11(6): 441-443.

[3] 王成锋．应把长期生存作为胰腺癌手术的终极目的［J］．中华医学杂志，2021, 101(10): 700-703.

[4] 中华医学会外科学分会胰腺外科学组，赵玉沛，杨尹默，等．中国胰腺癌诊治指南 (2021)［J］．中国实用外科杂志，2021, 41(7): 14.

[5] 中华医学会外科学分会胰腺外科学组，中国研究型医院学会胰腺疾病专业委员会．中国胰腺癌新辅助治疗指南 (2020 版)［J］．中华外科杂志，2020, 58(9): 657-667.

[6] 刘亮，王文权，楼文晖．未来提高胰腺癌临床诊治效果的十大方向［J］．中华外科杂志，2022, 60(1): 10-16.

[7] ISAJI S, MIZUNO S, WINDSOR J A, et al.International consensus on definition and criteria of borderline resectable pancreatic ductal adenocarcinoma 2017［J］.Pancreatology, 2018, 18(1): 2-11.

[8] DENBO J W, FLEMING J B. Definition and management of borderline resectable pancreatic cancer［J］.Surg ClinNorth Am, 2016, 96(6): 1337-1350.

[9] WANG Z J, ARIF T H,ZAHEER A,et al.Therapeutic Response assessment in pancreatic ductal adenocarcinoma:society of abdominal radiology review paper on the role of morphological and functional imaging techniques［J］. Abdom Radiol (NY), 2020, 45(12): 4273-4289.

（作者：林锦源　简锦亮　高炜　高晨杨）

第十三章

<<< 难治性癌痛

第一节　难治性癌痛的概述

一、疼痛及难治性癌痛的定义、流行病学

疼痛是一种实际的或潜在的组织损伤，或与这种损伤的描述有关的一种令人不愉快的感觉和情感体验，包括感觉、情感、认知和社会成分的痛苦体验[1]。疼痛可分为急性疼痛和慢性疼痛。慢性疼痛是一种疾病，长期的疼痛刺激可引起中枢神经系统的病理性重构，导致疼痛疾病的进展和愈加难以控制[2]。及早控制疼痛，可以避免或延缓此过程的发展。2019 年 3 月在中国正式实施的第 11 版国际疾病分类（ICD-11）中，将“慢性癌性疼痛”列为独立病种。疼痛被认为是继心率、血压、脉搏和呼吸之外的第五大生命体征。及早、充分、持续且有效地控制疼痛是患者的基本权益，也是医务人员的职责义务。

癌症治疗中的患者有超过 30% 出现疼痛，而进展期的癌症患者疼痛的发生率接近 70%，其中约 1/2 为中度至重度疼痛[3]。上腹痛是胰腺癌患者最常见的症状，70%~80% 的患者初诊时出现上腹痛，超过 90% 的晚期患者存在疼痛[4]。多数患者发现时存在局部血管受累或远处转移，只有不到 20% 的患者可以接受手术治疗，且胰腺癌的预后非常差，中位生存期只有 4.4 个月，而手术切除后患者的中位生存期不到 13 个月[5]。由于胰腺癌很难早期诊断、预后不佳，姑息治疗（镇痛、营养支持）已经成为胰腺癌治疗过程中日益重要和不可或缺的组成部分。

世界卫生组织（World Health Organization, WHO）三阶梯镇痛治疗原则和 NCCN 成人癌痛指南已逐步被各级医师所掌握，80%~90% 肿瘤患者的疼痛症状能够通过规范、有效的治疗得以缓解。但仍有 10%~20% 患者的疼痛属于难治性癌痛（refractory cancer pain or intractable cancer pain）[6]。

难治性癌痛又称顽固性癌痛，在国际上尚无公认的统一的定义、诊断，且评估无统一标准、无明确诊疗流程，治疗效果往往不佳。中国抗癌协会癌症姑息与康复治疗专业委员会（the Committee of Rehabilitation and Palliative Care, CRPC）难治性癌痛学组集中了国内肿瘤内科、疼痛科、放射治疗科、姑息医学科等 20 余名癌痛治疗相关领域的专家，将难治性癌痛定义为：由肿瘤本身或肿瘤治疗相关因素导致的中、重度疼痛，经过规范化药物治疗 1~2 周患者疼痛缓解仍不满意和 / 或不良反应不可耐受[7]。

难治性癌痛的诊断需同时满足以下两条标准：①持续性疼痛数字化评分≥ 4 和（或）爆发痛次数≥ 3 次 /d。②遵循相关癌痛治疗指南，单独使用阿片类药物和 / 或联合辅助镇痛药物治疗 1~2 周患者疼痛缓解仍不满意和 / 或出现不可耐受的不良反应。

二、难治性癌痛的不良影响

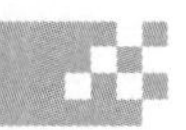

癌症疼痛影响着患者生活的方方面面，使患者感到极度不适，可能会引起或加重患者的焦虑、抑郁、乏力、失眠和食欲减退等症状，严重影响患者日常活动、自理能力、交往能力及整体生活质量。疼痛无法得到充分的控制时，会降低抗肿瘤的依从性，从而影响疗效减少生存时间[8]。

三、难治性癌痛的病因

癌痛的原因多样，主要分为下述 3 类。

（1）肿瘤相关性疼痛：指肿瘤压迫或侵犯软组织、皮肤、黏膜、骨、神经、脊髓、血管、脑膜、内脏，空腔脏器的穿孔或梗阻和脑转移导致的颅内压升高等引起的疼痛。

（2）肿瘤治疗相关性疼痛：指手术、化学、放射、分子靶向、免疫和介入等抗肿瘤治疗导致的疼痛。如外科手术后（开胸术后、乳房切除术、截肢术等）引起的神经损伤、瘢痕增生、脏器粘连、残肢痛和幻肢痛等；化疗后引起的黏膜炎、周围神经变性（痛性多发性神经病）、栓塞性静脉炎、骨无菌性坏死等；放疗引起的周围神经损伤、软组织纤维化、口腔炎等。诊疗操作导致的疼痛也可归入此类，如食管镜、胃镜和结肠镜检查、伤口护理、皮下或肌肉注射、动静脉置管、经皮穿刺肿瘤活检、骨髓穿刺活检、腰椎穿刺等，需要预先镇痛和（或）镇静处理。

（3）与上述均无关的疼痛：肿瘤患者的其他合并症、并发症以及社会心理因素等非肿瘤因素导致的疼痛。如肿瘤患者高发的带状疱疹神经痛、压疮、肌筋膜痛综合征，其他疼痛性疾病或伴有疼痛的其他疾病（原发性三叉神经痛、糖尿病周围神经病变、痛风）和恐惧、焦虑等精神心理因素诱发、加重的疼痛等。

四、难治性癌痛的分类

（一）根据病理生理学机制分类

根据病理生理学机制，难治性癌痛可分为伤害感受性疼痛和神经病理性疼痛。

难治性癌痛属于混合型疼痛，兼具伤害感受性疼痛和神经病理性疼痛的特点。伤害感受性疼痛是完整的伤害感受器感受到有害刺激引起的反应，疼痛的感知与组织损伤有关。正常情况下，疼痛冲动由神经末梢产生，神经纤维负责传递冲动。

当神经纤维受损或神经系统因创伤或疾病发生异常改变时也会产生自发冲动，引起的痛感会投射到神经起源部位，称为神经病理性疼痛。神经病理性疼痛的典型临床特征是自发性疼痛、痛觉过敏和痛觉超敏。癌性神经病理性疼痛是指肿瘤本身或肿瘤治疗导致的躯体感觉神经系统损伤引发的疼痛，同样具备神经病理性疼痛的临床特征。癌性神经病理性疼痛由肿瘤或治疗对神经的直接损伤引起，可促进递质释放，造成伤害性感受器局部酸中毒，释放炎性因子，如肿瘤坏死因子等，从而导致伤害性感受器的敏化。持续的外周敏化将导致中枢敏化，形成顽固性疼痛。神经病理性疼痛的特征为自发性疼痛、痛觉过敏和痛觉超敏，主要表现为放电样痛、枪击样痛、针刺样痛、烧灼样痛、麻木痛和麻刺痛[9]。神经病理性疼痛的主要特征之一是对阿片类药物敏感性较差。

（二）根据疼痛的持续时间分类

根据疼痛的持续时间，可分为急性疼痛、慢性疼痛和爆发性疼痛（以下简称爆发痛）。

急性疼痛包括病理性骨折、空腔脏器穿孔或梗阻、肿瘤出血、上腔静脉阻塞、急性血栓形成、化疗引起的急性疼痛综合征。慢性疼痛包括肿瘤累及骨骼、关节、肌肉或结缔组织可导致持续性躯体疼痛。骨转移是慢性疼痛最常见的原因[10]。爆发痛（breakthrough pain，BTP）是指在基础疼痛控制相对稳定、镇痛药物充分应用的前提下，出现的自发的和由相关可预知或不可预知触发因素引发的短暂疼痛加重，急性疼痛和慢性疼痛的肿瘤患者均可发生爆发痛。BTP 常常突然发作，数分钟内达到高峰，疼痛程度往往比较严重，一日之内可发作 1 次或数次不等，可能有明确诱因也可能没有，有的可预测有的不可预测，在不同的患者之间具有明显的异质性。江苏省成人癌症疼痛诊疗规范将癌性爆发痛的诊断标准规定为：①在过去的1周患者是否存在持续性疼痛（背景痛）。②在过去的1周患者的背景痛是否充分控制（数字化疼痛评分≤3分）。③患者是否存在短暂疼痛加重的现象（数字化疼痛评分≥4分）。上述条件全部满足才可诊断为癌性爆发痛[11]。频繁的爆发痛常会使患者对镇痛的满意度下降，产生焦虑抑郁情绪，进而严重影响其生活质量。

（三）按照伤害性刺激发生的部位分类

按照伤害性刺激发生的部位可分为躯体痛和内脏痛。

躯体痛可分为体表痛和深部痛。其中，发生在体表某处的疼痛称为体表痛。伤害性刺激作用于皮肤时，可先后出现2种性质不同的痛觉，即快痛和慢痛。发生在躯体深部，如骨、关节、骨膜和肌肉等处的痛感称为深部痛。深部痛一般表现为慢痛，其特点是定位不明确，可伴有恶心、出汗和血压改变等自主神经反应。出现深部痛时，可反射性引起临近骨骼肌收缩而导致局部组织缺血，而缺血又使疼痛进一步加剧。

内脏痛常由机械性牵拉、痉挛、缺血和炎症等刺激所致。内脏痛有以下特点：①感觉模糊，定位不准确，这是内脏痛最主要的特点，如腹痛时患者常不能说出所发生疼痛的明确位置，因为痛觉感受器在内脏的分布比在躯体稀疏得多。②发生缓慢，持续时间较长，即主要表现为慢痛，常呈渐进性增强，但有时也可迅速转为剧烈疼痛，还可引发外周和中枢的痛觉敏化。③中空内脏器官（如胃、肠、胆囊等）壁上的感受器对扩张性刺激和牵拉性刺激特别敏感，而对切割、烧灼等通常易引起皮肤痛的刺激却不敏感。④特别能引起不愉快的情绪活动，并伴有恶心、呕吐和心血管及呼吸活动改变，这可能是由于内脏痛的传入通路与引起这些自主神经反应的通路之间存在密切的联系，常伴有体表牵涉痛[12]。

参考文献

[1] WILLIAMS A C, CRAIG K D. Updating the definition of pain [J]. Pain, 2016, 157(11): 2420-2423.

[2] MIZUMURA K. Peripheral mechanism of hyperalgesia-sensitization of nociceptors [J]. Nagoya J Med Sci, 1997, 60(3-4): 69-87.

[3] LIU W C, ZHENG Z X, TAN K H, et al. Multidimensional treatment of cancer pain [J]. Curr Oncol Rep, 2017, 19(2): 10-11.

[4] DOBOSZ L, KACZOR M,STEFANIAK T J.Pain in pancreatic cancer:Review of medical and surgical remedies [J]. ANZ J Surg, 2016, 86: 756-761.

[5] KAMARAJAH S K, BURNS W R, FRANKEL T L, et al.Validation of the American Joint Commission on Cancer (AJCC) 8th Edition Staging System for Patients with Pancreatic Adenocarcinoma:A Surveillance, Epidemiology and End Results (SEER) analysis [J]. Ann Surg Oncol, 2017, 24: 2023-2030.

[6] MEUSER T, PIETRUCK C, RADBRUCH L, et al. Symptoms during cancer pain treatment following WHO-guidelines: a longitudinal follow up study of symptom prevalence, severity and etiology [J]. Pain, 2001, 93(3): 247-257.

[7] 刘红军，金毅，陈映霞，等. 难治性癌痛专家共识(CRPC,2017年版)解读(一): 难治性癌痛的定义[J]. 实用疼痛学杂志，2017, 13(6): 403-404.

[8] DENG G. Integrative medicine therapies for pain management in cancer patients [J] . Cancer J, 2019, 25(5): 343–348.

[9] BOLAND E, MULVEY M, BENNETT M. Classification of neuropathic pain in cancer patients [J] . Curr Opini Suppo Palli Care, 2015(9): 112–115.

[10] PORTENOY R K, AHMED E. Cancer Pain Syndromes [J] .Hematol Oncol Clin North Am, 2018, 32(3): 371–386.

[11] 江苏省肿瘤科医疗质量控制中心 . 江苏省成人癌症疼痛诊疗规范 (2020 年版) [J] . 中国肿瘤临床 , 2020, 47(7): 325–333.

[12] 朱红梅 , 陈浩飞 , 程祝强 , 等 . 难治性癌痛专家共识 (CRPC,2017 年版) 解读 (二): 癌性内脏痛 [J] . 实用疼痛学杂志 , 2018, 14(1): 5–8.

（作者：林振孟）

第二节　难治性癌痛的规范化诊疗流程

一、难治性癌痛管理的目标

难治性癌痛（以下简称癌痛）的内涵也从简单的组织损伤和心理的层面，扩展到了患者认知和社会功能的层面，故癌痛的用药和管理也必须是全方位的管理，需涉及生理、心理和社会各个层面。NCCN 发布的指南明确强调疼痛管理应达到“5A”目标：① Analgesia（优化镇痛）。② Activities（优化日常生活活动）。③ Adverse effects（最大限度地减少不良反应）。④ Aberrant drug taking（避免异常服药）。⑤ Affect（疼痛和情绪之间的关系）[1]。

二、难治性癌痛的评估

癌痛评估是合理且有效进行镇痛治疗的前提，评估过程应在保证患者舒适度的前提下尽可能做到准确、全面，并遵循“常规、量化、全面、动态”的原则。门诊患者应在癌痛治疗前及时评估，住院患者应在入院后 8h 内完成初步评估，24h 内完成全面评估，并体现在病历中。

（1）常规评估原则。医护人员应主动询问癌症患者有无疼痛，常规评估疼痛程度，并进行相应的病历记录。对于有疼痛症状的患者，应将疼痛评估列入护理常规监测和记录。疼痛评估应区分与肿瘤急症相关或无关的疼痛，前者如肿瘤相关的病理性骨折、脑转移、感染以及肠梗阻或穿孔等导致的疼痛。

（2）量化评估原则。使用疼痛程度评估量表等量化标准来评估患者疼痛主观感受程度，需要患者密切配合。癌痛量化评估可使用数字分级法（numeric rating scale，NRS）、面部表情评估量表法、主诉疼痛程度分级法（verbal rating scale，VRS）及简明疼痛评估量表（brief pain inventory，

BPI），各种量化评估方法具体操作见规范。在量化评估疼痛前，应该仔细全面地对患者和主要照顾者进行宣教疼痛评估的具体实施方法和意义。在量化评估疼痛时，应当重点评估最近24h内患者最严重和最轻的疼痛程度，以及通常情况的疼痛程度。量化评估应当在患者入院后8h内完成。中、重度疼痛（NRS为4~10分）的患者应该有医护交班记录。在医师和护士的癌痛评分不一致时，应分析具体原因，明确评分标准，力求达到一致。

（3）全面评估原则。如果患者无疼痛，应在后续每次访视时或根据要求进行重新筛选。重复筛查评估疼痛对实施有效的疼痛管理至关重要。如果疼痛评定量表评分高于0，则开始全面疼痛评估。全面疼痛评估的重点应该是：①疼痛的类型和性质。②疼痛发作持续时间。③疼痛强度（即静息时、运动时疼痛）。④位置。⑤放射部位。⑥不良的影响（即干扰活动，如工作、睡眠和人际交往）。⑦加重或缓解因素。⑧止痛药物使用情况。⑨疼痛体验和对当前治疗的反应。⑩爆发痛。⑪社会心理因素（如心理痛苦、家人/照顾者和其他支持、精神病史、疼痛治疗不足的风险因素）。⑫与疼痛相关的其他特殊问题（如对疼痛表达和治疗的文化程度、精神或宗教因素）。⑬疼痛管理的目标和期望，包括舒适度和功能水平。

只有在全面评估的基础上制订的治疗方案才更有针对性，效果也更好。癌痛全面评估建议使用ID Pain量表等辅助诊断神经病理性疼痛。

（4）动态评估原则。动态评估是指对患者的疼痛症状及变化进行持续、动态的评估，包括对疼痛的原因、部位、性质、程度、爆发痛、疼痛缓解和加重因素的评估，以及对镇痛治疗的不良反应的评估。动态评估对镇痛药的剂量滴定具有重要意义。

参考文献

［1］单文倩，胡凯文，顾柯，等．美国国家综合癌症网络成人癌痛临床实践指南解读［J］．中国临床医生杂志，2022, 50(1): 30-32.

（作者：林振孟）

第三节　难治性癌痛的治疗

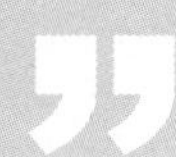

癌痛的治疗方法包括病因治疗和对症治疗。病因治疗是基于癌痛是由肿瘤或肿瘤治疗引起的，因此需要针对癌痛原因进行治疗，如手术、放疗、化疗、内分泌治疗、免疫治疗、介入治疗及中医药治疗等，可能减轻或消除癌痛。对症治疗即治疗不针对引起癌痛的病因，仅为缓解症状，包括药物治疗和非药物治疗。

难治性癌痛应考虑联合使用辅助镇痛药物，以阿片类药物为基础，辅助镇痛药物以抗惊厥药物和/或抗抑郁药物为首选，必要时可增加非甾体类药物或类固醇激素。有微创介入治疗适应证者推荐早期应用，以提高镇痛效果，改善躯体功能，降低药物剂量[1]。

一、药物的治疗

癌痛药物根据镇痛的强度分为3大类，这个3阶梯分类法仍是癌痛药物治疗的基础。常用的癌痛治疗的药物又分为阿片类药物、非阿片类药物及辅助镇痛药物。阿片类药物是中度和重度癌痛治疗的基础用药，长期使用阿片类药物时，首选口服给药途径，有明确不宜口服指征的患者也可考虑其他给药途径（包括静脉、皮下、直肠及经皮给药等）。另外应按时用药，即按规定时间间隔规律性给予止痛药。按时给药有助于维持稳定、有效的血药浓度。对于难治性癌痛患者，阿片类药物治疗是基石，通常需要根据癌痛机制的不同联合非甾体类药物和/或辅助镇痛药物，一般不建议两种以上的阿片类药物同时使用。如出现下列情况时需要进行阿片类药物转换或改变给药途径：①疼痛控制，但患者出现不能耐受的不良反应。②通过增加剂量未达到满意镇痛效果但不良反应增加。

（一）癌性神经病理性疼痛的药物治疗

阿片类药物对癌性神经病理性疼痛是否有效曾经是有争议的。20世纪80年代，多数学者认为阿片类药物对于神经病理性疼痛（neuropathic pain，NP）无效或存在阿片抵抗，不能有效缓解此类疼痛。但是随着基础研究和临床研究的不断丰富，21世纪初，阿片类药物在癌性神经病理性疼痛治疗中的确切疗效逐渐被证实。目前比较一致公认的观点是阿片类药物对于癌性神经病理性疼痛有效，但是疗效低于伤害感受性疼痛。对于癌性神经病理性疼痛，单用阿片类药物疗效欠佳，往往需要辅以辅助镇痛药物治疗改善患者症状。

鉴于癌痛多为混合性疼痛，以及阿片类药物在癌痛治疗中的基石地位，因此癌性神经病理性疼痛的治疗仍以阿片类药物为首选，常用的阿片类药物包括吗啡、羟考酮、氢吗啡酮、舒芬太尼和芬太尼，美沙酮常作为癌性神经病理性疼痛的二线用药。美沙酮除了激动“阿片受体外，同时拮抗N-甲基-D-天冬氨酸（N-methyl-D-aspartic acid receptor，NMDA）受体，对癌性神经病理性疼痛的作用优于传统的阿片类药物，因此对于有经验的医生，也可以作为癌性神经病理性疼痛的一线选择。

国内外众多指南和专家共识将抗惊厥药和抗抑郁药作为治疗癌性神经病理性疼痛的一线辅助性镇痛药物，其他常用的辅助性镇痛药物还包括皮质类固醇激素和抗惊厥药物等。与阿片类药物一样，辅助镇痛药的疗效可能会因神经病理性疼痛的病因以及患者个体差异而有所不同。使用某一特定类别中的一种药物不能有效控制疼痛并不意味着整个类别的药物都无效。

抗抑郁药物包括：三环类抗抑郁药（tricyclic antidepressants，TCAs）、五羟色胺再摄取抑制剂（selective serotonin reuptake inhibitors，SSRIs）和去甲肾上腺素再摄取抑制剂（serotonin-norepinephrine reuptake inhibitors，SNRIs）。TCAs是最早用于镇痛的抗抑郁药，由于此类药物的安全性远低于新型抗抑郁药物，临床应用受到限制，建议小剂量睡前单次口服，如阿米替林（amitriptyline）12.5~25mg。SSRIs是目前应用最为广泛的抗抑郁药，但是由于镇痛效果不确定，“共识”未推荐用于癌性神经病理性疼痛。SNRIs是新一代抗抑郁药，其中的代表药物是度洛西汀和文拉法辛，近年陆续有文献报道二者对癌性神经病理性疼痛有效，所以获得“共识”推荐。SNRIs常见不良反应为恶心和嗜睡，呈剂量相关性，与传统TCAs相比，安全性显著提高，不过肾功能不全者需减量[2]。

抗惊厥药物包括加巴喷丁和普瑞巴林，是目前多种神经病理性疼痛治疗的一线药物，对于癌性神经病理性疼痛的治疗不仅源于其治疗 NP 经验的推广，同时也源于其获得临床研究结果的支持。两者不同的是普瑞巴林受体亲和力更高、起效更快、口服生物利用度更高，因此临床应用时，普瑞巴林的疗效个体差异更小，并且不良反应轻微[3]。

皮质类固醇激素可抑制炎性反应和减少血管通透性，从而减轻肿瘤周围组织水肿，这也是皮质类固醇激素产生镇痛作用的机制。因此，对于伴神经压迫症状的患者，应使用皮质类固醇激素。地塞米松（dexamethasone）由于高效、作用时间长、低盐皮质激素的作用，是最常用于镇痛的皮质类固醇激素，其治疗剂量差异较大，可以从小剂量开始，如地塞米松 1~2mg 口服，急性发作的剧烈疼痛或脊髓压迫综合征则需较大剂量，如神经根或神经干受损导致的癌性神经病理性疼痛推荐剂量 4~8mg/d；对于脊髓压迫综合征，推荐剂量 16~32mg/d，停药时应逐步减量。

在组织损伤时，局部产生和释放致痛物质，同时前列腺素的合成增加，提高痛觉感受器对致痛物质的敏感性，对炎性疼痛起放大作用。非甾体类抗炎药（nonsteroidal anti-inflamatorv drugs，NSAIDs）的作用机制是通过抑制环氧合酶（cyclooxygenase，COX）的活性，从而抑制前列腺素的合成发挥镇痛作用。癌性神经病理性疼痛常常合并炎性疼痛，可加用 NSAIDs。常用于癌痛治疗的 NSAIDs 包括：布洛芬（ibuprofen）、双氯芬酸（diclofenac）、吲哚美辛（indomethacin）、塞来昔布（celecoxib）等。

对于伴神经压迫症状的患者，应使用皮质类固醇激素。神经病理性疼痛常常合并炎性疼痛，可加用非甾体类药物。目前不推荐长期使用皮质类固醇激素和非甾体类药物。

（二）癌性内脏痛的药物治疗

阿片类药物依然是目前治疗癌性内脏痛的重要药物。但不同阿片类药物的有效性和不良反应存在差异。与吗啡相比，羟考酮除激动阿片受体外，对 κ 阿片受体具有较强的激动作用。因此，对于癌性内脏痛患者，可选择激动 κ 受体的羟考酮。此外，在重度慢性胰腺炎疼痛患者中发现曲马多在相同的镇痛水平下，比吗啡具有较少的胃肠道不良反应。对伴有肿瘤压迫导致的不全性肠梗阻的癌性内脏痛患者可选择曲马多，以避免加重肠梗阻。如果镇痛效果不佳需要使用强阿片类药物时可以考虑鞘内途径给药或采取其他针对性治疗，如姑息性化学治疗、手术等，待肠梗阻解除后经胃肠道或静脉等全身给药途径给予强阿片类药物。吞咽困难或胃肠功能障碍者可以考虑采用非胃肠道给药途径的药物，如芬太尼透皮贴剂，也可采用皮下或静脉患者自控镇痛术[4]。

由于癌性内脏痛患者，尤其是终末期患者，常伴有肝、肾功能的损害，且肝脏和肾脏是阿片类药物最主要的代谢和排泄器官，因此，对肝、肾功能不全患者应合理选择阿片类药物。轻度肝功能不全患者，吗啡、羟考酮和氢吗啡酮应减量 1/3~1/2；中度以上肝功能不全患者选择芬太尼族药物相对安全，如芬太尼透皮贴剂；重度肝功能不全患者使用芬太尼和舒芬太尼时应严密观察，长期使用需酌情减量。肾功能不全时，阿片类药物的剂量调整基于肾小球滤过率（glomerular filtration rate，GFR）的改变，当 GFR > 50mL/min 时可不减量；GFR 在（10~50）mL/min 时，吗啡、氢吗啡酮、羟考酮减量 50%，芬太尼减量 25% 或不减量，美沙酮可不减量；GRF < 10mL/min 时，吗啡、羟考酮禁用，氢吗啡酮减量 75%，芬太尼减量 50%，美沙酮减量 50%。

尽管许多中、重度癌性内脏痛患者在阿片类药物标准化镇痛干预后疼痛明显缓解，但仍有相当多的患者继续忍受着疼痛。因此，“共识”强调有必要早期联合使用辅助性镇痛药物。抗炎作用阿片类药物不及非甾体类抗炎药（nonsteroidal antiinflammatory drugs，NSAIDs），而在癌性内脏痛导致外周或中枢敏化时（痛觉过敏和触诱发痛），推荐在疼痛管理的早期阶段联合辅助性镇痛药物，包括：①抗惊厥药，加巴喷丁和普瑞巴林。②抗抑郁药，如三环类抗抑郁药、选择性5-羟色胺和去甲肾上腺素再摄取抑制剂，以及5-羟色胺再摄取抑制剂。中国抗癌协会癌症康复与姑息治疗专业委员会（CRPC）发布的《难治性癌痛专家共识（2017版）》提出："一般推荐联合使用抗抑郁药物"，但在癌性内脏痛患者中，阿片类药物与上述两种药物分别联合还是3者同时使用，其优劣还缺乏足够的循证医学证据。我们认为，根据临床不同情况，抗抑郁药和/或抗惊厥药普瑞巴林可以作为癌性内脏痛患者阿片类药物难以缓解疼痛时的一种强化治疗药物。其他辅助药物分别针对癌性内脏痛患者的不同痛苦症状，肠痉挛性疼痛，可考虑联合使用抗胆碱能药物，以及皮质类固醇激素、H_2受体拮抗剂、抗胆碱能药和/或奥曲肽等，主要用于治疗恶心、呕吐、反酸、肠水肿、腹胀等肿瘤导致的痛苦症状。

（三）骨转移癌痛

阿片类药物是治疗骨转移癌痛的基本药物，因骨转移癌痛常合并炎性痛和神经病理性疼痛，故而临床可联合应用非甾体类药物，以及抗惊厥药物（加巴喷丁、普瑞巴林）和抗抑郁药物。

骨改良药物双膦酸盐进入细胞内后会干扰腺苷三磷酸（adenosine triphosphate，ATP）能量代谢或影响甲羟戊酸通路，致使破骨细胞功能障碍，最终凋亡。此外，双膦酸盐还可通过减轻破骨细胞形成的微酸环境，降低TRPV1或ASIC3受体的活性，从而缓解疼痛。美国临床肿瘤协会建议对经影像学检查证实有明确骨破坏的患者应用双膦酸盐类药物；对虽无影像学确诊的骨破坏，但局部疼痛的患者亦建议应用这类药物[5]。

地诺单抗（denosumab）可抑制破骨细胞活化和发展，减少骨吸收，增加皮质骨和骨小梁两者的骨密度和骨强度，促进骨重建。地诺单抗被批准用于实体瘤骨转移骨相关事件的预防，不用于多发性骨髓瘤患者骨相关事件的预防；被批准用于患骨巨细胞瘤后不可切除或手术切除可能造成严重并发症的成人或骨成熟青少年患者；被批准用于双膦酸盐耐药的恶性肿瘤的高钙血症。常用剂量为120mg，皮下注射（上臂、上大腿或腹部），每4周1次。需要治疗或预防低钙血症时应补充钙剂和维生素D。最常见的不良反应（每例患者发生率≥25%）为疲劳或虚弱、低磷酸盐血症和恶心。

（四）爆发痛

爆发痛的治疗应建立在全面评估的基础上实施个体化治疗。临床常采取救援性治疗措施，总体治疗目标是降低BTP的发作次数和发作强度，减少爆发痛对患者的不良影响，提高癌痛患者的生活质量。因此，对于有明确诱因的爆发痛，若病因能去除则以病因治疗为主。对于难以去除病因的诱发性疼痛和自发性疼痛可以在适当提高基础镇痛药物用量的基础上，处方救援镇痛药物处理爆发痛。爆发痛药物治疗的合理思路应包含两个方面，一方面是快速解救、缓解爆发痛，另一方面是合理用药、减少爆发痛。

理想的救援药物应具备如下特点：高效、速效、作用持续时间短、耐受性好、副作用小、容易获得、费用低廉、患者愿意使用等。目前临床救援药物仍以短效强阿片药物作为首选，但是不同类型的爆发痛应采取不同的给药策略，如可预测BTP可以预防性给予口服短效吗啡；不可预测的爆发痛采用非胃肠道途径给予阿片类药物，包括近来国外使用越来越多的新型芬太尼透黏膜制剂（芬太尼鼻喷雾剂或口腔黏膜泡腾片等）；频繁的爆发痛（≥3次/d）应考虑增加基础阿片类药物的剂量，和/或针对不同病理生理机制的癌痛联合非甾体抗炎药、抗惊厥药物及抗抑郁药物等，协同镇痛，减少爆发痛的发生。

盐酸（硫酸）吗啡片作为经典的阿片类镇痛药，在BTP的治疗中依然占有主导地位，但是从药物代谢动力学角度考虑，口服吗啡片并非治疗爆发痛的理想药物，其起效缓慢（20~30min），达峰时间较长（40~60min），不足以迅速缓解爆发痛（数分钟达峰值，持续约30min），即口服吗啡片起效时，爆发痛已趋于自然缓解。其他口服短效阿片类镇痛药物，如盐酸氢吗啡酮片、盐酸羟考酮片等均有此局限性。限于国内目前没有较口服吗啡片起效更快的短效阿片类药物，目前临床上多数还是采用口服吗啡片作为爆发痛的救援药物。

芬太尼口腔泡腾片（fentanvl buccaltablet，FBT）是人工合成的强阿片类镇痛药，由于其脂溶性高，且近十余年国外致力于芬太尼透黏膜制剂的研究，目前已有多个经口腔或鼻腔黏膜吸收的芬太尼制剂获批上市，临床研究还显示这些芬太尼透黏膜制剂起效迅速（5~15min），被称为超短效或速效阿片类药物，镇痛疗效明显优于口服吗啡等原因，获得国外指南推荐用于缓解爆发痛[6]。

芬太尼鼻喷雾剂（intranasal fentanyl spray，INFS）是迄今为止全球范围内获准上市的第一种枸橼酸芬太尼鼻内喷雾使用制剂，该制剂于2009年7月获得欧盟委员会批准，用于阿片类药物耐受患者的爆发痛治疗。INFs鼻腔给药后生物利用率高达80%~90%，给药2min后，即可测到血浆药物浓度。其血浆浓度呈现剂量-依赖方式增长，达到血浆最高药物浓度的中位时间为9~15min，镇痛作用起效的时间在6~8min，持续作用的时间为56min，适合用于伴有恶心、呕吐、口干综合征及口腔黏膜炎的患者[7]。

（五）阿片类药物不良反应防治

阿片类药物的不良反应很常见，主要包括便秘、恶心、呕吐、嗜睡、瘙痒、头晕、尿潴留、谵妄、认知障碍、呼吸抑制等。因此，需要重视阿片类药物的不良反应，更需要积极预防和处理阿片类药物的不良反应，使疗效与不良反应平衡，患者获益最大化。除便秘外，阿片类药物的其他不良反应一般会随着时间的推移而逐渐减轻。对患者、家属和照护者进行宣教，有利于不良反应的管理。

1. 便秘

阿片类药物最常见且不可耐受的不良反应，通常会持续发生于阿片类药物镇痛治疗的全过程。对于使用阿片类药物的患者应早期防治便秘，目标为1~2d非强制性排便1次。针对便秘的预防措施：①患者及家属的健康教育，足量饮水，适量运动。②使用刺激性泻药，比沙可啶、酚酞（果导）等。③根据症状调节饮食结构，调整刺激性泻药剂量，养成规律排便的习惯。针对便秘的治疗措施：①评估便秘原因和严重程度。②合理增加刺激性泻药剂量。③中重度便秘可增加其他类型的泻药，如渗透性泻药（乳果糖、镁盐、聚乙二醇）、润滑性泻药（液状石蜡、甘油）、促肠液分泌药物（鲁比前列酮）、灌肠剂（磷酸钠、生理盐水）或缓泻直肠栓剂等。④当泻药效果不佳时，可考虑外周作用的阿片受体拮抗剂，如甲基纳曲酮或纳洛酮。治疗阿片类药物使用后出现的便秘时还应注意：①可能发生的水、电解质异常。②中性粒细胞或血小板减少患者禁止使用直肠栓剂和/或灌肠剂。③需注意某些患者合并症和合并用药的情况也会加重便秘，包括慢性功能性便秘、结肠癌所致肠梗阻、神经功能受损（帕金森病、糖尿病等）、合并使用导致便秘的药物（三环类抗抑郁药，5-HT3受体拮抗剂、利尿药、抗胆碱类药物或补铁剂等）。

2. 恶心、呕吐

一般发生于阿片类药物的使用初期，症状多在1~2周内缓解，应排除其他原因（如便秘、脑转移、化疗、放疗或高钙血症等）。针对恶心、呕吐的预防措施：①确保患者大便通畅。②对于既往有阿片类药物恶心呕吐史的患者，建议使用止吐药物进行预防性治疗。针对恶心、呕吐的治疗措施：①根据需要选用甲氧氯普胺或氟哌啶醇，老年体弱患者长期使用这些药物可能会导致迟发性运动障碍。②必要时使用 5-HT3 受体拮抗剂（如格拉司琼、昂丹司琼等，可避免中枢神经系统不良反应但会引起便秘，需谨慎使用），也可考虑其他替代药物，如奥氮平崩解片可用于肠梗阻患者。③可考虑地塞米松。④症状持续 1 周以上，经上述措施治疗仍未缓解者，需重新评估恶心、呕吐的原因及严重程度。

3. 皮肤瘙痒

主要出现在使用阿片类药物的初期，短期一般可耐受。针对皮肤瘙痒的治疗措施：①评估瘙痒的其他原因（如使用其他药物），如并发皮疹、荨麻疹或呼吸急促需考虑过敏反应。②抗组胺药物，如苯海拉明、西替利嗪等。③加用小剂量阿片受体混合激动 - 拮抗剂（纳布啡等）。④持续静脉输注纳洛酮，0.25~1.00μg · kg^{-1} · h^{-1}，从最低剂量开始滴定，剂量过大将拮抗镇痛效果，同时需要注意纳洛酮的不良反应和禁忌证。⑤试用 5-HT3 受体拮抗剂（昂丹司琼等）。

4. 谵妄

出现谵妄时应排除引起谵妄的其他原因（如感染、高钙血症、中枢神经系统疾病、脑转移、其他精神药物），必要时使用抗精神病药物（如氟哌啶醇、奥氮平、利培酮），并注意心电监测 QTc 间期是否延长。长时间服用这些药物，由于消除半衰期时间长，可能有必要降低剂量。

5. 过度镇静

在阿片类药物使用的最初几天内可能出现头晕、嗜睡或过度镇静等不良反应，一般一周左右症状自行消失。如果患者出现镇静及嗜睡并持续 2~3 天以上时应排除其他原因，如严重疲劳、脑转移、使用其他镇静药、感染、脱水、高钙血症等。针对过度镇静的治疗措施：①症状较轻者避免大幅度活动（如突然坐起、站起等），可使用浓茶、咖啡等饮食调节。②使用兴奋剂治疗（如咖啡因、哌甲酯等）时，尽可能不在下午以后使用以避免夜间失眠。③症状持续一周以上，经上述措施治疗仍未缓解者，需重新评估过度镇静的原因及严重程度。

6. 呼吸抑制

呼吸抑制是阿片类药物最严重的不良反应。呼吸抑制的临床表现：针尖样瞳孔，呼吸次数减少（＜ 8 次 / 分）和 / 或潮气量减少，潮式呼吸，紫绀，嗜睡甚至昏迷，骨骼肌松弛，皮肤湿冷，有时可出现心动过缓和低血压。针对呼吸抑制的预防措施：①规律用药，小剂量起用，根据病情逐渐加量。②对于年老体弱者、严重心肺功能不全者在使用阿片类药物时应密切观察其呼吸、神志、精神状态等。针对呼吸抑制的治疗措施：①给予 1mL 纳洛酮（0.4mg/mL）加入生理盐水稀释至 10mL，每 30~60s 静脉给药 1~2mL，直到症状改善，必要时重复给药，如果 10min 内仍无效且纳洛酮给药总量达到 1mg，需重新评估呼吸抑制的原因及严重程度。②因为纳洛酮半衰期短，对于半衰期长的阿片类药物，可考虑静脉持续输注纳洛酮，同时防止过度拮抗导致疼痛复发。

二、难治性癌痛的微创介入治疗

对于多数难治性癌痛患者，往往药物治疗效果欠佳或者出现不能耐受的不良反应。近年来，各种微创介入治疗技术的开展为难治性癌痛的治疗提供了一种有效的解决方案，常用的技术包括神经毁损术、患者自控镇痛泵技术、经皮椎体成形术、放射性粒子置入术和鞘内药物输注系统置入术等。

（一）内脏神经毁损技术

一般采用化学毁损性药物，如乙醇、苯酚等，目的是通过阻断内脏痛觉向中枢的传导来缓解疼痛。由于内脏神经支配的特点，阻断痛觉的同时也会阻断正常生理功能的神经传导而出现副反应。包括腹腔神经丛毁损术、上腹下神经丛阻滞术、奇神经节毁损术。

1. 腹腔神经丛毁损术

多项高质量的临床随机对照研究和荟萃分析，以及众多病例报道均已证实腹腔神经丛毁损术（solar plexus block，SPB）能缓解上腹部内脏痛，包括胰腺癌、胆囊癌、肝癌、胃癌、食管癌和横结肠癌等导致的上腹部疼痛，且不良反应少，临床以良性反应为主，包括局部乙醇刺激、血管扩张导致的一过性低血压和腹泻等，严重的副反应如顽固性腹泻、脊髓损伤等非常罕见。疼痛领域专家均支持“提倡在阿片类药物使用的早期应用该技术，如果需要可重复使用”，并获得包括肿瘤内科、放射治疗科专家在内的多学科专家的广泛认同。因此可以减少甚至停止阿片类药物的使用，提高患者生活质量，改善消化道功能，尤其在胰腺癌性内脏痛的患者。须强调的是，实施前应明确内脏痛诊断，如果肿瘤侵犯腹膜、膈肌等引起的腹痛，SPB 术几乎无效。

2. 上腹下神经丛阻滞术

上腹下神经丛阻滞术（superior hypogastric plexus block，SHPB）主要用于治疗盆腔原发性或转移性恶性肿瘤所致的盆腔内脏痛。可以检索到的文献包括许多个案报道、少量前瞻性病例系列研究和一项随机对照试验，这些文献均证实 SHPB 术可减轻绝大多数盆腔癌性内脏痛的患者的疼痛，显著减少阿片类药物的消耗，且无显著的不良反应。部分专家没有直接提出“早期应用”的理念，主要是基于 SHPB 术可能会出现一些患者不易接受的不良反应，如一过性大、小便功能障碍等。尽管其发生率非常低，但还是会妨碍患者的生活质量，尤其对于早期癌症患者的使用存在争议。我们认为，对于不能耐受阿片类药物副反应或大剂量使用阿片类药（≥ 200mg 口服吗啡当量）的盆腔癌性内脏痛的患者，应积极采用该技术。

3. 奇神经节毁损术

奇神经节（ganglion impar）位于骶尾椎联合部的前方，接受腰骶部交感和副交感神经纤维，支配会阴部、直肠末端、肛门、阴囊、阴道尾侧 1/3 的痛觉。奇神经节毁损术（ganglion impar block，GIB）适用于直肠、肛门、外阴或其他会阴恶性肿瘤所致的顽固性会阴区域的疼痛。有关 GIB 治疗癌性会阴疼痛疗效的相关数据仅限于个案病例报道和病例系列研究，结果显示其可以改善疼痛，无明显不良反应。专家们认为，由于盆腔内脏痛觉信号的传入除交感、副交感神经外，还可通过盆腔内脏神经传入，同时由于奇神经节存在解剖学变异，并且疗效不确切，因此“共识”相对比较保守地推荐“药物治疗效果欠佳者可尝试使用”。

腹腔神经丛松解术可用于与胰腺癌相关的中、重度腹痛（Ⅰ级证据、A 级推荐）和晚期体尾部胰腺癌引起的顽固性腹部疼痛患者（Ⅰ级证据、B 级推荐），且早期应用可以获得更好的疼痛缓解（Ⅱ-3 级证据、B 级推荐）。难治性癌症相关的盆腔痛应考虑行上腹下神经丛松解术（Ⅱ级证据、B 级推荐）；会阴痛应考虑行奇神经节松解术（Ⅲ级证据、B 级推荐）[8]。

（二）患者自控镇痛泵技术

患者自控镇痛泵技术（patient-controlled analgesia，PCA）包括：①静脉 PCA。②皮下 PCA。③鞘内 PCA。④硬膜外 PCA。⑤区域神经阻滞 PCA。PCA 的适应证包括：①癌痛患者阿片类药物的剂量滴定。②爆发痛频繁的癌痛患者。③存在吞咽困难或胃肠道功能障碍的癌痛患者。④临终患者的镇痛治疗。

1. 皮下持续输注镇痛

皮下持续输注镇痛（patientcontrolled subcutaneous analgesia，PCSA）的优点有：①皮下组织血管丰富，药物吸收良好，药物直接进入血液循环，避开了消化道的吸收和首过效应。②可选择的皮下穿刺部位多，不受血管条件的限制。③皮下留置针可较长时间留置，微量药物不易蓄积。此方法并发症少，监测、管理与护理相对简便，患者依从性好，满意度高，非常适于住院和居家应用，还常用于姑息治疗中的疼痛与症状控制。由口服转换为皮下途径给药的等效剂量为2 ：1，按照此计算等效剂量的2/3量开始实施PCSA，然后再进行个体化滴定。皮下持续输注给药在患者的舒适度及生活质量方面比口服和静脉给药途径具有更多的优点，现已广泛用于临床治疗，尤其皮下持续输注阿片类药物在癌症疼痛治疗中越来越普遍。另外，皮下持续输注给药可有效地减少患者体内阿片类药物。另外，皮下持续输注给药可有效地减少患者体内阿片类药物[9]。

2. 鞘内药物输注系统置入术

鞘内药物输注系统置入术（implantable drug delivery system，IDDS），与PCA技术相同的是，IDDS也是采用胃肠道外给药途径（鞘内），也能实现患者按需给药，不同的是鞘内给药所需的镇痛药物剂量更小（鞘内1mg吗啡相当于口服300mg），因而不良反应更低，可明显改善患者的生活质量。频繁发作的爆发痛、采用多模式治疗方法后疼痛未得到充分缓解、预计生存期超过3个月的难治性癌痛患者，IDDs是较为理想的选择。最近一项由中华医学会疼痛学分会牵头的多中心研究结果表明，氢吗啡酮鞘内给药治疗难治性癌痛的临床成功率与吗啡相当，但氢吗啡酮组剂量增加速度更低，按压次数更少，不良反应如便秘的发生率更低，提示氢吗啡酮鞘内给药相较于吗啡更具优势[10]。

（三）放射性粒子置入术

肿瘤浸润神经丛或神经干导致的疼痛或功能损伤时可以采用放射性粒子置入术。其治疗机理是通过电离射杀伤肿瘤细胞，减少肿瘤对神经的压迫和浸润，以及致痛物质和致炎因子的释放，从而减轻疼痛，弥补了神经毁损术的不足。它是从病因源头来减轻疼痛，而不是传统的阻断神经传导。因此，术前、术中严格控制脊髓和神经根的辐射剂量，可避免运动功能的受损。对于存在恶病质、一般情况差、生存期预计小于2个月的患者不推荐使用。由于粒子具有放射性，同时作为限制性医疗技术，推荐有相关资质的医疗机构，在配备接受过相关培训的专业医务人员后方可开展此项技术[11]。

（四）经皮椎体成形术

经皮椎体成形术（percutaneous vertebroplasty，PVP）与经皮椎体后凸成形术（percutaneous kyphoplasty，PKP）均能有效缓解因脊柱转移瘤或者椎体压缩性骨折导致的疼痛、改善脊柱稳定性。PKP由于术中套囊的挤压有可能更易导致肿瘤细胞的血行转移，学术界存在争议。存在骨折风险、经核磁共振成像或核素成像证实的有症状的椎体微骨折、CT提示溶骨性或混合性骨转移为PVP的适应证；骨转移放射治疗后疼痛不能缓解者可实施PVP治疗，而PVP与放射治疗的先后或同时进行的优劣，缺乏足够的循证证据。学者对PVP的临床推荐意见：①对于肿瘤导致椎体压缩性骨折后出现的疼痛，PVP是一种有价值的辅助治疗手段。②混合型骨转移存在骨折风险者，可使用PVP技术，成骨性骨转移导致疼痛者是否行PVP，学术界尚有争议，目前成骨性骨转移列为PVP手术的相对禁忌证。③建议一次治疗不超过3个椎体。④个别患者在脊髓减压术前可以行PVP，骨折碎片向后凸入椎管引起重度椎管受累或硬膜外肿瘤明显侵犯椎管者属于相对禁忌证，操作需慎重。

参考文献

[1] LU F, SONG L, XIE T, et al.Current status of malignant neuropathic pain in chinese patients with cancer: report of a hospital-based Investigation of prevalence, etiology, assessment, and treatment [J] .Pain Pract, 2017, 17(1): 88-98.

[2] AZIZ M T, GOOD B L, LOWE D K. Serotonin-norepinephrine reuptake inhibitors for the management of chemotherapy-induced peripheral neuropathy [J] .Ann Pharmacother, 2014, 48(5): 626-632.

[3] RAPTIS E,VADALOUCA A,STAVROPOULOU E,et al.Pregabalin vs opioids for the treatment of ncuropathic cancer pain:a prospective,head-to-head,randomized,open-label study [J] .Pain Pract, 2014, 14(1): 32-42.

[4]朱红梅，陈浩飞，程祝强，等．难治性癌痛专家共识(CRPC,2017 年版)解读(二):癌性内脏痛[J]. 实用疼痛学杂志，2018, 14(1): 5-8.

[5] 中国抗癌协会癌症康复与姑息治疗专业委员会（CRPC），中国抗癌协会临床肿瘤学协作专业委员会（CSCO）. 恶性肿瘤骨转移及骨相关疾病临床诊疗专家共识（2014 版）[M] . 北京：北京大学医学出版社，2014.

[6] CARACENI A, BENETTO O, LABIANCA R, et al.Episodic(breakthrough) pain prevalence in apopulation of cancer pain patients.Comparison of clinical diagnoses with the QuDEI—Italian questionnaire for intense episodic pain [J] . J Pain Symptom Manage,2012, 43(5): 833-841.

[7] BOSSI P, LOCATI L, BERGAMINI C, et al.Fentanyl pectin nasal spray as treatment for incident predictable breakthmugh pain(BTP) in oral mucosilis induced by chemoradiotherapy in head and neck cancer [J] .Oral Oncol, 2014, 50(9): 884-887.

[8] 金毅，曾永芬．难治性癌痛治疗技术的评价 [J] . 中华疼痛学杂志，2021, 17(5): 449-450.

[9]刘小立，宛春甫，马柯，等．皮下持续输注癌痛治疗中国专家共识(2020 版)[J]. 中华疼痛学杂志，2020, 16(2): 85-91.

[10] MA K, JIN Y, WANG L, et al.Intrathecal delivery of hydromorphone vs morphine for refractory cancer pain: a multicenter, randomized, single-blind, controlled noninferiority trial [J] . Pain, 2020, 1611(11): 2502-2510.

[11] CAO Q, WANG H, MENG N, et al.CT-guidance interstitial (125) Iodine seed brachytherapy as a salvage therapy for recurrent spinal primary tumors [J] .Radiat Oncol, 2014, 9: 301.

（作者：林振孟）

第十四章

人工肝支持系统
«的应用进展

第一节 总论

一、人工肝概述

肝衰竭（liver failure，LF）是以短时间内进行性的胆红素增高、凝血衰竭、合并腹水和/或肝性脑病（hepatic encephalopathy，HE）为特征的一组严重肝病临床症候群，剧烈的系统炎症反应综合征（systemic inflammatory response syndrome，SIRS）、器官衰竭和短期不良预后是其主要特征，病死率极高。当前主要治疗方法包括标准内科综合治疗（standard medical treatment，SMT）、人工肝支持系统(artificial liver support systems，ALSS)、肝移植（liver transplantation，LT）等[1-3]。伴随着医学技术的不断发展，ALSS被广泛应用于各种危重症患者的救治中，并取得了显著的疗效。作为挽救性及过渡性支持疗法，近年来，基于供肝的短缺、昂贵的费用以及技术因素等条件的限制，肝移植短时间内难以普及，而ALSS在临床被逐渐广泛开展，并得到了国内外的一致认可。当前国内主要将ALSS作为急、慢性或慢加急性肝衰竭的支持手段，目的是力争为自身肝细胞再生及功能恢复创造条件；而在国外，ALSS主要被作为肝移植前的暂时性维持措施。当然，ALSS不仅被用于肝功能衰竭的救治，其适用范围已逐渐拓展至临床疑难与重症领域。

人工肝支持系统（简称人工肝）作为一种体外脏器支持措施，主要针对肝衰竭，也适用于其他一系列疑难与重症疾病。在原理上，它主要是基于肝细胞自身强大的再生功能，借助体外机械、化学或生物性装置，暂时或部分替代肝脏的功能，尽可能在较短时间内实现部分合成、解毒、代谢、生物转化等重要功能，以辅助肝衰竭等疑难重症疾病的救治，通过减轻机体代谢紊乱与毒性物质的堆积，稳定内环境，缓解肝脏负担，为残存肝细胞的再生创造有利的时机，从而提高患者的生存率[4-5]；对于肝细胞再生不良的患者，ALSS也可以通过改善症状、进一步钝化病情，为肝移植手术创造条件并争取时间，能很好地起到“桥梁”的作用。有别于常规的内科药物治疗以“功能加强”形式达到控制疾病的目的，ALSS更多的可以理解为通过“功能替代”去达到辅助治疗目的。此外，人工肝支持技术也可以用于肝移植后的原发肝脏无功能期的辅助治疗，成为肝极量切除中一项很有前景的辅助措施[6]，多年来，临床上也一直试图通过肝脏支持方法来提高肝脏再生的成功率，或作为实现肝移植的桥接。本章节所介绍的人工肝支持系统基本上包含三种类型的肝脏支持系统:非生物型人工肝（non-biological artificial liver）、生物型人工肝（bioartificial liver）、混合型人工肝（hybrid artificial liver）。非生物型肝脏支持系统主要基于弥散、渗透、滤过、对流、超滤、吸附等血液净化的原理，仅实现了部分解毒功能，其中主要以清除蛋白结合物质（如胆红素、胆汁酸等）和水溶性物质（如氨、乳酸、尿素等）为主;生物型的和混合型人工肝支持系统也是在基于各种血液净化的原理上，通过各种技术获取人或猪等来源的肝细胞，旨在提供实现肝脏的部分特异性功能（如蛋白质合成和代谢等）；混合型人工肝支持系统则综合了非生物型和生物型肝脏支持系统的特点，但后两种人工肝支持系统目前仍然处于临床试验阶段[7-11]。

二、人工肝发展史

1. 人工肝研究的兴起（20 世纪 50~60 年代）

早在 1913 年，美国 Johns Hopkins 医学院的 John Jacob Abel 及其同事用火棉胶制成管状透析器，用水蛭素作为抗凝剂，对兔子进行了约两小时的血液透析（hemodialysis，HD），开创了血液净化技术的先河。到了 1956 年，Sorrention 通过研究证实了新鲜肝脏匀浆的解毒能力，并首次提到了“人工肝脏”的理念。1958 年，Schechter 等报道了用离子交换树脂直接血液灌流（blood perfusion，HP）来治疗肝性脑病。1959 年，Nose 介绍了将犬肝的制备产物置于生物反应器中，透过凝胶型的半透膜装置进行灌流，发现通过该装置能有效维持血糖浓度，并清除血清中的过量乳酸与氨，这便是现代人工肝支持系统的雏形。直到 1960 年，美国学者 Scrihner 等人首先提出了连续性血液净化（continuous blood purification，CBP）的概念，是一种利用弥散、渗透、对流、超滤等原理缓慢、持续地清除水分与溶质的支持治疗方法。这一阶段关于人工肝技术的探索形式逐渐多样化，几乎涵盖了对非生物型、生物型甚至混合型人工肝的众多基础与临床实践，但总体来说，该阶段仍处于“人工肝”的雏形阶段，基础研究探索多于临床应用。

2. 血液净化技术和膜材工艺的发展推动非生物型人工肝的临床研究与实践（20 世纪 70 年代）

到了 20 世纪 70 年代，随着血液净化技术理念及膜材工艺的迅猛发展，传统的血液透析、血液滤过（hemofiltration，HF）、血液灌流等非生物型人工肝技术得到了进一步完善，同时推动了非生物型人工肝支持系统在临床的应用与拓展。1972 年，我国的张明瑞率先报道了使用微囊膜包裹的活性炭进行灌流后，急性酒精性肝炎（acute alcoholic hepatitis）导致昏迷的患者意识得以恢复，虽然微囊泡的使用解决了血液有形成分与活性炭之间的接触问题，大大降低了微粒栓塞、血细胞有形成分破坏的风险，但是患者的生存率问题仍然未得到解决。1977 年，德国学者 Kramer 等开始利用连续性动脉 - 静脉血液滤过（continuous arteriovenous haemofiltration，CAVH）技术救治肾功能衰竭的患者；1979 年，Bamauer-Bichoff 将连续性静脉 - 静脉血液滤过（continuous veno-venous hemofiltration，CVVH）应用于重症急性肾功能衰竭伴有血流动力学不稳定的患者，取得很好的临床疗效；另外，这一时期的 Seglen 等，对肝细胞的分离进行了较深入的探索与研究，为随后以肝细胞培养为基础的生物型人工肝做出了极大的贡献。

3. 非生物型人工肝研究持续深入，生物型人工肝的研究也渐入佳境（20 世纪 80~90 年代）

在 20 世纪 80~90 年代，新的非生物型人工肝支持模式与配套设备装置不断涌现，包括了血液透析滤过（hemodiafiltration，HDF）、血浆置换（plasma exchange，PE）、双重血浆置换（double filtration plasmapheresis，DFPP）等，医工结合迈入了一个崭新的时代。1986 年，意大利 Claudio Ronco 教授首次提出将连续性动脉 - 静脉血液透析滤过（continuous arteriovenous hemodiafiltration，CAVHDF）应用于多器官功能障碍综合征（multiple organ dysfunction syndrome，MODS）患者的救治；1995 年，首届国际连续性肾脏替代治疗（continuous renal replacement therapy，CRRT）会议在美国圣地亚哥正式举行，确定了 CRRT 的定义为：采用每天 24 小时或接近 24 小时的一种长时间、持续的体外血液净化疗法以替代严重受损的肾功能；2004 年，第九届 CRRT 美国圣地亚哥会议上，Ronco 教授将 CRRT 的治疗的理念衍生扩展为多器官支持疗法（multiple organ support therapy，MOST）（图 14-1-1、图 14-1-2）。在同一时期，中国人工肝支持系统的相关研究也进行得如火如荼，其中以浙江大学附属第一医院的李兰娟教授团队、北京佑安医院的段钟平教授团队及中国人民解放军 302 医院的辛绍杰教授团队等建立的人工肝中心最具代表性，在人工肝基础研究和临床应用拓展领域相继做出了巨大贡献，填补了我国在这一领域的空白。这些中心通过结合肝衰竭等重症疾病的病情与病理生理特点，相继提出了基于动态病情变化的个体化人工肝优选方案等观点，显著降低了肝衰竭等重症与疑难疾病患者的病死率，提高了他们的生存率及生活质量。众多重大成果受到国内外相关领域的瞩目与认可，为我国人工肝支持的理论、实战体系的建立及此后快速发展奠定了坚实的基础[12-16]。

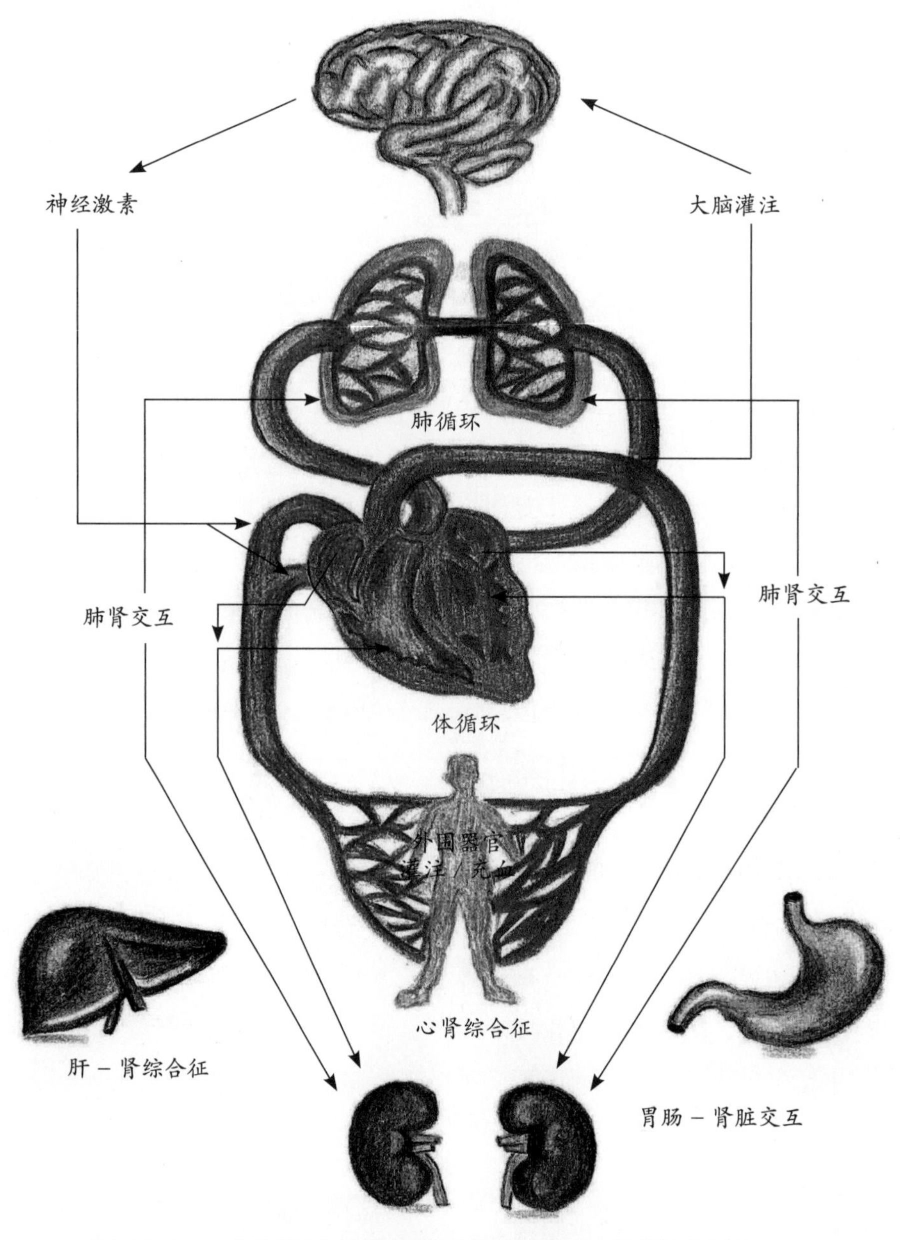

图 14-1-1　不同原生器官的相互作用和交叉对话的示意图

注：一个器官的损伤可能会导致其他器官的继发性损伤 / 功能障碍，这些器官的功能受损会激活多器官功能障碍综合征的恶性循环并使病情进一步恶化。

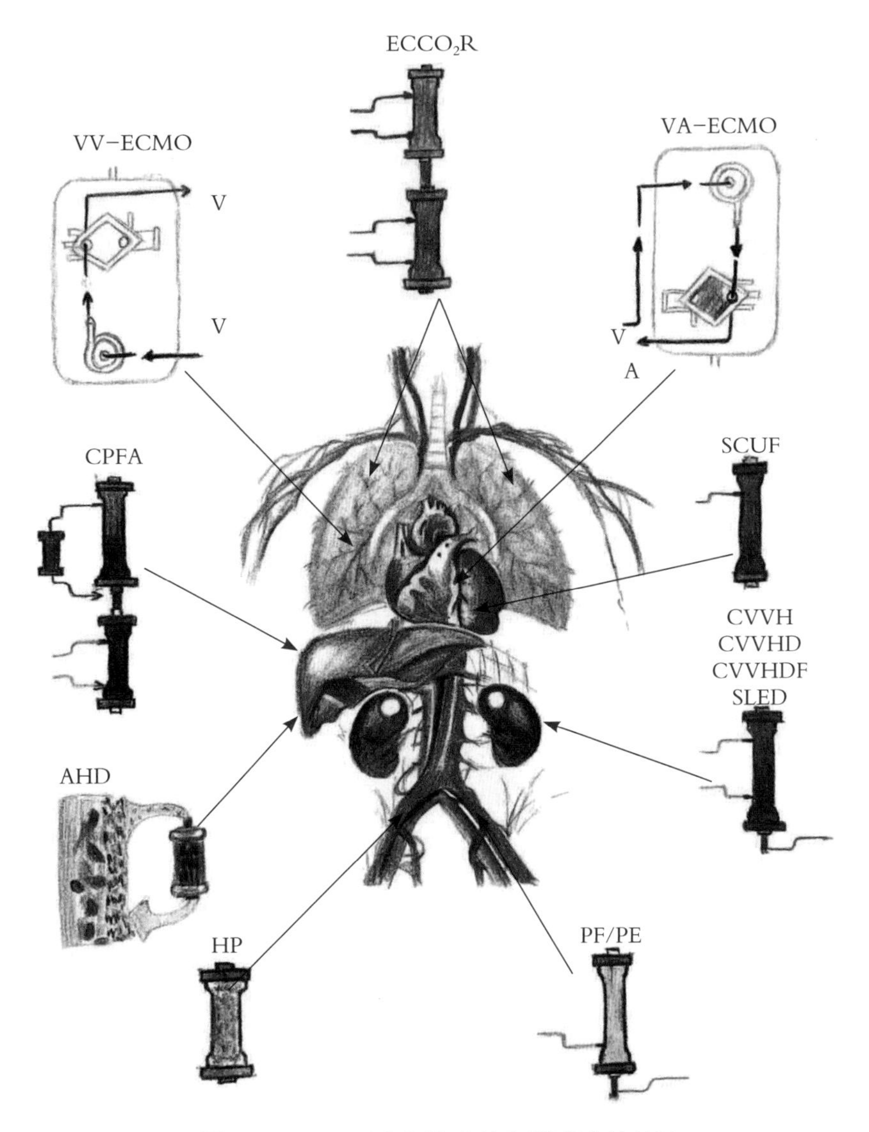

图 14-1-2　ECOS 技术的多器官支持疗法

注：$ECCO_2R$，体外二氧化碳清除；VA-ECMO，静脉－动脉体外膜氧合；SCUF，慢速连续超滤；CVVH，连续静脉血液滤过；CVVHD，连续静脉血液透析；CVVHDF，连续静脉血液透析；SLED，持续低效血液透析；PF，血浆透析；PE，血浆交换；HP，血液灌流；AHD，白蛋白血液透析；CPFA，连续血浆过滤吸附；VV-ECMO，静脉－静脉体外膜氧合。

目前非生物型人工肝血液净化技术已被广泛应用于肝功能衰竭、急性肾损伤（acute kidney injury，AKI）、全身炎症反应综合征（systemic inflammatory response syndrome，SIRS）、急性呼吸窘迫综合征（acute respiratory distress syndrome，ARDS）、MODS、严重心功能衰竭、乳酸酸中毒、严重电解质紊乱、药物或毒物中毒、重症急性胰腺炎（severe acute pancreatitis，SAP）等各种临床疑难与重症疾病的救治[16]。在生物型人工肝方面，经过数十年经验的积累与发展，目前在肝细胞的分离及培养技术上也已日趋成熟与完善，已经能够利用外源培养的肝细胞引入人工肝支持系统，这也标志着新一代生物型人工肝的诞生。

4. 非生物型人工肝技术不断成熟与拓展，新的生物型与混合型人工肝不断涌现（21 世纪）

进入 21 世纪以后，非生物型人工肝支持技术在我国发展很快，国内学者已经将选择性血浆置换（selective plasma exchange，SPE）、血浆透析滤过（plasma dialysis filtration，PDF）、双重血浆分子吸附系统（double plasma molecular adsorption system，DPMAS）等新技术推广应用于临床的救治。这些技术在有效清除患者体内重要毒性物质的同时，很好地保留了有益物质，并减少了新鲜血浆的刚性需求，有效缓解了血源紧张、降低了潜在输血感染的风险，以及术中不良反应等问题。此外，通过发挥各种非生物型人工肝模式的优势，进行了优化杂合（序贯或联合应用），既强化了疗效，降低了风险，又达到了个体化治疗的目的，非生物型人工肝技术已逐渐成为临床上有效而实用的重症救治与支持手段。

为了提高非生物型人工肝治疗技术水平，在数十年临床实践与科研积累基础之上，我国还相继制定颁布了《非生物型人工肝支持系统操作规范与管理制度》《人工肝支持系统治疗指征、标准及技术指南》《人工肝支持系统的操作指南》《血液净化急诊临床应用专家共识》《血液净化标准操作规程（2021 版）》《人工肝血液净化技术临床应用专家共识（2022 年版）》等一系列的共识与指南，对规范与完善我国人工肝治疗技术起到非常重要的指导性作用。

期间欧洲也相继推出了新型的非生物型人工肝支持系统：以单通道白蛋白透析系统（single-pass albumin dialysis system，SPAD）、吸附与透析组合应用为代表的分子吸附再循环系统（molecular adsorbent recirculating system，MARS）和以成分血浆分离吸附联合高通量血液透析为代表的普罗米修斯系统（Prometheus™）。这些系统作为肝移植围手术期的替代手段，在欧美国家得到了广泛的开展，相关研究也陆续报道了这类人工肝支持系统在缓解症状、稳定内环境、改善移植生存方面的优势与不足。

经历了半个多世纪的发展，非生物型人工肝目前仍是治疗以肝衰竭等重症疾病为代表的主要方法之一。至于在不同类型的疾病基础上引起或合并的肝功能衰竭，可能需要更优化人工肝支持方案才能取得更好的效果。另外，不同的人工肝模式在原理与方法上都有各自的特点和优缺点，目前普遍认为单一模式可能无法较好地满足肝衰竭等疑难重症疾病的临床救治需求，因此，将不同类型的人工肝支持技术联合起来，克服单一模式的缺点与不足，将是未来非生物型人工肝支持系统的研究方向之一。

虽然人工肝支持系统在临床显示出良好的前景，但依据目前有限的数据显示，非生物型人工肝支持系统在远期生存获益方面仍然未能取得预期的结果[18]。但值得一提的是，近年生物型人工肝在细胞源和生物反应器两大核心技术上取得了重大进展，肿瘤源性肝细胞、动物源性肝细胞、永生化肝细胞、肝干细胞、脂肪源性肝细胞相继被作为合适的细胞源。人们还探索利用中空纤维生物反应器、灌流型生物反应器、平板单层生物反应器等装置，并通过改善供氧环境、温度调控等方法去进一步提高肝细胞的活性。随着相关交叉学科领域间的不断融合，纳米、微流控等更多的尖端技术已经被置入于生物反应器的设计中，并不断加以完善与优化升级，诸如 Li-BAL 系统、ELAD 系统、BLSS 系统、RFB 系统等一系列生物型人工肝系统已经陆续进行了临床试验，就目前看来，将生物型人工肝与非生物型人工肝进行有机联合应用似乎是未来的发展趋势之一[19]。

三、人工肝的主要类型与发展现状

1. 非生物型人工肝

非生物型人工肝（non-biological artificial liver，NBAL）支持系统主要是基于血液净化原理的一类体外器官支持技术，主要利用体外机械、理化装置所构成的支持系统来清除目标致病物质，维持液体平衡，同时兼有补充体内有益重要物质和调节内稳态的功能。其包括血浆置换、血液 / 血浆吸附、血液滤过、血液透析、血浆透析滤过、白蛋白透析、白细胞吸附等血液净化技术。近年来，随着相关理论的不断迭代更新以及技术的进步，人工肝支持系统的治疗手段也发生了巨大的变革，临床上将不同非生物型人工肝技术有效联合或序贯实施，发挥其各自的优势、取长补短，成为国内外研究的新热点与新趋势。选择性血浆置换、血液 / 血浆吸附、血液透析、血液滤过、血液透析滤过、双重血浆分子吸附、血浆透析滤过吸附、配对血浆滤过吸附等技术优化组合的各种方案已经得到广泛开展。

这些血液净化技术各有优缺点，如血液透析对分布容积大、弥散性能强的小分子物质清除能力最强；血液滤过对相对分子量在 5000~50000 的物质应用效果更佳；而对于内毒素或一些蛋白结合毒素，则需要通过血浆置换等方式进行清除。

1999 年在欧洲正式宣布进入临床的 MARS，是白蛋白透析、吸附的组合体，包括了三个循环：血液循环、白蛋白再生循环和透析循环，在临床应用上安全性良好，可以有效清除中小分子毒素，纠正水、电解质及酸碱平衡紊乱。Andrew J MacDonald 等[20]的一项多中心倾向性匹配研究结果显示，接受 MARS 干预可增加急性肝衰竭的 21 天无移植生存期，并改善生化变量和血流动力学。但是，MARS 在治疗过程中未涉及凝血因子等有益物质的补充，对于那些凝血功能障碍相关疾病，在术中或术后出血倾向的问题仍然比较棘手[21]。目前的 Meta 分析结果显示，其在降低病死率或改善长期预后方面没有足够的证据支持[22-24]。此外，MARS 的价格相对昂贵，因此多年来在国内较难普及。

Prometheus™ 系统主要是基于成分血浆分离吸附结合高通量血液透析的原理，不仅能有效地通过直接吸附作用清除蛋白结合毒素，而且能高效清除水溶性毒素及纠正水、电解质及酸碱平衡紊乱。

有报道显示 Prometheus™ 系统在清除总胆汁酸、胆红素、氨、炎症因子及肌酐等方面均优于 MARS，而 MARS 在血流动力学中的改善现象在 Prometheus™ 系统治疗的患者中却没有发现[25]。

综上所述，不同类型的致病物质分子量、溶解性、分布容积、清除率、半衰期及蛋白结合率等差异很大。因此需要根据患者的具体病因、病情、病期等情况，在恰当的启动干预时机与合理设置治疗处方基础上，将各种模式的非生物型人工肝技术或原理进行优化组合，在确保安全的条件下有望达到致病物质清除效率最大化。

2. 生物型人工肝

生物型人工肝（bioartificial liver support system，BALSS）主要是指将外源同种或异种动物的肝组织 / 细胞或其他来源的细胞置入生物反应器中，与其他一些特殊材料或装置共同构成的人工肝支持系统。理论上，生物型人工肝支持系统能够暂时替代肝脏的部分解毒、代谢、生物合成与转化等功能，是未来人工肝支持系统发展的方向[26]。20 世纪 80 年代末期，有学者利用猪肝细胞应用于临床治疗，尽管取得一定的疗效，但除了伦理因素外，仍存在一些关键技术问题亟待进一步解决。在生物型人工肝支持系统中，普遍认为肝细胞是核心的材料，但是如何在满足伦理要求下，获得足够数量、功能上更接近人类肝细胞，并且对人体不存在近期或远期潜在损害的细胞是关键问题。理论上用于生物型人工肝的肝细胞以人源性、分化正常的细胞最理想，但同时还要求该类细胞易获取并且易培养，能保持良好的分化状态，并具备成熟肝细胞的生物代谢功能，这也极大地增加了实施难度。近年围绕这一热点也开展了大量的研究，可是细胞来源及伦理等问题始终未得到合理与有效解决。

3. 混合型人工肝

众所周知，理想的人工肝应当与原本的生物器官相接近或者类似，而混合型人工肝（hybrid

artificial liver）支持系统是指将生物型人工肝与偏向于解毒功能的非生物型人工肝有机结合，共同构成的混合支持系统有望能更好地替代肝脏的功能。目前混合型人工肝支持系统主要有 Li-HAL 系统、MELS 系统、AMC 系统、hepeatAssist 系统等。20 世纪 80 年代末期生物型人工肝进入临床研究阶段，此时的混合型人工肝也随之备受关注，但研究结果始终未达到预期的疗效。

参考文献

[1] BAJAJ J S, O'LEARY J G, LAI J C, et al. Acute-on-Chronic Liver Failure Clinical Guidelines [J] . Am J Gastroenterol, 2022, 117(2): 225-252.

[2] SARIN S K, CHOUDHURY A, SHARMA M K, et al. Acute-on-chronic liver failure: consensus recommendations of the Asian Pacific association for the study of the liver (APASL): an update [J] . Hepatol Int, 2019, 13(4): 353-390.

[3] 中华医学会感染病学分会肝衰竭与人工肝学组，中华医学会肝病学分会重型肝病与人工肝学组 . 肝衰竭诊治指南 (2018 年版) [J] . 临床肝胆病杂志，2019, 37(1): 1-8.

[4] QIN G, SHAO J G, WANG B, et al. Artificial liver support system improves short- and long-term outcomes of patients with HBV-associated acute-on-chronic liver failure: a single-center experience [J] . Medicine (Baltimore), 2014, 93(28): e338.

[5] FUHRMANN V, BAUER M, WILMER A. The persistent potential of extracorporeal therapies in liver failure [J] . Intensive Care Med, 2020, 46(3): 528-530.

[6] 中华医学会肝脏病学分会重型肝病与人工肝学组，中华医学会感染病学分会肝衰竭与人工肝学组 . 肝衰竭诊治指南 (2018 年版) [J] . 中华肝脏病杂志，2019(1): 18-26.

[7] SINNER B, KIRCHNER G I. Organ replacement therapy - extracorporeal liver assist devices [J] . Anasthesiol Intensivmed Notfallmed Schmerzther, 2016, 51(9): 554-562.

[8] JARCZAK D, BRAUN G, FUHRMANN V. Extracorporeal therapies in hepatic diseases [J] . Med Klin Intensivmed Notfmed, 2017, 112(5): 444-453.

[9] GERTH H U, POHLEN M, PAVENSTÄDT H, et al. Extracorporeal liver support of liver failure [J] . Z Gastroenterol, 2017, 55(4): 383-393.

[10] MACDONALD A J, KARVELLAS C J. Emerging Role of Extracorporeal Support in Acute and Acute-on-Chronic Liver Failure: Recent Developments [J] . Semin Respir Crit Care Med, 2018, 39(5): 625-634.

[11] GARCíA M J, BENDJELID K. Artificial liver support systems: what is new over the last decade [J] . Ann Intensive Care, 2018, 8(1): 109.

[12] LI L J, ZHANG Y M, LIU X L, et al. Artificial liver support system in China: a review over the last 30 years [J] . Ther Apher Dial, 2006, 10(2): 160-167.

[13] 李兰娟 . 人工肝脏 [M] . 杭州：浙江大学出版社，2012.

[14] 段钟平，许家璋 . 实用人工肝及血液净化操作手册 [M] . 北京：中国医药科技出版社，2005.

[15] 刘青，段钟平 . 人工肝脏治疗学 [M] . 北京：中国医药科技出版社，2002.

[16] 李克，辛绍杰，李进 . 肝衰竭诊疗临床教程 [M] . 北京：科学出版社，2017.

[17] LI M Q, TI J X, ZHU Y H, et al. Combined use of non-biological artificial liver treatments for patients with acute liver failure complicated by multiple organ dysfunction syndrome [J] . World J Emerg Med, 2014, 5(3): 214-217.

[18] RADEMACHER S, OPPERT M, JÖRRES A. Artificial extracorporeal liver support therapy in patients with severe liver failure [J] . Expert Rev Gastroenterol Hepatol, 2011, 5(5): 591-599.

[19] VAN DE KERKHOVE M P, HOEKSTRA R, CHAMULEAU R A, et al. Clinical application of bioartificial liver support systems [J] . Ann Surg, 2004, 240(2): 216-230.

[20] MACDONALD A J, SUBRAMANIAN R M, OLSON J C, et al. Use of the Molecular Adsorbent Recirculating System in Acute Liver Failure: Results of a Multicenter Propensity Score-Matched Study [J] . Crit Care Med, 2022, 50(2): 286-295.

[21] YOO S W, KI M J, KIM D, et al. Bleeding complications associated with the molecular adsorbent recirculating system: a retrospective study [J] . Acute Crit Care, 2021, 36(4): 322-331.

[22] KHUROO M S, FARAHAT K L. Molecular adsorbent recirculating system for acute and acute-on-chronic liver failure: a meta-analysis [J] . Liver Transpl, 2004, 10(9): 1099-1106.

[23] KANJO A, OCSKAY K, GEDE N, et al. Efficacy and safety of liver support devices in acute and hyperacute liver failure: a systematic review and network meta-analysis [J] . Sci Rep, 2021, 11(1): 4189.

[24] BAÑARES R, CATALINA M V, Vaquero J. Molecular adsorbent recirculating system and bioartificial devices for liver failure [J] . Clin Liver Dis, 2014, 18(4): 945-956.

[25] KRISPER P, STAUBER R E. Technology insight: artificial extracorporeal liver support—how does Prometheus compare with MARS? [J] . Nat Clin Pract Nephrol, 2007, 3(5): 267-276.

[26] PAPATHEODORIDI M, MAZZA G, PINZANI M. Regenerative hepatology: In the quest for a modern prometheus? [J] . Dig Liver Dis, 2020, 52(10): 1106-1114.

（作者：林建辉）

第二节　非生物型人工肝

一、非生物型人工肝概述

1. 基本原理

非生物型人工肝充分利用了血液净化的原理，它也被认为是心肺（ECOM）、呼吸（呼吸机）、肝脏（人工肝）、肾脏（人工肾）及脑功能保护等五大重要器官的体外支持疗法之一。目前普遍认为体内堆积的各种致病因子，在以肝衰竭为代表的重症患者发生、发展过程中起着关键性的作用，随着病情进展，继而出现一系列病理、生理改变，导致组织或靶器官的功能出现不同程度的损害，甚至发展至多器官功能障碍 / 衰竭。常见的致病因子包括：①自身免疫性疾病中的自身抗体如 IgG、IgM 等。②沉积于组织并引起组织损伤的免疫复合物等。③过量的低密度脂蛋白。④各类副蛋白，如冷球蛋白及游离轻链或重链等。⑤各种有害代谢产物，如血氨、胆红素、胆汁酸、假性神经递质、肌酐、尿素氮、内毒素、蛋白结合毒素等。临床上可以相应地借助一系列的体外装置，以超滤、吸附、渗透、弥散、滤过或离心分离等原理为基础，衍生出包括血液透析、血液 / 血浆吸附、血浆置换 / 成分血浆置换、单纯超滤、血液滤过、普罗米修斯系统、血浆透析滤过、双重血浆分子吸附系统、双重血浆滤过、血浆滤过吸附、白细胞清除及分子吸附再循环系统等一系列人工肝支持干预技术。

人工肝支持系统能够暂时替代肝脏或肾脏等重要脏器的部分功能，通过持续或间断清除水分、代谢废物或有害的生物活性物质，同时按需适当补充有益或机体缺失物质，维持和调节机体内稳态与容量平衡。作为一种行之有效的体外器官支持系统之一，同时也是一类存在潜在不良事件和并发症风险的侵入性操作，术中密切监测对预防不良事件、确保疗效和安全性至关重要，因此需要经验丰富团队的熟练配合。非生物型人工肝适应范围相对较广，主要应用于终末期肝脏疾病，还适用于部分急性传染性疾病、重症胰腺炎、免疫性疾病、中毒性疾病、肾脏疾病、血液系统疾病等疑难或重症疾病。

2. 临床应用

非生物型人工肝支持体系广义上涵盖了肾脏替代治疗（renal replacement therapy，RRT）、血液灌流及血浆置换等单一或杂合的血液净化技术。临床上的连续性血液净化（continuous blood purification，CBP）是指所有连续 24h 及 24h 以上、缓慢清除水分和溶质的血液净化治疗方式的总称。它具有血流动力学稳定、溶质清除效率高、能有效清除炎性介质、改善机体免疫抑制状态、创造营养支持条件、改善组织代谢、维持液体平衡、调节机体内环境稳定等特点。其作用范围往往是全身性的或多器官性的，不仅可被应用于肾脏病领域，而且在非肾脏病领域也得到广泛使用，如急慢性心功能不全、重症肺炎、高分解代谢状态、肝衰竭、脑水肿、脓毒症、中毒、部分遗传代谢性疾病等，并已逐渐演变为多种危重症及多器官功能障碍综合征的重要支持手段之一[1]。临床发现标准内科治疗辅以人工肝支持可以提高危重症患者（特别是肝衰竭患者）的救治率，随着生物工程技术的发展，非生物型人工肝技术治疗的适用范围也得以拓展。目前临床上常用的基于血液净化原理的人工肝支持系统除了血液透析外，也包含了血浆置换（plasma exchange，PE）、连续性静脉 - 静脉血液滤过（continuous veno-venous hemofiltration，CVVH）、缓慢连续超滤（slow continuous ultrafiltration，SCUF）、连续静脉 - 静脉血液透析（continuous venovenous hemodialysis，CVVHD）、连续静脉 - 静脉血液透析滤过（continuous venovenous hemodiafiltration，CVVHDF）、连续性高通量透析（continuous high flux dialysis,CHFD）、配对血浆滤过吸附（couple plasma filtration absorption，CPFA）、高容量血液滤过（high volume hemofiltration，HVHF）、脉冲式高容量血液滤过（pulse high volume haemofiltration，PHVHF）等，治疗模式各具特色，可以个体化地应用于不同疾病或不同病理状态。

众所周知，清除有害致病物质是非生物型人工肝工作的核心，不同致病物质分子量大小不同，根据相对分子质量大小，一般可将溶质分为小分子物质（相对分子质量 < 500）、中分子物质（相对分子质量 500~10000）和大分子物质（相对分子

质量 >10000)，临床往往依据目标清除物质的分子量大小，去选择合适的膜材或吸附剂。当然作为一项技术体系，临床上还需关注目标清除物质的蛋白结合率、溶解性、分布性、再循环率等影响因素。在目前文献评价中，小分子清除率的代表性溶质是尿素 (60) 、肌酐 (113) 、尿酸 (168) ；中大分子溶质代表性毒素是 β2 微球蛋白 (11800)；大分子溶质代表性物质为白蛋白（68000），然而，部分物质与蛋白结合后可能发生构象改变，导致分子量的大小发生不可思议的变化。在以肝衰竭为代表的终末期肝病中，连续性血液净化模式常与其他模式非生物型人工肝联合应用（血浆置换、血液/血浆吸附等）以达到临床目标，其中以联合血浆置换最为常用。Yoshiba 等人将这种联合方案应用于肝衰竭患者，观察到可使 98% 以上的肝性脑病患者意识恢复，脑水肿缓解，胆红素下降，水电解质紊乱及酸碱平衡得以纠正，内毒素血症减轻，并能解决因大量血浆置换后带来的高钠血症、代谢性碱中毒、低钙血症等不良反应，同时在此过程中还能发挥调节免疫功能、起到阻断 SIRS 与 MODS 进展的作用。

非生物型人工肝支持技术目前主要被应用于各种原因导致的终末期肝脏疾病或其他重症疾病;临床上常见的肝衰竭属于终末期肝病范畴，它是在多种复杂因素诱导下发生肝脏合成、解毒、排泄、生物转化以及免疫防御等功能发生障碍或失代偿，出现以凝血功能障碍、黄疸等为特征的一种临床综合征。引起肝衰竭的因素有很多，但在其发病机制中，毒素、内环境失衡因素与微生态因素受到了广泛的关注，肝功能严重受损导致患者血液中毒素、炎症因子等致病物质大量蓄积，继而重要组织或器官出现严重功能性或器质性损伤，机体内稳态被打破，形成恶性循环，最终造成重要脏器出现瀑布式或级联式的致命损伤。非生物型人工肝支持技术能够为肝细胞的再生及肝脏功能的恢复创造时间，提供有利的内环境，从而提高患者的救治率、降低短期病死率。对于那些肝细胞再生不良的终末期肝病患者，人工肝则能通过改善临床症状和稳定机体内环境，成为过渡至肝移植的“桥梁”。虽然目前肝移植是肝衰竭公认的“终极”治疗选择，但是患者的经济状况、肝源的获取、术后并发症等都是不容忽视的问题，其中时间是救治肝衰竭患者的关键因素。非生物型人工肝技术已经被证明可以有效去除肝衰竭患者体内的大部分水溶性和白蛋白结合的毒素，维持水电解质酸碱及液体平衡，能较好地提供脏器支持，改善机体内环境，能为重要脏器功能的恢复争取更多的时间[2-3]。

3. 非生物型人工肝的适应证与相对禁忌证

1） 适应证

（1）各种原因引起的肝衰竭前、早、中期患者; 晚期衰竭患者也可进行治疗，但并发症增多，治疗风险大，患者获益可能减少，临床医生应权衡利弊，慎重进行治疗，同时积极寻求肝移植机会。

（2）终末期肝病肝移植术前等待肝源、肝移植术后出现排异反应、移植肝无功能期的患者。

（3）严重胆汁淤性肝病，各种原因引起的严重高胆红素血症患者。

（4）其他疾病：如合并严重肝损伤的脓毒症或多器官功能障碍综合（multiple organ dysfunction syndrome，MODS）、急性中毒、难治性重症免疫性疾病、肺出血－肾炎综合征、血栓性血小板减少性紫癜、高 γ－球蛋白血症、溃疡性结肠炎、重症肌无力、免疫检查点抑制剂引起的严重免疫性肝损伤等疑难或重症疾病。不同模式的非生物型人工肝个体化应用于相应适用人群可能获益更大。

2） 相对禁忌证

（1）严重活动性出血或弥散性血管内凝者。

（2）对治疗过程中所用血制品或药品如血浆、肝素和鱼精蛋白、生物膜材等严重过敏者。

（3）血流动力学不稳定者。

（4）心脑梗死非稳定期者。

二、非生物型人工肝的模式及其临床应用

（一）血浆置换

血浆置换（plasma exchange，PE）是经典的人工肝支持技术之一，可以清除蛋白、蛋白结合毒素、免疫复合物等大分子物质。PE 的原理是将患者引流出来的血液分离成血浆和细胞成分，弃除病理性血浆或血浆中致病物质，最后把细胞成分以及外源补充的白蛋白、血浆或平衡液等回输体内，以达到清除致病物质的治疗目标。在不同的文献中血浆置换的命名方法各异，包括了血浆去除术、血浆净化术、血浆交换、单纯血浆置换、治疗性血浆置换和血浆置换治疗等，但其原理机制和运行方法均相同或相似。临床上已经发现了许多致病物质，如自身抗体、致病性抗原、抗原抗体复合物、蛋白结合毒素、某些药物、胆红素等，这些物质往往分子量较高、体内分布体积较低、半衰期较长等，若用内科药物治疗或通常的血液透析疗法根本无法达到清除的效果，而血浆置换却可以轻易而高效地清除上述大部分致病物质，特别是那些内科药物治疗无应答或自身无法自行代谢或排除的致病物质。PE 已被证明可以降低炎症细胞因子的水平，调节适应性免疫，有可能降低对感染的易感性，并降低蛋白结合毒素和水溶性毒素的水平；另外，在急性肝功能衰竭患者中，高容量 PE 已被证明可降低血管加压药物需求并提高生存率[4-7]。

1. 血浆置换的分类

不同血浆置换方法其原理存在差异，血浆置换的方法主要包含离心分离式血浆置换与膜滤过式血浆置换两大类型，也是目前临床应用较多的两种类型，二者在应用上各有特点（表 14-2-1），膜滤过式血浆置换是目前主流的治疗方式（本章节主要介绍膜滤过式血浆置换），而离心式血浆分离除了治疗某些疾病外，更多是用于血液成分的获取并供给临床使用。

表 14-2-1　离心式与膜滤过式血浆分离法的比较

比较项目	离心式	膜滤过式
治疗时间	相对稍长	相对较短
血浆分离速度（mL/min）	15~30	20~60
血流速度（mL/min）	30~80	40~150
血管通路	外周浅静脉	外周浅静脉、动静脉瘘或深静脉
血容量影响程度	轻度	不显著
抗凝剂	枸橼酸钠	肝素
血小板影响	轻度减少	几无影响
分离血浆的效率	可能混有细胞成分	纯血浆
溶质的分离能力	血浆中全部成分	取决于筛选系数
全血成分分离	实现多成分分离	只限于分离血浆
临床操作	相对复杂	相对简单

2. 血浆置换的原理与机制

血浆置换的作用原理与机制包括：①迅速清除体循环中相关致病因子，如自身抗体、免疫复合物、毒素、同种异体抗原等。②同步通过等量置换液，外源性补充各种有益物质，如血浆、白蛋白、球蛋白、凝血因子、调理素和电解质等[8]。

离心分离式血浆置换

在有效抗凝的前提下，通过体外循环将血液引入特制的离心槽内，在离心力的作用下，根据不同的比重将包含红细胞、白细胞、血小板和血浆的全血在特定条件下进行离心，将血浆与血细胞有形成分分离，随后按照治疗目的弃除含有毒素或致病物质的血浆部分，同时以等量血浆替代品补充，并最终与血细胞混合后一起回输体内。离心分离式血浆置换可以将红细胞浓缩到80%或更高的红细胞压积，这与mTPE设备相比，每体积处理的血浆更多。现代技术不但可以分离全血浆，还能够分离出某一类或某一种血浆成分，从而能够选择性或特异性地清除某些致病物质，以进一步提高疗效，减少并发症的发生。

膜滤过式血浆置换

20世纪70年代末，出现了膜式血浆分离装置，全血通过膜时直接滤出血浆，使血浆置换在技术上更加简化与实用。膜滤过式血浆分离器的膜由天然高分子材料或高分子聚合物制成，膜上含无数小孔，在有效抗凝下，所有溶于血浆中的各种成分如激素、电解质、葡萄糖、蛋白质、维生素、免疫复合物等，均能通过膜孔被分离出来，而血细胞及血小板等有形成分无法透过膜孔而留在膜的另外一侧。弃除分离出的废浆以后，用等量血浆代用品与细胞有形成分混合再回输体内（图14-2-1）[9]。在膜滤过式血浆分离过程中，并非所有血浆中的成分均能通过滤过膜。一般将某种物质在滤出液与血浆中的浓度比称为该物质的筛选系数，筛选系数代表了滤过膜对血浆溶质的分离能力。电解质等小分子物质筛选系数约为1.0，蛋白质等大分子物质筛选系数小于1.0，若筛选系数等于0，代表该物质不能通过滤过膜，即在滤出液中检测不出该物质。影响筛选系数的因素有很多，但主要包括了：①滤过压大小。②滤过膜的特性。③滤过时间。④溶质的分子量大小等。

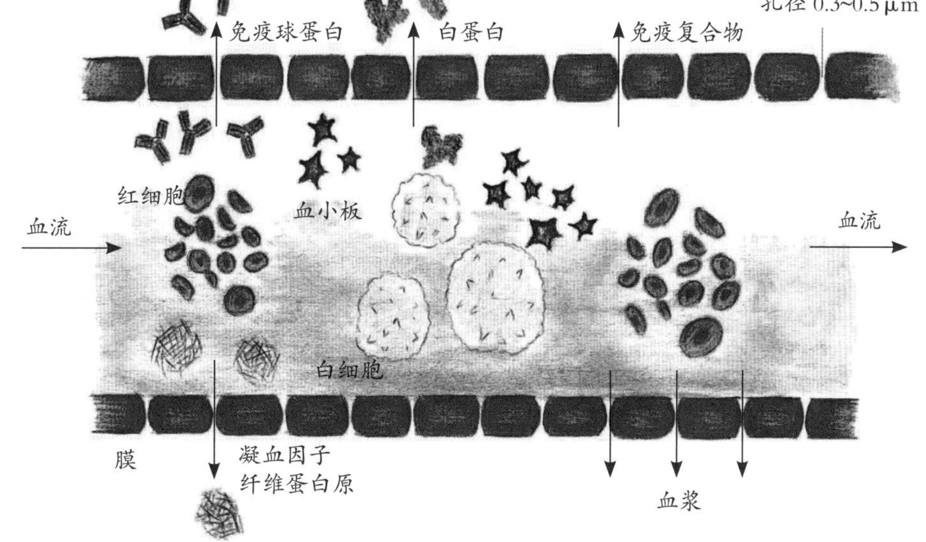

图 14-2-1 用于血浆交换的中空纤维示意图

注：全血沿纤维内部纵向流动，而其血浆成分，如Igs、凝血因子、纤维蛋白原和白蛋白，则通过纤维壁上的孔隙，进入纤维外部。中空纤维的壁起到分离膜的功能，其孔径允许血浆穿过，但不允许血液中的细胞成分（如红细胞、白细胞和血小板）穿过。

3. 置换液的类型

在经典的血浆置换中患者丢弃的血浆量较大，为了维持机体内环境的稳定，保持体内的胶体渗透压，避免体液平衡失调，同时需补充等量的置换液。理想的置换液必须具备以下条件：①能通过血管大量输入和反复使用。②合适的电解质浓度与酸碱度，以维持水、电解质与酸碱平衡。③能维持血浆胶体渗透压稳定。④对组织器官无损害，如对机体免疫、血液、生殖等系统无影响。⑤不含有炎症介质，不易引起过敏反应。

置换液有以下几种常见类型。

新鲜冰冻血浆

几乎含有血浆中的全部蛋白成分以及凝血因子，包括不稳定的第Ⅴ因子及第Ⅻ因子。由于新鲜冰冻血浆能够补充各种凝血因子、血浆白蛋白及电解质等多种成分，渗透压等也更接近人体生理状态，临床应用上远较其他类型置换液来的广泛与普及。但在新鲜冰冻血浆中加有一定比例的保存液及抗凝剂，且随着储存时间的延长，新鲜冰冻血浆中的电解质、白蛋白、凝血因子等重要成分较正常健康人的血浆会存在细微改变，这应该引起临床的关注。另外通过血浆置换同步等量输注血浆时应该注意：①按照ABO血型相容原则进行输注。②使用前应根据治疗的进度，在水浴箱中分批逐渐解冻。③在血浆每一次冻融过程中，凝血因子活性可能损失约15%，所以尽量避免反复冻融。④Rh阴性的血浆不用于Rh阳性的患者，特殊情况可请输血科或血液科会诊。⑤新鲜冰冻血浆含有枸橼酸盐，一次性大量输入可能导致枸橼酸蓄积和低钙血症等。⑥一次性大量输入异体血浆存在潜在过敏及循环负荷增加的风险，因此必须做好术前评估及术中的监护。

人血白蛋白

临床常用到20%人血白蛋白，具体使用时常用复方氯化钠将人血白蛋白稀释至4%~5%（可根据具体情况调整）。使用白蛋白的优势是过敏反应少见，潜在传染性疾病传播的风险低，缺点是不含凝血因子、免疫球蛋白及补体等有益成分，渗透压及电解质也与新鲜血浆存在差异。

血浆代用品

包含了盐类、多糖等物质的水溶液。血浆代用品具有一定的渗透压，可以在短时间内维持血容量水平，溶质不会持久地在体内蓄积，同时由于无抗原性，引起其他不良反应的概率低。临床上使用的主要有低分子右旋糖酐、羟乙基淀粉等。缺点同样是不含凝血因子、白蛋白、免疫球蛋白及补体等有益成分，渗透压及电解质也与新鲜血浆存在差异[10]。

晶体液

主要有生理盐水、葡萄糖生理盐水等。晶体液不含蛋白质，无法有效维持胶体渗透压，在循环内保持时间短暂，另外过多的钠盐液体可能加重机体的水钠潴留或循环负荷。

由于血浆置换适用范围较广泛，是疑难危重症的特殊干预手段之一，因此，应根据不同疾病、病因、状态特点进行个体化或按不同比例置换液组合进行优化选择，其基本的原则可以简单概括为“缺什么补充什么”，临床上针对各类型置换液的优缺点，相互弥补。

4. 血浆置换具体应用

在已经确定置换液的类型后，基于待去除物质的半衰期和分布体积等影响因素，需要对血浆置换强度和频率进行规划，对置换液的置换量进行估算。置换量的多少直接与当次治疗的疗效相关：置换量过多，会造成置换液的大量浪费、增加术中风险、治理费用及医务人员的工作量；而置换量过少，则直接影响疗效等。不同疾病或病情的患者对血浆置换量的需求存在较大的差异；由于在血浆置换过程中随着循环次数的增加，置换量与效率并不呈线性关系，而呈现出阈值饱和效应。目前一般认为，一次血浆置换在1.0~1.5个血浆容量的置换量较为合理。具体的血浆容量计算也因不同体重、不同贫血程度的个体血浆量存在显著差别；因此，建议在估算患者的血浆容量基础上再进行血浆置换治疗，估算公式如下：PV=（1-HCT）×（b+cW），其中PV代表血浆容量（mL），HCT代表红细胞压积，W代表体重，b为常数（男性为1530，女性为864）；c为常数（男性为41，女性为47.2）。然而，通过理论推算与临床实际拟合中发现，用理论置换量治疗结束时，预清除物质浓度下降幅度常小于理论值。可能原因是血浆置换迅速去除血管内目标物质后，血管外的该物质仍然会在治疗过程及治疗后以再分布的形式进入血管内，可能与治疗时间成正相关。因此，了解清除目标物质的特性和动力学对于指导血浆置换处方至关重要，实现最有效物质清除的合理方法是对拟清除毒素的性质、交换量、治疗频率和时间进行的最佳组合[11]。

一直以来，临床主要开展的是单纯血浆置换，配套普通的血浆分离器，这种血浆分离器的特点是通透性较高，除了血细胞有形成分不能通过外，血浆中几乎所有的物质均能通过。近年来，为了在治疗中保留更多的凝血因子及促肝细胞生长素等有益物质，临床上利用孔径更小的膜型血将分离器开展的选择性血浆置换已越来越常见。选择性血浆置换可以根据病情需要选择不同孔径的血浆分离器，其毒素清除范围介于经典的血浆置换和血液滤过之间，能够选择性清除低至中相对分子质量大小的白蛋白结合毒素，同时凝血因子、肝细胞生长因子等有益物质能被更多地保留下来[12-13]。与单纯血浆置换相比，选择性血浆置换的优势在于既能有效改善患者的肝功能，又能避免低球蛋白血症和低胶体渗透压，减少了促肝细胞生长素和补体的丢失，可节约约500mL新鲜血浆用量。另外，选择性血浆置换也降低了血浆中潜在性血源感染的概率，操作时跨膜压更稳定，更有利于临床开展与应用。Nakae等研究表明，急性肝衰竭患者在进行选择性血浆置换后，临床肝性脑病得到改善，血清IL-18水平明显下降，而总蛋白水平并未发生明显改变，且氧化应激产物及总抗氧化能力均无明显改变。童娅玲等的研究分析也提示，选择性血浆置换对重型肝炎患者的肝功能及凝血功能有改善作用，且皮疹、皮肤瘙痒、发热等不良反应较轻，通过对症处理后均能及时恢复[14]。因此，利用成分血浆分离器进行选择性血浆置换，在基本不影响大部分蛋白结合毒素清除的前提下，能最大限度保留血清中的凝血因子、纤维蛋白等有益物质，也能在一定程度上减少血浆用量，缓解血浆需求的压力。血浆置换被认为是近年来针对性强、发展前景较好的非生物型人工肝模式之一。

小结

血浆置换采用血浆分离器将血浆从全血中分离并弃去，而将血细胞及其他保留成分与等量白蛋白液、新鲜冰冻血浆一起回输患者体内（图14-2-2），适用于肝衰竭等重症患者的救治。血浆置换虽然能够改善凝血指标、降低炎症因子和内毒素水平，但是同时也可能丢失肝细胞生长因子等有益物质，血浆置换同时需要消耗大量新鲜冷冻血浆，因此受血浆供给的影响较大。Yamamoto等的回顾性研究发现，总胆红素水平低于24mg/dL的肝衰竭患者行血浆置换治疗后，其总胆红素水平明显下降，而高于24mg/dL的患者则反而上升。Mao等的研究表明，血浆置换可以降低IFN-γ、IL-10、IL-4、IL-2及TNF-α水平，另外Ye等的研究则发现血浆置换可显著降低慢加急性肝衰竭患者的血氨水平。炎症因子及血氨的改变都可能调节慢加急性肝衰竭患者的病理生理状态，从而影响患者的预后。上述研究均未发现血浆置换能改善肝衰竭患者的远期生存率。但Qin等对血浆置换治HBV相关慢加急性肝衰竭的前瞻性研究发现，血浆置换组的90d生存率及5年生存率均较对照组高，且差异具有统计学意义，另一项前瞻性研究的结果发现，高容量的血浆置换能够提高急性肝衰竭患者的无肝移植生存率[8, 15, 16]。因此，血浆置换虽然能改善肝衰竭患者的生化指标及临床症状，但能否提高长期生存率尚存在争议。目前大部分学者认为，血浆置换应该与其他人工肝支持疗法联合应用，有望取得更好的临床效果。

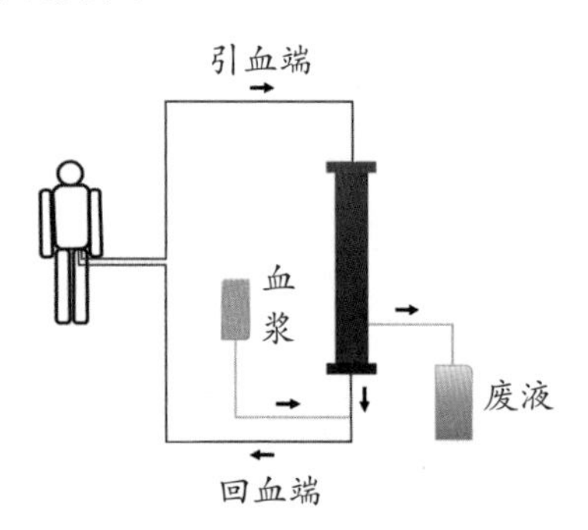

图 14-2-2　膜分离式血浆置换示意图

5. 血浆置换的优点与不足

血浆置换的优点包括：①管路与操作相对简单。②去除胆红素等蛋白结合毒素效果较明显。③治疗时间相对短，患者耐受性一般较好。

血浆置换的缺点包括：①血源紧张，受血浆来源限制。②部分凝血因子和免疫球蛋白也同时丢失。③水溶性毒素清除效能差。④治疗后胆红素等蛋白结合毒素较容易出现反弹。⑤伴严重感染者效果不佳。⑥伴明显肝性脑病者相对禁忌。⑦存在潜在的感染（包括目前检测手段未能发现的致病源），过敏反应，枸橼酸盐中毒等风险。

一般在血浆置换治疗后，血中降低的致病物质的浓度仍可能重新升高，其原因主要有两个：一是由于病因并未完全去除，机体将不断地生成该致病物质，并且还可能因其浓度突然降低，而反馈性地刺激机体生成加速；二是致病物质在体液中可能出现再分布。尽管各种生物型和非生物型人工肝技术快速发展，但血浆置换是目前较为成熟的肝脏替代疗法，仍是目前肝衰竭等疑难重症患者的主要和基本人工肝治疗方法。对大多数疾病而言，该疗法并不影响其基本病理过程，从某种意义上看，仍不属于病因性治疗，因此在进行治疗的同时，针对病因的处理不容忽视。

6. 血浆置换的适应证与禁忌证

血浆置换的适应证有：①肝衰竭（前、早、中、晚期）、高胆红素血症、肝移植围手术期。②患者血中存在大分子或与白蛋白结合的致病介质的其他疾病，如冷球蛋白血症、格林－巴利综合征、血栓性血小板减少性紫癜、重症肌无力、溶血性尿毒综合征、中毒、免疫检查点抑制剂引起的严重免疫性肝损伤等。

血浆置换的禁忌证有：①严重出血及 DIC 未得到控制。②严重缺血性心脏病。③顽固性休克。④无法配合治疗者。

7. 血浆置换的不良反应

血浆置换主要不良反应包括：过敏反应、低钙血症、喉头痉挛、发热、畏冷寒战、皮疹、血压下降、局部出血、血肿及水钠潴留等，甚至重症过敏性休克等。

（二）血液透析

1945 年 9 月，荷兰学者 Kolff 利用自制的转鼓式人工肾成功救治了急性胆囊炎合并急性肾衰竭的患者，就此掀开了人类利用血液透析技术治疗疾病的序幕。虽然普遍认为血液透析（hemodialysis，HD）是急慢性肾衰竭患者肾脏替代治疗主要方式之一，其实血液透析亦可视为非生物型人工肝体系技术之一（图 14-2-3）。早在 20 世纪 50 年代，Kiley 等就已经发现通过血液透析可以使肝衰竭动物模型的血氨水平明显降低。其原理是通过渗透、弥散、超滤等原理进行物质交换，清除体内的小分子代谢废物、维持电解质和酸碱平衡；通过超滤体内多余的水分减轻机体容量负荷。

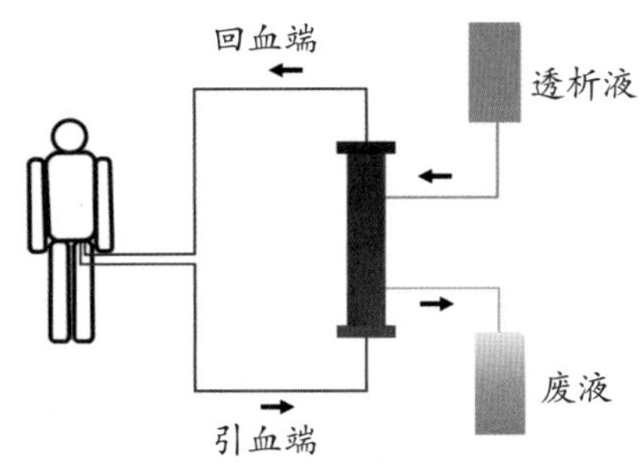

图 14-2-3　血液透析示意图

1. 血液透析的适应证与禁忌证

血液透析的适应证有：①肾脏疾病，如急性肾衰竭、慢性肾衰竭等。②肝脏疾病，如难以纠正的水电解质及酸碱平衡紊乱、肝肾综合征、肝衰竭并肝性脑病等*。③急性药物中毒。④某些自身免疫性疾病，如系统性红斑狼疮、类风湿性关节炎、格林－巴利综合征等。⑤难治性的充血性心力衰竭和急性肺水肿。⑥器官移植的替代等。

血液透析的禁忌证有：①婴幼儿。②晚期肿瘤等系统疾病导致的全身衰竭者。③严重缺血性心脏病患者。④顽固性休克患者。⑤无法配合治疗者。

2. 血液透析的不良反应

主要的不良反应包括：出血、低血压、失衡综合征、低钙血症、低血糖反应、继发感染等。

（三）血液滤过与血液透析滤过

血液滤过（hemofiltration，HF）是近 20 年来血液净化技术中开展较广泛的一种模式，是模仿人体肾单位的滤过与重吸收功能，利用滤过膜两侧溶质的浓度差，使血液中的溶质随着水进行跨膜移动实现对流清除的治疗方法。血液滤过过程中不使用透析液，是在血管通路中持续补充一定量的置换液（与机体生理浓度相似的电解质溶液），再以相同的速度进行超滤，以达到清除体内过多的水分和中小分子量毒素的目的（图 14-2-4）。与血液透析相比，血液滤过通过对流的方式清除体内过多的水分和中小分子量毒素，具有对血流动力学影响小，中分子物质清除率高等优点。

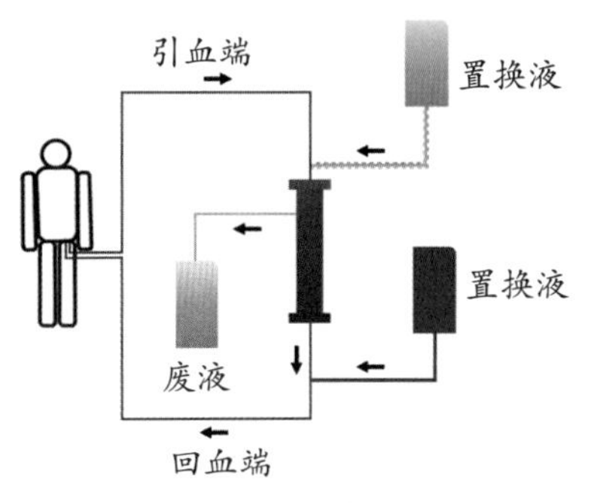

图 14-2-4　血液滤过示意图

近 10 年发展迅速的血液透析滤过（hemodialysis filtration，HDF）技术，综合了血液透析弥散高效清除小分子物质和血液滤过对流高效清除中分子物质的优点（图 14-2-5）。众所周知，普通血液透析由于对中分子毒素的清除不足，有可能诱发一系列程度不等的并发症，使患者的生活质量降低，死亡率升高。血液透析和血液滤过的结合，可以通过弥散和对流两种机制清除溶质，在单位时间内清除中小分子物质效能更高，还能更均衡地清除炎症介质等。血液透析滤过技术能改善器官功能，稳定细胞膜，改善整体生理机能和机体组织代谢状态，有效调节 SIRS 的病理生理和预防 MOSF 的进一步发展[17]。为更好地维持内环境稳定，精准控制液体负荷，在有效抗凝基础上，可根据病情、病因及术中具体情况，灵活采取间断或持续性治疗。

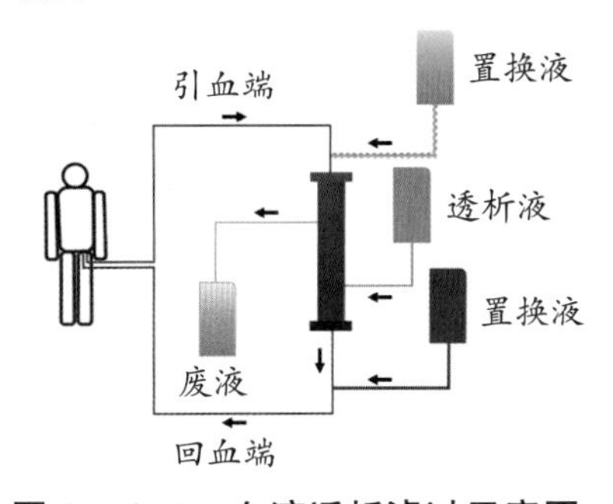

图 14-2-5　血液透析滤过示意图

*近年来随着人工肝其他相关血液净化技术的涌现与发展，以及对严重肝病患者病理生理特点了解的逐渐深入，单纯血液透析在肝脏疾病方面的应用已经越来越少，但在某些情况下仍然有其应用的价值。

1. 血液滤过和血液透析滤过技术的适应证

血液滤过和血液透析滤过技术的适应证有：①肝脏疾病，如肝肾综合征、肝性脑病、脑水肿、严重水、电解质紊乱、系统炎症反应综合征等。②急性呼吸窘迫综合征。③高血容量心力衰竭。④顽固性高血压。⑤其尿毒症性心包炎。⑥尿毒症性周围神经病变。⑦高分解代谢状态。⑧中毒。⑨脓毒症。⑩严重水钠潴留。

2. 血液滤过和血液透析滤过技术的不良反应

主要的不良反应包括：出血、空气栓塞、急性低血压、失衡综合征、电解质紊乱、低血糖反应、继发感染、急性溶血等。

（四）单纯血液灌流与血浆吸附

血液灌流（hemoperfusion，HP）是将患者的血液引入装有固态吸附剂的灌流器中，通过吸附作用，清除血液中透析不能清除的外源性或内源性毒素、药物或代谢废物的一种血液净化技术（图14-2-6）。主要用于抢救药物和毒物中毒，也可与血液透析合用以清除慢性肾功能衰竭维持性透析患者体内的大分子毒素。将患者血液从体内引到体外循环系统内，通过灌流器中吸附剂吸附毒物、药物、代谢产物，达到清除这些物质的一种血液净化治疗方法。与其他血液净化方式结合可形成不同的杂合式血液净化疗法。

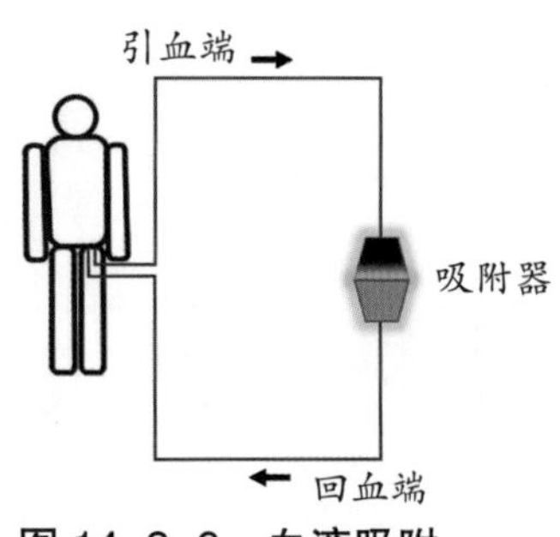

图 14-2-6　血液吸附

常用的灌流器有两种：一类是活性炭，一类是合成树脂。活性炭主要由椰子壳为原料制成，其他还有石油、木材、聚乙烯醇、骨骼、糖类等。活性炭与血液直接接触会引起血液有形成分如红细胞，白细胞及血小板的破坏，同时有炭微粒脱落引起的脏器血管微栓塞的危险。1970年，加拿大学者张明瑞应用白蛋白火棉胶半透膜包裹活性炭制成的微胶囊进行血液灌流，既提高了活性炭的血液相容性，又有效地防止了炭颗粒脱落。活性炭能有效吸附分子量为5000道尔顿以内的中小分子水溶性物质，如硫醇、r-氨基丁酸和游离脂肪酸，但不能有效吸附血氨，对与白蛋白结合的毒素吸附能力也很差。吸附树脂是网状结构的高分子聚合物，包括中性、阴阳离子交换树脂。临床上应用较多的是吸附树脂，其吸附能力略逊于活性炭，但对各种亲脂性及带有疏水基团的物质如胆汁酸、胆红素、游离脂肪酸及酰胺等吸附率较大。吸附树脂对内毒素和细胞因子有较好的清除作用，其有选择性的内毒素结合作用，可使患者的中毒症状显著改善。

目前，血液灌流作为人工肝的方法之一主要用于肝性脑病、败血症、胆汁淤积及瘙痒等临床重症或复杂情况。血液灌流技术的缺点是不能有效地吸附小分子毒物，活性炭对与白蛋白结合的毒素吸附能力也很差。由于使用非特异性的吸附剂，所以除了毒性物质被清除外，还会清除一些肝细胞生长因子和激素。如果吸附剂的生物相容性差，甚至可能激活补体系统而引起系统炎性反应。

血浆吸附（plasma adsorption，PA）是血液引出后首先进入血浆分离器将血液的有形成分（血细胞、血小板）和血浆分开，有形成分输回患者体内，血浆再进入吸附器进行吸附清除其中某些特定的物质，吸附后血浆回输至患者体内（图14-2-7）。血浆吸附根据吸附剂的特性主要分为两大类：一类是分子筛吸附，即利用分子筛原理通过吸附剂携带的电荷和孔隙，非特异性地吸附在电荷和分子大小与之相对应的物质，如活性炭、树脂、碳化树脂和阳离子型吸附剂等；另一类是免疫吸附，即利用高度特异性的抗原－抗体反应或有特定物理化学亲和力的物质（配基）结合在吸附材料（载体）上，用于清除血浆或全血中特定物质（配体），如蛋白 A 、胆红素等。

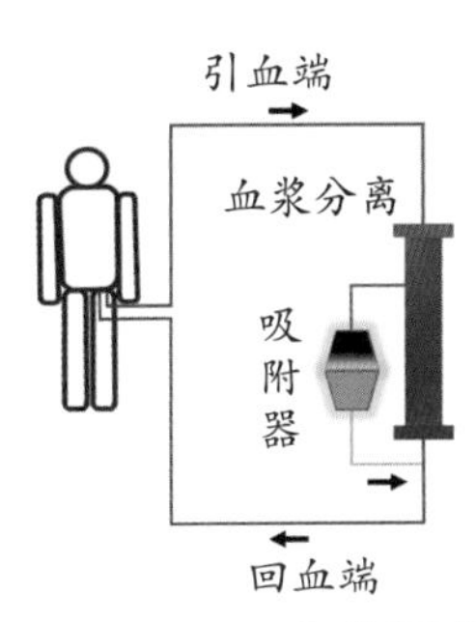

图 14-2-7　血浆吸附

1. 血液 / 血浆吸附的优点与不足

血液 / 血浆吸附的优点有：①管路、操作相对简单。②不受血浆来源限制。③去除胆红素效果较明显，但与患者内环境相关。④对血浆过敏者是个比较好的选择，但对凝血功能很差者有一定风险性。

血液 / 血浆吸附的缺点有：①体外循环血量较大，容易产生低血压甚至休克。②伴严重感染者效果很差，凝血功能差者慎用。③治疗时间较长，患者耐受性不如血浆置换。④体外循环材料较多，费用较高。⑤吸附能力有限（存在饱和性）。⑥血浆吸附总量受影响。虽然过快的血浆或血液流速减少了凝血的风险，但是可能造成吸附效率下降；而过慢的血浆或血液流速可能易发生凝血，结果都将影响到吸附总量。

2. 血液灌流 / 血浆吸附的适应证

（1）肝脏疾病中的应用：各种原因导致的肝衰竭或肝衰竭前期、肝移植围手术期、高胆红素血症、肝性脑病、药物或食物中毒引起的肝损害等。

（2）肾脏疾病中的应用：尿毒症往往依靠血液透析进行长期替代，但血液透析主要以清除 500 道尔顿以下小分子物质及纠正水、电解质、酸碱平衡失调为主。Stefoni 等研究了血液透析与血液灌流联合治疗对尿毒症长期血液透析的患者，血肌酐、尿素、尿酸等水平均明显改善，不仅可以缩短尿毒症透析患者的治疗时间，还可以改善单纯血液透析无法解决的顽固性瘙痒与周围神经病变等症状。

（3）感染性疾病中的应用：各种感染性因素将导致持续的炎症反应，产生大量的细胞因子等炎症介质，进而引起全身广泛性的内皮损伤和器官功能障碍。尤其是革兰氏阴性菌感染时，细菌细胞壁成分释放产生的内毒素诱发机体产生大量炎性细胞因子释放，若等不到及时控制，进一步将发展至感染性休克、DIC、MODS 等。由于这些炎症因子分子量较大，单纯血浆置换或血液透析等手段疗效都欠理想，而吸附治疗单独或与其他模式人工肝联合应用，可提高对部分炎性因子的清除效率。

（4）肿瘤化疗中的应用：化疗仍是目前临床上治疗恶性肿瘤的主要手段之一，大剂量的化疗药物虽然对肿瘤细胞的杀灭效果好，但存在潜在的肝脏、肾脏等脏器损害，因此有学者提出在大剂量化疗后采用血液 / 血浆吸附来清除过剩的抗肿瘤药物，以减少这些药物对重要脏器或组织的继发损伤。

（5）其他疾病中的应用：系统性红斑狼疮、银屑病、甲状腺危象、重症肌无力等。

3. 血液灌流 / 血浆吸附的不良反应

（1）微粒栓塞：活性炭或树脂吸附器的包膜破损。

（2）血小板下降：血液灌流或吸附每次治疗可使血小板下降 5%~10%，血浆灌流或吸附对血液成分影响较小。

（3）白蛋白下降：白蛋白被吸附 10%~20%。

（4）寒战发热：热源反应，较急，较少见。

（5）与体外循环相关的不良反应：血压下降甚至出现休克。

（6）与抗凝相关的不良反应。

（五）双重血浆分子吸附系统

双重血浆分子吸附系统（Double plasma molecular

absorb system，DPMAS）基本原理是，将经过血浆分离器分离出来的血浆先通过离子交换树脂特异性吸附胆红素和胆汁酸，再经过中性大孔吸附树脂广谱特异性吸附炎症因子等中大分子毒素，有效清除胆红素、炎症介质、细胞因子、内毒素及芳香族氨基酸等有毒代谢产物（图 14-2-8）[18, 19]。刘春涛等研究发现 DPMAS 治疗肝衰竭患者，其总胆红素、IL-6、肌酐、TNF、总胆汁酸均明显下降，且比血浆置换（PE）组下降明显，3 个月存活率较 PE 组高 20%，不良反应发生率也较 PE 组低 18%[20]。DPMAS 可以高效地降低胆红素水平，但不能改善患者凝血功能。与 PE 相比，DPMAS 在清除细胞因子方面更优，同时并发症较少。DPMAS 治疗过程中白蛋白丢失较少，对血常规、离子水平无明显影响，其不受血浆限制，不良反应少，能有效地改善肝衰竭患者临床症状[21-22]；Jing Zhang 等在一项倾向性匹配研究中也显示了相类似的结果[23]。

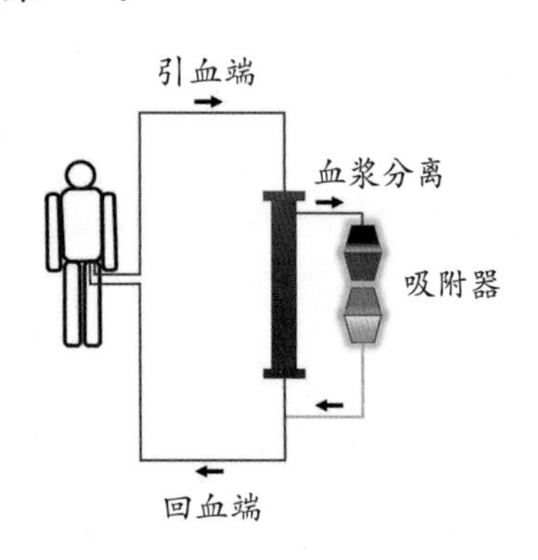

图 14-2-8 双重血浆分子吸附系统

农村立等通过研究发现，PE 联合 DPMAS 治疗后总胆红素、白蛋白、国际标准化比值水平较单一 PE 治疗有所下降，血浆用量更少。联合治疗降低了输血感染风险及血浆过敏等不良反应，具有减少人工肝治疗次数和缩短住院时间的临床优势[24]。Yao 等人回顾性分析了 131 例确诊为 HBV-ACLF 并接受 DPMAS+PE 或 PE 的住院患者，发现与单纯 PE 相比，DPMAS+PE 在改善患者的总胆红素方面更显著，并提高中晚期 HBV-ACLF 患者的 28 天生存率[25]。因此，DPMAS+PE 可能是 HBV-ACLF 患者的可用 ALSS 治疗方法。PE 联合 DPMAS 治疗可以减少血浆用量，同时能改善 DPMAS 对凝血功能及白蛋白的影响，安全性较高。

1）DPMAS 的适应证

DPMAS 的适应证包括各种原因导致的肝衰竭、肝衰竭前期、高胆红素血症患者，也可用于伴有肝性脑病者、肝移植围手术期治疗、伴有黄疸的 MODS 或脓毒症的患者等。

2）DPMAS 的不良反应

（1）微粒栓塞：活性炭或树脂吸附器的包膜破损。

（2）血小板下降：血液灌流或吸附每次治疗可使血小板下降 5%~10%，血浆灌流或吸附对血液成分影响较小。

（3）白蛋白下降：白蛋白被吸附 10%~20%。

（4）寒战发热：热源反应，较急，较少见。

（5）与体外循环相关的不良反应：血压下降甚至出现休克。

（6）与抗凝相关的不良反应。

（六）血浆透析滤过

近年来，人工肝支持系统如血浆置换、血液滤过或血液透析、血液或血浆吸附等，这些治疗技术已被证明是安全有效的，但是各种原理的人工肝技术在个体化应用和疗效最优化方面还存在诸多争议。如血液滤过或血液透析，对一些肝性脑病或脑水肿患者获益较大，然而，在去除蛋白结合的毒性分子或大分子脂溶性有害成分方面没有显示出明显的效果。单纯血浆置换，因其治疗过程中可能出现的各种不良反应，且存在对水溶性或小分子物质清除的低效性等问题，也阻碍了通过延长或高剂量的办法对毒素进行有效的清除。应用非特异性或特异性吸附剂，如炭或离子交换剂等直接与血液或血浆接触，可有效去除相关毒素，但也因生物相容性、某些有益物质的额外吸附、补体的激活等问题而使情况变的更加复杂。众多的相关问题使人工肝支持技术的个体化应用变得复杂而难以捉摸，临床上似乎更需要一种相对安全、有效、均衡的人工肝支持技术。

基于此供需背景下，PDF 技术得以开发并在临床上逐步推广，它是将超滤、滤过与弥散原理杂合应用的一种较为新颖的人工肝支持技术。2002 年，日本学者 Mori T 和 Eguchi Y 等人首次报道了血浆透析滤过（plasma diafiltration，PDF）技术（图 14-2-9）[26]，根据临床需要国内学者也提出改良方案，可以根据临床需求个体化选用选择性血浆成分分离器，并动态选择或调整不同临床治疗参数、处方剂量与抗凝处方，同时白蛋白及血浆可经后稀释形式补充，也可经外周静脉补充至体内。在具体临床实践中，可以根据患者实际情况及疗效等效性的原则，灵活选择治疗时长以达到最基本的治疗目标[27-28]。

PDF 只需要一台人工肝血液净化设备，一套血浆成分分离器及配套管路。分离器膜孔径介于血滤器及普通血浆分离器之间，可允许水溶性的中小分子溶质、分子量低于白蛋白的蛋白成分及蛋白结合性毒素透过，分子量更大的球蛋白、纤维蛋白原及绝大部分凝血因子无法透过。同时，由于其膜孔径小，对白蛋白的筛选系数较低，相较于普通血浆分离器可减少白蛋白或凝血因子的损失，并且选择性地清除低或中等分子量的白蛋白结合溶质，具备更高的去除促炎细胞因子的潜力。PDF 通过大孔径中空纤维膜，将血液中的部分含蛋白结合毒素的血浆滤出膜外丢弃，再经过弥散、对流过程清除水溶性毒素，最后将体外新鲜血浆、白蛋白或置换液与膜内保留的血液有形成分一起回输体内。既可清除大部分蛋白结合毒素和水溶性毒素，又可以减少白蛋白、凝血因子的丢失，补充体内缺乏的生物活性物质，有效维持水、电解质和酸碱平衡及血流动力学的稳定，可根据实际情况在间断性血和持续性血液净化治疗之间实现灵活的控制，以实现内稳态及平衡的目标[29-31]。

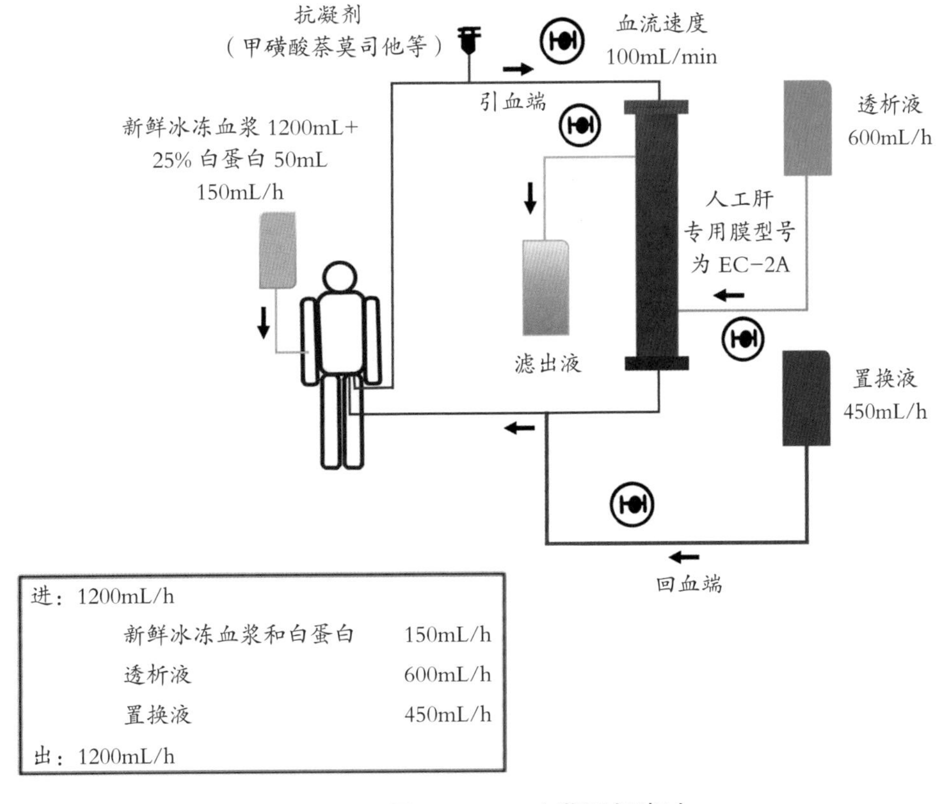

图 14-2-9　血浆透析滤过

与其他人工肝支持技术比较，PDF 可以减少血浆用量以及降低大量应用血浆可能出现的过敏、感染等风险，提高血资源的整合利用，较持续稳定地清除更多的血管内水溶性、细胞因子、炎性介质、多余水分、脂溶性毒素或蛋白结合毒素等。PDF 无饱和现象，能减轻短时治疗的毒素反跳，避免可能出现的失衡综合征、组织水肿等并发症，同时还能补充因合成障碍或血液净化治疗过程中丢失的凝血因子等有益物质[32]。特别在治疗肝衰竭患者时，血浆透析滤过（PDF）可以明显减少体内蓄积的胆红素等有毒物质，同时纠正水、电解质紊乱，为肝细胞的再生提供良好的内环境。同时 PDF 可减少血浆用量，节约血资源，避免治疗过程中因大量应用血制品而出现的血制品过敏等不良反应及相关血源性疾病的感染。Hajime Nakae 等人[33]的一项将 PDF 应用与术后肝衰竭患者的多中心研究显示，治疗后总胆红素、IL-18 和胱抑素 C 水平显著下降。其结果与血浆置换联合血液透析滤过、分子吸附剂再循环系统或普罗米修斯疗法进行了比较后，从经济性及去除水溶性、白蛋白结合毒素方面考量，PDF 似乎是用于急性肝衰竭患者最有前景的 ALSS 之一。

1）PDF 的适应证

PDF 的适应证包含肝衰竭（尤其是合并肝性脑病）、急慢性肾功能不全、SIRS、重症急性胰腺炎、中毒、电解质及酸碱平衡紊乱等。

2）PDF 的不良反应

由于治疗过程也涉及血浆的应用，PDF 的主要不良反应包括：过敏反应、低钙血症、喉头痉挛、发热、畏冷寒战、皮疹、血压下降、失衡综合征、电解质紊乱、低血糖反应等，甚至可能导致重症过敏性休克等。

（七）人工肝支持技术的杂合与拓展

1. 分子吸附再循环系统（MARS）

MARS 是 20 世纪 90 年代兴起的一种新型人工肝支持系统。MARS 由白蛋白再循环系统、活性炭、树脂和透析等模块组成，能清除脂溶性、水溶性及与白蛋白结合的大、中、小分子量的毒素，同时对水、电解质和酸碱失衡有较好调节作用。分子吸附再循环系统包括三个循环：血液循环、白蛋白循环和透析循环（以人血白蛋白作为透析液）（图 14-2-10）。由于 MARS 治疗需要使用大量的人血白蛋白，治疗本身价格也十分昂贵，故在我国的临床应用中受到一定程度的限制。

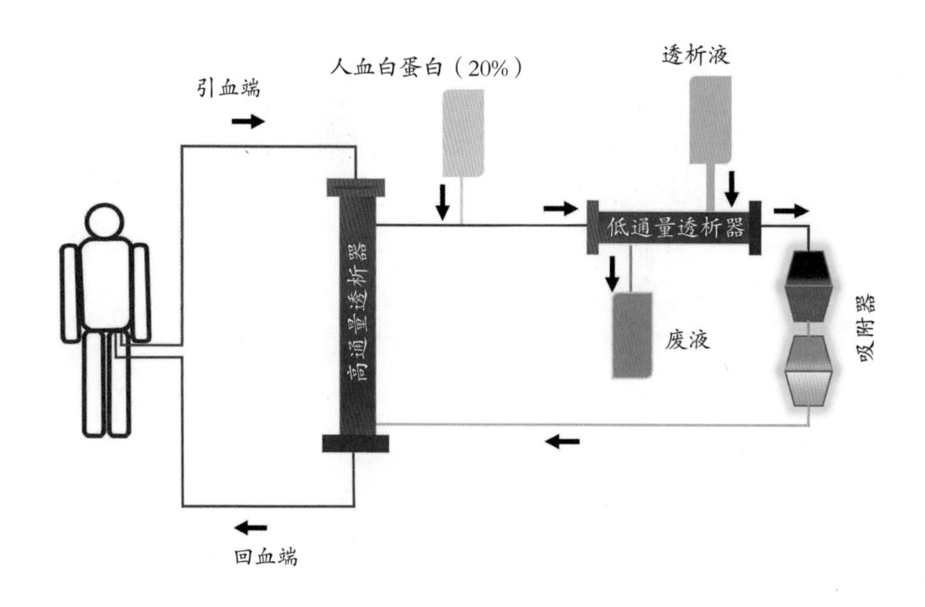

图 14-2-10　MARS 示意图

MARS 的特点在于中间蛋白、血浆不与活性炭及阴离子树脂接触，因此不会发生凝血因子和蛋白质的吸附和破坏，不会丢失肝细胞生长因子及其他营养成分，具有保持血流动力学的稳定和持续去除中小分子毒素及纠正电解质紊乱的优点。MARS 人工肝主要用于改善重型肝炎肝性脑病的脑功能、血流动力学以及肝脏的合成功能，对于肝肾综合征有较好的治疗效果。

MARS 是国际上应用较为广泛的一类非生物型人工肝，在疗效方面，Vaid 等的荟萃分析显示，MARS 能降低血清胆红素、胆汁酸、氨、尿素及乳酸等毒素水平，并改善全身及门静脉系统血流动力学异常、皮肤瘙痒等[34]。Kantola 等人的研究表明，在急性肝衰竭患者中，MARS 可以改善肝性脑病，从而使这些患者需要行肝移植术的比例降低，对行肝移植术患者的预后也有改善作用[35]。Bañares 等人的研究发现，与对照组相比，虽然 MARS 组的血清肌酐及胆红素水平下降差异均有统计学意义，但肝性脑病的改善情况差异并无统计学意义，故 MARS 能否改善肝性脑病尚存在争议[36]。此外，上述研究均未显示 MARS 能显著提高肝衰竭患者的生存率。

1）MARS 的适应证与禁忌证

MARS 的适应证有：①各种原因导致的肝衰竭、肝移植围手术期、高胆红素血症、肝性脑病、胆汁淤积症引起的顽固性瘙痒、多脏器功能衰竭。②药物或食物中毒等。

MARS 的禁忌证有：①严重活动性出血和 DIC 患者出血及 DIC 未得到控制。②未纠正的休克或循环功能衰竭。③心、脑梗死非稳定期。④临床医生认为不适合治疗的情况或不能耐受治疗者。

2）MARS 的不良反应

主要不良反应包括：置管处出血、消化道出血、颅内出血、低血压、继发感染、低钙血症、凝血因子丢失、低血糖反应、肺栓塞、心源性休克等。

2. 普罗米修斯系统

普罗米修斯系统（Prometheus）的基本原理是血浆组分分离和吸附（FPSA），该系统的特殊白蛋白通透性聚砜膜允许白蛋白结合毒素自由通过，并由中性树脂和阴离子交换装置净化后再回到血液中，同时进行高通量聚砜膜透析以清除水溶性毒素（图 14-2-11）[37]。Evenepoel 等的回顾性研究提示，普罗米修斯系统与 MARS 一样，都可以显著降低血液中的水溶性及蛋白结合毒素，且普罗米修斯系统对尿素氮、肌酐、总胆红素的清除率均高于 MARS。与 MARS 相比，普罗米修

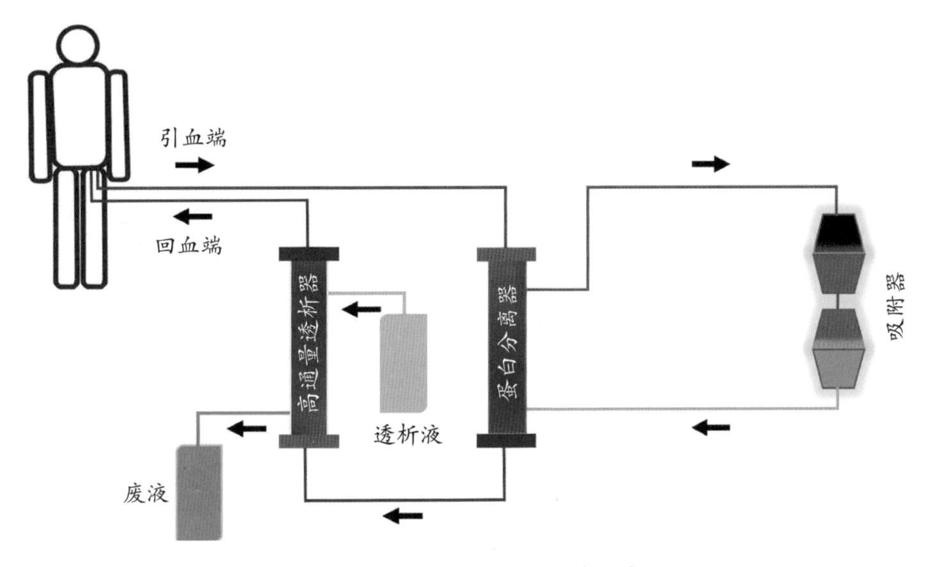

图 14-2-11　普罗米修斯系统示意图

斯系统不需要补充外源性蛋白质，不影响中心静脉压和血小板，因而具有良好的安全性以及稳定性[38]。Sentürk 等的研究发现，FPSA 能显著降低肝衰竭患者的总胆红素、血氨、血清尿素氮及肌酐水平[39]。Rocen 等人的研究表明，普罗米修斯系统是严重肝功能不全患者（包括 ALF）安全有效的替代方法，不但能够改善临床症状及相关指标，甚至多达 1/3 的患者在治疗后免于肝移植。但在生存率方面，Kribben 等人对 145 例慢加急性肝衰竭患者（FPSA 组 77 人）进行随机对照试验，结果表明 FPSA 组患者 28d 及 90d 生存率与非 FPSA 组比较差异无统计学意义[40]。

1）普罗米修斯系统的适应证和禁忌证

普罗米修斯系统的适应证有：①各种原因导致的肝衰竭、肝移植围手术期、高胆红素血症、肝性脑病、胆汁淤积症引起的顽固性瘙痒、多脏器功能衰竭。②药物或食物中毒等。

普罗米修斯系统的禁忌证有：①严重活动性出血和 DIC 患者，出血及 DIC 未得到控制。②未纠正的休克或循环功能衰竭。③心、脑梗死非稳定期。④临床医生认为不适合治疗的情况或不能耐受治疗者。

2）普罗米修斯系统的不良反应

主要不良反应包括：置管处出血、消化道出血、颅内出血、低血压、继发感染、低钙血症、低血糖反应、凝血因子丢失、肺栓塞等。

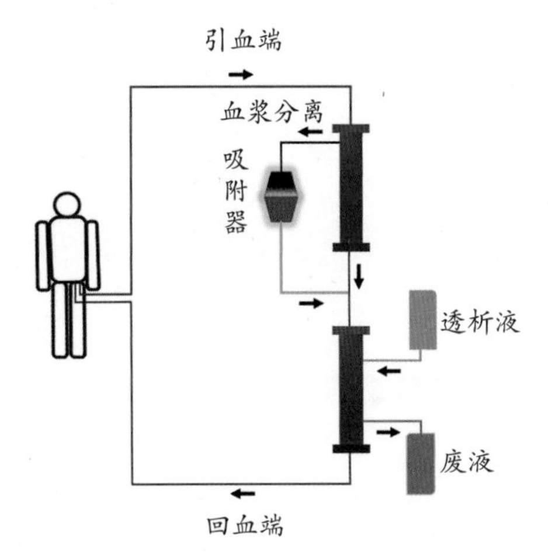

图 14-2-12　CPFA 示意图

3. 配对血浆滤过吸附（CPFA）

配对血浆滤过吸附的基本原理是全血经血浆分离器分离出血浆，分离的血浆通过合成树脂柱吸附后再与血细胞混合，继而流入第二个滤器（血液透析器或血液滤过器），行血液透析或血液滤过后回输至体内的治疗方式（图 14-2-12），CPFA 也能有效清除水溶性和与白蛋白结合的毒素。Gabriele Donati 等人一项前瞻性观察性研究的结果显示，CPFA 能够有效清除相关毒性物质，可能成为肝移植和基础肝功能恢复的“桥梁技术”[41]。Giuseppe Stefano Netti 等人按是否添加 CPFA 干预分成两组进行比较，发现 CPFA 治疗可显著降低革兰阴性脓毒症诱导的 AKI 患者的血清细胞因子、C 反应蛋白、降钙素原和内毒素水平。CPFA 显著降低了蛋白尿和 CD80 的尿排泄[42]。牛东光等人在一项对 76 例病例的回顾性分析中评估了 CPFA 治疗重度 IAI 和肝功能衰竭患者的疗效。结果显示，CPFA 可以安全有效地用于降低严重 IAI 和肝功能衰竭患者的发病率和死亡率[43]。李小丽等人通过在脓毒症并多器官衰竭中对 CWH+HP、CPFA 及 CVVH 三种血液净化模式进行比较，结果显示 CPFA 较 CVVH 具有更强的炎性介质清除能力，较 HP+CVVH 对血液有形成分损伤更小，尤其是血小板[44]。但是李玉婷等人在一项系统评价和荟萃分析中发现 CPFA 的治疗未能降低脓毒症或脓毒性休克患者的全因死亡率。

CPFA 的适应证与禁忌证

CPFA 的适应证有：①各种原因导致的肝衰竭、肝移植围手术期、高胆红素血症、肝性脑病、胆汁淤积症引起的顽固性瘙痒、多脏器功能衰竭。②药物或食物中毒等。

CPFA 的禁忌证有：①严重活动性出血和 DIC 患者，出血及 DIC 未得到控制。②未纠正的休克或循环功能衰竭。③心、脑梗死非稳定期。④临床医生认为不适合治疗的情况或不能耐受治疗者。

MARS 的不良反应

主要不良反应包括：微粒栓塞、凝血因子丢失、置管处出血、消化道出血、颅内出血、低血压、继发感染、低钙血症、低血糖反应、肺栓塞、心源性休克等。

4. 连续白蛋白净化系统（CAPS）

连续白蛋白净化系统的基本原理是，应用经过吸附与透析得到再生并且循环利用的白蛋白溶液为透析液，辅助治疗重型肝炎。CAPS 是一种新型物理人工肝治疗系统，能有效清除水溶性和与白蛋白结合的毒素。该系统是类似 MARS 白蛋白透析的原理，采用高通量聚砜膜血滤器代替 MARS 的主透析器，具有与 MARS 相似的效能。董庆华等[45]通过与分子吸附再循环系统（MARS）进行比较，结果显示其清除 TBIL 和 TBA 的效力与 MARS 相当，对 DBIL 的清除则优于 MARS，这可能与连续治疗时间较长有关。吴素红等人[46]通过对比 CAPS 治疗前后肝衰竭患者的疗效及安全性，结果显示单次 CAPS 治疗后 TBIL 下降幅度为 40.2%，优于 MARS，单次治疗后 BUN 的下降幅度为 44.3%，Scr 的下降幅度为 36.2%。单次治疗前后电解质、血气分析指标及补体（C3、C4）无显著变化，体现出 CAPS 治疗的有效性及安全性。CAPS 治疗过程中患者血流动力学稳定，对脑水肿和肝肾综合征患者有效，且价格、成本低于 MARS 系统，适合中国国情，值得进一步探讨和推广。

1）CAPS 的适应证与禁忌证

CAPS 的适应证有：①各种原因导致的肝衰竭、肝移植围手术期、高胆红素血症、肝性脑病、胆汁淤积症引起的顽固性瘙痒、多脏器功能衰竭。②药物或食物中毒等。

CAPS 的禁忌证有：①严重活动性出血和 DIC 患者，出血及 DIC 未得到控制。②未纠正的休克或循环功能衰竭。③心、脑梗死非稳定期。④临床医生认为不适合治疗的情况或不能耐受治疗者。

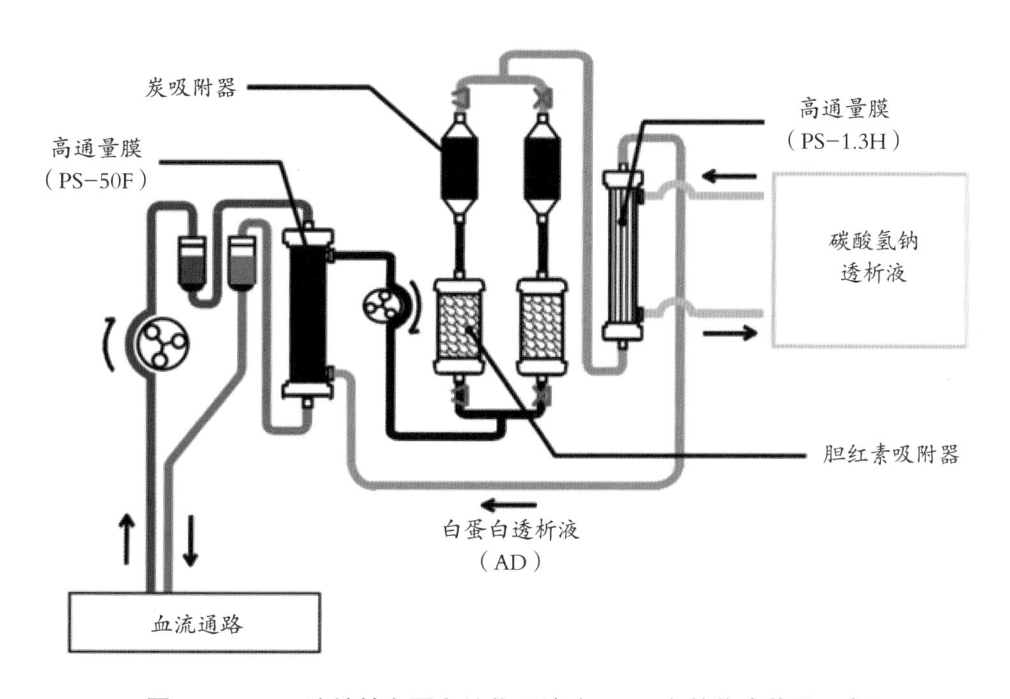

图 14-2-13　连续性白蛋白纯化系统（CAPS）的临床装置示意图

注：净化系统（CAPS）回路由 3 个部分组成：体外循环部分；白蛋白透析液（AD）的补充和再生部分；用于透析 AD 的碳酸氢盐部分。

2）CAPS 的不良反应

主要不良反应包括：置管处出血、消化道出血、颅内出血、低血压、继发感染、低钙血症、凝血因子丢失、低血糖反应、肺栓塞、心源性休克等。

5. 双重血浆置换（DFPP）

双重血浆置换是在膜式血浆分离技术上发展起来的新技术，它采用普通血浆分离器（一级膜）首先将血浆与细胞有形成分进行分离；随后再通过成分血浆分离器（二级膜）将分离的血浆中分子量相对较大的物质与分子量相对较小的蛋白进行二次分离；最后将分离后的含大分子致病物质（如免疫球蛋白、免疫复合物、脂蛋白等）的血浆弃除，而将含有白蛋白等分子量相对较小的血浆蛋白与血细胞一同回输体内（图 14-2-14）。严磊等人在一项前瞻性的单中心研究中发现重度高甘油三酯血症患者通过 DFPP 的干预，可以安全有效地用于有急性冠状动脉事件和 AP 风险的 sHTG 患者，但还需要进一步的随机对照试验来探索其长期影响[47]。田二云等[48]关于双重血浆置换对跨血型肝脏移植术患者肝肾功能影响的研究发现，跨血型肝移植患者接受双重血浆置换治疗后肝肾功能指标会得到显著改善，同时双重血浆置换治疗还能够降低患者排异反应发生率，提高移植成功率。DFPP 能迅速清除血浆中的免疫复合物、抗原、抗体等致病因子，调节免疫系统，清除封闭性抗体，恢复细胞免疫功能及网状内皮细胞的吞噬功能。该技术相对膜式血浆置换方法具有安全性高、适用范围广、营养物质丢失少、血浆使用量少、血液传染病传播机会减少等特点[49]。已成为临床多个学科的重要治疗手段。在血液系统疾病、肾脏疾病、结缔组织病等学科的应用已经非常广泛[50-52]。

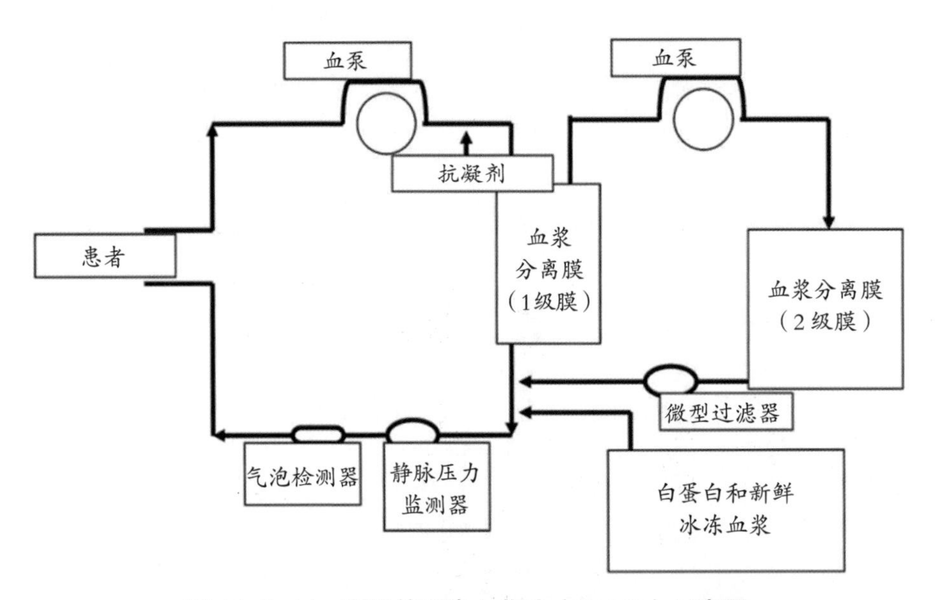

图 14-2-14　所用的双滤血浆法（DFPP）示意图

DFPP 的适应证与禁忌证

DFPP 的适应证有：①脂源性急性重症胰腺炎。②器官移植后急性排斥反应。③免疫性神经系统疾病。④风湿免疫性疾病。⑤血液系统疾病。

DFPP 的禁忌证有：①对血浆分离器、血浆成分分离器的膜或者管道有过敏史者。②严重出血、弥散性血管内凝血。③颅内出血或重度脑水肿伴有脑疝。④药物难以纠正的全身循环衰竭。⑤非稳定性心脑梗死等。

DFPP 的不良反应

DFPP 不良反应较少，主要不良反应包括：低血压、低血糖、过敏反应、伴随胶体渗透压下降的症状等。

6. 血浆置换或序贯联合血液滤过

血浆置换联合血液滤过的原理是，将患者血液引入血浆分离器，把患者体内含有毒素或致病物质的血浆分离出来弃掉，然后将分离后的血液的有形成分加入正常血浆或含白蛋白的置换液混合后输回患者体内。该方法可清除肝衰竭毒素和某些致病因子，如病毒、蛋白结合性药物或毒物，同时，补充肝衰竭所缺的凝血因子和蛋白。目前该方法发展比较成熟，是国内临床应用最多、最广泛的 NBAL 治疗方法，能明显提高患者生存机率，已被纳入欧洲指南，作为急性肝衰竭治疗的一级推荐。在一项关于血浆置换对乙型肝炎病毒相关急性 - 慢性肝衰竭治疗的全国前瞻性研究中，结果显示血浆置换组与常规内科治疗组相比，使用血浆置换治疗能够有效降低肝衰竭患者的病亡率，提高早、中期肝衰竭患者的治疗有效率。Tan EX 等人[53]的一份综述报告纳入分析符合资格的 51 篇已发表文章，结果也显示有强有力的证据表明在急性肝衰竭患者中，使用血浆置换可以提高患者的生存率。但 PE 的不足在于不能有效清除血液中的小分子水溶性溶质，治疗时需使用大量血浆，同时易出现过敏反应、血流感染等并发症。

7. 血浆置换联合胆红素吸附

血浆置换可清除大量胆红素、胆汁酸等内毒素及致病因子，过程中直接补充凝血因子、白蛋白等重要物质。血浆置换联合胆红素吸附技术充分发挥两种不同人工肝的优势，显著提高胆红素下降的幅度，而且不增加一次性的耗材，不增加医疗成本，相互弥补了两种单一模式的不足。近年来新开展的使用低容量血浆置换联合胆红素吸附技术，许多临床研究均显示该组合模式减少血浆用量，一定程度地缓解了我国血浆供应短缺的困难，同时减少了使用异体血浆可能引起的过敏反应、血源感染的不良反应。联合治疗使用血浆量较单纯血浆置换组少，治疗时间比血浆置换组稍长，但两组抗凝剂用量相同，治疗结束时两组的 PTA 值均明显高于治疗前水平，克服了单纯胆红素吸附治疗对凝血功能的影响。使凝血功能正常或障碍的肝衰竭伴有高胆红素血症的患者均能使用该方法治疗。联合治疗模式降低胆红素和胆汁酸的效果更为明显。该组合拓宽了胆红素吸附的适用范围，为肝衰竭合并高胆红素血症患者提供了一种新的人工肝支持治疗组合模式[54-57]。

8. 非生物型人工肝不同模式的特点总结[28]

临床上针对实际问题，需要结合疾病的病情、病程、病期、病人的自身特点及各种人工肝模式的内在特点（表 14-2-2），在医疗资源可及性等因素的基础上，个体化制订合理的方案进行优化干预，以进一步保证医疗安全与临床疗效。

表 14-2-2　人工肝各种模式特点总结

人工模式	优点	缺点	注意事项
含外源性血浆补充的模式			
PE/SPE	操作简单，广谱清除毒素，补充血浆成分	受血浆来源限制，水溶性毒素清除差，血浆过敏、血制品相关感染风险	有明显肝性脑病者不建议单独行 PE/SPE 模式，可与其他模式联合应用
PDF	同时清除蛋白结合毒素和水溶性毒素，补充血浆成分，调节电解质及酸碱平衡	受血浆来源限制，血浆过敏、血制品相关感染风险	根据患者具体情况选择不同规格的血浆成分分离器

续表

人工模式	优点	缺点	注意事项
DFPP	选择性清除大分子致病物质，外源性血浆需求量少	丢失一部分凝血因子，操作相对复杂	根据患者具体情况选择不同的置换液，设置合适的弃浆泵与分浆泵速度比值
不含外源性血浆补充的模式			
HP/PP	吸附范围广，不依赖血浆	不能补充血浆成分，会丢失部分白蛋白和凝血因子	肝衰竭患者不推荐行 HP，可行 PP；HP 适用于各种中毒的治疗
DPMAS	清除毒素范围广（包括炎性介质），不依赖血浆，可做强化治疗	不能补充血浆成分，会丢失部分白蛋白和凝血因子	凝血功能差的患者建议与含外源性血浆补充的模式联合应用
HF/HD/HDF	清除中、小分子物质效率较高，调节水、电解质及酸碱平衡	不能补充血浆成分，对大分子毒素、蛋白结合毒素等清除效率低	适用于合并水 / 电解质 / 酸碱平衡紊乱、肾功能不全、脑水肿、肝性脑病、SIRS 患者
CPFA	同时清除蛋白结合毒素和水溶性毒素，调节水、电解质及酸碱平衡	不能补充血浆成分，对设备要求高，操作复杂	根据患者具体情况选择不同的吸附器
MARS	同时清除蛋白结合毒素和水溶性毒素，调节水、电解质及酸碱平衡	不能补充血浆成分，对设备要求高，耗材价格较高	治疗时间较长，需与患者充分沟通，提高依从性

总而言之，非生物型人工肝组合模式联合使用可以相互弥补不足，减少血浆用量，根据病情不同的需要，个体化地选择适合的模式达到最佳治疗效果，为肝细胞再生、修复赢得了时间。非生物型人工肝技术已在我国广泛使用，在我国，第一版的人工肝支持系统操作指南是在 2002 年发布。随着技术的发展，指南与共识也不断更新，这些指南或共识详细介绍了非生物型人工肝的常用模式和机制，包括医疗机构开展资质、配备条件，指导原则包括适应证、禁忌证、抗凝和血管置管方法、治疗次数及参数设置等。根据患者的临床表现、详细的操作说明和护理实践选择治疗方法、预防和处理并发症。进一步规范了我国非生物型人工肝的临床使用，对我国人工肝技术的发展起了重大的作用。

三、非生物型人工肝的血管通路建立

非生物型人工肝在治疗中需要把患者血液引出体外，经多功能人工肝血液净化仪通过弥散、吸附、滤过、补液及超滤等处理后再回到体内，该过程在结束治疗前反复循环。将患者血液引出体外的通路称为血液通路或血管通路。临床上建立一个安全可靠、方便有效的血管通路，是进行非生物型人工肝治疗的前提条件之一。

1. 血管通路

中心静脉置管

中心静脉置管可迅速安全地建立血管通路，特别适合需要持续血液净化的重症患者，目前主要采用无隧道无涤纶套大流量双腔导管，导管的最佳特性是管壁坚硬、直径大、长度短，以减少阻力和减少仪器报警。中心静脉置管常用的位置有：颈内静脉、股静脉与锁骨下静脉。全程要求在无菌操作规范下，建议采用超声定位或超声引导穿刺置管，颈内静脉置管后可行胸部 X 线摄片，了解导管位置。中心静脉置管无绝对禁忌证，相对禁忌证为广泛腔静脉系统血栓形成、穿刺局部有感染、凝血功能障碍、患者不配合等。

（1）颈内静脉置管。颈内静脉置管在导管留置时间、导管相关并发症等方面较其他方法有优势，在熟练掌握前提下是首选的置管路径。有气胸、血气胸等并发症发生风险。

（2）股静脉置管。方法简单易行、安全有效，特别适合神志不清或无法主动配合的患者。因患者不便活动、血流速度慢等原因，导管相关性感染或堵管发生率较颈内静脉置管高。

（3）锁骨下静脉置管。解剖位置相对固定，穿刺部位以保持清洁不易发生感染；但技术要求较高，不易压迫止血，发生气胸、血胸等导管相关并发症风险也相对较高，血栓及狭窄发生率高，故在人工肝治疗中选用较少。

外周静脉穿刺

选择静脉－静脉方式，穿刺针采用 16G~20G 内瘘针或软管留置针。最常用的是肘正中静脉，穿刺成功率高，也相对容易固定，也可以选择贵要静脉或头静脉。

外周动脉穿刺

选择动脉－静脉方式，穿刺针采用 16~20G 内瘘针或软管留置针。常用的是桡动脉，优点是能够满足血流量要求，但穿刺与治疗中护理难度大。

2. 主要并发症及防治

（1）穿刺部位或留置导管处出血或血肿：局部压迫止血，并加压包扎，如为术中出血应注意观察是否抗凝过度；如出血范围较大或怀疑血肿，必要时应行超声检查，判定或监测出血情况做出相应处理，可使用止血药物协助治疗。

（2）误穿动脉：立即拔除穿刺针，指压至少 10min，充分加压止血防止发生血肿。

（3）感染：确诊后应立即拔除导管，并做细菌培养，选用适当的抗生素治疗。

（4）气胸及血气胸：中心静脉穿刺时防止穿刺点过低，避免扩皮进入太深，发生后可按一般气胸处理。

（5）深静脉血栓形成：留置导管深静脉血栓形成是比较常见，尤以股静脉为甚，临床上如果有所怀疑，应及时行血管彩超探查有无血栓、血栓的位置及大小，若血栓较大且有脱落的风险时，建议联合血管外科、介入科等多学科讨论处理方案。

四、非生物型人工肝的抗凝

体外循环是人工肝治疗的基础与必备条件，而抗凝技术又是体外循环的关键环节。人工肝治疗既要应用抗凝剂来防止分离器、生物反应器、体外循环管路凝血，又不能因抗凝过度导致出血。

（1）理想的抗凝技术应当具备以下特点：①在小剂量抗凝下能维持有效时长的体外循环。②不影响或能改善膜材的生物相容性。③抗血栓作用强而致出血作用弱。④药物在体内代谢快，残留时间短，且抗凝作用主要局限于滤器与体外循环管路。⑤监测手段方便、简单。⑥长时间使用无严重不良反应。⑦在使用过量情况下有相应的拮抗剂中和。尽管目前还没有哪一种抗凝药物能满足以上所有的条件，但在诸多抗凝剂中，肝素仍是血液净化治疗中最广泛、实践经验最多的抗凝剂。由于人工肝治疗模式多而复杂，不同疾病、病情等情况下其凝血状态、治疗时长、循环流量、治疗处方、抗凝药物药代动力学等存在较大差别，因此抗凝处方要求实现个体化方案。

（2）血液净化常用的抗凝方法：①肝素抗凝，普通肝素发挥抗凝作用的最主要机制是与抗凝血酶结合形成复合物，催化灭活多种凝血因子，包括凝血酶及凝血因子Xa、IXa、XIa和XIIa。其他机制包括激活肝素辅助因子II以及促进组织因子途径抑制物释放等。普通肝素的药代动力学个体间差异较大，抗凝强度和持续时间与剂量增加呈非线性关系。低分子肝素相较于普通肝素，其利用度更高，半衰期更长，可特异性抑制凝血因子Xa，在一定程度上降低患者出血风险。由于肝衰竭患者存在不同程度的凝血功能紊乱，因此肝素剂量应依据患者的凝血状态进行个体化调整，总体原则是在保证治疗顺利进行的前提下，应用尽可能小的肝素剂量。对于高凝状态或易栓症的情况需做个体化调整。以肝素为基础的抗凝方法包含了：全身肝素抗凝、体外肝素抗凝法、无肝素抗凝法、低分子肝素抗凝法。②局部枸橼酸抗凝，主要通过枸橼酸钠与钙离子螯合形成枸橼酸钙复合物，在引血端泵入枸橼酸钠，使体外循环回路中的离子钙水平下降，防止血液在体外循环管路内凝血，在回血端补充葡萄糖酸钙或氯化钙，恢复离子钙水平，使机体凝血功能保持正常。

五、非生物型人工肝在难治性腹水治疗中的拓展

顽固性腹水是各种原因引起的药物治疗消退或经排放腹水等综合治疗不能有效防止腹水复发者。它是终末期肝病患者最常见并发症之一，而大量腹水会引起胸闷、呼吸困难、食欲减退、消化不良等一系列临床症状。其中如腹水为漏出液则可考虑行单纯腹水超滤浓缩腹腔回输治疗，但如腹水为渗出液改变时，则不宜采用单纯腹水超滤浓缩腹腔回输治疗的方法，因大量腹水中存在的有形成分、细菌及其裂解产物等浓缩后又重新回输至腹腔，对疾病的恢复可能不利。临床上较多采用传统的单纯放腹水的方法，使本来就不足的循环血量进一步下降，易出现低血压、休克等严重并发症，同时患者蛋白质、电解质随腹水排放而大量丢失，不仅易诱发肝昏迷，而且使肝肾综合征加重，肾功能的进一步减退，对利尿剂反应下降，形成恶性循环，导致复杂情况下的腹水临床治疗变得更为困难。

作为非生物型人工肝在难治性腹水治疗中的拓展，利用血液净化原理衍生出的双重腹水超滤浓缩腹腔回输治疗的方法。其原理是，在单纯腹水浓缩回输基础上，进行适当改装后串联一个能截留细菌及其裂解产物等大分子的滤器，在无菌条件下，通过体外循环既能清除顽固性、感染性、癌性腹水中的大量水分，使腹腔压力降低，及时缓解大量腹水对肾血管的压迫作用，改善肾血管微循环，增加肾血流量，又能清除腹水中的小分子物质和细菌及其裂解产物等有害物质。腹水中白蛋白、免疫球蛋白、补体等有益物质通过过滤器回输腹腔，通过肠系膜血管吸收进入血液循环，进而提高白蛋白、免疫球蛋白、补体等有益物质的浓度，同时增强了机体的抗感染能力，从而达到辅助治疗的目的。双重腹水超滤浓缩腹腔回输为顽固性、感染性、癌性腹水患者提供了更安全、更有效、极大改善生存质量的辅助治疗方法（图14-2-15）[58-59]。良好的针对性、缓解症状见效快、相对安全性是其亮点所在，同时集成化超滤浓缩后的废弃浓缩液在很大程度上能提高腹水细菌培养的阳性率，帮助临床医师依据细菌药敏结果指导抗生素的应用。细菌、炎症细胞及其代谢产物等有害成分经集成化超滤浓缩被最大限度地过滤后，净化的腹水被再次回输至腹腔，避免了有害成分的回输滞留，故患者少有不良反应及治疗后副作用，同时人血白蛋白的使用量大为减少，一定程度上缓解了患者的经济负担，同时规避了医疗资源的浪费。集成化腹水浓缩腹腔回输在一定程度上提高了患者的生存质量，改善了患者的预后，减少了患者的经济和精神负担[60]。

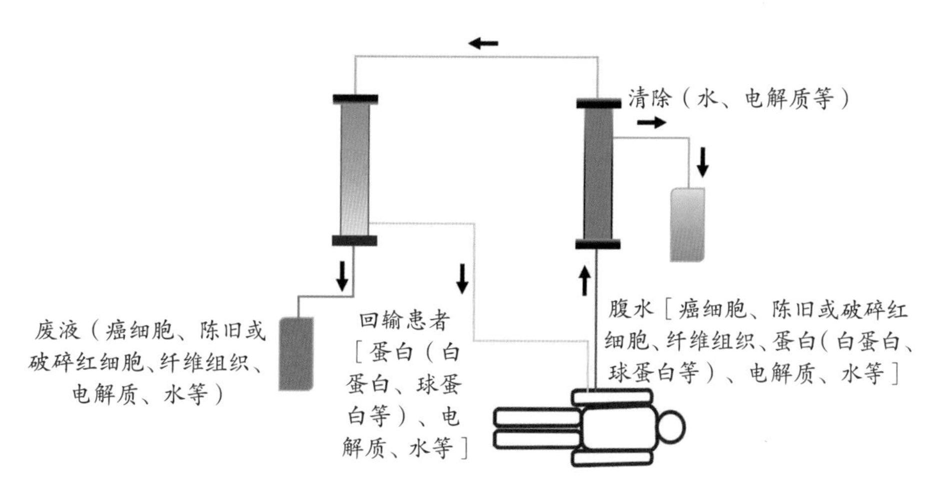

图 14-2-15　双重腹水超滤浓缩回输示意图

（1）双重腹水超滤浓缩回输的适应证：临床确诊肝硬化合并顽固性、感染性腹水或肝癌合并癌性腹水；在限钠基础上，予螺内酯（安体舒通）、呋塞米、三代头孢抗感染等治疗 1~2 周腹水仍不消退或反而增多；腹水常规提示为渗出性改变（排除继发性腹腔感染）或为癌性腹水（非肝癌破裂的活动性腹水）；经 B 超证实存在大量腹水。

（2）双重腹水超滤浓缩回输的禁忌证：严重出血倾向或血小板 < 20 × 109 或 PTA < 40%、严重鼓肠、急性胰腺炎；腹腔脏器破裂或穿孔所致急性弥漫性腹膜炎及近期有急性心力衰竭等严重心律失常；休克状态等生命体征不稳定的情况。

（3）双重腹水超滤浓缩回输的不良反应：发热；食管胃底静脉曲张破裂出血；肝性脑病；出血、血肿；电解质紊乱。

参考文献

[1] Eguchi Y. Plasma dia-filtration for severe sepsis. [J] . Contributions to nephrology, 2010, 166.

[2] 中华医学会感染病学分会肝衰竭与人工肝学组 . 非生物型人工肝治疗肝衰竭指南（2016 年版）[J] . 中华临床感染病杂志 , 2016(第 2 期): 97-103.

[3] 白浪，陈煜，陈源文，等 . 人工肝血液净化技术临床应用专家共识 (2022 年版) [J] . 临床肝胆病杂志 , 2022, 38(4): 767-775.

[4] CHRIS-OLAIYA A, KAPOOR A, RICCI K S, et al. Therapeutic plasma exchange in liver failure [J] . World J Hepatol, 2021, 13(8): 904-915.

[5] KIM J E, CHUN S, SINN D H, et al. Initial experience with high-volume plasma exchange in patients with acute liver failure [J] . J Clin Apher, 2021, 36(3): 379-389.

[6] LARSEN F S. Artificial liver support in acute and acute-on-chronic liver failure [J] . Curr Opin Crit Care, 2019, 25(2): 187-191.

[7] OCSKAY K, KANJO A, GEDE N, et al. Uncertainty in the impact of liver support systems in acute-on-chronic liver failure: a systematic review and network meta-analysis [J] . Ann Intensive Care, 2021, 11(1): 10.

[8] TAN E X, WANG M X, PANG J, et al. Plasma exchange in patients with acute and acute-on-chronic liver failure: A systematic review [J] . World J Gastroenterol, 2020, 26(2): 219-245.

[9] AHMED S, KAPLAN A. Therapeutic Plasma Exchange Using Membrane Plasma Separation [J] . Clinical journal of the American Society of Nephrology : CJASN, 2020, 15(9): 1364-1370.

[10] 孙潺，彭程，揭盛华，等 . 羟乙基淀粉代血浆在人工肝支持系统中治疗肝衰竭的应用及安全性 [J] . 华中科技大学学报 (医学版), 2013, 42(6): 681-684.

[11] BAUER P R, OSTERMANN M, RUSSELL L, et al. Plasma exchange in the intensive care unit: a narrative review [J] . Intensive Care Med, 2022: 1-15.

[12] OHKUBO A, OKADO T. Selective plasma exchange [J] . Transfus Apher Sci, 2017, 56(5): 657-660.

[13] MIYAMOTO S, OHKUBO A, SESHIMA H, et al. Removal Dynamics of Immunoglobulin and Fibrinogen by Conventional Plasma Exchange, Selective Plasma Exchange, and a Combination of the Two [J] . Ther Apher Dial, 2016, 20(4): 342-347.

[14] 童娅玲，黄建荣，陈月美 . 选择性血浆置换治疗慢性重型肝炎临床疗效观察 [J] . 中华传染病杂志 , 2006(2): 124-126.

[15] SCHWARTZ J, PADMANABHAN A, Aqui N, et al. Guidelines on the Use of Therapeutic Apheresis in Clinical Practice-Evidence-Based Approach from the Writing Committee of the American Society for Apheresis: The Seventh Special Issue [J] . J Clin Apher, 2016, 31(3): 149-162.

[16] LARSEN F S, SCHMIDT L E, BERNSMEIER C, et al. High-volume plasma exchange in patients with acute liver failure: An open randomised controlled trial [J] . J Hepatol, 2016, 64(1): 69-78.

[17] HANISH S I, STEIN D M, SCALEA J R, et al. Molecular Adsorbent Recirculating System Effectively Replaces Hepatic Function in Severe Acute Liver Failure [J] . Ann Surg, 2017, 266(4): 677-684.

[18] GUO X, WU F, GUO W, et al. Comparison of plasma exchange, double plasma molecular adsorption system, and their combination in treating acute-on-chronic liver failure [J] . J Int Med Res, 2020, 48(6): 1220731605.

[19] 孙玉霞，雷鸣，许开亮，等 . 双重血浆分子吸附系统治疗高胆红素血症的疗效分析 [J] . 中国血液净化 , 2020, 19(10): 649-652.

[20] 刘春涛，武瑞，俞海燕，等 . 双重血浆分子吸附模式人工肝治疗乙肝相关慢加急性肝衰竭的疗效观察 [J] . 浙江医学 , 2019, 41(2): 125-127.

[21] 闫国胜，李丽丽，姜少利，等 . 不同吸附剂在双重血浆分子吸附系统治疗肝衰竭中的临床研究 [J] . 中华肝脏病杂志 , 2019(1): 51-55.

[22]阮军，尹恒，寇国先 . 双重血浆分子吸附系统治疗肝衰竭的 Meta 分析[J]. 中西医结合肝病杂志，2020, 30(5): 433-437.

[23] ZHANG J, LUO H, HAN Y, et al. Sequential versus mono double plasma molecular adsorption system in acute-on-chronic liver failures: A propensity-score matched study [J] . Int J Artif Organs, 2022, 45(1): 5-13.

[24] 农村立，郭堃，韦秋芳，等 . DPMAS 序贯血浆置换治疗乙型肝炎病毒相关慢加急性肝衰竭的短期疗效 [J] . 重庆医学 , 2019, 48(4): 608-611.

[25] YAO J, LI S, ZHOU L, et al. Therapeutic effect of double plasma molecular adsorption system and sequential half-dose plasma exchange in patients with HBV-related acute-on-chronic liver failure [J] . J Clin Apher, 2019, 34(4): 392-398.

[26] MORI T, EGUCHI Y, SHIMIZU T, et al. A case of acute hepatic insufficiency treated with novel plasmapheresis plasma diafiltration for bridge use until liver transplantation [J] . Ther Apher, 2002, 6(6): 463-466.

[27] 王宇，郭利民，熊号峰，等 . 不同成分血浆滤过透析治疗重型肝炎患者 56 例 [J] . 世界华人消化杂志 , 2009, 17(23): 2433-2437.

[28] 杨仙珊，周莉，李璐，等 . 血浆透析滤过治疗时间对肝衰竭治疗效果的影响 [J] . 临床肝胆病杂志 , 2018, 34(5): 1052-1054.

[29] TANIGUCHI T, OKAJIMA M. Effects of Continuous Plasma Diafiltration Therapy in Septic Shock With Acute Liver Failure [J] . CIRCULATION, 2013, 128(22): 782-786.

[30] KOMURA T, TANIGUCHI T, SAKAI Y, et al. Efficacy of continuous plasma diafiltration therapy in critical patients with acute liver failure [J] . J Gastroenterol Hepatol, 2014, 29(4): 782-786.

[31]KOMURA T, TANIGUCHI T, NODA T, et al. Efficacy of continuous plasma diafiltration therapy[J]. Critical Care, 2014, 18(1suppl): 400.

[32] ZHANG Y, DONG R, LI Y, et al. Efficacy and safety of plasma diafiltration: Review of case reports and case series [J] . Ther Apher Dial, 2023, 27(1): 3-11.

[33] NAKAE H, EGUCHI Y, SAOTOME T, et al. Multicenter study of plasma diafiltration in patients with acute liver failure [J] . Therapeutic apheresis and dialysis : official peer-reviewed journal of the International Society for Apheresis, the Japanese Society for Apheresis, the Japanese Society for Dialysis Therapy, 2010, 14(5): 444-450.

[34] VAID A, CHWEICH H, BALK E M, et al. Molecular adsorbent recirculating system as artificial support therapy for liver failure: a meta-analysis [J] . ASAIO J, 2012, 58(1): 51-59.

[35] KANTOLA T, KOIVUSALO A M, HÖCKERSTEDT K, et al. The effect of molecular adsorbent recirculating system treatment on survival, native liver recovery, and need for liver transplantation in acute liver failure patients [J] . Transpl Int, 2008, 21(9): 857-866.

[36] BAÑARES R, NEVENS F, LARSEN F S, et al. Extracorporeal albumin dialysis with the molecular adsorbent recirculating system in acute-on-chronic liver failure: the RELIEF trial [J] . Hepatology, 2013, 57(3): 1153-1162.

[37] RIFAI K, ERNST T, KRETSCHMER U, et al. Prometheus—a new extracorporeal system for the treatment of liver failure [J] . J Hepatol, 2003, 39(6): 984-990.

[38] EVENEPOEL P, LALEMAN W, WILMER A, et al. Prometheus versus molecular adsorbents recirculating system: comparison of efficiency in two different liver detoxification devices [J] . Artif Organs, 2006, 30(4): 276-284.

[39] SENTÜRK E, ESEN F, OZCAN P E, et al. The treatment of acute liver failure with fractionated plasma

separation and adsorption system: Experience in 85 applications [J] . J Clin Apher, 2010, 25(4): 195-201.

[40] KRIBBEN A, GERKEN G, HAAG S, et al. Effects of fractionated plasma separation and adsorption on survival in patients with acute-on-chronic liver failure [J] . Gastroenterology, 2012, 142(4): 782-789.

[41] DONATI G, ANGELETTI A, GASPERONI L, et al. Detoxification of bilirubin and bile acids with intermittent coupled plasmafiltration and adsorption in liver failure (HERCOLE study) [J] . Journal of nephrology, 2021, 34(1): 77-88.

[42] NETTI G S, SANGREGORIO F, SPADACCINO F, et al. LPS removal reduces CD80-mediated albuminuria in critically ill patients with Gram-negative sepsis [J] . American journal of physiology Renal physiology, 2019, 316(4): F723-F731.

[43] NIU D, HUANG Q, YANG F, et al. Efficacy of Coupled Plasma Filtration Adsorption in Treating Patients with Severe Intra-Abdominal Infection: A Retrospective Study [J] . Journal of laparoendoscopic & advanced surgical techniques Part A, 2019, 29(7): 905-908.

[44] 李小丽，刘鲁沂，初静，等 . 配对血浆吸附滤过治疗重症脓毒症并发多器官功能障碍综合征的研究 [J] . 中华急诊医学杂志 , 2017, 26(8): 919-923.

[45] 董庆华，郭利民，王宇，等 . CAPS 人工肝治疗肝衰竭的临床研究 [J] . 实用肝脏病杂志，2009, 12(5): 352-354.

[46] 吴素红，张桦，崔惠敏，等 . 连续白蛋白净化系统治疗中晚期重型乙型病毒性肝炎的疗效观察 [J] . 实用医学杂志 , 2011, 27(7): 1175-1177.

[47] LEI Y, LIANG Y, ZHANG X, et al. Double Filtration Plasmapheresis (DFPP) in Severe Hypertriglyceridemia Patients-a Pilot Study [J] . Clinical laboratory, 2022, 68(7).

[48] 田二云，相学园，曹敏，等 . 双重血浆置换对跨血型肝脏移植术患者肝肾影响及远期效果影响 [J] . 中华灾害救援医学 , 2020, 8(9): 497-499.

[49] ANDREW P M, ROY C, FARIDA H. Double filtration plasmapheresis – 10-year pediatric experience as an alternative to plasma exchange [J] . Transfusion and Apheresis Science, 2020, 59(6): 102928.

[50] HIRANO R, NAMAZUDA K, HIRATA N. Double filtration plasmapheresis: Review of current clinical applications [J] . Ther Apher Dial, 2021, 25(2): 145-151.

[51] HIRANO R, NAMAZUDA K, HIRATA N. Double filtration plasmapheresis: Review of current clinical applications [J] . Therapeutic apheresis and dialysis : official peer-reviewed journal of the International Society for Apheresis, the Japanese Society for Apheresis, the Japanese Society for Dialysis Therapy, 2021, 25(2): 145-151.

[52] 杨荣利 . 双重血浆置换与危重症 : 从理论到实践 [J] . 中国实用内科杂志 , 2016, 36(5): 361-364.

[53] TAN E X, WANG M X, PANG J, et al. Plasma exchange in patients with acute and acute-on-chronic liver failure: A systematic review [J] . World J Gastroenterol, 2020, 26(2): 219-245.

[54] 张泽敏，黄仕艺，于兰芳，等 . 人工肝血浆置换联合胆红素吸附治疗对重症肝炎患者炎症因子的影响 [J] . 中华医院感染学杂志 , 2014, 24(8): 1830-1831.

[55] 王朝旭，李叶宁，王文龙，等 . 血浆置换联合胆红素吸附治疗慢加亚急性肝衰竭患者疗效及血

清细胞因子水平变化［J］. 实用肝脏病杂志 , 2017, 20(4): 492-493.

［56］熊墨龙，熊云逢，欧阳兵，等 . 胆红素吸附联合低容量血浆置换治疗重型肝炎的疗效及安全性评估［J］. 重庆医学 , 2018, 47(7): 923-925.

［57］XU W, LI Y, WANG L, et al. Efficacy and safety of combination treatment of double plasma molecular adsorption system and low volume plasma exchange for patients with hepatitis B virus related acute-on-chronic liver failure: a multicentre randomised controlled clinical trial［J］. BMJ open, 2021, 11(12): e047690.

［58］邢汉前，刘俊微，赵鸿，等 . 双重腹水超滤浓缩腹腔回输治疗肝硬化合并自发性细菌性腹膜炎患者的临床疗效观察［J］. 生物医学工程与临床 , 2013, 17(1): 22-26.

［59］林建辉，邢汉前，刘素霞，等 . 集成化腹水超滤浓缩回输在肝硬化并发自发性细菌性腹膜炎治疗中的应用研究［J］. 贵州医药 , 2016, 40(12): 1263-1265.

［60］陈丽霞，林建辉，陈达，等 . 双重腹水超滤浓缩回输腹腔治疗肝硬化合并自发性细菌性腹膜炎患者的临床效果［J］. 医疗装备 , 2021, 34(16): 51-52.

（作者：林建辉）

第三节　生物型人工肝进展

一、生物型人工肝的概念

尽管非生物型人工肝在临床疗效上取得了飞跃性的突破，但其仍无法实现肝脏的合成、生物转化等功能。基于这些瓶颈问题发展起来的生物型人工肝，主要是将同种或异种动物的器官，组织和细胞等与特殊材料和装置结合，构成人工肝的支持系统。生物型人工肝包括以往的离体肝灌流、人一哺乳类动物交叉灌流、初期体外生物反应器（内含肝组织匀浆，新鲜肝脏切片，肝酶或人工培养的肝细胞等）。早期的生物型人工肝装置因疗效不被肯定，副反应大及操作复杂等被逐渐放弃。

20 世纪 80 年代后期，生物型人工肝一般专指以人工培养的肝细胞为基础构件的体外生物反应系统。它不仅具有肝脏的特异性解毒功能，而且具有更高的效能，如参与能量代谢，具有生物合成转化功能，分泌促肝细胞生长的活性物质等。因为肝衰竭患者血浆中毒性物质对体外的肝细胞有损害，因此目前的生物人工肝一般先用活性炭吸附或血浆置换去除患者血浆中的部分毒性物质，再与反应器中的肝细胞进行物质交换。这种把非生物型与生物型人工肝结合的装置即所谓组合型生物人工肝。动物实验和初步临床研究提示，这类人工肝装置对暴发性肝衰竭有一定疗效。

二、生物型人工肝具备的条件及研究

生物型人工肝是 20 世纪 80 年代后期出现

的新型人工肝支持系统，早期的生物型人工肝装置如交叉循环、肝灌流等，由于疗效不肯定、不良反应大、操作复杂等原因，已被逐渐放弃。以培养肝细胞为基础的体外生物型人工肝（extracorporeal bioartificial liver，EBAL）支持系统成为目前研究的重点。EBAL 的原理是将体外培养增殖的肝细胞置于特殊的生物反应器内，利用体外循环装置将肝衰竭患者的血液或血浆引入生物反应器，通过反应器内的半透膜与培养肝细胞进行物质交换与生物作用，不仅可以解毒还可具有合成和代谢的功能。目前国内外研究较多的生物型人工肝系统主要包括 HepatAssist 肝脏支持系统、体外人工肝辅助装置、AMC—生物型人工肝、BLSS 系统、模块型体外肝支持系统、辐射流动型生物反应器（RFB）生物型人工肝等[1]。

1. HepatAssist 肝脏支持系统

HepatAssist 肝脏支持系统是利用猪肝细胞作为基础的 EBAL 系统，是 EBAL 中研究最多的一个，也是第一个初步完成Ⅱ～Ⅲ期前瞻性、多中心、随机、对照临床试验的 EBAL 系统。目前该系统的研究仍处于Ⅲ期临床试验阶段，其对肝衰竭的治疗作用效果是显而易见的。Demetriou 等人[2]的前瞻性、多中心、随机、对照临床试验将 171 例患者分为生物型人工肝组（85 例）与对照组（86 例），这 171 例患者除了急性及亚急性肝衰竭患者，还包括术后移植肝无功能的患者。生物型人工肝组患者接受的是 HepatAssist 肝脏支持系统治疗。研究发现两组患者 30 天的生存率差异无统计学意义。但进一步分析数据发现，急性和亚急性肝衰竭患者中，生物型人工肝组 30 天的生存率较对照组升高，差异有统计学意义。在安全性方面，Pitkin 和 Mullon[3]的回顾性研究证实，HepatAssist 肝脏支持系统不会引起猪内源性逆转录病毒（PERV）感染。

2. 体外人工肝辅助装置

体外人工肝辅助装置是迄今唯一使用人肝细胞系（C3A）的生物型人工肝，也已进入Ⅲ期临床试验阶段。该装置由双泵透析系统和含 C3A 细胞的串联型中空纤维反应器组成，有较高的安全性，接受治疗的患者未出现治疗相关安全问题[4]，但其对生存率的影响尚存在争议。Ellis 等人[5]对 24 例急性肝衰竭患者的研究表明，体外人工肝辅助装置可明显改善急性肝衰竭患者的肝性脑病症状及血流动力学稳定性，从而为肝脏自我修复创造机会。Millis[6]等人已对体外人工肝辅助装置进行改良，5 例急性肝衰竭患者经改良体外人工肝辅助装置治疗后，均顺利完成肝移植术，30 天生存率达到 80%。改良前后的体外人工肝辅助装置均具有较高的安全性，患者耐受性良好，未见不良反应。体外人工肝辅助装置唯一缺陷是易发生阻塞，因此需要使用大量肝素，导致凝血时间延长[7]。

3. AMC—生物型人工肝

AMC—生物型人工肝由荷兰研发成功，以猪肝细胞为基础，原理是患者的血液通过血浆分离器后，血浆流经生物反应器，进行物质交换后和血细胞汇合回输入患者体内[8]。AMC—生物型人工肝的特点是血浆和肝细胞直接接触，避免物质交换过程中可能发生的膜阻塞，并且有利于生物反应器中的氧合作用，从而提高了物质交换的效率。关于 AMC—生物型人工肝的 I 期临床试验结果于 2002 年发表[9]，该研究共选择了 7 例肝衰竭伴有Ⅲ到Ⅳ级肝性脑病的患者，这些患者在经过 AMC—生物型人工肝治疗后，神经系统症状、肾功能及血流动力学稳定性得到改善，胆红素水平及血氨水平均下降。治疗过程中唯一的不良反应为一过性血压下降，可通过多巴胺及补液治疗来纠正。Di Nicuolo 等人[10]对 AMC—生物型人工肝治疗后患者的随访研究证实，即使是长期进行免疫抑制治疗的患者，也未发现 PERV 感染。

4. BLSS 系统

BLSS 系统以猪肝细胞为细胞源，血液经热交换及氧合后通过中空纤维管反应器，纤维膜能阻止患者的血液直接接触猪肝细胞，却允许毒素弥散，通过 BLSS 后的净化血液再次泵回患者体中。虽然 BLSS 和 HepatAssist 两者均采用猪肝细胞作为细胞源，但 BLSS 的特点在于允许全血直接灌注入有网眼的中空纤维反应器，且不使用活性炭吸附系统来解毒[11]。Mazariegos 等人[12]对第一例应用 BLSS 治疗急性肝衰竭的患者进行分析发现，经治疗后该患者的总胆红素及血氨水平明显下降，凝血功能和临床症状得到改善。

5. 模块型体外肝支持系统

模块型体外肝支持系统由肝支持系统(LSS)和单通道白蛋白透析(SPAD)系统结合而成。该系统物质交换效率高，且能提高细胞氧供，并且是唯一从废弃肝组织中获得人原代肝细胞的生物型人工肝，也是唯一既用原代猪肝细胞又用原代人肝细胞作为肝细胞源的生物型人工肝。Sauer 等人[13]应用人肝细胞进行的临床试验表明，8 例肝衰竭患者经模块型体外肝支持系统治疗后，其神经系统症状及凝血功能均得到改善，治疗过程中未见治疗相关不良反应。Sauer 等[14]也进行了应用猪肝细胞作为细胞源的临床试验，8 例等待肝移植的肝衰竭患者接受了模块型体外肝支持系统治疗，最终都成功过渡到移植阶段，移植后 3 年存活率为 100%，治疗过程中未见治疗相关不良反应，随访过程中未发现 PERV 感染。

6. RFB 生物型人工肝

意大利 Ferrara 大学开发的 RFB 生物型人工肝以猪肝细胞为细胞源，而日本东京大学的研究组开发的则以人肝细胞为细胞源。由于意大利 RFB 在试验上更进一步，故在此主要阐述意大利系统。该系统采用的是灌注床生物反应器，加入 200~230g 新鲜分离的猪肝细胞，血浆经热反应器及供氧器从纤维管的中间向外周通过，再汇聚到收集腔中，离开生物反应器之后与血液重组回输给患者[15]。Morsiani 等人[16]的 I 期临床试验中，共有 7 例 ALF 合并 II 到 IV 期肝性脑病的患者接受了意大利 RFB 治疗，6 例顺利过渡到肝移植阶段，其神经系统症状及凝血功能均得到改善，血氨水平及胆红素水平分别下降 33% 及 11%。治疗过程中未见治疗相关不良反应，未见 PERV 感染。

三、生物型人工肝的现状

目前，国内已有生物型人工肝支持仪获国家药品监督管理局批准，可用于临床的治疗。该仪器由生物培养装置和混合血浆池构成，形成血浆分离、血浆吸附、血浆置换等功能的混合型人工肝支持系统，具有自动化程度高、操作简单、安全可靠的特点。其治疗重型肝炎的临床结果显示，显效率为 36.7%，有效率为 46.7%，总有效率为 83.3%。国外的生物型人工肝治疗仪除个别由人 C3A 细胞（人肝脏成纤维细胞癌等）组成外，其余多以猪肝细胞为生物部分。目前这些生物人工肝正在进行 II / III 期临床试验，尚未获得 FDA 批准。

一是使用体外培养的异种 / 异源肝细胞以及肿瘤细胞可能引起的异体排斥反应，并可能有潜在的人畜共患疾病及致癌的危险。二是体外培养细胞替代自然肝脏的能力有限，而且受肝细胞培养技术，大规模生产、保存和运输的生物材料限制，使生物人工肝的临床推广受到一定限制。理想的人工肝脏应该与人体的肝脏功能接近或类似，能够基本上完成正常肝脏的工作，但目前达到这一要求十分困难。当前的人工肝脏多数研究在提供解毒功能上，生物人工肝脏技术和设备尚未成熟。

人工肝的材料是保证人工肝装置安全、有效地用于临床的重要条件。目前根据生物型和非生物型人工肝所涉及材料可分为两类：一类是无生理、药理功能不参与人体代谢作用的医用材料，如膜材料、各种吸附材料等；一类是具有生理功能的活细胞和组织。近年来，非生物型人工肝血液净化系统中利用膜分离技术将人体血液中的不同成分进行分离所涉及的膜材料的研究发生了很大变化，合成的中空纤维膜因其体积小、面积大、分离效率较高，几乎完全取代了传统的天然纤维素膜，不同的膜有不同的孔径尺寸和孔隙率，临床需要根据诊疗需要的不同合理选择材料参数。同时膜材料也在生物型人工肝中广泛使用，如空心纤维膜材料是人工肝生物反应器的常用材料之一，近年来由醋酸纤维素、聚砜、聚乙烯 - 乙烯醇等为材料制成的空心纤维膜生物反应器正在被逐步推广。培养肝细胞所使用的由氧合膜构成的持续性氧供装置也是膜材料广泛应用的范围之一。目前，生物人工肝尚不能为肝衰竭患者提供长时间、高效率的人工肝治疗，关键就在于生物反应器难以在体外维持肝细胞较高的活性和功能，故生物人工肝生物反应器的材料还需不断优化。不断发展的生物材料，以能减少现有材料的缺点和不足为目的，可进一步提高非生物及生物型人工肝的疗效，因此不断寻找更安全、更有效的人工肝材料也是未来研究的热点方向。

干细胞技术近年来迅猛发展，有望实现真正的体外器官再造。干细胞具有无限的自我更新能力的，能够产生至少一种类型的、高度分化的子代细胞，有望形成真正的“人工肝脏”，完全替代损毁的肝脏，是治愈肝脏晚期疾病最理想的方法，也是研究的最终目标，器官再造置入还能够改变人工肝是体外支持系统这一概念[17-18]。但由于干细胞来源匮乏、分化质量不高等，限制了其临床应用，其仍处于临床试验阶段。同时，从干细胞诱导分化出的单层或3D结构肝细胞由于缺乏血管的形成、免疫调节、维生素的储存和其他重要的肝脏活动，其在生理上尚不能支持肝的基本功能。因此，肝细胞、造血干细胞、胆管上皮细胞和肝窦内皮细胞的组合被提出，以形成血管化的肝组织，提供血液循环和营养供应。现有的研究已经显示了几种方法，在新型生物材料的适当物理支持下，可以迫使干细胞分化成这些类型的细胞[19]。事实上，有很多问题需要克服，如确保分化过程正确和完全、构建具有适当肝结构和可控释放生长因子以致形成肝组织的三维生物材料，并且避免可能的致瘤性。解决这些问题必将促进治疗各种肝脏疾病的新策略的基础和临床发展[17]。

参考文献

[1] WANG Y, SUSANDO T, LEI X, et al. Current development of bioreactors for extracorporeal bioartificial liver (Review) [J] . Biointerphases, 2010, 5(3): A116-A131.

[2] DEMETRIOU A A, BROWN R J, BUSUTTIL R W, et al. Prospective, randomized, multicenter, controlled trial of a bioartificial liver in treating acute liver failure [J] . Ann Surg, 2004, 239(5): 660-667.

[3] PITKIN Z, MULLON C. Evidence of absence of porcine endogenous retrovirus (PERV) infection in patients treated with a bioartificial liver support system [J] . Artif Organs, 1999, 23(9): 829-833.

[4] SUSSMAN N L, GISLASON G T, CONLIN C A, et al. The Hepatix extracorporeal liver assist device: initial clinical experience [J] . Artif Organs, 1994, 18(5): 390-396.

[5] ELLIS A J, HUGHES R D, WENDON J A, et al. Pilot-controlled trial of the extracorporeal liver assist device in acute liver failure [J] . Hepatology, 1996, 24(6): 1446-1451.

[6] MILLIS J M, CRONIN D C, JOHNSON R, et al. Initial experience with the modified extracorporeal liver-assist device for patients with fulminant hepatic failure: system modifications and clinical impact [J] . Transplantation, 2002, 74(12): 1735-1746.

[7] PLESS G, SAUER I M. Bioartificial liver: current status [J] . Transplant Proc, 2005, 37(9): 3893-3895.

[8] FLENDRIG L M, LA SOE J W, JÖRNING G G, et al. In vitro evaluation of a novel bioreactor based on an integral oxygenator and a spirally wound nonwoven polyester matrix for hepatocyte culture as small aggregates [J] . J Hepatol, 1997, 26(6): 1379-1392.

[9] VAN DE KERKHOVE M P, DI FLORIO E, SCUDERI V, et al. Phase I clinical trial with the AMC-bioartificial liver [J] . Int J Artif Organs, 2002, 25(10): 950-959.

[10] DI NICUOLO G, D'ALESSANDRO A, ANDRIA B, et al. Long-term absence of porcine endogenous retrovirus infection in chronically immunosuppressed patients after treatment with the porcine cell-based Academic Medical Center bioartificial liver [J] . Xenotransplantation, 2010, 17(6): 431-439.

[11] PATZER J N, CAMPBELL B, MILLER R. Plasma versus whole blood perfusion in a bioartificial liver assist device [J] . ASAIO J, 2002, 48(3): 226-233.

[12] MAZARIEGOS G V, PATZER J N, LOPEZ R C, et al. First clinical use of a novel bioartificial liver support system (BLSS) [J] . Am J Transplant, 2002, 2(3): 260-266.

[13] SAUER I M, ZEILINGER K, OBERMAYER N, et al. Primary human liver cells as source for modular extracorporeal liver support-a preliminary report [J] . Int J Artif Organs, 2002, 25(10): 1001-1005.

[14] SAUER I M, KARDASSIS D, ZEILLINGER K, et al. Clinical extracorporeal hybrid liver support-phase I study with primary porcine liver cells [J] . Xenotransplantation, 2003, 10(5): 460-469.

[15] MORSIANI E, BROGLI M, GALAVOTTI D, et al. Long-term expression of highly differentiated functions by isolated porcine hepatocytes perfused in a radial-flow bioreactor [J] . Artif Organs, 2001, 25(9): 740-748.

[16] MORSIANI E, PAZZI P, PUVIANI A C, et al. Early experiences with a porcine hepatocyte-based bioartificial liver in acute hepatic failure patients [J] . Int J Artif Organs, 2002, 25(3): 192-202.

[17] FENG L Y, ZHANG D Z. Clinical application of mesenchymal stem cells in treatment of acute-on-chronic liver failure and related research advances [J] . Zhonghua Gan Zang Bing Za Zhi, 2017, 25(9): 651-654.

[18] LIU J, YUAN Z, WANG Q. Pluripotent Stem Cell-derived Strategies to Treat Acute Liver Failure: Current Status and Future Directions [J] . J Clin Transl Hepatol, 2022, 10(4): 692-699.

[19] HU C, LI L. In vitro culture of isolated primary hepatocytes and stem cell-derived hepatocyte-like cells for liver regeneration [J] . Protein Cell, 2015, 6(8): 562-574.

（作者：林建辉）

第四节 开展人工肝治疗的基本条件

人工肝治疗是一项风险性干预治疗，因此对治疗场所、设备、相关物品及人工肝医护人员资质有一定的要求。

1. 场所

人工肝治疗对场所有一定的要求，主要取决于开展治疗的模式、工作量及规模。整体上应考虑以下几个方面。

位置

一般接受人工肝治疗的患者病情相对比较严重，所以应选择靠近重症监护室，由于受到治疗时间或频次、仪器操作或不良反应救治熟练度的影响，对医护人员在数量、资质和工作时间上都有较高的要求，同时按照院感要求与流程，一个相对独立、功能齐全的人工肝治疗室/中心是必要的。但应注意到的是无论人工肝治疗场所设在哪里，专用的人工肝仪器及辅助设备（化浆机、冰箱、配液台、吊塔等均会占据部分空间，因此须在位置、面积和布局上加以综合考虑衡量。另外生物型人工肝如ELAD®肝脏支持系统，需要在治疗过程中微生物反应器连续供氧和压缩空气，因此还需选择具备集中供氧供气的场地比较理想。如果具备自主分离培养肝脏细胞进行生物人工肝临床治疗与研究能力的单位，细胞分析培养室等应与治疗室分开设立并远离治疗室，以避免交叉污染。

布局

取决于工作量、开展模式及预留发展空间，一般由三区两通道、医生及护士办公室、休息室、示教室、谈话间、治疗区、准备区、资料室、污物间、患者厕所、库房等组成。

供电

人工肝设备及辅助设备多属于精密仪器，因此主要设备应尽量单独配备不间断电源、双回路供电系统及保险插座，互不合用，以满足仪器稳定运行。在考虑到电力总负荷时，与手术室相同，优先保证人工肝治疗过程中电力供应的连续性，避免治疗及监护的突然中止而增加治疗的风险。

温湿度控制

患者、工作人员及人工肝相关仪器均需要合适的温度与湿度，治疗区、准备室及库房温度及湿度要保持适中，可相应配置空调系统与新风系统。

2. 设备

配备多功能人工肝血液净化仪

配套相应耗材后可开展血浆置换、血液/血浆吸附、血液透析滤过、血浆透析滤过、双重血浆置换、白细胞吸附等人工肝模式，并能配合部分类型生物型人工肝仪器开展混合型人工肝治疗。

人工肝辅助设备

（1）监护仪是人工肝治疗的必要辅助设备，接受人工肝治疗的患者病情严重，治疗时间长，病情变化迅速，需要在整个治疗过程中进行生命体征的严密监测。

（2）水浴箱或化浆机是开展血浆置换治疗模式的必备辅助设备。血浆置换中应用的新鲜/普通冰冻血浆多处于冰冻状态保存，使用时临时在水浴箱分批解冻。应当特别注意的是当此治疗结束，及时更换水浴箱内液体，随时消毒与清洗。

（3）冰箱与冰柜主要用于冰冻血浆、白蛋白、肝素及鱼精蛋白等药品的保存，还可以用于血清或全血样本及其他有温度要求的物品存放。

（4）治疗床及配套物品，以可升降、能调整角度、带活动轮子适合转运的活动治疗床为宜。

（5）抢救车和相应物品，人工肝治疗过程中可能涉及的主要抢救药品包括：①抗过敏药物，如肾上腺素注射液、异丙嗪、10% 葡萄糖酸钙注射液、氢化可得松琥珀酸钠注射液、地塞米松注射液等。②止血制酸药与抗凝药，如酚磺乙胺、生长抑素、奥美拉唑、鱼精蛋白、低分子肝素钠、枸橼酸钠等。③强心和平喘药物，如毒毛花苷 K 注射液、氨茶碱注射液等。④利尿剂和脱水剂，如呋塞米注射液、20% 甘露醇注射液。⑤循环系统其他药物，如硝酸甘油含片、去甲肾上腺素注射液、盐酸多巴胺注射液、胺碘酮等。⑥镇静镇痛药物，如地西泮注射液、米达唑仑注射液、盐酸布桂嗪等。⑦其他如心肺复苏药物、解痉、止吐药物、葡萄糖注射液等。

（6）供氧，人工肝治疗过程中患者需要低流量给氧，所以应配备自动供氧系统。

（7）空气及消毒设备，治疗区环境除了保持通风换气外，至少应按治疗区面积配备等离子空气消毒机。

3. 物品

办公物品

包括办公桌、通信设备、打印设备、床边笔记本电脑、资料柜、更衣柜、办公消耗品、人工肝相关工具书及参考资料等。

治疗物品

包括心电图仪、血气分析仪、床边彩超机、除颤仪、血压计、体温计、治疗车、抢救车、听诊器、器械柜、药品柜、输液架、深静脉穿刺包、双腔血透导管、试管架、一次性手套、一次性鞋套、一次性床垫等。

其他物品

包括工作制服、参观服、污物桶、消毒剂、拖把及洗刷物品等。

4. 人员

根据工作量及工作性质不同，人工肝室 / 中心的人员配备也存在差异，床位医护配比参照重症监护室（ICU）。开展人工肝相关治疗的团队组成包含：①人工肝专职医师，需经过人工肝专业资质培训并独立完成相应数量病例救治，内容涉及主持会诊、血管通路建立、不同适应证的处方设置、不良反应救治、日常流程管理等。②人工肝专职护理人员，需经过人工肝专业资质培训并配合医师完成相应数量病例救治，熟悉人工肝护理流程、院感流程、熟练仪器的操作保养、熟悉重症患者的监护及各种不良反应的表现等。③其他人员，根据科室的具体情况还可以配备专职科研人员、资料员、卫生员、技术工程师等。

5. 职责与制度

人工肝室 / 中心管理的基本原则应突出制度化、规范化及流程化。人工肝治疗涉及场地、设备、材料、人员、治疗前、治疗全程及治疗后多个环节，制度化、规范化及流程化的管理是对每个方面与环节安全、顺畅运行的重要保证。

（作者：林建辉）

第五节 展望

近年来，非生物型人工肝技术在国内外得到蓬勃发展，临床应用范围日益扩大，已经从最初的提高危重急性或慢加急性肝衰竭的疗效与短期生存率，扩展到各种临床上常见危重病例的急救治疗，如急性肾衰竭、肝肾综合征、全身炎性反应综合征、多器官功能障碍综合征等都有成功应用的案例报道；临床治疗重症患者过程中，尤其是血流动力学不稳定和严重高分解代谢的患者，通常会涉及非生物型人工肝技术的应用；通过非生物型人工肝技术控制液体负荷、电解质和酸碱平衡，维持内稳态，并保证大量液体安全输入的需求，以摄入足量的蛋白质和热能。但随着此项技术应用范围的逐渐扩大，有人对其“血液净化”能力提出了质疑：首先关于TNF清除效果尚待进一步研究，因为具有活性的TNF多以三聚体的形式存在，而单体则多与分子量为27~33KD的可溶性受体结合，大于膜的截留量，限制了TNF的清除。其次，由于细胞因子间的相互作用、电荷、膜亲水和疏水位点的影响，以及与蛋白质相结合的特性和细胞受体的作用，尤其是细胞因子通过滤膜的对流和吸附转运过程千变万化，影响了高通透性滤器对细胞因子的清除能力，难以达到临床满意的清除疗效。

人工肝在中国已经开展几十年，血浆置换一直是临床应用的经典，有学者将各种人工肝模式进行联合或序贯，应用于重症患者取得较好疗效；随着膜材的进一步发展，日本学者率先应用选择性血浆分离器开展了成分血浆分离，实现了在清除大分子蛋白结合毒素基础上，最大限度保留凝血因子、补体及免疫球蛋白等，甚至运用成分血浆分离器进行多原理的杂合一体化应用，既达到血浆置换的目的，又在此基础上进行小分子物质的清除及液体平衡的控制。由于人工肝技术主要是针对肝衰竭等重症患者，受到病情风险与伦理学因素的制约，开展严格的随机对照研究相对困难，这也影响了人工肝疗效的评估。同时，人工肝的治疗体系与方案仍需要逐步优化与创新，从患者的病情特点和病情程度出发，结合每一种人工肝技术的原理和特点，建立个体化治疗方案。这将是未来非生物人工肝研究的重点与发展方向，也是现代医学所倡导的“4P”模式即预防性、预测性、个体化与参与性的迫切需求。

自ALSS支持治疗系统进入临床以来，已经成为治疗肝衰竭患者的重要手段。但其发展和临床应用仍有许多亟待解决的问题：①各种类型的非生物型ALSS能否提高肝衰竭患者的生存率尚存在争议，需要更多大规模的RCT试验来验证。另外目前对于非生物ALSS远期疗效评价不一，也可能提示我们应该进一步提高其清除毒素、调节机体内环境的能力。②尚缺乏标准化的ALSS治疗模式，对于病因、病情程度各不相同的肝衰竭患者如何确定最佳的ALSS治疗方案，以达到成本效果最优化，需要更多的临床研究。③缺乏一个可靠的风险预测模型来判定ALSS治疗的最佳时机，即根据对肝衰竭患者预后的推测，决定患者是内科联合ALSS治疗还是及时准备肝移植手术。未来研制出性能更加强大的人工肝支持系统有赖于医工融合及科学技术的不断发展，随着各学科领域的交叉发展，生物型ALSS、混合型ALSS以及构建新型人工肝脏替代损伤肝脏等治疗手段必将取得重大突破，为肝衰竭的治疗提供行之有效的方法[1]。

参考文献

[1] HUANG J R. Current status and perspectives of artificial liver for treatment of acute-on-chronic liver failure [J] . Zhonghua Gan Zang Bing Za Zhi, 2016, 24(12): 935-939.

（作者：林建辉）

第六节　案例分享

一、药物相关性肝衰竭的人工肝经治案例分享

患者 ×××，男，58 岁，以“乏力、食少、尿黄 1 周”为主诉入院。

现病史：患者因结肠癌肺转移行 5 次化疗，末次化疗时间为 2021-5-26，化疗后出现肝功能异常，保肝治疗后肝功能一度好转；入院前 2 周服用中药（不详），服用一周后停药；入院前一天出现肝功能异常。

既往史：30 多年前因胃溃疡穿孔行“毕 I 式切除术”；6 年前发现“升结肠癌”，行右半结肠根治术；3 年前发现结肠癌肝转移，行“肝 6 段切除 + 胆囊切除术”。

入院查体：生命征平稳，神志清楚，对答切题，皮肤巩膜中度黄染，双肺呼吸音清，未闻及湿罗音，心率齐，未闻及瓣膜杂音，腹壁见“L”形、一字形陈旧性手术瘢痕，腹部平软，无压痛、反跳痛，肝脾肋下未触及，Murph's 征阴性，腹部移动性浊音阴性，双下肢无水肿。

入院辅助检查

生化全套：白蛋白 39g/L，总胆红素 88.0μmol/L，直接胆红素 48.9μmol/L，间接胆红素 39.1μmol/L，丙氨酸氨基转移酶 1046U/L，天门冬氨酸氨基转移酶 502U/L，γ- 谷氨酰转肽酶 379U/L，碱性磷酸酶 327U/L，总胆汁酸 57.5μmol/L。

C 反应蛋白 5.36mg/L。

血常规：白细胞计数 11.72×10^9/L，中性粒细胞比率 79.3%，血红蛋白 133g/L，血小板 157×10^9/L。

凝血功能：凝血酶原活动度 100.00%，凝血酶原国际比值 1.00，D- 二聚体（DDU）2.02mg/L。

甲状腺功能：游离三碘甲状腺原氨酸 4.82pmol/L，甲胎蛋白 3.70ng/mL。

自身抗体（9 项）组合：抗核抗体均阴性。

彩超男全腹 + 腹水：①肝实质回声增粗伴脂肪肝，请结合临床。②右肝不均类等回声区（考虑术后改变）。③左肝稍高回声区，建议复查或结合其他影像学检查。④胆囊切除术后。⑤前列腺增大。⑥未见腹水。

颈部血管彩超：双侧颈动脉、双侧椎动脉颅外段及双侧颈内静脉未见明显异常声像。

心脏彩超：房室大小结构及室壁运动未见明显异常；左室整体收缩功能正常。

颅脑 CT 平扫 + 三维重建：颅脑 CT 平扫未见明显占位性病变。

肺部 CT 平扫 + 三维重建：①右肺下叶胸膜

下斑片结节影，结合病史考虑转移瘤。②右肺上叶支气管扩张，双肺炎性改变，建议随诊。

入院诊断：①药物性肝损伤。②结肠癌术后（伴肝、肺转移）。③转移性肝癌术后。

入院后给予金茵退黄颗粒、甘草酸单胺半胱氨酸、腺苷蛋氨酸、谷胱甘肽、熊去氧胆酸、门冬氨酸鸟氨酸等治疗，先后行4次人工肝治疗患者症状逐渐消失，肝功逐渐好转。

出院辅助检查

血常规：白细胞计数6.48×10⁹/L，中性粒细胞比率57.3%，血红蛋白148g/L，血小板257×10⁹/L。

肝功能：白蛋白47g/L，总胆红素51.2μmol/L，直接胆红素21.2μmol/L，间接胆红素30.0μmol/L，丙氨酸氨基转移酶19U/L，天门冬氨酸氨基转移酶21U/L，γ-谷氨酰转肽酶62U/L，碱性磷酸酶155U/L（患者的检验指标见表14-6-1）。

表14-6-1　检验指标

时间	总胆红素 (μmol/L)	直接胆红素 (μmol/L)	丙氨酸氨基转移酶 (U/L)	天门冬氨酸氨基转移酶 (U/L)	总胆汁酸 (μmol/L)	凝血酶原活动度 (%)
2021-7-1	88	48.9	1046	502	57.5	入院第2天
2021-7-5	162.9	99.8	499	181	170.7	入院第6天
2021-7-8	311.1	181.7	315	164	251.0	入院第9天
2021-7-9	334.3	187.9	271	170	274.9	第1次人工肝
2021-7-13	348.7	198.7	148	146	280.3	第2次人工肝
2021-7-16	177.3	104.8	101	103	69.5	第3次人工肝
2021-7-20	97.3	50	49	40	61.7	第4次人工肝
2021-8-6	51.2	21.2	19	21	42.3	出院当日

讨论：该例患者结肠癌肺转移化疗后出现乏力、尿黄、眼黄症状，查肝功异常，患者既往无病毒性肝炎、脂肪肝、肝硬化、酒精性肝病等病史，入院后排除常见病毒性肝炎、酒精性肝炎、自身免疫性肝病等，腹部影像结果显示无梗阻性黄疸，考虑该例患者肝损伤可能是抗肿瘤药或中草药所致的药物性肝炎，入院后经内科药物综合治疗，患者病情仍进展，肝功能持续恶化，最高总胆红素达334.3μmol/L，随后在原有内科综合治疗基础上立即予人工肝干预4次，有效清除蛋白结合毒素或相关抗体，患者肝功能迅速恢复，为其后续肿瘤治疗再次提供了机会。

二、肿瘤相关性难治性腹水的双重腹水超滤浓缩回输经治案例分享

患者×××，男，68岁，以“乏力、食少、腹胀10余天”为主诉入院。

既往史：1年多来因“反复右上腹痛”在影像学引导下行肿物穿刺活检。病理：腺癌浸润，确诊肝内胆管癌，于2020-3-20~2020-8-14行GEMOX方案化疗7个周期，复查评估疗效SD。第7周期奥沙利铂输注后颈部皮肤瘙痒，2020-8-28~2020-9-29行吉西他滨化疗3周期，复查评估疗效PD。于2021-3-29针对T11~T12转移瘤行放疗，以控制肿瘤进展、减轻患处疼痛，具体计划：GTV为T11~T12转移瘤，PTV为GTV外扩前后左右头脚0.5cm，予以PTV（95%）照射，DT为

36Gy/12f/2w+。此次入院前20余天以方案吉西他滨1.0g ivgtt d1、d8，以及卡瑞利珠单抗免疫治疗2周期。

体格检查：T为36.5℃、P为100次/分、R为20次/分、BP为96/69mmHg，神志清楚，面色晦暗，皮肤、巩膜轻度黄染，见肝掌，未见蜘蛛痣。心肺听诊无异常，腹部膨隆，腹肌软，全腹无压痛及反跳痛，肝于右锁骨中线肋缘下及剑突下未触及，脾于左肋缘下未触及，移动性浊音阳性，双下肢无浮肿，扑翼样震颤阴性。

生化全套：总蛋白64g/L，白蛋白32g/L，球蛋白32g/L，总胆红素23.4μmol/L，直接胆红素10.0μmol/L，间接胆红素13.4μmol/L，丙氨酸氨基转移酶10U/L，天门冬氨酸氨基转移酶53U/L，γ-谷氨酰转肽酶117U/L，碱性磷酸酶215U/L，胆碱酯酶1144U/L，总胆汁酸78.8μmol/L，钠124mmol/L，氯88mmol/L，钙2.59mmol/L，镁0.61mmol/L，葡萄糖6.12mmol/L。

C反应蛋白31.00mg/L。

血常规：白细胞计数3.09×10^9/L，中性粒细胞比率63.0%，血红蛋白78g/L，血小板82×10^9/L。

N末端脑钠肽41pg/mL。

血浆氨58.5μmol/L。

降钙素原定量0.68ng/mL。

甲胎蛋白6.60ng/mL，癌胚抗原5.5ng/mL，甲胎蛋白异质体测定2.25ng/mL，异常凝血酶原29.00mAU/mL，糖链抗原CA125 144.1U/mL，糖类抗原CA19-9 >500.0U/mL，糖链抗原CA15-3 16.4U/mL，高尔基体蛋白73 227.4ng/mL。

大便常规：正常。

乙肝两对半定量：乙型肝炎病毒表面抗体定量30.43mIU/mL（阳性），乙型肝炎病毒核心抗体定量14.01IU/mL（阳性）。

全腹彩超：①肝多发实性占位性病变（结合病史，胆管MT伴肝内转移），建议结合增强影像学检查。②门静脉内栓子（瘤栓？）。③肝实质回声增粗，请结合临床。④胆囊壁水肿。⑤脾肿大。⑥右肾中度积水、右侧输尿管扩张，建议进一步检查以明确梗阻原因。⑦腹水。

CT平扫+三维重建：①双肺多发转移瘤，较前大致相仿，请结合临床。②双肺散在炎症，较前进展。③腹水。④扫及双侧锁骨、T11椎体及附件、双侧部分肋骨所见，考虑骨转移，较前大致相仿，建议进一步检查。

心电图：窦性心动过速。

CTA/CTV（CT平扫+增强+血管成像）：①肝内胆管癌放、化疗术后改变，肝内多发病灶仍有活性，较前增大，并侵及肝右静脉、肝中静脉及门静脉右支、左内支，左侧一肋骨、多发椎体及其附件转移瘤，部分范围较前增大，局部腹膜增厚，转移待排。②肝硬化？脾大增大，食管下段-胃底静脉及脾静脉曲张，脾-肾分流形成，大量腹水。③右肾轻度积水。④肝脏CTA如上所述，详请结合临床。

入院诊断：①肝内胆管癌（放、化疗后）。②原发性腹膜炎。③低白蛋白血症。

入院后予还原型谷胱甘肽、呋塞米、螺内酯、人血白蛋白、盐酸羟考酮、头孢唑肟等治疗，住院期间经治疗腹胀无改善，随后决定行双重超滤浓缩腹水回输治疗。

随后患者诉乏力好转，腹胀好转，食欲、食量改善。

复查C反应蛋白24.78mg/L。

血常规：白细胞计数3.92×10^9/L，中性粒细胞比率63.1%，血红蛋白81g/L，血小板70×10^9/L。

生化全套：白蛋白30g/L，球蛋白31g/L，白球比例0.97，总胆红素21.8μmol/L，丙氨酸氨基转移酶28U/L，天门冬氨酸氨基转移酶88U/L，γ-谷氨酰转肽酶204U/L，胆碱酯酶1105U/L，总胆汁酸37.1μmol/L，肌酸激酶20U/L，钠120mmol/L，氯84mmol/L。

讨论：该例患者为原发性肝癌综合治疗后（TACE术后，靶向药物治疗后，PD-1治疗后）、乙肝肝硬化伴顽固性大量腹水患者，入院后经保肝、利尿、白蛋白支持、腹腔穿刺引流腹水等综合治疗33天，其间出现腹腔感染、尿量减少伴肾功能异常，予抗感染及保肾等处理，症状持续，相关指标无改善迹象，遂予双重腹水超滤浓缩回输治疗2次，自觉症状基本消失，查B超腹水明显减少，肾功能好转出院。腹水是终末期肝病（肝癌或肝硬化）最常见并发症，而大量腹水会引起胸闷、呼吸困难、食欲减退等一系列临床症状，其中如腹水为漏出液则可考虑行单纯腹水超滤浓缩腹腔回输治疗，但如腹水为渗出液改变时，则不宜采用单纯腹水超滤浓缩腹腔回输治疗方法，因大量腹水浓缩后腹水中存在的有形成分、细菌及其裂解产物等浓缩后又重新回输至腹腔，对疾病的恢复可能不利；而临床上较多采用的传统经典的单纯放腹水的方法，使本来就不足的循环血量进一步下降，易出现低血压、休克、重要脏器灌注减少等严重并发症，同时患者蛋白质、电解质随腹水排放而大量丢失，不仅易诱发肝昏迷，并使肝肾综合征加重，肾功能的进一步减退，对利尿剂反应下降，形成恶性循环，使复杂情况下的腹水临床治疗变得更为困难。而双重腹水超滤浓缩腹腔回输治疗方法，是单纯腹水浓缩回输升级与改进，在无菌条件下，通过体外循环既能清除顽固性、感染性、癌性腹水中大量水分，使腹腔压力降低，腹压降低，及时缓解大量腹水对肾血管的压迫作用，改善肾血管微循环，增加肾血流量，腹腔重吸收系统开放，又能清除腹水中的小分子物质和细菌及其裂解产物等有害物质，而腹水中白蛋白、免疫球蛋白、补体等有益物质又能通过过滤器回输腹腔，通过肠系膜血管吸收进入血液循环，进而提高白蛋白、免疫球蛋白、补体等有益物质浓度，同时增强了机体的抗感染能力从而达到辅助治疗的目的，为顽固性、感染性、癌性腹水患者提供了安全、更有效、极大改善生存质量的辅助治疗方法。其针对性良好、缓解症状见效快、相对安全性是其亮点所在，在一定程度上提高了患者的生存质量，改善了患者的预后，减少了患者的经济和精神负担，可以取得很好的近期疗效，使临床病情呈现转机。

（作者：林建辉）

第十五章

肿瘤治疗相关性肝损伤诊治进展

第一节　药物性肝损伤

药物性肝损伤（drug-induced liver injury，DILI）是由药物本身或其代谢产物以及某些特殊体质对药物超敏感或低耐受所导致的肝损伤。随着药物的广泛使用和新药的不断开发和应用，DILI已成为最常见和最严重的药物不良反应之一，重者可致急性肝衰竭（ALF），甚至死亡。引起DILI的药物包括生物制剂、中药（TCM）、天然药物（NM）、保健品（HP）、膳食补充剂（DS）及其代谢物和赋形剂等[1]。迄今为止，其发病机制尚未完全清楚，在没有特异性诊断标志物的情况下，DILI的诊断一直非常具有挑战性，在临床工作中，RUCAM（the roussel uclaf causality assessment method）因果关系评估量表和肝活体组织检查可以帮助临床医生更好地诊断和鉴别DILI，早期识别、诊断、准确评估肝损伤程度，并及时采取合理干预措施，是防止疾病进展、改善预后的关键。

一、流行病学

在国外普通人群中DILI的发生率介于1/100000~20/100000，我国DILI的发病率逐年升高，约为24.2/100000[2]。然而确定DILI的真实发生率是困难的。主要是DILI重要的药物流行病学数据多数来自药物警戒中心和/或制药公司数据库的回顾研究，回顾性研究依赖于先前记录的信息，通常不可能进行额外的调查以排除肝损伤的其他特定原因，故回顾性研究中发现的发病率通常低于前瞻性研究，往往漏报许多DILI事件。一项来自法国的前瞻性基于人群的研究发现，DILI的年发病率为13.9/100000居民，通过推断整个法国的发病率，认为DILI被严重漏报，法国每年发生8000多例病例，至少是自发报告率的16倍[3]。冰岛的前瞻性研究，粗略估计的DILI发生率略高于法国，每年每10万居民中有19例新发患者[3]。此外由于人口学、用药种类及诊断标准等的不同，所报告的DILI发生率也有较大差异。常见引起肝损伤的药物包括非甾体类抗炎药（NSAIDs）、抗感染药物（含抗结核药物）、抗肿瘤药物、中枢神经系统用药、心血管系统用药、代谢性疾病用药、激素类药物等，在欧美国家，NSAIDs、抗感染药物是导致DILI的最常见原因，而对ALF病因的研究显示，DILI是美国、欧洲和日本ALF的主要病因，其中，对乙酰氨基酚（APAP）是最主要的原因，而草药和膳食补充剂（DS）是亚洲DILI的主要致病因素[1]。

草药和膳食补充剂（DS）的潜在肝毒性越来越为人重视，DS可影响肝脏和胆管中所有细胞，可引起从轻度无症状肝酶升高到急性肝炎、慢性肝炎、肝硬化、肝衰竭、急性和慢性胆管炎、大泡性和小泡性脂肪变性，以及血管病变等多种表现。美国药物性肝损伤网络（DILIN）估计DS导致的DILI占总数的16%[1]，草药的肝脏毒性往往难以得到论证。目前已有超过100种草药相关药剂存在肝毒性，证据最强的是吡咯生物碱、石蚕属植物等。吡咯生物碱是草药肝毒性中的突出难题，其对肝脏的主要损伤是静脉闭塞性疾病，又称为肝窦阻塞综合征（SOS），在世界范围内引起8000多例SOS病例，是该综合征的主要病因之一。我国基于308家医院住院患者的回顾性研究提示，传统中药和各类保健品（占26.81%）、抗结核药（占21.99%）、抗肿瘤药或免疫调整剂（占 8.34%）是 DILI 最主要的原因[4]。

DILI 预后多良好，但美国和瑞典数据显示，特异质型 DILI 患者 13%~15% 发生 ALF，与其他病因 ALF 相比，未进行肝移植的药物性 ALF 患者生存率更低，约 10% 的药物性黄疸患者最终死亡或需要肝移植，西班牙前瞻性研究推出基于新 R 值（nR）的优化 Hy's 法则能更好地预测药物性 ALF，DILI 出现谷丙转氨酶（ALT）≥ 3ULN（ULN 即正常值上限）且总胆红素（TBIL）> 2ULN 时，通常提示预后不良，在无胆管梗阻的情况下即使停用相关药物，病死率依然可能达到 10%~50%。肝细胞损伤型 DILI 通常病死率更高，混合型 DILI 病死率最低，而胆汁淤积型 DILI 的恢复过程常较慢。DILI 的慢性化率在不同研究中随诊断标准不同而异[1]。

二、风险因素

（一）宿主相关风险因素

1. 年龄

老年人药物代谢和清除能力下降，理论上更易发生 DILI，但西班牙和美国前瞻性注册研究并不支持年龄是 DILI 的一般性风险因素。冰岛基于人群的研究提示老年人 DILI 发病率较高可能主要是因为处方量增多，而非年龄的影响[1]。但年龄很可能是特定药物所致 DILI 的风险因素，例如老年之于异烟肼、儿童之于丙戊酸[5-6]。此外，年龄也可能影响 DILI 的表型，例如年轻人易发生肝细胞损伤，而老年人倾向于发生胆汁淤积，也更易出现持续性或慢性肝生化指标异常。

2. 性别

性别作为 DILI 易感因素的意义总体上并不确切。西班牙、美国和冰岛的研究显示 DILI 患者的男女比例并无显著差异。但女性对米诺环素和呋喃安因肝毒性的易感性仍然值得关注。且研究提示女性发生药物性 ALF 的风险更高[7]。

3. 种族

种族对药物不良反应的影响主要归因于不同种族的单核苷酸多态性（SNP）。西班牙裔族群对乙酰氨基酚（APAP）所致 ALT 升高更易发生自适应性缓解。在东亚和中东人群，慢 N- 乙酰转移酶 2（NAT2）基因型与抗结核药物诱导 DILI 风险增加有关，但在白种人群未见相关性[1, 8]。在欧美 DILI 患者中应用全基因组关联研究（GWAS）显示，HLA-DRB1*15：02 等位基因仅在 0.7% 的高加索人群中出现，而在南亚人群中出现频率为 13%~18%[9]。此外 HLA-DRB1*15：02-DQB1*06：01 是南亚裔人群发生阿莫西林克拉维酸相关暴发性肝衰竭的潜在危险因素[1]。

4. 酒精、妊娠

酒精是公认的细胞色素 P450 2E1（CYP2E1）诱导剂，在对乙酰氨基酚（APAP）肝毒性的反应代谢物 N- 乙酰 - 对 - 苯并醌亚胺（NAPQI）的形成中起着至关重要的作用。但酒精作为 DILI 一般性风险因素的意义迄今不明，有研究提示酒精可能仅是异烟肼、甲氨蝶呤和氟烷等少数特定药物所致 DILI 的风险因素[1]。RUCAM 因果关系评估量表将妊娠作为胆汁淤积 / 混合型 DILI 的风险因素，但支持孕妇更易患 DILI 这一观点的证据有限。

5. 基础疾病

代谢综合征组分应该被认为是他莫昔芬和甲氨蝶呤治疗患者发生药物相关脂肪性肝病的风险因素，并与严重程度相关。慢性乙型和丙型肝炎可被认为是抗 HIV 和抗结核治疗中导致 DILI 的风险因素。但有慢性肝病基础的患者更易发生 DILI 的证据有限[1]。

（二）药物相关风险因素

目前研究认为，任何药物剂量＞100mg/d、主要通过细胞色素P450酶系在肝脏代谢、在体内可形成活性代谢产物、具有双重抑制线粒体和胆盐输出泵（BSEP）功能，均是可能导致DILI风险的药物特性。

三、发病机制

DILI发病机制复杂，迄今尚未完全充分阐明，是多种机制先后或共同作用的结果，包括药物的直接肝毒性和特异质性肝毒性作用。药物的直接肝毒性指摄入人体内的药物和/或其代谢产物对肝脏产生的直接损伤，常呈剂量依赖性和可预测性，药物的直接肝毒性是进一步引起其他免疫和炎症反应的肝损伤机制。特异质性肝毒性指因个体药物代谢异常、药物介导免疫损伤或个体遗传差异等因素，导致个体DILI的易感性增加[10-11]。

四、临床分型与临床表现

（一）临床分型

1. 按发病机制的分型

传统上，DILI可分为固有型和特异质型[10,12]。固有型DILI具有可预测性，与药物剂量密切相关，潜伏期短，个体差异不显著。固有型DILI已相对少见，只有收益明显大于风险的药物，才能被批准上市。特异质型（IDILI）具有不可预测性，现临床上较为常见，个体差异显著，与药物剂量常无相关性（但发病通常需要50~100mg/d的剂量阈值），动物实验难以复制，临床表现多样化[1]。IDILI又可分为免疫特异质性DILI和遗传特异质性DILI。免疫特异质性DILI有两种表现，一是超敏性，通常起病较快（用药后1~6周），临床表现为发热、皮疹、嗜酸性粒细胞增多等，再次用药可快速导致肝损伤；另一种是药物诱发的自身免疫性损伤，发生缓慢，体内可能出现多种自身抗体，可表现为自身免疫性肝炎（AIH）或类似原发性胆汁性胆管炎（PBC）和原发性硬化性胆管炎（PSC）等自身免疫性肝病，多无发热、皮疹、嗜酸性粒细胞增多等表现。遗传特异质性DILI通常无免疫反应特征，起病缓慢（最晚可达一年），再次用药未必快速导致肝损伤[13]。近年来，随着新药研发的进展，临床上出现了一些无法用传统DILI分型解释的新型肝损伤类型，因此，国际上提出了“间接型”的新分型。这种类型肝损伤的发生是因为药物会加剧先前存在的肝脏疾病，如慢性乙型肝炎；或改变免疫系统状态激发免疫介导，例如血液系统疾病治疗中，大剂量激素、免疫抑制剂或某些单克隆抗体导致的病毒性肝炎再激活，免疫检查点抑制剂（ICIs）导致的肝损伤等[14]。

2. 按受损靶细胞的分型

可分为肝细胞损伤型、胆汁淤积型、混合型及肝血管损伤型。其中前3种类型可根据R值划分，R为［ALT实测值/ALT ULN（正常值上限）］与［碱性磷酸酶（ALP）实测值/ALP ULN］的比值。根据R值可分为：①肝细胞损伤型，ALT ≥ 3ULN且$R \geq 5$。②胆汁淤积型，ALP ≥ 2ULN且$R \leq 2$。③混合型，ALT ≥ 3ULN、ALP ≥ 2ULN且$2 < R < 5$[15]。通常，R值计算是基于首次可获得的异常肝脏生化检查。ALT缺失时，可用AST取代进行计算；但ALP缺失时，γ-谷氨酰转肽酶（GGT）无法很好替代[1]。肝血管损伤型相对少见，包括肝窦阻塞综合征/肝小静脉闭塞病（SOS/VOD）、紫癜性肝病（PH）、巴德-吉亚里综合征（BCS）、特发性门静脉高压症（IPH）等，导致血管性肝损伤的药物包括含有吡咯里西啶生物碱的草药、某些化疗药物、激素、

避孕药、免疫抑制剂和抗逆转录病毒药物等[13]。

3. 按病程的分型

可分为急性和慢性。急性 DILI 指 DILI 发生 6 个月内，肝功能恢复正常，无明显影像学和组织学肝功能损伤证据。慢性 DILI 指 DILI 发生 6 个月后，肝功能仍持续异常，或存在门静脉高压或慢性肝损伤的影像学和组织学证据。DILI 绝大多数为急性。

（二）临床表现

急性 DILI 的临床表现通常无特异性，潜伏期差异很大，可短至 1 日、长达数月。多数患者可无明显症状，仅有血清 ALT、AST 及 ALP、GGT 等肝脏生化指标不同程度的升高。部分患者可有乏力、食欲减退、厌油、肝区胀痛及上腹不适等非特异性症状。胆汁淤积明显者可有全身皮肤黄染、大便颜色变浅和瘙痒等症状。少数患者可有发热、皮疹、嗜酸性粒细胞增多甚至关节酸痛等过敏表现，还可能伴有其他肝外器官损伤的表现。病情严重者可出现 ALF 或亚急性肝衰竭（SALF），此时可出现腹水、肝性脑病、凝血功能障碍等症状。

慢性 DILI 在临床上可表现为慢性肝炎、肝纤维化、代偿性和失代偿性肝硬化、AIH 样 DILI、慢性肝内胆汁淤积和胆管消失综合征（VBDS）等。少数患者还可出现 SOS/VOD 及肝脏肿瘤等[13]。SOS/VOD 可呈急性，并有腹水、黄疸、肝脏肿大等表现。

五、实验室、影像和病理检查

（一）肝脏生化检查

血清 ALT、ALP 和 TBIL 等是界定 DILI 中肝损伤或肝功能障碍的标准指标。血清 ALT 反映肝损伤的敏感性较高，但特异性相对较低。对于 ALP 升高，应除外生长发育期儿童和骨病患者的非肝源性 ALP 升高。在识别 DILI 计算肝损伤模式时，当 ALT 缺失时，AST 值可以可靠地替代 ALT。血清 TBIL 升高、白蛋白水平降低和凝血功能下降均提示肝损伤较重。其中，血清白蛋白水平下降需除外肾病和营养不良等病因，凝血功能下降需除外血液系统疾病等病因。通常以凝血酶原时间国际标准化比值（INR）≥ 1.5 判断为凝血功能下降，也可参考凝血酶原活动度（PTA）等指标加以判断。

（二）排除其他原因的实验室检查

DILI 的诊断很大程度上依赖于排除引起肝损伤的其他原因。损伤类型有助于初步排查肝炎和胆汁淤积的最常见原因。对于肝细胞损伤型者，需排除各类病毒性肝炎（甲型、乙型、丙型和戊型病毒性肝炎）；必须筛查自身抗体和血清免疫球蛋白 G（IgG），以排除 AIH；较年轻的患者（＜40 岁）中，应通过筛查血浆铜蓝蛋白水平来排除肝豆状核变性（Wilson 病）；必要时需排除非嗜肝病毒的感染，如巨细胞病毒和人类疱疹病毒 4（EB）的感染。对于胆汁淤积型者，需排除原发性胆汁淤积性胆管炎（PBC）。

（三）影像学检查

DILI 患者的肝脏影像学表现通常是正常的。所有疑似 DILI 患者都应进行腹部超声检查以排除肝脏局灶性改变和胆管梗阻，其他影像学检查的使用视具体临床情况而定。如 DILI 患者呈现“肝炎样”综合征，则通常不需要做除肝脏超声之外的其他影像学检查；如是胆汁淤积型，则可能需要进行其他影像学检查，如 CT 和磁共振胆管造影来排除胆管结石和其他可疑病因。超声、CT 或 MRI 等常规影像学检查和必要的逆行胰胆管造影对鉴别胆汁淤积型 DILI 与胆管病变或胰胆管恶性肿瘤等有重要价值。

（四）肝脏组织学

DILI 的肝脏组织学变化几乎涵盖了肝脏组织学改变的全部范畴，主要用于需要在 DILI 和 AIH 之间进行鉴别时，以及撤除损伤肝药物后肝损伤不能缓解或继续进展者。肉芽肿和嗜酸性粒细胞浸润多与轻到中度肝损伤相关，而嗜中性粒细胞浸润、较高程度的坏死和纤维化、胆小管淤胆和胆管反应、微泡性脂肪变性以及门管区血管病变多与严重肝损伤、肝移植需求或死亡相关。

六、诊断与鉴别诊断

（一）诊断

1. DILI 的诊断是排他性诊断

全面、细致地追溯用药史至关重要，并且进行一系列的血液检查、影像学检查和 / 或肝活体组织检查排除其他可能的肝损伤原因。常见的损肝药物有：NSAIDs、抗感染药物（含抗结核药物）、抗肿瘤药物、中枢神经系统用药、心血管系统用药、代谢性疾病用药、激素类药物等。对于临床上怀疑 DILI 的患者，推荐采用 RUCAM 因果关系评估量表进行系统和客观评估。RUCAM 因果关系评估量表的评估包括 7 个部分的计分（具体见附录 13）：①用药至发病的时间。②肝损伤病程。③风险因素。④伴随用药。⑤除外其他肝损伤原因。⑥药物既往肝损伤信息。⑦再用药反应。随后根据得分判断其相关性：＞ 8 分为极可能；6~8 分为很可能；3~5 分为可能；1~2 分为不大可能；≤ 0 分为可除外。

2. 诊断 DILI 需满足的条件

诊断 DILI 需满足的条件主要有以下几种。①有药物暴露史。②排除其他原因或疾病所致的肝功能损伤。③可能有危险因素和药物说明书含有肝毒性信息。④肝脏损伤在相应的潜伏期，通常 1~4 周。⑤停药后，肝生化指标有所改善。⑥再次给药，迅速激发肝损伤。其中，诊断 DILI 必须包括①和②。而 2019 欧洲肝脏研究学会（EASL）临床指南还提出药物性肝损伤诊断需达到下述标准之一：① ALT ≥ 5 正常值上限（ULN）。② ALP ≥ 2ULN（伴随 GGT 升高并排除骨骼疾病引起的 ALP 升高）。③ ALT ≥ 3ULN，同时 TBIL ≥ 2ULN。若药物治疗前即有肝脏功能异常，可以药物性肝损伤发病前的平均值替代 ULN[1]。

3. DILI 分级

确诊 DILI 后，需对其进行严重程度分级，我国《药物性肝损伤诊治指南》中将 DILI 分为 6 级，① 0 级为无肝损伤，患者对暴露药物可耐受，无肝毒性反应。② 1 级为轻度肝损伤，可有或无乏力、黄疸等肝病相关症状，ALT 和 / 或 ALP 呈可恢复性升高，TBIL ＜ 2.5ULN，且 INR ＜ 1.5。③ 2 级为中度肝损伤，1 级症状可加重，血清 ALT 和 / 或 ALP 升高，TBIL ≥ 2.5ULN，或虽无 TBIL 升高，INR ≥ 1.5。④ 3 级为重度肝损伤，需进一步住院治疗，ALT 和 / 或 ALP 升高，TBIL ＞ 5ULN，伴或不伴 INR ≥ 1.5。⑤ 4 级为急性肝衰竭。⑥ 5 级为因 DILI 死亡，或需接受肝移植才能存活。完整的 DILI 诊断还应对起病缓急、受损靶细胞进行分类。

（二）鉴别诊断

1. 鉴别诊断要点

DILI 临床表型复杂，排除其他肝病对建立 DILI 诊断有重要意义。DILI 需与各型病毒性肝炎（特别是散发性戊型肝炎）、非酒精性脂肪性肝病（NAFLD）、酒精性肝病、AIH、PSC、Wilson 病、α1- 抗胰蛋白酶缺乏症、血色病等各类肝胆疾病相鉴别。

2. 特殊 DILI 的鉴别诊断

对于应用化学治疗药物或免疫抑制药物且合并乙型肝炎病毒（HBV）或丙型肝炎病毒（HCV）

标志物阳性的患者，若出现肝功能异常或肝损伤加重，应注意鉴别是 HBV 或 HCV 再激活，还是化学治疗或免疫抑制药物所致的肝损伤。对正在接受一线抗病毒治疗的艾滋病患者，若合并 HBV 或 HCV 标志物阳性且出现肝损伤，应注意抗病毒治疗药物所致肝损伤与肝炎病毒复制再激活所致肝损伤之间的鉴别。

3. 与 AIH 等的鉴别

少数 DILI 出现自身抗体阳性，临床表现与经典 AIH 相似。下列 3 种情况需特别注意：①在 AIH 基础上出现 DILI。②药物诱导的 AIH（DIAIH）。③自身免疫性肝炎样的 DILI（AL-DILI）[16]。

七、治疗

DILI 的基本治疗原则[1,10]：①及时停用可疑肝损伤药物，尽量避免再次使用可疑或同类药物。②应充分权衡停药引起原发病进展和继续用药导致肝损伤加重的风险。③根据 DILI 的临床类型选用适当的保肝治疗。④急性 / 亚急性肝衰竭（ALF/SALF）等重症患者必要时可考虑紧急肝移植。

（一）停药

及时停用可疑药物是 DILI 最重要的治疗措施。大部分患者在停用肝损伤药物后可完全恢复，部分患者会发展为慢性 DILI，甚至进展为肝衰竭。美国 FDA 制定的药物临床试验中的停药原则[17]：①血清 ALT 或 AST ＞ 8ULN。② ALT 或 AST ＞ 5ULN，持续 2 周。③ ALT 或 AST ＞ 3ULN，且 TBIL ＞ 2ULN 或 INR ＞ 1.5。④ ALT 或 AST ＞ 3ULN，伴逐渐加重的疲劳、恶心、呕吐、右上腹疼痛或压痛、发热、皮疹和 / 或嗜酸性粒细胞增多（嗜酸性粒细胞＞ 5%）。需要指出的是临床工作中不应拘泥于上述标准，还应根据具体情形具体分析。此外，在原发疾病必须使用相关药物治疗而无其他替代方式时可酌情降低用药频次或较少药物使用剂量。

（二）药物治疗

关于 DILI 药物治疗主要分为以下 6 种情况。

（1）轻 - 中度肝细胞损伤型和混合型 DILI，可选择水飞蓟素、甘草酸制剂和双环醇等。

（2）胆汁淤积型 DILI 可选用熊去氧胆酸或腺苷蛋氨酸治疗。早期应用低分子肝素抗凝治疗对 SOS 有效。

（3）妊娠期患者，首先需停用相关肝损药物，其次关注妊娠结局的改善，预防早产，加强胎儿监护，采用多学科诊疗模式保障孕妇及胎儿的安全。

（4）目前国内推荐在综合治疗的基础上加用 N- 乙酰半胱氨酸（NAC）治疗早期肝衰竭，尤其是 APAP 导致的患者，可改善 DILI 的肝脏生化和功能。NAC 可清除多种自由基，临床越早应用效果越好。NAC 是 2004 年被美国 FDA 批准用来治疗 APAP 引起的固有型 DILI 的唯一解毒药物。不建议 NAC 用于儿童非 APAP 所致药物性 ALF 的治疗，尤其是 0~2 岁的患儿[15]。治疗过程中应严格控制给药速度，以防不良反应。

（5）2014 年 9 月，国家食品药品监督管理总局批准异甘草酸镁可用于治疗 ALT 明显升高的急性肝细胞损伤型或混合型 DILI。

（6）糖皮质激素对 DILI 的疗效目前尚缺乏充分证据，应严格掌握治疗适应证，宜用于超敏或自身免疫征象明显、且停用肝损伤药物后生化指标改善不明显甚或继续恶化的患者，并应充分权衡治疗收益和可能的不良反应，避免诱发或加重感染、消化道溃疡或出血、高血压、高血糖、骨质疏松等不良反应[18-19]。但对于免疫检查点抑制剂导致的肝损伤：激素和免疫抑制剂是主要的治疗手段，可参照 ESMO、NCCN 以及 CSCO 等指南进行相应管理。

（三）肝移植

对于治疗效果不佳的肝性脑病、严重凝血障碍的肝衰竭及失代偿肝硬化需考虑肝移植。

附：抗肿瘤药所致药物性肝损伤一例

患者，女，66岁，因“尿黄3天”于2021-4-23收入我院肝病科。患者2个多月前因“头痛”于外院诊断“肺恶性肿瘤（右肺上叶腺癌伴多发骨、脑转移cT2aN0M1c IVB期，EGFR-，ALK-，ROS1-）”，给予放化疗、靶向治疗2次（具体方案不能提供，其中含有培美赛嗪），第2次化疗时间为2021-4-2，治疗前肝功能正常。3天前出现发热，乏力、尿黄、眼黄症状，就诊外院查肝功能：TBIL 84.9μmol/L、DBIL 31.0μmol/L、ALT 521U/L、AST 504U/L、GGT 968U/L、ALP 835U/L。血常规：WBC 7.9 × 10^9/L、N% 76.2%、HGB 113g/L、PLT 228 × 10^9/L，外院诊断“药物性肝损，肺部感染”，给予头孢哌酮钠舒巴坦钠抗感染，复方甘草酸苷、谷胱甘肽保肝，甲泼尼龙80mg抗炎等治疗3天，经治疗黄疸无减退，为求进一步诊治收入院。既往史无殊史。否认高血压、糖尿病、心脏病史，否认输血史，否认药物过敏史。

查体：皮肤巩膜轻度黄染，双肺呼吸音粗，右肺可闻及湿性啰音，未闻及干啰音，余未见阳性体征。入院后查血常规：WBC 5.65 × 10^9/L、Hb 108g/L、PLT 311 × 10^9/L；C反应蛋白（CRP）：2.65mg/L。降钙素原（PCT）0.08ng/mL；肝功能：TBIL 81.3μmol/L、DBIL 49.3μmol/L、IBIL 32.0μmol/L、ALT 717U/L、AST 552U/L、GGT 1118U/L、ALP 821U/L、TBA 45.1μmol/L；凝血功能：PT 11.5s、PTA 100.00%、INR 1.00，D-二聚体（DDU）2.38mg/L；乙肝两对半：HBsAb、HBcAb阳性，余阴性。HBV-DNA荧光定量：< 500IU/ML。抗-HAV、抗-HCV、抗-HEV阴性；EB病毒、巨细胞病毒学阴性。自身抗体：ANA胞浆颗粒型1∶100，余均阴性。免疫球蛋白：IgG 9.66g/L、IgM 0.672g/L、IgA 0.69g/L。铜蓝蛋白阴性。肺部CT示（图15-1-1）：双肺炎性改变，肝内稍低密度影，建议进一步检查。腹部彩超（图15-1-2）：肝实质回声增粗，肝内囊肿，肝内高回声区（血管瘤？），胆囊壁毛糙，子宫壁低回声团块或结节（肌瘤？），少量盆腔积液0.5cm。

诊断：药物性肝炎（RUCAM评分7分），混合型（R=2.72）；双肺炎。

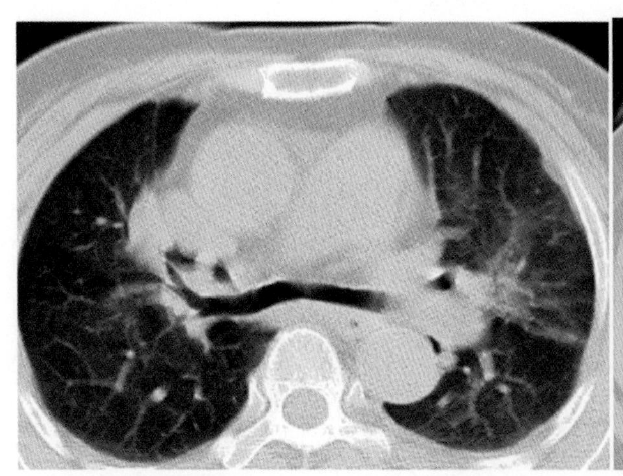
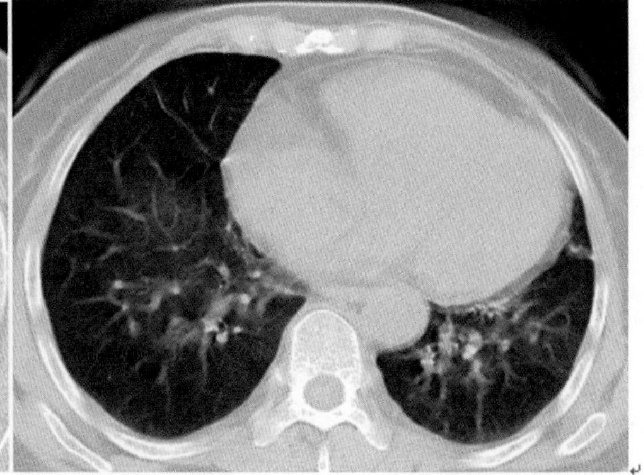

图15-1-1　肺部平扫CT

注：双肺炎性改变。

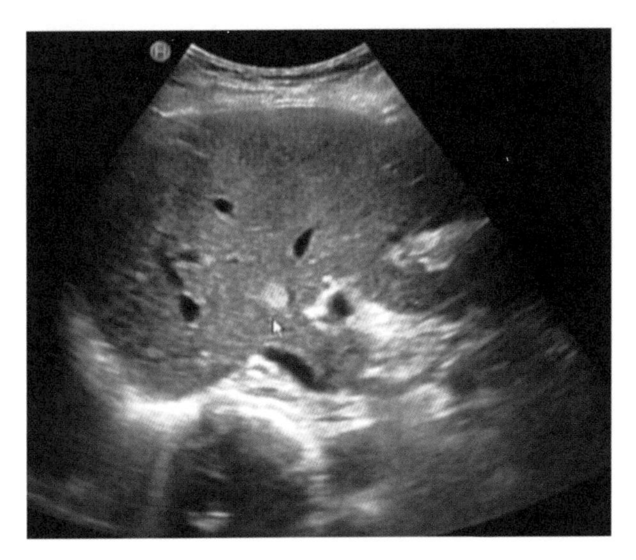
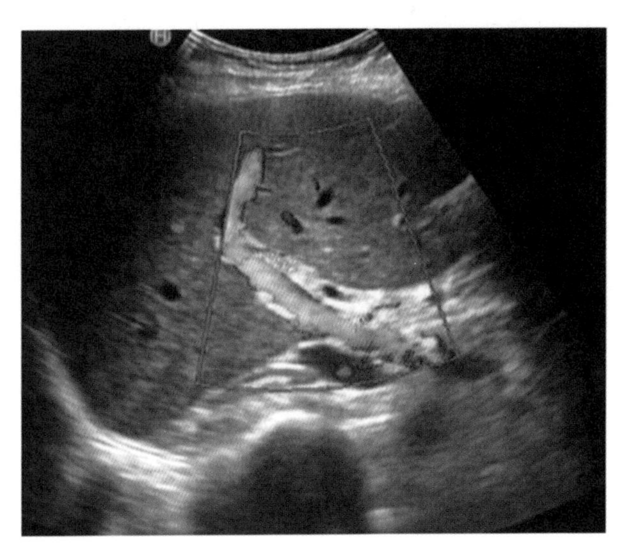

图 15-1-2　肝脏彩超

注：肝实质回声增粗。

治疗经过：给予腺苷蛋氨酸、谷胱甘肽、复方甘草酸单铵、优思氟保肝治疗，患者入院当天外院已经给予甲强龙 80mg，当天未再予激素用药，考虑其合并肺部感染，第 2 天甲强龙减量至 60mg，并辅以保胃、补钙，胸腺法新增强免疫力治疗，之后激素渐减量使用；患者肺部感染给予头孢哌酮钠舒巴坦钠抗感染治疗 10 天，住院期间均无再出现发热，无咳嗽、咳痰症状。经上述治疗 21 天后患者肺部感染控制，肝功能迅速恢复大致正常转肿瘤专科进一步诊治肿瘤。用药及肝功能情况（动态肝功能及用药情况详见下表 15-1-1）。

表 15-1-1　动态肝功能及用药情况

日期	ALT	AST	GGT	ALP	TBIL	DBIL	TBA	用药
2021-4-24	717	552	1118	821	81.3	49.3	45.1	复方甘草酸单铵、腺苷蛋氨酸、优思氟；头孢哌酮钠舒巴坦钠给药 10d；胸腺法新；甲强龙外院已予 80mg/d，连用 3 天
2021-4-27	382	106	1055	671	47.4	22.8	30.3	2021-4-24 静脉滴注甲强龙 60mg/d，用药 1 天；后改 40mg/d，连用 3 天
2021-5-1	137	33	688	459	35.8	15.3	8.9	2021-4-28 改口服甲泼尼龙先予 24mg/d，连用 7 天；接着改 16mg/d，连用 10 天；然后改 8mg/d，连用 7 天；后停激素继续肿瘤治疗
2021-5-8	38	20	330	224	27.2	9.1	—	
2021-5-13	26	18	206	168	23.5	7.6	8.7	

讨论：该例患者化疗后 20 天出现乏力、尿黄、眼黄症状，患者既往无脂肪肝、肝硬化、酒精性肝病等病史，入院后排除常见病毒性肝炎，自身免疫性肝病抗体仅 ANA 低滴度，余均阴性，免疫球蛋白亦阴性，不支持自身免疫性肝炎，腹部影像结果显示无梗阻性黄疸，结合 RUCAM 因果关系评估量表进行系统和客观评估，RUCAM 评分 7 分，判断该例患者肝损伤可能是

抗肿瘤药所致的药物性肝炎，根据 R 值划分，①肝细胞损伤型，ALT ≥ 3ULN 且 $R \geq 5$。②胆汁淤积型，ALP ≥ 2ULN 且 $R \leq 2$。③混合型，ALT ≥ 3ULN、ALP ≥ 2ULN 且 $2 < R < 5$。R 为［ALT 实测值 /ALT ULN（正常值上限）］与 ALP 实测值 /ALP ULN（正常值上限）的比值。患者 R=2.72，为混合型。患者外院考虑药物性肝炎，已予甲强龙 80mg/d 治疗 3 天，考虑其合并有肺部感染，基于激素对药物性胆汁淤积且有一定治疗作用，故未予立即停用，给予激素减量使用方案，并同时配合胸腺法新增强免疫力；GGT、TBIL 明显升高，同时予腺苷蛋氨酸、谷胱甘肽、复方甘草酸单铵、优思氟加强保肝利胆治疗。糖皮质激素在肿瘤药物性肝损伤患者更多用于免疫检查点抑制剂所致的肝损伤，但在胆汁淤积性非免疫性药物肝炎也有潜在治疗，该例患者经常规保肝药联合激素治疗，肝功能迅速恢复，为其后续肿瘤再治疗再次提供了机会。

参考文献

[1] European Association for the Study of the Liver (2019). EASL Clinical Practice Guidelines: Drug-Induced Liver Injury [J] . Hepatol, 70 (6):1222–1261.

[2] 胡江峰 , 陆伦根 . 药物性肝损伤的规范化诊治策略 [J] . 中华医学信息导报 , 2021, 36 (19): 17.

[3] BJÖRNSSON H K, BJÖRNSSON E S. Drug-induced liver injury: Pathogenesis, epidemiology, clinical features, and practical management [J] . Eur J Intern Med, 2022, 97:26–31.

[4] SHEN T, LIU Y, SHANG J, et al. Incidence and Etiology of Drug-Induced Liver Injury in Mainland China [J] . Gastroenterology, 2019, 156 (8): 2230–2241.

[5] TOSTMANN A, BOEREE M J, AARNOUTSE R E, et al. Antituberculosis drug-induced hepatotoxicity: concise up-to-date review [J] . J Gastroenterol Hepatol, 2008, 23: 192–202.

[6] FELKER D, LYNN A, WANG S, et al. Evidence for a potential protective effect of carnitine-pantothenic acid co-treatment on valproicacid-induced hepatotoxicity [J] . Expert Rev Clin Pharmacol, 2014, 7: 211–218.

[7] ROBLES-DIAZ M, LUCENA M I, KAPLOWITZ N, et al. Use of Hy's law and a new compositealgorithm to predict acute liver failure in patients with drug-induced liver injury [J] . Gastroenterology, 2014, 147: 109–118.

[8] CAI Y, YI J, ZHOU C, et al. Pharmacogenetic study of drug-metabolising enzyme polymorphisms on the risk of anti-tuberculosis drug-induced liver injury: a meta-analysis [J] . PLoS ONE, 2012, 7 (10): e47769.

[9] KALIYAPERUMAL K, GROVE J I, DELAHAY R M, et al. Pharmacogenomics of drug-induced liver injury (DILI) : molecular biology to clinical applications [J] . J Hepatol, 2018, 69: 948–957.

[10] YU Y C, Mao Y M, CHEN C W, et al. CSH guidelines for the diagnosis and treatment of drug-induced liver injury [J] . Hepatol Int, 2017, 11 (3): 221–241.

[11] MOSEDALE M, WATKINS P B. Understanding idiosyncratic toxicity: lessons learned from drug-induced liver injury [J] . J Med Chem, 2020, 63 (12) : 6436–6461.

[12] ANDRADE R J, CHALASANI N, BJÖRNSSON E S, et al. Drug-induced liver injury [J] . Nat Rev Dis Primers, 2019, 5 (1) : 58.

[13] 中华医学会肝病学分会药物性肝病学组 . 药物性肝损伤诊治指南 [J] . 临床肝胆病杂志 , 2015, 31 (11) : 1752-1769.

[14] HOOFNAGLE J H, BJÖRNSSON E S. Drug-Induced Liver Injury -Types and Phenotypes [J] .N Engl J Med, 2019, 381 (3): 264-273.

[15] CHALASANI N P, HAYASHI P H, BONKOVSKY H L, et al. ACG Clinical Guideline: the diagnosis and management of idiosyncratic drug-induced liver injury [J] . Am J Gastroenterol, 2014, 109 (7) : 950-966.

[16] KLEINER D E, CHALASANI N P, LEE W M, et al. Hepatic histological findings in suspected drug-induced liver injury:systematic evaluation and clinical associations [J] . Hepatology, 2014, 59 (2) : 661-670.

[17] FORD R, SCHWARTZ L, DANCEY J, et al. Lessons learned from independent central review [J] . Eur J Cancer, 2009, 45 (2) : 268-274.

[18] HU P F, XIE W F. Corticosteroid therapy in drug-induced liver injury: pros and cons [J] . J Dig Dis, 2019, 20 (3) :122-126.

[19] HU P F, WANG P Q, CHEN H, et al. Beneficial effect of corticosteroids for patients with severe drug-induced liver injury [J] . J Dig Dis, 2016, 17 (9) : 618-627.

（作者：黄祖雄　林秋香）

第二节　免疫检查点抑制剂相关性肝损伤的诊治

免疫检查点抑制剂（immune checkpointin-hibitors，ICIs）是一种靶向免疫检查点的单克隆抗体分子，通过阻断免疫检查点分子恢复 T 细胞活性，增强机体抗肿瘤免疫应答[1]。2011 年美国 FDA 批准了第一个细胞毒性 T 淋巴细胞相关抗原 -4（cytotoxic T lymphocyte-associated protein-4, CTLA-4）的 ICIs 药物，用于治疗转移性黑色素瘤，之后更多具有潜在抗肿瘤反应的新型 ICIs 药物面世，目前 ICIs 主要分为 CTLA-4 抑制剂、程序性细胞死亡蛋白 -1（programmed death 1, PD-1）抑制剂及其配体（pro-grammed death ligand-1, PD-L1）抑制剂三种[2]。随着 ICIs 在肿瘤学领域稳定发展，这意味着将来会有更多的患者选择免疫治疗。肿瘤的免疫疗法通过再次激活免疫抑制，恢复免疫系统的免疫监视功能从而达到抗肿瘤作用，ICIs 过度激活的免疫系统也会攻击人体正常器官，引起相关的免疫不良反应，被称为 ICIs 相关不良反应（immunocheckpoint inhibitors related adverse effects，irAEs）。由于肝脏经常接触外来抗原，形成了较高的免疫耐受能力，但免疫检查点的封锁可导致异常免疫激活，故对肝脏也可产生损伤作用，这种类型的肝损伤被称为检查点抑制剂的免疫介导肝毒性（immune-mediated hepatotoxicity，IMH）[3]，严重者可威胁患者的生命，应引起临床医师高度重视。

一、IMH 发生机制

IMH 发病机制尚未完全明确，可能与 ICIs 的作用机制密切相关，在 ICIs 诱导的肝损伤小鼠模型中可观察到坏死肝细胞周围有环状的淋巴细胞浸润，且 T 细胞浸润程度与肝细胞坏死程度呈正相关，转录谱分析显示 ICIs 可引起强烈的免疫信号（包括白细胞迁移和 T 细胞活化），并诱导肝细胞死亡信号转导通路[4]。在 IMH 患者中也常见肝实质局部坏死伴 CD8+T 细胞为主的细胞浸润[5]。推测 IMH 的发生是 ICIs 诱发 T 细胞活化，当肿瘤患者使用 ICIs 后，肿瘤细胞和肝巨噬细胞及肝窦内皮细胞表面表达的 PD-L1 被拮抗，T 细胞被非特异性激活，高度活化的 T 细胞不仅产生针对肿瘤抗原的特异性应答，而且也攻击正常肝组织[6]。此外，CD8+ 阳性 T 细胞介导细胞裂解，新抗原、肿瘤抗原和正常组织中的自身抗原释放，可导致 T 细胞分化，活化的 CD4+T 细胞最终可分化为 Th1 和 Th17 淋巴细胞，这些细胞激活刺激促炎细胞因子如干扰素（IFN γ）和白细胞介素 -17（IL-17）的产生，导致肝细胞损伤[7]。临床上仅少部分患者发生 IMH，因而推测遗传因素可能在 IMH 发生过程中发挥重要作用。

二、IMH 的发生率与危险因素

IMH 可发生于首次使用 ICIs 后的任意时间，最常出现在首次用药后 8~12 周，发生率受到 ICIs 的类型、剂量、使用方法（单药或联合）、肿瘤类型以及潜在肝脏疾病等因素影响，差异率大，为 0.7%~16%，CTLA-4 抑制剂引起的 IMH 普遍高于 PD-1 或 PD-1 抑制剂，且呈剂量依赖性（增加剂量，肝损伤风险增加）[8]。FDA 注册临床试验中，PD-1 抑制剂引起的 IMH 发生率最低，为 0.7%~2.1%，PD-L1 抑制剂发生率约 5%，标准剂量 CTLA-4 抑制剂为 0.9%~12%，高剂量 CTLA-4 抑制剂约为 16%。3/4 级 IMH 的总发生率为 0.6%~11%，高剂量 CILA-4 抑制剂更常见[9]。CTLA-4 抑制剂所引起的所有级别和高级别的肝损伤发生率比 PD-1 抑制剂高，其可能与 2 种信号分子在免疫应答中发挥作用的阶段不同有关，T 细胞表面的 CTLA-4 分子与抗原递呈细胞表面的 B7 结合，削弱免疫应答起始阶段 T 细胞的活化；相反，PD-1 分子是在免疫应答后续阶段与周围组织细胞表面的 PD-L1 分子结合从而抑制 T 细胞功能[10]。二者在免疫应答的“总路”和“支路”发挥作用，因此相应抑制剂所引起的肝损伤发生率有所不同。IMH 大多呈剂量依赖性，如在易普利单抗治疗晚期黑色素瘤的剂量范围研究中发现，在应用剂量为 0.3mg/kg 时，未观察到 3~4 级肝脏不良反应，而在 10mg/kg 的剂量下，易普利单抗的毒性增加到 30%[11]。Yau 等的另一项研究显示接受易普利单抗 3mg/kg 与纳武利尤单抗 1mg/kg 联合用药的患者免疫治疗相关肝毒性的发生率约为 20%，而接受易普利单抗 1mg/kg 与纳武利尤单抗 3mg/kg 联合治疗的患者肝毒性的发生率为 12%[12]，这提示一个有效且不良反应轻的临界点剂量值得探索。联合用药免疫治疗 IMH 的发生率高于单药治疗，常规剂量单药治疗 IMH 的发生率为 5%~10%（其中 3 级 irAEs 为 1%~2%），而联合用药的发生率为 25%~30%（其中 3 级 irAEs 为 15%）[13]。Miller 等人[14]回顾性分析 5762 例接受 ICIs 治疗患者，其中 100 例患者发生了肝脏毒性，CTLA-4 抑制剂与 PD-1 或 PD-L1 抑制剂联合治疗患者肝脏毒性发生率高达 9.2%，而采用 CTLA-4 抑制剂、

PD-1 或 PD-L1 抑制剂单药治疗时的发生率仅为 1.7%、1.1%。此外 ICIs 与一些肿瘤靶向药物联合应用也更容易发生肝毒性，可产生严重的肝毒性。肿瘤本身也会影响 IMH 发病率，恶性黑色素瘤患者更容易发生 IMH。IMH 的发生还与肝脏的基础状态密切相关，自身免疫性肝病、肝脏肿瘤、其他慢性肝病均可增加 IMH 发生，如肝癌患者中，PD-1 抑制剂引起肝损伤的发生率为 9%~15%，而 CTLA-4 抑制剂引起肝损伤高达 55%[15]。

三、IMH 的临床特点

IMH 患者一般无特异性的临床表现，有时伴有疲乏、食欲下降、饱胀、发热等，胆红素升高时可出现皮肤巩膜黄染、尿黄等，罕见情况下以肝衰竭起病。IMH 可发生在 ICIs 用药后的任意时间，通常出现在首次用药后 8~12 周，CTLA-4 抑制剂与 PD-1 或 PD-L1 抑制剂相比，相关的 IMH 往往发生更早，病情更严重，发热相对更常见[8]。几乎一半 IMH 患者常合并其他 irAEs，如肺炎、垂体炎、支气管炎和胰腺炎等，合并 irAEs 的出现更有利于 IMH 的诊断。IMH 生化主要表现丙氨酸氨基转移酶（ALT）和 / 或天门冬氨酸氨基转移酶（AST）升高，伴或不伴胆红素升高，单独胆红素升高十分少见。根据患者血清 AST 与 ALT 比值及总胆红素（TBIL）水平可将肝损伤分为 4 个等级：① 1 级肝损伤为 AST 与 ALT 比值升高，小于正常值上限 3 倍，血清总胆红素水平升高，小于正常值上限 1.5 倍。② 2 级肝损伤为 AST 与 ALT 比值升高，为正常值上限的 3~5 倍，血清总胆红素水平升高，为正常值上限 1.5~3 倍。③ 3 级肝损伤，AST 与 ALT 比值升高，为正常值上限的 5~20 倍，血清总胆红素升高，为正常值上限 3~10 倍。④ 4 级肝损伤为 AST 与 ALT 比值升高，超过正常值上限 20 倍，血清总胆红素升高，为正常值上限 10 倍[8]。目前 IMH 临床反应较轻，多为 1~2 级不良反应，3~4 级不良反应的发生率较低，但仍需警惕，来自世界卫生组织药物警戒数据库的结果显示，在 613 例 ICIs 引起的致死性不良事件中，死于 IMH 的患者（124 例）占 20.2%，仅次于结肠炎和肺炎[16]。

四、IMH 的病理组织学特点

IMH 肝脏病理组织学上与其他药物性肝炎相比，并无特征组织学特点，主要表现为全小叶性肝炎（70%），孤立的中央区带状坏死（20%），肉芽肿性肝炎（5%）和其他形式的组织损伤（5%），浸润细胞以淋巴细胞为主，偶可见嗜酸性粒细胞，浆细胞浸润并不明显[17-18]。IMH 肝脏病理主要应与自身免疫性肝炎（AIH）相鉴别，AIH 以界板性肝炎为主，浸润细胞主要是浆细胞，典型的有玫瑰花环、穿入现象，除轻型炎症外，几乎所有 AIH 都存在不同程度的纤维化，伴有 CD8+ 和 CD4+T 淋巴细胞浸润；而 IMH 浆细胞浸润并不明显，以淋巴细胞及单核细胞浸润为主，免疫染色显示存在大量的 CD8+T 淋巴细胞，而 CD4+T 细胞或 CD20+B 淋巴细胞量极少，CD4+ 与 CD8+ 比值有利于区分二者。这可能与 IMH 是一种免疫介导、较少区域选择性的肝细胞坏死，不需要强激活辅助 T 细胞和产生免疫球蛋白[18]。不同类型 ICIs 引起 IMH 病理组织学表现上存在差异，PD-1 抑制剂所引起的肝实质损伤主要表现小叶型肝炎和轻度门静脉炎症[19]，50% 以上的患者会出现肝细胞片状坏死、嗜酸性小体（不含纤维蛋白的微小肉芽肿）及胆管损伤，部分可能出现淋巴细胞浸润性胆管炎引发胆管消失综合征[20]。CTLA-4 抑制剂相关肝损伤比 PD-1 抑制剂更为严重[19]，表现为全小叶肝炎，小叶内大量淋巴细胞和巨噬细胞聚集组成的混合炎性浸润，巨噬细胞可形成松散的“微肉芽肿”，并见分散的嗜酸性粒细胞和中性粒细胞，还可见融合性坏死灶、多灶性肝细胞凋亡和气球样变性。CTLA-4 抗体与 PD-1 抗体联用时，其病理学结果更为典型，表现为伴有严重中央小叶坏死的肉芽肿性肝炎。

五、IMH 的诊断与鉴别诊断

IMH 的诊断是一种排他性诊断，基于病史、实验室检查、影像学和 / 或组织学的评估，应全面了解患者的用药史、饮酒史、病毒性肝炎史及其他肝病史等。临床上可通过评估患者的用药情况，及时终止可疑肝损伤药物；通过筛查实验室指标生化全套、病毒标志物、自身免疫抗体、抗中性粒细胞胞浆抗体、免疫球蛋白、铜蓝蛋白等排除病毒性肝炎、自身免疫性肝病、肝豆状核变性等；通过影像学检查及肿瘤标志物检测排除原发性肝细胞癌或新发肝转移癌，或评估肝脏肿瘤有无进展及胆管有无梗阻。当 AST 与 ALT 的升高比例不一致时，需警惕心肌炎或肌炎等少见的 irAEs；基线乙型肝炎病毒核心抗体（hepatitisB virus core antibody，HBcAb）阳性者存在潜在 HBV 激活风险，需进一步评估 HBV 的 DNA 水平。当患者合并慢性肝炎等基础疾病且基线肝功能异常时，或对病因不明、肝损伤较重、病情进展较快、治疗效果欠佳的患者，条件允许的情况下应尽早完善肝组织病理学检查，作为“金标准”的肝脏穿刺活检可进一步明确肝损伤的原因及损伤程度，有助于指导治疗。IMH 多数病例无症状，常在 ICIs 治疗过程检测时发现，因此所有接受 ICIs 治疗的患者在基线和每个治疗周期前均应进行肝功能检测，以及时评估肝功能是否受损。

六、IMH 的治疗与难点

IMH 治疗应首先减少或停用其他可能引起肝脏损伤的药物，中国临床肿瘤学会（CSCO）、欧洲临床肿瘤学会（ESMO）、美国临床肿瘤学会（ASCO）联合美国国家综合癌症网络（NCCN）均制定了免疫检查点抑制剂相关的毒性管理指南，各指南均采用常见不良反应评价标准（CTCAE）中肝毒性分级标准（根据转氨酶和胆红素水平）指导 IMH 的治疗。总体上述各指南建议一致：1 级肝损伤是最常见的，应该每 1~2 周监测患者肝功能，一旦出现肝脏情况恶化，需要重新评估肝损伤等级，重新制订诊疗方案；2 级肝损伤应暂停 ICIs 的治疗，增加肝功能监测频率，若肝功能恶化，考虑口服糖皮质激素（泼尼松 0.5~1.0mg/kg · d）治疗，如肝功能好转，总疗程至少 4 周，当泼尼松剂量减至≤ 10mg/d，且肝脏毒性≤ 1 级，可重新予 ICIs 治疗；3 级肝损伤应立即停用 ICIs 的治疗，并使用糖皮质激素（泼尼松 1.0~2.0mg/kg · d）治疗，若使用糖皮质激素 3~5d，患者肝功能未得到改善，可考虑使用二线的免疫调节药物，如吗替麦考酚酯（500~1000mg，2 次 / 日）；4 级肝损伤建议永久停用 ICIs 的治疗并考虑住院治疗，并静脉使用糖皮质激素（泼尼松 1.0~2.0mg/kg · d）治疗，如 3 天后肝功能无改善，加用吗替麦考酚酯，如吗替麦考酚酯疗效仍不佳时可考虑三线治疗（但未对三线治疗提出明确建议）并请肝病专家会诊。

尽管各指南均推荐糖皮质激素作为 IMH 主要治疗药物，但糖皮质激素的使用依然存在一定争议。IMH 中糖皮质激素的治疗是否会影响 ICIs 的抗肿瘤作用效果，理论上糖皮质激素作为一种免疫抑制剂，破坏了 ICIs 对机体自身免疫系统的激活，可能会降低抗肿瘤作用。Scott 等人[21]针对使用纳武利尤单抗治疗的非小细胞肺癌患者的研究，发现使用泼尼松＞ 10mg/d 的患者相较于未使用激素的患者治疗反应率更差。Faje 等人[22]对接受易普利单抗治疗后发生免疫治疗相关垂体炎的黑色素瘤患者进行研究，将其分为大剂量激素治疗组（中位剂量 22.4mg）和小剂量激素治疗组

（中位剂量 5.5mg），发现大剂量激素治疗组的总生存期（OS）及治疗失败时间（TTF）明显差于小剂量激素治疗组。但也有学者研究发现使用糖皮质激素不影响抗肿瘤效果，在一项回顾性分析中显示，因接受易普利单抗治疗后出现 irAEs 的黑色素瘤患者，给予糖皮质激素治疗，发现激素治疗不影响患者的总生存期（OS）及治疗失败时间（TTF）[23]。此外长期使用激素会降低机体免疫功能，增加机会性感染的风险，部分合并慢性乙型病毒性肝炎的患者甚至出现乙型肝炎病毒再激活。综上，基于使用激素存在上述等不良反应，当发生 IMH 是否使用激素及激素量如何把握仍有较大争议。一项研究分析显示，免疫治疗发生 IMH 的患者，将其分为小剂量激素治疗组（50~60mg）和大剂量激素治疗组（1mg/kg），结果发现大剂量激素治疗组相较于小剂量治疗组氨基转移酶恢复正常的时间并未缩短、下降的速度并未加快[24]。另有回顾性研究纳入 16 例发生 3 级及以上肝毒性的患者，发现其中 6 例停药后有效，7 例接受小剂量激素（0.5~1mg/kg · d）口服治疗后好转[25]。另一研究显示部分 3 或 4 级 IMH 患者未使用激素治疗肝功能亦可自发缓解[26]。临床上激素使用时，选择最小有效剂量尽量规避其副作用有待进一步探讨。此外糖皮质激素使用疗程也是值得讨论，有研究表明，对于 3 或 4 级 IMH 患者，在激素减量过程中 1/3 患者可出现肝炎反复，提示激素减量需缓慢，疗程可适当延长（6~8 周）[27]。上述研究提示或许低于指南推荐剂量的激素或不用激素也可治疗 IMH，激素治疗、疗程等问题有待更多临床数据总结分析。鉴于 IMH 可导致严重的肝损伤或进展至肝衰竭，若无激素禁忌证，笔者团队更认同对于 2 级的 IMH 患者，先停用 ICIs 后给予常规保肝药物如甘草酸类药、还原型谷胱甘肽等药治疗，若肝功持续恶化，再开始激素治疗；而对于 3/4 级的 IMH 患者直接进行更积极的激素治疗，激素剂量宜结合患者基础状态不盲目增量或减量。

激素难治性的 IMH 二线药物指多数指南推荐 MMF，ASCO 还建议使用硫唑嘌呤，但仅有少量病例支持和专家建议，无大样本临床数据证实。目前三线治疗方案尚不明确，有学者建议将针对 T 淋巴细胞的新型免疫抑制剂他克莫司或抗胸腺细胞球蛋白（ATG）作为三线治疗方案。Chmiel 等人[28]报道 1 例接受易普利单抗治疗的黑色素瘤患者，出现 4 级免疫治疗相关肝毒性，给予甲强龙 500mg，病情好转 1 周后再次恶化，加用 MMF 未改善，5 天后加用 ATG 1.5mg/kg，病情很快好转。而 Ziogas 等人[29]报道黑色素瘤患者接受 ICIs 治疗后出现 4 级 IMH，给予甲强龙 2mg/kg，病情未见好转，加用 MMF 仍未改善，最终加用他克莫司 1.5mg（2 次 /d）治疗后好转。目前 CSCO 指南也建议可加用他克莫司作为三线药，ESMO 指南提出可尝试抗胸腺细胞免疫球蛋白。肿瘤坏死因子抑制剂英夫利西单抗因其自身潜在的肝脏毒性，不建议考虑使用在 IMH 的患者中，但也有使用成功的案例。Cheung 等人[24]报道 1 例接受易普利单抗联合纳武利尤单抗治疗的黑色素瘤患者，出现免疫治疗相关肝毒性后，采用激素和 MMF 治疗，氨基转移酶仍持续升高至 4 级肝炎，加用英夫利西单抗后肝功能立刻改善。因此应尽量避免使用英夫利西单抗，但在其他方案均无效的情况下，亦可慎重考虑其的应用。

此外，部分患者以胆管损伤为主，临床上以 γ－谷氨酰转移酶、碱性磷酸酶和 / 或总胆红素升高为主，应尽可能通过肝组织病理学评估有无合并肝小叶或汇管区炎症，若无明显肝组织炎症表现，大多对激素和 / 或免疫抑制剂应答甚微可给予熊去氧胆酸治疗，CSCO 指南给出该药建议，但治疗疗程较长，恢复缓慢。对于出现罕见的 NRH，因为其肝脏结构发生了改变，可通过经颈静脉肝内门腔静脉分流术来缓解门静脉高压[30]。部分病情进展快或肝衰竭患者，基于免疫因素为主要发病机制，血浆置换是一个治疗手段。

七、重启免疫治疗的再挑战

基于安全的考虑，IMH 发生后再次重启 ICIs 治疗需谨慎，目前对于 2 级肝毒性，指南均推荐暂停 ICIs 治疗，待肝功能好转后再次启用 ICIs；对于 3/4 级肝毒性，大部分指南建议永久停用 ICIs，而 2021 年 CSCO 指南中建议 3 级肝毒性，在肝毒性≤ 1 级且激素（泼尼松剂量≤ 10mg/d）可考虑重启 ICIs 治疗，仅建议 4 级肝毒性永久停用 ICIs。目前关于 3~4 级 IMH 患者 ICIs 治疗再挑战研究数据还较少，Pollack 等人[31]的一项回顾性研究结果显示，使用 CTLA-4 抑制剂和 PD-1 抑制剂治疗 29 例发生 IMH，其中 19 例为 3~4 级 IMH，而这 29 例患者恢复使用 PD-1 抑制剂后，5 例（17%）IMH 复发，未复发者中包括 2 例 4 级 IMH 者。Santini 等人[32]针对非小细胞肺癌患者的研究发现，进行免疫治疗再挑战的患者大部分出现复发或新发 irAEs，症状较轻且可管理，其中 60% 为 1~2 级 irAEs，40% 为 3~4 级 irAEs（其中 85% 可恢复至 1 级），仅 2 例患者死亡。另一项大型回顾性研究显示，102 例出现 3 级及以上 IMH，31 例选择免疫治疗再挑战，其中约 50% 的患者出现 irAEs，约 13% 的患者再次出现 2 级及以上肝毒性，仅 20% 的患者需中止治疗[33]。基于晚期恶性肿瘤患者，治疗选择有限，在无其他治疗方案的情况下，对于 3~4 级 IMH 患者，尤其是单纯转氨酶水平升高的患者，肝功能恢复至 1 级或基线水平时，权衡利弊，可积极尝试重启 ICIs 治疗，当重启免疫治疗后再次引起肝功能损伤者，考虑永久终止使用 ICIs 治疗。在再挑战方案上，可考虑“降阶梯式”选择，若初始方案选择了联合治疗，再挑战方案可考虑单药治疗；若初始方案为 CTLA-4 治疗，再挑战方案可考虑采用 irAEs 发生率较低的 PD-1 或 PD-L1 方案，重启过程中密切监测，警惕肝毒性的再次出现。

八、小结与展望

ICIs 的发现和应用开启了肿瘤治疗的新时代，随着 ICIs 治疗适应证的扩大，IMH 发生率将越来越多，在 ICIs 治疗中是不可回避的问题。IMH 临床症状不一定明显，一旦发现实验室异常，应根据 ALT 或 AST 及血清总胆红素的水平与其正常上限进行分级，并积极开展多学科协作，在毒性与特定治疗之间取得平衡，进行相应的处理，让更多患者获益。但目前仍有一系列亟待解决的问题：诊断方面主要为排除性诊断，缺乏灵敏度和特异度高的指标对其发生发展进行有效预测，因而有待积极寻找早期预测指标；治疗以停药及使用标准剂量的激素治疗为主，激素的最小有效剂量及针对激素无效患者的治疗方案尚需收集更多真实世界的临床研究数据来支持。

附：免疫检查点抑制剂（ICIs）诱导的免疫相关的肝损伤 1 例

现病史：患者男性，58 岁，Wt：48kg，因“乏力、眼黄、尿黄伴皮肤瘙痒 1 周”于 2022 年 2 月 15 日收住我院肝病科。患者 3 月余前（2021 年 11 月）于外院诊断为“左肺上叶鳞癌（cT3N2M0 Ⅲ B 期）”。入院前 90 天应用抗程序性死亡分子（PD-1）抗体信迪利单抗（每 21 天 1 次，共应用 3 次）和紫杉醇 + 顺铂方案化疗（每 21 天 1 次，共应用 3 次）治疗，治疗前肝功能正常。7 天出现乏力，伴食欲、食量减少，食量为平时的 2/3，无恶心、呕吐等不适。于外院复查肝功能：ALT 338U/L、AST 136U/L、TBIL 305μmol/L。HBV-DNA < 500IU/mL。外院给予多烯磷脂酰胆碱、腺苷蛋氨酸、复方甘草酸苷药物静脉滴注保肝治疗 1 周，自觉眼黄、尿黄无改善，为求进一步诊治收入院。既往 2 型糖尿病病史 4 年余，血糖情况描述不详，自诉不规律服用阿卡波糖（拜糖平）+

二甲双胍，未监测血糖。否认高血压、心脏病史，否认输血史，否认药物过敏史。

查体：皮肤巩膜重度黄染，余无明显阳性体征。入院后查血常规：WBC 3.73 × 10^9/L、Hb 94g/L、PLT 215 × 10^9/L。C 反应蛋白（CRP）：2.40mg/L。急诊降钙素原（PCT）：0.39ng/mL。血生化：ALB 38g/L、TBIL 374.2μmol/L、DBIL 206.1μmol/L、IBIL 168.1μmol/L、ALT 328U/L、AST144U/L、GGT 799U/L、ALP 1371U/L、TBA 400.3μmol/L、K^+ 4.76mmol/L、Na^+ 128mmol/L、BUN 7.0mmol/L、Scr 99μmol/L、TG 3.24mmol/L、TC 14.90mmol/L。凝血功能：PT 11.6s，PTA 100.00%，INR 1.00。乙肝两对半：HBeAb、HBcAb 阳性，余阴性。HBV-DNA 荧光定量：< 500IU/ML。抗 -HAV、抗 -HCV、抗 -HEV 阴性。EB 病毒、巨细胞病毒学阴性。自身抗体均阴性。免疫球蛋白：IgG 9.76g/L、IgM 5.080g/L、IgA 5.52g/L；铜蓝蛋白 1.070g/L。结核感染 T 细胞阴性。T 淋巴细胞亚群检测（绝对计数）（CD 抗原）：CD4+（绝对值）226，CD8+（绝对值）157。全腹彩超（图 15-2-1）：肝实质回声增粗，肝内多发囊肿，胆囊壁水肿、胆囊腔闭，脾肿大，左肾结石。肺部 CT：双肺上叶间隔旁型肺气肿，双肺慢性炎症。心脏彩超：房室大小结构及室壁运动未见明显异常，左心室舒张功能减退，整体收缩功能正常。肝穿刺肝组织病理学（图 15-2-2）：本例镜下见中度肝小叶炎伴肝 3 区中度淤胆，部分肝巨噬细胞内含铁血黄素沉积，汇管区可见部分胆管上皮炎及胆管上皮萎缩、未见明确缺失，形态学符合急性胆汁淤积性肝炎伴继发性含铁血黄素沉着症改变，结合临床病史，病因首先待排药物性肝损害。免疫组化结果：CK7（胆管上皮 +，祖细胞 -），CD138（浆细胞散在 +），CD10（毛细胆管 +），ABCB4（毛细胆管 +），ABCB11（毛细胆管 +），GS（中央静脉周围肝细胞 +）。特殊染色结果：Masson 染色（未见明显纤维组织增生），铁染色（部分肝巨噬细胞及肝细胞内含铁血黄素沉积），罗丹宁染色（未见铜颗粒沉积），醛品红染色（部分肝细胞及肝巨噬细胞内色素颗粒沉积）。

诊断：免疫检查点抑制剂（ICIs）诱导的免疫相关的肝损伤，胆汁淤积型（R=0.57，$R \leq 2$），四级，诊断依据见表 15-2-1；2 型糖尿病。

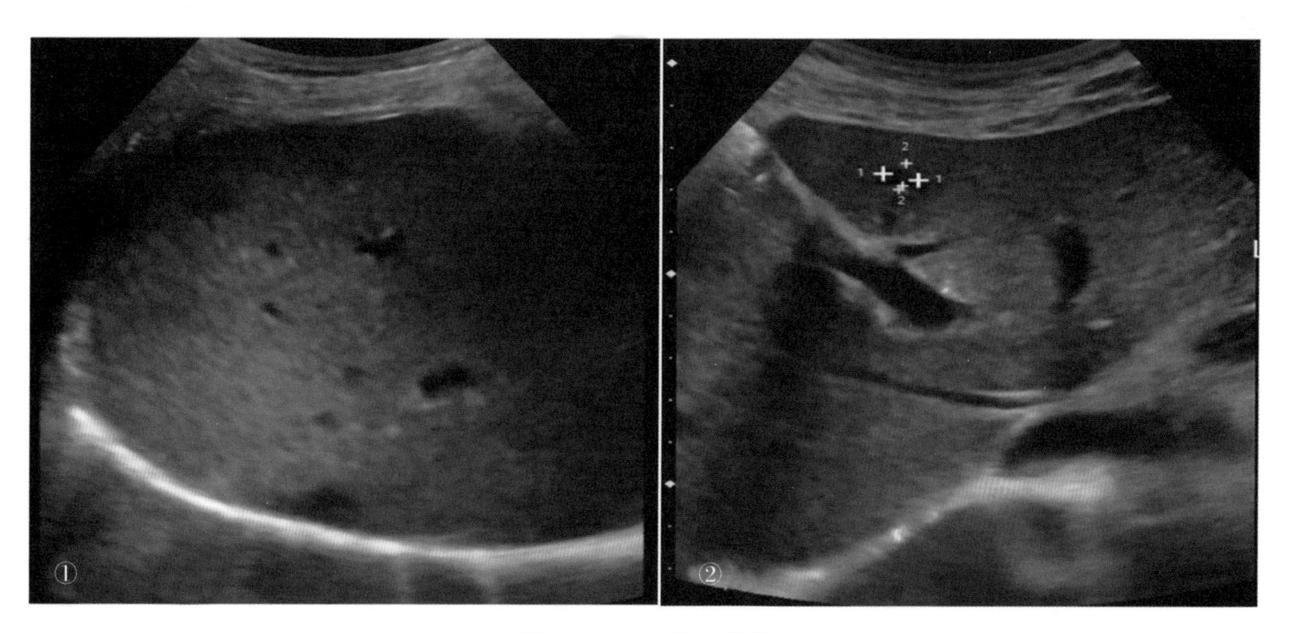

图 15-2-1　肝脏彩超

注：肝实质回声增粗。

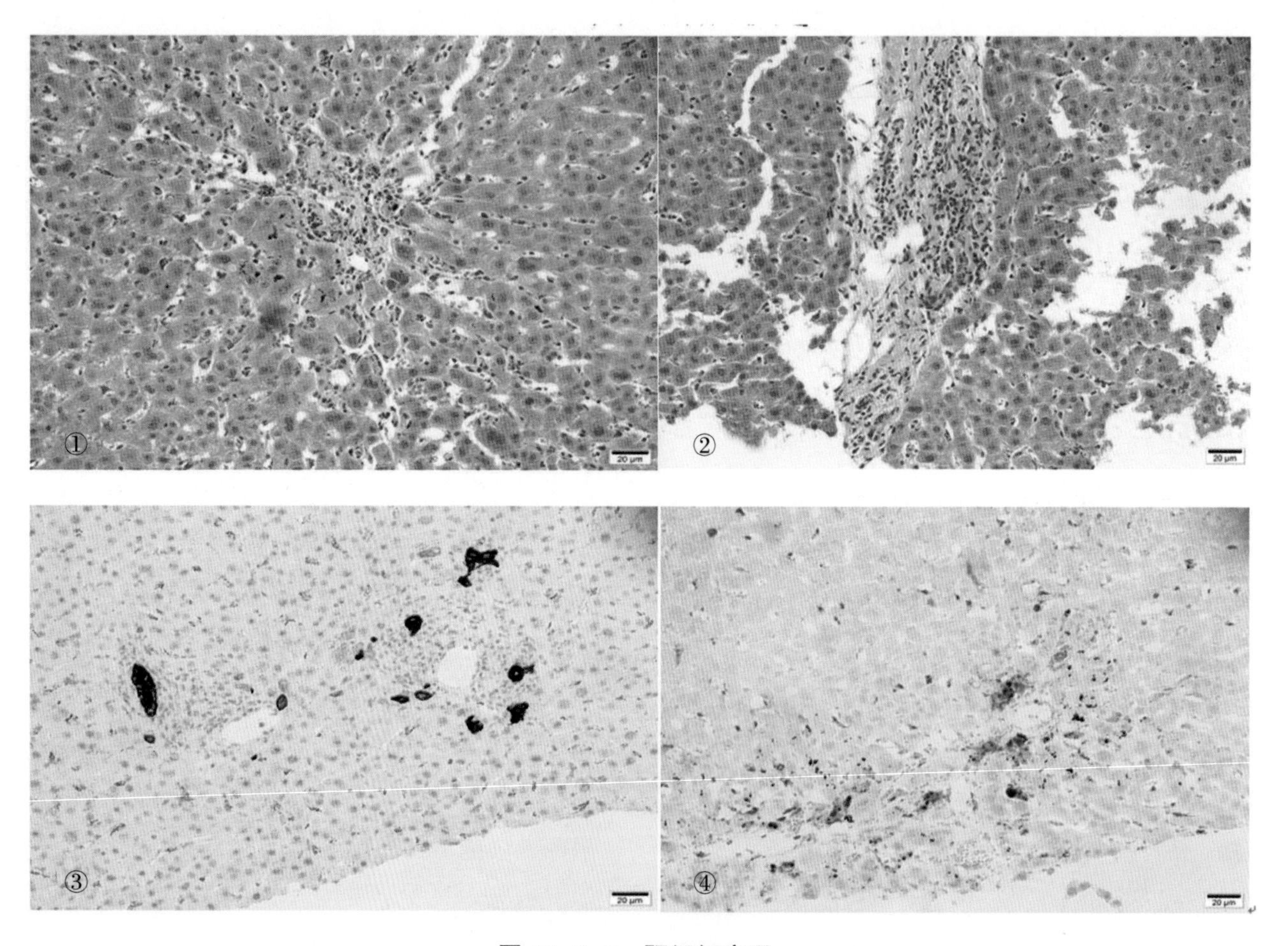

图 15-2-2　肝组织病理

注：①和②为中度肝小叶炎伴肝 3 区中度淤胆，胆管上皮炎及胆管上皮萎缩（HE 染色 ×200）。③为免疫染色 CK7（胆管上皮 +）。④为铁染色（肝巨噬细胞及肝细胞内含铁血黄素沉积）。

表 15-2-1　ICIs 诱导的免疫相关的肝损伤分级及处理原则

分级	1 级轻度	2 级中度	3 级重度	4 级威胁生命
AST/ALT	＜ 3 ULN	3~5 ULN	5~20 ULN	＞ 20 ULN
TBIL	＜ 1.5ULN	1.5~3 ULN	3~10 ULN	＞ 10 ULN
治疗	在严密监测下继续应用 ICIs	暂停 ICIs 治疗，每日 0.5~1mg/kg 泼尼松（或等剂量激素）口服	终止 ICIs 治疗，每日 1.0~2mg/kg 泼尼松（或等剂量激素）静脉滴注，激素治疗 3d 后无改善，考虑加用吗替麦考酚酯	终止 ICIs 治疗，每日 1.0~2mg/kg 泼尼松（或等剂量激素）静脉滴注，激素治疗 3d 后无改善，考虑加用吗替麦考酚酯，若吗替麦考酚酯疗效仍不佳再考虑三线治疗

治疗经过：给予丙酚替诺福韦预防病毒激活，腺苷蛋氨酸、复方甘草酸苷、优思氟、消胆胺保肝退黄治疗，并经患者同意后于 2022 年 2 月 17 日行肝穿刺检查。经上述用药治疗 3d 后复查肝功能胆汁淤积仍明显，病情重，排除禁忌证后，于 2022 年 2 月 18 日开始激素甲基泼尼松龙 50mg（约按 1mg/kg）静脉滴注起始用药，并辅以保胃、补钙，胸腺法新增强免疫力治疗，治疗 3d 后复查肝功能，

肝酶、胆酶明显有改善，继续同前剂量甲基泼尼松龙治疗，甲基泼尼松龙 50mg/d 治疗 7d 后肝功能明显改善，之后渐减量使用（动态肝功能及用药情况详见下表 15-2-2）。

表 15-2-2　动态肝功能及用药情况

日期	ALT	AST	GGT	ALP	TBIL	DBIL	TBA	用药
2022-2-15	328	144	799	1371	374.2	206	400.3	丁二磺酸腺苷蛋氨酸、复方甘草酸苷、谷胱甘肽、优思氟、消胆胺、丙酚替诺福韦、二甲双胍、阿卡波糖
2022-2-18	209	75	623	1151	366.9	204	404.8	甲基泼尼松龙 50mg/d，连用 7d、胸腺法新日达仙 1.6mg biw
2022-2-21	155	52	496	571	382.2	200.5	210.2	人免疫球蛋白 10g/d，连用 5d
2022-2-24	121	32	461	483	201.2	106	51.9	甲基泼尼松龙 40mg/d，连用 7d
2022-3-1	55	17	334	285	95.3	43.6	9.4	甲基泼尼松龙 30mg/d，连用 7d
2022-3-8	42	19	245	276	65.9	28	5.8	甲泼尼龙片口服 20mg/d，连用 7d
2022-3-15	29	13	147	202	45.1	20.4		2022.3.16 出院，并带药甲泼尼龙片 16mg/d，连用 7d
2022-3-23	42	21	153	193	34	14.7		门诊复诊：甲泼尼龙片 12mg/d，连用 14d

讨论：随着 ICIs 在临床的广泛应用，相关的毒性不良反应发生率越来越多，应引起临床医生的关注。阻断免疫检查点后机体免疫应答整体增强，从而导致免疫系统紊乱，出现类似自身免疫或炎症不良反应，对正常组织和器官造成损害，这些不良事件称为免疫相关不良事件（irAEs）。irAEs 发病率因 ICIs 的类型、剂量、使用方法（单药或联合）及肿瘤类型等因素影响而不同，可发生于所有的组织和器官，最常见的是皮肤毒性，其次为胃肠道毒性、肝脏毒性、心肌炎、肺炎、甲状腺炎、下垂体炎、肾炎等，严重时可威胁生命。本例患者使用 PD-1 抗体抑制剂信迪利单抗联合化疗药后出现了严重肝毒性，未发现其他脏器毒性反应。肝毒性达到了 4 级，属于极重型，病情如若不及时控制可快速发展至急性肝衰竭。该患者入院后完善相前评估，考虑其病情重，及时规范给予了激素积极干预治疗，患者对激素治疗应答良好，经 29 天治疗，病情很快得到了控制出院，一周后门诊随诊复查肝功能基本恢复，继续予甲泼尼龙 8mg 剂量 2 周后停用激素，之后随访肝功未再发生异常，继续肿瘤专科肿瘤后续治疗。

参考文献

[1] SANMAMED M F, CHEN L. A paradigm shift in cancer immunotherapy: from enhancement to normalization [J] .Cell, 2018, 175 (2): 313-326.

[2] KAUSHIK I, RAMACHANDRAN S, ZABEL C, et al. The evolutionary legacy of immune checkpoint inhibitors [J] . Semin Cancer Biol, 2022, 86 (pt2) : 491-498.

[3] SHOJAIE L, ALI M, IORGA A, et al. Mechanisms of immune checkpoint inhibitor-mediated liver injury [J] . Acta Pharm Sin B, 2021, 11 (12) : 3727–3739.

[4] AFFOLTER T, LLEWELLYN H P, Bartlett D W, et al. Inhibition of immune checkpoints PD-1, CTLA-4, and IDO1 coordinately induces immune-mediated liver injury in mice [J] . PLoS One, 2019, 14(5): e0217276.

[5] ZEN Y, YEH M M. Hepatotoxicity of immune checkpoint inhibitors:a histology study of seven cases in comparison with autoimmune hepatitis and idiosyncratic drug-induced liver injury [J] . Mod Pathol, 2018, 31 (6): 965–973.

[6]鲁俊锋 , 彭智 , 朱向高 , 等 . 免疫检查点抑制剂相关肝毒性 [J] . 中国肝脏病杂志 , 2021, 13(2): 1–5.

[7] MALNICK S D H, ABDULLAH A, NEUMAN M G. Checkpoint Inhibitors and Hepatotoxicity [J] . Biomedicines, 2021, 9 (2) : 101.

[8] 中国临床肿瘤学会指南工作委员会 , 中国临床肿瘤学会 CSCO. 免疫检查点抑制剂临床应用指南 2021 版 [M] . 北京 : 人民卫生出版社 , 2021.

[9] PEERAPHATDIT T B, WANG J, ODENWALD M A, et al.Hepatotoxicity From Immune Checkpoint Inhibitors: A Systematic Review and Management Recommendation [J] . Hepatology, 2020, 72 (1) : 315–329.

[10] BOUSSIOTIS V A. Molecular and Biochemical Aspects of the PD-1 Checkpoint Pathway [J] . N Engl J Med, 2016, 375 (18) : 1767–1778.

[11] KIRCHBERGER M C, MOREIRA A, ERDMANN M, et al. Real world experience in low-dose ipilimumab in combination with PD-1 blockade in advanced melanoma patients [J] .Oncotarget, 2018, 9 (48) : 28903-28909.

[12] YAU T, KANG Y K, KIM T Y, et al. Efficacy and Safety of Nivolumab Plus Ipilimumab in Patients With Advanced Hepatocellular Carcinoma Previously Treated With Sorafenib: The CheckMate 040 Randomized Clinical Trial [J] . JAMA Oncol, 2020, 6 (11) : e204564.

[13] THOMPSON J A, SCHNEIDER B J, BRAHMER J, et al. Management of Immunotherapy-Related Toxicities, Version 1.2019 [J] . J Natl Compr Canc Netw, 2019, 17 (3) : 255–289.

[14] MILLER E D, ABU-SBEIH H, STYSKEL B, et al. Clinical Characteristics and Adverse Impact of Hepatotoxicity due to Immune Checkpoint Inhibitors [J] . Am J Gastroenterol, 2020, 115 (2) : 251–261.

[15] ZHU A X, FINN R S, EDELINE J, et al. Pembrolizumab in patients with advanced hepatocellular carcinoma previously treated with sorafenib（KEYNOTE-224）: a non-randomised, open-label phase 2 trial [J] . Lancet Oncol, 2018, 19 (7) : 940–952.

[16] WANG D Y, SALEM J E, COHEN J V, et al. Fatal toxic effects associated with immune checkpoint inhibitors: a systematic review and Meta-analysis [J] . JAMA Oncol, 2018, 4 (12) : 1721–1728.

[17] ZHANG D, HART J, DING X, et al. Histologic patterns of liver injury induced by anti-PD-1 therapy [J] . Gastroenterol Rep (Oxf) , 2019, 8 (1) : 50–55.

[18] ZEN Y, YEH M M. Checkpoint inhibitor-induced liver injury: A novel form of liver disease emerging in the era of cancer immunotherapy [J] . Semin Diagn Pathol, 2019, 36 (6) : 434–440.

[19] KARAMCHANDANI D M, CHETTY R. Immune checkpoint inhibitor-induced gastrointestinal and

hepatic injury: pathologists' perspective [J] .J Clin Pathol, 2018, 71 (8) : 665–671.

[20] KAWAKAMI H, TANIZAKI J, TANAKA K, et al. Imaging and clinicopathological features of nivolumab-related cholangitis in patients with non-small cell lung cancer [J] . Invest New Drugs, 2017, 35 (4) : 529–536.

[21] SCOTT S C, PENNELL N A. Early Use of Systemic Corticosteroids in Patients with Advanced NSCLC Treated with Nivolumab [J] . J Thorac Oncol, 2018, 13 (11) : 1771–1775.

[22] FAJE A T, LAWRENCE D, FLAHERTY K, et al. High-dose glucocorticoids for the treatment of ipilimumab-induced hypophysitis is associated with reduced survival in patients with melanoma [J] . Cancer, 2018, 124 (18): 3706–3714.

[23] HORVAT T Z, ADEL N G, DANG T O, et al. Immune-Related Adverse Events, Need for Systemic Immunosuppression, and Effects on Survival and Time to Treatment Failure in Patients With Melanoma Treated With Ipilimumab at Memorial Sloan Kettering Cancer Center [J] . J Clin Oncol, 2015, 33 (28) : 3193–3198.

[24] CHEUNG V, GUPTA T, PAYNE M, et al. Immunotherapy-related hepatitis: real-world experience from a tertiary centre [J] . Frontline Gastroenterol, 2019, 10 (4) : 364–371.

[25] DE MARTIN E, MICHOT J M, PAPOUIN B, et al. Characterization of liver injury induced by cancer immunotherapy using immune checkpoint inhibitors [J] . J Hepatol, 2018, 68 (6) : 1181–1190.

[26] GAUCI M L, BAROUDJIAN B, ZEBOULON C, et al. Immune-related hepatitis with immunotherapy: are corticosteroids always needed? [J] . J Hepatol, 2018, 69 (2) : 548–550.

[27] ROMANSKI N A, HOLMSTROEM R B, ELLEBAEK E, et al. Characterization of risk factors and efficacy of medical management of immune-related hepatotoxicity in real-world patients with metastatic melanoma treated with immune checkpoint inhibitors [J] . Eur J Cancer, 2020, 130: 211–218.

[28] CHMIEL K D, SUAN D, LIDDLE C, et al. Resolution of severe ipilimumab-induced hepatitis after antithymocyte globulin therapy [J] . J Clin Oncol, 2011, 29 (9) : e237–e240.

[29] ZIOGAS D C, GKOUFA A, CHOLONGITAS E, et al. When steroids are not enough in immune-related hepatitis: current clinical challenges discussed on the basis of a case report [J] . J Immunother Cancer, 2020, 8 (2): e001322.

[30] 陈瑞玲，马雄．免疫检查点抑制剂相关性肝损伤 [J] . 肝脏，2019, 24 (2) : 117–118.

[31] POLLACK M H, BETOF A, DEARDEN H, et al. Safety of resuming anti-PD-1 in patients with immune-related adverse events (irAEs) during combined anti-CTLA-4 and anti-PD-1 in metastatic melanoma[J]. Ann Oncol, 2018, 29 (1) : 250–255.

[32] SANTINI F C, RIZVI H, PLODKOWSKI A J, et al. Safety and Efficacy of Re-treating with Immunotherapy after Immune-Related Adverse Events in Patients with NSCLC [J] . Cancer Immunol Res, 2018, 6 (9) : 1093–1099.

[33] LI M, SACK J S, RAHMA O E, et al. Outcomes after resumption of immune checkpoint inhibitor therapy after high-grade immune-mediated hepatitis [J] . Cancer, 2020, 126 (23) : 5088–5097.

（作者：黄祖雄　林秋香）

第十六章

肝胆胰腺癌的支持治疗

肝胆胰腺癌在治疗过程中，有一部分病人会出现一系列肝功能损害及与之相关的表现。肝功能损害的原因很多，本章我们主要对肝胆胰腺癌治疗过程中出现的肝功能异常及其相关表现的原因和处理方法进行讲解。

第一节　合并病毒性肝炎的治疗

在我国，由 HBV、HCV 感染导致的肝炎、肝硬化是原发性肝癌的主要病因[1]。胆管系统和胰腺的恶性肿瘤中，也有部分病人会合并 HBV、HCV 感染。这部分病人的治疗过程中，需要及时进行抗病毒治疗以防止因肝炎活动导致治疗中断。

一、合并 HBV 感染的治疗

合并有 HBV 感染且需要尽快手术治疗的肝胆胰腺癌，手术前应常规筛查 HBsAg、抗 -HBc，HBsAg 阳性者应明确 HBV-DNA 水平，对于 HBsAg 阳性（包括处于免疫耐受和免疫控制状态的慢性 HBV 感染患者），无论肝功能是否正常，均应在手术前或同时给予强效低耐药的恩替卡韦、替诺福韦、丙酚替诺福韦等核苷酸类（NAs）抗病毒药物进行预防治疗；如果手术前 HBV-DNA 水平较高，且 ALT 水平 > 2 倍正常值上限，亦应先给予 NAs 药物抗病毒及保肝治疗，待肝功能好转后再行手术切除，提高手术安全性；对于 HBsAg 阳性，但肝功能正常者，无论 HBV-DNA 水平高低（处于免疫耐受和免疫控制状态的慢性 HBV 感染患者），均应在手术前或同时给予 NAs 抗病毒药物进行预防治疗；NAs 均建议应用强效低耐药的恩替卡韦（ETV）、替诺福韦酯（TDF）或丙酚替诺福韦（TAF）等[2]。肝胆胰腺癌，特别是肝癌患者常合并慢性乙型肝炎（CHB）或肝硬化（LC）患者，NAs 抗病毒的疗程、随访监测和停药原则与普通 CHB 或肝硬化患者相同。处于免疫耐受和免疫控制状态的慢性 HBV 感染患者，或 HBsAg 阴性、抗 -HBc 阳性、需要采用 NAs 预防治疗的患者，在手术结束后，如果不需要接受化学治疗或免疫抑制剂治疗患者，应继续予 ETV、TDF 或 TAF 治疗 6~12 个月，停药后每 1~3 个月监测 HBV-DNA、肝功能[3]。

合并 HBV 感染且需要接受肿瘤化学治疗或免疫抑制剂治疗的患者[3]，有可能导致 HBV 再激活，重者可导致肝衰竭甚至死亡。20%~50% 的 HBsAg 阳性、抗 -HBc 阳性肿瘤患者，8%~18% 的 HBsAg 阴性、抗 -HBc 阳性肿瘤患者，在抗肿瘤治疗后发生 HBV 再激活。预防性抗病毒治疗可以明显降低乙型肝炎再激活的发生率。建议选用强效低耐药的 ETV、TDF 或 TAF 治疗。

所有接受化学治疗或免疫抑制剂治疗的患者，起始治疗前应常规筛查 HBsAg、抗 -HBc。HBsAg 阳性者应尽早在开始使用免疫抑制剂及化学治疗药物之前（通常为 1 周）或最迟与之同时应用 NAs 抗病毒治疗。

HBsAg 阴性、抗 -HBc 阳性患者，若 HBV-DNA 阳性，也需要进行预防性抗病毒治疗；如果 HBV-DNA 阴性，可每 1~3 个月监测 ALT 水平、

HBV-DNA 和 HBsAg，一旦 HBV-DNA 或 HBsAg 转为阳性，应立即启动抗病毒治疗。

HBsAg 阴性、抗 -HBc 阳性患者，若使用 B 细胞单克隆抗体或进行造血干细胞移植，HBV 再激活风险高，建议预防性使用抗病毒药物治疗。

应用化学治疗和免疫抑制剂的 CHB 或肝硬化患者，NAs 抗病毒的疗程、随访监测和停药原则与普通 CHB 或肝硬化患者相同。处于免疫耐受和免疫控制状态的慢性 HBV 感染患者，或 HBsAg 阴性、抗 -HBc 阳性、需要采用 NAs 预防治疗的患者，在化学治疗和免疫抑制剂治疗结束后，应继续予 ETV、TDF 或 TAF 治疗 6~12 个月。对于应用 B 细胞单克隆抗体或进行造血干细胞移植患者，在免疫抑制治疗结束至少 18 个月后方可考虑停用 NAs。NAs 停用后可能会出现 HBV 复发，甚至病情恶化，应随访 12 个月，其间每 1~3 个月监测 HBV-DNA、肝功能。

二、合并 HCV 感染的治疗

肝胆胰腺癌合并 HCV 感染者，只要 HCV-RNA 阳性，不论是否有肝硬化、合并慢性肾脏疾病或者肝外表现，均应接受抗病毒药物（direct-acting antiviral agents，DAAs）行抗病毒治疗[4]。

（一）治疗前的评估

丙型肝炎患者进行抗病毒治疗前，需评估肝脏疾病的严重程度、肾脏功能、HCV-RNA 定量检测、HCV 基因型、HBsAg、合并疾病以及合并用药情况。

由于丙型肝炎抗病毒治疗方案十分复杂，建议遇到严重肝功能失代偿，合并肾功能不全、HBV 感染、其他疾病和用药情况的，由专科医生制定治疗方案和治疗后随访。对于肝硬化代偿期、没有其他合并症、合并用药的 HCV 感染者，可以考虑使用泛基因型方案治疗。

合并有 HCV 感染且需要尽快手术治疗的肝胆胰腺癌患者，手术前应常规筛查抗 -HCV，对抗 -HCV 阳性患者进一步检测 HCV-RNA。如果 HCV-RNA 水平较高，且 ALT 水平 > 2 倍正常值上限，应先给予 DAAs 药物抗病毒及保肝治疗，待肝功能好转后再行手术切除，提高手术安全性。对于 HCV-RNA 水平较高，但肝功能正常者，应在手术前或同时给予DAAs药物进行抗病毒治疗，密切监测 ALT 水平，若持续升高需提前终止治疗。

（二）泛基因型抗病毒治疗方案

泛基因型方案主要有以下 4 种，可以根据当地药物获取的便利性进行选择。

（1）索磷布韦、维帕他韦：每片复合片剂含索磷布韦 400mg 及维帕他韦 100mg，推荐剂量为每日 1 次，每次口服 1 片。治疗基因 1~6 型初治或者聚乙二醇干扰素 α 联合利巴韦林（RBV）或索磷布韦（PRS）经治患者，无肝硬化或代偿期肝硬化患者疗程为 12 周；针对基因 3 型代偿期肝硬化或者 3b 型患者可以考虑增加 RBV，失代偿期肝硬化患者联合 RBV 治疗的疗程为 12 周。含 NS5A 抑制剂的 DAAs 经治失败患者，如果选择该方案，需要联合 RBV 治疗疗程为 24 周。

（2）格卡瑞韦、哌仑他韦：每片复合片剂含格卡瑞韦 100mg 及哌仑他韦 40mg，推荐剂量为每日 1 次，每次口服 3 片。治疗基因 1~6 型，初治无肝硬化患者，以及非基因 3 型代偿期肝硬化患者，疗程为 8 周；初治基因 3 型代偿期肝硬化患者疗程为 12 周。PRS 经治患者、非基因 3 型无肝硬化患者疗程为 8 周；代偿期肝硬化患者疗程为 12 周；基因 3 型 PRS 经治患者疗程为 16 周。不含 NS5A 抑制剂但是含蛋白酶抑制剂（proteinase inhibitor，PI）的 DAAs 经治基因 1 型患者疗程为 12 周；含 NS5A 抑制剂不含 PI 的 DAAs 经治基因 1 型患者，疗程为 16 周；既往 NS5A 抑制剂联合 PI 治疗失败的患者，以及 DAAs 治疗失败的基因

3 型患者不建议使用该方案。该方案禁用于肝功能失代偿或既往曾有肝功能失代偿史的患者。

（3）索磷布韦联合达拉他韦：索磷布韦 400mg（1 片）联合达拉他韦 100mg（1 片），每天 1 次，疗程为 12 周。肝硬化患者加用 RBV，对于RBV禁忌的肝硬化患者，需将疗程延长至24周。

（4）索磷布韦、维帕他韦、伏西瑞韦：每片复合片剂含索磷布韦 400mg、维帕他韦 100mg 及伏西瑞韦 100mg，推荐剂量为每天 1 次，每次口服 1 片。治疗基因 1~6 型，既往含 NS5A 抑制剂的 DAAs 治疗失败患者，疗程为 12 周；针对基因 1a 型或基因 3 型患者，不含 NS5A 抑制剂的 DAAs 治疗失败患者，或者基因 3 型肝硬化患者，建议选择该方案治疗 12 周。索磷布韦、维帕他韦、伏西瑞韦主要用于 DAAs 治疗失败患者，针对基因 3 型初治或 PRS 经治肝硬化患者，可以考虑选择此方案。

DAAs 停用后，部分基因 3 型和 6 型的患者、肝硬化患者可能会出现 HCV 复发，甚至病情恶化，应随访 12 个月，其间每 3 个月监测 HCV-RNA、肝功能[1]。

三、合并 HAV、HEV 感染的治疗

肝胆胰腺癌在治疗前如果发现合并 HAV 或 HEV 感染，需要按照消化道传染病进行隔离治疗。HAV 或 HEV 多为急性肝炎，多数病人病情轻微，为急性无黄疸型肝炎，小部分患者会发展为急性黄疸型肝炎、胆汁淤积性肝炎，极少部分会进展为肝衰竭，如果患者肝功能正常或者损害轻微，可以在手术治疗的同时进行保肝治疗；如果出现急性黄疸型肝炎、胆汁淤积性肝炎或者肝衰竭，须经过肝内科或感染科保肝治疗，肝功能好转后方可进行手术、化学药物或免疫药物治疗。

参考文献

[1] MARASCO G, SILVA G, EUSEBI L H, et al. Non-invasive tests for the prediction of primary hepatocellular carcinoma [J] . World J Gastroenterol, 2020, 26(24): 3326-3343.

[2] 国家卫生健康委员办公厅 .《原发性肝癌诊疗指南》(2022 年版) [J] . 中华外科杂志 , 2022, 60(4): 273-309.

[3] 中华医学会感染病学分会 , 中华医学会肝病学分会 . 慢性乙型肝炎防治指南 (2019 年版) [J] . 临床肝胆病杂志 , 2019, 35 (12): 2648-2669.

[4] 中华医学会肝病学分会 , 中华医学会感染病学分会 . 丙型肝炎防治指南 (2019 年版) [J] . 中华肝脏病杂志 , 2019, 27 (12): 962-977.

（作者：郑玲）

第二节　合并肝硬化腹水的治疗

任何病理状态下导致腹腔内液体量增加超过200mL时，称为腹水。腹水是多种疾病的表现，根据引起腹水的原因可分为肝源性、癌性、心源性、血管源性（静脉阻塞或狭窄）、肾源性、营养不良性和结核性等[1]。本章主要介绍肝胆胰腺癌合并肝硬化引起的腹水，其他原因引起的腹水，首先需要消除病因，无法消除病因的，可以参照肝硬化腹水进行治疗。因癌性、心源性、血管源性（静脉阻塞或狭窄）、肾源性、营养不良性和结核性等导致的腹水不在本文中论述，大家可以参考相关指南进行治疗。

肝胆胰腺癌，尤其是肝癌患者常合并肝硬化。通过体检发现腹部移动性浊音阳性，或者通过彩超、CT、MRI等影像学检查发现腹腔积液，可以确定患者腹腔内有无腹水及腹水量，彩超、CT、MRI等影像学检查还可以初步判断腹水来源、位置（肠间隙、下腹部等）以及作为穿刺定位的辅助手段。

一、腹水的评估

诊断腹水后要对腹水的性质和量以及是否合并自发性细菌性腹膜炎（SBP）进行评估，包括病史、体格检查、实验室检查、腹部影像学检查及诊断性腹腔穿刺。肝硬化引起的腹水常通过腹水实验室检查以判断为漏出液或渗出液，以及血清－腹水白蛋白梯度（SAAG）判断是门静脉高压性或非门静脉高压性腹水，SAAG即血清白蛋白与同日内测得的腹水白蛋白之间的差值（SAAG＝血清白蛋白－腹水白蛋白）。腹水中的白蛋白含量可体现腹水的渗透压，其与血清白蛋白含量之差可间接反映血清与腹水的渗透压差，可间接判断腹水是否因为门静脉压力增高而引起。SAAG与门静脉压力呈正相关，SAAG越高，门静脉压就越高。SAAG ≥ 11g/L的腹水为门静脉高压性，SAAG ＜ 11g/L的腹水多为非门静脉高压性[2]。

二、腹水的分级与分型

临床上根据腹水的量可分为1级（少量），2级（中量），3级（大量）。1级或少量腹水：只有通过超声检查才能发现的腹水，患者一般无腹胀的表现，查体移动性浊音阴性；超声下腹水位于各个间隙，深度＜ 3cm。2级或中量腹水：患者常有中度腹胀和对称性腹部隆起，查体移动性浊音阴或阳性；超声下腹水淹没肠管，但尚未跨过中腹，深度3~10cm。3级或大量腹水：患者腹胀明显，查体移动性浊音阳性，可有腹部膨隆甚至脐疝形成；超声下腹水占据全腹腔，中腹部被腹水填满，深度＞ 10cm。

根据腹水量、对利尿药物治疗应答反应、肾功能及伴随全身疾病的情况，临床上大致可将腹水分为普通型肝硬化腹水和顽固（难治）型肝硬化腹水[2]。

三、腹水的治疗

一般情况下，临床上根据腹水的量及伴随疾病确定患者是否需要住院治疗。1级腹水：多数患者无症状，伴肝硬化其他并发症少，对利尿药物治疗敏感，可门诊治疗，并应督促患者定期门诊随访。2级腹水：大多数患者有症状，常伴肝硬化其他并发症，需要住院治疗。3级腹水：必须住院治疗[2]。

（一）肝硬化腹水治疗的原则

肝硬化腹水治疗的原则应根据治疗的目标合理选择正确治疗方案，具体如下。

（1）治疗目标：腹水消失或基本控制，改善临床症状，提高生活质量，延长生存时间。

（2）一线治疗包括：①病因治疗。②合理限盐（4~6g/d）及应用利尿药物（螺内酯和/或呋塞米）。③避免应用肾毒性药物。

（3）二线治疗包括：①合理应用缩血管活性药物和其他利尿药物，如特利加压素、盐酸米多君及托伐普坦等。②大量放腹水及补充人血白蛋白。③经颈静脉肝内门体分流术（TIPS）。④停用非甾体抗炎药（NSAIDs）及扩血管活性药物，如血管紧张素转换酶抑制剂（ACEI）、血管紧张素受体拮抗剂（ARB）等。

（4）三线治疗包括：①腹水浓缩回输或肾脏替代治疗。②腹腔 α-引流泵或腹腔静脉 Denver 分流。

（二）利尿药物及剂量选择

肝硬化腹水患者呋塞米、螺内酯的应用剂量及疗程仍以经验性为主。

1级腹水或初发腹水

对于1级腹水或初发腹水患者，单独给予螺内酯，推荐起始剂量为40~80mg/d，1~2次/d口服，若疗效不佳时，3~5d递增40mg或联合呋塞米。螺内酯常规用量上限为100mg/d，最大剂量400mg/d。呋塞米推荐起始剂量20~40mg/d，3~5d可递增20~40mg，呋塞米常规用量上限为80mg/d，最大剂量160mg/d。对于1级腹水患者不推荐使用托伐普坦（V2受体拮抗剂）。

2、3级腹水或复发性腹水

推荐螺内酯与呋塞米起始联合使用，初始剂量螺内酯80mg/d，呋塞米40mg/d，3~5d可递增螺内酯与呋塞米的剂量，至达最大剂量。当常规利尿药物（呋塞米40mg/d，螺内酯80mg/d）治疗应答差者，可应用托伐普坦，起始剂量15mg/d，根据血钠水平调整剂量，避免血钠升高过快。最低剂量3.75mg/d，最大剂量60mg/d。

特利加压素可用于肝硬化顽固型腹水的治疗，1~2mg，每12h可予1次静脉缓慢推注（至少15min）或持续静脉滴注，有应答者持续应用5~7d；无应答者，可1~2mg，每6h予1次静脉缓慢推注或持续静脉滴注。停药后病情反复，可再重复应用。

利尿药物相关并发症大多出现在治疗1周内，因此建议在用药3d内监测SCr、血钠、钾离子浓度。监测随机尿Na/K比值，可评估利尿药物的治疗应答反应，如果尿Na/K > 1或尿钠排泄 > 50mEq/d，提示利尿药物治疗有应答反应。

利尿药物的配伍禁忌

肝硬化腹水患者慎用药物包括非甾体类抗炎药（NSAIDs），如布洛芬、阿司匹林等，可致肾脏前列腺素合成从而减少肾血流灌注，增加出现急性肾衰竭、低钠血症等风险；ACEI和ARB类药物可引起血压降低，肾功能损伤；氨基糖苷类抗生素可增加肾毒性。

（三）利尿药物治疗应答反应评估和停药时机

利尿药物治疗应答反应的评估

利尿药物治疗应答反应（显效、有效及无效）包括24h尿量、下肢水肿及腹围3个主要指标综合评估，具体如下。

1）24h尿量

通过24h尿量检测评估利尿药物治疗应答反应，具体评估结果包括：①显效为较治疗前增加大于1000mL。②有效为较治疗前增加500~1000mL。③无效为较治疗前增加小于500mL。

2）下肢水肿

使用下肢水肿评估利尿药物治疗应答反应，应选择双足中水肿程度较重一侧，检查部位选择胫骨嵴或足背。具体评估结果包括：①显效为完全看不到压痕为无水肿。②有效为可见压痕为轻度水肿。③无效为明显压痕为重度水肿。

3）腹围

使用腹围评估利尿药物治疗应答反应，应采取平卧以脐的位置水平绕腹一周测定腹围。具体评估结果包括：①显效为治疗后腹围减少 2cm 以上。②有效为腹围减少 0~2cm。③无效为无减少或增加。

腹水治疗无应答反应

腹水治疗无应答反应包括：① 4d 内体重平均下降 < 0.8kg/d，尿钠排泄少于 50mEq/d，或已经控制的腹水 4 周内复发，腹水增加至少 1 级。②出现难控制的利尿药物相关并发症或不良反应。

利尿药物何时停药

理论上肝硬化腹水患者利尿药物需要长期维持治疗，以避免腹水反复发生，特别是 ChildB 级、Child C 级肝硬化患者。

（四）限盐与营养支持治疗

合理限盐

短期大剂量利尿药物及适当补充盐治疗肝硬化腹水安全有效。因此，不必严格限制钠盐的摄入。顽固型腹水患者需要进行限盐教育，4~6g/d。

肝硬化患者每天摄入能量应在 2000 卡（1 卡 =4.1868 焦）以上，以补充碳水化合物为主，肝硬化低蛋白血症时应补充优质蛋白质及维生素，蛋白质 $1\sim1.2g\cdot kg^{-1}\cdot d^{-1}$，明显肝性脑病时蛋白应限制在 $0.5g\cdot kg^{-1}\cdot d^{-1}$。肝硬化患者夜间加餐 3 个月，多数患者血清白蛋白水平和氮平衡可恢复正常。

低钠血症及处理

绝大多数肝硬化腹水患者不必要限水，但如果血钠 < 125mmol/L 时应该适当限水。肝硬化腹水患者如有重度的低钠血症（血钠 < 110mmol/L）或出现低钠性脑病，可适当静脉补充 3%~5%NaCl 溶液 50~100mL。托伐普坦能够纠正低钠血症。在使用托伐普坦过程中，应严密监测患者尿量、体征和电解质，24h 血钠上升不超过 12mmol/L，以免加重循环负荷或导致神经系统脱髓鞘损害。

人血白蛋白及新鲜血浆

在肝硬化腹水中，人血白蛋白（20~40g/d）可改善肝硬化腹水患者的预后，特别是顽固型腹水及 SBP 患者。

腹腔穿刺放液

连续大量放腹水（4000~6000mL/d）同时补充人血白蛋白（8g/1000mL）比单独利用利尿剂更有效，并发症更少；对顽固性腹水，大量放腹水（每次释放 4000~5000mL，每天释放 1 次）联合人血白蛋白（4g/1000mL 腹水）是有效的方法。大量腹腔穿刺放液后的常见并发症是低血容量、肾损伤及大量放腹水后循环功能障碍。因此通常不推荐腹腔放置引流管放腹水，仅对癌症相关腹水，患者预期生存不超过 90 天的患者，推荐放置腹腔引流管放腹水。

（五）腹水超滤浓缩回输及肾脏替代治疗

无细胞腹水浓缩回输

无细胞腹水浓缩回输（CART）也是临床治疗顽固型腹水的方法之一。CART 可提高药物治疗无反应的失代偿期肝硬化顽固型腹水患者的生活质量，改善部分患者的症状，对肾功能无明显影响，也可作为一种有效的姑息性治疗方法。

腹腔 α－引流泵

腹腔 α－引流泵是一种自动化腹水引流泵系统，通过腹腔隧道 Pleurx 引流导管将腹水回输至膀胱，可通过正常排尿来消除腹水。对恶性腹水具有一定的效果。

参考文献

[1] 中华医学会感染病学分会肝衰竭与人工肝学组，中华医学会肝病学分会重型肝病与人工肝学组. 肝衰竭诊治指南(2018年版)[J]. 临床肝胆病杂志，2019, 35(1)：38-44.

[2] 中华医学会感染病学分会. 肝硬化腹水及相关并发症的诊疗指南(2017年版)[J]. 临床肝胆病杂志，2017, 33(10)：158-174.

（作者：郑玲）

第三节　合并肝功能衰竭的治疗

肝胆胰腺癌患者如果合并乙肝、丙肝感染，在抗肿瘤治疗过程中可使原有的肝病病情加剧，或因各种抗肿瘤治疗导致严重肝损伤等原因，可发生肝功能衰竭。

一、肝衰竭的定义

肝衰竭是多种因素引起的严重肝脏损害，导致合成、解毒、代谢和生物转化功能严重障碍或失代偿，出现以黄疸、凝血功能障碍、肝肾综合征、肝性脑病、腹水等为主要表现的一组临床症候群。

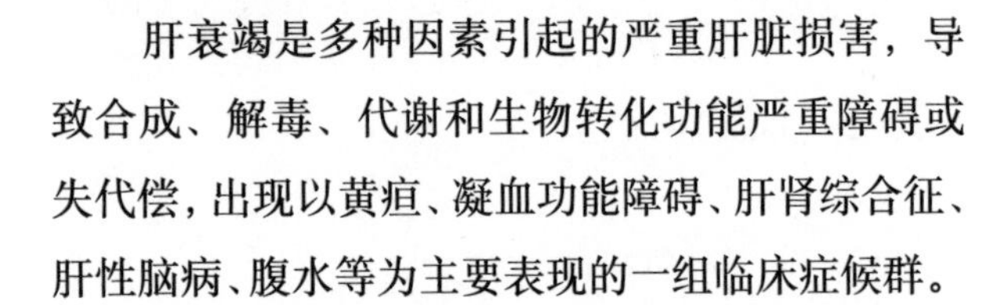

二、肝衰竭的分类和诊断

（一）分类

基于病史、起病特点及病情进展速度，肝衰竭可分为4类：急性肝衰竭（acute liver failure, ALF）、亚急性肝衰竭（subacute liver failure, SALF）、慢加急性肝衰竭（acute-on-chronic liver failure, ACLF）或慢亚急性肝衰竭（subacute-on-chronic liver failure, SACLF）和慢性肝衰竭（chronic liver failure, CLF）。肝癌病人多有慢性肝病史，在抗肿瘤治疗过程中，容易发生慢加急性（亚急性）肝衰竭或慢性肝衰竭。胆胰恶性肿瘤即使没有合并肝脏疾病，在化疗和/或免疫治疗过程中亦可因药物导致急性肝衰竭或亚急性肝衰竭。

（二）诊断

上述4类肝衰竭的诊断标准有：①急性肝衰竭，急性起病，无基础肝病史，2周内出现以Ⅱ度以上肝性脑病为特征的肝衰竭。②亚急性肝衰竭，起病较急，无基础肝病史，2~26周出现肝衰竭的临床表现。③慢加急性（亚急性）肝衰竭，在慢性肝病基础上，短期内出现急性肝功能失代偿和肝衰竭的临床表现。④慢性肝衰竭，在肝硬化基础上，缓慢出现肝功能进行性减退导致的以反复腹水和/或肝性脑病等为主要表现的慢性肝功能失代偿。

三、肝衰竭的分期

根据临床表现的严重程度，亚急性肝衰竭和慢加急性（亚急性）肝衰竭可分为早期、中期和晚期。在未达到标准时的前期要提高警惕，须密切关注病情发展。

（一）前期

前期表现为：①极度乏力，并有明显厌食、呕吐和腹胀等严重消化道症状。②谷丙转氨酶（ALT）和/或谷草转氨酶（AST）大幅升高，黄疸进行性加深（85.5μmol/L ≤ TBil < 171μmol/L）或每日上升≥ 17.1μmol/L。③有出血倾向，40% < PTA ≤ 50%（INR < 1.5）。

（二）早期

早期表现为：①极度乏力，并有明显厌食、呕吐和腹胀等严重消化道症状。② ALT 和/或 AST 继续大幅升高，黄疸进行性加深（TBil ≥ 171μmol/L 或每日上升≥ 17.1μmol/L）。③有出血倾向，30% < PTA ≤ 40%（或 1.5 ≤ INR < 1.9）。④无并发症及其他肝外器官衰竭。

（三）中期

中期在肝衰竭早期表现基础上，病情进一步发展，ALT 和/或 AST 快速下降，TBil 持续上升，出血表现明显（出血点或瘀斑），20% < PTA ≤ 30%（或 1.9 ≤ INR < 2.6），伴有 1 项并发症和/或 1 个肝外器官功能衰竭。

（四）晚期

晚期在肝衰竭中期表现基础上，病情进一步加重，有严重出血倾向（注射部位瘀斑等），PTA ≤ 20%（或 INR ≥ 2.6），并出现 2 个以上并发症和/或 2 个以上肝外器官功能衰竭。

肝衰竭是连续演变的过程，各临床分期的时间可长短不一，且临床分期实际上是连贯发展的，依诱因和个体体质不同，与疾病发生机制密切相关，如及时有效治疗，疾病可进入相对稳定的平台期，或者缓解，症状逐渐好转，生命体征逐渐稳定，各项生化指标得以改善。

四、肝衰竭的治疗

目前肝衰竭的内科治疗尚缺乏特效药物和手段。原则上强调早期诊断、早期治疗，采取相应的病因治疗和综合治疗措施，并积极防治并发症。肝衰竭诊断明确后，应动态评估病情、加强监护和治疗。

（一）内科综合治疗

肝衰竭的内科综合治疗包括一般支持治疗、对症治疗、病因治疗，具体如下。

1. 一般支持治疗

一般支持治疗应包括：①卧床休息，减少体力消耗，减轻肝脏负担，病情稳定后加强适当运动。②加强病情监护。③推荐肠内营养，包括高碳水化合物、低脂、适量蛋白饮食，进食不足者，每日静脉补给热量、液体、维生素及微量元素，推荐夜间加餐补充能量。④积极纠正低蛋白血症，补充白蛋白或新鲜血浆，并酌情补充凝血因子。⑤进行血气监测，注意纠正水、电解质及酸碱平衡紊乱，特别要注意纠正低钠、低氯、低镁、低钾血症。⑥注意消毒隔离，加强口腔护理、肺部及肠道管理，预防医院内感染发生。其中病情监护包括：评估神经状态，监测血压、心率、呼吸频率、血氧饱和度，记录体质量、腹围变化、24h 尿量、排便次数，性状等；建议完善病因及病情评估相关实验室检查，包括 PT/ INR、纤维蛋白原、乳酸脱氢酶、肝功能、血脂、电解质、血肌酐、尿素氮、血氨、动脉血气和乳酸、内毒素、嗜肝病毒标志物、铜蓝蛋白、自身免疫性肝病相关抗体检测、球蛋白谱、脂肪酶、淀粉酶、血培养、痰或呼吸道分泌物培养，尿培养；进行腹部超声波（肝、胆、脾、胰、肾，腹水）、胸片、心电图等物理诊断检查，定期监测评估。有条件单位可完成血栓弹力图、凝血因子Ⅴ、凝血因子Ⅷ、人类白细胞抗原（HLA）分型等。

2. 对症治疗

对症治疗包括护肝药物治疗的应用、微生态调节治疗、免疫调节剂的应用，具体如下。

（1）护肝药物治疗的应用：推荐应用抗炎护肝药物、肝细胞膜保护剂、解毒保肝药物以及利胆药物。不同护肝药物分别通过抑制炎症反应、解毒、免疫调节、清除活性氧、调节能量代谢、改善肝细胞膜稳定性、完整性及流动性等途径，达到减轻肝脏组织损害，促进肝细胞修复和再生，减轻肝内胆汁淤积，改善肝功能。

（2）微生态调节治疗：肝衰竭患者存在肠道微生态失衡，益生菌减少，肠道有害菌增加，建议应用肠道微生态调节剂、乳果糖或拉克替醇，以减少肠道细菌易位或内毒素血症。

（3）免疫调节剂的应用：胸腺肽α1用于慢性肝衰竭合并自发性腹膜炎患者，有助于降低病死率和继发感染发生率。对肝衰竭合并感染患者建议早期应用。

3. 病因治疗

肝衰竭病因对指导治疗及判断预后具有重要价值，包括发病原因及诱因2类。对其尚不明确者应积极寻找病因以期达到正确处理的目的。

（1）去除诱因：如重叠感染、各种应激状态、饮酒、劳累、药物影响、出血等。

（2）针对不同病因治疗：①肝炎病毒感染，对HBV-DNA阳性的肝衰竭患者，不论其检测出的HBV-DNA载量高低，建议立即使用核苷类药物抗病毒治疗。在肝衰竭前、早、中期开始抗病毒治疗，疗效相对较好，建议优先使用核苷类似物，如恩替卡韦、替诺福韦、丙酚替诺福韦（详见合并HBV感染部分）。HCV-RNA阳性的肝衰竭患者，可根据肝衰竭发展情况选择抗病毒时机及药物治疗。蛋白酶抑制剂是失代偿期肝硬化患者的禁忌证（详见HCV感染部分）。在治疗过程中应定期监测血液学指标和HCV-RNA，以及不良反应等。②其他病毒感染，确诊或疑似疱疹病毒或水痘-带状疱疹病毒感染导致急性肝衰竭的患者，应使用阿昔洛韦（5~10mg/kg，每8小时1次，静脉滴注）治疗。③药物性肝损伤，因肿瘤化疗药物、免疫治疗药物、中草药、非处方药、膳食补充剂等肝毒性所致急性或亚急性肝衰竭，应停用所有可疑的药物。追溯过去6个月服用的处方药、某些中草药、非处方药、膳食补充的详细信息（包括服用数量和最后一次服用的时间），尽可能确定非处方药的成分。N-乙酰半胱氨酸（NAC）对药物性肝损伤所致急性肝衰竭有效，具体治疗建议参考药物性肝损伤章节；免疫检查抑制剂导致的肝衰竭治疗，建议参考免疫检查抑制剂相关肝损伤章节。

（二）肝功能不全相关并发症的内科综合治疗

肝功能不全的相关并发症有脑水肿、肝性脑病、感染、急性肾损伤及肝肾综合征、出血、肝肺综合征，具体的内科综合治疗如下。

1. 脑水肿

对于脑水肿的治疗：①有颅内压增高者，给予甘露醇0.5~1.0g/kg或者高渗盐水治疗。②襻利尿剂，一般选用呋塞米，可与渗透性脱水剂交替使用。③应用人血白蛋白，特别是肝硬化白蛋白偏低的患者，提高胶体渗透压，可能有助于降低颅内压，减轻脑水肿症状。④人工肝支持治疗。

2. 肝性脑病

对于肝性脑病（hepatic encepHalopathy，HE）的治疗：①去除诱因，如严重感染、出血及电解质紊乱等。②调整蛋白质摄入及营养支持，一般情况下蛋白质摄入量维持在 1.2~1.5g · kg^{-1} · d^{-1}，Ⅲ度以上肝性脑病者蛋白质摄入量为 0.5~1.2g · kg^{-1} · d^{-1}，营养支持能量摄入在危重期推荐 25~35kcal · kg^{-1} · d^{-1}，病情稳定后推荐 35~40kcal · kg^{-1} · d^{-1}，一旦病情改善可给予标准饮食，告知患者在白天少食多餐，夜间也加餐复合碳水化合物，仅严重蛋白质不耐受患者需要补充支链氨基酸（BCAA）。③降氨治疗，应用乳果糖或拉克替醇，口服或高位灌肠，可酸化肠道，促进氨的排出，调节微生态，减少肠源性毒素吸收降低内毒素，乳果糖每次口服 15~30mL，2~3 次 / 天，或者拉克替醇 0.6g · kg^{-1} · d^{-1}，分 3 餐服用，以每天排软便 2~3 次为标准来增减服用剂量。④ L- 门冬氨酸、L- 鸟氨酸，10~40g/d，静脉滴注，可降低 HE 患者的血氨水平，对 HE 具有治疗作用。⑤肠外补充支链氨基酸（BCAA），可以促进氨的解毒代谢，减少过多的芳香族氨基酸进入大脑。⑥Ⅲ度以上的肝性脑病患者建议气管插管。⑦躁狂、抽搐患者可酌情使用半衰期短的苯二氮卓类镇静药物或丙泊酚控制症状，药物应减量静脉缓慢注射，不推荐预防用。⑧人工肝支持治疗能降低血氨、炎症因子、胆红素等，可以改善 HE 的临床症状。⑨对于早期肝性脑病要转移至安静的环境中，并密切评估其病情变化，防止病情进展恶化。

3. 感染

对于感染的治疗：①推荐常规进行血液和体液的病原学检测。②一旦出现感染征象，应首先根据经验选择抗感染药物，并及时根据病原学检测及药敏试验结果调整用药。③应用广谱抗感染药物，联合应用多个抗感染药物，以及应用糖皮质激素类药物等治疗时，应注意防治继发真菌感染。

4. 急性肾损伤及肝肾综合征

防止急性肾损伤（acutekidneyinjury，AKI）的发生，纠正低血容量，积极控制感染，避免肾毒性药物，需用静脉造影剂的检查者需权衡利弊后选择。

（1）AKI 早期治疗：①减少或停用利尿治疗，停用可能造成肾损伤的药物，血管扩张剂或非甾体消炎药。②扩充血容量可使用晶体或白蛋白或血浆。③怀疑细菌感染时应早期控制感染。AKI 后期治疗：停用利尿剂或按照 1g · kg^{-1} · d^{-1} 剂量连续 2d 静脉使用白蛋白扩充血容量，无效者需考虑是否有肝肾综合征，可使用血管收缩剂（特利加压素或去甲肾上腺素），不符合者按照其他 AKI 类型处理（如肾性 AKI 或肾后性 AKI）。

（2）肝肾综合征治疗：①可用特利加压素（1mg/4~6h）联合白蛋白（20~40g/d），治疗 3d 血肌酐下降 < 25%，特利加压素可逐步增加至 2mg/4h，若有效疗程为 7~14d，若无效停用特利加压素。②去甲肾上腺素（0.5~3.0mg/h）联合白蛋白（10~20g/L）对 1 型或 2 型肝肾综合征有与特利加压素类似的效果。

5. 出血

对于出血的治疗：①常规推荐预防性使用 H2 受体阻滞剂或质子泵抑制剂。②对门静脉高压性出血患者，为降低门静脉压力首选生长抑素类似物或特利加压素，也可使用垂体后叶素（或联合应用硝酸酯类药物），食管 - 胃底静脉曲张所致出血者可用三腔管压迫止血，或行内镜下套扎、硬化剂注射或组织黏合剂治疗止血，可行介入治疗，如经颈静脉肝内门体支架分流术（TIPS）。③对弥漫性血管内凝血患者，可给予新鲜血浆、凝血酶原复合物和纤维蛋白原等补充凝血因子，血小板显著减少者可输注血小板，可酌情给予小剂量低分子肝素或普通肝素，对有纤溶亢进证据者可应用氨甲环酸或止血芳酸等抗纤溶药物。④在明确维生素 K1 缺乏后可短期使用维生素 K1（5~10mg）。

6. 肝肺综合征

肝硬化或肝衰竭时，如果 PaO_2 < 80mmHg（1mmHg=0.133kPa），须考虑合并肝肺综合征。目前肝肺综合征缺乏有效的药物治疗，低氧血症明显时可给予氧疗，通过鼻导管或面罩给予低流量氧（2~4L/min），对于氧气量需要增加的患者，可以加压面罩给氧或者气管插管[1]。

参考文献

[1] 中华医学会感染病学分会肝衰竭与人工肝学组，中华医学会肝病学分会重型肝病与人工肝学组．肝衰竭诊治指南(2018年版)[J]．临床肝胆病杂志，2019, 35(1)：38-44.

（作者：郑玲）

第十七章

肝胆胰腺癌的营养支持治疗

第一节　肝癌营养支持治疗

一、营养状况及特点

肝癌患者常常合并有慢性肝病及基础性疾病，而且部分患者伴有营养不良，以及治疗相关的不良反应，因此，营养治疗在肝癌治疗过程中具有重要的地位。

肝脏作为一个重要的消化器官，与营养物质的消化、吸收、代谢及降解有密不可分的关系，当肝脏发生病变时，就会对营养和代谢产生影响，特别是伴有慢性肝病的肝脏恶性肿瘤，常使患者的营养状况雪上加霜。肝癌患者常合并有肝病基础，其中乙型肝炎、丙型肝炎所致的肝炎后肝硬化，酒精性肝硬化，非酒精性脂肪性肝炎等最常见，上述疾病均可使肝脏的结构和功能发生一定程度的异常改变，使机体的物质和能量代谢产生不同程度的障碍，因此，肝脏恶性肿瘤患者的营养不良发病率高。若基础性肝病进入失代偿期，常常合并低蛋白血症、门静脉高压、腹水、消化道出血、肝性脑病、感染、电解质紊乱等，均对患者的营养状态产生负面影响，造成营养不良、低蛋白血症、症状加重、营养不良加重的恶性循环。肝癌患者常常出现一些非特异性的消化道症状，如消化不良、食欲下降、恶心、腹胀等，会加重营养不良的程度。肝癌患者的手术、介入、放疗及靶向免疫等系统治疗在延长患者生存的同时也带来一系列不良反应，手术操作及术后并发症，介入及放射治疗的副作用，系统治疗所带来的消化道反应等，均对患者的营养状况产生负面影响[1-3]。

二、营养干预

对于肝癌的营养干预主要从适应证、治疗途径及实施细则3方面进行阐述，具体如下。

（一）适应证

营养干预的适应证包括肠内营养适应证和肠外营养适应证，具体如下。

1. 肠内营养适应证

经口摄食不能满足营养需要、存在营养风险或营养不良，当肠道消化吸收功能正常时可采用肠内营养；加速康复外科观点认为，肝脏手术术后12~24小时可以开始经口进食或肠内营养。

2. 肠外营养适应证

肠外营养的适应证为经口摄食和肠内营养补充不能满足营养需要，或存在肠道消化吸收功能障碍，且预计生存期超过3个月[2-4]。

（二）治疗途径

营养治疗途径包括肠内及肠外途径，选择原则与其他恶性肿瘤基本一致，考虑晚期肝癌或肝癌术后患者常合并肝功能异常，因此，在营养治疗途径的选择上更应该充分利用肠内途径。

1. 口服

口服营养补充剂是一种营养支持方法，当膳食提供的能量、蛋白质等营养素只能达到目标需求量的50%~75%，可选择应用肠内营养制剂或特殊医学用途配方食品进行口服补充，其目的是改善患者的营养状况、生活质量，扭转临床结局。

2. 肠内营养

肠内营养是指经胃肠道提供代谢需要的营养物质以及其他各种营养素的营养支持方式，ESPEN 的肝病肠内营养指南中指出，在酒精性肝炎、肝硬化、肝移植术后及急性肝功能衰竭时，采用肠内营养可以改善营养状况、延长患者生存、降低并发症并节省费用。具体的输入途径包括：鼻胃插管、鼻肠插管、胃造瘘、空肠造瘘等多种途径。肝癌患者多数存在凝血功能障碍，故在选择上以无创为主，鼻胃插管最为常用。

3. 肠外营养

肠外营养是从静脉内供给营养（既含有氮源，又含有非蛋白质能量来源以及所有必需的营养素）的营养支持方式，输注途径分为经周围静脉途径（一般不建议超过 10~14 天）和经中心静脉置管途径。周围静脉途径容易掌握，且危险性小，但同一静脉反复插管输液会增加血栓性静脉炎的发生率，通常建议输液时间不宜超过 12 小时，输注浓度高的营养液也会明显增加血栓性静脉炎的发生率。中心静脉置管途径保留时间较长，对外周血管保护良好，但血栓形成是常见的并发症。主要依据以下因素来选择输注途径：营养干预疗程、营养需求量、护理条件（医院 / 家庭）、患者意愿、医师习惯以及安全性等[2-4]。

（三）实施细则

每日给予总能量 25~35kcal/kg（1kcal=4.1868KJ）。如果可计算静息能量消耗（REE），借鉴 ESPEN 肝病营养指南推荐，对于酒精性脂肪肝、肝硬化和肝功能衰竭患者，推荐能量给予 1.3REE。对于非酒精性脂肪肝合并肝癌患者（肥胖相关性）常合并代谢综合征，包括营养过剩和胰岛素抵抗，如果糖耐量异常，可酌情降低至 25kcal/kg。

肝癌患者在营养制剂与配方选择上具有自己的特点，具体如下。

（1）糖类制剂。ESPEN 指南肝病肠外营养建议：对于酒精性脂肪肝和肝硬化的患者，暂时不能进食（包括夜间禁食超过 12h），应该给予葡萄糖 2~3g/（kg · d）静脉滴注营养支持。当禁食超过 72h，需要给予全肠外营养。其原因是经过夜间禁食，肝硬化患者的葡萄糖储备耗竭，代谢状态与健康个体的延长饥饿相似。对于肝癌合并脂肪肝或肝硬化的患者可参照上述推荐给予补充。

（2）蛋白氨基酸制剂。如果患者无蛋白不耐受，每日给予 1.0~1.5g/kg 蛋白氨基酸制剂（包括口服支链氨基酸），如果存在蛋白不耐受，可减量至每日 0.5~0.7g/kg（联合富含支链氮基酸的肠内营养混合剂）；在超急性肝功能衰竭时，氨基酸的给予并非强制性的；在急性或亚急性肝功能衰竭时，应给予氨基酸或蛋白以支持蛋白合成，可予肠外氨基酸 0.8~1.2g/（kg · d）或肠内蛋白 0.8~1.2g/（kg · d）。Ⅲ度或Ⅳ度肝性脑病患者，应考虑给予富含支链氨基酸和低芳香氨基酸蛋氨酸和色氨酸。

（3）脂肪制剂。脂肪制剂不是肝癌或严重肝病患者的禁忌。ESPEN 肝病营养指南推荐，在肝功能衰竭时可同时给予葡萄糖和脂肪（每日 0.8~1.2g/kg），在出现胰岛素抵抗时给予脂肪制剂更有优势。

（4）电解质。临床应根据情况限制钠的摄入。无腹水和 / 或水肿时可每日给予氯化钠≤ 6g，如果存在腹水和 / 或水肿时则每日 < 5g。

（5）水溶性维生素及脂溶性维生素。特别是肠外营养时，在开始给予 TPN 的第一天就需要补充水溶性维生素和脂溶性维生素。合并酒精性脂肪肝的患者在给予葡萄糖前必须同时给予维生素 B_1。其原因是：长期大量饮酒后，酒精抑制维生素 B_1、B_6、烟酸、叶酸等营养物质吸收，造成体内营养障碍及多种维生素缺乏，其中以参与糖代谢的维生素 B_1 缺乏为主。维生素 B_1 缺乏时糖代谢受阻，导致神经组织的能量供应不足，而且伴有丙酮酸及乳酸等代谢产物在神经组织中堆积，造成脑和脊髓充血水肿及变性。维生素 B_1 缺乏还可影响脂质的合成与更新，导致神经纤维的脱髓鞘和轴突变性。因此推荐在开始输注葡萄糖前给予维生素 B_1 补充。

（6）微量元素。如果血清铁水平超过参考值上限，建议每天铁摄入量≤7mg，补充锌、纤维素（如蔬菜、水果），推荐每天给予需要量的锌 10mg。

（7）维生素 K。肝功能明显异常的患者，合并出凝血功能异常时，需补充维生素 K。

（8）免疫营养素。免疫营养支持治疗是指通过肠内或肠外途径补充免疫营养素，如精氨酸、谷氨酰胺、ω-3 多不饱和脂肪酸等，在改善患者营养状况的同时，调节机体免疫机能，减轻应激和炎症反应[2-10]。

三、饮食指导

1. 体重管理

肝癌患者的体重管理应遵循个体化原则。合并脂肪性肝病的患者应限制体重；而长期慢性消耗的终末期肝病或酒精性肝病患者，则以避免肌肉丢失、增加 BMI 为宜。

2. 膳食管理

参照肝癌发病的高危因素以及患者自身合并的疾病，对肝癌患者的饮食和营养建议如下。

（1）尽量避免与肝癌发病相关的因素，如：乙醇、黄曲霉毒素、微囊藻毒素。

（2）减少红色肉类摄入，这是肝癌发病的高危因素之一，可能与反应氧以及饮食中的铁经烹饪后产生的杂环胺有关。

（3）某些食物对肝癌发病有一定保护作用，建议适当增加摄入量，如：鱼类（含有 ω-3 多不饱和脂肪酸）、咖啡、膳食纤维、番茄（含有番茄红素）、不饱和脂肪酸、绿茶和红茶（富含儿茶酚）、山莓、十字花科蔬菜（富含苯乙基异硫氰酸酯）、葡萄和红酒（富含白藜芦醇）、发酵的糙米及米糠、姜黄素、维生素 E 等。

（4）增加口服支链氨基酸，剂量为 12g/d，服用时间至少 3 个月，部分文献报道可服用 2 年以上。

（5）监测并控制饮食中的糖分摄入，特别是糖尿病患者；二甲双胍、吡格列酮等药物具有潜在的降低肝癌发病风险的作用，合并糖尿病的肝癌患者可作为首选的口服降糖药物。

（6）保持大便通畅，特别是合并有肝性脑病的患者[2-10]。

四、病例分享

患者刘 × ×，女，84 岁。主诉：确诊“肝癌”1 月，靶向治疗后 1 天。患者食欲不佳，下肢水肿逐步加重，不消退，体力精神不佳，不愿下床活动。查体：一般情况尚可，卡氏评分 80 分，浅表淋巴结未触及肿大。心肺未见明显异常。腹平软，无压痛及反跳痛，肝脾肋下未触及，腹部未触及包块，墨菲征阴性，移动性浊音阴性，肠鸣音约 4 次 / 分，未闻及血管杂音。肛诊未及异常。双下肢凹陷性浮肿。入院诊断：肝恶性肿瘤［原发性肝癌（T3N0M0，ⅢA 期）］靶向治疗后、慢性乙型病毒性肝炎、乙型肝炎后肝硬化、中度营养不良。2021-5-20 查血常规：血红蛋白 62g/L。生化：白蛋白 27.9g/L，前白蛋白 80mg/L。

营养支持方案：入院完善患者营养风险筛查 NRS2002 评分为 4 分，主观整体评估 PG-SGA 评分为 6 分，中度营养不良，BMI 为 23.8kg/m^2（> 18.5），近 1 月内体重下降 2.0kg（3.33%），1 周内进食减少 75%~100%，考虑与肿瘤疾病消耗、抗肿瘤治疗后胃肠道功能障碍相关。患者身高 156cm，目前体重 58kg，为恶性肿瘤晚期患者，高消耗状态，每天所需能量为 20~35kcal/kg，蛋白质 1.5~2.0g · kg^{-1} · d^{-1}，故该患者每天需 1160~2030kcal 能量，总蛋白质 87~116g。患者能进食，但进食后反复恶心，肠道功能欠佳，给予饮食营养教育，80%~90% 能量需靠肠外营养支持：首次予葡萄糖 150g（能量 600kcal），复方氨基酸 12.5g，加入营养袋输注；第二日起拟予脂肪乳 25g（能量 250kcal）；葡萄糖 150g（能量 600kcal），复方氨基酸 12.5g，加入营养袋输注。患者能部分进食，除肠外营养支持外，部分能量仍需考虑通过肠内营养支持。部分能量考虑通过口服肠内营养支持：予肠内营养粉剂（安素）27.9g（3 匙）口服 qd（能量为 125kcal，蛋白质 4.45g）。因患者既往长期进食、进水少，予逐步增加静脉营养支持，警惕再灌食综合征，注意观察有无肠内营养治疗引起的腹泻、腹胀、恶心、呕吐等不良反应，若有上述营养相关的不良反应，调整营养方案，并给予输注红细胞改善贫血。

营养转归及抗肿瘤治疗：患者营养支持耐受尚可，逐步增加静脉营养支持，食欲改善，主动要求经口进食，下肢水肿消退，体力精神改善，白天可自主下床活动，夜间睡眠好，作息改善。2021-5-26 复查血常规：血红蛋白 82g/L。生化：白蛋白 32.2g/L，前白蛋白 110mg/L。2021-5-27 开始继续“仑伐替尼”靶向治疗，耐受尚可。

参考文献

[1] PLAUTH M, CABRE E, RIGGIO O, et al. Espen guidelines on enteral nutrition: Liver disease [J] . Clin Nutr, 2006, 25(2): 285-294.

[2] PLAUTH M, CABRE E, CAMPILLO B, et al. Espen guidelines on parenteral nutrition: Hepatology [J] . Clin Nutr, 2009, 28(4): 436-444.

[3] 石汉平 , 李薇 , 李苏宜 , 等 . 肿瘤营养诊疗规程 [M] . 北京 : 人民卫生出版社 , 2021.

[4] ARENDS J, BACHMANN P, BARACOS V, et al. ESPEN guidelines on nutrition in cancer patients [J] . Clin Nutr, 2017, 36(1): 11-48.

[5] BOZZETTI F, ARENDS J, LUNDHOLM K , et al. Espen guidelines on parenteral nutriton: Non-surgical oncology [J] . Clin Nutr, 2009, 28(4): 445-454.

[6] SUZUKI K, ENDO R, KOHGO Y, et al. Guidelines on nutritional management in japanese patients with liver cirrhosis from the perspective of preventing hepatocellular carcinoma [J] . Hepatol Res , 2012, 42(7): 621-626.

[7] MANDAIR D S , ROSSI R E , PERICLEOUS M, et al. The impact of diet and nutrition in the prevention and progression of hepatocellular carcinoma [J] . Expert Rev Gastroenterol Hepatol, 2014,8(4): 369-382.

[8] SINGER P, BLASER A R, BERGER M M, et al. ESPEN guideline on clinical nutrition in the intensive care unit [J] . Clin Nutr, 2019, 38(1): 48-79.

[9] BRAGA M, SANDRUCCI S. Perioperative nutrition in cancer patients [J] . Eur J Surg Oncol, 2016, 42(6): 751-753.

[10] BRAGA M. Perioperative immunonutrition and gut function [J] . Curr Opin Clin Nutr Metab Care, 2012, 15(5): 485-488.

（作者：郭增清　张明基）

第二节 胆管肿瘤营养支持治疗

一、营养状况及特点

胆管肿瘤患者的营养状况受肿瘤本身及治疗手段的影响，具体情况如下。

（一）胆管肿瘤本身对营养代谢的影响

胆管系统承担将肝细胞分泌的胆汁收集、浓缩并输送到肠道的重要功能，也是机体输送胆汁的唯一通路，胆管的某一部位一旦发生肿瘤，即可导致胆汁引流不畅，进而出现梗阻性黄疸，机体的营养代谢状况主要受以下几个方面影响。

（1）摄入减少：肠道内胆汁缺乏使胆汁对胆囊收缩素分泌的反馈抑制降低，胆囊收缩素过度分泌，而胆囊收缩素是一种可以在中枢神经产生过饱反应的神经多肽，具有抑制食欲和减慢胃排空的作用。另外，胆汁是排泄肝脏各种代谢产物的主要途径，梗阻性黄疸也会导致肝功能异常，从而引起腹胀、食欲下降、进食减少等症状。

（2）吸收障碍：胆汁在脂类的吸收中有重要作用，可以乳化脂肪、水解吸收食物中的脂类，而梗阻性黄疸使肠道内的胆汁缺乏，从而影响脂类的吸收，导致必需脂肪酸缺乏。

（3）代谢异常：①糖代谢，梗阻性黄疸常合并胆管感染，导致的应激反应引起外周胰岛素抵抗，胰岛素分泌减少，从而使葡萄糖的利用率降低、糖耐量下降、血糖升高。②氨基酸代谢，胆管梗阻时，肝功能损伤使主要在肝脏代谢的芳香族和含硫氨基酸的代谢减少，血浓度升高，而无需肝脏代谢的支链氨基酸在外周组织中被大量利用，血浓度降低，引起氨基酸代谢不平衡。③脂代谢，胆管梗阻时，因胆汁酸反流入血，导致参与胆固醇和磷脂代谢的酶类活性降低，使其在肝脏的降解减少，引起胆固醇在血中的堆积，同时增多的磷脂与甘油三酯竞争代谢酯酶，甘油三酯的水解减少，导致甘油三酯水平的升高[1-3]。

（二）胆管肿瘤治疗手段对营养代谢的影响

胆管肿瘤治疗手段也会对营养代谢造成影响，如外科手术治疗，胆管肿瘤介入治疗以及化疗、放疗产生的不良反应等，具体如下。

（1）外科手术治疗对营养代谢的影响：胆管外科手术属于消化道肿瘤手术中较为复杂的手术，患者术前普遍存在营养状况不佳，术后又常常存在应激和感染问题，促使分解激素分泌增加，氨基酸的糖异生加快；而机体对外源性氨基酸和葡萄糖的代谢功能受限，显著影响机体的营养代谢和内环境。相对于接受其他外科治疗的患者，胆管肿瘤患者的营养不良、术后恢复慢、免疫功能抑制更为明显，而这些都是影响疾病预后的不利因素。因此，营养支持治疗对接受外科治疗的胆管肿瘤患者尤为必要。

（2）胆管肿瘤介入治疗对营养代谢的影响：伴有梗阻性黄疸的胆管肿瘤患者，可通过经皮经肝穿刺内外引流术、内镜下胆管支架引流术或鼻胆管引流术引流胆汁，对机体影响小，但是由于接受此类治疗的都是晚期胆管肿瘤患者，故发生胆瘘、感染、出血等并发症后，同样可以导致机体处于应激状态，影响糖异生。同时，胆汁外引流的患者，体内胆汁缺乏，同样将导致代谢异常。

（3）化疗、放疗不良反应对营养代谢的影响：放化疗引起的胃肠道毒性、肝功能损害是许多细胞毒性药物和射线治疗剂量的主要限制因素，而这些不良反应同样会加重患者营养不良及恶病质状态，并影响预后[1-3]。

二、营养干预

胆管肿瘤的营养干预主要从适应证、治疗途径及实施细则 3 方面进行阐述，具体如下。

（一）适应证

营养干预的适应证包括围手术期患者营养治疗的适应证、放化疗患者营养治疗的适应证、终末期肿瘤患者营养治疗的适应证，具体如下。

1. 围手术期患者营养治疗的适应证

大部分胆管肿瘤患者术前即有营养不良或存在营养风险，且胆管恶性肿瘤手术难度大、范围广、时间长，感染发生率高，所以围手术期患者的营养治疗尤为必要，主要用于合并以下情况的患者。

（1）需要进行复杂胆管手术并存在营养风险的患者（NRS 2002 评分≥ 3 分）。

（2）反复胆管感染进行再次手术的患者。

（3）术前即存在营养不良的患者（6 个月内体重丢失 10% 以上；BMI ＜ 18.5kg/m^2；血清白蛋白＜ 3g/dL）。

（4）术后短期内不能经口进食的患者。

（5）术后存在吻合口瘘、胃肠功能障碍、严重感染的患者。

2. 放化疗患者营养治疗的适应证

放化疗患者营养治疗的适应证为：无法进食，存在摄入减少的患者；存在营养不良或预期长时间不能消化和 / 或吸收营养物质的患者。

3. 终末期肿瘤患者营养治疗的适应证

对于此时的患者，保持营养状态不再重要，应结合伦理、人文、家属意愿等层面的内容，充分尊重患者权利，兼顾合理使用医疗资源的条件下，决定是否进行营养治疗[3-6]。

（二）治疗途径

营养治疗的途径包括经肠道（经口、经管）、经静脉。胆管肿瘤营养治疗途径的选择原则与其他恶性肿瘤基本一致，同时胆管肿瘤患者也有自身的特点，具体情况如下。

（1）胆管肿瘤手术多限于上消化道，空肠以下肠管受影响较小。因此对于需要进行术后营养治疗的患者建议在术中加做空肠造瘘或者放置鼻空肠营养管，术后在肠道功能恢复后即可早期开始肠内营养治疗。

（2）对于术前存在营养不良，特别是合并中度以上梗阻性黄疸（总胆红素＞ 171μmol/L）的患者，建议经口、经鼻空肠营养管或空肠造瘘管行肠内营养治疗。

（3）对于肝功能储备较差或严重梗阻性黄疸的患者，应积极行胆管内支架引流或鼻胆管、PTCD 胆管外引流，尽快减轻黄疸、改善肝功能，促进营养物质代谢吸收。

（4）PTCD 是临床广泛应用的治疗恶性胆管梗阻的方法。PTCD 术后胆汁大量丢失，严重影响患者的消化功能和体液平衡，如何进行胆汁再利用、恢复胆汁的肠肝循环、再联合肠内营养以改善患者的营养状况备受关注。多项随机病例对照研究或回顾性分析显示，恶性梗阻性黄疸患者行 PTCD 术后，接受胆汁回输联合肠内营养较未行胆汁回输者胃肠功能明显改善，包括腹泻减轻、胃排空延迟的发生率降低、肠内营养耐受性提高等；营养状况（BMI、肱三头肌皮褶厚度、上臂围）、生化指标（血清前白蛋白、视黄醇结合蛋白、转铁蛋白）好转，且机体炎性细胞因子水平更低，住院时间和中心静脉导管拔管时间缩短。在胆汁回输的途径选择方面，经鼻空肠管、空肠造瘘管或直接口服对改善患者营养状况或降低并发症并无差异，但直接口服常常合并较为严重的消化道反应，不推荐常规使用[3, 6-9]。

（三）实施细则

胆管肿瘤患者在遵循常规恶性肿瘤营养治疗的制剂配方选择原则基础上，还具有以下特点。

1. 糖类制剂

胆管肿瘤合并有梗阻性黄疸，或应激状态下，受胰岛素分泌减少和外周胰岛素抵抗的影响，容易出现高血糖，建议将葡萄糖的用量控制在 3~4g/（kg · d），并注意补充外源性胰岛素。过量输注高浓度葡萄糖容易导致血糖升高，而过高的血糖明显增加感染性并发症的发生率。

2. 脂肪制剂

胆管梗阻患者存在脂代谢紊乱，中链脂肪酸具有代谢快、对肝功能和胆红素代谢以及免疫功能影响较小的优点，是较为理想的能源物质。由于中链脂肪酸不含必需脂肪酸，因此在给予肠外营养时按 1 ∶ 1 的比例物理混合中长链脂肪乳对于胆管肿瘤患者而言是理想的配方。同时，建议根据肝功能和血脂情况调整脂肪乳剂的用量，轻度黄疸且肝功能正常者，脂肪乳剂可增加至 1.5g/（kg · d）；在总胆红素 > 51μmol/L 的情况下，脂肪乳剂不宜超过 1.0g/（kg · d）。另外，梗阻性黄疸患者在围手术期添加 ω-3 多不饱和脂肪酸的免疫增强型肠内营养制剂，可以改善免疫功能，减少术后并发症的发生。

3. 氨基酸制剂

胆管肿瘤术后或者存在肝功能不全者，可使用支链氨基酸含量较高的复方氨基酸制剂。支链氨基酸可以在不增加肝脏负担的情况下起到供能、改善负氮平衡的作用。补充外源性支链氨基酸可以减少手术或肝功能异常时骨骼肌的大量消耗，有效促进蛋白合成，有利于肝细胞的再生和修复，改善低蛋白血症。支链氨基酸含量在 18%~23%，基本上可以满足梗阻性黄疸患者的术后需要。而使用支链氨基酸高达 35%~45% 的肝病用肠内营养制剂，对肝功能不全患者的蛋白合成和负氮平衡有较好的纠正作用。

4. 微量元素补充

对于术后可以经口摄食或者应用肠内营养的无营养不良患者，静脉补充维生素和微量元素的证据不充分，而对于无法应用肠内营养，需要肠外营养的患者，必须每天补充维生素和微量元素[3, 6, 10-12]。

三、饮食指导

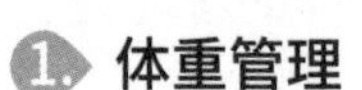

1. 体重管理

肥胖很可能是胆管肿瘤发生的危险因素，胆管肿瘤患者需要维持理想体重，避免肥胖。对身体肥胖度（测定 BMI）进行 5 项队列研究、7 项病例对照研究和 2 项横断面研究结果显示，高 BMI 会增加胆管肿瘤的患病风险。另有 meta 分析显示，BMI 每增加 5kg/m^2 可使胆囊癌的危险性增加 19%。所以，体重增加是影响胆管肿瘤发生的原因之一，可直接或间接通过胆结石的形成来发挥作用。对于已经罹患胆管肿瘤的患者，控制体重、避免肥胖同样有可能降低肿瘤复发的风险。

2. 膳食管理

在胆管肿瘤的膳食影响因素上，目前没有高级别循证医学的证据。辣椒、茶、咖啡、鱼、乙醇等饮食因素对胆管肿瘤的发生可能有一定影响，但研究数量有限，结论不一。

胆管肿瘤患者更容易发生脂类代谢障碍。术后早期尽量减少脂肪及胆固醇的摄入，不吃或少吃肥肉、油炸食品、动物内脏等，如果因口感需要可适当使用橄榄油来烹制食品。增加富含蛋白质的食物，以满足人体新陈代谢的需要，如瘦肉、水产品、豆制品等。多吃富含膳食纤维、维生素的食物，如新鲜的蔬菜水果等。规律进食、少量多餐，以适应术后的生理改变，术后消化不良会持续半年左右，随着时间的推移，胆总管逐渐扩张，部分替代胆囊的作用，消化不良的症状会慢慢缓解，这时饮食也就能逐步过渡到正常了。恢复正常饮食，宜保持低脂肪、低胆固醇、高蛋白质的膳食结构[3, 13]。

四、病例分享

患者吴 ××，男，61 岁。主诉：发现肝占位 3 周余，TACE 术后 3 周。查体：ECOG 评分 3 分，身高 170cm，体重 59kg。全身皮肤、黏膜黄染。消瘦外观。双锁骨上等浅表淋巴结未触及肿大。心肺未见明显异常。腹平软，无压痛，无肌紧张及反跳痛，未触及明显肿物，肝脾肋下剑突下未触及，墨菲征阴性，移动性浊音阴性，肠鸣音 5 次 / 分，未闻及气过水音及振水音。肛诊未见异常。入院诊断：肝胆管细胞癌伴肺部转移（cT3NxM1，Ⅳ期）、肺继发恶性肿瘤、重度营养不良、慢性乙型病毒性肝炎。2021-5-21 查生化：总蛋白 46g/L，白蛋白 28g/L，前白蛋白 105mg/L，总胆红素 111.0μmol/L，间接胆红素 71.2μmol/L，直接胆红素 39.8μmol/L，谷丙转氨酶 98U/L，谷草转氨酶 276U/L，总胆汁酸 298.1μmol/L，胆碱酯酶 3283U/L。

营养支持方案：患者近 3 月内体重下降 11kg（15.7%），1 周内进食减少 3/4，患者营养风险筛查 NRS2002 评分为 4 分，患者主观整体评估 PG-SGA 评分为 9 分。考虑营养不良与肿瘤相关及胃肠道功能障碍。营养治疗方案：患者为具有营养风险且重度营养不良，给予营养治疗，首选肠内营养，予营养教育，晚期胆管癌患者，伴纳差、进食少，预计肠内营养无法满足每天正常需要能量，需给予肠内联合肠外营养治疗。营养治疗方案制定：患者身高 170cm，体重 59kg，晚期恶性肿瘤患者，进食减少 3/4，每天所需能量 30kcal/kg，故该患者每天需 1770kcal 能量，需蛋白质（1.5~2.0g · kg^{-1} · d^{-1}），约 90g/ 天。患者进食量减少，50%~60% 能量需靠肠外营养支持：予脂肪乳 40g（能量 360kcal），葡萄糖 100g（能量 400kcal），ω-3 不饱和脂肪酸（ω-3 脂肪乳）10g（能量 112kcal）。肠内予肠内营养粉剂（安素）（能量为 750kcal）、水解蛋白口服溶液 2 瓶（蛋白质 30g）；患者每天所需蛋白质（1.5~2.0g · kg^{-1} · d^{-1}），约 90g/ 天，肠外补充氨基酸 34g，肠内营养补充蛋白质 56g。注意观察有无肠内营养治疗引起的腹泻、腹胀、恶心、呕吐等不良反应，肠外营养治疗可能引起的肝肾功能损害、胃肠道反应等，随访监测肝肾功能及电解质情况。

营养转归及抗肿瘤治疗：ECOG 评分 1 分。体重 62kg。营养风险筛查 NRS2002 评分为 3 分，患者主观整体评估 PG-SGA 评分为 6 分。2021-6-3 复查生化：总蛋白 60g/L，白蛋白 38L，前白蛋白 189mg/L，总胆红素 61.4μmol/L，间接胆红素 31.9μmol/L，直接胆红素 29.5μmol/L，谷丙转氨酶 41U/L，谷草转氨酶 84U/L，总胆汁酸 16.1μmol/L，胆碱酯酶 6890U/L。2021-6-8 予“吉西他滨 + 顺铂”方案全身化疗，具体如下：吉西他滨（1000mg/m^2）1.6g ivgtt 1 天 1 次，连用 8 天 + 顺铂 40mg ivgtt 1 天 1 次，连用 8 天耐受尚可。

参考文献

[1] LASSEN K, COOLSEN M M, SLIM K, et al. Guidelines for perioperative care for pancreaticoduodenectomy: enhanced recovery after surgery （ERAS） society recommendations [J] . Clini Nutrition, 2012, 3(6): 817-830.

[2] SUN Y L, YANG Z Y, TAN H D. Perioperative nutritional support and fluid therapy in patients with liver diseases [J] . Hepatobiliary Surg Nutr, 2014, 3(3): 140-148.

[3] 石汉平 , 李薇 , 李苏宜 , 等 . 肿瘤营养诊疗规程 [M] . 北京 : 人民卫生出版社 , 2021.

[4] CSCO 肿瘤营养治疗专家委员会 . 恶性肿瘤患者的营养治疗专家共识 [J] . 临床肿瘤学杂志 , 2012, 17(1): 59-73.

[5] 侯纯升 , 徐智 . 胆道疾病患者围手术期的营养支持 [J] . 腹部外科 , 2007, 20(2): 74-75.

[6] BERGER M M, SHENKIN A. Vitamins and trace elements: practical aspects of supplementation [J] . Nutrition, 2006, 22(9): 952-955.

[7] 中国抗癌协会肿瘤营养专业委员会 , 中华医学会肠外肠内营养学分会 . 胆道肿瘤患者的营养治疗共识 [J] . 临床肝胆病杂志 , 2021, 37(9): 2058-2061.

[8] 孙晓梅 , 唐秀芬 , 孙凌宇 . 恶性胆道梗阻的治疗对策 [J/C] . 肿瘤代谢与营养电子杂志 , 2017, 4(1): 11-15.

[9] 赵新华 , 唐娟 , 滕春兰 , 等 . 胆汁回输对胰十二指肠切除患者术后并发症及营养状态的影响 [J] . 广西医科大学学报 , 2017, 34(5): 746-750.

[10] BRAGA M, LJUNGQVIST O, Soeters P, et al. ESPEN guidelines on parenteral nutrition: surgery[J]. Clini Nutr, 2009, 28(4): 378-386.

[11] AUGUST D A, HUHMANN M B. American society for parenteral and enteral nutrition (A. S. P. E. N.) board of directors. A. S. P. E. N. Clinical guidelines: nutrition support therapy during adult anticancer treatment and in hematopoietic cell transplantation [J] . JPEN J Parenter Enteral Nutr, 2009, 33(5): 472-500.

[12] BOZZETTI F, ARENDS J, LUNDHOLM K, et al. ESPEN guidelines on parenteral nutrition: non-surgical oncology [J] . Clin Nutr, 2009, 28(4): 445-454.

[13] 徐君石（主译）. 食物、营养、身体活动和癌症预防 [M] . 北京 : 中国协和医科大学出版社 , 2008.

（作者：郭增清　张明基）

第三节　胰腺癌营养支持治疗

一、营养状况及特点

胰腺是人体第二大腺体，具有外分泌和内分泌两种功能。外分泌液为胰液，内含碱性的碳酸氢盐和各种消化酶，包括胰淀粉酶、胰蛋白酶与胰脂肪酶等，其功能是中和胃酸，消化糖、蛋白质和脂肪。有超过 80% 的胰腺癌患者在确诊时出现体重下降，其中近 1/3 患者体重下降超过 10%，部分患者还伴有贫血、低蛋白血症等表现。其原因可能包括以下 3 个方面：①胰腺外分泌及内分泌功能不全导致脂肪泻及血糖失衡。②肿瘤相关因素，包括肿瘤高代谢状态及肿瘤代谢因子引起的厌食、吸收不良、骨骼肌容量减少等。③肿瘤引起的上消化道梗阻，导致患者进食不足。胰腺切除术后，常伴随着胰腺外分泌与内分泌功能不全加重、维生素 B_{12} 及脂溶性维生素缺乏、锌缺乏，而术后并发症将增加能量消耗。术前及术后的营养状况都将严重影响患者的生存及预后[1-3]。

二、营养干预

胰腺癌的营养干预主要从适应证、治疗途径及实施细则 3 方面进行阐述，具体如下。

（一）适应证

胰腺癌营养干预的适应证包括：①胰腺癌慢性消耗导致营养不良者。②胰腺癌致消化道梗阻无法进食者。③胰腺癌并发消化道瘘者。④胰腺癌引起消化道出血者。⑤胰腺癌围手术期需禁食者。⑥胰腺癌围化疗期消化道反应需营养支持者。⑦胰腺癌放疗导致严重呕吐或放射性肠炎者。⑧术后并发症者（胰瘘，吻合口出血、梗阻，胃排空障碍等）[4-6]。

（二）治疗途径

对于没有胃肠道功能障碍者，肠外营养治疗是没有必要甚至是有害的。为降低感染风险，首选肠内营养治疗。肠外营养治疗仅推荐用于不能耐受肠内营养且需要营养治疗的患者，如化疗造成的严重消化道反应或胰腺肿瘤相关的消化道梗阻。

1. 口服

口服营养补充剂是一种营养支持方法，当膳食提供的能量、蛋白质等营养素只能达到目标需求量的 50%~75%，可选择应用肠内营养制剂或特殊医学用途配方食品进行口服补充，其目的是改善患者的营养状态、生活质量和临床结局。

2. 肠内营养

肠内营养是指经胃肠道提供代谢需要的营养物质以及其他各种营养素的营养支持方式，与肠外营养相比，该途径通过胃肠道直接吸收及利用营养素，具有实施方便、经济价值高等优势；而且还能够保护肠道的黏膜结构及屏障功能，在临床中应用广泛。具体包括：鼻胃插管、鼻肠插管、胃造瘘、空肠造瘘等多种途径，选择上应优先考虑无创途径。

3. 肠外营养

肠外营养是指从静脉内供给营养（既含有氮源，又含有非蛋白质能量来源以及所有必需的营养素）的营养支持方式，输注途径分为经周围静脉途径（一般不建议超过 10~14 天）和经中心静脉置管途径。周围静脉途径容易掌握，且危险性小。但同一静脉反复插管输液会增加血栓性静脉炎的发生率，通常建议输液时间不宜超过12小时；输入浓度高的营养物质也会明显增加血栓性静脉炎的发生率。中心静脉置管途径保留时间较长，对外周血管保护良好，但血栓形成是常见的并发症。主要依据以下因素来选择输注途径：营养干预疗程、营养需求量、护理条件（医院/家庭）、患者意愿、医师习惯以及安全性等[4-8]。

（三）实施细则

给胰腺癌患者给予营养支持治疗需计算其总需求能量，具体方法：体重×［25~30kcal/（kg·d）］。并根据以下步骤依次计算出需补充的物质的剂量。

（1）计算总需求蛋白量为体重×［1~1.5g/（kg·d）］。

（2）依据总需求能量与氮源能量的差值为非氮源能量计算出非氮源能量。

（3）依据非氮源能量为脂肪能量与糖能量总和，且二者各半的原则，算出脂肪能量与糖能量。

（4）依据临床需要确定脂肪乳的浓度与容积、葡萄糖的浓度与容积、氨基酸的浓度与容积。

（5）补充矿物质，如钠、钾、钙等。

（6）适量补充支链氨基酸。

（7）计算出胰岛素用量，略低于中和葡萄糖的需要量。

（8）以复方氯化钠注射液调整营养液的总容积。

在配制“全合一”混合营养液时，所有的操作要严格遵守无菌技术操作规程，在专门配制室内的层流操作台上，由专职护理人员执行，按照一定的程序进行配制。在配制过程中首先将电解质和微量元素加入氨基酸制剂中，将高渗葡萄糖及磷制剂加入等渗葡萄糖液中，然后将两者混合到一个聚氯乙烯袋中。再将脂溶性维生素和水溶性维生素加入脂肪乳剂中，最后将其与前已混合好的氨基酸葡萄糖混合液混合后轻轻摇动即可。配制好的混合营养液应置于4℃温度下，一般在24小时内使用，最多不超过48小时。配制好的混合营养液袋应及时封口，并注明姓名、病区、床号和配制时间[4-12]。

（四）注意事项

营养液的配伍禁忌：人工混合营养液的成分十分复杂，药物配伍不妥时容易出现沉淀改变液体成分，可导致人体的药物热反应。在配制营养液时需要保证各种药物的相容性，同时注意可能出现的这几种情况：①葡萄糖与电解质配伍后的变化，pH3~4是葡萄糖的稳定环境，过度的碱性离子加入可使葡萄糖分子发生分解。②氨基酸的变化，氨基酸同时具有氨基和羧基，是两性物质，与酸结合时即呈现酸性，而与碱结合时即呈现碱性，所以不可忽视会影响营养液pH的一些离子。③氨基羧基反应，葡萄糖加入氨基酸后，会发生聚合反应，通常在室温下就可进行，最终聚合成褐色素。④维生素稳定性大多较差，维生素K遇光极易分解，维生素C见空气分解。⑤钙离子与磷酸盐配伍时会生成磷酸钙的白色沉淀，与二者的浓度、pH等有关。肠内或肠外营养治疗期间都需要监测出入量及血电解质水平，注意观察水肿或脱水程度[4-12]。

三、饮食指导

胰腺癌要避免暴饮、暴食、酗酒和高脂肪饮食。胰腺是分泌消化酶的主要器官之一，特别是脂肪酶。胰腺一旦发生病变，首先就使脂肪的消化受到严重影响。要少吃或限制摄入肉、鱼子、脑髓和油腻、煎炸等不易消化食品，忌食葱、姜、蒜、辣椒等辛辣刺激品，忌烟酒。应少量多餐，逐渐加量并减少进餐次数。进食容易消化的食物

为主。在保证营养充足的基础上，适当控制动物性脂类和蛋白质的摄入，植物性油脂可提供必需脂肪酸及帮助脂溶性维生素吸收，是用油时较理想的选择，橄榄油、花生油、葵花籽油等含较多的单不饱和脂肪，可每天适量使用。如果血糖正常或控制稳定，可以不刻意控制淀粉类食物的摄入。谷物根茎淀粉类，如米饭、面食、燕麦片、薏苡仁、红豆、马铃薯、红薯、玉米等，以未精制或加工的自然食材为较佳选择，可提供多种糖类、维生素 E 及 B 族维生素等营养素。鱼、海鲜及黄豆制品，其所含脂肪量较低，建议饮食中可较多选择[4, 11]。

四、病例分享

患者任 × ×，女，58 岁。主诉：确诊“胰腺癌”一年余，综合治疗后一月余。查体：精神欠佳，卡氏评分 50 分，营养风险筛查 NRS2002 评分为 4 分，PG-SGA 评分为 8 分。重度贫血貌，全身皮肤干燥，消瘦，双锁骨上等浅表淋巴结未触及肿大。心肺未见明显异常。腹平软，无压痛及反跳痛，肝脾未触及肿大，未触及包块，墨菲征阴性，移动性浊音阴性。肠鸣音约 4 次 / 分，未闻及气过水音及振水音。肛诊未见异常。入院诊断：胰头钩突癌伴肝转移（T4N2M1，Ⅳ期）多程治疗后、乳腺恶性肿瘤根治术后、中度营养不良。患者入院时口干、乏力，卧床时间长，食欲不佳，食量减少 25%，体重较 1 月前下降 2kg。自诉因贫血中断抗肿瘤治疗。2022-3-2 查血常规（五分类）：血红蛋白 58g/L。生化：总蛋白 63.8g/L，前白蛋白 114mg/L，白蛋白 32.4g/L。

营养支持方案：患者营养风险筛查 NRS2002 评分为 4 分，主观整体评估 PG-SGA 评分为 8 分，中度营养不良，BMI 15.61kg/m^2（＜ 18.5），近 1 月内体重下降 2.0kg（5.26%），超过 5%，1 周内进食减少 51%~75%，诊断为恶病质，考虑与肿瘤疾病进展、抗肿瘤治疗后胃肠道功能障碍相关。患者身高 156cm，目前体重 38kg，为恶性肿瘤晚期患者，高消耗状态，每天所需能量 20~35kcal/kg，蛋白质 1.5~2.0g · kg^{-1} · d^{-1}，故该患者每天需 760~1330kcal 能量，总蛋白质 57~76g。患者能进食，但进食后反复恶心、上腹部闷痛，肠道功能欠佳，给予饮食营养教育，70%~80% 能量需靠肠外营养支持：予脂肪乳 25g（能量 250kcal）；葡萄糖 150g（能量 600kcal），复方氨基酸 12.5g。患者能部分进食，除肠外营养支持外，部分能量仍需考虑通过肠内营养支持。部分能量考虑通过口服肠内营养支持：予肠内营养粉剂（安素）27.9g（3 匙）口服 qd（能量为 125kcal，蛋白质 4.45g）。因患者既往长期进食、进水少，予逐步增加静脉营养支持，警惕再灌食综合征，注意观察有无肠内营养治疗引起的腹泻、腹胀、恶心、呕吐等不良反应，若有上述营养相关的不良反应，调整营养方案。

营养转归及抗肿瘤治疗：经营养支持治疗、输注悬浮红细胞治疗后，患者自觉口干消失，乏力改善，食欲恢复，体重上升 2kg。皮肤干燥改善，贫血貌改善。2022-3-11 复查血常规（五分类）：血红蛋白 111g/L。生化：总蛋白 64.9g/L，前白蛋白 184mg/L，白蛋白 38.2g/L。2022-3-7 开始安罗替尼治疗，2022-3-11 开始“吉西他滨 + 白蛋白紫杉醇”化疗，耐受尚可。

参考文献

[1] TAN-TAM C, CHUNG S W. Minireview on laparoscopic hepatobiliary and pancreatic surgery [J]. World J GastroIntest Endosc, 2014, 6(3): 60-67.

[2] BOZZETTI F, Scrinio Working Group. Screening the nutritional status in oncology: a preliminary report on 1,000 outpatients [J] . Support Care Cancer, 2009, 17(3): 279–284.

[3] GILLILAND T M, VILLAFANE-FERRIOL N, SHAH K P, et al. Nutritional and metabolic derangements in pancreatic cancer and pancreatic resection [J] . Nutrients, 2017, 9(3): 243.

[4] 石汉平 , 李薇 , 李苏宜 , 等 . 肿瘤营养诊疗规程 [M] . 北京 : 人民卫生出版社 , 2021.

[5] MEIER R, OCKENGA J, Pertkiewicz M, et al. ESPEN (European Society for Parenteral and Enteral Nutrition). ESPEN guidelines on Enteral Nutrition : Pancreas [J] . Clin Nutr, 2006, 25(2): 275–284.

[6] MEIER R, BEGLINGER C, Layer P, et al. ESPEN guidelines on nutrition in acute pancreatitis. European Society of Parenteral and Enteral Nutrition [J] . Clin Nutr, 2002, 21(2): 173–183.

[7] SINGER P, BLASER A R, BERGER M M, et al. ESPEN guideline on clinical nutrition in the intensive care unit [J] . Clin Nutr, 2019, 38(1): 48–79.

[8] 刘燕 , 杜翠萍 . 肠内营养规范化管理对危重症患者的影响 [J] . 医药前沿 , 2019, 9(5): 247.

[9] GIANOTTI L, MEIER R, LOBO D N, et al. ESPEN guidelines on parenteral nutrition : pancreas [J] . Clin Nutr, 2009, 28(4): 428–435.

[10] MIRTALLO J M, FORBES A, MCCLAVE S A, et al. International consensus guidelines for nutrition therapy in pancreatitis [J] . JPEN J Parenter Enteral Nutr, 2012, 36(3): 284–291.

[11] 中华医学会肿瘤分会胰腺癌学组（筹）. 胰腺癌多学科综合治疗协作组专家共识 [J] . 中华肿瘤杂志 , 2013, 35(5): 398–400.

[12] ARENDS J, BACHMANN P, BARACOS V, et al. ESPEN guidelines on nutrition in cancer patients [J] . Clin Nutr, 2017, 36(1): 11–48.

（作者：郭增清　张明基）

第十八章

恶性肿瘤体内药敏试验的探索

第一节 PDX 模型价值和应用

抗肿瘤药物敏感性试验（药敏试验）是在体外或动物体内进行抗肿瘤药物对肿瘤细胞杀伤作用的定性或定量评价。通过对每个具体患者筛选敏感性高的抗肿瘤药物，选择对某一具体肿瘤高效的抗肿瘤药物进行化疗，以获得最大的治疗效果，同时可将不良反应减少到最低程度。影响肿瘤化疗效果的一个最大问题是肿瘤对药物的敏感性。肿瘤具有异质性，其异质性不仅表现在生物学行为和病理学特点上，还表现在对化疗药物的敏感性上，不同种肿瘤和不同个体间同种肿瘤甚至于同一患者不同的治疗阶段的药敏谱不相同。传统的固有的化疗方案往往不能针对不同患者选择有效的化疗药物，常导致患者化疗无效或效微，丧失最佳化疗方式与时机，增加机体受损，导致耐药基因产生，增加经济负担，这是化疗失败的主要原因。个体化治疗也称剪裁式（tailor）治疗，它彻底摆脱传统与经验的“菜谱式（cook book）”治疗方式，是近年临床肿瘤学的另一重要进展。个体化治疗表现于肿瘤的化疗上应是个体化疗，而肿瘤药敏试验是实现个体化疗的实验基础和依据。开展肿瘤药敏以指导化疗的个体化，根据不同患者肿瘤组织对不同药物的敏感性的不同，有选择地使用不同的化疗药物来最大程度地杀伤肿瘤细胞，对提高肿瘤治疗效果、降低不良反应与耐药性、减少患者经济负担均具有极其重要的意义。但目前肿瘤药敏试验方法尚处于研究阶段，试验结果受多种因素的影响，生物个体差异与实验室结果尚不完全一致，因此，将肿瘤药敏试验结果应用于临床有待进一步研究。

随着精准医疗技术手段的不断推进和普及，肿瘤个性化治疗越来越受到医疗业界、学术界乃至公众的广泛关注。作为连接临床前实验和临床试验的枢纽，动物模型在肿瘤药物治疗研发中发挥了关键性作用。怎样使得动物模型更贴近临床患者，从而提升药物研发临床转化的成功率也成为精准治疗的关键*。癌症研究领域中，公认的缺陷之一是缺乏能够研究癌变和癌症治疗的模型系统。在过去的几十年中，抗肿瘤治疗药物的研发呈现爆炸式的增长，然而肿瘤药物研发最大的困扰在于往往在临床前，细胞模型或者动物模型展现出很好疗效的药物，应用在人体上疗效却大大降低甚至无效，绝大多数新疗法都不能顺利通过 III 期临床试验，临床前到最终临床试验转化成功率不到 10%，在实体瘤中转化率更低（clinic attrition）。这很大程度上是由于临床前的细胞和动物模型很难模仿人体肿瘤自身的条件造成的。使用人类肿瘤细胞系建立的动物模型称作肿瘤细胞系异种移植模型（cancer cell line-based xenograft, CDX）[1]。CDX 模型存在以下缺点：①在培养和传代过程中进行了“筛选”。②肿瘤细胞逐渐适应体外培养环境而失去原有特性。③缺乏肿瘤生长的相关环境，如支持性的非肿瘤基质、血液细胞、其他肿瘤微环境因子。④缺乏肿瘤的多样性和异质性、模型与临床病人缺乏相关性**。此外，即使同种类型的癌症，早期具备同样的基因突变和细胞组学特征，往往在

* 来源 https：// www. sohu. com/ a /378997429-120308285。

** 来源 https： // www. sohu. com/ a /405117055-120599367 ? scm=1102. xchannel：325：100002.0.6.0 & spm=smpc. channel-248.block3-308-NDdFbm-1-fd.1.1669597420689txrBaNN-324。

后续肿瘤的进展中，不同病人可能展现出不同的恶性程度以及药物敏感性，这被称作肿瘤异质性（heterogeneous of tumor）。因此这也对常规的临床前细胞和动物肿瘤模型提出新的更大的挑战。2016 年 2 月，美国国家癌症所（National Cancer Institure，NCI）宣布，已被世界各地研究人员使用长达 25 年之久的 NCI 细胞系将于今年春末“退休”，取而代之的是来自癌症患者捐赠肿瘤组织经小鼠体内培养的新肿瘤样本模型，即 PDX 模型（patient-derived tumor xenograft models，PDX）。

PDX 模型构建方式是将病人手术后的肿瘤组织块直接移植到免疫缺陷鼠的皮下、腋下或者肾包膜里构建而成的人源异种移植模型[2]。该模型的特点是在组织病理学、分子生物学和基因水平上保留了大部分原代肿瘤的特征，保留了肿瘤组织原有的非肿瘤基质和微环境，并且没有体外培养的过程对肿瘤进行“筛选”，可以对多种状态下病人来源的肿瘤进行研究，故 PDX 模型和肿瘤病人有更好的对应性，具有较好的临床疗效预测性[3]。通过基因诊断技术将 PDX 模型和病人来源的肿瘤之间进行复杂多重比较，证实在基因拷贝数、基因突变和表达模式等方面二者具有高度一致性。故 PDX 模型相较于传统 CDX 模型更能够反映临床病人的实际情况。PDX 模型可以进行传代，相当于对于病人肿瘤样本进行了扩增，并且研究表明传代的肿瘤组织能够和初始肿瘤组织保持高度的一致性[4]。另外一点很重要的是，PDX 培养的肿瘤组织，可以冻存起来复苏之后依然能够构建新的 PDX 模型[5]。这相当于构建了不同病人的肿瘤活体库。因而，目前该平台广泛地应用于体内药敏试验等药物体内试验方面的探索。

美国的 Champion Oncology 对于不同肿瘤患者和其对应的 PDX 模型做了药敏一致性统计。统计结果表明，接近 80 例患者里，PDX 模型和临床模型药敏一致性达到 93% 以上。更多的研究表明临床相关性可达到 90%。那么这对于临床用药的指导意义不言而喻: ①避免使用对患者无效的药物。②减少无效治疗的毒副反应。③节省时间和金钱成本。④增加治愈率。⑤实现了精准治疗。

一线用药通常在临床上也面临困扰，一方面可能面临选择的一线药物太多，另一方面可能并不管用。因此，如何在短期内快速找到一线用药筛查的动物模型也具备非常重要的意义。科学家们又发现，如果把病人的肿瘤组织植入模型鼠中，5~7 天后用各种一线药物单药或药物组合进行处理，一定时间后，对于植入的细胞进行计数，从而筛出有效突出的一线用药。这个模型被称作 Mini PDX。有研究表明，80 例的 Mini PDX 模型中，89% 呈现与 PDX 模型药敏的一致性[6]。

PDX 在体内药敏试验表现出强大的优势，但也存在以下方面局限性。

（1）移植成功率还不高。根据文献报道，目前 PDX 的移植成功率在 23%~75% 之间。其移植成功率跟肿瘤类型相关，结肠癌（64%~89%）和胰腺癌移植率较高，大约为 62%，而肝细胞癌及胆管细胞癌的移植瘤较低。移植成功率还与肿瘤恶性程度相关，临床上恶性程度高的转移性较强的癌症，对比恶性程度低的转移能力弱的移植成功率较高。同样的，移植成功率高的病人的整体生存率和转移性也高于抑制率低的病人。这也提示 PDX 模型成功率可能是癌症预后的一个相关指标。另外，移植成功率和宿主老鼠相关。免疫缺陷更加严重的 BALB SCID、NOD SCID、NOD/SICD/IL2 γ -receptornull 和单纯裸鼠比起来 PDX 模型构建成功率更高（各小鼠品系的免疫缺陷情况见表 18-1-1）[7]。

表 18-1-1　各小鼠品系的免疫缺陷

小鼠品系	免疫缺陷
Nude	T 淋巴细胞严重缺失
SCID Severe Combined Immunodeficiency	T 淋巴细胞和 B 淋巴细胞缺失
NOD-SCID Non-obse Diabetic SCID	缺乏 T 淋巴细胞和 B 淋巴细胞，与普通 SCID 相比 NK 细胞活性低，免疫恢复概率更低
NSG NOD-SCID-IL2Rγ-/-	缺失 T 淋巴细胞，B 淋巴细胞和 NK 细胞
NRG NOD-Rag1-/-IL2rg-/-	与 NSG 小鼠非常类似，是由 Rag1 基因缺失代替 scid 突变，可以克服 scid 突变引起的一些不足，如：对辐照敏感
BRG BALB/c-Rag2-/-IL2rg-/-	T 淋巴细胞、B 淋巴细胞缺失和 NK 细胞无活性

（2）PDX 模型构建时间长（图 18-1-1）。从手术到 PDX 建模成功这个过程需要 2~3 个月，对于需要做药敏试验的患者，在第一代 PDX 之后通常还需要进行传代以扩大样本数量，然后分组进行药敏试验，所以整个流程下来通常需要至少半年的时间，所以 PDX 模型并不能在短时间内给予肿瘤患者用药指导。虽然 mini PDX 能够缓解一部分问题，但从所提供的生物信息和指导意义而言，它和 PDX 相差甚远[8]。因此，PDX 模型通常来说作为肿瘤患者的二线用药筛选[9]。

（3）存在细胞免疫治疗缺陷。随着 PDX 的传代，繁殖能力强大的肿瘤干细胞会越来越强势，而来源于原始肿瘤组织的间质细胞和免疫细胞会逐步丧失，这是 PDX 最大的限制所在。加之由于 PDX 模型的小鼠都是免疫缺陷鼠，这就造成了作用于细胞免疫的一些药物，如现在很火的 PD-1 无法应用在该模型上。

（4）模型对于肿瘤群体整体客观性有所欠缺。由于 PDX 建模存在一定概率失败，上面讲到这可能是由于肿瘤本身恶性程度不够所导致的。

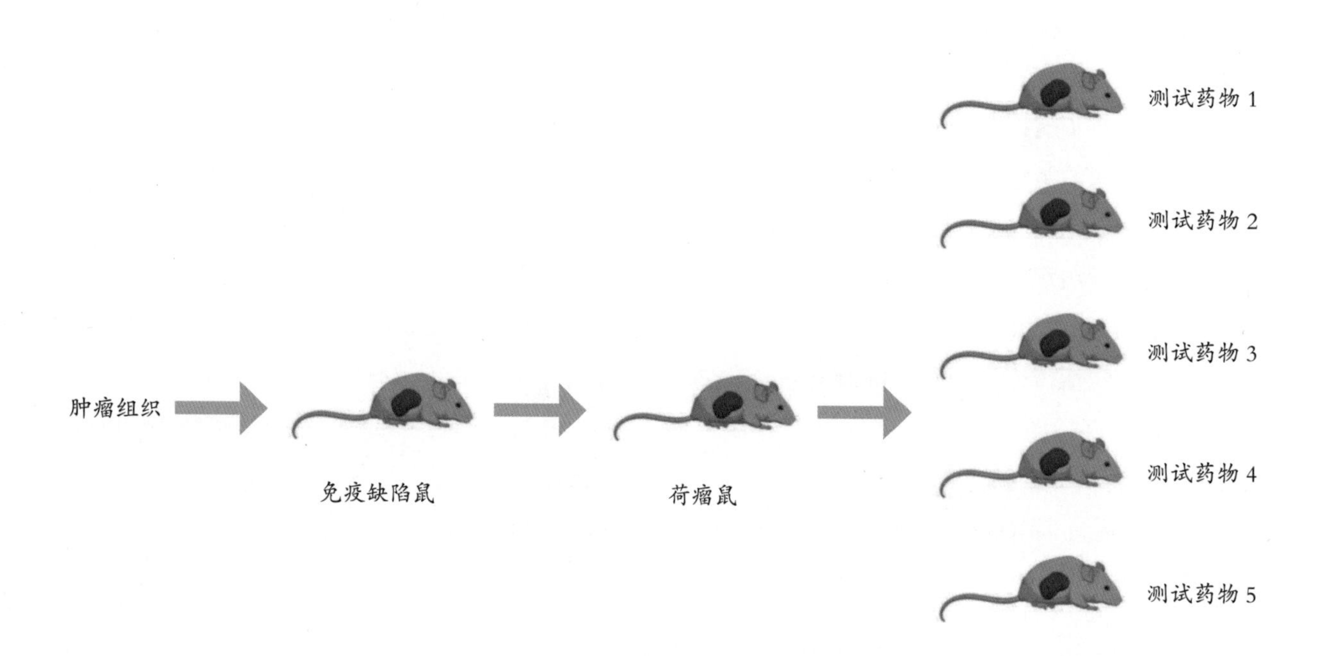

图 18-1-1　人源肿瘤动物模型 PDX 测试药物流程图

这就可能会导致所有建成的模型都比较偏向于恶性程度相对较高的肿瘤，因此可能不能公允的反映整个癌症群体的实际情况。虽然这不会影响个体的精准化治疗，但如果在用 PDX 数据，尝试去对某种类型癌症整体下结论的时候，可能会存在一定的统计学误差。

（5）PDX 模型原始肿瘤的主要来源为手术切除，建模难度高且不能反复获取。需要相对便捷的临床肿瘤样本来源。

（6）建立和维持的成本较高，但相对的建成之后的使用价值也非常高。

（7）技术水平上有挑战性，需要配备相关的技术平台，如生物信息学平台、高通量检测平台等。

参考文献

[1] 王晓东，孙大强，李志，等. 个体化裸鼠荷人肺癌肿瘤模型的建立 [J]. 天津医药，2012, 40(5): 4.

[2] 陈思羽. 肿瘤 PDX 模型的构建，评价以及应用 [J]. 第十四届中国实验动物科学年会，2018.

[3] 李其翔. 人源移植性肿瘤动物模型（PDX）——一种能够用于个性化治疗和具有良好预测性的转化肿瘤医学平台 [J]. 第 10 届中国国际新药创制前沿技术与产业化发展峰会，2021.

[4] DEROSE Y S, WANG G Y, LIN Y-C et al. Tumor grafts derived from women with breast cancer authentically reflect tumor pathology, growth, metastasis and disease outcomes [J]. Nat Med, 2011, 17: 1514-1520.

[5] CHO S Y, KANG W, HAN J Y, et al. An Integrative Approach to Precision Cancer Medicine Using Patient-Derived Xenografts [J]. Molecules & Cells, 2016, 39(2): 77-86.

[6] PENG Z, HUI C, DANYI W, et al. Personalized treatment based on mini patient-derived xenografts and WES/RNA sequencing in a patient with metastatic duodenal adenocarcinoma [J]. Cancer Commun, 2018, 38: 54.

[7] 白建华，李立，李晓延，等. BALB/c 裸鼠与 SCID 小鼠皮下种植人肝癌模型的比较 [J]. 中国组织工程研究与临床康复，2011, 15(31): 3.

[8] PAN X, ZHANG F, LONG Y, et al. Abstract 2165: Mini-patient-derived xenograft sensitive assay: A rapid systemic detection method for assessment of cancer therapeutics [J]. Cancer Research, 2018, 78(13 Supplement): 2165.

[9] RYU J S, SIM S H, PARK I H, et al. Integrative In Vivo Drug Testing Using Gene Expression Signature and Patient-Derived Xenografts from Treatment-Refractory HER2 Positive and Triple-Negative Subtypes of Breast Cancer [J]. Cancers, 2019, 11(4): 574.

（作者：郑艳）

第二节　恶性肿瘤类器官培养体系

目前开发有效治疗肿瘤药物的主要挑战就是当前的肿瘤模型并不能准确反映出人类机体肿瘤及肿瘤周围环境的特性，这常常会使得很多潜在的药物在临床检测中失效。为了更加准确地模仿这些特性，研究人员开发出了名为人源性肿瘤异种移植物（PDX）的肿瘤模型。尽管这些模型能够提供人类机体中有效潜在癌症药物如何发挥作用的具体信息，但仍不能够反映3-D肿瘤的结构以及肿瘤微环境的情况。并且药物研发比较昂贵，而且开发过程比较耗时，在培养基中培养这些PDX癌症细胞用于药物筛选的花费也较高。

2009年，Hans Clevers和其实验室的博士后Toshiro Sato将单个LGR5+小肠干细胞种植于含有R-spondin1、EGF、BMP抑制剂等干细胞维持因子的基质胶中，发现干细胞增殖分化，形成了具有增殖隐窝和高分化绒毛的类小肠结构，培育出首个微型肠道类器官，掀起了类器官研究的热潮[1]。类器官是指以一定的顺序和三维的方式，在体外联合培养具有细胞-细胞/细胞-基质相互作用的组织特异性细胞的集合。根据靶组织的不同，类器官可以是球形也可以是不规则团块状，直径从0.1mm到1mm不等。它们在基因表达、组织结构与体内靶器官有明显的同源性，且功能相似，经历类似的细胞形成、生长和成熟过程，通过原位/异位移植能发挥治疗作用[2]。

2011年，该实验室运用类器官技术率先建立了肿瘤类器官，他们是在小鼠结肠隐窝的培养条件的基础上，通过调整培养环境诱导小肠和结肠的类器官建立，如加入Wnt3A nicotinamide、Alk抑制剂及p38抑制剂再通过进一步优化调整，从结肠腺瘤和腺癌及Barrett食管中建立肿瘤类器官模型[3]。相比于传统2D培养和肿瘤组织异种移植，肿瘤类器官一方面构建成功率明显增高，且可长期低成本快速培养，便于基因修饰、大规模药物筛选及体内药敏试验等；另一方面，3D培养保留了肿瘤的组织特性，在研究过程中不会丢失肿瘤微环境的影响作用，为肿瘤药物研发及临床应用提供更真实的环境。目前已经成功构建出包括肝癌、胰腺癌、直肠癌、乳腺癌、前列腺癌、胃癌等在内多种组织的肿瘤类器官。从此组织类器官培养成为明星技术，2013年和2017年分别被Science和Nature Methods杂志评为年度十大进展和突破。

常用的肿瘤类器官构建技术有两类，一种是通过诱导多能干细胞（induced pluripotent stem cell，iPSC）分化而来，另一种是直接来源于肿瘤组织。iPSC来源的肿瘤类器官构建成功与否很大程度依赖于肿瘤类型，操作更复杂，由此导致构建效率较低。此外，依靠iPSC分化获得的肿瘤类器官也会丢失肿瘤微环境的复杂性。因此，直接通过肿瘤组织培养或干细胞分化，辅以细胞因子、肿瘤基质等补充，是肿瘤类器官研究的发展趋势。肿瘤类器官对源肿瘤组织异质性的保存是类器官研究的核心基础。研究发现，肿瘤组织体外类器官培养可以获得大量不同特性的肿瘤类器官，单个类器官分析结果也表明同一肿瘤来源的类器官的异质性[4]。与此同时，组织化学分析发现肿瘤类器官内部即存在与源肿瘤相似的组织结构，通过原位DNA分析进一步证实类器官中同样存在源肿瘤相同的基因突变位点。由此可见，肿瘤类器官在基因、转录、代谢、细胞和组织学上均较高水平地重现了其来源肿瘤的多样性和复杂性。更重要的是，体外培养过程对肿瘤类器官不会呈现明显均一化[5]。

类器官的构建方法主要包括细胞片、脱细胞支架。细胞片是指在底部共价固定的聚 N- 异丙基丙烯酰胺（poly N-isopropylacrylamide，PIPAAm）材料的温度培养皿中，当温度高于最低临界共溶温度(lower critical solution temperature，LCST)32℃时，培养基表面略疏水，便于细胞黏附、扩散、增殖；当调控温度低于 32℃时，培养基表面和黏附的细胞之间形成水合层，细胞脱落可获得完整薄片状的细胞。细胞片技术的关键是保证细胞 - 细胞连接和细胞外基质（extracellular matrix，ECM）蛋白完整。器官或组织在去除细胞后剩余的结构和功能蛋白质的复合体即为脱细胞支架。传统支架主要有聚乳酸（polylactic acid，PLA）、乳酸 - 乙醇酸共聚物 4（epoly 1actideco-glycolide，PLGA）等生物聚合物材料支架和胶原、海藻酸钠等天然材料支架。最新研究发现用乙二胺四乙酸（ethylenediaminetetraacetic acid，EDTA）、十二烷基磺酸钠（sodium laurylsulfonate，SDS）、聚乙二醇辛基苯基醚（triton X-100）或其他洗涤剂及酶解物经肝门静脉进行循环灌注，细胞全部排出后，得到的脱细胞支架有如下三个优点：有适合细胞生长发育的三维多孔结构，细胞外基质成分比例不变和主要血管结构、胆管通道保持完整[6]。

在类器官研究初期，人们所用的凝胶来自小鼠，这种凝胶存在不少问题。第一，无法控制其组成，批次间差异会影响细胞的生物学行为。第二，人们不能调节凝胶组分，难以研究不同参数对类器官生长的影响。第三，这种凝胶可能携带病原体或免疫原，培养的类器官不适合在临床上使用。之后研发出人工制造的水凝胶，其化学成分和关键性能容易控制，可确保每一批次的一致性，且其不携带任何感染或触发免疫反应的风险，为类器官运用于体内药敏试验等临床应用奠定基础。这种合成“水凝胶”由水和聚乙二醇组成，类器官形成的不同阶段需要不同的机械环境和生物成分，纤维连接蛋白就是其中之一。纤维连接蛋白帮助干细胞黏附水凝胶。2017 年，来自新加坡 A*STAR 研究所的科学家们通过研究设计出了一种新方法来生长 PDX 肝癌细胞，用于药物筛选和检测[7]。研究人员在由植物性多孔水凝胶制造的合成型 3-D 支架上生长细胞，随后利用优化的生化和机械特性对海绵支架进行工程化设计，来帮助肝癌细胞维持合适的形状和功能，从而形成类器官。癌症患者来源的肿瘤类器官模型的建立，被认为是类器官培养技术的又一重大突破。肿瘤类器官是将患者肿瘤组织分离获得的肿瘤细胞(含有肿瘤干细胞）在加入一定的细胞因子和小分子建立类似体内的微环境中进行体外 3D 培养，自我组装为器官样结构的细胞群，形成直径大约 1mm 的微型肿瘤模型。其可高度模拟体内组织，具有与来源肿瘤组织高度相似的结构特征和功能特性，可模拟体内肿瘤特征及肿瘤细胞异质性，具有很多相同的分子和遗传特征。这就能够有效区分相同肿瘤组织中的肿瘤细胞群，同时也会影响其对治疗的反应，这一特征的存在就是药物筛选的另一个优势，即类器官拥有超越传统细胞培养的优势。

类器官另外一个吸引人的优势就在于包含类器官的 3-D 支架的尺寸较小，仅有 100μm，研究人员能轻松将其置于 96 孔板中。可以用来进行高通量药物敏感性试验，有望根据患者肿瘤细胞的药物检测结果来帮其选择最佳的疗法[8]，使得个体化疗法开发向前迈进重要的一步。通过这种技术，一种 PDX 模型就能用来产生数十到数百个这样的特殊支架，结合能够描述原始肝脏肿瘤的遗传特性和异质性，这些模型或许就有可能彻底改变肝胆胰腺癌药物的筛选和发展。该技术能用来增加进行药物敏感性试验的通量；这种海绵支架能够维持正常的细胞生长，同时其还能保持用于药物检测的肝癌的重要特性，这或许就有望根据患者肝胆胰腺癌细胞的药物检测结果来帮其选择最佳的疗法。重要的是，随着时间的推移，它们会产生遗传变化，这一现象被称作克隆进化(clonal evolution)。克隆进化是肿瘤进展和耐药性的一个主要的促进因素[9]。类器官培养技术的建立为癌症研究和治疗提供了可靠的模型，为肝胆胰腺癌的药物研发与应用开辟了新的视野。当前的类器官在一种标准化的可控方法中非常难以培养，其中这种方法是设计和使用它们的关键。如今，EPFL 研究人员通过开发出一种正在申请专利的“水凝胶”而解决了这个问题，这种水凝胶提供一种完全可控的和可调整的方法来培养类器官。

这些由大量细胞簇聚而成的类器官，虽然在很多方面能模拟真实器官内部结构，但某些与真实器官功能和发育紧密相关的结构特性至今还无法拥有，如缺乏血管系统。血管系统是人体器官生长发育中获取能量的重要结构。因此，目前为止，类器官还不能称为真实器官的“缩小版”，仍然是微型和简单的器官模型。

参考文献

[1] SATO T, VRIES R G, SINPPERT H J, et al. Single Lgr5 stem cells build crypt-villus structures in vitro without a mesenchymal niche [J]. Nature, 2009, 459(7244): 262-265.

[2] LOU Y R, LEUNG A W. Next generation organoids for biomedical research and applications [J]. Biotechnol Adv, 2018, 36(1): 132-149.

[3] SATO T, STANGE D S, FERRANTE M, et al. Long-term expansion of epithelial organoids from human colon, adenoma, adenocarcinoma, and Barrett's epithelium [J]. Gastroenterology, 2011, 141(5): 1762-1772.

[4] WETERING M, FRANCIES H E, FRANCIS J M, et al. Prospective derivation of a living organoid biobank of colorectal cancer patients [J]. Cell, 2015, 161(4): 933-945.

[5] PAULI C, HORKINS B D, PRNDI D, et al. Personalized In Vitro and In Vivo Cancer Models to Guide Precision Medicine [J]. Cancer Discov, 2017, 7(5): 462-477.

[6] 薛瑞丰，王经琳，施晓雷. 肝脏类器官构建方式的研究进展[J]. 肝胆胰外科杂志，2019, 31(10): 4.

[7] FONG E, TOH T B, LIN X, et al. Generation of Matched Patient-Derived Xenograft In Vitro-In Vivo Models Using 3D Macroporous Hydrogels for the Study of Liver Cancer [J]. Biomaterials, 2018, 159: 229-240.

[8] 刘宏飞，陈晓红，黄志刚，等. 类器官和人源性肿瘤组织异种移植模型在肿瘤研究中的应用 [J]. 中国比较医学杂志，2019, 29(3): 103-108, 122.

[9] 王蓉. 肿瘤耐药新证据——源于单个细胞的克隆快速随机产生药物反应多样性 [D]. 浙江大学，2017.

（作者：郑艳）

第三节　小结

尽管肿瘤类器官技术前景广阔，但仍有很多困难亟待解决，其中之一就是该模型中肿瘤微环境的缺乏，如基质细胞、免疫细胞、神经和血管内皮等，使其不能完全表现出肿瘤在体内的发生发展的全部特征。如何在体外培养体系中重建肿瘤微环境，将是未来研究的一个方向。另外，类器官培养体系含有各种成分，可能对实验结果造成不确定的影响，其培养技术尚未成熟，培养条件复杂，更简单、高效的培养方案仍需进一步摸索；还有，类器官培养技术对不同病种如何做到独特性，是一个难题，也是目前无法实现的。我们坚信类器官作为具有广阔应用前景以及独特优势的技术，在广大科研人员更多的时间和精力的投入下，将是未来转化医学不可或缺的基石。

（作者：郑艳）

附 录

新辅助治疗方案（可切除或临界可切除）

同步放化疗或序贯放化疗方案

CSCO 指南免疫检查点抑制剂的毒性管理指南

常见不良事件评价标准（CTCAE）5.0 版

NRS2002 评分表

KPS 评分标准、体力状况评分标准

ECOG 评分标准（ZPS，5 分法）

CSCO 诊疗指南证据类别和推荐等级

胰腺癌的临床分类

实体肿瘤的疗效评价标准 1.1 版（RECIST V1.1）（Response Evaluation Criteria in Solid Tumors, RECIST Version 1.1）

肝胆 Bismuth 分型

RUCAM 因果关系评估量表

肝胆胰腺癌免疫治疗的在研 III 期临床试验

英文缩写对照表